U0331995

TECHNICAL
MANUAL

AABB

技术手册（第18版）

主编：（美）马克·K.冯（Mark K.Fung）
（美）布伦达·J.格罗斯曼（Brenda J. Grossman）
（美）克里斯托弗·D.希利尔（Christopher D. Hillyer）
（美）康妮·M.韦斯特霍夫（Connie M. Westhoff）

主审：郭永建　纪宏文

主译：桂　嵘　陈秉宇　黄远帅　王勇军

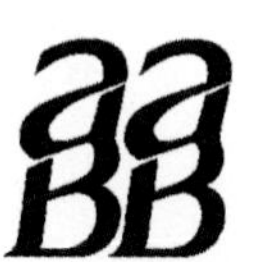

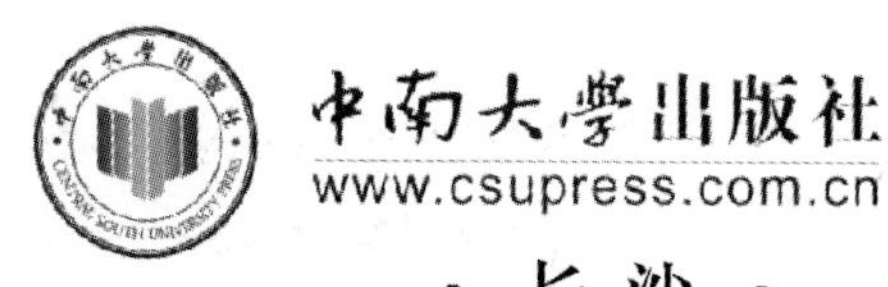

中南大學出版社
www.csupress.com.cn
·长沙·

图书在版编目(CIP)数据

AABB技术手册：第18版／(美)马克·K.冯(Mark K. Fung)等主编；桂嵘等主译. —长沙：中南大学出版社，2019.10

书名原文：Technical Manual

ISBN 978-7-5487-3790-2

Ⅰ.①A… Ⅱ.①马… ②桂… Ⅲ.①血源管理—手册 Ⅳ.①R457.1-62

中国版本图书馆CIP数据核字(2019)第223226号

AABB技术手册(第18版)

AABB JISHU SHOUCE (DI 18 BAN)

主编　(美)马克·K.冯(Mark K. Fung)
(美)布伦达·J.格罗斯曼(Brenda J. Grossman)
(美)克里斯托弗·D.希利尔(Christopher D. Hillyer)
(美)康妮·M.韦斯特霍夫(Connie M. Westhoff)

主审　郭永建　纪宏文

主译　桂　嵘　陈秉宇　黄远帅　王勇军

□责任编辑　孙娟娟
□策划编辑　陈海波
□责任印制　易红卫
□出版发行　中南大学出版社
社址：长沙市麓山南路　邮编：410083
发行科电话：0731-88876770　传真：0731-88710482
□印　　装　长沙市宏发印刷有限公司

□开　　本　889 mm×1194 mm 1/16　□印张 44.5　□字数 1468 千字
□版　　次　2019年10月第1版　□2019年10月第1次印刷
□书　　号　ISBN 978-7-5487-3790-2
□定　　价　298.00元

编译委员会

主　审

郭永建　纪宏文

主　译

桂　嵘　陈秉宇　黄远帅　王勇军

副主译

张树超　胡兴斌　曾宪飞　邢颜超　王秋实　王新华

译　者

（以姓氏笔画为序）

马现君（山东大学齐鲁医院）
王　芳（丹东市血液中心）
王忠利（大连医科大学附属第二医院）
王秋实（中国医科大学附属盛京医院）
王　顺（武汉市第一医院）
王勇军（中南大学湘雅二医院）
王振雷（河北省血液中心）
王新华（航天中心医院）
车　辑（首都医科大学附属北京安贞医院）
甘　佳（中国医学科学院北京协和医院）
邢颜超（新疆军区总医院）
刘小信（山东省千佛山医院）
刘志伟（浙江大学附属邵逸夫医院）
许　靖（长沙市中心医院）
孙　婷（辽宁省肿瘤医院）
纪宏文（中国医学科学院阜外医院）
李　卉（中国人民解放军总医院）
李晓丰（辽宁省血液中心）
张宁洁（中南大学湘雅二医院）
张志昇（中南大学湘雅三医院）
张树超（青岛大学附属医院）
张静慈（北部战区总医院和平分院）

陈　立（陆军军医大学第二附属医院）
陈　青（江苏省血液中心）
陈秉宇（浙江省人民医院）
陈　静（河北医科大学第三医院）
陈麟凤（首都医科大学附属北京世纪坛医院）
欧阳淑娟（湖南省肿瘤医院）
周　明（湖南省人民医院）
周雪莹（北部战区总医院）
郝　珂（浙江省人民医院）
胡兴斌（空军军医大学第一附属医院）
俞　颖（浙江省中医院）
施旭斌（湖州市中心血站）
桂　嵘（中南大学湘雅三医院）
郭天虹（西南医科大学附属医院）
郭永建（福建省血液中心）
黄远帅（西南医科大学附属医院）
黄　蓉（中南大学湘雅三医院）
梁文飚（江苏省血液中心）
程大也（中国医科大学附属第一医院）
曾宪飞（武警陕西省总队医院）
谢毓滨（长沙血液中心）
蔡　丹（湘潭市中心医院）

特邀编辑：蔡辉　夏玲　李弘武　李宜蔓
学术秘书：赵强强　谢秀巧　刘海艇　蒋海叶

参与翻译的人员

（以姓氏笔画为序）

卜艳红　马金旗　王　洁　王　莹　王海莹　王　菲　王　震　王雨涵
王彦洁　亓　琪　文贤慧　卢黎琦　田　雨　史　玮　付丽瑶　白　宇
冯晨晨　刘　娟　刘凤霞　刘志新　刘海艇　江　灵　江　静　苏　蔓
杜垚强　杨　莉　杨　倩　杨冬梅　杨源青　李　杨　李　建　李孝帅
李凯强　李鹏程　吴　斌　何　静　何丽苇　何燕京　佟海侠　谷　兰
沈　健　张　宇　张力民　张卫梅　张军华　张进进　陈　赛　陈子巍
陈立力　陈吉翠　陈会欣　邵　雷　范可欣　尚应辉　罗彬瑞　罗雁威
周　强　周　颖　周炜鑫　赵强强　郝欣欣　胡光磊　侯玉涛　贺　理
贾军会　高　娃　高　萌　高晓云　高海燕　唐　浩　黄雪原　梅梦寒
常　莹　葛平玲　董　航　蒋海叶　蒋璐茜　韩建国　程晶晶　程　福
傅云峰　鲁双艳　曾娇辉　谢一唯　谢秀巧　蒲　菲　熊永芬　魏玉平

序　言

“三月东风吹雪消，湖南山色翠如浇”，值此建国七十周年之际，作为一个战斗在输血医学战线上的“老兵”，回首我国改革开放四十多年沧桑巨变，输血医学在全国输血人的携手努力下，翻天覆地、日新月异，绽放了耀眼的花果，倍感自豪和欣慰！输血作为现代医疗中一种特殊的手段，在治病救人的过程中起着不可替代的作用。进入新时代，在输血医学事业建设和发展的新征途上，全体输血人肩负着新的使命、新的责任、新的担当，因为随着医疗服务体系的不断完善，输血医学早已不再是传统意义上的采供血和临床用血，而是通过持续的科研创新与新技术新方法的应用，切实确保科学、安全、有效输血。

2016 年 7 月 30 日，经过国家标准管理委员会批准，“输血医学”被增设为二级学科，对于我国输血医学界而言，这是一件具有跨时代和里程碑意义的大事。为了进一步提高我国新时期输血医学的水平，推动输血医学事业为人民群众提供“全方位全周期健康服务”，一批年富力强的医学工作者翻译了实操性好、专业性强、覆盖面广的第 18 版《AABB 技术手册》，以便让我国更多的医学同道详细地了解符合国际标准的输血操作规程，在经过学习、借鉴、分析和消化后，共同来推动我国输血技术质量的提升，共同来促进“中国特色的输血医学”早日立于世界杏林！

雄关漫道真如铁，而今迈步从头越。伟大的变革推动了历史的巨变，在新时代新征程中，汇聚改革开放再出发的磅礴伟力，尽锐出战、迎难而上，输血医学之路必将越行越稳、越走越远！

奋斗创造历史，实干成就未来。让我们全体输血医学工作者奋力奔跑，把“规划图”变成“施工图”，把“时间表”变成“计程表”，用自己的每一分血汗把“鲜红的事业”——输血新时代的美好愿景——一步步变为现实！

我们都是追梦人！

刘景汉

2019 年 3 月

序

很高兴向大家介绍第18版《AABB技术手册》，与之前的版本一样，此次修订版是在过去的编者们所收集、提供的坚实知识基础之上进行编撰完成的。在此特别感谢Dr. Hillyer和Dr. Grossman在指导之前版本的编辑中所作出的巨大贡献，在第18版中，他们担任了副主编一职。此外，我还邀请到Dr. Westhoff和我一同参与编写，向读者全面展示输血医学和细胞治疗领域的最新进展。

本手册中最值得注意的是有多个创新。首先，我们对细胞治疗的内容进行了扩充和重新编辑，纳入了许多基础研究转化为临床应用的新型疗法，除对干细胞和干细胞移植的输血支持的内容进行了更新之外，本手册还重点关注了脐血库的质量及规范问题、应用非造血干细胞的新型干细胞治疗和组织工程。本手册中全新的视角，可以给日常工作涉及细胞治疗的各类专业人士提供指导，具有很高的参考价值。

其次，患者血液管理(PBM)这部分内容的增加，体现了PBM领域的拓展。输血效果评价和围术期血液回收这些传统话题被更详细的内容所补充，包括贫血管理、凝血优化，以及一系列可以减少输血需求的辅助疗法等。随着卫生保健经济学概念的引入，持续实施PBM给患者带去更好的医疗体验，读者将会发现这些新的重点与他们的需求密切相关。

再次，本版本中的分子检测技术部分值得特别关注。越来越多的医院组建了分子实验室以期得到更详尽的检测结果。当今的实验室需要(或很快就会需要)掌握分子检测体系的理论和操作指南，而这些内容均可在本手册中找到。

新版本最明显的改进，是将纸质版本的方法部分转化为电子版本，存放在贴于手册封底的U盘中。[①] 通过对方法部分内容的电子格式化转换，使我们第一次成功地为技术手册用户提供已经被设置为标准操作程序(SOPs)的方法——相当于提供了反映该程序如何在实际工作中运用的模板。用户可将这些方法上传到自己医院的内网，对它们进行调整并整合至他们现有的SOPs中。

除了这些特别的创新外，手册中所有的章节都被重新修订过。一些章节的作者对内容细节进行了大量的更新以更好地帮助广大读者，使他们在各种工作场合中都能受益匪浅。作者们肩负着解释输血医学和细胞治疗领域中不断出现的新问题的使命，欢迎您对我们的工作进行反馈和评论。

Mark k. Fung 医学博士
主编

① 译者注：本书中文版已将U盘内容纸质化。

前 言

当今基因组学、生物信息学、计算生物学、再生医学、精准医学、循证医学和互联网等新学科、新技术的应用，彻底改变了传统意义上的生物学与医学，也促使输血医学快速跨入新时代。AABB《美国血库协会技术手册》第1版于1953年首发，其专业性强、操作性好、覆盖面广的特点，早已获得国际输血界的认可。1985年，人民卫生出版社便出版了由我国老一辈输血医学专家、中国医学科学院输血研究所萧星甫教授主持编译的该书的第8版[当时的书(译)名为《输血技术手册》]。

为深化落实输血医学二级学科的内涵建设，加速提升输血医学人员的专业素养，中华医学会临床输血学分会和中国医师协会输血科医师分会在刘景汉教授的领导下，组织了一批年富力强的输血医学及临床其他一些学科的专家，历时两年多，完成了《AABB技术手册》(第18版)1000多页书稿的翻译，并几经校稿和修正，确保了中文版在尊重原作的前提下，尽量与我国的输血医学实际衔接。

《AABB技术手册》(第18版)保持了以前各版的特点。以专业性强为例，其聚焦输血医学和细胞治疗；再如覆盖面广，其内容涵盖从血液采集到血液输注的各个环节，以便全方位地保障患者的输血安全。为确保读者能获取不断更新的知识，《AABB技术手册》的每一新版都有约三分之一的章节由新任首席作者执笔，且担纲首席作者不能超过两版。

《AABB技术手册》(第18版)由六部分组成，共分33章。第一部分为质量相关问题，包括质量管理体系，设施和工作环境的安全管理，血液管理法规，以及突发事件应对；第二部分为血液采集与检验技术，包括异体和自体血液献血者的健康检查，全血采集和成分处理，血液成分的采集，感染性疾病筛查，血液成分在医院的储存、监管、处置、配送和库存管理；第三部分为血型，包括输血医学中的分子生物学和免疫学，血型遗传学，ABO和其他糖类血型系统，Rh血型系统，其他血型系统和抗原；第四部分为抗原和抗体检测方法，包括输血前检测，红细胞血型抗体的鉴定，直接抗人球蛋白试验阳性和免疫介导的溶血，血小板和粒细胞的抗原抗体以及HLA系统；第五部分为输血实践基础知识，包括血液治疗决策及其效果，血液成分输注，围产期的输血实践，新生儿和儿童输血实践，患者血液管理，造血干细胞移植患者的输血治疗，治疗性单采，非感染性输血不良反应，临床用血审核方法；第六部分为移植，包括造血干细胞的收集和处理，脐带血库，组织来源的非造血干细胞源性细胞治疗，人类异体移植和医院输血服务，血液和骨髓来源的非造血干细胞和免疫细胞的临床应用。方法学部分包括一般实验室方法，红细胞血型定型方法，抗体筛查、鉴定和相容性试验的方法，抗人球蛋白试验（DAT）阳性的研究方法，检测胎儿和新生儿溶血性疾病的方法，血液采集、成分制备和储存方法，细胞和组织移植的方法，质量控制方法等 8 大类的标准操作程序（SOP）。

本书中多次出现“must”“shall”和“should”等助动词，为准确表达原文的强制和推荐等级，经与郭永建教授及国内多位权威专家探讨，并参考国内法规、标准、指南文件用语，本书将“must”译为“应当”，表示原则性的规定和要求，大多出现在法律法规性文件中，属于强制性规则。“shall”译为“应”，声明符合标准需要满足的要求；“should”译为“宜”，用于在几种可能性中推荐特别适合的一种，表示某个行动是首选的但未必是所要求的。

关于两种输血策略，本书中将“restrictive transfusion strategy”译为“限制性输血策略”，“liberal transfusion strategy”译为“宽松输血策略”。国内有些学者，将“liberal transfusion strategy”译为“非限制性输血策略”“自由输血策略”或“开放性输血策略”，考虑到血液资源的宝贵及输血风险，输血不宜“无限制”“自由”及“开放”，故本书暂且将其译为“宽松输血策略”。

希望《AABB 技术手册》（第 18 版）中文版的成书能对我国输血医学的实践与研究有所裨益，为广大专业工作者在输血技术操作与质量管理等方面提供一定的借鉴。同时，本书也不失为高等医学院校输血医学及其相关专业和住院医师规范化培训与考核的参考工具书。因本书内容涉及面甚广，囿于译者的专业水平和视角，以及有限的对中英两种语言的驾驭能力，疏漏和不妥之处在所难免，恳请广大读者批评指正，以便今后再版时改进！

在翻译出版《AABB 技术手册》（第 18 版）的过程中，“中国输血医学学术带头人”、中国医师协会输血医师分会会长、中华医学会临床输血学分会主任委员刘景汉教授始终给予关心和指导；输血医学前辈兰炯采教授面授机宜、具体点拨；郭永建和纪宏文两位教授作为本书的主审，不辞辛劳、不吝赐教，既使本书年轻的译者们受益匪浅，又保证了全书译文的质量；《中国输血杂志》编辑部蔡辉主任和他的团队也鼎力支持（蔡主任将其编辑部保存的已绝版的《输血技术手册》惠借，使我们感到自己两年多的辛苦和付出是一种传承、发扬和责任）！另外，更有多名专家不计名利，也给了不少指导和帮助，谨此一并表示衷心感谢！

最后的谢意要献给《AABB 技术手册》（第 18 版）翻译团队的百余名译者和审校者，感谢你们的辛勤、陪伴、坚持，以及对我们的初衷“只要出发，定能到达，梦想从来不曾遥远”的牢记！

桂　嵘

2019 年 3 月

目 录

第 1 章

质量管理体系：理论与实践

输血医学、细胞治疗和临床诊断的根本目标是为患者提供高质量的照护、治疗和相关服务。AABB 制定的实践标准充分体现了这一质量承诺。AABB 标准将质量管理体系作为质量框架。质量管理体系是执行管理者为了实现和维持质量而确定组织结构、职责、政策、过程、程序资源(本章所使用的质量术语见附录 1-1)。

医疗保险和医疗补助服务中心(Centers for Medicare and Medicaid Services, CMS)在《临床实验室改进修正案》(Clinical Laboratory Improvement Amendments, CLIA)[1]，食品药品监督管理局(Food and Drug Administration, FDA)在《现行药品生产质量管理规范》(the current good manufacturing practice, cGMP)和《现行组织质量管理规范》(current good tissue practice, cGTP)中明确要求机构制订正式的质量保证计划[2-5]。FDA 在法规中要求，机构应当建立独立的质量控制(quality control, QC)或质量保证部门，授权其对机构生产的终产品的质量负总责，控制可能对产品质量构成影响的过程[3][见联邦法规(Code of Federal Regulations, CFR)第 21 篇 211 部分的 211.22 条款](与 CFR 质量相关的经常引用条款见附录 1-2)。AABB[6-7]、美国病理学会(College of American Pathologists, CAP)[8]、联合委员会(The Joint Commission, JC)[9-10]、临床与实验室标准研究所(Clinical and Laboratory Standards Institute, CLSI)[11]和细胞治疗认证基金会(Foundation for the Accreditation of Cellular Therapy, FACT)[12]等专业认证机构已经确立了一些关于质量管理方面的要求和指南。国际标准化组织(International Organization for Standardization, ISO)制定的质量管理标准(ISO 9001)给出质量管理体系的重要基本要素，是各类企业普遍适用的一般标准[13]。ISO 15189 标准适用于医学实验室[14]。

美国商务部国家标准和技术研究院的 Baldrige 卓越绩效项目[15]发布的《健康照护卓越绩效标准》为机构实施质量管理提供了很好的框架。

AABB 规定了血液机构必不可少的质量体系基本要素(quality system essentials, QSEs)[16]。AABB QSEs 与 ISO 9001 标准、《FDA 关于血液机构的质量保证指南》[5]和其他的 FDA 质量体系要求协调一致[17-18]。

第一节　质量的概念

一、质量控制、质量保证和质量管理

QC 的目的是将运行中的过程状态向运营人员反馈。QC 将提示员工是继续工作(所有指标均符合要求)或者停工(当发现某些指标失控时)直至问题得到解决。

在历史上，输血服务机构和献血中心曾以 QC 措施作为运行的标准实践，如试剂 QC、产品 QC、文书检查、现场观察和数据测量(如冰箱温度读数和已完成制备的血液成分的容量或细胞计数)。

QA 活动与过程的实际绩效没有直接联系。QA 活动包括制定文件[如标准操作程序(standard operating procedures, SOPs)]以确保操作过程的正确和一致，以及人员培训、物料和设备的确认。QA 活动还包括对过程绩效数据进行回顾性评价和分析，以确定整个过程是否在控，发现需要关注的变化或趋势。QA 为过程管理者提供过程绩效信息，

作为其制定过程改进决策的依据。输血医学和细胞治疗关于质量保证活动的例子包括记录评审、质量指标监测和内部评估等。

质量管理关注组织环境中具有相互联系的过程以及组织与顾客和供方的关系。质量管理强调执行管理者在整个组织对质量的承诺，对供方和顾客作为质量合作伙伴的理解，在人员和其他资源以及质量计划的管理中的领导作用。

本章所述的质量体系方法涵盖了所有这些活动，确保质量原则在整个组织中得到贯彻落实，充分体现质量工作重点从发现问题到预防问题的转变。

二、朱兰的质量三部曲

朱兰质量三部曲以组织质量管理的 3 个基本过程——计划、控制和改进为中心，是质量管理方法的典型例子[19]。

新产品或服务的计划过程包括确定需求、建立满足这些要求的产品和过程的技术规格参数和设计过程。在计划阶段，机构应当做好以下工作：

1. 确定项目质量目标；

2. 确定顾客；

3. 确定顾客需求和期望；

4. 建立满足顾客、生产、法规和认证要求的产品和服务技术规格参数；

5. 建立生产和交付的运营过程，包括书面程序和资源需求；

6. 建立过程控制措施，在运行环境中实施过程验证。

计划过程的结果称为“设计输出”[13]。

计划一旦实施，控制过程为生产过程提供以下反馈信息：

1. 性能评价；

2. 将性能与质量目标比较；

3. 如果性能不符合质量目标要求，采取纠正措施。

控制过程应关注输入、生产、产品和服务的交付，确保其符合技术规格要求。制定过程控制措施时宜使员工清楚：当出现问题时应如何做选择，是做出适当调整以确保产品质量，还是终止过程。

质量管理的重要目标是建立一套能够确保过程和产品质量但又不冗余的控制措施。宜摒弃没有增值的控制措施，以节约有限资源，让员工把注意力集中在对生产至关重要的控制措施上。

使用统计工具，例如过程能力测量和控制图表，使机构能在计划阶段和生产过程中评价过程绩效，有助于确定过程是否稳定（即统计控制），是否符合产品和服务技术规格要求[19]。

质量改进是通过创新过程、产品和服务的增值特性或消除缺陷，使组织提高绩效。改进机会可能与多种因素相关：初始计划过程存在缺陷、实施过程中出现不可预见的因素、顾客需求发生变化，或对过程具有影响的起始材料、环境因素或者其他因素产生变化。改进应当基于数据分析，因此过程的持续测量和评估非常重要。

三、过程方法

过程一般包括将输入转化为输出的所有资源和活动。对于输血医学、细胞治疗和临床诊断活动中如何管理和控制过程的理解是基于以下简单步骤：

输入→过程→输出

例如，献血中心的关键过程是献血者健康检查，其“输入”包括来献血的个体和实施献血者健康检查所需的所有资源。通过一系列的活动（过程），包括确定献血者身份、评估献血屏蔽状态、做必要的体检和回答健康征询问题，才能确定来献血的个体是“合格的献血者”。献血者健康检查过程的“输出”是合格的献血者可继续进入下一过程（采血），或是不合格的献血者不能献血。献血者健康检查过程发现不能献血的个体时，与其相关的资源（输入）不能继续通过该过程，而是构成质量成本。献血中心试图降低这类成本而采取的 1 种方式，是在做健康检查之前对潜在献血者进行教育，使不符合献血条件的个体不做健康检查。

过程的管理策略宜关注所有过程的全部构成要素，包括相互联系的活动、输入、输出和资源。供方确认、签订正式协议、进货检验和库存控制是确保过程输入符合技术规范的制度。

人员培训和胜任评估、设备维护和控制、文件和记录管理以及适当的在线过程控制措施，可为过程按预期运行提供保证。终产品测试和检查、顾客反馈以及结果检测为产品质量评价和过程改进提供数据。这些输出测量和质量指标用于评估过程和过程控制的有效性。

为了有效地管理过程，机构应当理解过程之间的相互作用和因果关系。在献血者检查过程中，接受不符合献血条件的献血者所导致的后果几乎影响到机构的所有过程。

例如，如果在献血者健康检查过程没有发现应当发现的具有高危行为史的献血者，其所献血液的检测结果可能为某种病毒标志物阳性，这将产生随访检测、事后调查、献血者屏蔽和通知等一系列程序。该血液成分应当被隔离、报废并记录；接触该血液的采集和加工人员具有暴露感染性病原体的风险。这些相互关系的确定是质量计划的一部分内容，其作用是一旦在运营中出现过程失控时能快速采取适宜的纠正措施。

重要的是，记住运营过程不仅包括产品制造和服务创建，也包括产品和服务的交付。交付通常涉及与顾客的互动，其质量与顾客满意休戚相关。因此在质量管理体系设计和持续评估过程中宜予足够重视。

四、生产 vs 服务

质量管理原则适用于各种活动，从加工和生产相关活动到服务提供过程中的人际交互。可针对顾客满意和期望的差异，采用不同的策略。生产过程的管理重点是减少变异，以生产符合技术规范的产品。但是，服务过程需要一定程度的灵活性，重点是关注顾客需求和交付环境。在生产过程中，员工应掌握如何保持日常操作的一致性。但在服务提供过程时，员工应能以满足顾客期望但又不影响质量的方式对服务进行适当调整。要做到这一点，员工应当对相互作用的过程具有充分的理解，能够独立作出正确判断，或者机构应当建立便于员工向其上级决策者咨询的途径。

在设计生产过程的质量管理体系时，宜以过程为中心，人员为保持过程平稳有效运行进行过程监视和支持。在提供服务时，应以人为中心，潜在服务过程仅作为基础，使员工在任何情况下都能提供安全有效的服务以满足顾客需求。

五、质量管理是一门不断发展的科学

随着科学研究的不断发展，组织行为的新认识不断涌现，新技术的应用提供了新的解决方案，而且输血医学和细胞治疗领域不断面临新的挑战，目前使用的质量管理原则和方法也将不断更新。质量管理体系的定期评审有助于识别已不再有效或可通过使用新技术或新方法能加以改进的实践。

第二节 质量管理原则的实际应用

本章的其他部分将重点讨论质量管理体系要素和质量管理原则在输血医学、细胞治疗和临床诊断的具体应用。质量管理体系基本要素包括：

1. 组织和领导；
2. 以顾客为关注焦点；
3. 设备、工作环境和安全；
4. 人力资源；
5. 供方和物料管理；
6. 设备管理；
7. 过程管理；
8. 文件和记录；
9. 信息管理；
10. 不符合事件管理；
11. 监视和评估；
12. 过程改进。

一、组织和领导

机构的组织结构宜有利于生产和质量管理体系的有效实施和管理。组织结构应当以文件的形式确定，应当明确规定检测、产品和服务岗位的职责，宜包括组织的其他部门和质量部门的关系和沟通路径。机构可规定适合其运行的组织结构形式。组织结构树或者组织结构图表述组织结构和相互关系，是组织结构的常用表述方法。

机构宜书面规定执行管理者建立和保持质量管理体系的权限和责任，具体包括以下内容：

1. 建立质量方针及其相关质量目标和质量目的；
2. 为机构和质量管理体系运行提供适宜的设施、人员、设备和物料资源；
3. 确保新的或变更的过程和程序经过适宜设计并有效实施；
4. 参与质量和技术政策、过程和程序的评审和批准；
5. 实施运营和质量政策、过程和程序；
6. 监视运营、法规和认证要求的遵从性；
7. 定期评审质量管理体系运行的有效性；
8. 需要他人协助执行管理者履行上述职责时，应确定代理人，规定其代理职责范围。

执行管理者对质量管理体系目标、目的和政策

的支持对于质量计划的成功至关重要。执行管理者需明确沟通其对质量目标的承诺，创建包括质量原则在内的组织文化。

机构的质量负责人宜直接向执行管理者报告。质量负责人除了履行协调、监视和促进质量体系活动以外，还宜具有在必要时提出并启动纠正措施的权限[5]。质量负责人不需要亲自履行全部质量职责。在理想情况下，质量负责人宜独立于机构运营职责之外。在小型机构中，可能难以实现质量负责人的独立性。在此种情况如何履行质量职责可能需要一些独创性。

根据组织的规模和业务范围的不同，输血实验室质量负责人，可由本实验室人员担任并承担整个实验室和其他员工（如质量部门）的管理职责，也可由机构的质量管理部门（如医院质量和风险管理部门）的人员担任。具有质量和运营双重管理职责的人员不宜负责其个人所承担的运营工作的质量监督。

质量监督可包括以下内容[5]：

1. 评审和批准 SOPs 和培训计划；

2. 评审和批准验证计划和结果；

3. 评审和批准文件控制和记录保存制度；

4. 审核运营职责；

5. 制定质量体系评价标准；

6. 评审和批准供方；

7. 评审和批准产品和服务技术规范（例如血液成分、细胞治疗产品、组织和衍生品在生产、供应和使用过程中应符合要求）；

8. 评审不良反应、生产过程中发生的偏差、不合格产品和服务以及顾客投诉等报告；

9. 参与血液成分、细胞治疗产品、组织、衍生品和服务是否适合使用、供应或召回的决策；

10. 评审和批准纠正措施计划；

11. 监视问题（例如事件或事故报告、FDA483 观察表或顾客投诉）及其针对性纠正措施的有效性；

12. 利用数据资源，在情形恶化以及患者和（或）产品受到影响之前，发现趋势和潜在问题；

13. 定期编制（由组织指定的）质量问题、趋势、发现、纠正及预防措施报告。

质量监督职能可由现有员工、部门和机构共同承担。在某些情况下，也可按照合同约定由外部机构承担。质量监督的目标是尽可能独立地对机构的质量活动实施评估。宜通过政策、过程和程序规定所有人员在质量目标的建立和保持中的作用和职责。质量管理体系的政策和过程宜适用整个机构。如果血库、组织库、输血服务和细胞治疗产品服务部门隶属于更大的机构，而且其主管机构的质量管理体系已经涵盖部门质量管理的最低要求，则下属部门无需另行制定本部门的质量政策。质量管理体系宜关注与适用的联邦、州和地方法规以及认证标准要求的符合性相关的全部事项。

二、以顾客为关注焦点

任何机构对质量的基本关注焦点都是为顾客需求服务。顾客具有各种各样的需求和期望。机构确保符合顾客需求和期望的最合适方法是在与顾客签订的协议、合同或其他文件明确顾客需求。有关协议签订的其他信息请参见“供方和物料管理”章节。

机构在制订新产品或服务，或对原有产品或服务实施改进的计划时，宜考虑顾客的需求和期望。如果确定这些变化对机构所提供的产品和服务的质量和有效性十分重要，宜将其作为顾客需求整合到产品或服务规范。机构应当建立针对顾客需求和期望未得到满足的管理程序。例如，某机构同意为一个顾客每日提供去除白细胞制品，在血液成分加工过程所采用的白细胞去除方式对产品质量至关重要，因此宜将顾客的这一期望整合到产品规范中。虽然每日交付产品也是顾客的需求和期望，但与所制备的血液成分质量没有关系。该机构宜制定相应程序，对已经同意接受的顾客期望实施管理，确保产品交付机制满足该顾客需求。如果该顾客的这一需求没有得到满足，该机构宜有相应的处理程序。

机构和顾客签订协议后，宜建立顾客反馈机制，以确保机构提供的产品和服务满足顾客期望。顾客满意度调查和合同定期评审是机构主动获取顾客反馈的常用方法，而顾客投诉则是机构被动获取顾客反馈的途径。不符合事件的评审可能提示存在未满足顾客需求和期望的情形。宜对所有这些反馈数据实施评价，并应当采取适宜的跟踪措施，包括变更协议内容。没有妥当解决顾客关切和没有满足顾客期望可能导致顾客流失。

三、设施、工作环境和与安全

机构宜提供安全、具有适宜环境控制和应急措施的工作场所，以确保患者、献血者、工作人员和到访者的安全。宜合理安排空间，配备适宜的建筑和通信设施，使其能对机构的活动提供适宜的支持。

机构宜保持清洁卫生，以保证所提供的产品和服务的质量。机构的安全管理程序宜包括以下内容：

1. 安全总则；
2. 灾难预案、响应和恢复；
3. 生物安全（例如血源传播病原体防护）；
4. 化学安全；
5. 消防安全；
6. 辐射安全（如果适用）；
7. 生物和其他危险物质处置。

cGMP要求，机构应制订质量计划，对物理工作环境实施控制，具体包括以下内容：

1. 适宜的空间和通风；
2. 环境卫生和废料处理；
3. 控制空气质量、压力、湿度和温度的设备；
4. 供水系统；
5. 卫生间和洗手设施。

在安全管理程序实施前或者设备安装前开展基础设施及其限度的评价，有助于确保其使用效能和安全最大化。有关设施和安全管理的细节见本书第2章。

四、人力资源

质量管理体系的人力资源要素聚焦员工管理，包括选聘员工、入职教育、培训、胜任能力评估和人员配备。

1. 选聘员工

每个机构均宜建立人力资源管理程序，为机构所有活动的执行、验证和管理提供数量适宜且具有资质的员工。应根据岗位工作职责确定员工资质要求。宜根据具体岗位要求和申请者的教育、培训、经验、资格证书和执照选聘员工。选聘实验室检测人员时，人员资质标准宜符合CLIA法规要求[1]。对于所有从事与检测、产品和服务质量有关的过程和程序的人员，宜编写工作岗位说明书。有效的工作岗位说明书明确规定岗位人员资质、职责和报告关系。

2. 入职教育、培训和胜任能力评估

新员工受聘后，机构宜对其开展入职教育，包括机构和岗位的有关政策和程序的介绍以及新岗位工作职责的培训。入职教育宜包括机构对安全、质量、信息系统、安保和保密的具体要求。入职教育中与工作岗位相关的部分宜涵盖工作区域的具体运行事项和员工将负责的每项程序。新员工通过了入职教育和培训，机构就认为新员工能独立完成工作岗位说明书规定的工作职责。宜制定完成这一目标的时间安排表。

在引入新的试验或服务之前，宜对现有员工实施新分配职责的培训，应当确保其能胜任新的工作。在入职教育和培训期间，宜给予员工提问及寻求额外帮助和解释的机会。宜记录培训的所有相关工作。机构培训师或机构授权管理者代表宜和员工共同协商，在如何确定员工胜任方面形成共识。

对于从事血液和血液制品生产（包括参与血液采集、检测、加工、保存、供应和运输[3]）的工作人员，应开展FDA cGMP培训。同样，对于从事人体细胞、组织和以细胞和组织为基础的产品（HCT/Ps）[4]的类似活动的相关人员，应开展cGTP培训。这类培训旨在使员工了解机构制定政策、程序和书面操作规程的法规依据及cGMP和cGTP要求的具体应用。宜定期开展这类培训以确保员工熟悉法规要求。

为了确保员工保持岗位技能，机构宜对从事与实验室检测、产品制备、产品或服务[1,5-10]提供质量有关的所有员工定期开展能力评估，也宜考虑管理人员的胜任能力评估。

根据岗位工作职责的性质，能力/胜任能力评估可采用书面评价，直接观察操作活动，评审工作记录或报告、信息系统记录和质量控制记录，检测未知样本，以及评价解决问题的技能等[5]。对于所有检测人员，CMS要求每年对每个检测系统采用以下评估方法（适用时）。

（1）直接观察。

——常规患者试验操作（适用时包括患者准备）、样本接收、处理和检测。

——仪器维护及功能检查。

（2）监视检测结果记录和报告。

（3）评审中间试验结果或工作表、QC记录、能力验证结果和预防性维护记录。

（4）评估。

——检测绩效：通过检测已检测过的标本、内部盲检样本或能力验证样本做检测。

——解决问题的技能。

正式的胜任能力评估计划包括评估日程安排、可接受的最低考核标准和补救措施，是确保胜任能力评估适宜和一致的方法。开展胜任能力评估时，不需要针对员工从事的每个检测项目或者程序，可将评估检测项目进行组合，以评估员工对类似技术或方法的掌握情况。但是，对于具有特殊性质、问题或程序的检测，宜分别开展胜任能力评估，以确保员工有能力及时、准确和熟练地报告检测结果[1]。笔试可针对每个待评估工作领域提出1个或多个问题，能有效地评估员工的问题解决技能。CMS要求对刚入职的检测人员在入职的第一年每半年做1次患者标本检测评估，以后每年做1次胜任能力评估[1]。对初次培训的效果进行验证可作为胜任能力评估的首选方式。

质量监督人员宜协助制订、评审和批准培训计划。培训计划宜包括再培训标准[5]。质量监督人员还宜监视培训计划和胜任能力评估的有效性，必要时提出修订建议。另外，JC要求对胜任能力评估数据进行汇总分析，以确定员工的学习需求[9]。

3. 人员配备

管理者宜制订人员配备计划，说明保证机构安全有效运行所需的人员数量和资质。宜配备适宜数量的员工开展业务活动和支持质量管理体系活动。机构宜通过综合评价人力资源指标(如加班、工伤和满意度)、业绩指标(如不良事件和患者投诉)评估员工配备的有效性。宜将评估结果和新的或变更的业务需求计划一并作为机构人力资源计划过程的输入。

五、供方和物料管理

如果作为过程输入的物料、供方和服务对机构生产及提供的产品和服务的质量构成影响，就认为其至关重要。关键物料有血液成分、血袋、试剂盒和试剂。关键服务有感染性疾病检测、血液成分辐照、运输、设备校准和预防性维护。这些物料和服务的提供方可以是内部的(例如同一机构的其他部门)，也可以是外部的(外部供方)。用于血液成分、细胞治疗产品、组织和衍生品的采集、检测、加工、保存、供应、运输和使用的物料和服务均对质量构成影响，因此宜从符合机构要求的供方获得，并在投入使用前进行验证。供方和物料管理的3个重要要素是：①供方资质；②协议；③进货接收、检查和检测。

1. 供方资质

应当按照规定要求对关键物料的供应和服务实施确认。同样，宜对供方资质实施确认以确保物料来源可靠。机构宜明确规定对供方的要求和期望，并将这些要求与员工和供方共享。宜对供方持续满足供应和服务规范的能力，包括供方在可及性、供应和支持方面的表现实施评估。开展供方资质评估宜考虑以下事项：

(1)许可证、证明或认证；

(2)物料或产品要求；

(3)供方相关的质量文件；

(4)审核或检查结果；

(5)质量总结报告；

(6)顾客投诉；

(7)供方既往表现；

(8)物料或服务成本；

(9)供应情况；

(10)财务安全、市场排位和顾客满意；

(11)售后支持。

宜保持经批准的供方列表，包括主要供方和应急预案所需的适宜备选供方，以确保只从经过确认的合格供方购买关键物料品和服务。供方被确认合格之后，定期对供方的表现进行评价有助于供方确保持续满足要求的能力。追踪供方满足期望的能力为机构提供有关供方过程稳定性和质量承诺方面很有价值的信息。对于有记录表明未满足既定要求的物料或供方，机构宜立即采取措施，包括通知供方、质量监督人员及合同授权的管理者(如果适用)。在所有质量问题得以解决之前，可能需要更换或隔离物料。

2. 协议

合同和其他协议规定了相关方的期望和一致的协定。定期对协议实施评审可确保各方的期望继续得到满足。合同条款变更宜经相关方同意。

输血和细胞治疗服务机构宜保留与关键物料和服务(如血液成分、细胞治疗产品、辐照、相容性检测或感染性疾病标记物检测)的外部供方订立的书面合同和协议。外部供方可能是同一机构中的独立管理的另一个部门，也可能是其他机构(如承包制造方)。承包机构承担生产产品的职责，确保产品的安全性、纯度和效力，遵守所有适用的产品标准和法规要求。合同订立机构和合同承包方对合同承包方的工作负有共同法律责任。

输血和细胞治疗服务机构参与供方评价和选择十分重要。宜评审合同和协议，以确保其涵盖关键物料和服务的所有重要方面。可在协议和合同中强调的事项，例如：产品和血液样本的运输责任；实施可能影响血液成分、细胞治疗产品、组织、衍生品和患者服务的安全性的变更时，供方有责任立即通知本机构；获得提示产品可能存在不安全因素的信息时（如事后调查过程），供方有责任通知本机构。

3. 进货接收、检查和检测

在关键材料，如试剂、血液成分、细胞治疗产品、组织和衍生物接收和使用之前，宜进行检查和检测（有必要时），以确保其符合预期用途的技术规范。用于血液、血液成分、组织和细胞治疗产品的采集、加工、保存、检测、供应、运输和输注的物料应符合 FDA 要求。

机构应当规定关键物料的验收标准（参照 21 CFR 210.3），建立不合格物料意外误用的预防和控制程序。纠正措施包括退货或销毁。接收和检验记录使机构能追踪到已经在具体过程使用的物料，掌握供方资质连续确认的信息。

六、设备管理

质量管理体系所述的"关键设备"是指应当在规定技术规范内运行的设备，以确保血液成分、细胞治疗产品、组织、衍生品和服务的质量。关键设备可包括仪器、测量设备和计算机系统（硬件和软件）。

为确保设备按预期运行而设计的活动包括确认、校准、维护和监控。宜根据设备说明书以及 FDA[2-4] 和 CMS[1] 法规要求，按计划实施校准、功能与安全检查和预防性维护。设备使用和控制的书面程序宜符合厂方说明书的推荐意见，除非其替代方法已通过机构验证，在某些情况下，替代方法还需经相应监管机构和认证机构的批准。

选择新设备时不仅要考虑设备的使用性能，还要考虑供方是否能持续提供服务和支持。宜制订关于设备安装、运行和性能确认的书面计划[6]。计划宜包括的内容：①按照厂家技术规范要求安装；②在投入使用之前确认设备性能，确保其达到厂方为满足预期使用目的而制定标准；③保证设备在机构的运营过程中按照预期运行。设备安装后出现的任何问题和所采取的措施，宜予以记录。如果设备维修可能影响其关键运行功能，可能需要重新校准和再确认。现有设备搬迁后也宜考虑进行重新校准和再确认。

机构应当建立所有关键设备，包括设备的软件版本（如果适用）的唯一性标识和追踪机制。输血和细胞治疗服务机构可使用厂方赋予的唯一标识，也可使用实验室或所在机构的唯一性标识编码。建立所有关键设备清单有助于控制和安排设备的功能和安全核查、校准、预防维护和维修。设备清单的使用可确保所需的全部措施已执行完毕并记录。对设备校准、维护和维修数据实施评价和趋势分析，有助于机构评估设备功能，管理故障设备和识别设备补充需求。发现设备运行参数超出允许范围时，应当评估和记录其对产品质量和检测结果的潜在影响。

七、过程管理

机构应当针对所履行的全部关键职能制定和批准相应的政策、过程和程序。关键职能应当在受控条件下运行。机构宜具有系统方法，对影响检测、产品和服务质量的政策、过程和程序（包括新的或对现有的变更）的识别、计划和实施进行控制和评审，宜至少包括以下事项：

1. 顾客需求和期望；
2. 认证和法规要求；
3. 应符合的技术规范要求；
4. 风险评估；
5. 绩效指标；
6. 不符合分析报告；
7. 当前的知识（例如其他成功实践）；
8. 资源需求（例如资金、设施、人力、物料和设备）；
9. 新的或变更的过程与其他过程的相互关系；
10. 新的或变更的过程所需文件。

文件制定时，宜经过过程直接管理人员和质量监督人员审核。对政策、过程和程序实施变更时，宜予记录、确认、评审和批准。有关政策、过程和程序的其他方面内容详见本章后面部分——文件和记录。

机构宜建立机制，确保过程一经投入使用，程序按规定执行，关键设备、试剂和物料按照厂方说明书和机构要求使用。过程控制的基本要素（包括质量管理体系其他要素）见表 1-1。如果机构采用与厂方推荐不一致的方式使用关键设备、试剂和物料，宜事先经过确认。而且，如果相关业务属于血液和血液成分或细胞和组织相关产品（HCT/Ps）法规监管，可能需要报经 FDA 批准后方可实施（参照 21 CFR 640.120[2] 或 21 CFR 1271.155[4]）。如果机构认为对厂方推荐做出更改是合适的，宜鼓励厂方更改（例如说明书或用户手册）。

表 1－1　质量管理体系的组成部分

质量体系组成部分	质量职能和职责
组织和领导	组织结构和职能 领导作用和职责、权限和关系 建立质量管理体系 顾客需求 产品和服务计划 政策、过程和程序的记录、跟踪和改进 质量代表 管理评审 提供适宜资源 合理设计和有效实施 符合要求 有效沟通 有效过程改进
以顾客为关注焦点	顾客需求 协议 顾客反馈
设施、工作环境、和安全	最小的健康和安全风险 空间设计和安排 工作环境卫生整洁 环境受控 通信和信息管理系统 储存设施 健康与安全计划 有害物处理 应急预案
人力资源	员工数量适宜，具备资质 岗位说明书和任职要求 规定所有员工职责和责任及其报告关系 选择员工 新聘员工入职教育 质量体系、工作相关活动、计算机使用和安全培训 员工胜任能力评估 继续教育 员工身份信息 终止聘用
供方和物料管理	供方资质 合格物料 协议评审 库存管理 储存条件适宜 进货接收、检查和检测 物料和产品的接受和拒绝 关键供应和服务的追踪

续表 1－1

质量体系组成部分	质量职能和职责
设备管理	选择与采购 唯一性标识 性能验证 安装、运行和性能确认 校准 预防性维护和维修 退役
过程管理	过程建立 变更控制 过程验证 过程实施 遵守政策、过程和程序 质量控制程序 产品和服务检查 同时建立记录 关键活动要求 可追溯性
文件和记录	标准化格式 文件建立 唯一性标识 审查批准 使用和维护 变更控制 归档和储存 保存和销毁
信息管理	保密性 防止未授权访问 数据完整 数据备份 替代系统
不符合项管理	发现偏差和不符合项 投诉 不良事件报告 调查 立即纠正措施
监测和评估	特定要求的监测和评估 质量指标 内部和外部评估 实验室能力验证 数据分析
过程改进	确定改进机会 持续改进的系统方法 根源分析 纠正措施 预防措施 有效性监测

1. 过程验证

验证用于证明过程能持续可靠地获得计划的结果[13]。在无法对每项终成品或服务实施测量或检查，以充分验证其符合规范要求的情况下，过程验证就非常关键。然而，在能对终产品检测的情况下，也建议对重要的过程实施验证，以获得能够用于优化过程性能的信息。前瞻性验证适用于新的或变更的过程。回顾性验证可用于没有经过充分验证即投入运行的过程。同步验证适用于没有实际上线运行就无法获得所需数据的过程。如果采用同步验证，需要按照预先确定的时间间隔评审数据，直至最终批准过程正式上线运行。已验证的过程经过变更后，是否需要实施再验证，取决于变更的性质和范围。该机构可根据拟实施的变更对过程的影响程度决定是否需要实施再验证。

2. 检测方法验证

实验室准备使用 FDA 批准或许可的检测系统开展非豁免试验时，CLIA 要求实验室在发放患者结果报告之前应对厂方建立的性能规范实施验证[1]。其最低限度要求是，实验室应当证实试验的性能，包括准确度、精密度、可报告范围和参考区间（正常值）与厂方的性能规范具有可比性。

如果实验室自行建立方法，引入不需 FDA 批准或许可的检测系统，对 FDA 批准或许可的检测系统进行更改，或厂家未提供性能规范，应当在发出患者检测报告前建立检测系统的性能规范[1]。检测系统的性能规范至少应当包括以下内容：

（1）准确度；

（2）精密度；

（3）检测系统可报告的检测结果范围；

（4）参考区间（正常值）；

（5）分析敏感性；

（6）分析特异性，包括干扰物质；

（7）试验性能的其他特性（例如样本或试剂稳定性）。

实验室应当根据性能规范建立校准和控制程序，记录试验方法验证的所有活动（参见 42 CFR493. 1253. [1]）。

3. 验证计划

验证需经过策划方能取得成效。在制定验证计划之前，宜对检测系统或者实际过程的框架有充分了解。验证计划宜包括应按照设计的过程实施验证。此外，宜尽量做过程“撕裂”测试，以确定过程薄弱环节和局限性。许多机构制定验证计划模板，以确保所有方面都受到关注。虽然没有要求统一格式的验证计划，但大多数验证计划包括以下常见的要素：

（1）系统描述；

（2）目的或目标；

（3）风险评估；

（4）职责；

（5）验证程序；

（6）接受标准；

（7）批准签名；

（8）支持文件。

在实施验证活动之前，验证计划宜经质量监督人员审核批准。

负责实施验证活动的人员宜在验证计划实施之前接受实际工作培训。验证活动的结果和结论（验证报告）可增补为已批准的验证计划的附件，或者单独形成文件。验证报告一般包括以下要素：

（1）预期和实际结果；

（2）结果判定（接受或不接受）；

（3）非预期结果的纠正措施和解决方案；

（4）与验证计划存在偏差的解释和说明；

（5）结论和局限性；

（6）批准签名；

（7）支持文件；

（8）实施时间。

即使验证过程没有产生预期结果，也应当记录数据和纠正措施。质量监督人员宜最终审核和批准验证计划、结果和纠正措施，确定新的或变更的过程和设备能按计划或在具体限定条件投入使用。

4. 设备确认

新设备投入过程使用前，宜做安装确认、运行确认和性能确认。三类确认的基本概念如下[20]。

（1）安装确认证实设备已在符合厂方技术规范的环境条件下正确地安装。

（2）运行确认证实已安装的设备按预期运行。运行确认关注设备是否能在厂方规定的技术规格范围内运行。

（3）性能确认证实设备在机构建立的过程中按预期使用的方式运行，其输出数据符合机构的技术规范要求。性能确认是在使用机构的人员、程序和物料的正常工作环境中，对设备在具体过程中使用的适宜性作出评价。

5. 计算机系统确认

FDA 认为，计算机化系统包括硬件、软件、外围设备、网络、人员和文件[21]。宜在拟投入使用的环境中实施计算机系统终端用户以及系统之间接口的确认。计算机软件供方或厂方所做的测试不能替代在机构内实施计算机确认。终端用户验收测试可重复已由开发人员完成的一些确认，例如负载或压力测试，以及保密性、安全性和控制特性的确认，以评价在运行条件下的性能。此外，终端用户宜评估员工在实际工作环境中按照预期目的使用计算机系统的能力。对硬件和软件界面进行设计时，宜考虑便于工作人员操作，对信息、警告和其他功能做出恰当回应。如果计算机系统的变化导致过程运行方式发生了改变，还宜对过程实施再确认。与过程验证一样，质量监督人员宜审核和批准计算机系统确认计划、结果和纠正措施，决定是否投入使用或在限制条件下投入使用。

有关计算机系统确认的其他内容请详见 FDA 关于用户计算机系统确认指南[21]。自行开发软件的机构宜按照 CFR 第21 篇第880 部分和 FDA 关于通用软件确认原则指引实施确认[22]。

6. 质量控制

QC 检验是为了确保材料、设备和方法在使用过程正常发挥作用。宜规定 QC 性能预期及其接受范围。员工宜能获取这些信息，以便能够识别不可接受的结果和趋势，并做出适当的处理。机构应按照 CMS、FDA、AABB、国家和厂方要求确定 QC 频率。宜一并记录 QC 操作和结果[2]。QC 记录宜包括以下内容：

(1) QC 人员；

(2) 试剂标识(包括批号和效期)；

(3) 设备标识；

(4) 检测日期及时间(如果适用)；

(5) 结果；

(6) 解释(如符合到或不符合既定标准)；

(7) 评审。

QC 结果不符合要求时，应当实施调查，采取纠正措施，然后再考虑重复 QC 或准许生产过程继续运行。如果在获得符合要求的最后一批 QC 结果之后，还继续提供产品和服务，可能有必要对产品和服务的符合性进行评价。设备和试剂 QC 间隔示例见附录 1－3。

八、文件和记录

文件为整个组织过程的理解和沟通提供框架。文件对预期发生的事情给出表述和指导。文件表述了对过程运行及其相互作用、关键控制点及其要求和实施措施的预期。记录为实际发生的事情提供证据(即过程按预期运行)，并为产品和服务质量评估提供所需信息。质量监督人员根据文件和记录评估机构的政策、过程和程序的有效性。ISO 9001 提供了质量体系文件的示例，包括以下内容[13]：

(1) 质量方针和目标；

(2) 过程相互作用的描述；

(3) 文件、记录和不合格品的控制，纠正措施、预防措施和内部质量审核的书面程序；

(4) 质量管理体系、运行绩效以及产品或服务符合性相关记录；

(5) 组织为确保过程有效计划、运行和控制所需的所有其他文件。

书面政策、过程描述、程序、作业指导书、作业提示卡(表)、标签、表单和记录都是机构文件管理体系的组成部分。文件可以是纸质文件或电子文件。文件管理体系为文件的完整性、现行有效性和可及性以及记录的准确性和完整性提供保证。架构良好的文件管理体系将政策、过程描述、程序、表单和记录关联在一起，形成组织良好、便于使用的体系。

1. 文件

编写文件时，宜将信息表达清楚，为工作人员提供必要的作业指导和数据记录模板。CLSI 提供了一般文件的编写指导[11]和程序编写的详细指南[23]。

2. 质量方针

方针传达了组织最高级别的目标、目的和意图。组织其他文件对质量方针作出解释，对质量方针的实施提供指导。

3. 过程

过程文件描述活动的顺序，明确职责、决策点、要求和验收标准。过程文件常以流程图表示。在流程图标明过程控制点以及信息和工作在部门和工作小组之间的流向十分有用。

4. 程序、作业指导书和作业提示卡(表)

这些文件为按照工作步骤执行工作任务和程序提供指导。程序和工作指导书宜包含正确执行工作所需的细节，但宜避免过于繁琐，艰涩难读。使用标准化格式方便员工查找具体要素，便于实施和控制。作业提示卡（表）摘录和浓缩已批准文件有关信息，形成方便查阅的格式。可通过引用的方式将外部文件（例如生产方技术手册或说明书）整合到机构的程序手册。员工在工作场所宜可获得相关作业程序[2,5,8]。

5. 表单

表单提供记录数据的模板，可以是纸质或电子形式。表单规定SOPs和过程的数据要求。

表单宜缜密设计，易于使用，减少出错，便于数据和信息检索，有效抓取结果，支持过程可追溯性。如果表格数据抓取和记录不直观，宜提供填写说明。记录定量数据的表单宜明确其所使用的度量单位。

6. 标签

文件管理体系对产品标签（例如血液成分和HCT/P标签）有许多要求。许多机构均保持正版标签，用于验证在用标签经过批准。新的产品标签入库前宜经过验证，将其与正版标签进行比对。宜制定按需打印标签的变更控制程序，以防止标签格式或内容的不当修改。

机构宜规定文件编制和保持程序。文件管理程序宜确定文件的基本要素，新的或修订的文件的审核和批准程序，保持文件现行有效的方法，文件分发的控制过程，废止文件归档、保管和检索的过程。宜为与新的和修订的文件内容相关的员工提供培训。文件管理体系包括以下既定过程：

（1）在批准和发文前检查文件的适宜性；

（2）根据需要定期开展文件评审、修改和重新批准，以保持文件现行有效；

（3）确定文件修改和修订的状态；

（4）确保文件清晰可读、可辨识，在工作场所能获得所需文件；

（5）按照文件保存时限要求保存先前版本文件并建立索引；

（6）防止过时或作废文件的非预期使用；

（7）做好文件保护，避免文件变质、损坏或非预期损毁。

宜识别以引用方式整合到文件管理体系的外部文件并加以控制。机构宜建立发现文件体系的外部文件（如生产方说明书和用户手册）变更的机制，以便能对相关过程和表单实施相应变更。

在机构的质量手册中增加新的或更换经过修订的质量方针、过程描述、程序和表单时，宜标明开始使用的日期（即生效日期）。

废止文件宜按现行适用标准和法规要求保存。

建立现行有效质量方针、过程描述、程序、表单和标签正本清单，对于保持文件控制非常有用。文件清单宜包括文件标题、每份文件维护的责任人或工作小组、修订日期、文件唯一性标识和文件使用场所。宜确定发放使用的受控文件副本的数量和位置。宜确定和控制在工作场所使用的文件份数，确保实施文件更改时没有遗漏。

7. 记录

记录为程序中的关键步骤已得到适当执行，产品和服务符合要求提供证据。宜在执行重要操作步骤的同时创建记录。记录宜清楚显示操作步骤执行人和完成时间[2,6-7]。数据记录格式宜清楚和一致。用于记录数据、步骤或检测结果时，表单即转变为记录。

记录管理过程宜关注下列事项：

（1）记录创建和标识；

（2）防止意外或未经授权的修改或销毁；

（3）完整性、准确性以及可读性的验证；

（4）保存和检索；

（5）创建副本或备份；

（6）保存时间；

（7）保密性。

记录评审是有助于质量管理体系有效性评价的重要方法。机构宜规定记录评审的过程和时间间隔，以确保其准确性、完整性和对其适当跟踪。机构宜确定报告和记录的归档和保存期限。AABB相关标准中包括通过AABB认证的机构应符合的记录保存具体要求。

记录保存系统宜准许在机构规定的时间框架内检索记录，能根据联邦法规要求追溯血液成分、细胞治疗产品、组织和衍生品[2,4]。当需要保存记录副本时，在原始记录销毁前，机构宜验证记录副本内容与原始记录一致、完整、可读和可获取。

如果记录是以电子形式保存，宜进行适宜备份，以防计算机系统出现故障时记录遭到损毁。在记录整个保存期内宜保持电子记录可读。也宜将重建或跟踪记录所需的已淘汰的计算机软件适当归档。如果用于访问存档数据的设备或软件无法继续使用，宜将记录格式转换或复制到另一种的电子媒介，以确保能继续访问存档数据。宜将转换后的数据和原始数据验证，以确保其完整性和准确性。电子媒介，如磁带、光盘或在线远程服务器已广泛应用于文件存档。

以电子方式保存的记录应当符合 FDA 对电子记录保存的要求[24]。缩微胶片或缩微平片也可用于存放记录。选用的媒介宜适合保存要求。

机构应当制定记录更改或者更正制度[6]。应当记录每项更改发生的更改日期和更改人员。在某些情况下，说明记录更改原因也很重要。不应当在书面记录上抹去原文，可采用单线划去原文，但宜保持原文可读，不应将原文刮除或在原文上涂改。电子记录应当保持原始数据和更改数据(包括实施更改的日期和更改人)的跟踪。机构宜制定记录更改的控制程序。应建立更改记录与原始记录的关联方法和记录更改完整性和准确性的评审机制。FDA 要求对计算机系统的变化数据实施审计跟踪[24]。

制定记录存储计划时可能需要考虑以下问题：

(1)宜采用避免损坏、意外或未授权破坏和修改的方式保存记录；

(2)记录可获取程度与使用频率相适应；

(3)与记录容量和可用的存储空间大小相关的记录存储方法和场所；

(4)正常运转设备的可及性，例如，用于查看归档记录的计算机硬件和软件；

(5)采取复制、转移到缩微胶片或者转换为数字文件的方式，合法替代原始记录(原始记录可储存他处或销毁)时，宜予记录；

(6)当只有黑白复制品时，宜保留原始颜色编码记录。

电子记录保存宜考虑以下事项：

(1)验证数据准确性的方法；

(2)防止数据非预期删除或者未授权人员访问；

(3)防止数据的意外丢失(例如存储设备空间已满时)的防护措施；

(4)经过验证的安全措施，确保一次只能由一个人对记录进行编辑；

(5)保密数据的安全性和访问权限。

机构宜保持报告和记录的创建、签名或评审受权人的姓名、聘用起止日期、签名或身份编码的记录。如果带有磁性条码的员工标识卡或者其他计算机相关的识别方法满足电子记录保存要求，一般准许其用于替代员工书写签名。

九、信息管理

质量管理体系宜确保口头和书面沟通数据和信息的保密性和适当使用。宜确保记录中有关患者和献血者个人信息的安全和保密。

宜防止数据和信息被未经授权访问、修改或损毁。宜规定更改数据受权人员的姓名、代码和工作职责。设计信息系统时宜使其具有防止未授权访问和使用的安全特性。可根据工作职责规定不同的安全级别，要求使用安全编码和密码。对于采用纸质的信息系统，宜配备带锁的文件柜和钥匙。

宜保持数据完整性，使其能被检索和使用。宜定期实施数据完整性核查，以确保关键数据未被意外修改、丢失或无法访问。宜建立程序，确保以人工或电子形式传送时，数据能及时、准确、可靠地到达其终点目的地的程序。

宜保存关键数据的备份（如磁盘、磁带或双硬盘备份)，防止存储介质中的数据中发生意外丢失。建议将备份或存档的计算机记录和数据库在远距离存放，确保灾难发生时不会同时影响到原始和备份文件。备份存储设施宜具有安全保障措施，其环境条件宜适宜，能保护和保持存储设备份和媒介，宜监控温度和湿度。宜以相同的方式储存已经归档的查阅原始记录所需的计算机操作系统和应用软件。

宜建立和保持替代系统，万一计算机化数据或原始信息源不可用时，确保仍能获得关键数据和信息。机构宜规定计算机故障时的备份和恢复程序，确认文件宜表明备份系统运行正常。宜定期测试相关过程，确保备份系统保持有效运行。宜特别关注员工使用备份系统的能力和准备预案。

十、偏差事件管理

质量管理体系宜建立偏离既定政策、过程和程序，或不符合机构、AABB 标准和适用法规[2-4]要求事件的发现、调查和处理的程序。例如，发现不符合要求的产品和服务或者献血、血液成分、细胞治疗产品、组织或衍生品引起的不良反应后，宜启动和实施偏差管理程序。机构宜规定以下偏差事件处理事项：

(1)记录和分类偏差事件；

(2)确定偏差事件对产品或服务质量的影响；

(3)评价偏差事件对相关活动的影响；

(4)对偏差事件进行分析，以了解其根源；

(5)根据偏差事件的调查和根源分析结果采取适宜的纠正措施，包括通知和召回；

(6)根据偏差事件及其根源数据的汇总分析结果采取适宜的预防措施；

(7)按相关要求向外部机构报告；

(8)评估已实施的纠正措施和预防措施的有效性。

CLSI公布了偏差事件管理的共识标准，详述了偏差事件的管理细节[25]。

机构的工作人员宜接受关于识别并报告偏差事件的培训。根据偏差事件的严重程度及其对患者、献血者、产品构成的风险高低，以及再次发生可能性大小，可能需要启动关于事件的相关因素和潜在原因的调查。cGMP法规要求，如果事件可能对患者安全或对血液和血制品的安全性、纯度和效力产生不利影响，应对影响结果进行调查和记录[2-3]。cGTP法规要求，发现产品出现偏差、可能污染或传播感染性疾病时，应开展类似活动[4]。有关根源分析和纠正措施实施的工具和方法详见本章的过程改进部分。应当编写每个偏差事件调查和跟踪措施的总结报告。关于机构事件内部报告组成部分的建议见表1-2。

应当尽快将血液采集或输注以及HCT/Ps相关死亡事件向FDA生物制品评估和研究中心(CBER)报告[具体要求分别见21CFR 606.170(b)和1271.350(a)(i)条款]。FDA在其网站发布了关于需要向CBER提交的报告的编写指导意见[27-28]，可供参考。应当在死亡后7天内向FDA提交后续跟踪措施的书面报告，报告中宜说明为避免此类事件再次发生所实施的新程序。AABB协会公告# 04-06提供了关于这类报告要求的其他信息，并附献血者死亡事件报告表[29]。

表1-2 机构事件内部报告的组成部分[26]

组成部分	示例
人员	报告人 事件最初当事人和使事件恶化的当事人以及事件发现、调查和启动立即纠正措施的人员(按工作岗位叙述) 患者或献血者身份编码 报告审核者
事件	事件的简要描述 对患者、献血者、血液成分和组织的影响及其后果 血液成分名称和血液单位标识码 所用试剂和物料的生产方、批号和有效期 所采取的立即纠正措施
时间	报告日期 事件发生日期和时间 事件发现日期和时间 采取立即纠正措施日期(和时间，如果适用) 如果适用，包括以下事项的日期和时间： 血液成分采集、加工步骤和运输 血液成分申请 患者检测申请 患者标本采集、运输、接收、检测和报告
地点	事件发生的物理位置 发现事件的过程节点 事件发生的过程节点

续表 1-2

组成部分	示例
原因和过程	事件发生过程 事件促成因素 事件根源
跟踪措施	对外报告和通知(例如监管或认证机构、生产方或患者的医生) 纠正措施 实施日期 措施实施的有效性 如果必要，实施预防措施

*法规要求，所有血液机构(包括获得许可、已注册但未经获得许可和未注册的输血服务机构)(21CFR606.121)应将不符合 cGMP、适用标准或既定规范要求，可能影响生物产品的安全性、纯度或效力的偏差事件向 FDA 报告，否则将导致生物制品违反食品、药品或化妆品法或公共卫生服务法(21 CFR 600.14)[2]。

FDA 规定，如果血液成分或产品已经被放行，准备用于供应，发生以下事件时应向 FDA 报告：

①手臂准备未做或不正确；

②从因个人医学史或病毒标记检测为重复有反应性而受到(或本应受到)暂时或永久屏蔽献血者采集的血液单位被放行；

③病毒标记检测为重复有反应性的血液单位被装运；

④ABO/Rh 或感染疾病检测未按生产方说明书要求；

⑤与设备不当使用相关的检测的错误导致对检测结果解释不当，使献血者所献的血液单位被放行；

⑥在完成所有检测之前(除外紧急情况)放行血液单位；

⑦用于输血相容性检测的标本标识不正确；

⑧检测错误导致错误的血液单位被放行；

⑨标识(如 ABO 血型或有效期)错误的血液成分；

⑩交叉配血标签或标识不正确；

⑪生物制品在不正确的温度下储存；

⑫由于操作失误导致血液成分受微生物污染。

发出的 HCT/Ps 存在不符合 cGTP 核心要求的偏差，不论是发生在本生产机构或者合同(协议或其他约定)签约生产机构，均应当向 FDA 报告[4]；偏差报告应当包括 HCT/P 偏差和事件的相关信息、问题 HCT/Ps 的生产方以及针对偏差事件已经或者将要采取的所有跟踪措施。

CFR：联邦法规汇编；FDA：食品药物监督管理局；cGMP：现行药品生产质量管理规范；HCT/Ps：人体细胞、组织、细胞和组织的产品；cGTP：现行组织生产质量管理规范。

无论其获得 FDA 许可和注册状态如何，所有献血中心、血库和输血服务机构应当快速向 FDA 报告生物制品偏差事件及其相关信息[2, 30]。FDA-3486报表适用以下偏差事件：①与生产过程相关(例如采集、检测、加工、包装、标识、储存、保存或发放)的偏差；②不符合 cGMP、既定规范、适用法规或标准要求或非预期或不可预见的偏差；③可能影响产品安全、纯度或效力；④机构已对产品实施控制或负责时仍然发生；⑤涉及已经脱离机构控制的产品时(例如已发出)。

如果发生已发放不符合预防传染病传播或 HCT/P 污染相关的适用法规、标准或既定规范要求的 HCT/P 时，机构应当采用同样表格(FDA-3486)快速相关生物产品偏差事件。

非预期或不可预见的事件，如果与传染性疾病传播或潜在传播相关，或可能导致 HCT/P 污染[4]，应遵从上述报告要求。有关生物制品偏差报告更多信息详见 FDA 网站[31]。

还应当建立将医疗器械不良事件向 FDA 和设备生产方报告的制度[8, 32]。JC 鼓励报告前哨事件，包括输注主侧血型不相容血液所导致的溶血性输血反应[9-10]。

血液安全监测过程为输血不良反应、血液安全采集和输注的偏差事件的发现、调查和处理提供机会。输血不良反应和事件(或意外)可自愿向疾病控制预防中心(Centers for Disease Control and Prevention，CDC)和国家医疗安全网络(Nation-al Healthcare Safety Network，NHSN)的血液安全监测模块报告。血液安全监测系统由人类健康服务部及其下属机构和民营机构(包括 AABB、美国血液中心和美国红十字会）共同研发。AABB患者安全服务中心是经过注册的患者安全组织，与医院密切合作，在充分保护数据保密性的前提下，对医院输血事件报告进行分析和比对。AABB也负责AABB美国献血者安全监测计划的管理，为献血中心提供献血不良反应的报告、分析和比对服务。

每个机构均宜对已报告事件实施跟踪分析，发现其整体趋势。使用事件分类方案有助于趋势分析。事件的分类依据通常包括事件性质、事件发生的过程（或程序）节点、事件后果和严重性以及事件的促成因素和潜在原因。如果在较短时间内发生的数个事件均涉及某个特定过程或程序，宜对该特定过程或程序做进一步调查。事件多种分类方案特别有用，可将数据按不同方式分类，可发现以前没有显露的模式（表1－3）。这种分类或分层分析有助于发现需要密切监控的情形或需要采取纠正或预防措施的问题。如果机构规模较小，没有足够数据可用于确定趋势，则可将数据与更大整体（例如实验室或整个医疗保健体系中的所有输血服务机构）的数据合并分析，或借鉴AABB、CAP和JC等组织提供的趋势，这样做也有助益。过程监测力度和时间取决于事件发生频率和关键程度。不良事件报告和监测是质量管理体系过程改进活动发现存在问题的基本方法。

为了满足特定患者的特殊医疗需求，机构可能需要采用与经过批准程序不同的程序。机构的医学主任宜事先计划和批准这类满足医疗需求的例外情形（包括理由和性质），以便一旦出现这种情形时有章可循。宜仔细考虑和保持例外操作过程受控，验证其产品和服务的安全性和质量。应当对患者说明所有其他风险。

表1－3　事件分类示例

事件：将指定献血的红细胞发放给错误的肿瘤患者，但还未输注
事件分类 事件类型：患者 涉及程序：产品发放 涉及过程：血液输注 涉及产品：红细胞 发生地点：输血科 其他因素：指定献血 其他因素：肿瘤患者

续表1－3

潜在原因 诱因：2例姓名相似的患者均有已经交叉配血的血液可供发放 根本原因：发血时未充分确认患者身份
后果 严重性：严重，需上报FDA 患者：无伤害，更换了正确的血液并进行了输注 产品：无损害，退回库存 献血者：不适用
有效的安全屏障 在血液输注过程中确认患者身份时发现问题

1. *监视和评估*

质量管理体系宜描述机构如何监视和评估过程。评估是确定实际活动是否按计划开展，是否有效实施，目标是否实现的系统检查方法。根据关注的重点，评估可包括：①评价过程输出（即结果）；②组成过程的活动及其输出；③一组相关的过程和输出（即体系）。

评估可由机构内部自行组织，也可由外部机构开展，包括质量评估、同行评审、自我评价和能力比对。评价通常包括将实际和预期的结果做比较。

2. *内部评估*

内部评估可包括质量指标数据的评估，单一过程的针对性审核，以及范围更宽、可能覆盖所有相互关联过程的体系审核。宜对内部评估进行计划和安排，明确评估人员组成和评估方案。献血中心、输血和细胞治疗服务中心的评估宜包括质量体系和主要运行系统。

另外，宜建立针对评估报告提出的问题做出响应的程序，包括对过程进行重新检查及其时间安排。宜编写评估报告，并将其提交给评估授权管理者和执行管理者。管理者宜制订纠正措施计划，将与评估发现的缺陷相关的操作人员和质量监督人员作为输入。质量监督人员宜跟踪纠正措施的实施进度并监视其有效性。

宜建立对所发现的问题进行跟踪、监视和分析其发展趋势的程序，以充分利用评估结果，发现改进机会。早期发现问题的发展趋势，使得有可能在患者安全、血液、成分、组织或衍生品受到不利影响之前采取预防措施。评估总结为解决个别或成组问题和确保检测方法和设备的适宜性提供了十分有用的信息，执行管理者宜对与评估结果相关的纠正或预防措施实施评审。

3. 质量指标

质量指标是设计用于监视规定时间内一个或多个过程的绩效指标，对于评价服务需求、生产、人员、库存控制和过程稳定性很有用。质量指标可基于过程或结果。基于过程的指标测量过程持续一致执行的程度。血液制品从申请到输注所需的时间是基于过程的质量指标的一个例子。基于结果的指标常用于测量过程执行与否后将产生何种结果。错误检测结果的报告次数是基于结果的质量指标的例子。质量指标可设定警告值或(和)干预值。可根据法规或者认证要求、标杆管理或内部数据确定质量指标的具体数值。

常用运行图和控制图表示质量指标数据。在运行图中，X-轴表示时间，Y-轴表示质量指标数值。在控制图中，加入经计算的数据均值和控制上限值和下限值。单个点超出控制上下限，可能是特殊原因造成的结果。宜采用统计学规则对连续数个点超出1个标准偏差(SD)、2个SDs和3个SDs作出解释，以识别过程失控。如果需要，宜确定过程失控的根源并启动纠正措施。

4. 血液利用评估

输血机构的血液使用评审委员会的活动是内部评估的一个例子。AABB制定了针对成人和儿童用血评估指南[34-36]。AABB和JC认证[9]，CMS和一些州认定医保支付医院时，均要求开展输血实践同行评审。

输血审核对政策和实践实施评审，以确保安全合理输血。输血审核以事先确定的可测量绩效标准为基础(本书第28章)。输血服务机构调查输血患者的数量宜适宜(例如某个时间段输血患者总数的5%或30例)。对与输血服务机构有效运行有关的以下事项实施审核评估[6]。

(1)用血申请；

(2)患者身份识别；

(3)标本采集和标识；

(4)感染性和非感染性不良事件；

(5)险兆事件；

(6)血液的使用和报废；

(7)血液使用的合理性；

(8)输血政策；

(9)满足患者需求的服务能力；

(10)与同行推荐的一致性；

(11)输血前后的关键实验室检测结果。

评估输血过程的方法之一是观察整个输血过程，即对从血液发放到输注全过程实施跟踪观察。宜事先确定需要观察的输血次数[34]。

输血安全政策和实践的评估可包括对输血不良反应和输血传播疾病的评审。评审委员会可监视将血液制品召回或献血者异常检测结果的有关信息通知受血者或血者责任医师的政策和实践。对输血实践其他重要方面的评估包括知情同意政策、输血适应证、指定献血的血液发放以及门诊或家庭输血的评审。必要时宜包括以下事项的评审：①治疗性机采；②血液回收设备的使用；③造血干细胞的获得和储存；④围术期自体血液采集；⑤组织的获取和储存；⑥对不断发展的技术和产品，如生长因子和细胞因子使用的评估。

5. 外部评估

外部评估包括由与本组织没有隶属关系的机构，如AABB、CAP、CMS、COLA，FACT、FDA、JC或州和地区卫生行政部门组织开展的检查、调查、审核和评估。参加外部评估计划获得机构绩效的独立、客观评价。参加外部评估常可共享最佳实践的更多经验和知识。现在，越来越多的外部评估是在不提前通知或最低限度通知的情况下实施的。

在外部评估的准备阶段，一般要收集一些数据和信息，并将其提交给评估实施机构。为做好接受外部评估的准备工作，机构可开展内部审核和演练，以确保员工能回答问题。大多数外部评估越来越强调对过程的观察和与非管理人员的问答，因此准备工作很关键。在评估阶段，十分重要的是要知道与评估员或检查员在本机构检查时的对接人员。明确说明能向评估对接员工提供的信息内容及其形式，有助于机构通过评估和检查。在接受评估后，机构宜解决评估过程中所发现的问题，一般应提交书面报告。

6. 实验室能力验证(proficiency testing, PT)

PT是确定检测系统(包括检测方法、物料和设备)按预期运行的一种方法。CMS要求实验室成功参加针对CLIA监管试验项目所开展的1项经过批准的PT计划，并将其作为发证条件之一。如果特定分析物没有经过批准的针对性PT计划，实验室应当有其他能验证检测程序准确性的方法，其验证频率为每年至少两次[1]。一些认证机构可能要求更频繁地验证检测准确性。

应当使用常规工作过程和条件做PT试验，所获得的PI信息才有意义。PT样本的处理和检测方式一般宜与患者和献血者标本相同。但是，在开展PT期间，禁止通过CLIA认证的实验室与其他CLIA编码实验室讨论PT结果，或将PT样本交由其他CLIA编码实验室检测，即使这2个实验室是在同1个组织内，并按照相同的患者或献血者标本常规处理方式开展检测，也不允许这样做。实验室管理者宜记录PT总结报告的监督指导评审意见和不可接受的PT结果的调查和纠正措施。质量监督人员宜监视PT计划的执行情况，并验证检测系统保持受控状态，必要时宜采取适宜的纠正措施。

十一、过程改进

持续改进是任何质量管理体系的根本目标。在输血、细胞治疗和临床诊断，持续改进直接关系到患者安全目标和高质量健康照护期望的实现。问题的识别、调查、纠正和预防重要性无论如何强调都不过分。制订纠正和预防措施计划的过程涉及问题及其产生原因的识别、防止问题再次发生的措施的确定和评价。该过程也宜包括对险兆事件及其所采取的纠正预防的有效性评价的数据收集、分析和跟踪机制。AABB和美国质量学会的出版物介绍了相应的统计工具及其应用[37-39]。JC标准关于绩效改进的要求见表1-4[9-10]。

纠正措施是指为消除已发生的不符合或其他不期望情况的原因以减少或消除其再发生风险而采取的措施。预防措施是指为减少或消除潜在不符合或其他潜在的不期望情形发生而采取的措施。可以认为纠正措施是解决已发生的不符合、偏差、投诉和过程失效的根本原因而采取的被动方法。而预防措施则是对数据和信息分析所发现的预期问题的潜在原因而采取的主动方法[40]。

补救措施是指为减少已发生的不符合或其他不期望的表象而采取的措施。补救措施有时也称为纠正，仅解决问题的表象，不能解决问题的产生原因[41]。有关补救措施、纠正措施和预防措施的比较和差别详见表1-5。只有确定了出现问题的潜在原因，并评价了出现问题的过程和其他过程的关系，才可能实施有效的纠正和预防措施。但这种评价过程需要时间，在获得评价结果之前可能需要先行采取补救措施。

表1-4　适用的JC绩效改进标准[9-10]

收集以下数据以监控其绩效： —血液和血液成分使用； —经证实的输血不良反应
对数据汇总和分析
持续改进绩效

表1-5　补救措施、纠正措施和预防措施的比较[40]

措施类别	针对问题	方法类型	结果或作用
补救	已发生	被动	减轻表象
纠正	已发生	被动	防止再发生
预防	未发生	主动	预防发生

1. 确定问题及其原因

过程改进活动的信息源自过程偏差、不符合产品和服务、顾客投诉、QC记录、PT、内部审核、质量指标和外部评估。建立主动监控计划有助于确定存在问题的领域。监控计划宜具有机构过程代表性，与组织目标一致，反映顾客需求。机构宜每年编写质量报告，对上述来源的数据进行整合和分析，确定需要绩效改进的事项。

问题一经确定，就宜对其进行分析，确定其范围、对质量管理和运营系统的潜在影响、发生频度和变化程度。当过程只表现出正常变化或存在很少有不良影响的问题时，这种分析对避免过程受到损害很重要。

员工个人或工作班组能确定不期望的条件和问题的潜在原因。问题越复杂，涉及的过程越多，越需要组成团队开展正式分析。用于客观确定潜在原因的3种常用工具是流程图、连问为什么和因果图。

流程图　流程图体现了过程内部多项活动及其重要决策点。通过审查流程图可能发现容易出现问题的工作区域。

连问为什么　连问为什么用于过程逆向调查工作。反复问“事件为什么发生?”直到：①没有新信息可收集；②由于信息缺失而无法对原因继续跟踪；③进一步调查是不现实、不可能或者超出组织范围。应用连问为什么分析法时要避免将效应误解成原因。

因果图　因果图又称鱼骨图或石川图，采用头脑风暴分析法细化和分解问题及其成因(图1-1)。

图中使用的方法是将大家的关注焦点集中在过程的组成部分，然后在图上表达想法及其相互作用。使用因果图时，主要关注设备、物料、方法、环境和人为因素。

这 3 种方法能识别主动和潜在失效。主动失效是指立即产生不良效应的失效。潜在失效是指具有潜在危害的综合措施和决策，一般处于蛰伏状态，只有受到局部因素触发时才会显露出来。成功确定根本原因的关键是避免过早停止调查或掉入责备个人的陷阱。

大多数问题尤其是复杂的问题常有多种根本原因。遇到这类问题时可采用帕累托图分析法(图 1－2)。该法将原因以降序排列制图。最常发生的问题被认为是“关键少数”，其余为“次要多数”。该方法为在资源效应最大化指出了方向。

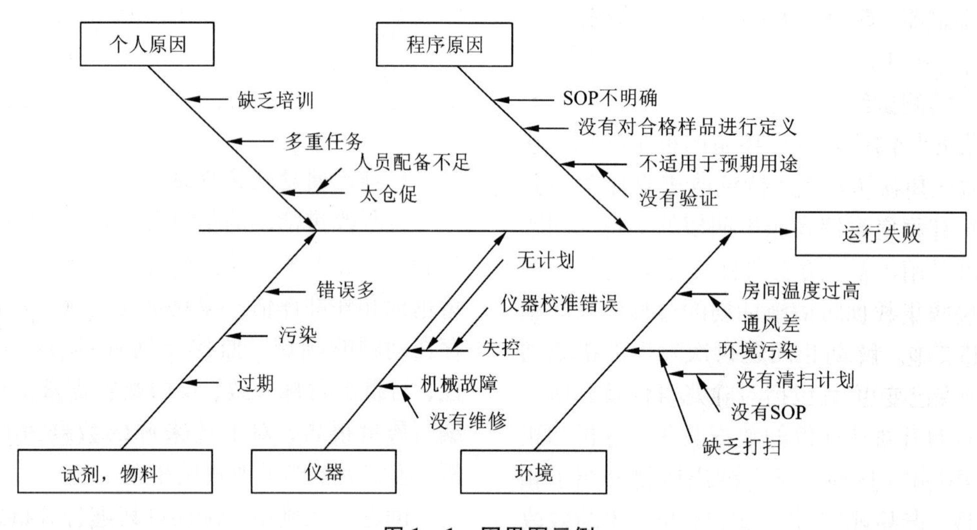

图 1－1　因果图示例

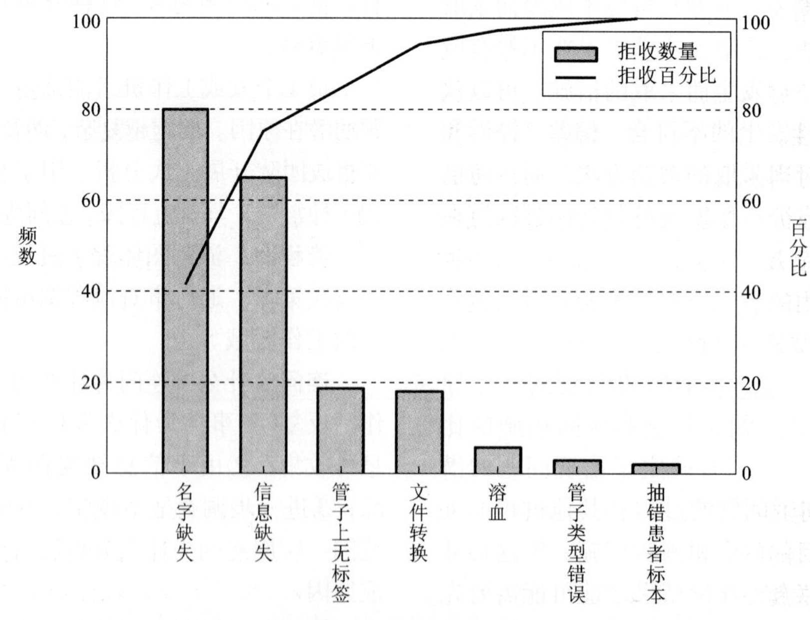

图 1－2　Pareto 图示例

2. 问题解决方案的制定与评估

在过程改进的建立阶段制定问题的可能解决方案。在此阶段应用头脑风暴和流程图特别有助益。与其他机构比对的标杆管理也十分有帮助。在评价问题的可能解决方案时，宜充分考虑本机构的条件限制，选择最合理的解决方案。执行过程的人员通常最清楚哪些措施有效。

因此在考虑问题的可能解决方案时，宜向其咨询。了解过程相互关系，对机构具有更全面认识的人员，也宜参与问题解决方案的制定。没有具有洞察力的代表人员的参与，解决方案可能失败。

在全面实施前，宜对可能解决方案实施测试，宜制订测试计划，包括方法、目标、时间线、决策点和所有可能出现的测试结果的对策。对于大范围的解决方案，可先做小范围测试，取得成功后再扩大实施范围。小范围的解决方案在获得有效性评价结果之前即可实施。宜收集数据和评价所提出的变更方案的有效性。可采用当初确定问题的方法或专门为试验设计的方法收集数据。一旦解决方案成功通过测试，即可全部实施。解决方案实施后，至少宜定期收集数据，以确保已变更过程持续有效运行。

3. 其他过程改进方法

失效模式与效应分析是一种系统方法，一步一步地识别过程、产品或服务的所有可能失效，对其导致的后果或效应进行研究和排序，从需要优先解决的失效开始，采取针对性措施消除或者减少失效。源于制造业的精益生产与六西格玛的过程改进方法，尽管比较复杂，但在医疗卫生行业的应用已越来越多。精益生产强调速度和效率，六西格玛则强调精确性和准确性。六西格玛是一种数据驱动型的问题解决方法，对当前低于六西格玛规格的项目进行定义、度量、分析、改善和控制。这些原理和技术的应用能提高绩效、降低成本和浪费、节省时间、消除无增值作用的措施。有关这两种方法的详细内容请详见美国质量学会网站[42]。

要点

1. **组织和领导**　确定的组织结构和最高管理者对质量方针、目标和目的的承诺是确保质量管理体系持续获得成功的关键。
2. **以顾客为关注焦点**　质量组织宜理解、满足甚至超越顾客需求和期望。宜在合同、协议或根据顾客反馈意见制定的其他文件中规定顾客需求和期望。
3. **机构、工作环境和安全**　应制定安全总则，生物、化学、辐射消防安全程序和灾害应对预案。空间、建筑设施、通风、卫生设施、废物和危险品处置应当支持组织的运行。
4. **人力资源**　与质量管理有关的人力资源管理重点是适宜的人员配备、选聘员工、入职教育、培训、胜任能力评估和相关法规的具体要求。
5. **物料管理**　关键物料和服务（例如影响质量的）的供方宜具备所需资质，宜在合同或协议中规定相应要求。所有关键材料均宜具备相应资质，接收时宜对其进行检查和测试，确保其符合技术规范要求。
6. **设备管理**　关键设备可能包括设备、测量仪器、计算机硬件和软件。关键设备应当具有唯一性标识。宜对关键设备实施确认、校准、维护和监控，以确保其在规定的技术参数范围内运行。
7. **过程管理**　对新的或者变更的政策、过程和程序实施控制的系统方法包括过程验证、检测方法验证、计算机体系确认、设备确认和质量控制。应当制订确认或验证计划，评审和批准确认或验证结果。
8. **文件和记录**　文件包括政策、过程描述、程序、作业指导书、作业提示卡（表）、表格和标签。记录为过程按预期运行提供证据，并允许对产品和服务的质量进行评估。
9. **信息管理**　应当防止数据和信息的非授权访问、修改或损毁，保持患者和献血者记录的保密性。宜定期评估数据完整性，保持备份设备、替代系统和归档文件。
10. **不符合事件管理**　应当对偏离机构规定的标准和法规要求的事件进行处理，包括记录和分类，评估对质量的影响，实施补救措施，按照要求向外部机构报告。
11. **监视和评估**　过程评价包括内部和外部评估、质量指标监测、血液利用评估、能力验证和数据分析。
12. **过程改进**　从偏差报告、不符合产品和服务、顾客投诉、质量控制记录、能力验证结果、内部审核、质量监控指标监测和外部评估可确定改进机会。过程改进包括确定根本原因、实施纠正和预防措施以及评价这些措施的有效性。

参考文献

[1] Code of federal regulations. Title 21, CFR Parts 211 and 610. Washington, DC: US Government Printing Office, 2013 (revised annually).

[2] Code of federal regulations. Title 21, CFR Parts 606, 610, 630, and 640. Washington, DC: US Government Printing Office, 2014 (revised annually).

[3] Code of federal regulations. Title 21, CFR Parts 210 and 211. Washington, DC: US Government Printing Office, 2014 (revised annually).

[4] Code of federal regulations. Title 21, CFR Parts 1270 and 1271. Washington, DC: US Government Printing Office, 2014 (revised annually).

[5] Food and Drug Administration. Guideline for quality assurance in blood establishments (July 11, 1995). Silver Spring, MD: CBER Office of Communication, Outreach, and Development, 1995.

[6] Judith Levitt, ed. Standards for blood banks and transfusion services. 29th ed. Bethesda, MD: AABB, 2014.

[7] Fontaine M, ed. Standards for cellular therapy services. 6th ed. Bethesda, MD: AABB, 2013.

[8] College of American Pathologists. Laboratory Accreditation Program checklists. Chicago: CAP, 2013.

[9] The Joint Commission. Hospital accreditation standards. Oakbrook Terrace, IL: Joint Commission Resources, 2014.

[10] The Joint Commission. Laboratory accreditation standards. Oakbrook Terrace, IL: Joint Commission Resources, 2014.

[11] Clinical and Laboratory Standards Institute. Quality management system: A model for laboratory services; approved guideline (GP26 - A4/QMS 01 - A4). 4th ed. Wayne, PA: CLSI, 2011.

[12] Foundation for the Accreditation of Cellular Therapy and the Joint Accreditation Committee of ISCT and EBMT. FACT-JACIE international standards for cellular therapy product collection, processing, and administration. 5thed. Omaha, NE: FACT-JACIE, 2012.

[13] ANSI/ISO/ASQ Q9001—2008 series-quality management standards. Milwaukee, WI: ASQ Quality Press, 2008.

[14] International Organization for Standardization. ISO 15189: 2012. Medical laboratories-Requirements for quality and competence. Geneva, Switzerland: ISO, 2012. [Available at http: //www. iso. org/iso/catalogue_detail? csnumber =56115 (accessed November 6, 2013).]

[15] Baldrige Performance Excellence Program. Health care criteria for performance excellence. Gaithersburg, MD: National Institute of Standards and Technology, 2013—2014 (revised biannually).

[16] Quality program implementation. Association bulletin #97 -4. Bethesda, MD: AABB, 1997.

[17] Food and Drug Administration. Guidance for industry: Quality systems approach to pharmaceutical cGMP regulations (September, 2006). Silver Spring, MD: CBER Office of Communication, Outreach, and Development, 2006.

[18] Code of federal regulations. Title 21, CFR Part 820. Washington, DC: US Government Printing Office, 2014 (revised annually).

[19] Juran JM, Godfrey AB. Juran's quality handbook. 5th ed. New York: McGraw-Hill, 1999.

[20] Food and Drug Administration. Guidance for industry: Process validations: General principles and practices (January, 2011). Silver Spring, MD: CBER Office of Communication, Outreach, and Development, 2011.

[21] Food and Drug Administration. Guidance for industry: Blood establishment computer system validation in the user's facility (April, 2013). Silver Spring, MD: CBER Office of Communication, Outreach, and Development, 2013.

[22] Food and Drug Administration. General principles of software validation: Final guidance for industry and FDA staff (January, 2002). Silver Spring, MD: CBER Office of Communication, Outreach, and Development, 2002.

[23] Clinical and Laboratory Standards Institute. Quality Management System: Development and management of laboratory documents; approved guideline. 6th ed. (GP02 - A6/QMS 02 - A6). Wayne, PA: CLSI, 2013.

[24] Code of federal regulations. Title 21, CFR Part 11. Washington, DC: US Government Printing Office, 2014 (revised annually).

[25] Clinical and Laboratory Standards Institute. Management of nonconforming laboratory events; approved guideline (GP32 - A/QMS 11 - A). Wayne, PA: CLSI, 2007.

[26] Motschman TL, Santrach PJ, Moore SB. Error/incident management and its practical application. In: Duckett JB, Woods LL, Santrach PJ, eds. Quality in action. Bethesda, MD: AABB, 1996: 37 -67.

[27] Food and Drug Administration. Guidance for industry: Notifying FDA of fatalities related to blood collection or transfusion (September, 2003). Silver Spring, MD: CBER Office of Communication, Outreach, and Development, 2003.

[28] Food and Drug Administration. Transfusion/donation fatalities: Notification process for transfusion related fatali-

ties and donation related deaths. Silver Spring, MD: Center for Biologics Evaluation and Research, 2007. [Available at http: //www. fda. gov/BiologicsBloodVaccines/SafetyAvailability/ReportaProblem/TransfusionDonationFatalities/default. htm(accessed August 23, 2013).]

[29] AABB. Reporting donor fatalities. Association bulletin # 04-06. Bethesda, MD: AABB, 2004.

[30] Food and Drug Administration. Guidance for industry: Biological product deviation reporting for blood and plasma establishments (October, 2006). Silver Spring, MD: CBER Office of Communication, Outreach, and Development, 2006.

[31] Food and Drug Administration. Biological product deviations: Includes human tissue and cellular and tissue-based product (HCT/P) reporting (BPDR). Silver Spring, MD: Center for Biologics Evaluation and Research, 2010. [Available at http: //www. fda. gov/BiologicsBloodVaccines/SafetyAvailability/ReportaProblem/BiologicalProductDeviations/default. htm (accessed August 23, 2013).]

[32] Code of federal regulations. Title 21, CFR Part 803. Washington, DC: US Government Printing Office, 2014 (revised annually).

[33] Strong DM, AuBuchon J, Whitaker B, Kuehnert MJ. Biovigilance initiatives. ISBT Sci Ser 2008; 3: 77-84.

[34] Shulman IA, Lohr K, Derdiarian AK, Picukaric JM. Monitoring transfusionist practices: A strategy for improving transfusion safety. Transfusion 1994; 34: 11-15.

[35] Roback J, Waxman D, for the Clinical Transfusion Medicine Committee and the Transfusion Medicine Section Coordinating Committee. Guidelines for patient blood management and blood utilization. Bethesda, MD: AABB, 2011.

[36] Strauss RG, Blanchette VS, Hume H. National acceptability of American Association of Blood Banks Hemotherapy Committee guidelines for auditing pediatric transfusion practices. Transfusion 1993; 33: 168-71.

[37] Vaichekauskas L. You need the tools to do the job. In: Walters L, ed. Introducing the big Q: A practical quality primer. Bethesda, MD: AABB Press, 2004: 181-206.

[38] Walters L. So many tools, so little understanding. In: Walters L, Carpenter-Badley J, eds. S3: Simple Six Sigma for blood banking, transfusion, and cellular therapy. Bethesda, MD: AABB Press, 2007: 9-24.

[39] Tague NR. The quality toolbox. 2nd ed. Milwaukee, WI: ASQ Quality Press, 2005.

[40] Motschman TL. Corrective versus preventive action. AABB News 1999; 21(8): 5, 33.

[41] Russell JP, Regel T. After the quality audit: Closing the loop on the audit process. 2nd ed. Milwaukee, WI: ASQ Quality Press, 2000.

[42] American Society for Quality. Learn about quality. Milwaukee, WI: ASQ, 2013. [Available at http: //asq. org/learn-about-quality/ (accessed August 23, 2013).]

附录1-1 常用质量术语词汇表

术语	定义
生物制品不良事件监测	对血液成分、器官、组织和细胞治疗产品不良事件的数据进行收集和分析，以改善其采集和使用的结局
校准	将计量器具示值和更精确的计量器具或标准进行比对，以发现、报告和消除计量误差
变更控制	对基础设施、过程、产品或服务的变更进行策划、记录、告知和实施作出规定的程序，具体包括变更及其有关决策的提交、分析、批准、实施和实施后评审 规范的变更控制提供一定程度的稳定和安全，避免出现可能影响质量的随意变更
控制图	用于判断随着时间进展，过程数据值分布是否稳定的图形工具。控制图作图时根据统计量数值和时间描点，按照既定标准判断过程是在控或失控（例如，出现偏离中心线的漂移或偏向上或下控制线的趋势）
终产品检测和检验	通过观察、检查或检测（或联合）来验证终产品或服务符合规格要求
险兆事件	可能造成严重不良后果，但实际上没有造成不良后果的意外事件
过程	将输入转化输出的活动
过程控制	为减少过程内的变异，使过程产生符合标准、可预计的输出的控制活动
确认	对客体符合规定要求的认定，或者说，特定工作对人员资质或物体特性的要求已得到满足的验证。例如，通过验证性能特性如线性范围、敏感性或易用性，可确认设备符合预期用途。工作人员的确认可基于技术、学历和实践知识和通过培训、教育和在工作中学习获得的技能
质量保证	为保证产品或服务符合既定质量标准和要求而开展的活动，包括质量策划、质量控制、质量评估、质量报告和质量改进

续附录 1－1

质量控制	用于对过程的任何阶段进行监测，消除不满意绩效的原因而开展的操作技术和活动，包括采样和检测
质量指标	是过程或结果的可测量指标，表示随时间变化的过程绩效状态或趋势，质量指标用于监测质量目标达成状况
质量管理	为保证符合组织的质量宗旨和方向以及保证产品和服务的质量所需的组织结构、过程和程序，质量管理包括战略性计划、资源分配以及其他系统活动如：质量计划、实施及评估
质量策划	将质量方针转化为可测量的目标和要求，并规定一系列步骤以在既定时间框架内实现目标和要求的系统过程
要求	明示的或必须履行的需求或期望，要求是能够测量或观察的，是为了保证质量、安全、效率和顾客满意度所必须的。要求包括系统或产品应做的事，应具备的特性和应达到的绩效水平
规格	产品、物料或过程需要满足的一系列要求的描述，如果适用，应标明用来确定要求得到满足的程序。规格通常采用书面说明、图纸、专业标准和其他描述性引用文件
体系	由相互关联或相互作用的一组要素（成分、过程、实体、因素、成员、部分等）组成的有组织、有目的的结构
确认	通过提供客观证据对特定的预期用途或应用要求已得到满足的认定。确认保证新的或更改的过程和程序在实施前能持续满足规定要求
验证	通过提供客观证据对规定要求已得到满足的认定

附录 1－2　与质量有关的联邦法规条款

联邦法规第 21 篇			
主题	生物制品，血液	药品	组织，HCT/Ps
人员	600.10，606.20	211.25，211.28	
设施	600.11，606.40	211.42－58	1271.190
环境控制和监测		211.42	1271.195
设备	606.60	211.63－72，211.105，211.182	1271.200
物料和试剂	606.65	211.80	1271.210
标准操作程序	606.100	211.100－101	1270.31，1271.180
过程更改和验证		211.100－101	1271.225，1271.230
质量保证或质量控制部门		211.22	
标签控制	610.60－68，606.120－122	211.122－130	1271.250，1271.370
实验室控制	606.140	211.160	
记录和记录评审	600.12，606.160	211.192，211.194，211.196	1270.33，1271.55，271.270
接收、预发放、发放	606.165	211.142，211.150	1271.265
不良反应	606.170	211.198	1271.350
跟踪		211.188	1271.290
投诉	606.170－171	211.198	1271.320
偏差报告	600.14，606.171		1271.350
储存	640.2，640.11，640.25，640.34，640.54，640.69	211.142	1271.260

HCT/Ps：人体细胞、组织、细胞和组织产品

附录1－3　设备和试剂质量控制频率的建议＊

设备或试剂	质量控制频率
冰箱、冰柜和血小板保存箱	
冰箱	
1. 温度显示记录	每日1次
2. 人工记录温度	每日1次
3. 报警系统（如果适用）	每日1次
4. 温度描图	每日1次（每周评估和更换1次）
5. 报警激活	每季度1次
冰柜	
1. 温度显示记录	每日1次
2. 人工记录温度	每日1次
3. 报警系统（如果适用）	每日1次
4. 温度描计图	每日1次（每周评估和更换1次）
5. 报警激活	每季度1次
血小板储存箱	
1. 温度显示记录	每日1次
2. 人工记录温度	每日1次
3. 温度描图	每日1次（每周评估和更换1次））
4. 报警激活	每季度1次
5. 室温血小板保存	每4小时1次
实验室设备	
离心机/细胞洗涤仪	
1. 速度	每季度1次
2. 时间	每季度1次
3. 功能	每年1次
4. 试管内容物体积（血清学）	每日使用前
5. 盐水体积（血清学）	每周1次
6. 抗人球蛋白装载量（如果适用）	每月1次
7. 温度检查（低温离心机）	每日使用前
8. 温度验证（低温离心机）	每月1次
加热器、水浴箱/检视箱（view boxs）	
1. 温度	每日使用前
2. 象限仪/区域检查（Quadrant/area checks）	周期性检查
血液成分融化设备	每日使用前
pH计	每日使用前
血液辐照仪	
1. 校准	每年1次
2. 转盘（每次使用前目视检查）	每年1次
3. 计时器	每月1次/每季度1次
4. 放射源衰减	取决于放射源
5. 泄漏检测	每年2次
6. 辐照剂量检测（指示剂）	每次使用时
7. 辐照计量验证	
－铯－137	每年1次
－钴－60	每年2次
－其他放射源	由生产方决定

续附录 1－3

设备或试剂	质量控制频率
温度计(与经 NIST 认证或可溯源温度计相比) 1. 玻璃温度计 2. 电子温度计	 每年 1 次 由生产方决定
计时器/钟	每年 2 次
移液器重新校准	每季度 1 次
无菌接驳机 1. 熔接点检查 2. 功能	 每次使用 每年 1 次
血液加温仪 1. 流出温度 2. 加温器温度 3. 报警激活	 每季度 1 次 每季度 1 次 每季度 1 次
血液采集设备 全血采集设备 1. 混匀仪 2. 天枰/秤 3. 克组砝码(计量认证)	 每日使用前 每日使用前 每年 1 次
微量血比容离心机 1. 定时器检查 2. 校准 3. 红细胞压积	 每季度 1 次 每季度 1 次 每年 1 次
G2 细胞计数仪和血红蛋白测定仪	每日使用前
血压计袖带	每年 2 次
血液成分单采设备 按照检查表要求	 由生产方决定
试剂	
红细胞	每日使用前
抗血清	每日使用前
抗人球蛋白血清	每日使用前
可经输血传播感染标志物检测	每批试验
其他参数	
硫酸铜	每日使用前
血液成分运送箱(通常在极端温度下)	每年 2 次

* 本表列示的质量控制频率仅为建议，不是要求；新设备应实施安装确认、运行确认和性能确认；经过确认表明设备适合使用后，宜实施连续质量控制；根据运行确认和性能确认方法的不同，初始质量控制频率可能比最终的期望频率更频繁；在设备确认或连续质量控制期间建立了适当的质量控制范围之后，可减少质量控制检测频率；对质量控制频率的最低要求是应符合生产方的建议；如果生产方没有提供这类，可参照本表。

第 2 章

设施和工作环境的安全管理

工作场所的物理环境可能对工作过程的安全、效率和效果以及工作成果的质量产生显著影响。因此工作环境的设计和管理宜满足工作需要，保障工作人员和来访人员的安全。设施管理计划宜包括物理空间布局、公用设施管理(如水和通风设备)、人员流动、物料和废物的流向以及人类工效学等要素。

组织除了配备适宜的设施外，还宜制订和实施安全计划，包括安全工作规范制度和程序以及应急预案，培训、危害告知、工程控制措施以及防护装备使用的要求。所有工作人员均应遵守本机构安全规范的要求，对自身和他人安全负责。

AABB 要求通过其认证的机构应制定、实施和保持安全工作规划，将献血者、患者、志愿者和工作人员的生物、化学和辐射安全风险降至最低[1-2]。其他专业认证机构，包括美国病理学会(College of American Pathologists，CAP)、临床实验室标准研究会(Clinical and Laboratory Standards Institute)和联合委员会(Joint Commission，JC)也有类似甚至更详细的安全规范要求[3-6]。

有关医疗卫生领域保护工作人员和公众安全的美国联邦法规和推荐意见，以及一些贸易和专业协会提出的安全推荐意见参见附录 2-1。本章将详细讨论这些法规要求和指南的推荐意见。美国各州和地方政府的法规可能还有其他安全要求，包括建筑和建设安全要求。

第一节　设施

一、设施的设计和工作流程

设施的有效设计和维护连同按照客观规律组织工作活动有助于减少或消除潜在危险。设施的设计、工作流程和维护也会影响工作过程的效率、生产率、差错率、工作人员和客户的满意度以及产品和服务的质量。

在对新的或需要改造的工作场所实施设计的阶段，宜按照预期工作过程考虑以下问题：①人员、物料和设备的位置和流向，应当有适宜的空间供人员走动以及物料和大型设备的放置，某些特定工作(如献血者征询、记录检查和血液成分标识)应有私密或避免被打扰的空间；②工作场所应当分为洁净和污染区，以对物料和废物的进出实施控制，以避免污染；③化学通风橱和生物安全柜(biological safety cabinets，BSC)不宜放置在受气流干扰和人员频繁走动的区域；④应当考虑洗眼器和应急喷淋装置的配备数量和位置，处理危险物品的人员应当可便捷地使用洗手槽；⑤在某些情况下，还应配备用于试剂准备的特殊水源；⑥大型设备，如辐照仪的安装，宜考虑地板的承重能力。

设计时，应当保证实验室有适宜照明、电力和方便使用的电器插座。宜考虑配备应急备用电源，如不间断电源和备用发电机，以保证发生停电时血液成分、细胞治疗产品和重要试剂不受影响。《国家电力法》(National Electrical Code)是基本配电系统设计的基本依据，修订需要得到有管辖权的地方建筑当局的批准[7]。

供暖、通风、空调系统应当适应机构的工作需要。需要通过正压差或负压差以及空气过滤系统控制颗粒水平的实验室，宜配备环境监测系统。美国国家供暖、制冷与空调工程技术学会(American Society of Heating, Refrigerating, and Air-Conditioning Engineers)发布了该国认可的通风技术规范[8]。

二、保洁

工作场所宜保持清洁，物品摆放整齐。工作台面和设备宜定期清洁和消毒。清洁物品上方或工作台面不宜放置可能易积尘屑的物品。消防安全出口应当保持通畅，消防设备应保证随时可用。宜明确规定无害固体废物以及生物、化学和放射危害废物的收集和处理程序。宜规定保持每个工作区域整洁的管理职责、方法和日程安排。制定和实施书面程序、开展入职培训和继续教育以及持续监控安全管理工作成效是保证工作安全的基础。

三、洁净室

开放性加工步骤，如果无法在生物安全柜中操作，则宜考虑在洁净室操作。制备细胞治疗产品的实验室可采用符合美国食品药品监督管理局(Food and Drug Administration, FDA)《现行组织质量管理规范》要求的洁净室技术规范和维护实践[9]。

国际标准化组织(International Organization for Standardization, ISO)发布的洁净室国际标准，规定了适用一般生产的气溶胶微粒、交叉污染和污染控制技术规范[10]，同时还给出了适用制药和生物技术的指导意见，包括对生物交叉污染物实施评估、监测和控制的方法[11]。一个生物污染控制系统包括：1)使用有效设备制订空气采样计划；2)评估物体表面、纺织品和液体的生物污染；3)评价清洁过程；4)持续的人员培训与工作实践。

四、控制区

危险区宜统一采用职业安全健康管理局(Occupational Safety and Health Administration, OSHA)和核安全管理委员会(Nuclear Regulatory Commission, NRC)标准规定的警示标志，使进入危险区和在危险区工作的人员认识到存在生物、化学或者辐射危险[12-15]。不常在危险区域工作的人员在进入危险区之前宜接受充分培训，以避免使自己陷入危险。可将危险区分为不同等级，例如：高度危险区包括配备化学通风橱、生物安全柜以及用于挥发性化学物质或放射性同位素贮存的区域；技术性工作区可认为属于中度危险区，仅限于实验室人员进入；行政和办公区属于低度危险区，人员进入不受限制。卫生和公众服务部(Department of Health and Human Services, DHHS)发布了基于生物安全等级的控制进入指南，可供采用[16]。在可能的情况下，宜将不需要特别预防措施的操作从限制区域中分离出来。

组织宜考虑制定专门针对因公务需要进入控制区的来访人员的安全指南，确保来访人员进入控制区前已经阅读安全指南。不允许不速之客进入控制区。不允许儿童进入存在接触危险的区域；在允许儿童进入的区域，宜对儿童严加照看。

五、移动献血点

移动献血点的安全管理相当困难。提前对拟作为献血点的场所进行安全勘察，有助于保证将危害降至最低程度。

宜指定具备发现安全问题的知识，并将具有及时解决安全问题权限的人员作为移动献血点的安全负责人。移动献血点的所有工作人员宜接受培训，以识别不安全的情况，并了解如何在各种环境中，有效实施感染控制制度与程序。

洗手设施是采血现场的基本要求。可采用底面防水、表面吸水的覆盖物遮盖地毯或其他难以清洁的地面，以避免其接触可能洒出的血液。活动式屏风和人群隔离带有助于指挥人员流向，维护安全工作区域。用餐区宜与血液采集和存储区物理分隔。应当根据当地医疗废物管理的规定，将血液污染废物送回血站统一处置或者原地包装和消毒。

六、人类工效学

工作场所的物理设计宜考虑人类工效学和《美国残疾人保障法》(《美国法典》第 42 篇 12101 - 12213, 1990)的相关要求。某些因素可能容易引起工作人员疲劳、肌肉骨骼失调综合征或损伤，具体如下[17]：

(1)不舒适的姿势——给身体施压的姿势，如伸手超过头顶、身体扭转、弯腰、跪姿、蹲姿；

(2)重复——连续或经常做相同动作；

(3)用力——耗费体力的工作；

（4）压力点——身体压在硬的或尖的物体表面；

（5）震动——连续或高强度的手掌、手臂或全身震动；

（6）其他环境因素——温度过高或过低，光线过强或过弱；

每个工作班次的总时间和不间断工作时间的长度都可以对身体产生明显影响。可从以下几个方面对工效学问题实施改进：

（1）工程技术改进措施，减少或消除潜在原因，例如在设备、工作区或物料方面实施改进；

（2）行政管理改进措施，例如提供多样性工作任务，调整工作安排和工作节奏，提供恢复或休息时间，优化工作流程，保证定期对工作场所、工具和设备保洁和维护，鼓励活动；

（3）提供个人防护装备，例如工作人员为避免受伤需穿戴手套、护膝、护肘、防护鞋和其他个人防护用品。

第二节　安全规划

安全规划应经过周密策划方能取得成效。安全规划确定适用的法规要求，陈述满足法规要求的实现路径。安全规划包括以下活动程序：

（1）提供不存在已认识到的危害的工作场所；

（2）评估所有程序是否存在潜在接触危险；

（3）评估每项工作是否存在潜在接触危险；

（4）用适宜的警告标志标记危险区和危险物料；

（5）开展工作人员教育、文件培训和对工作人员遵守状况实施监督；

（6）采用标准预防措施（包括一般预防措施以及血液和体液针对性预防措施）处理血液、体液和组织；

（7）正确处置有害废物；

（8）意外事件和事故的报告、处理和随访；

（9）对安全制度、程序、操作和设备持续实施评估；

（10）制订本机构防灾减灾的具体计划，定期检查计划的可行性（本书第 4 章）。

安全规划宜考虑所有受到工作环境影响的人员的需求。显然应当考虑技术人员的安全，但也应评估献血者、辅助人员、志愿者、来访人员、后勤人员和维修人员的潜在风险。如果这些人不能离开危险的区域，那么应当采取恰当的预防措施。实验室宜考虑任命 1 名能提供一般安全指导和安全意见的人员担任安全负责人[4]。安全负责人的职责一般是制定安全规划、监督入职教育和培训、实施安全审核、开展工作现场调查、提出整改意见建议以及参与或指导安全委员会的活动。使用危险化学品和放射性材料的机构，常指派经过专门培训的人员担任安全负责人，对化学和辐射防护方案实施监督[12, 15]。安全规划应当重点强调所涉及的各类危害的 5 项基本防范要素：

（1）培训；

（2）风险识别与告知；

（3）工程控制和个人防护装备；

（4）安全工作规范，包括废物处理；

（5）应急预案。

宜制定管理控制制度，保证上述要素得以实施和保持，并取得成效。管理人员应具有以下职责：

（1）书面计划的制订和告知；

（2）确保计划实施并提供适宜的资源；

（3）为工作人员提供与接触的预防和处理相关的健康服务；

（4）监测安全规划执行情况和效果；

（5）评估和改进安全规划。

一、安全规划的基本要素

1. 培训

工作人员应当经过培训，具备识别工作环境的危险因素并采取适宜预防措施的能力。在批准工作人员独立上岗前，指导者应对工作人员对安全预防知识的掌握程度以及应用安全预防措施的能力实施评估并记录。如果存在较大的潜在接触危险，即使是临时工作任务也必须事先对工作人员进行安全培训。安全预防知识和技能未达标的工作人员，应当接受再次培训。宜接受培训的人员不仅是实验室工作人员，也包括可能与危险物质和废物接触的后勤和其他人员。工作安全培训计划的要点见表 2－1。

表 2-1 安全工作培训规划要点

安全工作培训规划宜保证所有人员达到的要求：
(1)获得相关管理文件的文本及其内容说明
(2)了解机构的接触控制计划以及如何获得书面计划文本
(3)了解肝炎和人类免疫缺陷病毒(Human Immunodeficiency Virus, HIV)的感染途径和感染发生率；熟悉乙型肝炎病毒(Hepatitis B Virus, HBV)、丙型肝炎病毒(Hepatitis C Virus, HCV)和 HIV 感染的症状和后果
(4)知晓机构为工作人员提供 HBV 疫苗接种服务
(5)识别和区分存在或不存在感染风险的工作
(6)掌握工作时应使用的防护服和防护装备及其使用方法
(7)掌握防护服和防护装备的局限性(例如，根据危险材料的渗透性选择不同类型的手套)
(8)知晓防护服和防护装备的存放地点
(9)掌握标准操作规程(Standard Operating Procedures, SOP)对试验或操作的具体要求，包括警示标志和标签的含义
(10)知晓受到污染的材料的污染去除、处理、净化和处置方法
(11)掌握发生血液或其他生物、化学或放射危险品接触事件时应采取的措施和应联系的人员
(12)掌握发生液体、组织和污染锐器泄漏或人员接触时应采取的补救措施和适宜的报告程序以及可能发生非胃肠道接触时的监测推荐
(13)知晓具有获得医学治疗和医疗记录的权利
(14)知晓消防安全程序和逃生方案

2. 危险识别和告知

机构应向工作人员提供有关工作场所的危险信息，帮助工作人员降低职业病和职业损伤风险。工作人员需要知道在其工作中，将接触哪些危险物质及其存放位置。危险告知方式主要有标牌、容器标签、书面资料和培训课程。

3. 工程控制和个人防护装备

如果通过设计不能消除工作场所潜在的接触危险，机构应当向工作人员提供适当的防护装备。工程控制是指使用物理设备或装备隔离消除工作场所的危险因素，例如自动喷淋灭火系统、化学通风橱以及无针系统。

个人防护装备是指专用服装和装备，例如手套、口罩和实验服，供工作人员穿戴以避免接触危险物。工作人员离开实验室区域时，宜脱下个人防护装备，例如手套和实验服，并用肥皂和水洗手。工程控制措施和个人防护装备使用的总体指导意见见附录 2-2。

4. 安全工作规范

机构应当开展工作人员培训，使工作人员掌握在工作中正确处置危险材料的方法，以保护自身、同事和周围环境。安全工作规范的定义是，以降低工作场所危害因素接触可能性的方式完成工作任务。安全工作规范的总体推荐见附录 2-2。

5. 应急预案

工作人员应当具备在工程控制措施和安全工作规范失效时，快速采取的适当应对措施的能力。制定预案的目的是，为了尽可能迅速和安全地控制危情。建立应急预案，应定期演练，以发现需要改进的不足之处，使工作人员树立信心。一旦出现危情时能有效应对。OSHA 要求，拥有 10 名以上工作人员的机构应制定书面应急预案，≤10 名工作人员的机构可采用口头告知应急预案[18]。

二、管理控制措施

安全负责人应当履行责任区域内的安全监管工作。在工作人员例会和培训课程中持续关注和强调安全问题。由安全专家定期实施审核以提高安全意识。机构管理者宜请工作人员参与制定和改进安全规划。

宜将安全规划中的政策、程序、指南和支持性资料编印成册，并提供给所有可能面临安全风险的工作人员。这些文件宜定期评审和更新，以适应技术进步和信息更新。宜定期检查工作地点和安全装备，确保其符合要求并随时可用。使用核查清单有助于记录安全检查结果和评估安全防范工作状态[3-4, 19]。

三、工作人员健康服务

1. 肝炎的预防

机构应当向在日常工作中需要接触血液且未产生乙型肝炎病毒保护性抗体(抗 - HBs)的工作人员，提供乙型肝炎病毒疫苗接种服务。OSHA 要求，机构应向所有工作人员免费提供乙肝疫苗。对于拒绝接种疫苗的工作人员，应有记录[14]。

2. 监测计划

如果有理由认为工作人员的接触水平持续高于所推荐的干预水平，机构应当建立监测系统，对 OSHA 标准所界定的有害物质的接触情况实施监测[20]。

3. 医疗急救与随访

如果接到接触或可能接触血液的工作人员的请求，机构宜向其提供 HBV、HCV 和 HIV 感染监测，并给予适宜的辅导。美国的一些州规定，这类自愿检测需要得到被检测者的知情授权。如有工作人员拒绝接受检测，应当有书面记录。监测的时间安排，一般是立即检测接触或可能接触该血液的工作人员和可能的感染源，并间隔一定时间做随访检测[13-14]。接触事件的随访情况应予详细记录。

疾病控制预防中心(Centers for Disease Control and Prevention，CDC)发布了关于污染物为乙型肝炎病毒阳性或未知时的接触前和接触后预防的推荐意见。如果是刺伤，常同时使用 HBV 免疫球蛋白和 HBV 疫苗以联合预防。按照厂家说明用药时，两种产品都非常安全且没有明确的 HBV、HCV 或 HIV 感染风险[21]。HIV 接触后的预防措施在不断发展，其预防策略通常是根据公共卫生署(Public Health Service)的推荐与现行标准来定的。

4. 事故及伤害报告

发生伤害事故时，宜记录相关信息，包括伤害发生的时间、日期和地点，伤害的性质、受伤害者和目击者的描述、急救和治疗情况。主管人员宜按照机构投保公司和工伤保险机构的要求，填报事故报告和调查表。造成 3 人以上住院治疗时，机构应当在事故发生 8 h 内，向 OSHA 报告伤亡情况[22]。

OSHA 要求，拥有 11 名及以上工作人员的医疗卫生服务机构，应当保存超出经过急救培训的人员所能处理的职业伤害和职业疾病的记录[23]。首次记录应当在事件发生后 6 天内完成。对于由非医疗的人员实施急救的轻微伤害(例如割伤或烧伤)，无需保留记录。对有关事故和伤害的所有日志、总结和补充记录的保存期限的要求是，从事件发生当年算起至少 5 年。对工作人员医疗记录保存期限的要求是，聘用时间加上 30 年，这一要求几乎没有例外[24]。

5. 乳胶过敏

与乳胶、有粉手套相关的不良反应包括接触性皮炎、过敏性皮炎、荨麻疹和过敏反应。含有乳胶的医疗器械应当有警告标识。国家职业安全卫生研究所(National Institute for Occupational Safety and Health，NIOSH)对过敏反应的预防提出如下推荐[25]：

(1)将无乳胶手套作为乳胶手套的替代品，鼓励在感染材料接触危险小的工作和环境中使用无乳胶手套；

(2)如果使用乳胶手套，考虑使用少蛋白和无粉手套；

(3)采用良好的清洁方法去除工作场所内的乳胶灰尘；

(4)采取降低过敏反应的措施，如洗手和避免使用油性护手霜；

(5)对工作人员开展乳胶过敏相关培训；

(6)评估当前的预防策略；

(7)定期检查高危工作人员是否有乳胶过敏症状；

(8)出现症状的工作人员应避免直接接触乳胶，并向医生咨询过敏预防措施。

第三节　消防

消防工作应将消防设施和消防工作规范相结合。应根据美国《国家消防协会生命安全规范》[National Fire Protection Association (NFPA) Life Safety Code，以下简称《生命安全法》]的规定，开展消防设计、配备消防设施，执行消防工作规范，保证消防系统良好运行[26]。《生命安全法》规定了主动和被动消防系统(例如，警报器、烟雾探测器、喷淋装置、通道安全出口指示灯以及防火屏障)。

一、培训

工作人员入职时应接受消防安全培训。入职后每年宜至少接受一次消防安全培训。培训应重点强调防火意识，对工作环境的熟悉，包括如何识别和报告不安全状况、如何报告火情、报警器和灭火设备的最近位置和使用方法以及逃生策略和路线。

CAP 或 JC 要求，通过认证的机构的所有工作人员应参加消防演练，至少每年一次[3, 5]。JC 要求患者住院和治疗场所每季度开展一次演练。宜记录工作人员消防演练的参与和掌握情况。

二、危险识别与告知

紧急出口应当有明确的出口标志。如果紧急出口标志不在可视范围，应当沿着逃生线路张贴逃生指示路标，指明逃生方向。所有易燃材料应有相应的危险警示标识。易燃物品储存柜宜有清晰标识。

三、消防工程控制和个人防护装备

储存大量易燃化学品的实验室应当建立防火隔离墙，其耐火极限一般不少于 2 h，配备自动灭火系统的，隔火墙耐火极限可不少于 1 h[4]。宜按照联邦、州和地方法规要求配备火灾探测和警报系统。宜定期检查消防设备，确保其处于良好工作状态。灭火器宜可供随时取用。工作人员宜掌握灭火器的正确使用方法。制订房屋和库存管理计划时，宜控制实验室易燃和可燃物料的存量。已安装自动喷淋灭火装置的区域，存放物品与喷淋头的距离宜至少 45.72 cm。地方消防法规可能要求更大的净空，机构宜遵循其具体规定。

四、安全工作规范

应当清除紧急逃生通道的所有障碍物，保持紧急逃生通道畅通无阻。逃生出口门不得上锁。应当设计常设逃生路线，使在机构所有场所工作的工作人员能畅通无阻地撤离到安全区域。对于超过 92.90 m^2的区域，可能要求设置第二出口。机构宜咨询当地安全监管部门（例如地方消防局或国家消防协会），取得其对设置第二出口的指导意见。

五、应急预案

宜针对整个机构和工作区域的具体情形，制定消防应急预案。预案宜明确规定火情报告和报警系统、应急装备的存放位置和使用方法、工作人员在应急响应中的角色和职责、“原地避险”策略以及逃生条件、程序和路线[5, 18]。

出现火情时，宜立即采取的响应措施一般依次为：①营救处于立即危险的人员；②激活火灾警报系统，向区域内的其他人员发出警报；③如果可能，关门和关掉风扇或其他氧气源以限制火势；④如果火势较小，用便携式灭火器灭火，如果火势太大无法控制，应选择逃生。

第四节　用电安全

用电危险包括火灾和触电。用电危险可能来自使用有故障的电器设备，如损坏的插座、插头或电线或不安全的操作。正确使用电器设备、定期检查和维护以及危险识别培训，对于防止触电或触电死亡事故十分重要。触电的严重程度取决于电流通过身体的途径、大小和时间。即使低压触电也可能导致严重损伤[27]。

一、培训

安全培训的重点是使工作人员认识到插座和插头相关用电危险，帮助工作人员发现潜在用电问题，例如插座和插头损坏、电器连接不当、电路损坏以及电器接地不当。

二、危险识别和告知

用电安全守则宜强调插座和插头的正确使用。未达到安全标准的设备宜做好标识，以防被误用。

三、工程控制和个人防护装备

OSHA 要求：电力系统建设和电力设备安装应当尽可能减少其给工作场所带来潜在危险；机构购买设备时宜确认其具有 OSHA 批准的独立检测实验室（例如 Underwriters 实验室）的标志[28]；设备周围宜留有充足的安全操作和维护工作空间；潮湿的区域宜安装接地故障断路器。

四、安全工作规范

用电安全规范主要有 2 个方面的内容：①正确使用电器设备；②正确维护和维修设备。工作人员不宜用湿的手拔插设备电源。连接过多设备的过载线路，可能因电流加热电线过热而引起火灾。损坏的插座和有故障的电器设备应当予标识，停止使用，并将其移出工作区，完成维修和安全检查后方可恢复使用。使用软线时的注意事项有：①宜固定以防人员被绊倒；②宜保护以免受到重物或尖锐物品的损坏；③宜使其保持松弛以免形成电器终端的牵拉张力；④宜定期检查电线是否被割坏、损坏或绝缘层破裂；⑤需使用永久电线时不宜采用延长线代替。

五、应急预案

在紧急情况下，如果不可能降低功耗或断开设备电源，宜从断路器处切断电源。出现人员遭到电击时，如果不可能切断电源，宜使用绝缘材质(例如干的木头)将被电击者和电源分开[27]；不得直接接触被电击者。应当寻求对电击休克者的紧急施救。电起火不宜使用水基型灭火器灭火。

第五节　生物安全

应当制定并强制实施生物安全措施，将工作人员在工作场所接触生物危害的风险降到最低程度。OSHA 发布的《血源性病原体预防标准》(Bloodborne Pathogens Standard)和美国 HHS 发布的推荐是制定有效的生物安全规划的基础[13-14, 16]。

一、《血源性病原体预防标准》

OSHA 制定该标准的目的是为了保护从事存在血液或其他潜在感染性材料接触风险工作的所有人员。该标准对机构的要求是：①制定接触控制预案，其内容包括适当的工程控制、个人防护装备和安全工作规范，将接触风险降至最低；②为存在职业接触风险的工作人员提供 HBV 疫苗接种，为意外接触的工作人员提供医学随访和处理；③保存接触事件的相关记录。

二、标准预防

标准预防是 CDC 提出的最新推荐，其目的是为了降低医院发生血源性病原体和其他病原体传播风险。标准预防最早在 1996 年发布，刊登在《医院隔离预防指南》(Guidelines for Isolation Precautions in Hospitals)中，是在以往的“建议”或“推荐”的基础上制定，包括人体内物质的隔离(body substance isolation)(1987)、通用预防(universal precautions)(1986)以及血液体液预防(blood and body fluid precautions)(1983)[13]。标准预防适用于所有存在以下接触可能性的患者护理活动(与诊断无关)：①血液；②除汗液外的所有体液、分泌物和排泄物；③不完整的皮肤；④黏膜。

OSHA《血源性病原体预防标准》提出了应用普遍预防原则。同时，OSHA 认可 CDC 和美国劳工部(US Department of Labor)《血源性病原体职业接触控制强制程序》(Enforcement procedures for the occupational exposure to bloodborne pathogens)[CPL 指令(02 - 02 - 069)]中的最新指南，只要符合 OSHA 标准的其他所有要求，允许医院采用可接受的其他防护措施替代，包括替代标准预防[29]。

三、生物安全等级

实验室生物安全的推荐，基于具体感染性病原体和实验室开展的活动的潜在危险[16]。生物安全推荐包括工程控制和安全工作规范 2 个方面的内容。按照对人员、环境和社区的防护水平的逐步提高，将生物安全水平分为 4 个等级：

1. 生物安全 1 级(BSL - 1)适用于操作对个人和环境具有很小潜在危害或其危害性未知的病原体。操作通常在开放性表面进行，无需控制措施；

2. 生物安全 2 级(BSL - 2)适用于操作对个人和环境具有中度潜在危害的病原体，其危险通常与接触相关。血站实验室的大多数活动操作属于 BSL - 2；

3. 生物安全 3 级(BSL - 3)适用于操作处理本土或外来的具有气溶胶传播的潜在危险，引起严重甚至可能致死的疾病的病原体(如结核分枝杆菌)，或通过其他传播途径但能引起致死性疾病的病原体(如 HIV)，BSL - 3 的推荐主要针对控制生物危害气溶胶的扩散和最大程度降低物体表面污染风险；

4. 生物安全 4 级(BSL - 4)适用于操作通过气溶胶传播并引起致死性疾病(例如出血热病原体或丝状病毒)的危险或外来病原体。血站日常工作不适用 BSL - 4；

5. 本节所述的预防措施主要针对 BSL - 2 的要求。有关更高级别的预防措施请查阅 CDC 或美国国立卫生研究院(National Institutes of Health)的相应指南。

四、培训

OSHA 要求，机构应当每年对从事感染性接触高危工作的工作人员实施培训[14, 29]。应当根据受训人员的具体需求设置相应水平和内容的培训课程。虽然对工作人员已掌握的生物危害基本知识、控制程序和已有的工作经验实施评估是制订培训计划的第一步，但不得以这类评估代替具体培训。工作场所志愿者的安全培训内容不应少于从事同类工作的领薪工作人员。

五、生物安全危害识别和告知

机构应在生物接触控制计划中，告知工作场所存在的危险以及将接触风险降至最低的控制措施。操作感染性病原体的 BSL－2～BSL－4 实验室的入口处应当有生物危害标识，以警示工作人员和来访人员：①实验室内存在感染性病原体；②进入入口处以后，即存在接触风险；③应按要求使用特殊防护装备和遵守安全规范。

存放医疗废物的容器、储存血液或其他潜在感染性材料的冷藏或冷冻冰箱以及用于储存、运输或运送血液或其他潜在感染性材料的容器，应当有生物危害警示标识。已标识血液成分含量和已放行供临床输注或其他临床用途的血液成分，无需生物危害警示标识。

六、生物安全工程控制和个人防护装备

OSHA 要求，只要可能，机构应当采用工程控制或安全工作规范控制生物危害[14]。BSL－2 实验室的工程控制措施包括控制进入正在工作中的实验室，使用生物安全柜（Biological Safety Cabinets，BSC）或其他安全设备操作可能产生感染性气溶胶或飞沫的工作步骤，工作场所配备洗手池和洗眼设施，工作空间便于清洁，工作台面宜防水和耐受化学品和溶剂。

为了防止接触或交叉污染，工作区域的电话应有免提功能，计算机键盘和电话可用塑料膜覆盖，宜定期以及见有脏污时清洁这些设施。

BSC 是处理中度和高度危险微生物的重要防护设备。根据生物防护安全水平的不同，BSC 分为Ⅰ～Ⅲ级 3 种类型。Ⅲ级 BSC 提供最高级的工作人员防护。除了保护处理生物危害材料的工作人员以外，BSC 还能用于防止对血液和细胞治疗产品开放性操作时受到污染。3 种等级 BSC 的特点和应用比较见表 2－2。

表 2－2　Ⅰ、Ⅱ和Ⅲ级生物安全柜的比较*

类型	主要特点	预期用途	常规应用
Ⅰ级	室内空气不经过滤进入安全柜内。向内的气流可以避免工作人员接触安全柜内的处理材料。排气口配备高效空气过滤器（HEPA），以保护环境免受污染。安全柜前窗气流速度至少为 22.86 m/min	保护操作人员和环境	用于封闭设备（如离心机）或产生气溶胶的操作
Ⅱ级（“一般特点”：适用于所有Ⅱ级生物安全柜）	采用层流（空气以恒定速度朝一个方向沿平行线移动）。室内空气从前窗进入。经 HEPA 过滤的垂直下降气流可减少安全柜内处理材料的交叉污染。排气口配备 HEPA	保护操作人员、环境和产品	处理生物安全等级 1、2 或 3 级的微生物
			处理的产品需严格避免污染，如细胞传代培养或开放系统中的血液成分处理
ⅡA 级	约 75% 气体通过 HEPA 后再循环，前窗气流速度为 22.86 m/min	见Ⅱ级“一般特点”	见Ⅱ级“一般特点”
ⅡB1 级	约 70% 气体从后排气口经 HEPA 过滤排出。室内或外部空气通过送风机进入安全柜内，并经 HEPA 后变成垂直向下的层流。前窗气流速度为 30.48 m/min	见Ⅱ级“一般特点”	少量的化学或生物危害品的安全操作

续表 2－2

类型	主要特点	预期用途	常规应用
Ⅱ B2 级	所有气体不循环使用，均被排出。室内或外部空气通过送风机进入安全柜内，并经 HEPA 变成垂直向下的层流。前窗气流速度为 30.48 m/min	见Ⅱ级“一般特点”	提供化学和生物防护；由于过滤的空气量更多，费用较高
Ⅱ B3 级	基本设计类似于Ⅱ A 级生物安全柜，但配备负压系统，可以将所有污染物阻挡在安全柜内。前窗气流速度为 30.48 m/min	见Ⅱ级“一般特点”	少量的化学或生物危害品的安全操作
Ⅲ级	为密闭的安全柜。借助安全柜前面的橡胶手套进行材料处理。进入气体经 HEPA 过滤。排出的气体经过两次 HEPA 过滤或者一次过滤再经焚烧处理。材料进出安全柜需使用传递箱或双门传递窗，以减少污染。安全柜内为负压状态	最大程度保护操作人员和环境	处理生物安全等级 4 级的微生物时使用

注：＊ 数据来自美国卫生和公众服务部[30]。

标准预防没有要求使用 BSC，但是开放性血液标本的离心操作、HBV 表面抗原或 HIV 阳性的血液单位的操作，血站可选用 BSC。BSC 通过控制 BSC 的流入气流和经过高效滤器过滤的下降气流发挥作用，受到气流干扰时（如快速进出 BSCs 的手臂、在操作者身后快速移动、通风系统产生向下的气流、忽然打开实验室门）其效果降低。宜注意 BSC 的前窗进气口和后窗排气口不应受到阻挡。每年宜对 BSC 性能进行检定[31]。即使是在血源性病原体预防标准实施后，受到污染的针头和其他尖锐物品（有时称为“锐器”）伤害一直是医疗机构关注的主要问题之一。OSHA 2001 年修订了涉及锐器损伤的防护措施和无针系统规范[14]，修改后的规范要求机构应实施接触控制计划，采用适宜的新型控制技术和更安全的医疗器械，工作人员应参与工程控制的识别、评价和选择措施以及安全工作规范的制定。无针和自带针头保护套的采血系统更为安全。

1. 消毒

对可能受到血液污染的可重复使用设备和工作表面应每天清洁和消毒。血液溅到设备或工作表面时宜立即处理。每班次工作结束时宜常规用消毒剂彻底擦拭。可自行制定消毒擦拭频率，但应保证与“每班次擦拭”具有相同的安全性。接触血液或其他具有潜在感染性材料的设备在维护和运输前应当进行消毒。无法对全部或部分设备实施消毒时，宜在设备维护和运输前粘贴生物危害标签，标明哪些部分仍存在污染。

2. 消毒剂的选择

环境保护局（Environmental Protection Agency, EPA）列出了证实有效的医院抗菌消毒剂清单[32]。感染控制和流行病学会（Association for Professionals in Infection Control and Epidemiology）也发布了有助于卫生保健专业人员正确选择和使用具体消毒剂的指南[33]。OSHA 允许《血源性病原体预防标准》适用机构使用 EPA 注册的分枝杆菌灭菌消毒剂、EPA 注册的能有效杀灭 HIV 和 HBV 的消毒剂以及采用稀释的漂白溶液消毒工作表面，也可联合使用这些消毒剂[29]。

选择消毒产品时宜考虑的因素包括待消毒物品或表面的类型、化学品的危害性（如腐蚀性）以及要求消毒的程度。选择好消毒产品后，需要编写操作程序，确保工作表面清洁和消毒的有效性与一致性。影响消毒效果的因素包括接触时间、微生物种类、存在的有机物和消毒液的浓度。工作人员宜掌握消毒剂的基本信息，并遵从生产方说明书的要求。

3. 储存

应当将不同类型的危险材料分开单独存放。应当避免血液与其他材料的不必要相互接触。如果不得不将血液与试剂、标本和无关材料存放在同一冰箱，应当分层存放，明确标识，且应当特别小心，防止出现溅出和其他事故。储存区应当保持清洁和有序。生物危险性材料储存区，严禁存放食物或饮用水。

4. 个人防护装备

OSHA 要求，无法消除危害时，机构应免费提供适当的个人防护装备和防护服及其清洁、洗涤或处理[14]。标准的个人防护装备和着装应包括工作服、实验服、手套、面罩、口罩和护目镜。有关这类防护装备的使用指南见附录 2－2。

七、安全工作规范

符合标准预防要求的安全工作规范包括以下内容：

(1)接触血液、体液、分泌物、排泄物和污染的物品后，无论是否佩戴手套都应洗手；

(2)与血液、体液、分泌物、排泄物和污染物品接触的作业应穿戴手套，下一项操作前应更换手套；

(3)血液、体液、分泌物和排泄物可能溅出或洒出的作业步骤，应戴口罩、护目镜或面罩；

(4)可能造成血液、体液、分泌物或排泄物溅出或洒出的作业，应穿长袍；

(5)应以防止接触的方式使用受到污染的患者诊疗设备，确保在给下一位患者使用前已经将可重复使用的设备适当清洁和处理，确保一次性物品正确处置；

(6)建立和实施环境表面和设备适当的日常维护、清洁和消毒的程序；

(7)应以防止接触的方式处理污染的布料；

(8)应以最小接触风险的方式处理针头、手术刀和其他锐器；

(9)使用人工呼吸面膜、口对口人工呼吸器等代替直接口对口人工呼吸；

(10)有污染环境风险或者传染性的患者(如结核病患者)应安排在单独的房间。

1. 实验室生物安全预防措施

评估实验室工作人员的血液接触风险时需考虑多种因素，包括检测标本的数量、工作人员的操作习惯、实验室技术和设备类型[34]。实验室主任可能希望开展生物安全风险高于 BSL－2 的工作时采用 BSL－3 预防措施。如果对所开展的活动属于 BSL－2 或 BSL－3 存有疑问时，宜采用 BSL－3 安全预防措施。实验室适用 BSL－2 预防措施的情形见附录 2－3。

2. 献血室生物安全预防措施

《血源性病原体预防标准》承认医院患者和健康献血者之间的差异，后者感染性疾病标志物的检出率明显较低。只要满足以下条件，自愿无偿献血机构可自行决定不要求采血操作常规戴手套[14]：

(1)定期对该项制度进行重新评审；

(2)应向想要使用手套的工作人员提供手套，并且鼓励使用手套；

(3)应戴手套的情形：①工作人员手上的皮肤存在割伤、划伤或破损；②可能发生污染；③采集自体献血的血液；④治疗性操作；⑤接受静脉穿刺培训期间。

宜评估献血筛查和献血过程中接触献血者或患者的生物危害危险和操作本身的危险因素。某些操作方法或程序较易引起损伤或生物接触，如用采血针采集手指末梢血液、使用毛细管、掰开用于清洁手臂的药瓶、使用没有保护套的针头、清洗剪刀、实施心肺复苏。

在某些情况下，可能需要采集具有高度感染性危险的献血者的血液，例如采集自体血液或用于生产其他血液制品(如疫苗)的血浆。FDA 制定了这类高度危险献血者血液采集的指南[35－36]。宜查阅法规要求和指南推荐的最新变化，据此对操作程序实施变更。

八、应急预案

发生生物危害物泄漏时应采取的响应措施见表 2－3。机构宜制定血液泄漏(无论多少)清洁消毒处理预案，应包括以下要素：

(1)工作区域的设计应便于清洁；

(2)配备泄漏处理包或推车，其中含有所需要的各类用品和装备及其使用说明书，宜将其放置在可能发生泄漏区域的附近；

(3)明确泄漏处理包或推车的维护、泄漏的处理、记录及其保存和泄漏事件评审的职责；

(4)对工作人员实施清洁消毒程序和泄漏事件报告程序的培训。

九、生物危害废物

医疗废物的定义是在疾病诊断和治疗，或科研、生产相关的人体或动物的免疫接种，或生物学检测过程中产生的固体、半固体或液体废物。感染性废物包括一次性用具、物品、可能携带或传播病原体或其他毒素的物质。感染性废物在卫生填埋前，通常宜进行焚烧或消毒处理。

如果所在州的法律准许，可将血液和血液成分、抽吸液、排泄物以及分泌物小心排入与医疗废水处理系统连接的排污管。一些感染性废物经碎化处理后也可排入医疗废水处理系统。应向所在州和地方卫生行政部门，咨询有关准许将生物危害废水直接排入医疗排污管的法律和法规的具体规定。

表 2-3　血液泄漏的清理步骤

血液泄漏的清理步骤
(1)血液泄漏量的评估
(2)穿戴适当的防护服和手套。如果涉及锐器，应当使用防穿刺的手套，还宜使用扫帚或其他工具清洁打扫以免受伤
(3)脱去受污染的衣物
(4)发布警告使人员远离此区域
(5)如果产生气溶胶，必须撤至离此区域 30 min 的地方
(6)如果可能，控制血液泄漏
(7)如果在离心机中发生血液泄漏，立即关闭离心机电源，闭盖 30 min。将离心物包装有助于防止产生气溶胶和控制血液泄漏
(8)用吸水性材料擦去大多数液体
(9)用去污剂清洁泄漏区域
(10)按照说明书，用消毒剂覆盖泄漏区域，并保持足够的接触时间
(11)如果需要，擦去残余消毒剂
(12)按照生物危害处置指南安全处理所有物品。所有被血液污染的物品应当高压灭菌或焚烧

实验室宜明确定义什么是“危险废物”。例如，血站认定为生物危害物的有：①被液态或半液态血液污染的物品；②被固态血液污染且在传递过程中可能出现干燥血液脱落的物品；③存在刺伤危险的污染锐器。而使用过的手套、棉签、没有剩余液体的塑料吸液头和少量血液污染的纱布，如果这些污染物已经干燥且在后续处理过程中不会将污染物排放到环境中，则认为其没有生物危害。

1. 生物危害废物处置指南

在从事生物危害废物（即使已打包）处理或处置工作之前，工作人员应当接受相关培训。EPA《感染性废物管理指南》提出以下推荐意见[37]：

(1)统一生物危害废物标识，推荐使用红色无缝塑料袋（至少 2mm 厚）或带有生物危害标识的容器；

(2)将废物袋放入顶部可以关闭的保护性容器，以避免在储存或运输时发生破损和泄漏；

(3)通过公共道路运送废物应遵守美国交通部(US Department of Transportation，DOT)相关规定；

(4)将锐器（如针头、碎玻璃、玻片以及无菌接驳设备使用的刀片等）弃入硬质、防穿透、防渗漏的容器内；

(5)只能将液体倒入防渗漏、不易碎的容器中；

(6)切勿挤压废物。

应当确保感染性材料暂存点的安全，降低发生意外的风险。不应将感染性废物放置在公共垃圾收集系统。多数机构将感染性或危险性废物消毒和处置工作外包给民营运输公司，在与公司签订的合同中应明确所有与废物有关的危险因素，运输公司应遵守当地有关生物危害（医疗）废物运输、处理及处置的规定。

2. 感染性或医疗废物的处置

焚烧危险废物的机构应当遵守 EPA 关于新的固定污染源处置标准以及现有污染源排放指南的要求[38]。该法规所称的医院、医疗或感染性焚烧炉是指任何数量医疗或感染性废物的焚烧装置。

高压灭菌法是消除生物危害废物污染的另一种常用方法，用于处理血液标本和血液成分。设定高压灭菌时间时应考虑以下因素：

(1)待灭菌物品的装载量；

(2)待灭菌物品的打包或包装方式；

(3)待灭菌物品的密度；

(4)每次灭菌允许装载待灭菌物品的件数；

(5)待灭菌物品的摆放，便于蒸汽穿透。

分别在不同大小和类型的待灭菌物品中央，放置生物指示剂是评估最佳蒸汽穿透时间的有效方法。EPA《感染性废物管理指南》给出了生物指示剂选择和使用的详细信息[37]，必要时请查阅。

如果是为了达到消毒目的，物品宜高压至少 1 h。如果是为了达到灭菌目的，应高压更长时间。消毒时间一般是每 4.54 kg 废物高压 1 h。一般可将消毒后的实验室废物作为无生物危害固体废物处置。工作人员宜向当地的固体废物管理部门核实，确保机构的固体废物处置符合当地的具体要求。含有玻璃碎片或其他锐器的废物的处置方法宜与其他锐器或潜在危险物品相同。

第六节　化学安全

机构宜尽可能选择和使用无危险化学品代替危险化学品，这是减少危险化学品接触的最有效预防措施。必须使用危险化学品时，宜少量购买以减少过量储存以及后续废弃处置的风险。

OSHA 要求，使用危险化学品的机构应当制订并向机构的所有工作人员提供化学品安全使用和处置计划（chemical hygiene plan，CHP）。CHP 宜包括防止工作人员受到机构所使用的危险化学品伤害的程序、设备、个人防护装备和安全规范[15，20]，应当确保设备和防护装备正常工作，制订 CHP 所有规定执行和维护状况的评价标准，应当将工作场所的所有化学危险告知工作人员，应当对工作人员进行培训，使工作人员在涉及危险化学品的工作中能识别化学危险和保护自己，知晓如何查找特殊危险化学品的信息。安全审核和每年对 CHP 执行状况进行评审是重要的管控措施，有助于确保安全工作符合 CHP 的制度要求和 CHP 的及时更新。

有时可能会遇到难以明确界定是否属于危险化学品的问题。一般而言，如果工作人员接触化学品后将发生较严重的健康危险，或者化学品处理或储存不当时将出现重大物理危险（例如火灾或爆炸），就认定这类化学品属于危险化学品。化学品的健康和物理危害见表 2－4 和表 2－5。《NIOSH 化学危害袖珍指南》（NIOSH Pocket Guide to Chemical Hazards）提供了很多常见化学品的信息，查阅很方便[39]。

机构宜指定一名具有相关资质的化学品安全负责人，由其负责危险材料使用和处置指南的制定[20]，安全事故的监测和记录，以及在必要时启动程序变更。

表 2－4　健康危害物的分类

危害物	定义
致癌物	引起癌症的物质
刺激物	接触后引起皮肤或黏膜刺激（如水肿或灼烧）的物质
腐蚀性物质	引起接触部位的人体组织破坏的物质
有毒或剧毒物质	小量吸入、摄入或皮肤接触后，即可产生严重生物学效应的物质
生殖毒素	影响生殖能力，包括损伤染色体和影响胎儿发育的化学品
其他毒物	肝毒性物质、肾毒性物质、神经毒性物质、影响造血系统的物质、损伤肺、皮肤、眼睛或黏膜的物质

表 2－5　物理危害物的分类

危害物	定义
可燃或易燃化学品	可以燃烧的化学物质（包括可燃和易燃液体、固体、气溶胶和气体）
压缩气体	在容器内被压缩的气体或混合气体
爆炸物	在常温常压下，不稳定或产生剧烈化学反应的化学品
不稳定（易反应）化学品	在某些条件（冲击、压力或温度）下能发生自身反应的化学品
水反应性化学品	与水反应产生可燃或危害健康气体的化学品

一、培训

在工作中可能接触危险化学品的工作人员，上岗前应当接受培训。新进工作人员如果之前接受过培训，且经过机构的评估表明其已掌握的安全知识符合机构要求，可不接受安全知识的再次培训，但可能有必要接受一些具体细节的指导，例如，每种相关化学品安全数据表(Material Safety Data Sheet，MSDS)的存放位置、化学品标签的详细内容、可供使用的个人防护装备以及具体工作场所的应急程序。

有新的物理或健康危险品进入工作场所时，应当对工作人员实施培训。但这并不是说每种具有危险等级的化学品进入工作场所都需要进行培训[15]。例如，如果工作场所新进了一种溶剂，其危害与已培训过的在用化学品相似，此时机构只需要将新进溶剂的危险类别(如腐蚀性或刺激性)告知工作人员。但是，如果新进溶剂为可疑致癌物和具有致癌风险，且此前没有开展过这方面的培训，此时机构应当对可能接触新进溶剂的工作人员实施新的培训。建议宜经常开展再次培训，以确保工作人员掌握工作中所使用的材料的相关危害，特别是慢性或特定的靶器官健康危害。

二、化学品危险识别与告知

1. 危险告知

机构应当制订涵盖所有区域的全部危险告知计划，将其作为 CHP 的补充，以符合联邦法规“确保对所有产生或引进的化学危险品的危害进行分类，且将分类信息传达到机构管理人员和工作人员”[15]。全部危险告知计划宜包括危险化学品的标识、警告标识的时机和方法、MSDS 报告的管理以及工作人员的培训。应向工作人员提供本机构的以下安全材料：

(1)书面 CHP；

(2)危险告知书面计划；

(3)放置危险化学品的工作区域；

(4)危险化学品清单及其 MSDS(机构有责任根据化学品使用量、物理特性、效力和毒性、使用方式、释放和人员接触的控制方法确定可能对工作人员有危害的化学品)。

2. 危险化学品标签和标识

《危险告知标准》(Hazard Communication Standard)要求，化学品和危险材料的生产方应通过产品标签和 MSDS 向使用方提供危险材料的基本信息[15]。使用机构应向预期将使用危险材料的工作人员提供以下信息：材料的危害、标签阅读、标签上的符号和标志表达意思的解释、MSDS 阅读和使用。

MSDS 一般包括以下内容：

(1)品名；

(2)危险性类别及其标识；

(3)组分；

(4)现场急救措施；

(5)防火措施；

(6)意外泄漏应急处置措施；

(7)操作和存储条件和注意事项；

(8)接触控制和个人防护措施；

(9)危险性理化参数；

(10)稳定性和反应性；

(11)毒性；

(12)环境危害；

(13)废弃处置注意事项；

(14)运输；

(15)法规管理要求；

(16)其他信息。

危险化学品容器标签至少应当包括化学品名称、生产厂家名称和地址，危险警示语、符号和图案以及其他可提供视觉警觉的特殊危险提示方式。标签可引用 MSDS 信息。容器上应当保留生产方的标签。使用者可在标签上增加储存要求以及接收、启用和失效日期等相关信息。如果将化学品分装，分装容器应标识化学品名称和适宜的危险警示语。诸如防护措施、浓度(如果适用)、配制日期等信息有助于化学品的使用管理，但不属于强制要求。

对装有内容物(即使是水)的所有容器进行标识是一种安全规范。但是，对于用作临时存储和转移的容器，如果一直在转移操作人员的控制之下且其内容物被立即使用，可不必标识。具体详见 NFPA[40] 和国家油漆涂料产业协会(National Paint and Coatings Association)[41] 发布的危险告知标识标准。

使用危险性化学品的区域应当张贴符合 OSHA 要求的标志。应根据生产方对化学危险品的推荐、储存室或实验室内化学危险品的储量以及化学品的作用和毒性决定危险警示的张贴位置。

3. 安全数据表

MSDS 描述危险化学品的物理和化学性质(例如闪点或蒸汽压)、物理和健康危害(例如起火、爆炸的可能性以及接触后的症状和体征)、安全处理和使用的防护措施。SDS 针对具体化学品作出具体说明，其效力和地位高于危险物质管理计划中的一般信息。

机构应当保证在工作场所保存使用到每种危险化学品的 MSDS，每个班次的工作人员都能在工作区域查阅。在工作区域使用家庭用品时，如果与普通消费者使用方式(即使用时间、频率以及使用过程中的接触程度并不高于家庭使用)相同，OSHA 不要求向购买者提供 MSDS。但是，这类家庭用品在工作场所使用过程中，如果工作人员的接触水平高于普通消费者，工作人员有权知晓这类危险化学品的性质。OSHA 没有要求也不鼓励机构持有无危险化学品的 MSDS。

三、工程控制和个人防护装备

应当制定实验室危险化学品使用或储存指南。物理设施，特别是通风设施的配备应与工作性质和工作量相适应。应当根据化学不相容性(如腐蚀性、可燃性、氧化性)对化学品分类储存，以最小储量为宜。大宗化学品应当在工作区域以外保存。NFPA 标准和其他相关标准提出了化学品正确储存的指导意见[4, 40, 42]，可供进一步参阅。

推荐在化学通风橱内操作有机溶剂、挥发性液体、有明显吸入危险的干粉化学品[4]。尽管采用安全玻璃构造，多数通风橱门窗并没有设计用作安全防护罩。化学通风橱宜放置在人员最少走动的地方，以免干扰气流正常流动，给控制空间带来不利影响。

应根据所使用的危险化学品配备个人防护装备，例如耐化学品的手套和工作裙、防碎安全护目镜和空气呼吸器罩等。

苛性、腐蚀性、有毒、易燃或可燃化学品的操作区域宜配备紧急喷淋装置[4, 43]，其通道宜保持畅通，使工作人员能在 10 s 内从危险性化学品操作地点到达安全喷淋装置。安全喷淋装置宜定期冲洗和检查，能正常使用，地面排水地漏应充满水。

四、安全工作规范

不宜采用开放性容器储存或运输危险材料。容器及其封盖或密封圈的设计，宜达到在所有合理预期的情况不出现溢出或泄漏的要求。容器宜能安全储存最大预期容量，容易清洁。容器表面应保持清洁和干燥。

工作人员使用化学通风橱时，所有材料的摆放位置与通风橱调节门内侧的距离宜至少 15.24 cm；垂直拉门宜放置在指定高度；下通风板、后通风口不能被阻挡。部分化学品安全使用的建议见附录 2 - 5。

五、应急预案

应在发生化学品泄漏之前制定应急预案。工作人员全面培训计划宜向每位工作人员提供出现化学品泄漏时宜当采取的应对方法。工作人员宜掌握应对措施，能判断化学品泄漏严重程度，知道或能快速查阅化学品的基本物理性质，以及知道如何找到应急电话号码。工作人员宜能评估、阻止和限制泄漏，能清理泄漏物或联系泄漏清理团队以及遵守泄漏事件报告流程。工作人员应当知道需要求助、隔离泄漏发生区域的情形以及清理材料的存放地点。

工作场所的化学泄漏可分为以下几类[44]。

1. 轻度泄漏的数量和毒性有限，对工作人员的安全或健康没有明显影响。熟悉泄漏化学品危害的工作人员能安全清理泄漏物。应当将清理过的废物归为危险废物，以恰当的方式处置。轻度泄漏的正确应对措施见附录 2 - 6。

2. 可能是偶然或可能需要应急处置的泄露，视不同情况，可能会对工作人员造成的暴露风险。综合考虑和分析危险品的性质、泄漏情况、减轻危险的各种因素，对于应对措施的决策至关重要。机构的应急预案宜提供泄漏类型判断的指导意见。

3. 需应急处置的泄漏无论泄漏周围的环境如何，此类泄漏均对健康和安全构成威胁，可能需要将人员撤离到泄漏区外的邻近区域。一般是由经过培训的应急响应人员，从泄漏区外的邻近区域采取应急措施。这类泄漏包括立即对生命或健康产生危险、可能引起严重火灾或爆炸以及大量毒性物质的泄漏。

危险性化学品泄漏的主要管理措施见附录 2 - 7。每个工作区域均宜根据实际情况配备针对性清理包或推车。清理包或推车应包含橡胶手套、围裙、鞋套、护目镜、合适的吸液器、通用吸附剂、中和剂、扫把、畚斗、废物袋或废物桶以及清理说明。化学吸附剂，如黏土吸附剂或吸液毯可用于清理许多种类化学品，方便工作人员在发生泄漏时使用。

发生危险化学品特别是致癌物泄漏时，应查阅SDS和联系经过泄漏处理和危险废物处置培训的受权主管人员或其他人员[4]。机构的环保和安全人员也能提供援助。机构应当评估工作人员接触程度。机构应当向发生接触的工作人员提供医疗咨询的机会，以决定是否需要进一步做医学检查。

工作场所的另一种危险源是危害气体意外泄漏到环境。OSHA规定了有毒和危险物质挥发危害气体的接触限值[45]。生产方应确定这类化学品的相关潜在危险，并将其列入SDS。

六、化学废物处置

大多数实验室化学废物属于危险废物，必须按照EPA《资源保护回收法》(Resource Conservation and Recovery Act, 42 USC §6901 et seq, 1976)的规定处置。该法规定，危险废物只能由EPA批准的机构处置。化学废水必须按照《清洁水法》(Clean Water Act, 33 USC §1251 et seq, 1977)的规定处置并排入医疗污水系统。美国大多数州的法规对水系中化学品处置有严格规定。机构制定和评审废物处置政策时宜查阅联邦和适用的州法规。

第七节　辐射安全

辐射是指以波或粒子的形式通过空间或介质材料发射和传播的能量。γ射线属于电磁辐射，α和β射线属于粒子辐射。血站的辐射，来自实验室检测时使用的放射性同位素或全自动血液辐照仪，因此需要相应的防护措施和培训[4, 46]。

一、辐射测量单位

单位质量组织(unit mass of tissue)所吸收能量大小的测量单位是戈瑞(gray, Gy)或辐射吸收量(radiation absorbed dose, rad)，1 Gy = 100 rad。

当量剂量测定比简单的能量测定更有用，因为前者考虑到不同类型辐射造成生物学效能。辐射造成损害的能力以质因数(Quality Factor, QF)表示。例如，受到一定剂量的α粒子(QF = 20)辐射引起的损害远高于受到等量γ射线(QF = 1)辐照。当量剂量测定的常用单位是伦琴或雷姆(rad equivalent man, rem)。雷姆是指任何类型辐射对人体造成相当于1 rad的X射线、γ射线或β射线所引起的生物危害所需的剂量。以rad的数值乘以QF(rad × QF = rem)便可得具体某种类型辐射的rem值。γ射线、X射线以及大多数β粒子的QF为1，因此其rad数值等于rem数值。

二、辐射的生物学影响

辐射对组织的危害从吸收辐射能开始，到随后引起的化学键断裂。吸收辐射能后分子和原子转变为电离态或激发态(或两者均有)，直接引起辐解或产生自由基，从而改变细胞的分子结构和功能。

分子改变可能造成细胞或染色体的改变，具体取决于所吸收的辐射能量大小和类型。细胞改变可能表现为肉眼可见的躯体效应(如红斑)，染色体水平的改变可能导致白血病或其他癌症，或可能造成生殖细胞缺陷并遗传给后代。

辐射接触的生物学损害程度受多种因素的影响，包括辐射类型、受到辐射的身体部位、总吸收剂量和剂量率。总吸收剂量是组织中累积吸收的辐射量，剂量越大，引起生物学损害的潜能越大。辐射接触可能是急性或慢性接触。血站可能发生低水平电离辐射，但应该不会造成危害[47-50]。

三、管理

NRC通过建立许可制度控制放射性材料的使用。各州和市也可能有相应的检查和许可要求。使用放射性同位素或辐照设备需要办理的许可证类型取决于使用放射性材料的范围和量级。如果需要使用放射性材料，宜在项目开展前尽快与NRC以及相关国家机构取得联系，了解办理许可证的要求和申请程序。

每个获得NRC许可的机构应当有1名具备相关资质的辐射安全负责人，具体负责制定工作人员防护要求以及确保放射性材料正确处置和处理。具体的辐射安全制度和程序宜具体规定剂量限值、工作人员培训、警告标识和标签、运输和运送指南、辐射监控以及接触管理。应当明确规定应急程序，应急程序应方便工作人员获取。

2005年，NRC强制实施高危险放射源的附加安全要求，其中包括血液辐照仪使用的放射源。增加安全控制措施的目的是为了降低未经授权使用放射性材料可能给公众健康和安全带来的危险。2005年的附加安全要求包括实行控制进入，制定信任和可靠人员单独进入的批准制度，建立未授权进入的立即发现和处理的监测系统和保持受权人员和监测活动记录[51]。2007 年增加了关于指纹识别的要求[52]。

四、照射限值

NRC 制定了辐射危害防护标准，其中包括照射剂量限值[12]。照射限值亦称最大许可当量剂量，是一定时间内受到辐射的剂量测量值。职业照射的总有效当量剂量限值为 5 rem/年，浅层(皮肤)剂量当量限值为 50 rem/年，而眼睛的当量剂量限制为 15 rem/年[12, 47]。胚胎或胎儿的剂量限值为妊娠期不超过 0.5 rem[12, 47, 53]。机构不仅应要将辐射接触控制在允许限值以下，还应将其控制在能够达到的尽可能低的水平。

五、辐射监测

监测是早期发现和预防辐射接触问题的基本措施之一。辐射监测用于机构的环境、工作实践和工作程序的评价，以表明其符合相关法规和 NRC 许可要求。常用的辐射监测方法有剂量计、生物分析、射线检测仪和擦拭试验[4]。

剂量计[例如片状的、环状的(或两者皆可)胶片或热释光剂量计]用于检测工作人员辐射剂量。是否需要使用剂量计取决于所使用的放射材料的数量和类型。机构的辐射安全负责人决定工作人员是否需要剂量计。胶片剂量计应当至少每季度更换，某些情况应每月进行更换，应避免高温和潮湿，远离放射源存放。

生物测定(例如甲状腺、全身或尿液放射计数)用于判定体内是否存在辐射及其辐射量。如有必要，一般每季度以及在可能发生意外摄入事件之后做生物测定。

射线检测仪可检出低水平的 γ 或微粒辐射，用于对辐射危害进行定量检测。射线检测仪可用于检测储存放射性材料或废物的区域、试验工作期间或者完成后的试验工作区域以及放射性物质的包装或容器的辐射污染情况。射线检测仪应当由 NRC 授权机构每年检定一次。宜与辐射安全负责人讨论选择合适的射线检测仪。

宜定期检查处理放射性材料的区域，对可能受到污染的所有的工作台表面、设备、地面定期做擦拭试验，以湿润的吸水材料(湿巾)擦拭待检表面，检测其辐射量。

六、培训

处理放射性材料或操作血液辐照仪的工作人员，应当在上岗前接受辐射安全培训。培训重点是工作区域内放射性材料的潜在危害、一般防护措施、应急措施以及所使用的辐射警告标志和标签，也推荐对以下事项作出说明和指导：

(1)NRC 法规要求以及许可推荐；

(2)遵守许可条件和法规，以及报告违规行为和不必要接触的重要性；

(3)将接触降至最低的预防措施；

(4)监测的结果解释；

(5)对妊娠工作人员的要求；

(6)工作人员的权利；

(7)记录及其记录保存的要求。

由 NRC 与各机构间的许可协议决定是否需要再培训。

七、工程控制以及个人防护装备

虽然全自动血液辐照仪几乎不会对实验室工作人员产生辐射危险，日常工作无需佩戴胶片剂量计，但开展辐照业务的血液机构应当获得 NRC 许可[48]。

血液辐照仪的生产方一般会同意在购买合同中规定生产方对设备的运输、安装和验证过程中的辐射安全的责任。辐射安全负责人可协助对设备的安装和验证过程实施监督，确保在设备使用前已按照生产方的推荐完成人员培训，建立监测系统、操作程序和维护方案。发现疑似故障应当立即报告，以便能及时采取适当的措施。

血液辐照仪应放置在安全区域，只有经过培训的人员才能入内。还应当考虑设备的防火，附近宜有自动火灾探测和控制系统。辐照后的血液没有放射性，对工作人员或公众不构成威胁。

八、安全工作规范

各实验室宜建立安全使用放射性材料的制度和程序，宜包括符合实验室通用安全准则的要求、正确存储放射性溶剂和正确处置放射性废物。遵守以下程序能提高辐射安全：

(1)尽可能提高工作效率，以减少接触时间；

(2)尽可能远离放射源；

(3)操作放射性材料时采用最安全防护措施(例如使用自防护辐照仪或穿戴铅防护板),通常在许可条件中包括这些要求;

(4)规范做好卫生整洁,将放射性物质扩散到非控制区的可能性降至最低。

九、应急预案

辐射污染是指放射性材料扩散到非预期的区域,如地板、工作区域、设备、工作人员衣物或皮肤。NRC 法规要求,控制区的 γ 和 β 射线污染应 $<2200\ dpm/100\ cm^2$,非控制区域如走廊应 $<220\ dpm/100\ cm^2$;两类区域的 α 射线污染应分别 $<220\ dpm/100\ cm^2$ 和 $22\ dpm/100\ cm^2$[54]。

如果发生泄漏,应当多次清洗被污染的皮肤表面,立刻通知辐射安全负责人以获得进一步指导。在应急处理人员到达前,严禁其他人进入泄漏区域。

十、放射性废物管理

宜根据辐射安全负责人的意见制定放射性(液体或固体)废物处置政策。

可将液体放射性废物收集到有放射性废物标志的坚固的大瓶内,按照化学不相容性规则分类放置。废液瓶应小心储存以免发生泄漏或破损。可将干的或固体废物密封在有放射性废物标志的塑料袋中。废物袋宜有同位素、其活性及其测定日期的标识。未经辐射安全负责人批准,严禁将放射性废物排入机构的排水系统。

第八节 危险材料运输

输血医学、细胞治疗和临床诊断服务机构需要运输的危险材料主要有感染性物质、生物学物质、液氮和干冰。

危险材料运输管理适用美国交通部(US Department of Transportation, US DOT)法规和国际航空运输协会(International Air Transport Association, IATA)每年发布的国际标准,两者的要求是协调一致的[55-56]。这些法规和标准规定了通过公共道路或航空运输的危险材料的识别、分类、包装、标识、标签和记录的要求。

危险材料中已知或可能含有感染性物质,发生接触时可致健康人或动物永久性残疾、危及生命或致死性疾病的,属于 A 类物质。A 类物质的运输名称是"感染性物质,感染人类"(UN2814)或"感染性物质,仅感染动物"(UN2900)。

含有感染性物质但没有达到上述危险级别的危险材料属于 B 类,其运输名称是"生物物质,B 类"(UN3373)。含 HIV 或 HBV 的培养物属于 A 类,但含有这类病毒的患者血液标本属于 B 类。

含病原体可能性很小的患者标本,如果正确包装和标识,则可不列入危险材料管理。血液成分、细胞治疗产品以及用于输注或移植的组织均不受危险材料法规管制。上述材料安全运输的其他说明见方法 1-1。但是,有关危险物质的最新分类、包装、标识要求、同一包装的体积限制请查阅最新版的 IATA 标准或 US DOT 法规。

第九节 一般废弃物管理

机构的安全负责人应当重视环境和工作人员保护,制订覆盖整个机构的计划,尽量减少固体废物,包括无危险废物,特别是危险废物(如生物危害、化学、放射性废物)的产生量。

从使用阶段就开始减少危险废物产生的计划可达成多个目标:①降低危险品职业接触风险;②减少废物从产生到处置全过程的麻烦和累赘;③提高与环保要求的符合性,减少实验室日常操作所产生的污染[37, 57-58]。

实施"3R"[减排(Reduce),再利用(Reuse),回收(Recycle)]管理可将环境污染降至最小。寻求合适的替代品替代产生危险废物的材料,将危险废物与无危险废物分开,可减少危险废物产生量及处置费用。

机构宜审慎考虑通过技术或材料改进减少感染性废物产生量或降低其危害性,宜鼓励工作人员识别更加安全的可能替代技术和材料。

在产生多重危险的废物之前,机构宜向国家和地方卫生和环境行政部门核实,获得有关多重危险废物储存和处置的最新要求。不可避免产生多重危险性废物时,宜尽可能减少其产生量。美国的某些州规定,污染血液的硫酸铜属于多重危险性废物。这种废物的处置——从使用地点运输到血站所在地进行最后处置——存在若干问题。因此,如果涉及这类废物,美国国家和地方卫生部门应参与审查其运输和处置工作。应当制定符合 US DOT、州和地方规定要求的管理和处置程序。

要点

1. 物理空间的设计与维护应支持在其中开展的工作，宜综合考虑：
   (1)计划的工作流向；
   (2)设立控制区；
   (3)材料和废物的流向；
   (4)设备放置；
   (5)特殊空气处理要求；
   (6)与运营相关的其他重要问题，以帮助保证工作人员和来访人员的安全以及产品和服务的质量。
2. 安全规划宜包括：
   (1)致力于降低工作场所的危险；
   (2)确保工作人员接受培训，掌握已知危害和潜在危险处理的知识和技能；
   (3)确保识别和标识已知危险；
   (4)规定作场所安全和应急处置政策和程序；
3. 安全规划宜重点防范可能出现的火、电、生物、化学和辐射危害。
4. 每类危害的防范应包括 5 个基本要素：
   (1)培训；
   (2)危险识别与告知；
   (3)工程控制和个人防护装备；
   (4)安全工作规范，包括废物处置；
   (5)应急预案。
5. 管理控制措施能确保安全规划得以实施和维护并取得成效。管理控制措施包括：
   (1)制订和告知书面计划；
   (2)确保计划得以实施并为其提供适宜资源；
   (3)为工作人员职业接触的预防和治疗提供医疗健康服务；
   (4)监测安全规划的符合性和有效性；
   (5)评估和改进安全规划。

参考文献

[1] Levitt J, ed. Standards for blood banks and transfusion services. 29th ed. Bethesda, MD: AABB, 2014.

[2] Fontaine M, ed. Standards for cellular therapy product services. 6th ed. Bethesda, MD: AABB, 2013.

[3] Laboratory Accreditation Program laboratory general checklist. Chicago: College of American Pathologists, 2014.

[4] Clinical laboratory safety: Approved guideline. 3rd ed. NCCLS Document GP17 - A3. Wayne, PA: Clinical and Laboratory Standards Institute, 2012.

[5] Hospital accreditation standards. Oakbrook Terrace, IL: The Joint Commission, 2014.

[6] Laboratory accreditation standards. Oakbrook Terrace, IL: The Joint Commission, 2014.

[7] NFPA 70 - National electrical code. Quincy, MA: National Fire Protection Association, 2014.

[8] ANSI/ASHRAE Standard 62. 1 - 2013. Ventilation for acceptable indoor air quality. Atlanta, GA: American Society of Heating, Refrigerating, and Air-Conditioning Engineers, Inc., 2013.

[9] Code of federal regulations. Title 21, CFR Part 1271. 190. Washington, DC: US Government Publishing Office, 2014 (revised annually).

[10] ISO - 14644: Cleanrooms and associated controlled environments, Parts 1 - 9. ISO/TC 209. Geneva, Switzerland: International Organization for Standardization, 1999 - 2012.

[11] ISO - 14698: Cleanrooms and associated controlled environments-bio-contamination control, Part 1: General principles and methods. ISO/TC 209. Geneva, Switzerland: International Organization for Standardization, 2003.

[12] Code of federal regulations. Title 10, CFR Part 20. Washington, DC: US Government Publishing Office, 2014 (revised annually).

[13] Siegel JD, Rhinehart E, Jackson M, et al. 2007 Guideline for isolation precautions: Preventing transmission of infectious agents in healthcare settings. Atlanta, GA: Centers for Disease Control and Prevention (Healthcare Infection Control Practices Advisory Committee), 2007. [Available at http://www.cdc.gov/hicpac/pdf/isolation/Isolation2007.pdf (accessed January 6, 2016).]

[14] Code of federal regulations. Title 29, CFR Part 1910. 1030. Washington, DC: US Government Publishing Office, 2013 (revised annually).

[15] Code of federal regulations. Title 29, CFR Part 1910. 1200. Washington, DC: US Government Publishing Office, 2013 (revised annually).

[16] US Department of Health and Human Services. Biosafety in microbiological and biomedical laboratories. 5th ed. Washington, DC: US Government Publishing Office, 2009.

[17] Bernard B, ed. Musculoskeletal disorders and workplace factors: A critical review of epidemiologic evidence for work-related musculoskeletal disorders of the neck, upper

extremity, and low back. NIOSH publication no. 97 – 141. Washington, DC: National Institute for Occupational Safety and Health, 1997.

[18] Code of federal regulations. Title 29, CFR Part 1910. 38. Washington, DC: US Government Publishing Office, 2013 (revised annually).

[19] Wagner KD, ed. Environmental management in healthcare facilities. Philadelphia: WB Saunders, 1998.

[20] Code of federal regulations. Title 29, CFR Part 1910. 1450. Washington, DC: US Government Publishing Office, 2013 (revised annually).

[21] Centers for Disease Control and Prevention. Public Health Service guidelines for the management of occupational exposures to HBV, HCV, and HIV and recommendations for postexposure prophylaxis. MMWR Morb Mortal Wkly Rep 2001; 50: 1 – 52.

[22] Code of federal regulations. Title 29, CFR Part 1904. 39. Washington, DC: US Government Publishing Office, 2013 (revised annually).

[23] Code of federal regulations. Title 29, CFR Part 1904. 1, Part 1904. 7. Washington, DC: US Government Publishing Office, 2013 (revised annually).

[24] Code of federal regulations. Title 29, CFR Part 1910. 1020. Washington, DC: US Government Publishing Office, 2013 (revised annually).

[25] NIOSH Alert: Preventing allergic reactions to natural rubber latex in the workplace. (June 1997) NIOSH Publication No. 97 – 135. Washington, DC: National Institute for Occupational Safety and Health, 1997. [Available at http: // www. cdc. gov/niosh/docs/97 – 135/ (accessed January 15, 2013).]

[26] NFPA 101: Life safety code. Quincy, MA: National Fire Protection Association, 2012.

[27] Fowler TW, Miles KK. Electrical safety: Safety and health for electrical trades student manual. (January 2002) NIOSH Publication No. 2002 – 123. Washington, DC: National Institute for Occupational Safety and Health, 2002.

[28] OSHA technical manual: TED 1 – 0. 15A. Washington, DC: US Department of Labor, 1999.

[29] Enforcement procedures for the occupational exposure to bloodborne pathogens. Directive CPL 02 – 02 – 069. Washington, DC: US Department of Labor, 2001.

[30] US Department of Health and Human Services. Primary containment for biohazards: Selection, installation, and use of biological safety cabinets. Washington, DC: US Government Publishing Office, 2009. [Available at http: //www. cdc. gov/biosafety/publications (accessed January 6, 2013).]

[31] Richmond JY. Safe practices and procedures for working with human specimens in biomedical research laboratories. J Clin Immunoassay 1988; 11: 115 – 119.

[32] US Environmental Protection Agency. Pesticide registration: Selected EPA-registered disinfectants. Washington, DC: EPA, 2016. [Available at https: //www. epa. gov/pesticideregistration/selected-epa-registered-disinfectants (accessed January 6, 2013).]

[33] Rutala WA. APIC guideline for selection and use of disinfectants. Am J Infect Control 1996; 24: 313 – 342.

[34] Evans MR, Henderson DK, Bennett JE. Potential for laboratory exposures to biohazardous agents found in blood. Am J Public Health 1990; 80: 423 – 427.

[35] Food and Drug Administration. Memorandum: Guideline for collection of blood products from donors with positive tests for infectious disease markers ("high risk" donors). (October 26, 1989) Silver Spring, MD: CBER Office of Communication, Outreach, and Development, 1989.

[36] Food and Drug Administration. Memorandum: Revision to 26 October 1989 guidelines for collection of blood or blood products from donors with positive tests for infectious disease markers ("high-risk" donors). Silver Spring, MD: CBER Office of Communication, Outreach, and Development, 1991. [Available at http: //www. fda. gov/BiologicsBloodVac cines/GuidanceComplianceRegulatoryInformation/OtherRecommendationsforManufacturers/MemorandumtoBloodEstablishments/ default. htm]

[37] US Environmental Protection Agency. EPA guide for infectious waste management. EPA/ 530 – SW – 86 – 014. NTIS #PB86 – 199130. Washington, DC: National Technical Information Service, 1986.

[38] Code of federal regulations. Title 40, CFR Part 264. Washington, DC: US Government Publishing Office, 2013 (revised annually).

[39] NIOSH pocket guide to chemical hazards. Washington, DC: National Institute for Occupational Safety and Health, 2010. [Available at http: //www. cdc. gov/niosh/npg (accessed November 8, 2010).]

[40] NFPA 704 – Standard for the identification of the hazards of materials for emergency response. Quincy, MA: National Fire Protection Association, 2012.

[41] Hazardous Materials Identification System. HMIS implementation manual. 3rd ed. Neenah, WI: JJ Keller and Associates, Inc., 2001.

[42] Lisella FS, Thomasston SW. Chemical safety in the microbiology laboratory. In: Fleming DO, Richardson JH, Tulis

JJ, Vesley D, eds. Laboratory safety, principles, and practices. 2nd ed. Washington, DC: American Society for Microbiology Press, 1995: 247 -254.

[43] American national standards for emergency eyewash and shower equipment. ANSI Z358. 1 - 2009. New York: American National Standards Institute, 2009.

[44] Inspection procedures for 29 CFR 1910. 120 and 1926. 65, paragraph (q): Emergency response to hazardous substance releases. OSHA Directive CPL 02 - 02 - 073. Washington, DC: Occupational Safety and Health Administration, 2007.

[45] Code of federal regulations. Title 29, CFR Part 1910. 1000. Washington, DC: US Government Publishing Office, 2013 (revised annually).

[46] Cook SS. Selection and installation of selfcontained irradiators. In: Butch S, Tiehen A, eds. Blood irradiation: A user's guide. Bethesda, MD: AABB Press, 1996: 19 -40.

[47] Beir V. Health effects of exposure to low levels of ionizing radiation. Washington, DC: National Academy Press, 1990: 1 -8.

[48] Regulatory guide 8. 29: Instruction concerning risks from occupational radiation exposure. Washington, DC: Nuclear Regulatory Commission, 1996.

[49] NCRP report no. 115: Risk estimates for radiation protection: Recommendations of the National Council on Radiation Protection and Measurements. Bethesda, MD: National Council on Radiation Protection and Measurements, 1993.

[50] NCRP report no. 105: Radiation protection for medical and allied health personnel: Recommendations of the National Council on Radiation Protection and Measurements. Bethesda, MD: National Council on Radiation Protection and Measurements, 1989.

[51] EA - 05 090. Enforcement action: Order imposing increased controls (licensees authorized to possess radioactive material quantities of concern). (November 14, 2005) Rockville, MD: US Nuclear Regulatory Commission, 2005.

[52] RIS 2007 - 14. Fingerprinting requirements for licensees implementing the increased control order. (June 5, 2007) Rockville, MD: US Nuclear Regulatory Commission, 2007.

[53] US Nuclear Regulatory Commission regulatory guide 8. 13: Instruction concerning prenatal radiation exposure. Washington, DC: NRC, 1999.

[54] Nuclear Regulatory Commission regulatory guide 8. 23: Radiation surveys at medical institutions. Washington, DC: NRC, 1981.

[55] Code of federal regulations. Title 49, CFR Parts 171. 22. Washington, DC: US Government Publishing Office, 2014 (revised annually).

[56] Dangerous goods regulations manual. 54th ed. Montreal, PQ, Canada: International Air Transport Association, 2014 (revised annually).

[57] United States Code. Pollution prevention act. 42 USC § §13101 and 13102 et seq.

[58] Clinical laboratory waste management. Approved guideline. 3rd ed. GP05 - A3. Wayne, PA: Clinical and Laboratory Standards Institute, 2011.

附录 2 –1　适用医疗卫生机构的安全法规和推荐

制定文件的政府部门或组织	文件编号	标题
联邦法规和推荐		
核安全管理委员会	10 CFR 20	辐射防护标准
	10 CFR 36	辐照器的许可证和辐射安全要求
	Guide 8. 29	职业辐射接触危险说明
职业安全健康管理局	29 CFR 1910. 1030	血源性病原体的职业接触
	29 CFR 1910. 1020	获取工作人员职业接触和医疗记录
	29 CFR 1910. 1096	电离辐射
	29 CFR 1910. 1200	危险告知标准
	29 CFR 1910. 1450	实验室危险化学品的职业接触
交通运输部	49 CFR 171 - 180	危险物质管理
EPA		EPA 感染性废物管理指南

续附录 2－1

制定文件的政府部门或组织	文件编号	标题
疾病控制预防中心		医院隔离预防指南
食品药品监督管理局	21 CFR 606.3－606.171	现行血液和血液成分质量管理规范
	21 CFR 630.6	血液、血液成分和血液衍生品的总体要求
	21 CFR 640.1－640.130	人类血液和血液制品的附加标准
	21 CFR 211.1－211.208	现行药品(成品药)生产质量管理规范
	21 CFR 1270	移植用人体组织
	21 CFR 1271	人类细胞、组织以及基于细胞和组织的制品
贸易和专业组织		
国家消防协会	NFPA 70	国家电力法
	NFPA 70E	工作场所电力安全要求
	NFPA 101	生命安全法
	NFPA 99	医疗卫生机构消防管理标准
	NFPA 704	需应急处置的危险物料标识标准
国家油漆涂料产业协会		危害物质标识系统实施手册
国际航空运输协会		危险货物管理规定

CFR：美国联邦法规

附录 2－2　安全工作规范、个人防护装备和工程控制通用指南

制服和实验服
接触血液、腐蚀性化学品或致癌物时，工作人员宜穿密闭的实验服或覆盖长袖制服的长围裙或长袍。起遮蔽作用的材料的性质应与接触危害的类型和数量相适应。易发生血液和体液大量泄漏或溅出时，可在棉质工作服外面再穿上一次性塑料围裙。倾倒腐蚀性化学品时最好穿戴丁腈橡胶围裙
工作人员离开工作区域前，宜脱去防护服，将其废弃或放置在远离热源和清洁衣物的地方。宜尽快脱去受污染的防护服，将其放进适宜的容器，按照潜在感染性衣物进行清洗或废弃。禁止将在生物安全 2 级实验室中穿戴的实验服送到家政清洗，因为运输和处理方法存在不可预测因素，可能造成污染播散，且家政洗涤技术可能无效[1]
手套
操作可能接触危害物质时，宜穿戴手套或等效防护物
手套种类
根据工作性质选择手套：
(1)无菌手套：用于接触正常情况无菌的身体部位的操作
(2)检查手套：用于接触黏膜的操作和无需使用无菌手套(除非另有要求)的其他护理或诊断操作
(3)橡胶手套：用于可能接触血液的保洁、仪器设备清洁和消毒、浓酸和有机溶剂操作，橡胶手套消毒后可重复使用，当手套出现老化(如剥落、裂缝或变色)或穿孔或裂缝时宜予废弃
(4)隔热手套：用于处理热的或冷冻的材料

续附录 2－2

宜使用手套的情形
以下情形宜使用手套[1]：
(1)为献血者采血时，医务人员手的皮肤割伤、擦伤或破损
(2)采集患者自体血液(例如治疗性单采术或术中红细胞采集)
(3)正在接受采血培训的人员
(4)处理开放性血液容器或样本时
(5)采集或处理已知感染血源性病原体的患者或献血者的血液或标本时
(6)检查黏膜或开放性皮肤损害时
(7)处理腐蚀性化学品和放射性材料时
(8)清理泄漏物或处理废物时
(9)因没有操作经验或没有遇到过情形，无法评估接触可能性时
为经过健康筛查的献血者采集血液时，OSHA 不要求常规使用手套；如果穿戴手套，只要手套未受污染，不要求为不同献血者采集血液前更换手套[1-2]。经验表明，采血过程的接触风险低，因为献血者的感染性疾病标志物的检出率低，而且在常规采血过程中很少接触血液，可采用其他屏障保护替代措施，例如在拔针时采用折叠纱布垫按压，可避免血液流出
在制度和程序中没有要求常规使用手套的机构宜定期评估手套的潜在需求。机构应提供并鼓励工作人员使用手套
手套使用注意事项
工作人员安全使用手套注意事项如下[3-4]：
(1)戴手套前，将双手和双臂的开放性皮肤损伤部位牢固包扎或覆盖
(2)手套被撕裂、扎破或污染时，高危险样本处理完毕后，体检完成后(例如单采献血者体检)，宜立即更换手套
(3)脱下手套时，宜将手套内面外翻，使手套外表面只和外表面接触
(4)只在需要时戴手套；避免手套接触干净表面，例如电话、门把手或计算机终端设备
(5)接触不同患者宜更换手套；接触不同献血者时，如果手套未受污染则无需更换
(6)脱去手套后，用肥皂或其他合适的清洁剂洗手
(7)禁止将手术或检查手套清洗或消毒后重复使用；用表面活性剂清洗手套可引起吸水作用(即促进液体通过未被发现的手套微孔渗透)；消毒剂可造成手套老化
(8)使用手套时，如果需要使用护手霜，只能用水性产品，油性产品可使乳胶手套产生裂隙
面罩、口罩和护目镜
存在血液或化学品溅出危险时，宜采取防护措施保护双眼以及口腔和鼻腔黏膜[5]。最好配备与设备或试验台固定在一起的防护屏障(如热合机防护板或离心机柜)。防护屏障宜定期清洁和消毒
安全眼镜镜只能保护双眼不被溅到，但不足以防护生物危害或化学物质飞溅。无法使用固定的防护屏障时，推荐使用全脸面罩或口罩加上安全护目镜。市面上有多种款式的面部防护装备，让工作人员挑选穿戴舒适的产品，可提高工作人员穿戴这类防护装备的主动性
存在吸入危险时宜戴口罩。一次性简单防尘口罩适用于处理干燥的化学品。在有烟雾产生的区域(如清理有毒物质泄漏)，最好使用带有机蒸汽滤盒的呼吸器。呼吸器大小宜适合穿戴者，并每年检查一次
洗手
经常彻底洗手是感染控制的一线防御措施。血源性病原体一般不会侵入进入完整的皮肤。因此，手被污染后宜立即洗手，以降低黏膜或破损皮肤受污染甚至传给他人的可能性。彻底清洗手(或手臂)也可降低危害化学品和放射性物质的接触风险
宜洗手的情形有：①离开控制工作区或使用生物安全柜前；②不同患者检查之间；③被血液或危害物质污染后；④脱去手套后；⑤使用洗手间后；⑥戴(或)脱隐形眼镜前或化妆前

续附录2-2

OSHA允许使用免冲洗手消毒剂作为临时洗手方法[2]。移动采血点或没有水洗手的工作地点可选用。如果使用此法，随后应尽快用肥皂和流水洗手。免冲洗手消毒剂与表面消毒剂类似，环保局没有要求登记或注册。用户宜向生产方索要支持广告宣称效果的数据
洗眼器
有危险化学品的实验区域应配备洗眼站[3,6]，保证在10 s内从化学危险源步行可以到达；洗眼器应无需手操作，以便使用者可用双手撑开眼睛。应张贴洗眼器的适用情形和使用方法；洗眼器的喷水功能应每周检查一次，以保障其正常运行以及排出死水；如果便携式洗眼器向眼睛喷水的速度达到1.5 L/min并持续15 min，则可使用；便携式洗眼器应常规检查，以保证其内容物纯净
虽然重点在于预防——坚持恰当使用安全护目镜或面罩，但仍应对工作人员实施正确使用洗眼器的培训。如果眼睛被溅到，工作人员应保持眼睛睁开，按照程序使用洗眼器，或步行到最近的水槽，直接用微温水持续冲洗眼睛。使用水以外的其他洗涤溶液须遵医嘱
眼睛经过充分冲洗后(多数机构推荐冲洗15 min)，宜寻求后续医疗措施，特别是当出现疼痛或发红时，虽然尚未证实眼睛冲洗能否有效预防感染，但发生眼睛意外接触潜在感染物时最好还是采用冲洗

[1] Code of federal regulations. Title 29, CFR Part 1910.1030. Fed Regist 1991; 56: 64175-64182.
[2] Occupational Safety and Health Administration. Enforcement procedures for the occupational exposure to bloodborne pathogens. OSHA Instruction CPL02-02-069. Washington, DC: US Government Printing Office, 2001.
[3] Clinical laboratory safety: Approved guideline. 3rd ed (GP17-A3). Wayne, PA: Clinical and Laboratory Standards Institute, 2012.
[4] Medical glove powder report. (September 1997) Rockville, MD: Food and Drug Administration, 2009. [Available at http://www.fda.gov/MedicalDevices/DeviceRegulationand Guidance/GuidanceDocuments/ucm113316.htm (accessed January 6, 2013).]
[5] Inspection checklist: General laboratory. Chicago: College of American Pathologists, 2012.
[6] American national standards for emergency eyewash and shower equipment. ANSI Z358.1-2009. New York: American National Standards Institute, 2009.

附录2-3　生物安全2级预防措施

适用血液机构情形的生物安全2级预防措施[1-2]
(1)将低危险活动与高危险活动分隔开，明确界定其边界
(2)实验室台面易清洁，采用经环保局批准的医用消毒剂每日消毒
(3)实验室配备可关闭的门和水槽，最好(但没有强制要求)采用非再循环的空气系统
(4)应使用生物安全柜或等效设施，或者穿戴手套、工作服、口罩和护目镜操作产生气溶胶的步骤(例如打开真空管、离心、混合或超声处理)(注意：开放性血液标本管不宜离心。整袋全血或者血浆离心时，推荐对其进行包装以防泄漏)
(5)通用安全指南要求常规穿戴工作服和手套。存在溅出风险的操作宜使用面罩或等效防护装备
(6)禁止用口吸液
(7)工作区禁止饮食、化妆或戴(脱)隐形眼镜，禁止存放食品和饮料，不得使用实验室玻璃器皿装食品或饮料；宜向工作人员说明，在工作中避免手与面部、耳、口、眼或鼻以及其他物品如铅笔、电话的接触
(8)针头和注射器应安全处置；将其废弃到防扎、防漏的容器之前，不得将针头毁形、剪断、插回护套或与注射器分离；应制定措施减少接触尖器
(9)所有血液样本应放置在构造坚固、带安全盖的容器内，以防在运输中泄漏；运输血液的包装应符合监管部门对病原体或临床标本的运输要求
(10)将感染性废物废弃到防漏容器前，应对其进行消毒，但不应对其挤压；正确的包装是用双层、无缝、抗撕、橙色或红色袋子密封后再放入保护纸箱内；废物待和保护纸箱应有生物危害标识；只能由经过适宜培训的人员操作从废物运输至焚化炉和高压蒸汽灭菌器的整个过程；废物处置外包时，应在协议中规定工作人员和承包方的各自职责

续附录 2－3

(11)需维修或维护保养的设备，如果存在血液污染的可能性，应先经过去污染处理后方可交给工程师维修或维护
(12)发生疑似或明确的危害物意外接触事件后，应向实验室主任或分管负责人报告
[1] Clinical laboratory safety: Approved guideline. 3rd ed (GP17－A3). Wayne, PA: Clinical and Laboratory Standards Institute, 2012. [2] Fleming DO. Laboratory biosafety practices. In: Fleming DO, Richardson JH, Tulis JJ, Vesley DD, eds. Laboratory safety, principles, and practices. 2nd ed. Washington, DC: American Society for Microbiology Press, 1995: 203－218.

附录 2－4　血站工作人员可能接触的危险化学品清单(示例)

化学药品	危害
氯化铵	刺激
菠萝蛋白酶	刺激，过敏
氯化钙	刺激
冰冻二氧化碳(干冰)	腐蚀
羰基铁粉	氧化
氯仿	有毒、疑似致癌物
氯喹	刺激、腐蚀
六水合氯化铬－111	有毒、刺激、过敏
柠檬酸	刺激
硫酸铜(硫酸铜)	有毒、刺激
二氯甲烷	有毒、刺激
洋地黄	有毒
二甲亚砜	刺激
干冰(冰冻二氧化碳)	腐蚀
溴化乙锭	致癌物、刺激
乙二胺四乙酸	刺激
乙醚	高度易燃易爆、有毒、刺激
无花果蛋白酶(粉)	刺激，过敏
甲醛溶液(34.9%)	疑似致癌物，可燃，有毒
甘油	刺激
盐酸	剧毒、腐蚀
咪唑	刺激
异丙基酒精(擦拭)	易燃，刺激
液氮	腐蚀
Lyphogel	腐蚀
2－巯基乙醇	有毒，恶臭
汞	有毒
矿物油	刺激，致癌物，易燃
木瓜蛋白酶	刺激，过敏
凝聚胺	有毒
叠氮化钠	有毒、刺激、加热后易爆炸

续附录 2－4

化学药品	危害
乙基水杨酸钠(硫柳汞)	剧毒、刺激
连二硫酸钠	有毒，刺激
氢氧化钠	腐蚀、有毒
次氯酸钠(漂白)	腐蚀
磷酸钠	刺激，易潮
磺基水杨酸	有毒、腐蚀
三氯乙酸	腐蚀、有毒
胰蛋白酶	刺激、过敏
二甲苯	高度易燃、有毒、刺激

附录 2－5　化学品分类与安全防护说明

化学品种类	危害	预防措施	特殊处置
酸、碱和腐蚀性化合物	刺激，严重烧伤，组织损伤	在运输过程中，将大型容器放置在塑料或橡胶桶内； 在倾倒过程中，建议戴护目用具和化学防护手套和长袍； 应往水里加酸，切勿往酸里加水； 操作大瓶时，用一只手握住瓶颈，用另一只手托底部，勿靠近面部	将浓酸存放于安全柜内； 将浓酸的体积限制在每罐 1 L； 存有此类化学品的区域，粘贴警示； 将外观变化报告化学品负责人(高氯酸变成黄色或棕色后可能爆炸)
丙烯酰胺	神经毒，致癌，经皮肤吸收	戴化学防护手套； 接触后立即洗手	将化学品存储在柜子内
压缩气体	爆炸	内容物标识； 使用前保持阀门安全盖打开； 使用时缓慢打开安全阀； 空罐标识	用手推车或小推车运输； 把钢瓶放在架子上或固定起来，以防翻倒； 储存在通风良好的独立房间； 勿将氧气存放在可燃气体或溶剂旁； 用肥皂水检查接头是否泄漏
易燃溶剂	根据闪点分类——见按照挥发性分类的材料安全数据表	处置时格外小心； 工作区域贴上“禁止吸烟”标志； 室内配备灭火器和溶剂清理工具； 在适宜的通风橱中倾倒易挥发的溶剂； 倾倒易燃溶剂时，使用护目用具和化学防护氯丁橡胶手套； 倾倒易燃溶剂的区域附近，禁止明火或其他火源； 标识为“易燃”	尽可能用危害较低的材料替代有危害的材料； 将容量大于 3.79 L 的容器储存在易燃溶剂储存室或消防安全柜中； 放在地面的金属容器应与水管相连或接地。如果接收容器也是金属材质，应在倾倒时将其与运输容器进行电性连接
液氮	冻伤、皮肤或眼睛的严重烧伤	使用液氮时，应戴厚绝缘手套和护目镜	宜将运输液氮罐牢固固定以免倾倒； 液氮的最终容器(冷冻装置)宜牢固固定，避免倾倒

附录 2 – 6 轻度泄漏的应对措施*

化学品	危害	个人防护装备	控制物
酸性物质 乙酸盐酸 硝酸 高氯酸 硫酸 感光化学品(酸性)	吸入会产生严重刺激性； 接触会烧伤皮肤和眼睛； 泄漏物有腐蚀性； 遇火或与金属接触可能产生刺激性或毒性气体； 硝酸、高氯酸和硫酸是水反应性氧化剂	耐酸手套； 围裙和工作服； 护目镜和面罩； 耐酸鞋套	酸中和剂或吸附材料； 吸附索； 防漏容器； 吸附枕； 地漏垫； 铲子或类似工具
碱性和腐蚀性物质 氢氧化钾 氢氧化钠 感光化学品(碱性)	泄漏物有腐蚀性； 遇火可能产生刺激性或有毒气体	手套、防水围裙或工作服 护目镜或面罩； 防水鞋套	碱控制物或中和剂； 吸附枕； 吸附索； 地漏垫； 防漏容器； 铲子或类似工具
氯化物 漂白剂 次氯酸钠	吸入会刺激呼吸道； 液体接触眼睛或皮肤会产生刺激； 碱性、可能产生氯气和氧化剂性质使其具有毒性	手套(双层手套：内层为 4H 防化学品手套；外层为丁基或腈手套)； 防水围裙或工作服； 护目镜或面罩； 防水鞋套(针对紧急情况的氯丁橡胶靴)； 自给式呼吸器(紧急情况使用)	氯控制粉； 吸附垫； 吸附材料； 吸附索； 地漏垫； 防潮层； 防漏容器； 铲子或类似工具
冰冻源气体 二氧化碳 一氧化二氮 液氮	接触液氮会产生冻伤； 其释放会造成大气环境缺氧； 一氧化二氮有麻醉作用	全面罩或护目镜； 氯丁橡胶靴； 隔热手套(以防冻伤)	手推车(需要可将液氮罐运到室外)； 肥皂液(检查是否有泄漏)； 胶泥(阻止小的管路泄漏)
易燃气体 乙炔 氧气 丁烷 丙烷	窒息(置换空气)； 气体吸入可能产生麻醉作用； 易燃气体会产生大火灾和爆炸危险； 释放会造成大气环境缺氧	面罩和护目镜； 氯丁橡胶靴； 双层手套； 连帽连脚的工作服	手推车(需要将气瓶运到室外时)； 肥皂液(检查泄漏)
易燃液体 丙酮 二甲苯 甲醇 甲苯 乙醇 其他醇类	吸入蒸汽会产生损害(中枢神经系统抑制)； 通过皮肤吸收产生损害； 极易燃； 液体挥发形成易燃气体	手套(双层手套，内层为 4H 手套，外层为丁基或腈)； 防水围裙或工作服； 护目镜或面罩；防水鞋套	吸附材料； 吸附索； 吸附枕； 铲子或类似工具(非金属，不产生火花)； 地漏垫； 防漏容器
甲醛和戊二醛 4% 甲醛溶液 37% 甲醛溶液 10% 福尔马林 2% 戊二醛	吸入蒸汽会产生损害(中枢神经系统抑制)； 通过皮肤吸收产生损害； 对皮肤、眼睛和呼吸道有刺激性； 甲醛可能致癌； 37% 的甲醛应远离热源、火星和火焰	手套(双层 4 H 手套和丁基或腈手套)； 防水围裙或工作服； 护目镜； 防水的鞋	醛中和剂或吸附剂； 吸附索； 吸附枕； 铲子或类似工具(不产生火星)； 地漏垫； 防漏容器

续附录 2－6

化学品	危害	个人防护装备	控制物
汞 Cantor 管 温度计 气压计 血压计 氯化汞	汞和汞蒸汽可通过呼吸道、胃肠道或皮肤快速吸收； 短期接触可能腐蚀呼吸道或胃肠道，导致恶心、呕吐、血样便、休克、头痛、呼吸有金属味； 高浓度吸入可引起肺炎、胸痛、呼吸困难、咳嗽、口腔炎、牙龈炎和唾液分泌； 快速彻底清理汞微球，避免汞蒸发	手套（双层 4H 手套和丁基或腈手套）； 防水围裙或工作服； 护目镜； 防水的鞋	汞真空泵或泄漏处理工具包； 小勺； 吸液器； 危险废物容器； 汞指示粉； 吸附性材料； 铲； 一次性擦拭巾； 汞合金海绵； 汞蒸汽抑制剂

＊本表列出了部分对身体健康有害的化学品，但无意替代相应的安全数据表（safety data sheet，SDS）；如果发生危害物质泄漏或出现其他任何问题，应查阅具体化学品的 SDS，以获取更全面的信息。

附录 2－7　危险化学品泄漏的管理和处置

处置措施	危害液体、气体和汞的处置说明
切断火源	液体：对于 37% 甲醛，切断并清除危害物泄漏 3 m 内的所有火源；对于易燃液体，清除所有火源
	气体：对于易燃气体，清除 15 m 内的所有热源和火源
	对于一氧化二氮泄漏，清除所有热源和火源
隔离、撤离和保护泄漏区域	除负责清理泄漏的人员外，泄漏区周围（小量汞泄漏为 3 m 范围，大量汞泄漏为 6 m 范围）其他所有人员应撤离。泄漏区域应予隔离保护
适当的个人防护装备	见附录 2－2 推荐的个人防护装备
阻止泄漏	液体或汞：如果可能，阻止泄漏源
	气体：现场评估，考虑泄漏的情况（数量、位置和通风）；如果是应急排放，发布适当通知；如果确定是意外泄漏，联系供方获取支援
控制扩散	液体：用控制工具和材料将泄漏控制在初始泄漏区域；易燃液体泄漏时，堵住所有地漏
	气体：遵从供方建议或寻求外部支援
	汞：用适当材料控制泄漏（附录 2－6）。如果适用，用吸液器将汞转移至防漏容器内
中和泄漏物	液体：用合适的控制材料中和化学物质（附录 2－6）
	汞：如果需要，使用汞泄漏处理包
清理泄漏	液体：铲起固化物、吸附索、吸附枕和其他材料，将用过的材料放进防漏容器内，在容器上标识危害物的名称；擦除残余材料；泄漏区表面用清洁剂擦拭 3 次后，用净水清洗。收集使用过的装备（例如护目镜或废物铲），清除可见污染，将需要彻底清洗和消毒的装备放置在单独的容器中
	气体：遵从供方建议或寻求外部支援
	汞：用汞真空吸引器吸入汞泄漏物，或经中和处理用勺子将水银膏状物收集到指定的容器中。用海绵和清洁剂擦拭和清洁泄漏表面 3 次，以去除吸附剂；收集所有受污染的一次性装备，将其放入危害废物容器；收集使用过的装备，清除可见污染，将需要彻底清洗和消毒的装备放置在单独的容器中

续附录 2－7

处置措施	危害液体、气体和汞的处置说明
最终处置	液体：遵从机构的处置程序，将已被中和为固体废物的材料废弃；对于易燃液体，与机构的安全负责人核实适宜的废物最终处置决定
	气体：如果适用，生产方或供方将指导机构如何处置
	汞：用恰当的危害废物标签和运输部规定的菱形标签标记
报告	遵从规定的泄漏记录和报告程序；调查泄漏原因；如果需要，做根源分析；针对安全改进机会采取行动

第3章

血液管理法规

美国联邦法律颁布后将被收编到《美国法典》(United States Code, USC)相应的主题(卷)之中。USC每隔数年重新编纂出版一次，现有50个主题(卷)[1]。执行法律监管的政府部门按照法律要求制定具体实施法规(规章)。食品药品监督管理局(Food and Drug Administration, FDA)负责制定血液相关法律的具体实施法规(规章)。法规(规章)征求意见稿和签发后的正式文本连同立法背景和说明按时间顺序在每日出版的《联邦公告》上公布[2]。每年对目前已发布的所有法规进行整理，将其编纂入《联邦法规》(Code of Federal Regulations, CFR)的相应主题(篇)中，第21篇的主题是食品与药品，第42篇是医疗卫生[3]。

一些法规还附有相应的指引文件。指引给出了监管部门对于监管主题的最新意见和推荐。尽管这些推荐不是监管部门的强制要求，但通常还是为行业所遵循。血液机构的备忘录是在1998年以前发布的，但其中有些备忘录至今仍具有参考价值。从FDA血液和血液制品网页能查阅这些文件[4]。

根据《食品药品化妆品法案》(USC第21篇，第301－399 d部)授权，FDA负责药品和医疗器械的监管[5]。血液制品的用途是治愈、缓解、治疗或预防疾病(21 USC 321)[6-7]，因此被定义为药品。法律要求血液制品生产机构应当向FDA注册，获得生物制品许可证，符合美国现行药品生产质量管理规范(cGMP)的要求。法律禁止伪造和冒牌，授权责任部门开展检查，规定了违法行为的民事与刑事处罚。该法案还对尚处在研究阶段、未经批准的药品和医疗器械在公共卫生突发事件中的应用作了规定。

医疗器械包括用于诊断和治疗疾病的仪器、体外试剂及其配件和附件。按照风险程度增加顺序，FDA将医疗器械分为Ⅰ、Ⅱ、Ⅲ类[21 USC 360(c)][8-9]。Ⅰ类器械没有潜在的不合理风险。Ⅱ类器械应当符合比FDA法规基本要求更高的性能标准。部分Ⅰ类器械和大多数Ⅱ类器械应当经过FDA认证。FDA根据其与已上市销售的同品种医疗器械的实质等同进行认证。该认证过程是根据法案相应条款要求[21 USC 360(k)][8]向FDA提交医疗器械申请材料，也称为510(k)认证。Ⅲ类医疗器械具有潜在的不合理风险，应当在上市销售前获得FDA批准。以前没有明确分类的新型医疗器械也应当在上市销售前获得FDA批准。

第一节　生物制品

生物制品来源于生物体，包括血液、血液制品、衍生物、治疗用血清和用于预防或治疗疾病的疫苗。生物制品的生产，包括生产许可证、标识、检查、召回及违法行为处罚，受《公众健康服务法》(Public Health Service Act)第351节(42 USC 262)管制。该套法规是专门针对血液制品的联邦法律的核心[10]。该法案的第361节：传染病控制(42 USC 264)授权国家公共卫生署署长/医务总监实施检查和检疫的权力，以防止传染病传播。生物组织监管法规应援引该节法规(见下文)[11]。

FDA实施《食品药品法》和《公众健康服务法》的主要法规是CFR的第21篇食品与药品，其中的第200至299部分为药品，第600至680部分为生物制品，第800至898部分为医疗器械，第1270至1271部分为生物组织(表3－1)[12]。FDA网站提供USC相关法律与CFR法规的链接[13]。

表 3-1 美国联邦法规(CFR)第 21 章(食品与药品)的有关主题及其章节

主题	章节	主题	章节
FDA 总则		献血者通知	630.6
强制性要求	1-19	血液制品标准	640
研究及开发	50-58	献血者筛查	640.3
标识	201	血液采集	640.4
药品 cGMP	210-211	血液检测	640.5
生物制品	600-680	红细胞	640.10-.17
总则	600	血小板	640.20-.27
许可证照	601	血浆	640.30-.34
血液制品 cGMP	606	冷沉淀	640.50-.56
人员、资源	606.20-.65	例外、代替	640.120
标准操作规程	606.100	医疗器械	800-898
标识	606.120-.122	不良事件	803
相容性检测	606.151	血液学和病理学	864
记录	606.160-165	组织	
不良反应	606.170	用于移植的组织	1270
产品偏差	606.171	基于细胞和组织的产品	1271 *
机构注册	607	总体规定	1271.1-.20
总体标准	610	注册和产品	1271.21-.37
献血者检测	610.40	捐献者健康要求	1271.45-.90
献血者屏蔽	610.41	cGTP	1271.145-.320
事后调查	610.46-.48	第 361 节条款 +	1271.330-.440
保存期	610.53		

* 项下引用分别代表 A、B、C、D 和 E-F 分部分;

+ 自体和亲缘供者(见正文);

CFR: 联邦法规; FDA: 食品药品监督管理局; cGMP: 现行药品生产质量管理规范; AHF: 抗血友病因子; cGTP: 现行组织生产质量管理规范。

生物制品评估研究中心(Center for Biologics Evaluation and Research, CBER)是 FDA 的下属部门,负责血液制品和大多数其他生物治疗的监管[14]。医疗器械和辐射健康中心(Center for Devices and Radiological Health, CDRH)负责大多数医疗器械的监管。用于生产血液和细胞制品的医疗器械主要由 CBER 负责监管[15]。FDA 法规事务办公室(Office of Regulatory Affairs, ORA)负责现场检查和调查的所有具体操作。

FDA 建立了数个论坛,供公众和社团组织讨论和发表意见,这是 FDA 法规和指引制定过程的一个组成部分[16]。法规和指引草案连同征求意见的书面邀请函同时公布,并归档于公开征求意见目录[17]。法规在《联邦公报》发布时,附有对许多关键问题的解答。FDA 接受法规制修订申请。FDA 征求多个专家咨询委员会,包括 FDA 的血液制品咨询委员会(Blood Products Advisory Committee, BPAC)和细胞、组织和基因治疗咨询委员会(Cellular, Tissue, and Gene Therapies Advisory Committee, CTGTAC)以及卫生和公众服务部(Department of Health and Human Services, DHHS)的血液安全可及咨询委员会(Advisory Committee on

Blood and Tissue Safety and Availability，ACBTSA）对法规草案的意见。FDA 针对具体主题召开的公开会议是收集公众意见的另一途径。

血液机构可向 CBER 申请血液制品或替代程序的法规例外批准。FDA 定期公布这些批准项目，但其批准情况可能不适用于其他机构[18]。

第二节　执业许可证与注册

FDA 将血液机构分为三类：①涉及美国州际贸易的，应当具有执业许可证和注册；②不涉及美国州际贸易的，只需注册；③输血科免于注册[19]。获得执业许可和（或）注册的机构应当接受 FDA 检查。对于只开展小规模生产且其费用由医疗保险和医疗补助服务中心（Centers for Medicare and Medicaid Service，CMS）支付的输血科，FDA 认可经 CMS 批准的实验室检查和批准[20]，但 FDA 仍具有管辖权，认为必要时可组织检查。所有军队的血液机构，包括输血科均应当向 FDA 注册，接受 FDA 检查[21]。

血液机构填报生物制品许可申请表（Biologics License Application，BLA）（356h 表），申请开展各州间贸易的企业生产和产品许可证[22]。以后可能因为出现了情况变化且导致不良影响而需要对许可证进行变更[23]。医疗急救需要时，无论是由持有或未持有许可证的机构生产的未经许可的血液制品，均可跨州运送，但应属于计划外且不经常的行为[24]。血液运送机构应当保留血液紧急运送记录，以供 FDA 审查。

从事血液制品采集、生产、制备或加工的机构应当每年向 FDA 注册（FDA 2830 表）[25-26]。输血科免于注册的条件是：①只开展基本制备操作，例如将全血制成红细胞、将未使用血浆转换为回收血浆、汇聚血液成分、床边过滤去除白细胞或者仅在紧急情况下采集血液；②输血科的费用由 CMS 支付。但是，开展血液常规采集（包括自体血液）或血液辐照、洗涤、在实验室去除白细胞、冰冻、去甘油和复壮等工作的血液机构应当以社区或医院血库形式进行注册。输血科作为血液储存地点，将血液制品配送给其他医院的，应当注册为血液配送中心。开展献血者传染病检测的临床实验室应当注册，经 CMS 批准的除外。血站或输血科以外的机构，如核医学部门开展血液辐照的，应当注册。

第三节　FDA 检查

新成立的血液机构一般应当在成立的 1 年内接受 CBER 和 ORA 派出小组的检查。以后应当接受 ORA 的常规检查，一般每 2 年 1 次。如果血液机构具有涉及符合性的不良记录，FDA 可能缩短检查周期。

ORA 发布了在线检查手册和操作指南，指导 FDA 检查员开展一般检查和针对持证和未持证血站的专项检查[25-26]。血站检查方案包括 cGMP、药品一般法规（21 CFR 210 - 211）和血液成分具体要求（21 CFR 606）的执行情况[27]。常规检查针对 FDA 要求的构成血液安全体系的 5 个层面——献血者筛查、献血者检测、血液检测与隔离以及问题监控与调查。检查员审查这 5 个层面的运行系统：质量保证、献血者健康要求的符合性、产品检测、隔离/库存管理、生产和加工。

FDA 将检查分为几个级别。Ⅰ级检查对所有体系展开全面检查。如果血液机构之前的检查结果良好，可将其运行的 4 或 5 个系统简化为 3 个系统的Ⅱ级检查（针对不需要开展全面检查的问题或死亡事件的重点检查）。检查员对每个系统进行审查，包括标准操作规程、人员和培训、设施、设备校准与维护和记录。有关每个系统和过程的具体检查要求详见本书相应章节。

检查员发现并判定为显然不可接受或违规行为，且已导致或可能导致药品或医疗器械混杂或危害健康时，将形成书面记录并向血液机构反馈（483 表）。检查员应当取得并记录被检查机构管理者关于采取纠正措施的打算[25]。然而，大多数被检查机构常马上响应，以书面形式提出疑问或提供即将采取的纠正措施。最终由 ORA 做出是否存在违规行为的最终决定。

FDA 有许多针对违法行为的处理步骤，也包括不做任何处理。FDA 可能发出针对明显违法行为的警告信，这是一种劝告性措施，为存在违法行为的机构提供自我纠正的机会。强制执法措施分为行政、司法或召回措施。行政措施包括对违法机构的正式传讯，以及暂扣或吊销执业许可证。司法措施包括查封产品、法院强制令、民事赔偿和提起刑事起诉。FDA 可在必要时启动召回措施。有关现有处罚的详细内容详见 ORA 执法程序手册[28]。

第四节　血液相关的医疗器械

CBER 负责牵头与 CDRH 共同对上市后用于输血和血液制品、造血干细胞、自体血液采集加工的设备，包括用于献血者传染病检测和患者输血前检测的诊断试验实施监管[29-30]。血站使用的计算机软件属于 CBER 批准的医疗器械。

大多数血液相关设备属于Ⅱ类医疗器械，应当经过 FDA 510(k)实质等同认证。属于Ⅰ类器械的示例包括用于血红蛋白筛查的硫酸铜溶液、血型鉴定观察盒和热合机。献血者 HIV、HBV 和 HCV 检测试剂属于Ⅱ类或Ⅲ类医疗器械。血液筛查试验按照 BLAs 进行监管。BLAs 和Ⅲ类器械需要获得上市前许可。FDA 赋予每类医疗器械一个编码。CDRH 网站的注册企业和医疗器械数据库拥有每个编码项下经过批准的企业和医疗器械目录，可供检索[31]。

应当向 FDA 报告医疗器械相关的严重不良事件(21 CFR 803)[32]。医疗器械使用机构发现医疗器械曾经是或者可能已经是引起患者死亡或受到严重伤害的因素时，应当向 FDA 报告。严重伤害的定义是危及生命、造成永久性损害或损伤，或需要医疗或手术。医疗器械使用机构在严重伤害事件发生后 10 个工作日内填报 FDA Medwatch 3500A 报表，并将其送往医疗器械生产机构。发生死亡事件的应当同时向 FDA 报告。当年有提交 3500A 报表的，应当在次年 1 月 1 日前向 FDA 提交年度总结表(3419 表)[22]。医疗器械使用机构可自愿向 FDA 报告医疗器械相关的其他不良事件(3500 表)[22]。医疗器械使用机构应当对所有可能的不良事件(无论是否需要报告)展开调查，并将调查记录保存 2 年。

第五节　作为生物组织的造血干细胞

DHHS 下属的卫生资源服务管理局(Health Resources and Services Administration，HRSA)负责对未经处理的骨髓细胞移植实施监管，并监督由国家骨髓捐赠者管理计划负责协调的骨髓、脐带血捐献和移植程序。2005 年 5 月 25 日前采集的其他造血干细胞(hematopoietic progenitor cells，HPCs)，按照 FDA 组织移植法规(21 CFR 1270.12)实施监管。2005 年 5 月 25 日及以后采集的 HCT/Ps 适用针对人类细胞和组织以及与基于细胞和组织的产品(HCT/Ps)的 FDA 法规(21 CFR 1271)[12,33-34]。

HCT/P 生产机构应当遵从下列法规要求：①机构注册与产品列名；②捐献者健康符合要求，包括传染病检测；③生产符合现行组织生产质量管理规范(cGTP)要求(表 3-1)。注册申请机构采用 FDA 3356 表，按照所生产 HPC 类别进行报告。FDA 将 HPC 分为三类：①21 CFR 1271.10(a)规定的 HCT/Ps；②生物制品；③药品。FDA 关于每类 HPC 的定义、监管和(适用时)批准要求见表 3-2。自体或一、二级亲属捐献的外周血干细胞(PBSCs)属于第一类，这些产品的监管主要是预防传染病或污染的传播(公众健康服务法，42 USC 264，第 361 节)[11]。非亲属捐献的 PBSCs 属于生物制品，FDA 正在考虑要求生产机构获得生产许可。2011 年 10 月 20 日以后，非亲缘关系的脐带干细胞应当获得许可证或获准新药应用研究(见本书第 30 章)。除了最基本操作以外的处理(例如扩增、性质改造或基因治疗)和用于不同目的(例如组织工程)的 HCT/Ps 归类为药品，应当在上市前获得批准。

FDA 具体规定了组织捐献者的传染病检测要求，并公布了已通过许可或认证的适用于该类检测的试剂[45]。cGTP 的要素与血液制品的 cGMP 相似。AABB 和其他组织产品使用机构联合编写了细胞治疗产品使用说明书[46]。AABB 和细胞治疗认证基金会(Foundation for Accreditation of Cellular Therapy，FACT)制定了自愿采用的 HPC 采集和加工标准，并建立了相应的认证机构。关于这些标准和认证程序请详见第 29 和 30 章。

FDA 的组织管理法规不适用于只开展组织的接收、储存和输注而不开展组织的任何生产步骤的机构。联合委员会(The Joint Commission，JC)制定了关于医疗机构对组织进行处理与追踪以及不良事件调查的标准(TS.03.01.01 至 03.03.01)(详见第 32 章)[47]。

表3－2　美国关于造血祖细胞生产机构的规定[35－36]

HPC产品的类型	管辖权分类	主要法条（CFR 21章，附注的除外）	FDA上市前许可、批准或认证	FDA符合性审查计划手册[37－38]
未经处理的骨髓	卫生资源与服务管理局	美国法规第42章274节（k）	无	不适用
在2005年5月25日之前采集的HPCs*	组织，CFR第21章1270节（2005年5月25日之前）	1270，1271章节的A－B部分（见表3－1）	无	7341.002A[39]
自体或同种异体亲缘供者来源HPCs†	PHS法第361节：HCT/Ps‡	1271.10（a）§（应当符合所有标准）；1271 A－F	无	7341.002[37] 7342.007附录[40]（进口产品）
非亲缘供者外周血HPCs	PHS法第351节：生物制品	1271节A－D	计划中	7341.002[37]
非亲缘供者脐带细胞	第351章：生物制品	1271节A－D 许可指南[41] IND指南[42]	是(2011年10月20日之后)不合格产品的许可证或IND申请表	7341.002[37]
改变特性或不同功能的HPCs（包括体细胞治疗），或与药物结合的HPCs	细胞和基因疗法，CBER	1271节A－D	是，IND和BLA	7345.848[43]
和医疗设备相结合的HPCs	按照确定，CBER和CDRH	1271节A－D	是，医疗器械临床研究免审和BLA	7382.845[44]

*来源于未经处理的骨髓、外周血和脐带血（包括供者淋巴细胞输注）；

†第一或第二级亲属；

‡根据2005年组织条例的规定，［21 CFR 1271.3（d）］；

§21 CFR 1271.10（a）适用于第361节（详见法规全文），要求HPC为：①处理的最低限度（不改变生物学特性）；②仅用于同功能用途；③不与其他物品结合（除了水、晶体，或者用于灭菌、保存或储存且不产生新的安全隐患的药剂）；④用于自体输血或采用第一级或二次亲属捐献的血液进行异体输血（详见法规全文）；

HPC：造血祖细胞；CFR：联邦法规；FDA：食品药品监督管理局；PHS：公共卫生服务法；HCT/Ps：人类细胞、组织和基于细胞和组织的产品；IND：研究性新药；CBER：生物制品评估研究中心；CDRH：医疗器械和辐射健康中心；BLA：生物制品许可申请表。

第六节　召回与撤回的管理

FDA将生产机构开展药品问题监测和调查的时限延长至产品放行后。血站在血液制品发出后发现其存在违背法规、标准、规范或cGMP要求时，应当向FDA和血液接收方报告。生物制品偏差（biological product devivation system，BPDs）包括了这些问题。出现偏差事件时，发出血液制品的安全性、纯度和疗效可能受到影响，因此应当向FDA报告[48]。

召回的定义是生产机构将存在违反法律规定情形的已上市销售产品予以收回和检修（21 CFR 7.3）[49]。FDA按照严重程度将召回为几个等级。大多数召回的血液制品不可能导致不良健康后果，属于为Ⅲ级召回。Ⅱ级召回是针对可能导致暂时性不良影响或可能存在远期严重问题的产品。FDA公布所有召回事件。美国的血液成分召回约涉及1/5 800单位的血液成分[50]。

生产机构应当将存在轻度违法行为的产品从市场撤回。血液制品存在超出生产机构控制范围的问题，例如献血后的献血者信息，常属此类撤回。撤回比召回更常见，但FDA未予公布。

美国和加拿大公布了关于常见召回/撤回通知

的管理推荐[50-51]。输血科宜按照推荐意见制定相应的程序并开展培训，一旦收到召回/撤回通知(以及所附的措施、评审和跟踪措施)时能快速响应。AABB(7.1 条)和 CAP(TRM.42120 和 TRM.42170 检查表)的认证要求详述这方面的具体要求[52-53]。

接到召回/撤回通知时，大多数血液制品已被输注。在近期发布的一些关于传染病的血液指引，FDA 提出了关于是否将问题血液输注告知受血者临床医生的推荐意见。对于近期可能暴露于传染病的献血者或受血者，宜咨询有关检测的血清阳转窗口期，据此安排做前瞻性检测或对检测结果作回顾性分析，例如对献血者暴露后已再次检测的检测结果进行回顾性分析[50]。

BPDs 和血液制品召回的最常见原因见表 3-3。有关献血后才发现献血者所献血液携带 HIV 或 HCV 的事后调查工作详见本书第 5 章。

第七节　医学实验室法律与法规

CMS 根据临床实验室改进修正案(Clinical Laboratory Improvement Amendments, CLIA)[42 USC 263(a)和 42 CFR 493] 和公众健康服务法第 353 节负责美国所有医学实验室的监管[54-55]。

法律和法规规定，实验室应当通过 CLIA 认证的要求和程序，并以此作为对实验室的一般要求和作为医疗保险和医疗救助支付的先决条件。

实验室应当具有适宜的设施与设备、与所开展试验复杂性相适应的经过培训和富有经验的监管与技术人员、质量管理体系(见第 1 章)以及连续通过经 CMS 批准的能力比对试验(proficiency testing, PT)[56]，方可通过认证。所有实验室应当向 CMS 注册，接受 CMS 或其指定机构的检查，且每 2 年应当通过再次认证。

FDA 根据试验的复杂性对 CMS 相关的所有试验进行分级，包括免审、中度复杂和高度复杂 3 类。免审试验简单，容易操作，技术培训要求很低。快检试验、尿液分析试纸条、血红蛋白硫酸铜比重测定法、血细胞比容微量测定法以及检测血红蛋白的一些简单设备属此类。只开展免审试验的实验室向 CMS 注册，以获得免审证书。疾病预防与控制中心为 CMS 提供有关实验室法规方面的技术和咨询支持，并发布了有关免审试验操作的推荐意见[57]。

根据对开展试验所需培训、准备、解释性判断和其他因素的评分结果，将非免审试验分为中度或高度复杂 2 类(42 CFR 493.17)[54]。CDRH 网站提供了关于具体试验复杂程度的 CLIA 数据库，可供检索[31]。

血站和输血科有 3 种途径通过 CLIA 认证：①合格证书：通过州卫生行政部门按照 CMS 要求开展的检查；②认可证书：通过经 CMS 批准的认可机构的认可；③CMS 免审状态：通过经 CMS 认可的纽约和华盛顿州的非免审实验室的执业许可计划[58]。

CLIA 规定了实验室的一般要求、质量体系(包括质量保证与质量控制体系)和管理与技术人员资质。开展高度复杂试验的，其人员资质要求更严格。法规要求免疫血液学实验室针对下列事项制定标准：血液供应协议、相容性检测、血液保存与报警、标本保存、受血者身份的主动辨识、输血反应调查和文件记录(42 CFR 493.1103 和 493.1271)[54]。病毒与梅毒血清学试验属于免疫学试验。CMS 公布了关于开展实验室检查的指南[59]。

表 3-3　生物产品偏差和成分血召回的最常见原因

生物制品偏差 (按事件发生频数排序)	血液成分召回 (按血液单位数排序)
疟疾，旅行/定居	采血无菌操作和采血部位准备
变异型克雅病，旅行/定居	血液储存温度
献血后患病	按照 GMP 生产
纹身	献血者健康要求
因献血者身份识别有误而未对其实施献血屏蔽	产品质量控制

注：生物产品偏差源自持证机构[48]。血液成分召回源自 FDA 执法报告[50]。公布的召回数据包括撤回[50]。

CMS 批准了符合 CMS 法规要求的 6 家实验室认可机构：AABB、美国整骨医学会（American Osteopathic Association，AOS）、美国组织相容性与免疫遗传学会（American Society for Histocompatibility and Immunogenetics，ASHI）、CAP、COLA［旧称诊所实验室认可委员会（the Commission on Office Laboratory Accreditation）］和 JC[60]。JC 与 ASHI、CAP 和 COLA 签订了合作协议，认可对方批准的实验室认可[61]。

对于准备同时申请 AABB 和 CAP 两种认证的机构，AABB 和 CAP 可开展联合审查。CMS 为了确认这些认可机构，可能自行开展跟踪审查。CMS 法规要求，开展非免审试验的实验室申请认可时应当通过 PT。CMS 法规具体规定了实验室各专业检验中应当通过 PT 的试验和程序（受监管的分析物），实验室如果有开展这些检测项目，就应当通过经批准的 PT。CMS 网站上有经过批准的 PT 组织者列表可供查询[62]。有关 PT 的其他内容请见第 1 章。

第八节　医院法规与认证

CMS 批准通过各州审查或通过 JC、AOS 和 DNV 医疗认证计划的医院获得医疗保险支付。认证检查包括 CMS 法规对输血和输血反应评价的要求［12 CFR 482.23（c）］[63]。JC 制定了下列事项的标准：防止实验室标本和受血者身份识别错误（NPSG.01.01.01,.01.03.01），采用操作前验证过程的通用方案（“暂停”）核查血液制品（UP.01.01.01）以及输血合理性评估（MS.05.01.01）[47]。JC 的监哨事件报告方案中包括溶血性输血反应[64]。

医疗机构还应熟悉国家和地方的相关法律法规，包括医疗和实验室人员的专业执照要求。在某些情况下，在其他州提供产品或服务的机构必须遵守顾客所在地的法规。

第九节　结语

血液成分和其他血液制品按照药品监管。血站和输血科按照医学实验室监管。众多的法规要求增加了血液机构符合法规要求的复杂性。然而，对血液制品实行严格监管表明了安全有效的血液制品对公众健康的重要性。采用第 1 章所述的质量管理体系和本手册所述的程序开展实验室质量管理，方能保证血液制品安全有效。

要点

1. FDA 负责监管药品和医疗器械的生产和使用，包括血液制品、从血液衍生的生物制品及其附属检测和输血设备。FDA 网站提供 CFR 第 21 章血液相关法规及解释性指引文件的链接。
2. FDA 要求涉及美国州际贸易的血液制品生产机构应当获得许可证和注册，仅涉及生产行为（如辐照或洗涤）的只需注册。只开展基本血液制品制备的输血科不需注册，但应当获得 CMS 实验室许可。
3. 已认证和注册的血液机构接受 FDA 每 2 年 1 次检查，检查重点为 cGMP（21 CFR 210－211）和血液制品要求（21 CFR 606）的执行情况。检查员发现明显违规或危害时，将检查结果向被检查机构反馈，并要求被检查机构回复和纠正。存在明显违规或危害行为的血液机构可能受到一系列处罚，包括吊销执业许可证和刑事起诉。
4. 用于移植的 HPCs 由 FDA 按照组织实施监管，监管重点是防止自体移植或近亲同种异体移植导致感染和污染传播。FDA 制定了非亲缘脐带血细胞 HPCs 许可程序。
5. FDA 规定，药品（和血液制品）生产机构发现发出后的血液制品不符合要求时。例如，发现献血者可能感染疟疾或血液制品的无菌性可能受损，应当启动召回或市场撤回程序。输血科应当制定程序，针对已输注的本应召回或撤回的血液制品对患者可能造成的不良影响实施评估和管理。
6. 美国所有医学实验室应当经过 CMS 审批每 2 年 1 次。实验室管理法规要求配备适宜的设备和与试验复杂性相适应的胜任人员，连续通过经 CMS 批准的机构组织的能力比对试验。通过 CMS 批准的认证机构或州卫生行政部门组织的检查的实验室，CMS 发给执业认可证。
7. 医疗卫生机构的医疗行为也应当遵从 CMS 法规。JC 和其他机构开展医疗机构 CMS 遵从性的认证。CMS 和 JC 要求监控输血过程、评估输血不良反应和防止输血错误。

参考文献

［1］Office of the Law Revision Council. Search the United States

Code. Washington, DC: US House of Representatives, 2013. [Available at http://uscode.house.gov/search/criteria.shtml (accessed November 15, 2013).]

[2] Federal register. Washington, DC: National Archives and Records Administration and US Government Printing Office, (updated daily). [Available at https://www.federalregister.gov (accessed November 15, 2013).]

[3] Electronic code of federal regulations (e – CFR). Washington, DC: Office of the Federal Register, National Archives and Records Administration, 2013. [Available at http://www.ecfr.gov (accessed November 15, 2013).]

[4] Blood and blood products. Silver Spring, MD: CBER Office of Communication, Outreach, and Development, 2013. [Available at http://www.fda.gov/BiologicsBloodVaccines/BloodBloodProducts/default.htm (accessed November 15, 2013).]

[5] Federal Food, Drug, and Cosmetic Act (FD&C Act). Silver Spring, MD: FDA, 2011. [Available at (http://www.fda.gov/RegulatoryInformation/Legislation/FederalFoodDrugandCosmeticActFDCAct/default.htm (accessed November 16, 2013).]

[6] United States code. Title 21, USC Part 321.

[7] Compliance policy guides. CPG 230.120 – Human blood and blood products as drugs. Silver Spring, MD: Food and Drug Administration, 2011. [Available at http://www.fda.gov/ ICECI/ComplianceManuals/CompliancePolicyGuidanceManual/ucm073863.htm (accessed March 30, 2014).]

[8] FD&C Act Chapter V: Drugs and devices. Silver Spring, MD: Food and Drug Administration, 2012. [Available at http://www.fda.gov/RegulatoryInformation/Legislation/FederalFood DrugandCosmeticActFDCAct/FDCActChapterVDrugsandDevices/default.htm (accessed November 16, 2013).]

[9] General and special controls. Silver Spring, MD: Food and Drug Administration, 2013. [Available at http://www.fda.gov/MedicalDe vices/DeviceRegulationandGuidance/Overview/GeneralandSpecialControls/default.htm (accessed November 16, 2012).]

[10] United States code. Title 42, USC Part 262.

[11] United States code. Title 42, USC Part 264.

[12] Code of federal regulations. Title 21, CFR Parts 200 – 299, 600 – 680, and 1270 – 1271. Washington, DC: US Government Printing Office, 2014 (revised annually).

[13] Food and Drug Administration. Washington, DC: FDA, 2013. [Available at http://www.fda.gov (accessed November 8, 2013).]

[14] Food and Drug Administration. Vaccines, blood & biologics. Washington, DC: CBER Office of Communication, Outreach, and Development, 2013. [Available at http://www.fda.gov/BiologicsBloodVaccines (accessed November 8, 2013).]

[15] Medical devices. Washington, DC: Food and Drug Administration, 2013. [Available at http://www.fda.gov/MedicalDevices/default.htm (accessed November 8, 2013).]

[16] Comment on regulations. Silver Spring, MD: Food and Drug Administration, 2009. [Available at http://www.fda.gov/AboutFDA/ContactFDA/CommentonRegulations/default.htm (accessed November 16, 2012).]

[17] Regulations.gov. Washington, DC: US Government, 2013. [Available at http://www.regula tions.gov (accessed November 8, 2013).]

[18] Exceptions and alternative procedures approved under 21 CFR 640.120. Silver Spring, MD: CBER Office of Communication, Outreach, and Development, 2013. [Available at http://www.fda.gov/BiologicsBloodVaccines/BloodBloodProducts/RegulationoftheBloodSupply/ExceptionsandAlternativeProcedures/ default.htm (accessed November 8, 2013).]

[19] Code of federal regulations. Title 21, CFR Part 607.65 (f). Washington, DC: US Government Printing Office, 2013 (revised annually).

[20] MOU 225 – 80 – 4000. Memorandum of understanding between the Health Care Financing Administration and the Food and Drug Administration. (June 6, 1983) Silver Spring, MD: Food and Drug Administration, 1983. [Available at http://www.fda.gov/AboutFDA/Part nershipsCollaborations/MemorandaofUnderstandingMOUs/DomesticMOUs/ucm116313.htm (accessed November 16, 2013).]

[21] MOU 225 – 74 – 1017. Memorandum of understanding between the Department of Defense and the Food and Drug Administration. (June 19, 1974) Silver Spring, MD: Food and Drug Administration, 1974. [Available at http://www.fda.gov/AboutFDA/PartnershipsCollaborations/MemorandaofUnderstandingMOUs/DomesticMOUs/ucm115877.htm (accessed November 16, 2013).]

[22] FDA forms. Silver Spring, MD: Food and Drug Administration, 2010. [Available at http://www.fda.gov/AboutFDA/ReportsManuals Forms/Forms/default.htm (accessed November 16, 2013).]

[23] Guidance for industry. Changes to an approved application: Biological products: Human blood and blood compo-

nents intended for transfusion or for further manufacture. (July 2001) Silver Spring, MD: CBER Office of Communication, Outreach, and Development, 2001. [Available at http: //www. fda. gov/ BiologicsBloodVaccines/GuidanceComplianceRegulatoryInformation/Guidances/Blood/ucm076729. htm (accessed November 21, 2013).]

[24] Compliance policy guides. CPG Sec. 220. 100. IS shipment biologicals for medical emergency. Silver Spring, MD: Food and Drug Administration, 2011. [Available at http: //www. fda. gov/ICECI/ComplianceManuals/CompliancePolicyGuidanceManual/ucm073860. htm (accessed November 8, 2013).]

[25] Investigations operations manual 2012. Silver Spring, MD: Food and Drug Administration, 2012. [Available at http: //www. fda. gov/ICECI/ Inspections/IOM/default. htm (accessed November 16, 2013).]

[26] 7342. 001. Inspection of licensed and unlicensed blood banks, brokers, reference laboratories, and contractors. (December 2010) Silver Spring, MD: Food and Drug Administration, 2013. [Available at http: //www. fda. gov/BiologicsBloodVaccines/GuidanceComplianceRegulatoryInformation/ComplianceActivities/Enforcement/CompliancePrograms/ucm095226. htm (accessed November 8, 2013).]

[27] Code of federal regulations. Title 21, CFR Parts 210, 211, and 606. Washington, DC: US Government Printing Office, 2014 (revised annually).

[28] Regulatory procedures manual—2012. Silver Spring, MD: Food and Drug Administration, 2011. [Available at http: //www. fda. gov/ICECI/ComplianceManuals/RegulatoryProcedures Manual/default. htm (accessed March 30, 2014).]

[29] Intercenter agreement between the Center for Biologics Evaluation and Research and the Center for Devices and Radiological Health. (October 31, 1991) Bethesda and Silver Spring, MD: Food and Drug Administration, 1991. [Available at http: //www. fda. gov/CombinationProducts/JurisdictionalInformation/ ucm121175. htm (accessed November 16, 2013).]

[30] Devices regulated by the Center for Biologics Evaluation and Research. Silver Spring, MD: CBER Office of Communication, Outreach, and Development, 2013. [Available at http: // www. fda. gov/biologicsbloodvaccines/developmentapprovalprocess/510kprocess/ ucm133429. htm (accessed November 8, 2013).]

[31] Medical device databases. Silver Spring, MD: Food and Drug Administration, 2013 (revised monthly). [Available at http: //www. fda. gov/MedicalDevices/DeviceRegulationandGuidance/Databases/default. htm (accessed November 8, 2013).]

[32] Code of federal regulations. Title 21, CFR Part 803. Washington, DC: US Government Printing Office, 2014 (revised annually).

[33] Tissues and tissue products. Silver Spring, MD: CBER Office of Communication, Outreach, and Development, 2010. [Available at http: // www. fda. gov/BiologicsBloodVaccines/TissueTissueProducts/default. htm (accessed November 16, 2013).]

[34] Halme DG, Kessler DA. Regulation of stemcell-based therapies. N Engl J Med 2006; 355: 1730 – 1735.

[35] Guidance for industry: Regulation of human cells, tissues, and cellular and tissue-based products (HCT/Ps)-small entity compliance guide. (August 2007) Silver Spring, MD: CBER Office of Communication, Outreach, and Development, 2007. [Available at http: //www. fda. gov/BiologicsBloodVaccines/GuidanceComplianceRegulatoryInformation/Guidances/Tissue/ucm073366. htm (accessed November 16, 2013).]

[36] Guidance for industry: Current good tissue practice (CGTP) and additional requirements for manufacturers of human cells, tissues, and cellular and tissue-based products (HCT/Ps). (December 2011) Silver Spring, MD: CBER Office of Communication, Outreach and Development, 2011. [Available at http: //www. fda. gov/downloads/BiologicsBloodVaccines/GuidanceComplianceRegulatoryInformation/Guidances/Tissue/UCM285223. pdf (accessed November 16, 2013).]

[37] 7341. 002 – Inspection of human cells, tissues, and cellular and tissue-based products (HCT/ Ps). Silver Spring, MD: CBER Office of Communication, Outreach, and Development, 2012. [Available at http: //www. fda. gov/BiologicsBloodVaccines/GuidanceComplianceRegu latoryInformation/ComplianceActivities/Enforcement/CompliancePrograms/ucm 095207. htm (accessed November 21, 2013).]

[38] Compliance programs (CBER). Silver Spring, MD: CBER Office of Communication, Outreach, and Development, 2012. [Available at http: //www. fda. gov/BiologicsBloodVaccines/GuidanceComplianceRegulatoryInformation/ComplianceActivities/Enforcement/CompliancePrograms/default. htm (accessed November 16, 2013).]

[39] 7341. 002A – Inspection of tissue establishments. (December 1, 2007) Silver Spring, MD: CBER Office of Commu-

nication, Outreach, and Development, 2007. [Available at http: // www. fda. gov/BiologicsBloodVaccines/GuidanceComplianceRegulatoryInformation/ ComplianceActivities/Enforcement/CompliancePrograms/ucm095218. htm (accessed November 16, 2013).]

[40]7342. 007 Addendum-Imported human cells, tissues, and cellular and tissue-based products (HCT/Ps). (January 1, 2010) Silver Spring, MD: CBER Office of Communication, Outreach, and Development, 2010. [Available at http: // www. fda. gov/BiologicsBloodVaccines/Guid anceComplianceRegulatoryInformation/ComplianceActivities/Enforcement/CompliancePrograms/ucm095250. htm (accessed November 16, 2013).]

[41] Guidance for industry: BLA for minimally manipulated, unrelated allogeneic placental/umbilical cord blood intended for hematopoietic and immunologic reconstitution in patients with disorders affecting the hematopoietic system. (March 2014) Silver Spring, MD: CBER Office of Communication, Outreach, and Development, 2009. [Available at http: //www. fda. gov/downloads/BiologicsBloodVaccines/GuidanceComplianceRegulatoryInformation/Guidances/CellularandGeneTherapy/de fault. htm (accessed March 30, 2014).]

[42]Guidance for industry and FDA staff: IND applications for minimally manipulated, unrelated allogeneic placental/umbilical cord blood intended for hematopoietic and immunologic reconstitution in patients with disorders affecting the hematopoietic system. (March 2014) Silver Spring, MD: CBER Office of Communication, Outreach, and Development, 2009. [Available at http: //www. fda. gov/down loads/BiologicsBloodVaccines/GuidanceComplianceRegulatoryInformation/Guidances/CellularandGeneTherapy/default. htm (accessed March 30, 2014).]

[43]7345. 848 – Inspection of biological drug products. (October 1, 2010) Silver Spring, MD: CBER Office of Communication, Outreach, and Development, 2010. [Available at http: // www. fda. gov/BiologicsBloodVaccines/GuidanceComplianceRegulatoryInformation/ ComplianceActivities/Enforcement/CompliancePrograms/ucm095393. htm (accessed November 16, 2013).]

[44] Inspection of medical device manufacturers. Program 7382. 845. (February 2, 2011) Silver Spring, MD: Food and Drug Administration, 2011. [Available at http: // www. fda. gov/Medi calDevices/DeviceRegulationandGuidance/GuidanceDocuments/ucm072753. htm (accessed November 16, 2013).]

[45]Testing HCT/P donors for relevant communicable disease agents and diseases. Silver Spring, MD: CBER Office of Communication, Outreach, and Development, 2013. [Available at http: //www. fda. gov/BiologicsBloodVaccines/SafetyAvailability/Tissue Safety/ucm 095440. htm (accessed November 8, 2013).]

[46]AABB, America's Blood Centers, American Association of Tissue Banks, American Red Cross, American Society for Apheresis, American Society for Blood and Marrow Transplantation, College of American Pathologists, Foundation for the Accreditation of Cellular Therapy, ICCBBA, International Society for Cellular Therapy, Joint Accreditation Committee, National Marrow Donor Program, and Netcord. Circular of information for the use of cellular therapy products. Bethesda, MD: AABB, 2013. [Available at http: //www. aabb. org/ (accessed November 8, 2013).]

[47] 2012 Comprehensive accreditation manual for hospitals: The official handbook (CAMH). Oakbrook Terrace, IL: The Joint Commission, 2012.

[48] Biological product deviations. Silver Spring, MD: CBER Office of Communication, Outreach, and Development, 2012. [Available at http: //www. fda. gov/BiologicsBloodVaccines/SafetyAvailability/ReportaProblem/BiologicalProductDeviations/default. htm (accessed November 16, 2013).]

[49] Code of federal regulations. Title 21, CFR Part 7. 3. Washington, DC: US Government Printing Office, 2014 (revised annually).

[50]Ramsey G. Blood component recalls and market withdrawals: Frequency, reasons, and management in the United States. Transfus Med Rev 2013: 7: 82 – 90.

[51] Recommendations for the notification of recipients of a blood component recall. (March 21, 2012) St. John's, NL and Ottawa, ON: National Advisory Committee on Blood and Blood Products and Canadian Blood Services, 2012 [Available at http: //www. nacblood. ca/re sources/guidelines/recall-recipient-notification. html (accessed January 14, 2014).]

[52] Levitt J, ed. Standards for blood banks and transfusion services. 29th ed. Bethesda, MD: AABB, 2014.

[53] College of American Pathologists Laboratory Accreditation Program checklists. Northfield, IL: College of American Pathologists, 2013 (revised annually).

[54] Code of federal regulations. Title 42, CFR Part 493. Washington, DC: US Government Printing Office, 2013 (revised annually).

[55]United States code. Title 42, USC Part 263a.

[56]Rauch CA, Nichols JH. Laboratory accreditation and in-

spection. Clin Lab Med 2007; 27: 845 – 858.

[57] Howerton D, Anderson N, Bosse D, et al. Good laboratory practices for waived testing sites: Survey findings from testing sites holding a certificate of waiver under the Clinical Laboratory Improvement Amendments of 1988 and recommendations for promoting quality testing. MMWR Recomm Rep 2005; 54(RR – 13): 1 – 32.

[58] Clinical Laboratory Improvement Amendments (CLIA): How to obtain a CLIA certificate. (March 2006) Baltimore, MD: Centers for Medicare and Medicaid Services, 2006. [Available at http://www.cms.hhs.gov/CLIA/down loads/HowObtainCLIACertificate.pdf (accessed November 18, 2012).]

[59] Interpretive guidelines for laboratories. Appendix C. Survey procedures and interpretive guidelines for laboratories and laboratory services. Baltimore, MD: Centers for Medicare and Medicaid Services, 2013. [Available at http://www.cms.hhs.gov/CLIA/03_Interpre tive_Guidelines_for_Laboratories.asp (accessed November 8, 2013).]

[60] List of approved accreditation organizations under CLIA. Baltimore, MD: Centers for Medicare and Medicaid Services, 2013. [Available at http://www.cms.gov/Regulations-and-Guidance/Legislation/CLIA/Downloads/AOList.pdf (accessed November 8, 2013).]

[61] Laboratory services. Facts about the cooperative accreditation initiative. Oakbrook Terrace, IL: The Joint Commission, 2013. [Available at http://www.jointcommission.org/assets/1/18/cooperative_accreditation_initiative_6_15_11.pdf (accessed November 8, 2013).]

[62] CLIA-approved proficiency testing programs—2013. Baltimore, MD: Centers for Medicare and Medicaid Services, 2012. [Available at http://www.cms.hhs.gov/CLIA/down loads/ptlist.pdf (accessed November 8, 2013).]

[63] Code of federal regulations. Title 42, CFR Part 482.23 (c). Washington, DC: US Government Printing Office, 2013 (revised annually).

[64] Sentinel event. Oakbrook Terrace, IL: The Joint Commission, 2012. [Available at http://www.jointcommission.org/sentinel_event.aspx (accessed November 18, 2013).]

第 4 章

突发事件应对

在过去十年中积累了突发事件应对的很多经验和教训。联合国国际减灾战略(United Nations International Strategy for Disaster Reduction)对突发事件的定义是，社区或社会的正常运行受到破坏，破坏程度超出受影响社区或社会的应对能力的严重事件[1]。突发事件可小可大，小到仅影响某一事务，大到影响整个地区。为了应对和减轻自然灾害引起的突发事件(如飓风、地震、洪水或流感暴发流行)和人为因素引起的突发事件(如恐怖袭击和工伤事故)造成的危害，全世界已经投入了巨大的资源。

本章不仅介绍突发事件的预防和应急准备，还包括对突发事件应对管理系统的概述，重点关注突发事件应对的整个循环，包括在传统突发事件应急预案经常忽略的要素。本章更倾向于作战略性概述，而不是讲述具体程序性操作。《AABB 突发事件应对手册》是本章的补充，本章所提到的许多具体操作程序，在该手册中均有详细说明[2]。

虽然本章主要介绍美国的突发事件应对策略，但其中的很多方法可供其他国家采用。医院血库和血站宜注意到，本章讨论的许多活动主要是针对独立运行的组织(如血液采集中心)，这些活动可能已经被列入医院突发事件应对总体预案中。然而，医院工作人员宜评审医院和部门的突发事件应急预案，确保其包括与血液相关的全部事项(包括与细胞和生物治疗相关事项)。

第一节　背景

一、突发事件应对管理循环

突发事件应对管理包括突发事件应急预案、应急处置和事后恢复。正如其他许多活动一样，应急预案本质上是一种循环，通过从过去突发事件处理中吸取的经验教训，用于改进今后的突发事件应对。突发事件应对管理循环包括 4 个组成部分：预防、应急准备、应急处置和事后恢复[3]。组织机构在制定有效的突发事件应急预案时宜考虑到应对管理循环的每个组成部分。

1. 预防的重点是对厂房和资产进行永久改造，以减少其遭受各种已知危害的损坏。预防策略一般包括建筑结构的“部位”和“如何加固”，以及保护员工和资产(例如建筑规范要求、洪泛分析和风暴避难所)。预防方法也包括采取相对简单的方式减少损失或损害(例如将书架或文件橱柜固定到墙上)。

2. 应急准备工作主要针对那些不能单独通过预防工作加以解决的风险领域。突发事件具有动态性和复杂性，因此需要做好细致的应急准备工作，争取在维持事务运行的同时尽可能减少生命和财产损失。应急准备工作始于对组织机构可能遭遇并受到影响的已知危害(包括自然和人为因素，如火灾、暴风雨、地震、疾病暴发流行和恐怖袭击)的全面风险分析。根据风险评估结果，应急准备工作的重点宜聚焦最可能受到影响的人和组织系统。有效的应急准备工作是一个持续改进的过程，通过一系列真实的或模拟的事件(演练)对突发事件应对预案实施常规检验，发现其不足之处并加以改进。

3. 在紧急情况下需要采取应急处置措施，一般涉及为保障生命财产安全和组织机构稳定，员工宜及时采取的措施(例如通知员工、疏散程序和客户及媒体回应)。有效的应急处置策略的核心是明确规定处置过程和程序，使其无论是在白天或晚上的任何时间(例如晚上和周末)都能进行演练和实施。制定应急处置策略时也应以明确规定的权限为基础。

4. 开始采取应急处置措施后，就应启动事后恢复工作。事后恢复工作聚焦在关键系统(例如通讯、水、电力和排污)的恢复，以重新开始和维持业务运作。通过对预防策略的再次审视，进一步完善突发事件应对预案，事后恢复就完成了突发事件应对循环。

二、风险评估

对影响组织机构已知危害实施全面评估是制定有效突发事件应对预案的关键基础。可将风险定义为危害可能造成的损失(人体生命、经济和社会)，以预计发生率和频率、原因、受影响地点或地区加以描述[4]。风险评估的目的是根据危害发生的可能性和影响范围，发现和降低危害造成的风险。潜在危害有不同的分类方式，例如自然与人为，组织内部与外部。在后一种分类中，外部危害包括自然事件(例如地震、水灾、火灾、疾病暴发流行、飓风)以及人为事件(例如恐怖袭击或工厂事故，包括化学、危害物质以及核电站的突发事件)。

另一类是可能发生于组织机构内部的危害事件。内部危害包括水管爆裂或消防喷淋误报引起的水泛、火灾、天然气泄漏、工作场所暴力以及危害物质泄漏等。这些危害都可能造成服务中断以及员工、献血者和患者需要疏散。在内部突发事件风险评估过程中需回答的问题中的一个例子是，医院血库遭遇水灾或因受到火灾烟雾损害而应当迁移时，所储存的血液成分和患者将面临哪些潜在风险？

有效的风险评估方法有多种。本文无意提供对具体风险评估过程的指导意见，但给出了风险评估样表(表4－1)，该表列出了应予考虑的主要危害及其影响。例如，位于地震活动带的组织机构会将地震列为潜在的外部风险，并确定地震发生对机构运营的立即影响(人员、财产和业务)以及恢复业务活动所需的资源。再如，远离飓风和洪泛危险的组织机构会在其风险评估表中反映了这一情况。《AABB突发事件应对手册》列举了常见危害、影响因素、预防和应急准备以及应急处置策略[2]。

三、美国的突发事件应对工作

员工应理解政府突发事件不同级别的应对行动和组织机构突发事件应急预案之间的关系，这十分重要。对于应对行动的全面理解，能使组织机构在突发事件应对或演练过程中与应急管理人员密切配合和有效沟通。

突发事件属于地方性事件，需要当地居民、组织和应急人员的密切配合和共同努力。从国家到地方的一体化应急预案是有效应急响应的关键。如果地方政府制定了本地应急预案并实施了培训，一旦无力应对突发事件时，即可获得州和联邦政府支持系统的救援。国家和地方的突发事件应对系统包括以下数个子系统。

1. 国家事故管理系统(National Incident Management System，NIMS)，是全国认可的系统，致力于为各级政府、各个行政区划以及私营企业应急工作提供沟通和协调[5]。NIMS使用统一的事故管理方式，即统一指令和管理结构，强调预防和应急准备、互助和资源管理。组织机构宜熟悉NIMS计划，以便能与应急响应机构[例如警察部门、消防部门和联邦应急管理署(Federal Emergency Management Agency，FEMA)]进行有效沟通。FEMA网站有在线培训课程[6]。

表4－1　风险评估样表[4]

	发生概率	人员影响	财产影响	业务影响	恢复所需资源	合计
	高低 5↔1	高低 5↔1	高低 5↔1	高低 5↔1	高低 5↔1	
外部危害						
地震	5	3	4	5	4	21
飓风	1	1	1	2	2	7
内部危害						
洪水	4	1	4	3	2	14
工作场所暴力	2	5	2	4	1	14

2. 国家应急反应框架(National Response Framework, NRF),是联邦政府管理的针对所有危害的应急计划,当总统根据 Robert T. Stafford 救灾和应急救援法案(2006 年 6 月修订)宣布突发事件应对时,该计划即作出响应[7-8]。该项法案规定,联邦政府由国土安全部(Department of Homeland Security, DHS)负责协调,为遭受突发事件重大影响的州和地方政府提供人员、物资和资金援助。在 NRF 中,医疗和公共健康部分(紧急支援职责 No. 8)包括血液救援[8]。采血机构和医疗机构宜熟悉 NRF,在发生重大突发事件时请求和接受救援。

3. 国家反恐咨询系统(National Terrorism Advisory System, NTAS),国土安全部评估恐怖分子造成的威胁,并将这些威胁通过 NTAS 警报传达给美国公众、政府机构及私营企业。该系统取代了之前使用颜色代码的国土安全咨询系统(Homeland Security Advisory System, HSAS)。NTAS 仅使用两级警报:

—迫切威胁警报,警告"可信的、具体的、即将发生的针对美国的恐怖威胁"

—升级威胁警报,警告"可信的、但不具体的针对美国的威胁"

NTAS 警报简要说明了能采取哪些措施加以预防,尽可能减轻威胁带来的影响,以及必要时的应对方法。不同于以前使用的 HSAS 发出持续的警告,NTAS 警报在特定时期发出,一旦这一时期结束就作废。

1. 国家突发事件医疗系统(National Disaster Medical System, NDMS),是美国卫生与公众服务部(DHHS)负责的资产共享合作项目。当应急救治需求超出本地医疗保健系统能力时,NDMS 即加大援助力度。NDMS 拥有 9000 多名医疗和支持人员,分别来自联邦、州、地方政府、私营企业和志愿者的[11]。

2. AABB 国内突发事件和反恐行动跨组织工作组(AABB 突发事件应对工作组),发生重大突发事件,包括在 Stafford Act. 法案下启动 NRF 时,向血液采集和输血机构提供支持。血液机构宜熟悉 AABB 突发事件应对预案,将其应对过程整合到机构的突发事件应对预案中[2]。

3. 应急管理机构(emergency management agency, EMA),地方、部落、州和联邦都有应急管理机构,负责协助个人和组织在突发事件管理各个环节中所遇到的问题。EMA 拥有全职人员和志愿者(应急主管),采用标准方法应对突发事件[11]。

四、重大突发事件的血液和输血管理要素

血液和输血管理是突发事件综合应对预案的重要组成部分。本节介绍在突发事件应对过程中从血液和血液成分采集到输注各个环节的关键管理要素,供采血机构和医疗机构参考[12-16]。

在美国,绝大部分血液和血液成分由区域血液中心采集、加工、检测和保存,应当在输注前送往医院。在突发事件应对过程中,这种血液"实时"运送系统要求血液中心与其服务的医院密切配合,包括建立稳健的通信与信息系统、运输物流保障以及关键公共设施(例如能源和电力),以确保在符合要求的温度下运输和储存血液。

应急管理人员通常不清楚血液和血液成分采集、加工、保存和供应的有关事项,可能认为血液是直接在医院采集和保存的。因此,在实际发生和模拟的突发事件应对过程中,与血液有关的事项(例如运输物流保障)经常被忽视。在地方和国家层面持续开展应急管理人员的教育,以提高其对血液应急有关问题的认识,这很重要。血液中心宜积极参与 EMA 预案编制活动和应急指挥中心开展的活动,提出突发事件应对的血液管理相关问题的意见。

根据历史数据,在大多数突发事件,伤员救治所需的血液量平均约为 200 U。然而,公众对突发事件的传统反应,常不顾医疗用血的实际需求而踊跃献血,献血量常大量增加。不需要的献血量剧增可能使地方和国家的血液供应产生混乱。宜尽力明确突发事件发生时的医疗用血需求,并采用明确和统一的信息发布策略,将血液需求告知国家血液组织、AABB 突发事件应对工作组、献血者和公众[12-16]。

在有伤员需要输血治疗的突发事件应对过程中,当地的血液库存是最初医疗用血的主要来源。在突发事件应对过程中采集的血液需要经过 24 ~ 48 h 的加工后方可供输注。因此,在组织机构风险评估中宜根据潜在突发事件的用血需求,确定本地血液库存的适宜水平。AABB 突发事件应对工作组建议保持 5 ~ 7 天的血液库存(包括采血机构和医院的总库存),以保障潜在突发事件的血液供应[2]。应尽力保障后续医疗用血需求,必要时请求邻近血液机构援助,或通过 AABB 突发事件应对工作组获

得国家支持。然而，血液从灾区外运送到受影响的医院可能需要12～24 h。

使用生物、化学、辐射和核源引起的突发事件可能导致献血者普遍不能献血。而且，处在加工或储存过程中的血液成分可能需要采取隔离措施，直至确定危害源的性质和影响。辐射性核袭击事件发生后的数周，对血小板、其他血液成分和干细胞的需求可能急剧增加。此外，流感暴发流行时，由于个人生病、需要在家照顾亲人或担心在公共场所接触流感的原因，大量员工无法上班，献血者大量减少，可能会导致数周内血液供应严重紧张。流感暴发流行也可能严重影响采供血物料供应，因为物料生产方也同样面临上述员工短缺和运输困难[17-18]。

医院和输血科宜制定血液短缺管理预案，以便在出现血液严重短缺时，最大程度优化血液的分配和使用。医院输血科、管理人员和临床用血决策医生宜共同制定并定期评审详细的优先用血预案，这十分重要。血液中心宜与其服务的医院密切协作，保证医院已制定优先用血预案。为帮助医院做好包括“医疗资源匮乏”的突发事件应对准备，明尼苏达州卫生局的医疗卫生应急预案已经制定出一套广泛覆盖的资料，包括帮助医疗卫生机构制定医疗卫生系统资源(包括血液和血液成分)无法应对的突发事件的应急预案指南[19-20]。

在有些突发事件的整个过程中，采血机构的血液采集和加工能力均可能受到影响，使当地血液供应紧张长达数日甚至数周。例如，采血机构可能会在台风来临前和经过后暂停采血数日，使实际采血量远低于原预计采血量。此时，一般将停止择期手术用血，以缓解血液供应紧张。然而，以往类似突发事件的经验教训表明，飓风或类似规模的突发事件过后的日子里很可能出现血液成分严重短缺，采血机构和用血机构宜做好应对准备，特别是血小板供应。采血机构宜在预报突发事件(例如飓风或暴风雪)来临之前增加血液供应。如果常规供应渠道不能支撑突发事件前后的血液供应，宜向AABB突发事件应对工作组寻求援助。

第二节　业务保持运行预案的编制

业务保持运行预案的编制过程一般有3个步骤：组建编制团队；分析现状，包括突发事件和应对能力；编制发生突发事件时保持业务运行的预案。预案编制完成后，着手进行预案的实施(包括培训、检验、评估和修订)[21-22]。

一、编制人员

突发事件应对预案编制的第一步是确定组织中负责编制应急预案的人员或团队。编制人员的数量取决于组织业务规模的大小和复杂性。可能需要一些关键人员，如会计、律师、人力资源工作人员以及保险代理人的协助。还有，与地方EMAs建立合作关系对于突发事件应对预案在实际实施时取得成功至关重要。

确定编制负责人或组建编制团队之后，宜制订预案编制计划，确定预案编制的关键步骤和时间表。在过去的5年中，人们见证了在美国和其他国家不断发生的人为和自然因素引起的突发事件，因此，许多组织纷纷制定了突发事件时维持业务运行的预案。网上有许多关于突发事件应对预案编制的参考资料和培训材料，有的编制材料包含有每一步骤的编制说明和模板，可供预案编制者查阅和使用[21-25]。

二、现状分析

突发事件应对预案编制能否成功取决于对现状的风险分析(见“风险评估”部分)。风险评估包括确定组织最容易受到的损害，每种危害的发生可能性，每类事件对人力和物力资源以及业务运行影响的估计[4,21]。对于诸如火灾、电力中断、机构安全漏洞和工作场所暴力等风险，可采取有效的预防策略。对无法预防的事件，宜尽力减少损失。例如，在容易发生洪水泛滥的地方，基本业务应远离低洼地带，关键物料应有多个供应渠道(但是不一定要求多个供应商)，将重要的记录(包括关键信息技术资源)转移至较高的楼层等，这些都是可以采用减损措施。对于出现机会很高，或虽然出现机会低但可导致严重后果(例如5级飓风和流感暴发流行)事件，宜制定相应的应急预案。

三、持续运行预案

持续运行预案(Continuity of Operations Plan，COOP)用于保障发生突发事件时机构的基本功能继续运行[21,25]。COOP宜覆盖最有可能发生或可能产生重大影响的突发事件。COOP至少宜包括表4-2列出的各种要素，这些要素将在本部分加以讨论。

表 4－2　COOP 基本要素[19－20, 23]

(1)确定维持业务持续运行所需的基本流程和功能
(2)制定 COOP 实施的决策树
(3)考虑备用设施
(4)制定员工设施和车辆安全保障预案
(5)确定和确保重要记录和数据库的保护和生存力
(6)评审保险责任覆盖范围，保证能适当应对潜在风险
(7)准备至少能够维持 90 天运营的资金
(8)制订应急通信计划
(9)制定决策指令传递顺序链
(10)制订新闻媒体沟通计划
(11)确定受权发言人，实施突发事件媒体沟通的培训
(12)制定支持运营的物资供应和后勤保障预案
(13)评估公用设施需求，签订合同或备忘录，保证基础设施的补给和恢复
(14)评估信息技术系统，建立容灾方案，保证重要系统及其相关支持子系统在突发事件发生时仍能持续运行
(15)确定人员相关问题，包括在突发事件发生期间和之后保持机构基本运行必需的人员和关键联系人，以及员工补偿和福利问题
(16)建立突发事件发生后恢复正常运行的程序

医院或实验室的 COOP 可涵盖医院血库和输血服务科。然而，宜对各类 COOP 实施评审，以确保其涵盖血液成分和输血的具体事项。AABB《血库和输血服务标准》和联合委员会均要求制订应急预案[26－27]。

1. 基本功能

基本功能是指为了确保业务连续性而应当开展的活动。例如，血液和血液成分的保存及其运送到医院。虽然血液采集、血液成分制备和检测在突发事件发生时可能会被中断，但血液中心的持续生存力取决于其供血能力。可从灾区外调入血液以确保有足够的血液库存，直到本地采血工作恢复。同样，医院应当肯定能接收和保存血液，并将血液输注给需要的患者。

2. COOP 决策树

最好在正常运行时提前研究 COOP 运行和决策。宜制定包括数种选择的流程图和决策树，以指导决策者在紧急情况下快速作出决策。流程图和决策树可分组制定，通过演练和真实世界事件得出的经验教训加以优化。加利福尼亚州血库学会制定的支持血库运行的决策树是一个示例，通过互联网可查阅[28]。

3. 备用设施

在 COOP 的编制阶段，宜确定能用于支持业务持续运行的备用设施，包括备用工作地点对设备、物料、信息技术支持等的需求。还宜考虑到实际工作地点对备用设施的需求。例如，发生外部突发事件时，整个街区的备用设施很可能同时受到影响。如果没有可用于支付备用设施费用的资金，组织宜考虑与其他组织签订正式协议，在现有工作场所瘫痪时提供备用工作场所。

4. 安全保障工作

突发事件应对过程中，宜重点关注关键资源——设备、车队、员工和信息系统的安全[22]。例如，在流感暴发流行期间，如果大量献血者聚集在采血地点或需要对人群进行特殊筛查时，人流控制可能成为重要问题。再如，自然灾害导致燃料短缺时，燃料供应保障就十分重要。COOP 宜包括所有重要资源安全保障的必要措施。

预案编制者宜评审组织的运行安全保障预案，确定其是否能够适当应对当地潜在威胁和危害的风险。与EMA工作人员合作能获得危害或风险评估的有关信息。预案编制者宜考虑在NTAS发布恐怖警报变化期间实施相关措施以保障组织机构、员工、志愿者和献血者的安全[10]。

最后，预案编制者宜确保机构符合当地建筑规范的所有要求和OSHA的适用法规要求。宜与当地EMA和保险公司协商所采取的应对措施，对EMA和保险公司所提出的建议宜予认真考虑[22]。

5. 重要记录

血液行业依赖记录实现血液成分安全和供应，因此，重要记录的保护尤为关键。献血者记录、组织的人力资源档案、法律文书、工资记录和财务记录（例如收款账户和付款帐户）等，对血液机构在突发事件中的业务生存力至关重要[22, 29]。在应对突发事件保障业务持续运行期间，应当保证有保险政策记录、银行账户以及空白支票可供使用，还应当保持集团公司的记录、战略规划和研究相关的记录。宜建立容灾备份，定期将电子记录备份到备份服务器。选择电子数据离线储存地点时，应当考虑不同的地理位置。并不是所有的记录都是电子记录，因此应当考虑纸质记录的安全保存措施，特别是准备启用备用设施运行时。

6. 保险

适宜的保险对组织的业务生存力至关重要。覆盖采血和用血机构的2种主要保险是财产险和责任险。这些保险的关键条款包括财产估值，保险覆盖范围（例如洪灾、暴风、电力中断等），免赔条款以及索赔申请。业务中断险可弥补收入损失。如需要进一步了解有关保险相关政策的其他信息，请进一步查阅多种信息资源，包括小微企业管理局（Small Business Administration）和保险公司提供的信息[24, 30]。

7. 资金储备

在突发事件应对中保持业务生存力的最重要要素是机构从受灾到恢复正常运行所需的资金[31-32]。在正常运行期间宜做好资金准备，其数量一般为运行数月所需费用。

8. 紧急沟通计划

在突发事件发生时，清晰、快速、有效的沟通对于保护生命和财产至关重要。但是，发生突发事件时，通信系统常是最先出现紧张的宝贵资源，通信系统可能马上超负荷或拥堵，计算机系统可能因为电力中断而瘫痪，员工可能被分隔开，导致普遍混乱，无法在突发事件发生期间或发生后快速作出决策。组织宜投入大资源，建立员工内部和外部沟通系统，制订应急通信计划（Emergency Communications Plan，ECP）。目前没有关于ECP的统一定义或完整程序，机构在制订ECP时宜考虑以下方面的内容：

（1）确定ECP的内部和外部机构和人员

血液采集中心和医院宜确定在突发事件应对和事后恢复阶段需要沟通联系的基本内设部门和人员。ECP宜有所有工作人员的联系方式，因为所有工作人员都需要知道所采取的应对程序和机构的运行状态（例如复工通知）。

宜评估和确定外部机构的联络沟通能力（例如，供方应当建立与组织联络沟通的ECP）。例如，医院血库或输血科宜确定血液供应方的所有基本部门和人员。同样，血液中心宜确定医院或检测提供方的关键部门和人员，以便在突发事件应对和事后恢复期间联系沟通。

（2）关键联络人

突发事件期间需要下达或接收信息的关键内外部人员、部门和组织的名单宜定期维护和更新，宜同时有电子名单（例如通过智能手机应用传送）和纸质名单（例如以卡片形式）可供突发事件应急人员使用。

内部联络员名单宜包括基本人员和主要领导。外部联络员名单宜包括客户、供方和关键物料销售方、AABB突发事件应对工作组、国家和地方EMAs人员以及其他重要的商业资源，例如保险代理人、公共设施服务代表、法务代表和银行人员。宜考虑收集联络人员的多种联系方式（例如工作电话、手机和家庭电话、电子邮件地址以及短信号码）。有关组织机构（例如血袋供方、运输服务和电力设施供方）的联络方式，宜采用备用的直接联系方式（“走后门”），在紧急情况下能绕过标准自动应答系统，直接取得联系。

宜向人力资源和法务人员咨询并获得他们对员工联系信息采集的支持。有时，工作人员可能认为其涉及个人信息而不愿意提供个人联系方式。

（3）指挥链

突发事件应对处置期间，领导的指挥和控制非常关键。机构宜明确突发事件的具体负责人，并将告知全体人员和外部机构[4]。除了明确主要领导以外，还要明确各种事项的决策人和授权人，确定领导层和工作人员之间的沟通方式。

(4)备用通信系统及其兼容措施

在真实或模拟突发事件中，机构面临的关键问题是能否采用常规方式进行通信联络。有的通信方式很快就出现超负荷，机构需要使用其他备用通信方式。在突发事件发生前明确备用通信通道并对其进行测试是至关重要的，因为突发事件发生时，转换为使用备用通信方式出现明显延误时，可能导致生命和财产损失。

没有统一的方法可供组织用于设计备用通信系统。地方和州的管辖区使用不同类型的应急通信设备(如消防和警察人员使用无线电)，地方电信基础设施(如手机信号基站)和能力也不同。组织宜获得多种备用通信技术，确定在紧急情况下的使用顺序。《AABB 突发事件应对手册》介绍了通信技术的选择方式[2]。

(5)地方、州和国家应急机构的联络

除建立与常规供方的联络方式以外，组织宜建立并保持与地方、州、部落和国家应急组织机构的联络(参见图 4 - 1 和参加 EMAs 突发事件演练部分)。

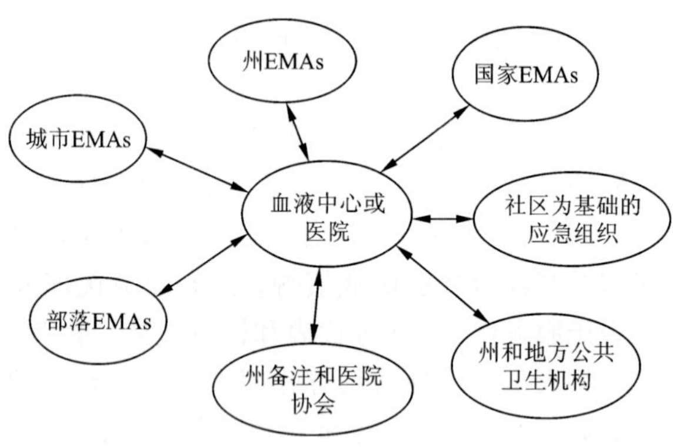

图 4 - 1　与外部机构的联络

EMAs：应急管理机构

血液采集机构和输血服务机构宜确定能取得以下方面援助的机构：①血液成分、关键物料以及工作人员的运输；②电力恢复；③备用发电机的燃料；④用于车队和基本人员运送车辆的燃料；⑤通信支持；⑥工作人员或财产安全受到威胁时的保护；⑦其他公共设施(例如电信和互联网)。血液机构宜向相关机构介绍本地和国家血液供应的运作方式(例如，血液供应采用的是“实时”交付方式和需要从区域血液中心运送到医院)，要求将血液供应纳入医疗应急的关键基础设施[8]。

血液中心和医院宜与当地 EMA 密切协作，保证将血站和医院纳入当地的应急通信系统，如连续的视频会议或者电话会议系统、电子邮件列表和 800 - MHz 无线电网络。此外，血液中心宜能使用当地医院建立的保障网络，以有利于突发事件时的通信联络。

如果血液中心或医院不能运行，管理层宜定时向 EMA 成员和公共卫生部门简要报告机构的职责、运行范围以及对当地医疗卫生保障的影响。管理层宜掌握 NIMS 和 NRF 的文件规定，宜考虑参加由州或当地社区提供的 FEMA 在线培训课程或突发事件应对课程[30]。管理层宜向 EMA 提出要求，向血液中心或医院的关键人员提供信息简报。管理层与 EMA 的交流过程中，宜讨论资源问题(如交通援助、燃料支持、血液和物资储存、安全、列入 EMA 通知系统以及血液中心或医院与 EMA 的联络人)。管理层宜邀请 EMA 参加突发事件应对演练，积极向 EMA 争取将血液中心或医院列入突发事件演练计划。

AABB 突发事件应对工作组协调国家和联邦政府的其他组织，提供突发事件的国家援助(例如协调国家媒体信息支持和受影响机构恢复血液供应)。鼓励地方应急预案将血液采集和输血列入应急响应系统(详见 AABB 网站的《AABB 突发事件应对操作手册》)[2]。

(6)与公共媒体合作

形成并发布地方和国家血液供应状态的明确一致信息是 ECP 的重要部分[12-16]。出现突发事件后，通过与公共媒体合作，有效传达血液供应状态，能防止不必要的献血者剧增，呼吁捐献特定血液成分(例如 O 型红细胞和血小板)。AABB 突发事件应对工作组已建立媒体相关资源，《AABB 突发事件应对手册》含有标准化的新闻稿模板[2]。

只有受过危险和应急沟通培训的人员方宜与媒体沟通。在每次接受媒体采访的前、中、后，宜做好相关具体工作[33]。例如，在接受采访前宜向记者提供书面的背景信息，发言人宜突出重点，言简意赅，便于在新闻稿中加以引用[34]。消息映射是与媒体进行沟通的另一项有用的方法。消息映射方法通过采用 3 个短句共 27 个单词确定拟传递的 3

个关键信息，帮助信息传播者构建和综合复杂信息。这一方法适用于广播和印刷媒体。最重要的是，发言人不可向记者透露不宜公开报道的内容。还有很多其他技术性处理方法可用于确保消息的正确传递，具体请参见西北公共健康中心与西雅图公共健康中心的协作网站资源[35]。

(7)后勤

在 COOP 的编制过程中，血液机构应当将重点放在日常运营管理上，包括履行血液机构基本职能——献血者动员、采血、血液成分加工和检测、将血液成分运送到医院供患者输注——所需的物料和设备。在突发事件期间，日常后勤系统可能瘫痪或无法提供必要的支持。现将 COOP 中应关注的关键后勤问题叙述如下。

运输过去发生的突发事件和恐怖事件清楚地表明了交通系统的脆弱性。血液中心宜协调当地 EMA，将采血车和送血车列入紧急救援车辆，获得道路通行许可。另外，血液机构宜与当地 EMAs 协商，针对道路通行许可和使用执法人员、国家警察和民兵人员或车辆运输血液建立谅解备忘录、协定或谅解声明。根据 NRF 规定，DHHS 可请求交通运输部通过空运、铁路、水路和机动车援助血液运输。AABB 突发事件宜对工作组统一负责协调这类血液救援[2]。

“实时”供应系统许多血液中心和医院采用了“实时”供应系统，以减少大量物料储存、储存设施维护、人员配备和血液过期报废所造成的相关费用。血液中心和医院宜确定维持业务运营所需的关键项目、供方恢复供应的能力(包括生产和运输日程表)，每种物料的有效期和储存要求(例如特殊环境要求)[36]。

储存预案编制者宜考虑到客户的仓储能力，确定当地能提供应急储存点的仓储公司。宜考虑与客户或湿冰、干冰供应商签订应急保障合同，或在现有合同中约定应急保障条款。商品化的血液保存箱(包括经过确认的血液冷藏箱)可用作血液临时保存，血液中心根据机构的空间大小和电力供应状况，可将血液应急保存箱放置在机构内。地方 EMA 的救灾物资供应设施可能允许免费储存救灾物资。

所有供应合同都宜明确物料、设备和服务的应急提供事项。供方宜有突发事件应对预案，表明其具备在突发事件中满足机构物资设备供应需求的能力。建议血液机构要求供方建立发生突发事件应对预案。血液机构还可与当地竞争组织签订包含非竞争协议的合同，突发事件发生时可立即实施。

生物危害突发事件发生后，生物危害物质的处置可能成为血液中心和医院面临的一个严重问题。应急预案编制者宜在生物危害物质处置合同中对其适当约定，以确保供方的应急预案能满足机构的要求。血液中心和医院宜与 EMA、消防或安全机构协调，向其提供关于血液机构所产生的生物危害废物类型的信息。配有血液辐照仪的机构宜向当地消防或安全机构提供详细的建筑规划图，包括到达该设备的通道照片以及设备生产方的产品规格和联系信息。如果地方和州的 EMA 当局无法提供这类援助，受灾机构宜联络 AABB 突发事件应对工作组。

(8)公用服务设施

血液中心和医院依赖的公用服务设施(例如电力、水、燃料、污水处理、电信和互联网)来自多种渠道，例如市政当局、公有或私营公司。预案编制者宜和服务提供方共同确定应急支持预案。在预案中宜确定公用服务设施提供方的应急联络地点和方式，包括电话号码和电子邮件地址。大多数公用服务设施应急预案中含有优先恢复服务的列表。预案编制者宜在预案编制过程中(而不是在突发事件发生期间或者之后)争取获得当地 EMA 和医院的支持，以确保血液机构被纳入优先恢复服务的范围。

(9)人员配备

血液中心和医院依靠受过良好培训、积极主动的合格员工和志愿者完成献血者动员、血液成分采集、制备、检测和发放工作。管理部门宜向工作人员和志愿者宣传突发事件应急预案，鼓励他们完善家庭应急预案[8, 22]。

基本工作人员编制应急预案时，管理团队宜确定维持基本业务运行所需的基本人员和志愿者(如果适用)。每个部门均宜制作一本“智能本”，包括基本职责及其责任人、重要信息和记录、合同和客户信息。

基本工作人员应当接受机构应急预案的强化培训，参加突发事件培训演练，优化应对突发事件时的运行程序。宜考虑建立备用工作场所和(或)实施远程工作程序，以减轻血液中心和医院运行的损失。人力资源部宜协助管理层实施员工培训计划，一旦原指定基本人员无法到位时，保证有其他人员能接替。管理层还宜做好基本工作人员的食宿安排以及当地基础设施瘫痪时为他们提供上下班所需燃料的预案[23]。

跨职能培训在人力资源部门和集体谈判组织(如果适用)的协助下，预案编制人员宜制订跨职能培训计划，发现其日常工作职责对突发事件应对期间的机构基本职能运行没有提供支持的人员。经过培训后，这些人员可成为司机、公共事务代表、献血动员人员和履行其他非法定职责。人力资源部和管理层宜对需要临时调配的工作人员或志愿者的岗位说明书进行必要的修改，制订相应的针对性培训计划，根据需要实施初步培训和再培训。管理层可能需要与集体谈判组织协商修改已有合同。

人力资源有关事项发生突发事件时，对员工而言，最重要的莫过于亲人的安全和食宿的提供，然后才是能否连续领取工资、灵活安排工作、实施远程工作程序的和福利待遇等问题[8, 23]。这些问题受许多因素制约，因此预先制定决策矩阵，特别有助于发生突发事件时的具体决策。

第二节　突发事件应对时的法规监管注意事项

血液采集和输血机构受法规严格监管，即使是过程和程序出现微小变化也可对机构和患者产生广泛影响，尤其是在发生突发事件的情况下。血液采集和输血机构在制订应急预案时宜仔细考虑相关法务问题。

一、可能涉及的联邦监管机构

血液机构受众多机构监管。FDA 的 CBER 主要负责确保包括血液和血液成分在内的所有生物产品的安全、纯度和效力。CDRH 也是 FDA 的组成部门，负责医疗器械(包括辐照设备)的监管。交通部负责货物(包括血液、血液成分和干细胞)的运输监管。OSHA 负责职业安全的监管。环境保护署负责人类健康和环境保护。根据 1988 年临床实验室改进修正案的规定，医疗保险和医疗补助服务中心(Centers for Medicare and Medicaid Services)负责监督血液中心、医院血库和输血科对患者的检测(献血者检测不归其管辖)。

制定应急预案时应当充分考虑这些机构的监管要求。一般从 3 个方面考虑：对血液成分可及性的影响，对献血者的影响以及对机构运行后果的潜在影响。

二、对库存血液的影响

所有血液中心和医院应当制定突发事件血液应急保障预案，解决血液保存所需的应急电源和连续温度监测，给出当储存条件不适宜时(如温度过高或过低)，或受到烟雾或水患影响时的处置措施[37]。还宜考虑可能影响血液保存和供应的非传统突发事件。例如，核辐射、生物或化学危害突发事件对血液库存的可能影响[38]。

在突发事件中可能接触危险源的血液成分宜予隔离，确定其适合临床使用后方能重新入库。当对血液成分的质量、安全、纯度和效力存有疑问时，宜向 CBER 咨询[39]。在这种情况下，血液成分的使用可能采取例外或不同措施。此外，机构在判断血液安全、纯度和效力方面存有疑问时，可向 AABB 突发事件应对工作组请求帮助[2]。

供突发事件期间使用的所有血液宜经过全部检测，包括可经输血传播感染筛查。在血液已经用完且无法恢复供应，伤员需要急救输血的情况下，可使用未经全部检测的血液，但宜保存血液检测标本，在灾后进行回顾性检测。宜全面记录突发事件的情况，并告知医生已做和未做的血液检测项目[39]。

在非常极端的情况下，FDA 可能发布应急指引，以帮助保证适宜的血液供应。例如，2001 年 9 月 11 日，为了保障突发事件的血液应急保障，FDA 发布了临床输注的全血和血液成分紧急采集、运输和使用的政策说明[40]。血液采集机构宜遵从 FDA 在突发事件期间发布的有关献血者屏蔽和应急指引的具体要求。

三、对献血者的影响

突发事件，尤其是具有潜在感染性疾病或危害化学品引起的突发事件发生时，可能使献血者不符合健康检查要求。宜对感染性病原体和化学品实施评估，具体内容有：①能否通过输血传播；②对受血者的潜在损害；③献血者接触感染性病原体或化学品后，发病前或发病后的无症状间隔期。如果确定危害源可经输血传播，应当按照保证血液的病原体和化学品安全性的原则，估计和确定献血屏蔽时间，对相应的献血者实施适宜的屏蔽献血。可针对血液成分适用性连同潜在献血者屏蔽问题向 CBER 咨询，AABB 突发事件宜对工作组咨询。

四、对血液机构工作运行的潜在影响

断电、洪灾或者建筑结构损坏引起的突发事件可能导致机构中断正常运行。对血液中心或医院的基础设施没有直接影响的突发事件也可能使机构的运行中断。例如，流感暴发流行可能出现大量工作人员请假（可达 40%），导致人力资源严重短缺。突发事件应对处置期间，只宜由原日常工作为血液采集的机构采集血液[17]，原本只负责采集自体血液的机构不宜试图开展同种异体血液采集工作。

在突发事件发生之前、期间和之后，适宜安排工作人员配备的难度很大，因为此时工作人员往往需要照顾家人以及处理个人问题。应对突发事件时，受法规监管的业务工作只能由受过相应培训的工作人员承担。FDA 推荐，血液机构制定突发事件应急预案时，宜适当配备备份人员，每个关键岗位宜有 1 名以上经过培训的备份人员。宜记录这类培训[41]。可安排志愿者从事不受法规监管的工作，如献血前教育和餐厅工作。同样，需要取得符合要求的证照以保证车队车辆运行。

应急预案宜包括受过多岗位工作培训的人员名单。例如，如果从其他岗位转岗的工作人员仍胜任前一岗位工作，持有相应的证照和商业运营车辆驾驶证的，可从事相应工作。

如果设备和物料暴露于水、高湿度和极端温度，宜对其受到的影响实施评估。CDRH 发布了有关突发事件对医疗器械的影响的信息指南，可用于应急预案编制和应急响应[42]。

五、记录管理

应当保证重要记录的安全保护。这类记录包括献血者、献血、制备、检测、质量保证和血液处置的记录。如果在突发事件中发生这些记录受损或丢失，此时的库存血液可能需要隔离和召回。宜努力恢复和保存任何受损的记录。如果发生记录丢失，宜向 CBER 咨询，以确定相关血液的处置方式。

第三节　应急预案的检验

突发事件应急预案的持续改进对于做好未来突发事件的充分应对准备至关重要，参加突发事件应急演练是完善应急预案的一种方式。通过模拟真实突发事件所处的条件，机构能发现和改进突发事件应急预案的不足和差距。

一、内部和外部突发事件应急演练

机构可开展内部演练（例如，消防演练或模拟危害物质泄露的处理）或与其他组织合作开展演练。一般由当地或国家 EMAs 组织开展多组织参与的突发事件应急演练。然而，遗憾的是，这些机构设计的模拟演练场景常忽视血液相关问题，因为其应急预案编制者不知道血液是如何采集、保存和配送到医院的。如前面在背景介绍部分中有关重大突发事件的血液和输血管理要素所述，血液采集机构宜与 EMAs 建立联络关系。

二、参与 EMAs 突发事件演练

美国国土安全与国家战略部负责建立全国演练策略。国土安全部令（8 号）指令 DHS 建立全国演练计划（National Exercise Program，NEP）[43]。除了组织全国性大规模全覆盖的统一演练以外，NEP 还组织其他各类演练，将其作为 DHS 对全国应急指挥领导和工作人员的主要培训方式。NEP 加强各级政府部门之间的协作，以履行相应的国土安全保障任务。全国性演练为全面、系统检验各级政府和私营机构的共同预案、互联互通和相互协同能力提供了机会[44]。全国性演练计划还包括有关国土安全战略、计划、技术、策略和程序的变更需求的识别。

血液中心和医院宜与当地 EMA 联络，争取被列入突发事件演练范围。参加当地、州和联邦政府组织的演练可提高机构的应对准备能力。参加演练还能提高和强化各级应急部门关键人员对血液中心为突发事件伤员提供血液成分及其履行这一职责所需资源的认识。

三、应急演练覆盖的血液事项

突发事件应急演练方式有多种，从改进应急响应方式的非正式讨论到数以百计的组织参加的全面、实时演练。单个组织或多个组织联合演练可选用相应的演练方式。血液采集和输血机构参加与其他组织联合开展的演练时（例如全面演练），宜尽量争取在演练预案制定阶段将血液应急场景列入演练事项。例如：①当地道路遭受损坏时，如何将血液从血液中心运送到一家或数家医院供伤员输注；②未知生物因子投放对当地血液供应和（或）献血者

(例如需要屏蔽献血者)的影响。FEMA 应急管理研究所网站具有基本演练类型的有关信息,可供查阅参考[45]。

四、事后评估

事后评估可能是良好组织实施的演练或实际突发事件应急处置的最重要部分。在事后评估过程中,演练参加方评估应急预案中有哪些演练措施确实可行,有哪些未能奏效,其目的是发现教训并采取纠正措施,以改善今后的应对措施。

第四节　近期发生的突发事件教训总结

近年来,世界各地的一些血液采集机构和医院均应对过重大的突发事件,应急响应系统经受了飓风、海啸、地震、龙卷风、火灾、工业事故和恐怖活动的考验。血液机构已根据这些事件的经验教训进一步完善应急预案。这类经验教训中有许多已被《AABB 突发事件应对手册》收录[2]。鼓励血液采集和输血机构通过 AABB 全国血液交换平台(1. 800. 458. 9388)或电子邮件(nbe@ aabb. org)与 AABB 分享从真实事件或模拟演练取得的主要经验教训,AABB 负责收集这类经验教训,并将其与全世界的血液机构共享。

第五节　结论

随着 2001 年 9 月 11 日美国世界贸易中心和五角大楼遭到恐怖袭击,以及后来英国、西班牙和波士顿相继发生轨道交通爆炸事件,还有每年的毁灭性自然灾害发生后,世界各地的组织机构将注意力和资源重点集中在强化突发事件预案的编制。充分认识到组织机构应对预案的必要性和重要性后,公众和媒体认为组织机构应制定最高水平和最全面的应对预案,以保护生命和财产免遭已知威胁的损害。采血机构和输血机构不可能幸免,因此宜努力保持最高标准的应急预案。最重要的是要认识到,严密和持续的预案编制和修订的最重要的益处是,患者一旦需要输血,无论在何时何地,都能得到血液保障供应。

要点

1. 应急预案是成功应对突发事件的关键。应急预案编制不是一次性的事情,需要持续不断评审、演练和实践以及从中学习和改进。
2. 业务持续运行预案为血液机构维持和恢复关键功能——血液采集、制备、保存和配送——提供了基本框架。
3. 对可能遭受的危害及其对关键功能运行的影响实施全面风险评估是突发事件应急预案编制并取得成效的基础。风险包括内部事件,例如水管破裂导致实验室被淹;或外部事件,例如龙卷风和地震。
4. 血液机构宜充分利用 AABB 突发事件应对工作组提供的有关突发事件应急预案编制的资源,例如《突发事件应对手册》,将工作组提供的国家应急响应程序整合到当地的应急预案。
5. 突发事件应对过程中的沟通能力是应急响应措施能否取得成效的主要决定因素,血液机构应建立完备的通信应急预案,并对其进行常规检验。
6. 医院宜制定突发事件优先用血应急预案,在突发事件(例如流感暴发流行、遭到核武器和生物武器攻击)应对过程中出现血液需求大于供应时,明确优先使用血液成分的具体情况。血液中心宜与其所服务的医院合作,确保其制订这一计划。
7. 适当的资金储备和保险对于血液中心平稳度过严重突发事件至关重要。
8. 在突发事件发生前与当地应急管理人员的密切合作是成功应对突发事件的关键。
9. 突发事件应对期间应考虑受法规监管的业务活动,包括库存血液、献血者以及机构业务运行受到的影响。
10. 血液机构宜召开工作人员、志愿者及其家属、供方和供血医院的信息沟通交流会议,以不断补充和加强突发事件应急预案。宜参加当地或区域性突发事件应急演练,对突发事件应急预案进行检验。

参考文献

[1] UNISDR terminology on disaster risk reduction 2009. Geneva, Switzerland: United Nations International Strategy for Disaster Reduction, 2009: 10. [Available at: http://www. unisdr. org/files/7817_UNISDRTerminologyEnglish. pdf (accessed November 12, 2012).]

[2] Disaster operations handbook: Coordinating the nation's blood supply during disasters and biological events. Version 2. 0. Bethesda, MD: AABB, 2008. [Available at: http://

www. aabb. org/ (accessed November 12, 2012).]

[3] Comprehensive preparedness guide (CPG) 101: Developing and maintaining emergency operations plans. Washington, DC: Federal Emergency Management Agency, 2010: 1.4 – 1.6. [Available at: http: //www. fema. gov/library/viewRecord. do? action = back&id = 5697 (accessed May 27, 2013).]

[4] Multi-hazard identification and risk assessment: A cornerstone of the national mitigation strategy. Washington, DC: Federal Emergency Management Agency, 1997: 314 – 5. [Available athttp: //www. fema. gov/library/viewRecord. do? id = 2214 (accessed May 25, 2013).]

[5] National incident management system. Washington, DC. Department of Homeland Security, 2008: 4 – 8. [Available at http: //www. fema. gov/pdf/emergency/nims/NIMS_core. pdf(accessed May 25, 2013).]

[6] Training. Washington, DC: Federal Emergency Management Agency, 2013. [Available at: http: //www. fema. gov/training (accessed May 28, 2013).]

[7] Robert T Stafford Disaster Relief and Emergency Assistance Act (Public Law 93 – 288) as amended, and related authorities. (June 2007) Washington, DC. US Government Printing Office, 2007. [Available at: http: //www. fema. gov/pdf/about/stafford_act. pdf (accessed November 8, 2013).]

[8] National response framework. Washington, DC: Department of Homeland Security, 2013. [Available at: http: //www. fema. gov/library/viewRecord. do? id = 7371 (accessed May 27, 2013).]

[9] Emergency support function #8: Public health and medical services annex. Washington, DC: Department of Health and Human Services, 2008. [Available at http: //www. fema. gov/pdf/emergency/nrf/nrf-esf – 08. pdf (accessed 27May 2013).]

[10] NTAS public guide. Washington, DC: Department of Homeland Security, 2013. [Available at: http: //www. dhs. gov/ntas-public-guide (accessed May 27, 2013).]

[11] Public health emergency: National disaster medical system. Washington, DC: Department of Health and Human Services, 2013. [Available at: http: //www. phe. gov/emergency/pages/default. aspx (accessed May 27, 2013).]

[12] Hess JR, Thomas MJG. Blood use in war and disaster: Lessons from the past century. Transfusion 2003; 43: 1622 – 1633.

[13] Linden JV, Davey RJ, Burch JW. The September 11, 2001, disaster and the New York blood supply. Transfusion 2002; 42: 1385 – 1387.

[14] Schmidt PJ. Blood and disaster—supply and demand (editorial). N Engl J Med 2002; 346: 617 – 620.

[15] Klein HG. Earthquake in America. Transfusion 2001; 41: 1179 – 1180.

[16] Glascow SM, Allard S, Doughty H, et al. Blood and bombs: The demand and use of blood following the London bombing of 7 July 2005—a retrospective review. Transfus Med 2012; 22: 244 – 250.

[17] Pandemic influenza update. Association Bulletin #09 – 07. Bethesda, MD: AABB, 2009.

[18] Pandemic influenza preparedness and response guidance for healthcare workers and healthcare employers. Washington, DC: Occupational Safety and Health Administration, 2009. [Available at http: //www. osha. gov/Publications/OSHA_pandemic_health. pdf (accessed May 27, 2013).]

[19] Healthcare emergency preparedness. St. Paul, MN: Minnesota Department of Public Health, 2013. [Available at http: //www. health. state. mn. us/oep/healthcare/index. html (accessed November 8, 2013).]

[20] When healthcare resources are scarce. St Paul, MN: Minnesota Department of Health, 2012. [Available at http: //www. health. state. mn. us/oep/healthcare/scarce/index. html (accessed November 8, 2013).]

[21] Open for business: A disaster planning toolkit for the small to mid-sized business owner. Tampa, FL: Institute for Business and Home Safety, 2007. [Available at http: //www. disastersafety. org/wp-content/uploads/open-for-business-english. pdf (accessed November 8, 2013).]

[22] Ready business: Preparedness planning for your business. Washington, DC: Federal Emergency Management Agency, 2013. [Available at http: //www. ready. gov/business (accessed November 8, 2013)]

[23] Federal Continuity Guidance Circular 1 (CGC1). Continuity guidance for non-federal entities (states, territories, tribal and local government jurisdictions and private sector organization). Washington, DC: Federal Emergency Management Agency, 2009. [Available at http: // www. fema. gov/pdf/about/org/ncp/coop/continuity_guidance_circular. pdf (accessed May 27, 2013).]

[24] 10 things to do to prepare: A step by step guide to building your disaster preparedness plan. Hartford, CT: The Hartford Financial Services, 2013. [Available at http: //thehartford. com/business/disaster-preparedness-planning-guide(accessed November 8, 2013).]

[25] Emergency preparedness. Washington, DC: Small Busi-

ness Administration, 2013. [Avail-able at http: //www. sba. gov/prepare (accessed May 27, 2013).]

[26] Levitt J, ed. Standards for blood banks and transfusion services. 29th ed. Bethesda, MD: AABB, 2014.

[27] Comprehensive accreditation manual for hospitals (CAMH). Oak Brook Terrace, IL: The Joint Commission, 2012.

[28] Disaster response plan. Sacramento, CA: California Blood Bank Society, 2012. [Available at http: //www. cbbsweb. org/attachmnts/cbbsdisasterplan. pdf (accessed May 27, 2013).]

[29] Myers KN. Manager's guide to contingency planning for disasters. New York: John Wiley and Sons, 1999.

[30] Business insurance. Washington, DC: Small Business Administration, 2013. [Available at http: //www. sba. gov/content/business-insurance (accessed May 27, 2013).]

[31] The conference on emergency response planning for your business. Mission, KS: Skill Path Seminars, 2002.

[32] Gannon B. The best laid plans. Presentation at America's Blood Centers 2006 Annual Meeting. Houston, TX, March 4 - 6, 2006.

[33] Reynolds B, Seeger M. Crisis and emergency risk communication (CERC). Atlanta, GA: Centers for Disease Control and Prevention, 2012: 2 - 16, 157 - 159.

[34] Covello VT. Invited paper presented at the 2002 World Health Organization conference on bio-terrorism and risk communication. Geneva, Switzerland, October 1, 2002.

[35] Li-Vollmer M. Emergency risk communication: An online course. Seattle, WA: Northwest Center for Public Health Practice, University of Washington School of Public Health, 2013. [Available at http: //www. nwcphp. org/training/opportunities/online-courses/emergency-risk-communication-for-public-health-professionals (accessed May 27, 2013).]

[36] Ready. gov business continuity planning. Washington, DC: Federal Emergency Management Agency, 2013. [Available at http: //www. ready. gov/sites/default/files/documents/files/BusinessContinuityPlan. pdf (accessed May 29, 2003).]

[37] Impact of severe weather conditions on biological products. Silver Spring, MD: CBER Office of Communication, Outreach and Development, 2013. [Available at http: //www. fda. gov/BiologicsBloodVaccines/SafetyAvailability/ProductSecurity/ucm147243. htm (accessed May 27, 2013).]

[38] Hamburg M. FDA emergency operations plan. Rockville, MD; Food and Drug Administration, 2010. [Available at http: //www. fda. gov/downloads/EmergencyPreparedness/EmergencyPreparedness/UCM230973. pdf (accessed May 27, 2013).]

[39] Food and Drug Administration. Exceptions and alternative procedures approved under 21 CFR 640. 120. Silver Spring, MD: CBER Office of Communication, Outreach, and Development, 2014. [Available at http: //www. fda. gov/BiologicsBloodVaccines/BloodPronducts/RegulationoftheBloodSupply/ExceptionsandAlternativeProcedures/default. htm.]

[40] Policy statement on urgent collection, shipment, and use of whole blood and blood components intended for transfusion to address blood supply needs in the current disaster situation. Silver Spring, MD: CBER Office of Communication, Outreach and Development, 2011.

[41] Guidance for industry: Recommendations for blood establishments: Training of back-up personnel, assessment of blood donor suitability and reporting certain changes to an approved application. Silver Spring, MD: CBER Office of Communication, Outreach and Development, 2010. [Available at http : // www. fda. gov/BiologicsBloodVaccines/GuidanceComplianceRegulatoryInformation/Guidances/Blood/default. htm.]

[42] FDA offers tips about medical devices and hurricane disasters. Washington, DC: Food and Drug Administration, 2013. [Available at http: //www. fda. gov/MedicalDevices/Safety/EmergencySituations/ucm055987. htm (accessed May 27, 2013).]

[43] Homeland Security Presidential Directive 8: National preparedness. Washington, DC: Department of Homeland Security, 2011. [Available at http: //www. dhs. gov/xlibrary/assets/presidential-policy-directive - 8 - national-preparedness. pdf (accessed May 27, 2013).]

[44] Exercise. Washington, DC: Federal Emergency Management Agency, 2013. [Available at http : //www. fema. gov/exercise (accessed May 27, 2013).]

[45] IS - 120A. An introduction to exercises (FEMA independent study). Emmitsburg, MD: Federal Emergency Management Agency Emergency Management Institute, 2008. [Available at http: //training. fema. gov/EMIWeb/IS/courseOverview. aspx? code = is - 120. a (accessed May27, 2013).]

第 5 章

异体和自体血液献血者的健康检查

血站最重要的职责是保证安全和充足的血液供应。为了保护献血者在献血期间和献血后的健康，以及保证血液成分的安全性、质量、纯度、标识和疗效以保护受血者，对献血者进行适当的健康检查极其重要。献血者健康检查是血液安全整体保障的一个组成部分，其关键步骤包括教育、献血者健康征询、专项体检、感染性疾病检测(见本书第 8 章)和献血后信息的管理。

本章介绍了在采血和对血液进行各种血源性疾病检测之前与献血者健康检查相关的联邦法规、认证要求和医学要求[1-3]。

第一节　献血者健康检查概述

血站向意向献血者告知有关献血过程和可能发生的献血相关不良反应的信息，包括意向献血者如果意识到可能感染了经血液传播的病原体，就不要献血。健康检查过程包括专项体检和直接询问具体风险行为、用药情况、旅行和其他可能影响受血者或献血者安全的各种情形。这类询问聚焦感染性风险，包括目前已开展(例如乙型和丙型肝炎病毒和人类免疫缺陷病毒)、尚未普遍开展的(例如 Chagas 病)以及还没有获批筛查试剂可以使用(例如，巴贝西虫病和疟疾)的病原体感染。

如果由于个人健康史、检测结果为有反应性、高危行为或医疗等原因而不可献血供他人使用的，血站可能会对意向献血者采取保密性屏蔽措施并告知本人，以阻止其以后再次献血。这类屏蔽可能是有期的，也可能是无期的，即永久性屏蔽，这意味着这类人员以后再也不能献血[1]。此外，法规要求血站应当对献血者在献血后报告的信息进行适当管理，因为这类信息可能影响所捐献血液成分的安全性、质量或疗效，以及是否允许献血者以后再次献血。法规还要求血站应当保持受到屏蔽的献血者记录[2]。

自体献血者的选择标准较异体献血者宽松，但其重点仍然是向自体输血患者提供尽可能安全的血液，以及对采血可能引发的健康风险进行评估。

按照联邦和各州的法规和自愿认证标准的有关规定，血站应当在当天采血前进行献血者健康检查。FDA 以 CFR、指引和行业备忘录等文件形式制定献血者健康检查具体标准[2]。AABB 也制定了献血者健康检查的专业标准，经过 AABB 认证的血液机构应当遵从这一标准[1]。

2006 年 10 月，AABB 带领全国血液行业共同致力于简化和标准化献血者健康检查工作，最终由 FDA 发布了 1 份的指引，明确了献血者健康征询表(Donor History Questionnaire，DHQ)是有效的献血者健康检查方法，为持有和未持有执业许可证的血液机构提供了符合 FDA 全部要求的献血者健康检查方法[4]。DHQ 目前已被美国绝大多数血站所使用[5-6]。DHQ1.3 版本(2008 年 5 月)于 2010 年 5 月被 FDA 正式认可。本文主要参考该版本[4,7]。

血液采集机构的医学主管负责制定法规或标准未涵盖的献血者健康检查有关事项的具体处理办法[3,8-11]。因此，对于同一事项，不同血站甚至同一血站的不同医生可能做出不同的医学决定。确定符合献血者健康条件的具体做法在国家和国际层面均存在相当大的差异，这反映了风险评估方法本身存在不确定性[8]。

应用审慎原则时，在试图消除血液供应中已知或潜在的输血疾病传播风险的同时也将导致大部分健康人群不能献血。意向献血者在遭遇屏蔽献血后，可能会对某些被问及的问题与其健康或能否献血供他人输注的相关性感到困惑、失望甚至愤怒。因此，血站工作人员宜有能力解释 AABB、FDA 和本血站献血者健康检查要求具体条款的本意。

有关联邦法规确定的献血者健康检查要求的最常见问题及其回答请详见 FDA 网站的"血液问答"[12]。有关 AABB《血库和输血服务标准》的解释或基本原理的问题宜提交给 AABB 标准部门(standards@aabb.org)，部分问题的回答和讨论请详见 AABB 网站。

第二节　异体献血者的健康检查

一、献血者登记和身份证明

在美国，用于异体输血的血液成分一般来自自愿无偿献血者。如果不是来自自愿无偿献血者，法规要求血站将血液成分标识为来自有偿献血者[2]。

意向献血者宜出示可被接受的身份证明。采血人员应当在每次采血之前正确辨认每位献血者的身份。可接受的身份证明包括政府颁发的证件，如驾驶执照或护照，或由血站发放的由字母和数字组合构成唯一代码的献血卡。因为受到法规限制和涉及隐私，许多血站不再将社会保障号码用作献血者身份证明。

准确记录献血者身份的重要性在于：①确定任何具体献血者之前捐献的所有血液(包括曾以不同姓名捐献的血液)，使血液信息系统能够将之前捐献的所有血液关联在一起；②确保必要时能在献血后数周内联系到献血者，告知其血液检测结果或有关该次献血的其他相关信息。如果血液检测结果导致献血者以后不能继续献血，血站应当在献血后 8 周内尽到告知义务[2]。血站通常要求献血者提供地址和电话号码，以便血站在必要时能够在这一时限内联系献血者并给予辅导或随访。血站应当按照法规和标准要求的时限保存献血记录[1-2]。

值得注意的是，美国目前没有建立全国献血者屏蔽登记系统。因此，被某家血站屏蔽的献血者可能被另一家血站获准献血。现有证据表明，这类献血者屏蔽登记系统既无助于血液安全，也无法阻止不适宜输注的血液成分的发放，因此没有必要建立[13]。

二、献血者教育资料与知情同意

美国血站在献血知情同意过程中向所有意向献血者提供有关献血的信息。DHQ 教育资料整合了联邦法规和 AABB 标准要求的所有要素，血站增加了保护献血者和受血者的要素[1,4]。每次为意向献血者提供服务时，血站工作人员宜采用意向献血者能够理解的方式，向其介绍采血程序，记录其同意献血的表示，以表明献血者对所有献血教育资料已经有了充分理解，有机会提出问题，经过慎重考虑后作出献血决定[1]。宜告知献血者在采血过程中可能出现不良反应以及血站将对其血液进行感染性疾病的检测。还宜告知献血者有关血液检测阳性结果的告知程序，以及血站将血液检测阳性结果向联邦或州卫生局报告，并可能会将其录入屏蔽献血登记系统使献血者以后不再能献血等程序。如果其血液可能会给血液供应带来风险，则不应当献血，意向献血者应当对此要求表示同意。如果献血时采集的血液样本或信息可能被用于研究性检测或其他研究，也宜将其向献血者告知。最后，还宜向献血者解释的是，血站所开展的血液检测对于早期感染的检出能力有限以及样本不适宜时可能不做检测。

任何人均不应当将获得感染性疾病免费检测作为献血目的。血站宜告知所有意向献血者关于 HIV 检测地点或提供 HIV 检测的公共卫生机构的信息。

所有意向献血者均应当具备表示知情同意并准确提供个人健康史的能力。血站宜予以意向献血者提问的机会，意向献血者有权随时退出献血过程。血站应当记录献血者同意血站采集和检测血液的表示。

对于未成年人(即 16 岁或 17 岁)或无民事行为能力成年人献血，血站应当按照适用州法律的要求，获得其家长或者监护人的同意[1]。还有，AABB 标准 5.2.2 条要求，当需要获得家长同意时，采血机构应当向意向献血者法定代表人提供有关献血过程的信息[1]。

血站宜制定相应措施以满足英语不流利或文盲、视力或听力受损或其他身体残疾人群的献血需求。许多血站试图顺应献血者特殊需求，但是血站应当确保采血过程不会对献血者或工作人员造成不必要的风险，知情同意程序不会受到削弱。最终由血站负责指导献血者健康检查和采血的医师决定这些个体能否献血[1]。

三、通过专项体检和血红蛋白或血细胞比容测定判定献血者符合健康条件

献血者是否符合健康条件的判定程序包括专项体检(如献血者体温测量和手臂检查)和血红蛋白或血细胞比容测定。这些检查对所采集血液成分的疗效或安全性具有潜在影响(表 5 - 1)。对于机采献血者还另有要求，其体重、血红蛋白或血细胞比容应当符合 FDA 在批准自动化采集设备的文件中提出的要求。

采血人员应当在采血前检查献血者前臂皮肤。皮肤应当没有损伤和静脉药瘾的迹象如多次针刺(例如密布的小瘢痕)或静脉硬化。应当注意的是，不要将经常献血所致前臂瘢痕或凹痕误认为是静脉药瘾的表现。如果不存在局部细菌感染或者在采血前无法进行前臂皮肤正常消毒的情形，患有常见和轻度皮肤病(例如毒藤皮疹)者无需屏蔽献血。

FDA 规定，准许正常男性和女性献血的最低血红蛋白浓度为 125 g/L，相当于血细胞比容为 38%[2]。由于血红蛋白正常值受性别、种族、营养状况以及其他因素的影响，因此这一要求，特别是男性和女性采用同一标准存在争议，且经常争论[14-15]，因为女性血红蛋白正常值低于男性。但是这一要求已经沿用了 30 多年，未曾有过任何变化。血红蛋白或血细胞比容筛查能够防止从明显贫血的献血者中采集血液，避免给献血者健康和所采集的血液成分的疗效造成不良影响。

血红蛋白低于 125 g/L 是暂时屏蔽献血的最常见原因。这条单一屏蔽献血标准对男性和女性献血者均存在问题。部分女性献血者的血红蛋白检测结果低于 125 g/L，但其实际血红蛋白水平却处于正常范围内。与此相反，部分男性献血者尽管其血红蛋白检测结果高于 125 g/L，但实际上可能处于贫血状态。血红蛋白筛查并不能保证献血者具有丰富的铁储备[16-17]。有关献血者最低血红蛋白的要求、经常献血的献血者铁储备状态以及献血间隔的争议仍将继续[18]。

献血者血红蛋白筛查可能保证每单位红细胞需满足的最低血红蛋白含量。但目前 FDA 和 AABB 均未规定从全血制备的红细胞有效成分的含量标准。如果献血者血红蛋白为 125 g/L，那么预计其所捐献的 500 mL 全血制成的 1 单位红细胞将含有血红蛋白 62.5 g，但实际上并没有对全血制成的红细胞的最终血红蛋白含量进行测定的要求。AABB 标准要求所采用的单采红细胞方法能够保证每单位红细胞平均血红蛋白含量≥60 g，抽样检查时有 95% 单采红细胞的血红蛋白含量大于 50 g[1]。

表 5 - 1　异体和自体捐献全血的献血者健康检查要求

	异体 AABB 标准 5.4.1A；CFR 第 21 篇，第 640.3 部分	自体 AABB 标准 5.4.4；CFR 第 21 篇，第 640.3 部分
年龄	符合适用的州法律或≥16 岁	由血液中心医学主管确定具体要求(AABB 标准 5.4.4)
血压	AABB 标准没有要求，CFR 要求收缩和舒张压在“正常范围内”[CFR 第 21 篇，第 3(2)部分]	
脉搏	AABB 标准或 CFR 中没有要求。	
全血采集量	最大采血量 10.5 mL/kg 体重，包括标本量在内	
献血间隔	捐献全血后 8 周；2 单位红细胞采集后 16 周；不经常血浆单采后 4 周；血浆置换、血小板单采或白细胞单采后≥2 天	
体温	口温≤37.5℃(99.5 F)或用其他方法测量的等效温度	屏蔽具有菌血症风险的意向献血员(AABB 标准 5.4.4.4)
血红蛋白 (血细胞比容)	≥125 g/L(≥38%)	≥110 g/L(≥33%)

总的来说，FDA 和 AABB 均未规定血红蛋白检测方法、标本类型（毛细血管或静脉血标本）或可接受的血红蛋白/血细胞比容筛查试验的性能特点。但有一项专门规定，即不能采用耳垂穿刺采集的毛细血管血液标本作为异体或自体献血者血红蛋白/血细胞比容筛查试验的标本[1]。美国大多数血站采集指尖毛细血管血液标本做血红蛋白测定，其检测结果常略高于静脉血标本。

血站一般选择操作简单的便携式设备测定血红蛋白或血细胞比容。硫酸铜密度检测法（方法 6 - 1）仍为美国血站所接受，但已逐渐被便携式设备血红蛋白分光光度检测法（如 HemoCue 献血者血红蛋白检测仪，HemoCue AB，Angelholm，Sweden，DiaSpect Hemoglobin，DiaSpect Medical AB，Uppsala，Sweden）或血液分析仪测定法所取代。便携设备床旁检测法提供血红蛋白定量结果，其变异系数为 1.5%[15]。血液成分自动分析仪测定静脉血标本血红蛋白水平方法的变异系数一般≤1.2%[15]。目前使用的大多数血红蛋白定量检测方法的灵敏度为 2 ~5 g/L。绝大多数受屏蔽献血者的血红蛋白和血细胞比容值接近临界值。毛细血管血液标本血红蛋白检测方法的分析前误差很可能是源于采血技术。应当按照设备制造方提供的操作说明书进行血液标本检测。

四、健康征询——DHQ

尽管 FDA 没有强制要求，但 AABB DHQ 已在美国大多数血站被广泛使用[19]。用于采集法规要求的献血者信息的其他方法应当通过 FDA 审查。另外，FDA 认识到，DHQ 包括了 FDA 法规或推荐没有涉及的事项，如癌症，器官、组织或骨髓移植，骨或皮肤移植和妊娠。AABB 推荐血站在相关文件中采用 DHQ 条款：

（1）献血者教育材料；

（2）完整版 DHQ；

（3）用户手册，包括专业术语目录和参考文献；

（4）医学屏蔽列表。

表 5 -2　献血者健康征询表和异体血液献血者健康检查要求[19]

健康征询问题	献血条件简述
1. 你感觉今天的身体健康状态如何？	意向献血者应当健康状况良好，无重要脏器疾病（如心、肝、肺）、癌症或异常出血倾向，医学主管认为符合献血条件的除外； 其他情况由医学主任确定是否暂时屏蔽献血
2. 你正在服用抗生素吗？	医学主管确定活动性感染接受抗生素治疗患者的暂时屏蔽要求； 预防性使用抗生素（例如使用四环素预防痤疮）的不需要屏蔽
3. 你目前正在服用其他药品治疗感染吗？	因具体情况而异，活动性感染接受治疗的需暂时屏蔽
4. 你现在使用或曾经使用需屏蔽献血的药品吗？	实例： 强致畸药品（对未出生胎儿存在潜在危害）： （1）非那雄胺（Proscar，Propecia）、异维甲酸（Absorica，Accutane，Amnesteem，Claravis，Myorisan，Sotret，Zenatane），在最后一次服药后屏蔽 1 个月； （2）度他雄胺（Avodart，Jalyn），在最后一次用药后屏蔽 6 个月 （3）阿昔曲丁（Soriatane），在最后一次用药后屏蔽 3 年 （4）依曲替酯（Tegison），永久屏蔽 （5）存在传播 vCJD 的潜在风险（但无记录在案的传播案例）； （6）英国生产的牛胰岛素，永久屏蔽
5. 你已经阅读献血者教育资料了吗？	N/A

续表 5－2

健康征询问题	献血条件简述
6. 在过去的 48 小时内你服用阿司匹林或者含有阿司匹林成份的药品吗？	阿司匹林不可逆地抑制血小板功能，服用该药者不能捐献血小板： (1)服用阿司匹林后至少屏蔽 36 小时； (2)服用其他药品后的屏蔽由血站医学主管确定
7. 女性献血者：你曾怀孕或你现在怀孕吗？（男性：勾选“我是男性。”）	如果在过去的 6 周内已怀孕的，需屏蔽
8. 在过去 8 周内，你献过血小板或血浆吗？	献血间隔要求： (1)献全血的，间隔 8 周； (2)献 2 单位红细胞的，间隔 16 周； (3)不经常单采血浆的，间隔 4 周； (4)单采血浆、血小板或白细胞的，间隔≥2 天
9. 在过去 8 周内，你接种过疫苗或者注射过其他药品吗？	接种以下类毒素、合成或灭活的病毒、细菌或立克次体疫苗，无症状、无发热者，无需屏蔽：炭疽、霍乱、白喉、甲型肝炎、乙型肝炎、流感、莱姆病、副伤寒、百日咳、鼠疫、肺炎球菌多糖、脊髓灰质炎(注射)、斑疹热、破伤风或伤寒(注射)； 接种重组疫苗(如人乳头瘤病毒疫苗)，无需屏蔽； 鼻内接种减毒流感疫苗，无需屏蔽； 接种以下减毒疫苗和细菌疫苗，需屏蔽 2 周，如麻疹/腮腺炎疫苗、腮腺炎疫苗、口服脊髓灰质炎疫苗、口服伤寒疫苗、黄热病疫苗； 接种以下减毒疫苗和细菌疫苗，需屏蔽 4 周，如风疹或水痘疫苗； 接种其他疫苗，包括没有生产执照的疫苗，需屏蔽 12 个月，医学主管批准的除外
10. 在过去 8 周内你曾接触天花疫苗受种者吗？	详见 FDA 现行指引
11. 在过去 16 周内你捐献过 2 单位单采红细胞吗？	献 2 单位单采红细胞，屏蔽 16 周
12. 在过去 12 个月内，你曾输血吗？	接受血液、血液成分、人体组织或血浆来源的凝血因子浓缩物，屏蔽 12 个月； 接受人体(尸体)硬脑膜，永久屏蔽
13. 在过去 12 个月内，你曾接受器官、组织或骨髓移植吗？	
14. 在过去 12 个月内，你曾接受骨或者皮肤移植吗？	
15. 在过去 12 个月内，你曾接触别人的血液吗？	屏蔽 12 个月： (1)从黏膜接触血液的时间点起算； (2)被非献血者本人的血液或体液污染的器具或设备非无菌性皮肤刺伤
16. 在过去 12 个月内，你曾被意外刺伤吗？	
17. 在过去 12 个月内，你曾与艾滋病病毒感染者或艾滋病毒检测阳性者有过性接触吗？	从与 HIV 感染者或 HIV 感染高危人群性接触的时间点起算，屏蔽 12 个月
18. 在过去 12 个月内，你曾与性工作者或以金钱、毒品或其他支付方式进行性交易的人有性接触吗？	
19. 在过去 12 个月内，你曾与注射毒品或类固醇，或任何其他非处方药品的人有性接触吗？	
20. 在过去 12 个月内，你曾与患血友病或使用凝血因子浓缩物的人发生性行为吗？	
21. 女性献血者：在过去 12 个月内，你曾与有过同性性行为的男性发生性接触吗？ (男性：勾选“我是男性”)	

续表 5－2

健康征询问题	献血条件简述
22. 在过去 12 个月内，你曾与患有肝炎的人有过性接触吗？ 23. 在过去 12 个月内，你曾与患有肝炎的人住在一起吗？	与以下人员有过性接触或在一起生活，需屏蔽 12 个月： (1)急性或慢性乙型肝炎(乙型肝炎表面抗原试验阳性)患者； (2)有症状的丙型肝炎患者； (3)有症状的其他类型病毒性肝炎患者
24. 在过去 12 个月内，你纹过身吗？ 25. 在过去 12 个月内，你曾在耳或其他部位打过洞吗？	屏蔽 12 个月：从被非献血者本人的血液或体液污染的器具或设备非无菌性皮肤刺伤，包括纹身或永久化妆的时间点起算，除非使用无菌针头和非重复使用的染料涂抹
26. 在过去 12 个月内，你曾接受梅毒或淋病治疗吗？	屏蔽 12 个月或最长适用期： (1)梅毒或淋病治疗结束后； (2)梅毒筛查试验阳性但未做确诊试验； (3)梅毒确诊试验阳性(根据 FDA 献血者归队策略，1 年后可归队)
27. 在过去 12 个月内，你曾被少年拘留、监禁、拘留或关押超过 72 小时吗？	屏蔽 12 个月
28. 在过去 3 年内，你曾去过美国或者加拿大以外的地方吗？	疟疾： (1)在美国卫生部疾控中心疟疾分中心认定的疟疾流行地区连续居住 5 年以上，离开疟疾流行地区后需屏蔽 3 年 (2)曾到疟疾流行地区旅游，离开后需屏蔽 12 个月
29. 从 1980 到 1996 年，你在英国的居住时间累计≥3 个月吗？(英国地区审查列表) 30. 从 1980 到 1996 年，你曾是美国军人、军方雇员或军方的独立成员吗？ 31. 从 1980 年到现在，你在欧洲的居住时间累计≥5 个月吗？(欧洲国家审查列表) 32. 从 1980 年到现在，你曾在英国输过血吗？(英国地区审查列表)	FDA 最新指引规定，具有传播 vCJD 风险者，永久屏蔽
33. 从 1977 年到现在，你曾有过以金钱、毒品或其他报酬的性交易吗？ 34. 男性捐献者：从 1977 年到现在，你曾与其他男性发生过性接触吗？(女性献血者：勾选“我是女性”) 35. 你曾有 HIV/AIDS 病毒检测阳性吗？ 36. 你曾注射毒品、类固醇或任何非处方药品吗？	永久屏蔽： 按照 FDA 有关预防血液和血液成分传播 HIV 的法规和指引要求加以排除； 现在或以前具有感染 HCV、HTLV 或 HIV 的临床或实验室证据，或按照 FDA 现行法规加以排除； 注射非处方药品
37. 你曾使用过凝血因子浓缩物吗？	(1)具有异常出血倾向，按照医学主管的意见屏蔽； (2)接受过血液、血液成分、人体组织或血浆来源的凝血因子浓缩物，屏蔽 12 个月
38. 你曾患肝炎吗？	11 岁生日之后曾患病毒性肝炎，永久屏蔽
39. 你曾患疟疾吗？	曾诊断患疟疾，无症状后屏蔽 3 年
40. 你曾患美洲锥虫病吗？ 41. 你曾患巴贝西虫病吗？	有美洲锥虫病或巴贝西虫病病史，永久屏蔽
42. 你曾接受过硬脑膜(或颅骨)移植吗？	曾接受人体(尸体)硬脑膜移植，永久屏蔽

续表 5－2

健康征询问题	献血条件简述
43. 你曾患任何类型的癌症（包括白血病）吗？	屏蔽标准可有不同，具体由医学主管确定 示例： 非血液肿瘤，治疗结束后屏蔽 5 年 局部皮肤癌、原位癌，完全切除痊愈后可献血 血液肿瘤（如白血病），永久屏蔽
44. 你的心脏或肺脏曾出现过什么问题吗？	屏蔽标准可有不同，具体由医学主管确定
45. 你有出血或血液病史吗？	屏蔽标准可有不同，具体由医学主管确定
46. 你曾与在非洲出生或居住的人有过性接触吗？	永久屏蔽：按照 FDA 有关预防血液和血液成分传播 HIV 的法规和指引要求加以排除 如果血站已使用经 FDA 批准、生产方声称包括 O 型 HIV 抗体的检测试剂，可将 DHQ 中有关 O 型 HIV 感染风险的问题删除
47. 你曾去过非洲吗？	
48. 你有家属患过克雅氏病吗？	有克雅氏病家族史，永久屏蔽

可选用 DHQ 流程图。经 FDA 审核认可的 DHQ 文件请详见 FDA 网站[20]。最新版本 DHQ 请详见 AABB 网站[19]。

不宜改变 DHQ 问题的措辞、顺序和文本。采血机构可能对 DHQ 问题的时间框架做少许改动，使 DHQ 问题更加严格，但是这将导致更多献血者被屏蔽。血站可增加其他问题，但宜将这些问题接在 DHQ 之后。DHQ 的本意是让献血者自行阅读和填写，当然血站也可选用口头直接提问、自我阅读和填写或两者结合的方法来填写 DHQ。

如果血站 DHQ 包括了 AABB 标准和 FDA 法规没有涉及的具体医学问题，血站应当制定标准操作规程（standard operating procedures，SOP），确定接受或屏蔽献血者的标准。合理的献血者健康评估方法力图找到一种平衡，既要通过采取适当的防范措施来保护血液供应的需求，又要避免制定与献血者和受血者安全无关、过度严格的限制措施导致大量人群不能献血[3]。宜根据献血者的医学问题或个人史给献血者和受血者带来风险的现有证据制定献血者健康要求。

如果某种情形对受血者或献血者具有潜在风险，宜对采用提问方式进行献血者筛查的这种方法的有效性及其附加价值进行评价，尤其是在还有其他保护献血者或者降低受血者潜在风险的输血安全措施时。血站收到献血者在献血后报告的信息，且认为如果是在献血前收到这些信息，则献血者将被屏蔽时，宜根据其对受血者造成的潜在危害和可能性的大小采取相应措施，如收回血液、撤出供应或者通知接收方。血站制定献血屏蔽标准时，宜考虑将来一旦获得证据，需要对这些标准进行修订时将如何操作。可与献血者进一步探讨允许血站做出医学判断的一些事项和 DHQ 的存在问题，但血站应当制定并遵从本机构的 SOP[3]。

第三节　血站规定的献血者健康检查要求

与针对受血者潜在风险的问题不同，旨在保护献血者安全的献血者健康检查要求由血站医学主管决定。因此，不同的血站在这方面的做法可能存在差异[3, 8]。AABB 标准要求献血者应当健康状态良好，无重要脏器疾病（如心脏、肝和肺部疾病）、癌症或异常出血倾向，但医学主管准许献血的除外[1]。采血人员需正确理解每种医学状况导致屏蔽献血的基本原理，因为即使是暂时屏蔽，也可能对献血者再次献血产生负面影响[21]。血站已经成功删除了某些健康相关问题，摒弃了对献血者健康或献血者相关反应没有负面影响的要求，如脉搏评估[4, 22]。从这些实践中得出的结论是，某些武断、死板的献血者健康检查要求，虽然表面上似乎是为了保护献血者，但其实没有必要，可放心摒弃。

一、癌症

美国血站每年收到数百份有关已经献血的个体后来发现癌症的报告。

通过输血直接传播癌症，尽管在生物学上存在这种可能性，但在实践中虽然经常有人在献血之后才被诊断患癌症，可至今尚无输血传播肿瘤的案例报告[23]。一项回顾性研究调查了丹麦和瑞典受血者的癌症发病率，这些患者输注了处于癌症亚临床期的献血者捐献的血液[24]。在 354 094 例受血者中，有 12 012(3%)例曾输注癌前期献血者捐献的血液，但这些受血者的癌症风险并没有高于输注无患癌症献血者捐献血液的受血者[24]。这些数据表明，意外输入癌症献血者血液引起的癌症传播，即使存在，也极为罕见，因此未能被包括丹麦和瑞典两个国家过去数年内所有输血记录在内的大规模队列研究所发现。

应当谨慎考虑癌症患者以后的献血者健康要求，应当留有足够的时间，待经过化疗或其他治疗的癌症患者已经完全恢复后方可献血。美国目前尚无关于曾患癌症的献血者健康检查的联邦法规或专业标准。因此，血站的医学主管在确定这类献血者的献血条件时有较大的自主决定权。

目前，美国几乎所有持有执业许可证的血站接受局部癌症治愈后的个体献血。这类局部癌症包括皮肤癌(如基底细胞或鳞状细胞癌)和原位癌(如宫颈癌)，肿瘤已被完全切除，且被认为已治愈。对于具有实质器官或非血液系统恶性肿瘤史的个体，大部分血站对其暂时屏蔽，等待治疗完成后一段时间，如果没有复发症状则可献血。对于非血液肿瘤，其屏蔽时间为治疗完成后 1 年到 5 年不等[24]。具有血液系统恶性肿瘤史的个体一般会被永久屏蔽异体献血。但据报告美国有些血站接受儿童时期曾患白血病或淋巴瘤已被成功治愈，且治疗完成后的无瘤期很长(如 10 ~ 20 年)的成年人献血。目前认为对于具有肿瘤史的个体采取这些不同的屏蔽措施是合理的，但如果获得有关输血传播癌症可能性的新信息，则宜对其重新评估。

二、出血状态或血液疾病

出血状态和血液病可能影响献血者的安全和血液的疗效，血站应当确定具有血液疾病的意向献血者的健康检查程序。一般而言，宜对意向献血者的出血状态或血液疾病进行 2 个方面的评估：①采血程序是否引发献血者出血或血栓形成；②献血者捐献血液的止血效果是否受到影响因而不适合他人输注[3]。

血浆成分和冷沉淀凝血因子宜含有适量、具有活性的凝血因子，且不宜含有过多的凝血抑制因子或促进因子。与此类似，血小板成分是补充患者血小板的唯一来源，其所含血小板宜具有适宜的功能，且没有受到由其所含抑制剂造成的不可逆损伤。

一般劝告具有明显出血史的个人应当避免献血。但是，出血史询问并不能防止其他方面健康的献血者出现罕见但严重的血栓性或出血性并发症。

血友病、凝血因子缺陷或存在具有临床意义的凝血抑制因子的个体均具有不同程度的出血倾向。出于献血者安全和血液疗效的考虑，应当屏蔽这类个体献血。但 XⅡ 因子缺乏是个例外，它与出血或血栓形成均无关。

凝血因子常染色体隐性突变或性染色体连锁隐性突变的携带者一般不存在出血风险，虽然其凝血因子水平较低，但大多数血站接受这类携带者献血。其理由是，虽然这类个体的凝血因子活性差别较大(50% ~150%)，但与维持止血功能所需的凝血因子活性(5% ~30%)比较，仍处于正常水平[3]。绝大多数血站一般不允许血管性血友病患者献血，但某些血站可能允许病情较轻、无出血史的个体捐献红细胞。出于献血者安全和血液疗效的考虑，服用抗凝药品治疗或预防静脉血栓的个体不可献血。

三、心和肺疾病

心血管疾病在美国很常见，每 3 个成年人就有 1 例患者，估计共有 8 000 万成年患者[25]。作为献血者安全措施之一，意向献血者将被问及是否曾患心肺疾病，但是允许具有心肺疾病史个体献血的标准则由各血站自行确定。

已公开发表的关于择期心脏手术患者自体献血研究结果的汇总分析显示，该组患者的献血不良反应发生率并没有高于没有心脏疾病史的献血者[26-30]。虽然成年人心血管疾病较为常见，但健康献血者捐献全血时出现血管迷走神经反应的几率仅为 2% ~ 5%，且更常见于健康年轻人，年龄大的人反而少见[31]。

合理接受具有心脏病史个体献血的条件是：献血当天无症状，通过了健康检查，心脏疾病诊断或治疗后不存在功能障碍，日常活动不受限制。一些血站建议，出现心血管事件、做过心脏手术或者心脏病诊断后至少等待 6 个月方可考虑献血。如果在此期间一直都没有症状，日常活动正常，可允许其献血。

不允许献血的原情形可能包括近期出现临床症状，不稳定型心绞痛、近期心肌梗死、左冠状动脉主干狭窄、进行性充血性心衰或主动脉瓣严重狭窄导致的活动受限或功能障碍[3]。

四、用药状况

DHQ 和屏蔽献血药品列表包含了 AABB 和 FDA 规定需要屏蔽献血的具体治疗药品，共分为 5 大类：

（1）对胎儿具有潜在强致畸危害的药品（尽管至今尚无与使用致畸药品的献血者血液输注相关的胎儿不良结局的案例）；

（2）影响血液成分（仅针对血浆或血小板成分）疗效的抗凝药和抗血小板药；

（3）英国生产的具有感染克雅氏症潜在风险的牛胰岛素（尽管至今尚无使用牛胰岛素的献血者引起输血传播的案例）；

（4）人垂体来源的生长素，理论上增加克雅氏症风险（尽管尚无使用这些生长激素的献血者引起输血传播的案例）；

（5）能通过输血进入受血者体内，用于治疗感染的抗生素或抗微生物药品（预防痤疮、红斑痤疮以及其他慢性疾病的抗生素除外）。

虽然允许血站在 FDA 和 AABB 屏蔽献血药品列表中增列需要其他药品，但许多血站仅选用该列表，或者只增加少量药品。DHQ 工作组鼓励血站充分考虑本地增列的屏蔽献血药品的具体原因，避免不必要的屏蔽献血[3]。

FDA 的妊娠用药风险分类旨在对妊娠用药进行效益和风险评估。这一分类常被血站用于献血者健康检查，但这并不合适。例如，D 类和 X 类风险药品中的一些常用药品（例如口服避孕药和抗胆固醇药）对妊妇可能是禁忌的，但是对任何受血者而言，即使可能造成风险，也是非常小，完全可以忽略。

各地在制定屏蔽献血药品列表时，通常考虑的是献血者服药的原因及其身体状况，而不是所采集血液成分中的残留药品本身对受血者具有多大的危害。献血者使用的大多数药品对受血者无害，但在对献血者用药的潜在风险进行评估时宜考虑许多影响因素（例如药品的半衰期、血浆浓度均值和峰值、在成分血中的残留浓度以及输入受血者体内后被稀释的程度）。

第四节　仅供经常重复献血的献血者使用的简化版 DHQ

关于经常重复献血的献血者在每次献血时必须回答相同问题的这一要求和实践的弊端，血站已经认识多年。这些提问是针对前期发生的高危因素，且已不可能改变。要求献血者每次献血时重复回答这些问题，引起许多积极献血的献血者对献血经历感到不满。美国少数几家血站专门针对已分别有 2 次通过了 DHQ 完整版的健康征询，且在过去 6 个月中至少曾献血 1 次的献血者设计了 DHQ 简化版，已于 2003 年获得 FDA 批准并实施[32]。

AABB DHQ 简化版也由完整版工作组研制和验证，已被 FDA 官方认可，可供已经使用 DHQ 完整版的血液机构采用[33]。简化版设计了 2 个“捕获问题”，专门针对献血者在上次献血后所经历的新的诊断或治疗，用于代替完整版中关于前期的高危因素（例如输血、查加斯病和巴贝西虫病）的 17 个问题。虽然 DHQ 简化版仅较完整版简短些，且仅限于经常重复献血的献血者使用，但还是能起到改善献血者的献血经历的作用。

第五节　为满足特殊医疗需求的指定/定向献血

一、特殊医疗需求

输注特定献血者的血液成分可能对某些疾病的患者有益，例如：①存在多种抗体或者高频抗原的抗体的患者需要输注对应红细胞抗原阴性的血液；②新生儿同种免疫血小板减少性紫癜患儿需要输注其母亲的抗原阴性血小板。

如果需要特定献血者经常献血，供具有特殊医疗需求的特定患者使用，血站应当制定具体程序，由患者经治医师提出用血申请，经过血站医生批准。应当由医师对献血者进行健康检查，并证实其符合异体献血者健康检查的全部要求，但献血间隔除外[21 CFR 640.3(f)]。对于经常重复献血者，美国联邦法规允许血站每隔 30 天内根据此间隔期内第 1 次献血的血液检测结果判定其是否符合献血条件[2]。需要紧急输血时，如果按照 CFR 对血液单位进行标识和管理，可在获得感染性疾病检测结果之前发放血液，然后应当尽快完成血液检测，并在第一时间内向医院或输血科报告血液检测结果[2]。

二、定向献血

虽然在过去 10 年中，定向献血一直在减少，但是择期手术患者对特定献血者血液的需求持续存在，这似乎反映了公众对输血相关艾滋病风险仍心存芥蒂。大多数血站和医院克服了许多困难，做好定向献血的血液采血、储血和运输服务工作。

定向献血者的病毒标志物检出率高于自愿献血者。这主要(但不完全)是因为定向献血者中首次献血者的占比更高[34]。没有证据表明定向献血者的血液比社区自愿献血者的更安全。相反，由于定向献血者可能感受到更大的献血压力，可能给血液安全带来负面影响。

定向献血者应当符合自愿献血者的献血条件，因此如果其血液没有被原先计划安排的患者所使用，则可供其他患者使用。美国联邦法规要求，如果需要定向献血者在 8 周内献全血 1 次以上，献血者应当在献血当天经由医师检查并确认其健康状况良好[21 CFR 640.3(f)]。

血站宜向临床人员说明清楚定向献血程序，使输血申请医师和患者知悉何时能够获得定向献血者捐献的血液。需要沟通的内容包括明确从采血到可供患者输注的时间间隔，献血者 ABO 血型可能与患者不相容，或者献血者可能由于其他原因不能献血，以及定向献血者的血液可供其他患者使用等。

三、自体献血

自 20 世纪 90 年代以来，美国的自体献血已经显著减少。由于异体输血相关的病毒风险已明显降低，因此自体献血的医疗收益很低，但成本却明显增加，导致自体献血不断在减少[35-36]。

一般来说，单纯术前自体献血对于减少异体输血需求是有限的，实际上反而可能增加术后低血细胞比容和术后缺血性并发症的风险。但术前自体献血可与其他血液保护技术(如急性等容性血液稀释、围术期血液回收和止血药品)联合应用(详见 24 章)。

血站宜对拟自体献血的患者进行献血者健康检查。FDA、AABB 单方或双方制定的自体献血条件有：

(1)患者医师的处方或医嘱；

(2)患者血红蛋白≥110 g/L，或血细胞比容≥33%；

(3)在拟行手术或输血前≥72 小时采血；

(4)存在菌血症风险时不可自体献血；

(5)如果标识为“仅用于自体输注”，则所采集的血液只能供献血的患者本人输注。

血站宜明确自体献血的禁忌证，可包括献血可能引发较大风险的医疗情形，例如：①不稳定型心绞痛；②近期心肌梗死或者脑血管意外；③具有明显的心肺疾病，症状持续，且未经经治医师检查确认能自体献血；④未经治疗的主动脉瓣狭窄[37]。输血申请医师和血站医师都需要仔细权衡自体献血的获益和风险。

要点

1. AABB 工作组研制了 DHQ 和相关文件，已经 FDA 认可，是确定意向自愿献血者是否符合异体献血条件的适宜方法。
2. DHQ 及其相关文件的最新版本详见 AABB 网站，经 FDA 认可的所有 DHQ 文件详见 FDA 网站[19-20]。
3. 告知意向献血者有关献血风险、HIV 感染相关的临床症状和体征、血源性病原体传播的高危行为，以及如果意识到可能受到感染时应当避免献血的重要性。
4. 身体健康，献血当天状态良好，符合 AABB、FDA 和血站规定的所有献血要求，方能成为异体献血者。
5. 某些临床情形(如需要输注稀有血型或抗原阴性红细胞)，患者最好能够输注特定献血者的血液成分，但特定献血者可能未符合其他所有献血条件。血站应当制定相应程序，遵循联邦法规关于为满足特定患者医疗需求允许特定献血者频繁定向献血的规定。
6. 虽然在过去 10 年中，临床上没有明确需要定向献血的择期手术患者选用定向献血的情形一直在减少，但依然持续存在，尽管没有证据能够表明定向献血更为安全。

参考文献

[1] Levitt J, ed. Standards for blood banks and transfusion services. 29th ed. Bethesda, MD: AABB, 2014.

[2] Code of federal regulations. Title 21, CFR Parts 600 to 799. Washington, DC: US Government Printing Office, 2014 (revised annually).

[3] Eder A, Bianco C, eds. Screening blood donors: Science, reason, and the donor history questionnaire. Bethesda, MD: AABB Press, 2007.

[4] US Food and Drug Administration, Center for Biological Evaluation and Research. Guidance for industry: Implementation of acceptable full-length donor history questionnaire and accompanying materials for use in screening donors of blood and blood components. (October 2006) Silver Spring, MD: CBER Office of Communication, Outreach, and Development, 2006. [Available at http://www.fda.gov/ biologicsbloodvaccines/guidancecomplianceregulatory-information/guidances/blood/ucm 073445. htm (accessed November 11, 2013).]

[5] Zou S, Eder AF, Musavi F, et al. ARCNET Study Group. Implementation of the uniform donor history questionnaire across the American Red Cross Blood Services: Increased deferral among repeat presenters but no measurable impact on blood safety. Transfusion 2007; 47: 1990 - 1998.

[6] Fridey JL, Townsend M, Kessler D, Gregory K. A question of clarity: Redesigning the AABB blood donor history questionnaire-a chronology and model for donor screening. Transfus Med Rev 2007; 21: 181 - 204.

[7] US Food and Drug Administration. Guidance for industry: Revised preventive measures to reduce the possible risk of transmission of Creutzfeldt-Jakob disease (CJD) and variant Creutzfeldt-Jakob disease (vCJD) by blood and blood products, (May 2010) Silver Spring, MD: CBER Office of Communication, Outreach, and Development, 2010. [Available at http://www.fda.gov/downloads/biologics-bloodvaccines/guidancecomplianceregulatoryinformation/guidances/ucm213415. pdf (accessed November 11, 2013).]

[8] Eder AF. Evidence-based selection criteria to protect the blood donor. J Clin Apher 2010; 25: 331 - 337.

[9] Eder A, Goldman M, Rossmann S, et al. Selection criteria to protect the blood donor in North America and Europe: Past (dogma), present (evidence), and future (hemovigilance). Transfus Med Rev 2009; 23: 205 - 220.

[10] Strauss RG. Rationale for medical director acceptance or rejection of allogeneic plateletpheresis donors with underlying medical disorders. J Clin Apher 2002; 17: 111 - 117.

[11] Reik RA, Burch JW, Vassallo RR, Trainor L. Unique donor suitability issues. Vox Sang 2006; 90: 255 - 264.

[12] Food and Drug Administration. Vaccines, blood & biologics: Questions about blood. CBER Office of Communication, Outreach, and Development, 2013. [Available at http://www.fda.gov/BiologicsBloodVaccines/Blood-BloodProducts/QuestionsaboutBlood/de fault. htm (accessed November 11, 2013).]

[13] Cable R, Musavi F, Notari E, Zou S, ARCNET Research Group. Limited effectiveness of donor deferral registries for transfusiontransmitted disease markers. Transfusion 2008; 48: 34 - 42.

[14] Beutler E, Waalen J. The definition of anemia: What is the lower limit of normal of the blood hemoglobin concentration? Blood 2006; 107: 1747 - 1750.

[15] Cable RG. Hemoglobin determination in blood donors. Transfus Med Rev 1995; 9: 13144.

[16] Simon TL, Garry PJ, Hooper EM. Iron stores in blood donors. JAMA 1981; 245: 2038 - 43. [17] Cable RG, Glynn SA, Kiss JE, et al. Iron deficiency in blood donors: The REDS -Ⅱ Donor Iron Status Evaluation (RISE) study. Transfusion 2012; 52: 702 - 711.

[18] Triulzi DJ, Shoos KL. AABB Association Bulletin #12 - 03: Strategies to monitor, limit or prevent iron deficiency in blood donors. Bethesda MD: AABB, 2012. [Available at http://www.aabb.org/ (accessed October 23, 2012).]

[19] Blood donor history questionnaires. Bethesda, MD: AABB, 2013. [Available at http://www.aabb.org/ (accessed November 11, 2013).]

[20] Food and Drug Administration. Vaccines, blood and biologics: AABB donor history questionnaire documents. CBER Office of Communication, Outreach, and Development, 2013. [Available at http://www.fda.gov/biologicsbloodvaccines/bloodbloodproducts/ap provedproducts/licensedproductsblas/blooddonorscreening/ucm164185. htm (accessed November 11, 2013).]

[21] Custer B, Schlumpf KS, Wright D, et al. NHLBI Retrovirus Epidemiology Donor Study - Ⅱ. Donor return after temporary deferral. Transfusion 2011; 51: 1188 - 1196.

[22] Germain M, Delage G, Grégoire Y, Robillard P. Donation by donors with an atypical pulse rate does not increase the risk of cardiac ischaemic events. Vox Sang 2013; 104: 319 - 16.

[23] Eder AF. Blood donors with a history of cancer. In: Eder

AF, Bianco C, eds. Screening blood donors: Science, reason, and the donor history questionnaire. Bethesda, MD: AABB Press, 2007: 77 -92.

[24] Edgren G, Hjalgrim H, Reilly M, et al. Risk of cancer after blood transfusion from donors with subclinical cancer: A retrospective cohort study. Lancet 2007; 369: 1724 -1730.

[25] AHA Statistics Committee and Stroke Statistics Subcommittee. Heart disease and stroke statistics - 2007 Update. Circulation 2007; 115: e69 -171.

[26] Kasper SM, Ellering J, Stachwitz P, et al. All adverse events in autologous blood donors with cardiac disease are not necessarily caused by blood donation. Transfusion 1998; 38: 669 -673.

[27] Mann M, Sacks HJ, Goldfinger D. Safety of autologous blood donation prior to elective surgery for a variety of potentially high risk patients. Transfusion 1983; 23: 229 -232.

[28] Klapper E, Pepkowitz SH, Czer L, et al. Confirmation of the safety of autologous blood donation by patients awaiting heart or lung transplantation. A controlled study using hemodynamic monitoring. J Thorac Cardiovasc Surg 1995; 110: 1594 -1599.

[29] Dzik WH, Fleisher AG, Ciavarella D, et al. Safety and efficacy of autologous blood donation before elective aortic valve operation. Ann Thorac Surg 1992; 54: 1177 -1180.

[30] Popovsky MA, Whitaker B, Arnold NL. Severe outcomes of allogeneic and autologous blood donation: Frequency and characterization. Transfusion 1995; 35: 734 -737.

[31] Eder AF, Dy BA, Kennedy J, Notari E, et al. The American Red Cross donor hemovigilance program: Complications of blood donation reported in 2006. Transfusion 2008; 48: 1809 -1819.

[32] Kamel HT, Bassett MB, Custer B, et al. Safety and donor acceptance of an abbreviated nor history questionnaire. Transfusion 2006; 46: 1745 -1755.

[33] Food and Drug Administration. Guidance for industry: Implementation of acceptable abbreviated donor history questionnaire and accompanying materials for use in screening frequent donors of blood and blood components. (May, 2013) Silver Spring, MD: CBER Office of Communication, Outreach, and Development, 2013. [Available at http: //www. fda. gov/ BiologicsBloodVaccines/Guidance-ComplianceRegulatoryInformation/Guidances/Blood/UCM351107. htm (accessed January 7, 2014).]

[34] Dorsey KA, Moritz ED, Steele WR, et al. A comparison of human immunodeficiency virus, hepatitis C virus, hepatitis B virus and human T-lymphotropic virus marker rates for directed versus volunteer blood donations to the American Red Cross during 2005 to 2010. Transfusion 2013; 53: 1250 -1256.

[35] Brecher ME, Goodnough LT. The rise and fall of preoperative autologous blood donation. Transfusion 2002; 42: 1618 -1622.

[36] Schved JF. Preoperative autologous blood donation: A therapy that needs to be scientifically evaluated. Transfus Clin Biol 2005; 12: 365 -369.

[37] Goodnough LT. Autologous blood donation. Anesthesiol Clin North Am 2005; 23: 263 -270.

第 6 章

全血采集和成分处理

从献血者身上采集全血到随后将血液加工成为血液成分，整个过程都需要高度专注技术，使献血者和受血者都能得到最好的照顾。由于自动化程序的开发和应用，传统的手工成分制备方法正在发生重大变化，血液成分制备全程均可实现自动化。“白膜”法和“富血小板血浆”(platelet-rich plasma，PRP)法两种血小板制备方法之间存在的差异也被确认。

本章介绍了血液中心或医院进行的全血采集及成分制备和处理过程。

第一节　全血采集

参与全血采集的采血人员必须接受采血技术培训，使用当地批准的标准操作程序以尽量减少血液制品的污染和采血相关的局部并发症(如血肿或神经损伤)。只有经过检查判定献血者符合健康要求，并采用唯一的献血编码标识献血记录单、血袋主袋和联袋以及标本管后，方可为献血者采集血液。保持血液成分标识和血液检测结果与献血者的关联对于确保受血者安全至关重要。只有做到这两点，才可能在必要时开展事后调查并收回问题血液。在采血前对标识进行最后核查，有助于确保献血者的历史数据、实验室数据和其他制备数据与正确的血液成分关联。自献血者献血开始的全过程均应进行记录、核对并文件化。

一、采血袋

1. 应有的特性

全血采血袋必须经相关监管机构批准(如美国FDA，日本卫生、劳动和福利部，或加拿大卫生部)，如果采血袋要在欧洲使用必须标上CE标记。血袋应无菌，无热原，应有批号。采血袋还应标明保存期和监管机构要求的其他数据。

在血液成分制备、储存、输注等过程中，采血袋的特性应包括易于成型和加工、柔韧、耐扭曲、透明和不易损坏。此外，血袋的材质必须能耐受γ照射、环氧乙烷、电子束和或高压蒸汽等消毒方式。

气体(氧气、二氧化碳和水)的渗透性应符合相应用途。血袋在外包装或小包装袋打开使用之前，气体交换和水分损失通常受限。包装一旦被打开，血袋应在厂商所规定的时间内使用。血袋应标明包装开启日期和时间，未使用的血袋应存放在密封袋中。

血袋通常由热塑性塑料制成，例如聚氯乙烯(PVC)、乙酸乙烯酯、聚烯烃(聚乙烯或聚丙烯)或含氟聚合物。材料的配方决定其物理特性，并且其特性必须与使用要求相符合，如高气体渗透性材料可用于血小板储存，低玻璃化转变温度的材料可用于冷冻。

PVC袋的玻璃化转变温度约为 -25℃ ~ -30℃。在低于此温度时，血袋易碎，在运输和处理过程中容易破裂，应像玻璃一样被处理。PVC在室温下是坚硬的，并且需要加入增塑剂，如邻苯二甲酸二(2-乙基己基)酯(di-(2-ethyl-hexyl) phthalate，DEHP)。DEHP不仅赋予PVC柔韧性，而且还有保护红细胞，避免其在保存过程中发生溶血的作用。出于对DEHP可能具有毒性的关切，有些血袋已经采用其他塑化剂，如丁酰柠檬酸三己酯(butyryl-trihexyl-citrate，BTHC)和环己烷-1，2-二羧酸二异壬酯(1，2-cyclohexane dicarboxylic acid diisononyl ester, DINCH)。要找到像 DEHP 一样具有红细胞保护作用的其他塑化剂相当困难，具体情况请见 Simmchen 最近的综述[1]。

血液采集和加工所使用的血袋一般不含乳胶。乳胶过敏患者在使用之前，应查看生产标签以确认是否含有乳胶。

2. 设置、抗凝剂和添加剂

构建不同的采集和存储系统需要根据处理方法的不同(人工制备或自动化)，以及从全血分离出来的最终成分的类型和数量决定。血液采集系统可以是采用传统的人工和设备组合进行终产品的加工(例如离心、人工转袋和人工深加工制备等)，或者使用全自动血液成分制备系统进行血液成分的采集。基于不同的血小板制备方法(白膜法或 PRP 法)，系统的构建也有所不同。血液采集系统还包括用于去除全血，红细胞(red blood cell, RBC)和血小板等产品中白细胞的在线过滤器。批准的抗凝剂包括柠檬酸 - 葡萄糖溶液配方 A(acid-citrate-dextrose Formula A, ACD - A)或配方 B(acid-citrate-dextrose Formula B, ACD - B)，枸橼酸盐 - 磷酸盐 - 葡萄糖(citrate-phosphate-dextrose, CPD)、枸橼酸盐 - 磷酸盐 - 葡萄糖 - 葡萄糖(citrate-phosphate-dextrose-dextrose, CP2D)或枸橼酸盐 - 磷酸盐 - 葡萄糖 - 腺嘌呤(citrate-phosphate-dextrose-adenine, CPDA - 1)(表 6 - 1、表 6 - 2)。在美国，用 CPDA - 1 抗凝的红细胞的保质期为 35 天。加入添加液使红细胞保存期延长至 42 天，在其他一些行政管辖地区甚至为 56 天。美国目前已批准 ASs 添加液，其他地区批准了其他添加液(表 6 - 3)[2]。

血袋需要具有整体连接的管路，允许血袋之间进行无菌/封闭的转移。用热合机或者热合钳将与血袋相连的采血导管分隔热合(每段均有重复序列号)，可产生 13 ~ 15 段血液标本，用于后续 ABO/Rh 血型鉴定、交叉配血、抗原分型、输血不良事件调查或其他实验室检测。每 1 个样本辫管上印有唯一的数字，打印的献血编码需黏贴在辫管上并存档，用于发生输血不良反应时的调查。

血袋还应带有输液器或其他针头入口的端口。并且需要标明开口多久后不能继续使用，以减少细菌引起的败血症等输血不良反应的发生。开口后 1℃ ~ 6℃ 低温保存的红细胞通常可以维持 24 h，室温保存的红细胞、冷沉淀、血浆和血小板一般可以保存 4 h。

底签和其他直接粘贴在血袋上的附签应使用经批准的粘合剂。根据 FDA 1985 年发布的指南，只有经 FDA 批准为"间接食品添加剂"的材料才可作为粘贴在底签上标签的粘合剂和涂层[3]。FDA 对直接粘贴在塑料血袋上的标签还另有标准要求。标签空间不够使用时，可将部分信息，尤其是不要求直接粘贴在血袋上的信息标识在系带标签上，作为血袋标签的补充。选择标签和制定标识规则时，应确认符合国家监管要求。

表 6 - 1 采集 450 mL 全血的抗凝保养液*

参数	CPD	CP2D	CPDA - 1
pH	5.0 ~ 6.0	5.3 ~ 5.9	5.0 ~ 6.0
比例(mL 溶液：血液)	1.4:10	1.4:10	1.4:10
FDA 规定的保存期	21	21	35
含量(mg/63 mL)			
枸橼酸钠	1660	1660	1660
枸橼酸	188	206	188
葡萄糖	1610	3220	2010
磷酸二氢钠	140	140	140
腺嘌呤	0	0	17.3

* 数据由生产方提供和确认；

CPD：枸橼酸盐 - 磷酸盐 - 葡萄糖；CP2D：枸橼酸盐 - 磷酸盐 - 葡萄糖 - 葡萄糖；CPD - 1：枸橼酸盐 - 磷酸盐 - 葡萄糖 - 腺嘌呤；FDA：食品药品监督管理局

表 6－2 采集 500 mL 全血的抗凝保养液*

参数	CPD	CP2D	CPDA－1
pH	5.0～6.0	5.3～5.9	5.0～6.0
比例(mL 溶液：血液)	1.4∶10	1.4∶10	1.4∶10
FDA 规定的保存期	21	21	35
含量(mg/63 mL)			
枸橼酸钠	1840	1840	1840
枸橼酸	209	229	300
葡萄糖	1780	3570	2230
磷酸二氢钠	155	155	155
腺嘌呤	0	0	19.3

* 数据由生产方提供和确认。

表 6－3 目前全世界常用的红细胞添加液＊†

化学成分(mM)	SAGM	AS－1 Adsol Fresensius kabl (Fenwal)	AS－3 Nutricel Haemonetics	AS－5 Optisol Terumo－BCT	As－7 Solx Haemonetics	MAP	PAGGSM Macopharma
NaCl	150	154	70	150	—	85	72
$NaHCO_3$	—	—	—	—	26	—	—
Na_2HPO_4	—	—	—	—	12	—	16
NaH_2PO_4	—	—	23	—	—	6	8
柠檬酸			2	—	—	1	
柠檬酸三钠	—	—	23	—	—	5	—
腺嘌呤	1.25	2	2	2.2	2	1.5	1.4
鸟嘌呤	—	—	—	—	—	—	1.4
右旋糖(葡萄糖)	45	111	55	45	80	40	47
甘露醇	30	41	—	45.5	55	80	55
pH	5.7	4.6－7.2	5.8	5.5	8.5	5.7	5.7
密度(g/mL)	1.02	1.012	1.005	‡	1.01	‡	1.02
渗透压(mOsm)	347～383	462	418	393	237	‡	270～310
抗凝剂	CPD	CPD	CP2D	CPD	CPD	ACD	CPD
FDA 批准	否	是	是	是	是	否	否
使用地区	欧洲 澳大利亚 加拿大 新西兰	美国	美国 加拿大	美国	美国 欧洲	日本	德国

＊摘自 Sparrow[28]；

†数据由生产方提供和确认；仅列出每种添加液的商品名和主要来源，其具体配方请查阅其他资料；

‡未报道；

SAGM：0.9% 氯化钠水溶液，腺嘌呤，葡萄糖和甘露醇；AS：添加液；MAP：甘露醇－腺嘌呤－磷酸盐；PAGGSM：磷酸盐－腺嘌呤－葡萄糖－鸟嘌呤－0.9% 氯化钠溶液－甘露醇。

3. 留样袋

为了减少细菌进入血袋的机会，用于制备血小板的全血或单采的采血系统，在采血针后续部分应连接留样袋[4]。将穿刺后最先流出的数毫升血液导入留样袋，已证明这一措施能截获皮肤来源的细菌，从而降低血袋中血液受细菌污染的风险[5]。应在血液进入采血袋前热合或夹住留样袋导管。留样袋中的血液可用作献血者检测标本。

4. 通过无菌接驳设备改良血袋

使用监管机构批准的无菌接驳设备可对血袋进行修饰。使用经批准的无菌接驳设备操作各种连接（如汇集或取样）时，其功能等同于密闭系统，因此血液成分的原有保存期维持不变[6]。FDA 批准使用无菌接驳设备的情形见表 6－4。无菌接驳设备的使用逐渐增加，主要是用于单采血小板细菌检测标本的采集，白细胞滤器的连接以制备保存前滤除白细胞的红细胞或血小板，血小板和冷沉淀的汇集和采集 3 份的单采血小板的分装。最近批准的计算机软件可追溯批号（如刀片、血袋、滤器）、产品编码以及涉及扫描条形码的其他步骤。

二、献血者和血液成分的识别确认

血液成分和检测结果的确认，及其与献血者之间是否严格一致，对于通过回顾性分析调查，血液产品质量缺陷分析等方法确保患者输血安全至关重要。在采血前，献血者需要提供适当的身份证明。献血者身份认证信息通常包括献血者的姓名和出生日期等。由于涉及身份泄密等问题，献血者的社保号很少用于身份认证识别。需要保留献血者的联系信息便于后续献血者的招募以及血液不正常检测结果的通知等工作的开展。

血液成分标识一律采用献血条形码和肉眼可读的编码，来自同一名献血者同 1 次献血的每份标本和每袋血液成分、献血者健康征询/献血记录单均使用同一献血编码，献血电子记录也使用相同编码。在血液采集前、采集中和采集后，应确认献血者、献血记录、血袋主袋和联袋和标本管的献血编码的一致性。

三、穿刺采血

1. 静脉选择

采血者检查献血者双臂，在献血者肘窝找出隆起、粗大、固定的静脉，选择没有瘢痕或损伤的皮肤作为穿刺部位。穿刺前，用 40～60 mm Hg 大小的压力的袖带或止血带压迫近心端，使静脉充盈。通常在准备穿刺前需要触摸穿刺点的静脉。

静脉穿刺点首选的位置多位于肘前窝的肘正中静脉。次要选择部位是位于侧面（肩侧）的头静脉，第 3 个选择部位是位于肘窝下的贵要静脉，贵要静脉通常不能很好地被固定，并且可以在穿刺时滑动。穿刺时应避免针头过度探查以防止神经损伤。

虽然职业安全与健康管理局规定在给献血采集时抽血工作人员可以不用穿戴手套，但一些采血中心要求采血人员在给所有人采血时均应佩戴手套。

表 6－4　使用无菌接驳设备修饰血袋的情况[6]

使用	说明
为血袋连接新的或小号针头	如果在操作过程连接针头，应使用经过批准可用于熔接充液管路的接驳设备
血液成分制备	例如，连接第 4 个血袋以制备冷沉淀，添加红细胞保养液，连接白细胞滤器
汇集血液成分	使用无菌接驳设备汇集手工制备血小板，可降低穿刺过程和输注口的潜在污染风险
制备儿科用血或对整袋血液进行分装	如果这一操作涉及形成新品种，FDA 提供具体指引
在自动化单采血浆过程中连接需要补充的盐水或抗凝剂	尽管不需要事先经过 FDA 批准，但应有 SOP
连接血液加工所需溶液	例如，红细胞洗涤和冰冻
连接经 FDA 批准的白细胞滤器	目的是制备保存前去除白细胞的红细胞
从血液成分袋中取样检测	如果血液成分的细胞数量受影响，应修改标识

注：RBC：红细胞；FDA：食品药物管理局；SOPs：标准操作规程。

2. 静脉穿刺部位消毒方法

应遵从消毒剂使用说明书的规定，对献血者的手臂及穿刺部位进行清洁和消毒（方法6-2）。这些消毒方法可使穿刺部位达到外科清洁，但不可能达到绝对无菌。

有研究发现，经聚乙烯吡酮碘或异丙醇和碘酒消毒后，采用平板接触法对献血者穿刺部位做细菌培养，结果约50%的培养无细菌生长，其余的有少量（1~100个菌落）细菌生长，细菌数超过100个菌落的罕见（1%）[7]。寄居在皮肤深层的细菌接触不到消毒剂，可能导致污染。1项猪皮穿刺研究显示，150次穿刺中有1次在灌洗液中检出猪皮肤的表皮细胞[8]。在常规献血过程中人皮肤碎片或表皮细胞是否进入到储血袋中尚未得到详细研究。尽管如此，AABB《血库和输血服务机构标准》（以下简称《AABB标准》）[4]要求，采集血液时应将最先流出的数毫升血液导入留样袋，以减少血小板细菌污染。已有研究表明，采血时通过将最开始的数毫升血液隔离在转移袋中可以有效降低血液制品中细菌污染的比例[9]。

四、血液采集过程

方法6-3介绍了血液和血液标本的采集步骤。500 mL血液的采集时间平均不超过10 min。采集时间超过20 min的血液可能不适合用作血小板或血浆的制备（具体依照血站的规章制度）。

血液采集期间应定时混匀采血袋，以确保抗凝剂均匀分布。已有自动混匀设备可供选用。

用于检测的献血者样本可以采用夹子或热合的方式分离留样袋获得，也可以采用无菌接驳技术将样本管或样本袋与采血袋相连进行取样。如果留样袋中的血液标本量不足，可在采血结束后立即进行第二次静脉穿刺，补充采集血液标本。

为了防止意外的针刺伤害，现在的采血袋都带有一些安全装置，如可滑动采血针保护套，采血完成后将可以将采血针收回到保护套中确保安全。另外，为了防止受伤，针头应避免套回针帽。

五、采血量

《AABB标准》准许每次献血量最高可达10.5 mL/kg（包括血袋和所有标本的血量）[4]。在北美和欧洲，常规献血量为（450±10）%（405~495 mL）或（500±10）% mL（450~550 mL）。其他地区的献血量可能不同，有的可低至200~250 mL。可采用采集血液的净重（以g为单位）除以全血密度（1.053 g/mL）计算全血容量。

Burstain等人报道的RBC组分的密度可通过经验来估计[10]。理论密度也可以用红细胞（D_{RBC}）的密度，悬浮介质的密度（D_S）和测量的血细胞比容（H，L/L）来计算，也就是RBC组分的密度=$(D_{RBC}-D_S)\times H+D_S\times(1-H)$。

应将血袋的采血量控制在血袋生产家的规定范围，以保证抗凝剂与全血的比例恰当。超量采集的血液应予报废，不足量血液应标识“不足量红细胞”（表6-5），从不足量全血分离的血浆和血小板应予报废。

经医师批准，可保留不足量自体血液。由于分离少量血所获得的血浆中的柠檬酸盐浓度比超量血高，必须予以报废。有证据表明采血量不影响体内红细胞活性。据报道，当只采集300 g（285 mL）血液时，CPD配方保存的血液储存21天后红细胞平均活性仍然达标（约80%）[11]。400 g（380 mL）的血液储存21天后活性超过90%。类似地，使用450 mL规格的CPD配方保养液的血袋采集600g（570 mL）血液并储存21天后，红细胞活性与正常的体内红细胞相当。在CPDA-1中存储35天的少量血（275 mL或290 g）24 h平均存活率为88%[12]。这些数据显示，21~35天的储存时间内，不管是少量血还是超量血，采血量的变化并不会影响红细胞的存活率。

其他血液成分的容量也可以净重（g）除以密度（g/mL）计算。表6-6列出了常用血细胞或血液成分密度，有些数值是由适用法规文件规定的[13, 16]。这些特定的比重通常情况下是以水的密度为参照的比值来制定的，一般假设水的密度为1.00 g/mL。

六、献血后护理

血液采集结束后应立即将针头收回到保护套内，以防意外受伤。献血结束后保持献血者手臂抬高，在静脉穿刺部位放置敷料，用手指局部按压，直至穿刺部位止血。对于服用抗凝药物或抗血小板药物的献血者，可能需要更长按压时间才能止血。一旦完全止血，可以使用绷带或止血贴保护采血部位。

表 6-5　常量、少量和超量采集的全血*

	450 mL 采血袋		500 mL 采血袋	
少量	容量	300～404 mL	体积	333～449 mL
	重量	316～425 g	重量	351～473g
常量	容量	405～495 mL	体积	450～550 mL
	重量	426～521 g	重量	474～579g
超量	容量	>495 mL	体积	>550 mL
	重量	>521g	重量	>579g

*用于换算的全血密度为 1.053 g/mL；表中数值不包括抗凝剂和血袋的体积和重量；少量全血制备的红细胞应标示“少量红细胞”。

表 6-6　主要血细胞和血液成分的密度

血细胞或血液成分	比重*	数据来源*
细胞		欧洲委员会[13]
血小板	1.058	
单核细胞	1.062	
淋巴细胞	1.070	
中性粒细胞	1.082	
红细胞	1.100	
血液成分		
全自动采集、含添加液的红细胞	1.06#	FDA 指南[14]
全自动采集、不含添加液的红细胞	1.08#	FDA 指南[14]
单采血小板	1.03	FDA 指南[15]
血浆		按照血浆或血浆衍生物生产方的说明
Octapharma AG†	1.026	
CSL 血浆‡	1.027	
Fenwal（Amicus 全自动血细胞分离机）§	1.027	
全血	1.053#	FDA 指南血库检查[16]

* 比重是相对于水的密度；假设水密度为 1000 g/mL 时，比重和密度值相等；

\# 确定全血和红细胞成分密度的其他方法见文本；

† Octapharma AG，Lachen，瑞士全球生物制药公司奥克特珐玛制备的血浆存储袋；

‡ CSL（previously ZLB）血浆，CSL 公司制备的血浆存储袋；

§ Fenwal，Lake Zurich，汾沃公司制备的血浆存储袋。

献血后护理包括观察献血者是否出现献血不良反应的体征或症状。如果献血者能耐受坐位，没有任何其他反应，他(她)就可以前往休息区用点心，鼓励其在离开之前多喝水。部分国家或地方法律规定了献血者在献血后需在献血点等待的具体时长。献血者在献血后 4 h 内应多喝水并避免重体力劳动或剧烈运动，数小时内不要饮酒，30 min 内不要吸烟。同时要告知献血者，如果发生再出血，应按压穿刺部位止血，如果按压无效应联系血站。血站应给献血者留下联系电话号码，以便在必要时(例如觉得所献血液不宜输注、出现献血不良反应或感染症状和体征等)向血站报告。

七、献血不良反应

据报道，在献血者随访调查中发现，大约 1/3 的献血者会发生轻微献血反应，如静脉穿刺部位发生硬币大小血肿[17]，在献血时发生或献血后报告的不良反应发生率大约为 3.5% 献血人次。2007 年，美国红十字会观察了 430 万名献血者中，得到了到相似的调查结果，献血不良反应发生率为 4.35%（每 10000 名献血者中就有 435 人，表 6-7）。离开献血现场后出现需要治疗的献血不良反应发生率为

1/3400。欧洲 1 项基于人群的研究显示，导致长期疾病或残疾的献血相关并发症的发生率分别为 5/10 000 和 2.3/100 000[19]。美国红十字会建立的献血者安全监测系统的数据显示，采集全血的并发症发生率要比单采血小板或单采 2 单位红细胞低，主要表现为轻度头晕或者局部轻度血肿；但较严重的献血不良反应在全血献血者的发生率更高(7.4/10 000 人次)，机采血小板献血反应概率为 5.2/10 000，单采 2 个治疗量红细胞为 3.3/10 000[20]。

表 6－7　美国红十字会公布的 2007 年 4348686 例全血捐献的献血不良反应情况＊

献血不良反应	数量	每 1 万例采集发生概率
轻度反应		
晕厥	120561	277.2
血肿(小)	61029	140.3
枸橼酸盐(轻微)†	31	0.1
其他(轻微)	165	0.4
过敏(轻微)	30	0.1
小计	181816	418.1
LOC 和严重反应		
LOC(<1 min)	4269	9.8
LOC(>1 min)	591	1.4
恢复时间延长	842	1.9
LOC 附带损伤	438	1.0
其他(严重)	82	0.2
枸橼酸盐(严重)†	3	0.0
过敏(严重)	2	0.0
小计	6227	14.3
严重静脉穿刺相关不良反应		
血肿(大面积)	387	0.9
神经刺激	314	0.7
动脉误刺	449	1.0
小计	1150	2.6
不良反应总计	189193	435.1
外送医疗救治	1814	4.2

数据经 Benjamin 等允许[18]

＊全血捐献后的枸橼酸盐反应表述错误的分类；

†95% 置信区间包含 1.0；

LOC = loss of consciousness 意识丧失，ND = 不确定。

1. *系统性反应*

血管迷走神经反应(也称“先兆晕厥”)的表现包括头晕、出汗、恶心、呕吐、虚弱、忧虑、面色苍白、低血压和心动过缓等症状，严重者可出现晕厥(意识丧失)、抽搐和大小便失禁。严重时可见晕厥和抽搐。在发生血管迷走反应时，心率通常较低，但在血容量降低时心率通常较高。部分严重献血不良反应或恢复缓慢的献血者可能需要送至急诊室短期观察和静脉输液。对发生严重献血不良反应的献血者进行电话随访有助于评估是否完全恢复。无法准确预测曾出现献血不良反应的全血献血者再次献血时出现晕厥的可能性，但是这类献血者以后再次献血的可能性减少[21]。

大约 60% 的全身性献血反应发生在休息区域[17]。即发和迟发型血管迷走性神经反应的主要预测因素是低龄、血容量少和初次献血[22－23]。服用降压药不是发生献血不良反应的高危因素[24]。约有 15% 的血管迷走神经反应是发生在献血地点之外和在献血后 1 h 内[17]。出现血管迷走神经反应的献血者可能发生头部、脸部或四肢受伤。工作人员应保持警惕，尽早发现不良反应并尽可能防止伤害的发生。对于血容量少(<3.5 L)的低龄献血者实施屏蔽献血，以及对低龄献血采取能减少献血不良反应的生理措施，确保献血者安全[21]。已经明确，采取献血者教育、环境控制、要求献血者在献血前和献血后饮水、注意力分散和肌肉收缩放松活动等措施能有效降低低龄献血者的不良反应发生率，特别是对青少年献血者，其不良反应发生率可降低 20%[25－26]。

出现血管迷走神经性反应时应停止献血。一旦发现疑似出现血管迷走神经性反应时，应让献血者平卧，使用冷毛巾擦拭献血者的颈部和肩部，松开献血者衣服，以帮助缓解症状。

献血者在全血捐献前和献血后适量摄入口服液可降低全身性献血反应的发生率。咖啡摄入也可以减少献血反应的发生，但由于咖啡具有收缩血管的作用，采血时会降低血流量。

2. *血肿(瘀斑)*

静脉穿刺后常发生小血肿(瘀斑)，但通常不会影响献血者再次献血。

3. *疲劳*

首次献血者和女性献血者主诉在献血后更有可能发生疲劳。一旦献血者献血后出现疲劳，近三分之一的再次献血者将流失[17]。

4. 局部神经损伤

由于神经不能被触摸到，因此，采用规范的穿刺技术仍无法完全避免神经损伤。有 40% 的神经损伤不影响采血[17]。献血者可能诉说穿刺部位以外的区域，诸如前臂、手腕、手、上臂或肩膀的感觉异常。神经损伤一般为短暂性，基本上都能恢复正常，但有 7% 的神经损伤需要 3 ~ 9 个月才能恢复[17]，损伤严重的需要转诊神经内科接受治疗。

5. 刺入动脉

提示刺入动脉的现象有：采集血液呈鲜红色，血袋异常快速充盈（ <4 min 完成采集）和针头随动脉搏动而跳动。发生动脉刺入时，血肿发生率较高。早发现刺入动脉时，应立即拔针，长时间按压穿刺部位。大多数献血者能快速和完全恢复，但仍有部分献血者的血肿可能表现为忽大忽小的的膨胀性搏动，此时应通过动脉超声检测以判断是否形成假性动脉瘤。

6. 上肢深静脉血栓

文献仅报道了 1 例上肢深静脉血栓形成[17]，其症状包括疼痛、肘前窝压痛、手臂肿胀、血栓形成处突起、明显的静脉线状增厚等。发生深静脉血栓的献血者应及时进行医疗转诊，以便尽早开始治疗。

7. 献血后死亡率

FDA 要求采供血机构报告献血相关死亡事件。2008—2012 年，FDA 收到了 50 例自动化和手动采血后的死亡报告，其中只有 11 例发生在全血捐献之后。经医疗检查后，除 1 例外，其余 10 例均没有证据表明献血与献血者死亡之间存在因果关系[27]。绝大多数献血后死亡并不是献血造成的，而是属于偶合事件。

第二节　血液成分的制备和加工

全血采集及其成分制备过程一直都在进行改进和创新。如第 7 章所述，机采几乎可采集所有主要血液成分，因此越来越重要。单一全血采集在含有抗凝剂的塑料血袋中，抗凝剂通常为 CDP，CP2D 或 CPDA－1（方法 6－3，6－4 和 6－5）。全血采集的创新点包括具有监测采血量和自动将抗凝剂与血液混匀功能的采血秤，以及能按照固定比例向从静脉采集的血液加入抗凝剂的设备。

有许多种方法和设备可用于全血和血液成分的加工和修饰，分离血浆、红细胞和血小板。重要的血液二次加工包括去除白细胞，辐照以防止移植物抗宿主病和病原体灭活。

从全血中制备血小板的方法主要有两种，一种是白膜法，另一种是富血小板血浆（方法 6－12）。白膜法在许多地区被广泛使用，但目前美国仍没有批准使用。应用白膜法时，首先将未去白细胞的全血重离心，分别将血浆、红细胞和白膜层分离出来作进一步加工。将 4 或 5 份白膜层与 1 单位血浆混合，轻离心，分离浓缩血小板，滤除白细胞。使用该法的血站，为了方便工作安排，常将用于制备血小板制备的全血和白膜层在 20℃ ~ 24℃ 放置 8 ~ 24 h[28]。

使用 PRP 法制备血小板，先将全血轻离心，分离富血小板血浆，然后将富血小板血浆重离心，获得浓缩血小板。该法可手工操作，也可由最近研发的自动化系统完成。将上清血浆移出，作进一步加工，将血小板沉淀物静置 30 ~ 60 min，然后以血浆重悬[29]。根据所使用的不同设备，去细胞去除步骤可以在 PRP 或终产品浓缩血小板两个不同的阶段实施。浓缩血小板一般以单个单位的量进行标记并保存，如果经过相关监管机构认可，也可以根据需要输注的剂量进行汇集并保存[30]。

与 PRP 法比较，白膜法的特点是获得较多血浆，损失较多红细胞，过滤前的白细胞含量较少，且由于白细胞的作用，使活菌数量中幅减少。

塑料采血袋、联袋和管路相互连接形成 1 个密闭的整体，使整个血液成分制备过程都在封闭系统中操作。在血液发放之前不应有进入血袋的操作，除非是采血或者将血液成分转移至其他血袋的需要。血袋的材质应保证对血液的安全性、纯度或活性不产生影响。使用开放系统制备的血液成分，应从系统被开放时起算，缩短保存期，以降低细菌败血症风险。经批准的无菌接驳设备的功能等同于密闭系统，用于汇集或取样时的各种连接操作，血液成分仍然保留原有保存期。

一、制备成分血前的全血处理——时间和温度

全血在采集后的临时保存、运输和处理过程中可接受的温度是由血液成分制备要求决定的。有的血液成分要求将流动采血车或固定采血点采集的血液尽快送至血液成分集中制备实验室。另一些血液

成分的制备不必要求赶快运送。

对血液的冷却要求和运送方式差异很大，应遵从设备生产方的技术要求。采血完成时，血液已由空气冷却至约30℃[31]。这时，如果继续将血液放置在室温环境，其冷却速度很慢，大约需要6个多小时才能降到25℃[31]。通常将血液放置在特定环境保存，使其迅速冷却。一些血站使用具有控制冷却速率功能的冷却板，使血液温度降至20℃。这种冷却板采用1，4－丁二醇作为吸热剂，其熔点为20℃。使用冷却板后，血液从采集结束到冷却至20℃大约需要2 h[31]。

许多用于全血白细胞过滤的系统允许在采集后24 h内室温过滤，也有的采用冷藏温度过滤。准备制备血小板的全血不宜冷却至20℃以下。在美国，应在采血后8 h内从全血分离出富血小板血浆，制备血小板。一些要求全血需保持20℃～24℃，且24 h内完成血浆和血小板分离制备的方法已经被批准或正在评估中。在白膜层和血浆分离之前，通过白膜法制备血小板的所有过程，要求全血保存在20℃～24℃，持续时限为自采集结束开始2～24 h[13]。在浓缩血小板分离前，汇集的白膜需在20℃～24℃静置2～18 h。

这些血液保存时间的细节可以进行调整，使得血液中心的业务流程更合理更简洁。例如，上午采集的全血可以保存到下午进行血浆和白膜层的分离制备，白膜层可以独立或者汇集过夜保存，浓缩血小板可以在第二天上午制备完毕。同样，下午的采集全血可以过夜保存，白膜层在次日上午制备，浓缩血小板在下午制备。

宜将不用于制备血小板的全血尽快冷却至冰箱温度，一般是将其放置在冰或其他合适的冷媒中冷却。不同的区域所规定的从全血分离血浆的允许时间差别很大。新鲜冰冻血浆应该是由全血分离，并在血液采集、制备和储存体系中所规定的时间范围内完成冻结。在美国，自全血中分离并在8 h内完成制备并放入冷冻箱的血浆方可标记为“新鲜冰冻血浆”；在全血采集（手工或机采）后8～24 h内制备的血浆，可以将其标记为“采血后24 h内的冰冻血浆”。在欧洲，如果全血被冷藏，血浆允许在18 h内完成分离；如果全血在20℃～24℃保存并制备了浓缩血小板，血浆可以在24 h内被分离、冷冻，以上两种都可以被标记为新鲜冰冻血浆。

用于运输和保存全血以及成分血的血液运输箱和冷媒，必须根据当地和国家的规章和指南进行充分确认。通常在血液运输容器中放置各种规格的血袋和一定数量的冰袋或凝胶袋来进行验证，以确保在保持目的温度的同时，可储存和运输的血液数量。便携式温度监控器可以连续记录血液运输箱温度。

二、离心分离

目前源自全血的3种主要血液成分（红细胞、血小板和血浆）的分离和制备方法都需要至少1次离心。如上所述，第一步可以是重离心，随后是用于白膜法制备血小板的轻离心（与富血小板血浆的血小板分离方法相反），或者是最新开发的全自动按顺序分离步骤。离心机宜经过适当确认、维护、校准或系统检查，以验证加工条件。

不同离心方法影响全血中的血细胞成分回收率的主要变量是转子大小、离心速度、离心时间和加速/减速方案。公开发表的论文通常给出相对离心力(g)，通过离心机转子半径和转数可计算出相对离心力。对于特定的离心机，转子尺寸通常是不可变的。可采用简易序贯实验设计方法逐步优化离心速度和时间，最终确定制备富血小板血浆的最佳离心条件[32]。质量控制结果显示浓缩血小板的血小板计数不符合要求时，也可采用简易序贯实验设计方法优化浓缩血小板制备的最佳离心条件。方法8－4介绍了离心机功能校准过程，以使血小板得率最高。对自动化系统实施性能验证时，宜向设备生产方咨询，并取得推荐意见。

在制备当天，部分全血制备的血小板或单采血小板可能含有血小板聚集团块[33]。通过常规目视检查主观判断血小板的聚集程度，聚集严重的血小板不予贴签和放行。大多数肉眼可见的聚集团块，特别是轻度到中度聚集的团块，持续振荡保存后第1天即可消失[33]。全血来源血小板的制备温度可能影响聚集程度，与在24℃以下制备的血小板比较，在24℃制备的血小板的聚集程度要轻得多[33]。绝大多数血小板的目视检查没有发现肉眼可见的红细胞，这意味着血小板中的红细胞含量小于0.4×10^9个。一般来说，每单位血小板的红细胞数量不超过1.0×10^9，但偶有全血制备的血小板含有较多的红细胞[34]。

三、血液成分的分离

经过离心分离后，应将血液成分小心转移到不同血袋中作进一步加工。许多实验室采用手工挤压法分离血浆，一些地方使用自动和半自动化设备进行成分分离，可以控制挤压速度，通过光学传感设备监测血液界面，钳夹和热合管路，监控血液成分重量，添加保养液以及有助于血液成分制备质量稳定的其他功能。有的自动化设备几乎囊括了包括离心在内的所有功能，无需人工操作。用于这些步骤的设备和方法，无论是手动还是全自动化，都需进行确认。

血液成分分离夹适用于半自动法制备成分血。将离心后的全血放置在设备的分离夹中，挤压板对血袋施压，将血液成分从血袋中顶部和(或)底部(因设备而异)挤出。

当通过光学传感装置检测到细胞表面，在一定的程度时，血袋的流出管自动被夹住。虽然自动化分离设备能提高血液成分制备标准化程度，但在美国血站并未广泛运用。欧洲已上市一种应用白膜法从全血中制备浓缩血小板的全自动化设备，具有汇集、冲洗、离心、转移、过滤和热合等多种功能。

第三节　全血与成分血制品

一、全血

成人献血者的最低血细胞比容可低至33%。全血大多数用于制备血液成分，很少直接用于输注。严重出血，如创伤性大出血、没有血小板可用时，输注新鲜全血可能有益[35]。在保存期间，全血中的不稳定凝血因子活性逐渐降低，血小板发生活化和出现保存损伤。

采用ACD(acid-citrate-dextrose)、CPD或CP2D的全血在1℃～6℃的保存期为21天，采用CPDA-1的全血保存期为35天。有些特殊疾病的治疗，例如新生儿溶血病换血，对血细胞比容有特定要求，这时需要将融化血浆加入红细胞悬液，重新制备成为全血，请参见第9章。

二、红细胞

源于全血的红细胞使用CPD或CPD2保养液在1℃～6℃的保存期为21天，血细胞比容为65%～85%。使用CPDA-1保养液的红细胞的保存期为35天，血细胞比容小于80%。加入添加液(表6-3)使血细胞比容降至55%～65%，同时还使红细胞保存期延长至42天，在其他一些行政管辖地区甚至为56天。美国要求，全血来源或单采红细胞在保存终末期溶血小于1%，欧盟要求小于0.8%。

由于献血者血红蛋白水平的个体差异和血液制备工艺的差别，每袋红细胞的血红蛋白含量有所不同。例如，白膜法比PRP法损失更多血红蛋白。

红细胞全自动采集法能更为精准地控制每单位红细胞的血红蛋白含量。美国法规并未直接规定血红蛋白总量，但欧盟规定每单位红细胞中的血红蛋白含量至少为45 g，每单位少白细胞红细胞的血红蛋白含量至少为40 g[36]。有些专家主张将每单位红细胞的血红蛋白含量标化为50 g[37]。新生儿或儿科输血一般采用保存期短于7～10天的红细胞，一些新生儿专科医生更喜欢使用没有添加剂的红细胞(见本书第23章)。

采用(450±45) mL规格的血袋采集到300～404 mL全血，或采用(500±50) mL规格的血袋采集到333～449 mL全血时，所制备的红细胞标识为不足量之后，可用于临床输注。但是，不足量全血不宜用于制备诸如血小板、血浆和冷沉淀等其他血液成分。

红细胞可用于多种二次加工。例如，白细胞去除或为了防止受血者发生移植物抗宿主病而进行γ或X射线照射处理。去白细胞的红细胞的白细胞残留量，FDA要求少于5.0×10^6/U，欧洲委员会要求少于1×10^6/U。美国要求白细胞滤除后红细胞回收率大于85%

红细胞效期满后，血液样本在血液中心应保存7天，输血后的血液样本应在医院输血科保存7天。一项研究显示，大约3/4的目视检查确定的导管血样溶血结果与采用化学方法测定的血红蛋白结果不一致，表明溶血的目视评估法具有较高的假阳性率[38]。

目视检查红细胞单位能发现细菌污染、溶血和凝块等引起的颜色异常。例如，由于污染细菌消耗了氧气，使血袋中的血液颜色变深，而有些未受细菌污染的导管血样的颜色则较浅。污染细菌的血液可变为紫色，可有或无溶血，可有大的凝块。怀疑存在细菌污染时，可将血袋离心后观察，如果发现上清液呈混浊、棕色或红色时，提示细菌污染[39]。但是，目视检查无法发现所有细菌污染血液。

红细胞血袋中存在血凝块一般都很小，目视检查难以发现，直到临床输注堵塞了输血器或在成分制备实验室进行白细胞滤除时才被发现。因此，目视检查不合格或发现有凝块的血液不宜放行供临床输注。

三、血小板

从全血中制备血小板的方法主要有2种，一种是白膜法，另一种是PRP法，具体如上文和方法6－12中所述。虽然有研究显示，在35～40 mL血浆中保存的血小板具有良好的回收率和存活率，但是通常以40～70 mL血浆悬浮从全血制备的1单位（5.5×10^{10}个）血小板[40,41]。白膜法制备浓缩血小板时几乎都是使用1单位来自一位献血者的血浆或者血小板添加剂进行悬浮。美国没有批准用于保存全血制备血小板的添加液。采用PRP法或白膜法制备的血小板可进一步按照方法6－12所述滤除白细胞。

经证实，当血小板储存在20℃～24℃时，输注到体内时血小板恢复得更好[42]。在20℃～24℃保存过程中，污染细菌可能繁殖，导致输血相关败血症，严重时可危及生命。因此血小板的保存期限在美国为5天，日本为3天，德国为4天，大多数欧盟和其他国家可长达7天。监管机构主要是根据输血相关败血症风险的评估结果确定血小板保存期限。

为了预防和检测单采血小板和汇集前浓缩血小板的细菌污染问题，人们采取了一些行之有效的方法。尽管一些厂家致力于研发有效的检测方案，开发有效和经济实惠的单袋浓缩血小板细菌污染检测方法仍然面临挑战。细菌污染的其他预防和检测措施。例如，手臂彻底清洁和细菌培养，已得到有效的实施。许多人期待病原体去除技术作为最好的全面保护措施。FDA网站公布了获得监管部门批准的相关技术的最新进展。

血小板在整个储存期间都具有活跃的新陈代谢。它们通过糖酵解和氧化磷酸化作用产生维持细胞完整和功能所必需的三磷酸腺苷（ATP）。血小板中的糖酵解的产物乳酸由碳酸氢盐和其他添加剂中的磷酸盐等物质缓冲。这些缓冲系统作用有限，乳酸可以导致在22℃储存的血小板的pH值下降至6.2以下，这导致血小板在体内的恢复水平很低，不符合要求[43]。通过氧化磷酸化不会导致乳酸的产生，这是产生ATP更有效的途径，相应来说，减少了糖酵解，高效运转氧化作用，也抑制了酸产物。现代血小板保存袋允许氧气进入血袋以支持氧化磷酸化和二氧化碳的逸出，二氧化碳还可以维持碳酸氢盐缓冲对的功能。血袋的这种进步使得血小板效期可以延长3天以上。使用醋酸盐（许多血小板添加剂的组分）作为代谢燃料，对pH值控制有积极作用，因为它消耗氢，并通过氧化磷酸化进行代谢[44]。

在保存过程中应保持血小板处于振荡状态，以适当支持血小板代谢，保证适宜的体内血小板回收率。振荡有助于保证血小板和悬浮介质之间具有良好的氧气、二氧化碳和乳酸等物质交换。长时间静态保存破坏血小板的氧化代谢，增强糖酵解，导致乳酸增加，pH值下降。如果血小板pH≤6.2，其体内回收率将不符合要求[45]。血站向医院运送，远距离空运，血站之间调剂血液时，没有要求应保持血小板处于振荡状态。体外研究表明，在无振荡的条件下保存24 h，血小板不会受到损伤。

血小板必须在20℃～24℃储存和运输。有时由于不利的运输条件、临时设备故障或停电，血小板无法在20℃～24℃保存。有一项研究显示，在37℃下保存6 h后，再放置室温无振荡保存18 h，血小板体内回收率未受到影响[46]。然而，有两项研究证实，20℃以下保存对血小板体内回收率和存活具有不良影响[47－48]。因此，应采取适当措施，在血站保存和运输血小板期间保持其所需温度范围。

四、血浆

根据血浆采集方法、保存温度、冰冻方法、二次加工、融化后的保存及时限等广泛组合，制定相应的监管要求。血浆制备和使用所在国家的一系列标准、规章和指南的各项要求相互重叠，包括血浆制备或使用的所有技术规范。本部分信息的主要来源是美国CFR、FDA指引文件、《血液使用说明》[49]、《AABB标准》和欧盟指令，但可能不全面。血浆制备机构应查阅所在国家对血浆的定义和要求。

一般将源于全血或单采的血浆冷冻保存，以保留凝血因子活性和延长保存期。冰冻血浆融化后可供临床使用，也可在1℃～6℃保存一段时间。冰冻血浆也可用于制备冷沉淀和去冷沉淀血浆。已有数种血浆病毒灭活方法，应根据不同国家监管机构的审批情况加以选用。采用组分分离方法，血浆还可用于制备各种特定血浆蛋白成分。以下介绍基于《血液使用说明》。

1. 新鲜冰冻血浆

在美国，从单袋全血制成或通过单采获得新鲜冰冻血浆(Fresh Frozen Plasma，FFP)。FFP 应在采集后 8 h 内制备完毕并冷冻保存，如果采用 ACD 保养液，应当在 6 h 内完成制备；或者按照血液采集、加工和保存系统生产方操作说明书要求操作。FFP 在 -18℃以下的保存期为 12 个月，经 FDA 批准，在 -65℃的保存期可超过 12 个月[4]。使用速冻仪、干冰、干冰与乙醇或防冻剂的混合物可快速冷冻血浆。应使用 30℃ ~37℃水浴或经 FDA 批准的设备融化冰冻血浆。使用水浴时，血袋外面应有保护性塑料外包装。单采 FFP 容量较大，融化时间需更长。融化后，FFP 在 1℃ ~6℃的保存期为 24 h。保存超过 24 h 后，应将标识修改为冰冻血浆，可在 1℃ ~6℃继续保存 4 天。

在过去几年中，美国的许多血液中心已经将全血的采集量从 450 mL 增加到了 500 mL，导致每袋血浆的量增加。单个献血者单采血浆的量为 500 ~800 mL。

欧洲委员会对于 FFP 的定义是，从全血分离或通过单采血浆制成；血浆开始冰冻的时限要求是，在采血后 6 h 内，或如果全血在 1℃ ~6℃保存，在 18 h 内，或如果全血或单采血浆采集后快速降至 20℃ ~22℃，在 24 h 内。应在 1 h 内将血浆降至 -30℃以下。FFP 在 -25℃以下的保存期为 36 个月，在 -18℃ ~ -25℃的保存期为 3 个月[13]。对于融化方法或融化后的处理要求(包括保存期)，欧洲委员会没有作出具体规定。

美国血库协会[4]做出干预措施，以减少血浆体积过量的血液成分(单采血小板，血浆产品和全血)制备的血浆用于临床输注，特别是那些可能存在 HLA 抗体的献血者的血浆[50]。这些血液成分的献血者宜为男性、从未怀孕的女性或 HLA 抗体检测阴性的已生育女性，将患者接触可能导致输血相关急性肺损伤的 HLA 同种抗体的风险降至最低程度。

FFP 含有正常量的所有凝血因子、抗凝血酶和血管性血友病因子裂解蛋白酶。

2. 新鲜冰冻血浆的隔离

实行血浆隔离检疫机制可提高血浆的病毒安全性。欧洲委员会规定，献血者在隔离期满后返回血站再次做检测，乙型和丙型肝炎病毒、人免疫缺陷病毒 1 型(human immunodeficiency virus，HIV -1)和 HIV -2 型的重复检测结果应为阴性，被隔离的 FFP 方可放行。隔离期应长于病毒检测窗口期(一般为 6 个月)。采用病毒核酸筛查以后，窗口期已缩短，FFP 的隔离期也可相应缩短[51]。

3. 采集后 24 h 内制备的冰冻血浆

FDA 将采集(手工或自动方法)后 24 h 内制备的冰冻血浆定义为 PF 24。融化后，PF 24 可在 1℃ ~6℃保存 24 h。融化后超过 24 h 的血浆应重新标识为冰冻血浆，冰冻血浆可在 1℃ ~6℃继续保存 4 天。

4. 采血后在室温保存 24 h 内制备的冰冻血浆

FDA 将采集(手工或自动方法)后在室温保存 24 h 内完成制备，在 -18℃以下保存的冰冻血浆定义为 PF24RT24。融化后，PF24 和 PF24RT24 可在 1℃ ~6℃保存 24 h。融化后超过 24 h 的血浆应重新标识为冰冻血浆，可在 1℃ ~6℃继续保存 4 天。如果 FDA 批准全血在室温保存隔夜，从室温保存超过 8 h(如隔夜保存)的全血制备的血浆与 PF24RT24 类似。

5. 融化血浆

融化血浆是指融化后在 1℃ ~6℃保存超过 24 h的 FFP、PF24 或 PF24RT24。FDA 没有批准融化血浆这一品种。融化血浆在 1℃ ~6℃保存超过 24 h 后，还能继续保存 4 天。在融化血浆中，因子Ⅱ和纤维蛋白原含量稳定，但其他凝血因子含量减少。FFP 融化后在 1℃ ~6℃保存 5 天的融化血浆Ⅴ因子(>60%)和Ⅷ因子(>40%)含量降低，血管性血友病因子裂解蛋白酶含量较稳定。

6. 去冷沉淀血浆

去冷沉淀血浆是冷沉淀制备过程的副产品。美国要求，去冷沉淀血浆应在 24 h 内重新冷冻至 -18℃以下。在美国和欧洲，去冷沉淀血浆的保存温度和保存期与 FFP 相同。去冷沉淀血浆含有正常水平的凝血因子Ⅴ(85%)、Ⅰ、Ⅶ、Ⅹ因子、抗纤溶酶、抗凝血酶、蛋白 C 和蛋白 S，纤维蛋白原含量仍约为 2 g/L[52]。但Ⅷ因子、血管性血友病因子(von Willebrand factor，vWF)抗原、vWF 活性、纤维蛋白原和ⅩⅢ因子含量均降低[53]。

7. 液体血浆

在美国，在全血保存期间可随时分离制备液体血浆，用于输注。液体血浆在全血到期后于 1℃ ~6℃可继续保存 5 天。

8. 回收血浆

血站常将多余血浆和液体血浆转化为一种没有许可的血液成分—回收血浆，将其运送到血浆蛋白分离中心加工成白蛋白或免疫球蛋白等血浆衍生物。采血机构应当与血浆蛋白制品生产方签订短期供应协议，才能运送原料血浆。因为回收血浆没有过期日期，因此应当永久保存回收血液的相关记录。回收血浆的保存条件由血浆蛋白制品生产方规定。在欧洲，用于生产人类血浆蛋白制品的 FFP 应当符合欧洲药典指南的要求。

9. 病原体灭活血浆

病原体灭活技术能使血浆中的微生物失去活性。已有 4 种方法，分别是亚甲蓝、补骨脂素（补骨酯衍生物）、核黄素和溶剂/表面活性剂。

将亚甲蓝（约 0.085 mg/U 血浆）加入融化的 FFP，用白光照射激活，以滤器除去亚甲蓝（残余浓度：0.3μM）后，血浆可重新冷冻。与未处理血浆比较，亚甲蓝处理血浆的因子Ⅷ和纤维蛋白原含量减少约 15% ~20%。

将 15 mL 补骨酯衍生物加入 250 mL 源自全血或单采的血浆，用 3.0 J/cm^2 的短波紫外线 UVA（320 ~400 nm）照射，使用吸附装置去除血浆中的补骨酯衍生物，再将血浆冷冻保存于 -18℃。据报道，经该法处理的血浆中的凝血因子和抗血栓形成因子的平均活性与未处理血浆相当。

米拉索尔灭活系统（Mirasol）是将 35 mL 核黄素（维生素 B2）加入单采或源自单袋全血的血浆（容量范围为 170 ~360 mL），然后照射 6 ~10 min。照射后，血浆即可放行，或放置在 -30℃以下可保存 2 年。红细胞残留量高达 15 ×10^9/L 时，仍能取得很好的病原体和白细胞灭活效果。米拉索尔系统处理的血浆很好地保留了凝血因子和抗凝蛋白活性[54 -55]。

表面活性剂处理的血浆（SD 血浆）的制备方法是，将微小病毒 B19 DNA 和 HEV RNA 检测阴性的许多(630 ~1520 份)献血者血浆汇集，加入 1% 的三正丁基磷酸盐和 1% 的 Triton X -100，进行病原体灭活处理。这种处理方式对包膜病毒的灭活效果显著。SD 血浆是由能组织大规模生产的机构制备的，血站没有能力制备 SD 血浆。每单位 SD 血浆的容量为 200 mL，在 -18℃的保存期为 12 个月[56]。SD 血浆中的大多数凝血因子减少了 10%，但因子Ⅷ减少了 20%[57]。SD 血浆中的蛋白 S 功能减弱 50%[58]。SD 血浆应标识 ABO 血型，融化后应在 24 h 内使用。SD 血浆已在欧洲上市，最近也已获美国批准[59]。

五、抗血友病因子冷沉淀

在欧洲，冷沉淀的抗血友病因子（简称冷沉淀）由 FFP 制备。FFP 在 1℃ ~6℃融化后，经过离心，获得冷不溶解蛋白沉淀物，将上清血浆转移到联袋，以剩余 15 mL 左右的血浆重悬沉淀物，重新冻存（见方法 6 -11）。可采用的 FFP 的融化方法有放置于冰箱（1℃ ~6℃）过夜，在 1℃ ~6℃循环水浴以及微波加热。冷沉淀应在从低温离心机中取出后 1 h 内冰冻。在 -18℃条件下，冷沉淀的保存期为自采血日期起 12 个月。欧洲要求 FFP 在 2℃ ~6℃融化，冷沉淀在 -25℃以下可保存 36 个月，而 -18℃ ~ -25℃条件的保存期仅为 3 个月。

《AABB 标准》[4]规定，每单位冷沉淀应至少含Ⅷ因子 80 IU 和纤维蛋白原 150 mg，尽管平均纤维蛋白原含量通常为 250mg[60]。欧洲标准为每单位冷沉淀至少含因子Ⅷ 70 IU、纤维蛋白原 140 mg 和血管性血友病因子 100 IU。目前制备的冷沉淀的纤维蛋白原含量都较高（中位数为 388 mg/U）[61]。冷沉淀还含有 vWF（约 170 U/袋）、XⅢ因子（约 60 U/袋）和纤连蛋白。FFP 快速冷冻可增加冷沉淀的因子Ⅷ得率[62]。冷沉淀的血管性血友病因子裂解蛋白酶含量正常[63]。冷沉淀含有抗 -A 和抗 -B，但每单位冷沉淀血浆的抗 -A 和抗 -B 仅占总量的 1.15%[64]。

冷沉淀融化后应尽快使用。单袋或者使用无菌接驳密闭系统汇集的冷沉淀融化后可在室温（20℃ ~24℃）保存 6 h，采用开放系统汇集的冷沉淀融化后只能在室温保存 4 h。汇集冷沉淀时可能使用稀释液（如 0.9% 氯化钠），以提高单袋冷沉淀的回收率。

冷沉淀在室温保存 2 h、4 h 和 6 h 后，因子Ⅷ含量分别平均下降 10%、20% 和 30%[65]。与 O 型冷沉淀比较，A 型和 B 型 F 冷沉淀的因子Ⅷ含量较高（80 IU/袋 vs 120 IU/袋）[66]。融化后的冷沉淀不能再次冰冻。

六、粒细胞

虽然可以从新鲜的全血中制备粒细胞，但目前的做法是通过单采来采集。有关单采粒细胞的信息，请参阅本书第 7 章。

第四节 血液成分加工

一、白细胞滤除

去白细胞的红细胞的白细胞残留量，FDA 要求少于 5.0×10^6/U，欧洲委员会要求少于 1×10^6/U。美国要求白细胞滤除后红细胞回收率大于 85%，欧洲委员会的标准要求白细胞滤除后每袋红细胞的血红蛋白含量至少 40 g[13]。

《AABB 标准》要求，在白细胞减少的血小板中，95% 的白细胞减少血小板的白细胞残留量应少于 8.3×10^5/U；至少 75% 的血小板的血小板计数应大于 5.5×10^{10}/U；至少 90% 的血小板在保存终末期的 pH 值应大于 6.2[4]。欧洲委员会的标准要求，由全血制备的血小板的白细胞残留量应少于 0.2×10^6/U[13]。

实际上，约 1% 的红细胞产品达不到残留白细胞低于 1×10^6 个的水平。红细胞存在镰形细胞性状是过滤失败的最常见原因。存在镰形细胞性状的红细胞大约有 50% 过滤失败，其余 50% 虽能通过滤器，但其白细胞残留量可能超过标准允许的上限[67]。

通常在全血采集后尽快(采集后 5 天内)滤除白细胞。全血采集袋含有在线滤器，可用于制备去除白细胞的红细胞和 FFP。目前已有对血小板没有影响的全血滤器。如果全血采集袋没有在线白细胞滤器，可使用无菌接驳设备将经 FDA 批准的滤器与采血袋连接。去白细胞浓缩血小板中的血小板数量一般低于未去白细胞浓缩血小板。

白细胞残留量的检查方法包括 Nageotte 板计数法和流式细胞计数(参见方法 8－11)。一项多中心研究显示，检测新鲜样本(24 h 内)时，流式细胞术的检测结果优于比 Nageotte 计数法。例如，白细胞含量为 5 个/μL 的红细胞产品之间，流式细胞仪的变异系数为 4.9%，Nageotte 计数板为 54%。一般而言，Nageotte 计数法检测的白细胞数值低于流式细胞术[68]。最近已上市 1 种新的半自动化方法，降低了 Nageotte 板计数法和流式细胞术的技术要求[69]。

二、冰冻保存

1. 红细胞产品

甘油是最常用的冰冻保存剂，一般在血液采集后 6 天内加入红细胞中。有高浓度或者低浓度 2 种方法。方法 6－6 和 6－7 介绍了 2 种常用的高浓度甘油保存方法。

冰冻红细胞应当在 －65℃ 以下保存，保存期为 10 年。在极少数情况下，根据患者需求和其他稀有相容红细胞的可及性作出医学评估和批准，过了保存期的冷冻红细胞仍可使用。在运输过程中，发生碰撞或操作粗暴时，冰冻红细胞血袋易发生破裂，因此应小心操作。

冰冻红细胞应在 37℃ 融化，一般需要 10 min 才能完全融化。应当使用具有添加和去除氯化钠溶液的设备完成去甘油。在大多数情况下，是在开放系统环境中添加和去除甘油，因此，解冻和去甘油红细胞在 1℃～6℃ 只能保存 24 h。最终制备的红细胞以 0.9% 氯化钠和 0.2% 葡萄糖悬浮。有研究证实，葡萄糖可为红细胞提供营养，使保存 4 天的解冻去甘油红细胞输入人体内的存活能力仍令人满意[70]。推荐质量控制项目为去甘油化红细胞容量和末次洗涤液游离血红蛋白含量(见方法 6－8)。

最近已有能在封闭系统中自动添加或去除甘油的解冻红细胞洗涤系统。使用该系统，可在全血采集后 6 天内添加甘油，还可在解冻去甘油的红细胞内加入添加液 3(AS－3)，制成的红细胞可在 4℃ 保存 14 天[70]。该系统制成红细胞的血细胞比容为 51%～53%，白细胞平均含量约为 9.0×10^6/ U。

2. 血小板产品

血小板的冷冻保存并未广泛运用，因为冷冻保存的程序复杂，并且在大多数血液中心未常规开展。有几种冷冻保护剂可用于血小板低温保存[72－73]，但最常用的是 5% 或 6% 的二甲基亚砜(DMSO)，主要用于不适用异基因血小板输注的患者进行自体血小板输注。冰冻血小板至少可以储存 2 年。解冻后的血小板体外回收率约为 75%，如果在输注前将解冻的血小板离心去除 DMSO，血小板回收率会进一步降低。解冻并去除 DMSO 的血小板输注后，在体内的回收率为 35%～42%[74]，这些在体内存活的血小板止血效果明显。

三、辐照

对细胞血液成分实施辐照可预防输血相关移植

物抗宿主病。冰冻血浆组分，如FFP和冷沉淀AHF，一般不需要辐照，因为它们被认为是非细胞组分。此外，其中的少量T淋巴细胞不会在冰冻-解冻循环中存活。

使用的放射源包括来自铯-137或钴-60的γ射线以及由放射治疗用直线加速器或独立单元产生的X射线，这两种放射源均能达到使T淋巴细胞失活的满意效果。市场上已有专用的血液辐照仪，任何一种放射源均可。美国核监管委员会要求增加安全措施，降低γ辐射仪放射物质非授权使用的风险[76]。持证人应当确保存在放射源的任何区域的安全，只有授权人员方可进入辐照现场。

在美国，血液照射区域中心的辐射剂量应至少25 Gy(2500 cGy)且不高于50 Gy(5000 cGy)[77]。剂量测定显示，血袋内部中平面的辐射剂量为25 Gy。此外，在满载的金属罐中，血液成分任何部位的最小照射剂量不得小于15Gy[4]。欧洲标准要求的剂量略高，血液成分任何部位的辐射剂量不小于25Gy且不高于50 Gy[13]。

应当对辐照仪常规监测，以确保辐照时有足够的辐射剂量到达装载血液成分的金属罐。此外，剂量测定图也可用于监测辐照仪的功能。由此，对辐照敏感的胶片或监测剂量的检测条带可用于辐照仪的质量控制。含辐射胶片或检测条带的辐照仪市场上有售[77]。FDA法规要求，铯-137放射源应每年确认1次，钴-60放射源应每半年确认1次。x射线辐照仪的放射剂量测定应遵循设备生产方的推荐。辐照仪大型维修或移位后，应实施确认。γ辐照仪的操作转盘、定时器、放射源衰减引起的照射时间延长等情况也应定期监测。

另一项重要的质量保证措施是应证实经过辐照的血液成分接受到所需剂量的辐照。因此，使用辐射敏感标签可证实每批血液完成了照射。欧洲规定了该项要求[13]。

在美国，处于保存期内的红细胞均可辐照。血液成分辐照后的保存期为28天，或仍为原有保存期，以较短者为准。在欧洲，采血后28天内的红细胞可辐照，辐照红细胞的保存期为辐照后14天或采集后28天。血小板在保存期内均可以辐照，辐照后血小板的保存期与辐照前血小板相同。

辐照红细胞保存后确实导致输血后红细胞回收率降低。此外，与未辐照红细胞比较，辐照红细胞细胞内钾离子流出量增加，细胞胞外钾离子含量上升约2倍。50Gy的辐照强度对血小板没有损伤作用[78]。

四、汇集

开放系统制备的汇集血小板的保存期为从系统开放时起4 h。FDA已经批准了用于血小板汇集的封闭系统。用封闭系统制备的汇集血小板的保存期为自全血采集之日起5天。可采用无菌接驳技术将4~6袋ABO血型相同的去白细胞或未去白细胞的血小板进行汇集。如果将未去白细胞的血小板进行汇集，可在汇集后进行白细胞滤除，并将去白细胞作为汇集制备过程的一部分。所汇集的单袋血小板中保存期最短的日期即为汇集血小板的保存期。

在美国，由去白细胞血小板制备的汇集血小板的白细胞残留量应$<5.0\times10^6$个。经过批准的汇集血小板袋能提供采样以检测细菌污染。应记录所汇集的每份血小板的献血条码。汇集血小板应标识大约容量、ABO/Rh血型以及汇集单位数。

欧洲许多国家制备保存前汇集的白膜层血小板，在血小板添加液或所汇集的1份血浆中保存。在欧洲使用的自动化汇集设备越来越多。有些欧洲国家已开始使用具有保存前汇集白膜层血小板和病原体灭活功能的自动化设备，但FDA尚未批准这类设备。

可在即将输注前采用开放系统汇集冷沉淀。汇集冷沉淀在20℃~24℃的保存期为4 h。也可采用开放系统制备保存前汇集冷沉淀，在-18℃可保存12个月(见方法6-11)。冷沉淀融化后的保存期为4 h。使用经FDA批准的无菌连接设备制备的汇集冷沉淀在-18℃可保存12个月，融化后的保存期为6 h。汇集冷沉淀的单位数量可能有所不同，可为4、5、6、8或10单位。保存前汇集的冷沉淀应在制备后1 h内开始冰冻。汇集冷沉淀有效成分的计算方式为，所汇集的每单位冷沉淀均含Ⅷ因子80 IU和纤维蛋白原150 mg乘以汇集的单位数。如果使用0.9%氯化钠溶液冲洗血袋，应在标签上注明所含盐水量。

五、浓缩(血小板)

为了防止心脏超负荷，减少ABO抗体输入或实施宫内输血，有些患者需要输注血浆含量较少的血小板。方法6-13介绍了通过离心减少容量的方法。可在即将输注前将血小板容量减少至10~15

mL/U。在血小板保存第 5 天时做减容操作，血小板形态、平均血小板体积、低渗休克反应、协同聚集和血小板因子 3 活性等体外质量指标和输注后血小板增加值均令人满意[80]。减容血小板的体外回收率约为 85%。由全血制备的血小板，经过离心(580g，20 min)后，容量从约 60 mL 减少至 35 ~ 40 mL，血小板计数增高($>2.3\times10^9$/L)[81]。降低由全血制备的血小板的 pH 值可避免形成肉眼可见的血小板聚集物(微聚物)[82]。在离心前加入 10% ACD－A 以降低血小板的 pH 值，有助于高浓度血小板的重悬并避免聚集。

在采集过程中可减少单采血小板容量。早期试验显示，容量约为 60 mL 时，单采血小板的特性和功能依然良好；经过以血小板浓度对保存时间(1、2 或 5 天)进行校正后，其体内自体血小板回收率至少与标准浓度的对照血小板相当[83－84]。通过离心将血小板容量从 250 mL 减少至 90 mL 时，增加了血小板轻度活化，与二磷酸腺苷的聚合反应减弱，但与胶原蛋白的聚合反应不受影响。这些实验采用的血小板计数分别为浓缩前 1.0×10^{12}/L，浓缩后 1.9×10^{12}/L[85]。

单采技术的最新进展包括单采设备采集过程优化，使得能采集到的更高浓度的血小板，从而不需要对血小板进行浓缩。有研究显示，已经可采集到浓度高达(3.0 ~ 4.0) $\times10^9$/L 的血小板[83, 86]。另外，可采用一定比例的添加液和自体血浆(5∶1 ~ 3∶1)悬浮高度浓缩血小板，制成血浆含量更少的血小板[80]。最近，FDA 已经批准了用于减少血浆含量的单采血小板添加液。

浓缩血小板输注后的血小板计数的增加是令人满意的[80]。然而，有关减容血小板体内存活状况的综合数据仍然有限。如果使用开放系统，减容血小板的最长保存时间为 4 h。尚未确定采用封闭系统减容的血小板的最长保存时间。

第五节　隔离

应将采集的所有血液放置在指定区域隔离，直至以下程序已全部完成为止：(1)献血者信息和献血记录的评估；(2)当前和历次献血信息的比较；(3)献血者既往被屏蔽献血信息的检查；(4)所有实验室检测[87]。由于血液采集后可用于血液成分分离的时间有限，可能在以上所有程序完成之前就已将全血分离成血液成分，因此，应将已经分离出来的所有血液成分放置在适宜温度下保存并继续隔离，直到所有规定程序步骤已经完成并复核。常同时采用物理和电子措施对血液实施隔离。

最近捐献血液传染病检测呈阳性的献血者之前所献血液成分也需要隔离和适当处置。献血后回告信息表明不适合输注的血液成分也需要同样处置。还有一些其他血液成分也需要隔离，等待质量控制采样和分析的结果决定进一步处置方式。例如，从某袋血液采样做细菌检测时，就需要将该袋血液隔离至预先规定的时间，此时如果细菌检测阴性，该袋血液方可放行。

需要对隔离程序有全面了解，方可防止不宜输注血液成分的错误放行。献血者的所有信息、历史献血记录和当前的检测结果都符合要求时，方能解除血液成分隔离，对其实施贴签和放行。一些不合格的自体血液成分只能用于自体输血。

有的血液成分(如粒细胞)的保存时间很短，需要紧急放行。紧急放行应经医师批准，并在标签和附签上标明：该血液成分在放行时其检测尚未完成。

尽管血液加工过程的控制软件已经广泛使用，FDA 还是不断收到不适宜输注血液成分被错误放行事件的报告。例如，在 2011 年，FDA 收到 54947 份血液和血浆产品的事故报告，其中 4258 例(7.7%)涉及质控和发放错误[88]。

第六节　标识

血液成分的标识是一项高度规范的行为，具体要求文件将会在下文列出。建议读者查阅这些文件和具体的国家规定。

FDA 的数份文件中包括血液和血液成分的标识要求。FDA 于 1985 年发布了《血液和血液成分统一标识指南》[3]。相继批准了国际输血协会(International Society of Blood Transfusion，ISBT)128 码，包括 2000 年发布的 V1.2.0 版本及 2006 年发布的 V2.0.0 版本[89]。CFR(第 21 篇・第 606.120、606.121 和 606.122 条)详细规定了标识的具体要求。AABB 标准要求被认可的设备必须使用 ISBT 128 码[4]。

FDA 关于所有血液成分应当使用条形码标识的规定于 2006 年 4 月 26 日起施行。该项规定要求标签至少包含以下条形码信息：(1)机构唯一标识码(如注册编号)；(2)与献血者相关的批号；(3)血液成分代码；(4)献血者ABO和Rh血型。这些信息应同时采用肉眼和机器可读的格式。该规范适用于采集和制备血液成分的血液机构，还包括开展血液成分制备操作，诸如制备汇集冷沉淀和/或制备供儿科使用的小剂量红细胞、血小板和血浆等血液成分的医院输血科。

《血液使用说明》中有一大部分是关于标识的说明，应可供每个参与血液成分输注工作的人员查阅。该提供了每种血液成分的重要信息，由AABB、美国血液中心、美国红十字会和军队血液计划共同制定，经FDA批准实施。本章未尽事宜请查阅《血液使用说明》[49]。信息循环系统提供了关于每种血液的重要信息，可查阅其他相关章节。

可将特殊信息标签黏贴在血袋上。这类信息可能有：(1)保留用于进一步制备；(2)仅供急诊使用；(3)仅供自体输注；(4)不可用于输注；(5)已辐照；(6)生物危害标志；(7)来源于治疗性采血；(8)特殊筛选(如HLA分型或CMV抗体)。ISBT 128码允许为血液成分附加特殊属性，诸如CMV抗体状态。

如上所述，可使用系带标签标识血袋补充信息。系带标签对于自体和指定献血特别有用。系带标签包括患者身份信息、患者即将接受手术的医院名称、手术日期以及可能对医院输血服务有帮助的其他信息。

每袋血液成分应有可追溯到献血者的唯一性献血条形码。将血液成分汇集时，应能通过汇集后的血液成分编码追溯到所汇集的每袋血液成分。

对于计划实施ISBT 128码的单位，原国际血液自动化通用委员会(International Council for Commonality in Blood Banking Automation, ICCBBA)发布的信息很重要，其网站提供更新和修订的血液成分产品编码清单[90]。

ISBT 128码的优势包括：

(1)统一标识由不同血液中心采集或制备的血液成分；

(2)血液成分的可追溯性更好；

(3)提高每个字符的自检功能；

(4)编码包含字母字符和特殊字符的整个ASCⅡ字符集；

(5)通过减少扫描条形码信息时的错误读码，提高准确性；

(6)数字字符的双密度编码，允许在给定空间中编码更多信息；

(7)更多的产品代码，可以更详细地描述血液成分；

(8)增加扫描次数，易于审核血液成分的位置变化；

(9)能够为自体输血添加信息；

(10)能够使用单次扫描读取多个条形码(系列相关联的条码)；

(11)通过统一的系统提供DIN码和产品编码，减少将外来调入的血液成分相关信息转化本单位库存数据所耗费的劳动；

将来，ISBT 128码有望能通过无线射频标签或其他电子数据传输方式进行信息传输。

第七节 血液成分的质量控制

质量管理体系对于建立通用良好的制造业实践操作至关重要(见第1章)。血液成分的检测对于确保产品的安全性、纯度和效力是必要的，并确认血液成分是否符合FDA等国家法规的要求。这些要求是最低标准，个别制造商可以建立更严格的标准。QC失败可作为试剂或材料意外未达到最佳标准的指标。此外，QC数据可以揭示既往无法识别的、经验证的程序和过程的变化。一种及时的检测系统可为早期识别和解决问题提供积极的方法。

设备的质量控制是必要的，确保血液成分持续达到预期的标准。第1章介绍了成分制备部门关键设备推荐的QC步骤，列在附录1-3中。

事实证明QC有一定的局限性。例如，由于采样技术不良或失误导致的QC失败可能归因于不能控制的与献血者相关的变数等原因。献血者相关变数的实例包括隐匿的菌血症或病毒血症，由于镰状红细胞存在引起的白细胞滤除失败等。

国家监管机构明确提供了血液产品QC检测的最低要求。各国制定的要求各不相同，具体应查阅最新的指导性文件和规定。对于某些血液成分，执行质量控制是不切实际的。例如，FDA和欧盟委员会规定不需要对床边去白过滤进行质量控制。

统计处理控制方法已经被提出应用于血液成分的质量控制[15, 91, 92]。这种方法有望提供合格品达到既定比例的解释，也可以对不合格产品设定限制，便于执行纠正措施，并允许对不同血液成分进行个性化质控。

要点

1. 现代化血液容器由软质塑料组成，标有识别批号。血袋应不含热原，材质柔韧性强，耐折叠和刮擦。每种塑料血袋均存在玻璃化转变温度，在低于该温度冷冻保存时，血袋材质易脆，在运输过程中容易破裂。
2. 将最先流出的35～45 mL 血液收集到与采血管相连的留样袋内，可降低穿刺时产生的小皮塞进入采血袋导致细菌污染的风险。留样袋的血液可用于实验室检测。
3. 平均3.5%～4.5%的献血者可能发生献血后不良反应。大多数为轻度反应，不需要采取进一步的医疗措施。献血不良反应可表现为全身性反应（例如晕厥）或局部反应（例如血肿）。在3400名献血者中约有1名献血者离开献血场所后发生不良反应，且可能需要治疗。对血容量少（少于3.5 L）的献血者，特别同时又是低龄的献血者实施屏蔽献血有助于降低献血不良反应风险。
4. 在制备血液成分的离心过程中，影响血细胞分离和回收率的主要因素是转子大小、离心速度和离心时间。美国采用PRP法，加拿大和欧洲普遍采用白膜法制备浓缩血小板。
5. 在美国，每单位去白细胞红细胞和去白细胞血小板中残留 WBC 不得超过 5.0×10^6 个，欧洲为 1.0×10^6 个。
6. 由全血分离制备的血浆或单采血浆，如果标记为“采集后24 h内冷冻的血浆”，除了凝血因子Ⅷ略有降低，其他凝血因子的水平与 FFP 的水平相似。
7. 美国要求，血液辐照剂量应为25～50 Gy，血液成分任何部位所接受的辐照剂量应不低于15 Gy。红细胞在保存期内均可辐照，辐照后的保存期是辐照后28天或原有保存期，以较短者为准。欧洲标准要求，血液成分任何部位的辐照剂量为25～50 Gy，红细胞只能在保存28天前辐照，辐照后的保存期不超过14天或采血后28天，以最短者为准。辐照血小板的保存期不变。
8. 越来越多的条形码和肉眼可读的血袋标签目前均使用ISBT 128码。ISBT 128码优于Codabar符号系统，包括识别全球血液机构，提供更多的产品代码，减少扫描错读，使读码更准确，有利于其他标识信息的传输。
9. AABB、欧洲委员会和FDA颁布了各种血液成分的QC检测方法。

参考文献

[1] Simmchen J, Ventura R, Segura J. Progress in the removal of di－[2－ethylhexyl]－phthalate as plasticizer in blood bags. Transfus Med Rev 2012; 26: 27－37.

[2] Sparrow RL. Time to revisit red blood cell additive solutions and storage conditions: A role for “omics” analyses. Blood Transfus 2012; 10 (Suppl 2): s7－11.

[3] Food and Drug Administration. Guideline for the uniform labeling of blood and blood components. (August 1985) Silver Spring, MD: CBER Office of Communication, Outreach, and Development, 1985. [Available at http://www.fda.gov/downloads/BiologicsBloodVaccines/ GuidanceComplianceRegulatoryInformation/ Guidances/Blood/UCM080974.pdf (accessed November 12, 2013).]

[4] Levitt J, ed. Standards for blood banks and transfusion services. 29th ed. Bethesda, MD: AABB, 2014.

[5] McDonald CP, Roy A, Mahajan P, et al. Relative values of the interventions of diversion and improved donor-arm disinfection to reduce the bacterial risk from blood transfusion. Vox Sang 2004; 86: 178－182.

[6] Food and Drug Administration. Guidance for industry: Use of sterile connecting devices in blood bank practices. (November 22, 2000) Silver Spring, MD: CBER Office of Communication, Outreach, and Development, 2000. [Available at http://www.fda.gov/Biologics BloodVaccines/ GuidanceComplianceRegula toryInformation/Guidances/ Blood/ucm 076779.htm (accessed July 22, 2013).]

[7] Goldman M, Roy G, Fréchette N, et al. Evaluation of donor skin disinfection methods. Transfusion 1997; 37: 309－312.

[8] BuchtaC, NedorostN, RegeleH, etal. Skinplugs in phlebotomy puncture for blood donation. Wien Klin Wochenschr 2005; 117: 141－144.

[9] de Korte D, Curvers J, de Kort WLAM, et al. Effects of skin disinfection method, deviation bag, and bacterial screening on clinical safety of platelet transfusions in the Netherlands. Transfusion 2006; 46: 476－485.

[10] Burstain JM, Brecher ME, Halling VW, Pineda AA. Blood volume determination as a function of hematocrit and mass

in three preservative solutions and saline. Am J Clin Pathol 1994; 102: 812 – 815.

[11] Button LN, Orlina AR, Kevy SV, Josephson AM. The quality of overand undercollected blood for transfusion. Transfusion 1976; 16: 148 – 154.

[12] DaveyRJ, LenesBL, CasperAJ, DemetsDL. Adequate survival of red cells from units "undercollected" in citrate-phosphate-dextroseadenine-one. Transfusion 1984; 24: 319 – 322.

[13] European Directorate for the Quality of Medicines and Health Care. Guide to the preparation, use and quality assurance of blood components. 17th ed. Strasbourg, France: Council of Europe Publishing, 2013.

[14] Food and Drug Administration. Guidance for industry: Recommendations for collecting Red Blood Cells by automated apheresis methods—technical correction February 2001. (February 13, 2001) Silver Spring, MD: CBER Office of Communication, Outreach, and Development, 2012. [Available at http://www.fda.gov/BiologicsBloodVaccines/Guidance ComplianceRegulatoryInformation/Guidanc es/Blood/ucm076756.htm (accessed November 12, 2013).]

[15] Food and Drug Administration. Guidance for industry and FDA review staff: Collection of platelets by automated methods. (December 17, 2007) Silver Spring, MD: CBER Office of Communication, Outreach, and Development, 2012. [Available at http://www.fda.gov/BiologicsBloodVaccines/GuidanceComplian ceRegulatoryInformation/Guidances/Blood/ ucm073382.htm (accessed November 12, 2013).]

[16] Food and Drug Administration. Compliance programs (CBER). 7342.001. Inspection of licensed and unlicensed blood banks, brokers, reference laboratories, and contractors. Rockville, MD: Office of Compliance and Biologics Quality, 2010. [Available at http://www.fda.gov/BiologicsBloodVaccines/GuidanceComplianceRegulatory-Information/ComplianceActivities/Enforcement/CompliancePro grams/ucm095226.htm (accessed April 4, 2011).] [17] Newman BH. Blood donor complications after whole-blood donation. Curr Opin Hematol 2004; 11: 339 – 345.

[18] Benjamin RJ, Dy BA, Kennedy JM, et al. The relative safety of automated two-unit red blood cell procedures and manual wholeblood collection in young donors. Transfusion 2009; 49: 1874 – 1883.

[19] Sorensen BS, Johnsen SP, Jorgensen J. Complications related to blood donation: A population-based study. Vox Sang 2008; 94: 132 – 137.

[20] Eder AF, Dy BA, Kennedy JM, etal. The American Red Cross donor hemovigilance program: Complications of blood donation reported in 2006. Transfusion 2008; 48: 1809 – 1819.

[21] Eder AF, Notari IV EP, Dodd RY. Do reactions after whole blood donation predict syncope on return donation Transfusion 2012; 52: 2570 – 2576.

[22] Rios JA, Fang J, Tu Y, et al, NHLBI Retrovirus Epidemiology Donor Study –Ⅱ. The potential impact of selective donor deferrals based on estimated blood volume on vasovagal reactions and donor deferral rates. Transfusion 2010; 50: 1265 – 1275.

[23] Kamel H, Tomasulo P, Bravo M, et al. Delayed adverse reactions to blood donation. Transfusion 2010; 50: 556 – 565.

[24] Pisciotto P, Sataro P, Blumberg N. Incidenceof adverse reactions in blood donors taking antihypertensive medications. Transfusion 1982; 22: 530 – 531.

[25] Eder A, Goldman M, RossmannS, et al. Selection criteria to protect the blood donor in North America and Europe: Past (dogma), present (evidence), and future (hemovigilance). Transfus Med Rev 2009; 23: 205 – 220.

[26] Eder AF. Improving safety for young blood donors. Transfus Med Rev 2012; 26: 14 – 26.

[27] Food and Drug Administration. Fatalities reported to FDA following blood collection and transfusion: Annual summary for Fiscal Year 2012. Silver Spring, MD: CBER Office of Communication, Outreach, and Development, 2013. [Available at http://www.fda.gov/Biolog icsBloodVaccines/SafetyAvailability/ReportaProblem/TransfusionDonationFatalities/ucm346639.htm (accessed July 27, 2013).]

[28] Pérez-Pujol S, Lozano M, et al. Effect of holding buffy coats 4 or 18 hours before preparing pooled filtered PLT concentrates in plasma. Transfusion 2004; 44: 202 – 229.

[29] Levin E, Culibrk B, Gyongyossy-Issa MI, et al. Implementation of buffy coat platelet component production: Comparison to platelet-rich plasma platelet production. Transfusion 2008; 48: 2331 – 2337.

[30] Food and Drug Administration. Pall Acrodose PL System. (January 26, 2006) Silver Spring, MD: CBER Office of Communication, Outreach, and Development, 2013. [Available at http://www.fda.gov/BiologicsBloodVaccines/BloodBloodProducts/ApprovedProducts/Sub stantially-Equivalent510kDeviceInformation/ ucm080918.htm (accessed November 12, 2013).]

[31] Högman CF, Knutson F, Lööf H. Storage of whole blood before separation: The effect of temperature on red cell 2,

3 – DPG and the accumulation of lactate. Transfusion 1999; 39: 492 – 7.

[32] Reiss RF, Katz AJ. Optimizing recovery of platelets in platelet-rich plasma by the Simplex strategy. Transfusion 1976; 16: 370 – 374.

[33] Welch M, Champion AB. The effect of temperature and mode of agitation on the resuspension of platelets during preparation of platelet concentrates. Transfusion 1985; 25: 283 – 285.

[34] Berseus O, Högman CF, Johansson A. Simple method of improving the quality of platelet concentrates and the importance of production control. Transfusion 1978; 18: 333 – 338.

[35] Nessen SC, Eastridge BJ, Cronk D, et al. Fresh whole blood use by forward surgical teams in Afghanistan is associated with improved survival compared to component therapy without platelets. Transfusion 2013; 53 (Suppl): 107S – 113S.

[36] European Union. Commission Directive 2004/ 33/EC of 22 March 2004 implementing Directive 2002/98/EC of the European Parliament and of the council as regards certain technical requirements for blood and blood components 30. 3. 2004. EUR-Lex 2004; 91: 25 – 39. [Available at http: //eur-lex. europa. eu/Lex UriServ/LexUriServ. do? uri = OJ: L: 2004: 091: 0025: 0039: EN: PDF (accessed November 12, 2013).]

[37] Högman CF, Meryman HT. Red blood cells intended for transfusion: Quality criteria revisited. Transfusion 2006; 46: 137 – 142. [38] Janatpour KA, Paglieroni TG, Crocker VL, et al. Visual assessment of hemolysis in red blood cell units and segments can be deceptive. Transfusion 2004; 44: 984 – 989.

[39] Kim DM, Brecher ME, Bland LA, et al. Visual identification of bacterially contaminated red cells. Transfusion 1992; 32: 221 – 225.

[40] Holme S, Heaton WA, Moroff G. Evaluation of platelet concentrates stored for 5 days with reduced plasma volume. Transfusion 1994; 34: 39 – 43.

[41] AliAM, WarkentinTE, BardossyL, etal. Platelet concentrates stored for 5 days in a reduced volume of plasma maintain hemostatic function and viability. Transfusion 1994; 34: 44 – 47.

[42] Murphy S, Gardner FH. Platelet preservation. Effect of storage temperature on maintenance of platelet viability—Deleterious effect of refrigerated storage. N Engl J Med 1969; 280: 1094 – 1098.

[43] Dumont LJ, AuBuchon JP, Gulliksson H, et al. In vitro pH effects on in vivo recovery and survival of platelets: An analysis by the BEST Collaborative. Transfusion 2006; 46: 1300 – 1305.

[44] Bertolini F, Murphy S, Rebulla P, Sirchia G. Role of acetate during platelet storage in a synthetic medium. Transfusion 1992; 32: 152 – 156.

[45] Dumont LJ, Gulliksson H, van der Meer PF, et al. Interruption of agitation of platelet concentrates: A multicenter in vitro study by the BEST Collaborative on the effects of shipping platelets. Transfusion 2007; 47: 1666 – 1673.

[46] Moroff G, George VM. The maintenance of platelet properties upon limited discontinuation of agitation during storage. Transfusion 1990; 30: 427 – 430.

[47] Gottschall JL, Rzad L, Aster RH. Studies of the minimum temperature at which human platelets can be stored with full maintenance of viability. Transfusion 1986; 26: 460 – 462.

[48] Moroff G, Holme S, George VM, Heaton WA. Effect on platelet properties exposure to temperatures below 20 degrees C for short periods during storage at 20 to 24 degrees C. Transfusion 1994; 34: 317 – 321.

[49] Food and Drug Administration. Guidance for industry: An acceptable circular of information for the use of human blood and blood components. (August 2013) Silver Spring, MD: CBER Office of Communication, Outreach, and Development, 2013. [Available at http: // www. fda. gov/BiologicsBloodVaccines/GuidanceComplianceRegulatoryInformation/Guidances/Blood/ucm364565. htm (accessed August 16, 2013).]

[50] 50. AABB. TRALI risk mitigation for plasma and whole blood for transfusion. Association Bulletin #14 – 02. Bethesda, MD, AABB, 2014.

[51] Roth WK. Quarantine Plasma: Quo vadis Transfus Med Hemother 2010; 37: 118 – 122.

[52] Smak Gregoor PJH, Harvey MS, Briet E, Brand A. Coagulation parameters of CPD fresh-frozen plasma and CPD cryoprecipitate-poor plasma after storage at 4 C for 28 days. Transfusion 1993; 33: 735 – 738.

[53] Yarraton H, Lawrie AS, Mackie IJ, et al. Coagulation factor levels in cryosupernatant prepared from plasma treated with amotosalen hydrochloride (S – 59) and ultraviolet A light. Transfusion 2005; 45: 1453 – 1458.

[54] Larrea L, Calabuig M, Roldán V, et al. The influence of riboflavin photochemistry on plasma coagulation factors. Transfus Apher Sci 2009; 41: 199 – 204.

[55] Rock G. A comparison of methods of pathogen inactivation of FFP. Vox Sang 2011; 100: 169 – 178.

[56] Hellstern P, Haubelt H. Manufacture and composition of fresh frozen plasma and virus-inactivated therapeutic plasma preparations: Correlation between composition and therapeutic efficacy. Thromb Res 2002; 107 (Suppl 1): S3 -8.

[57] Sharma AD, Sreeram G, Erb T, Grocott HP. Solvent-detergent-treated fresh frozen plasma: A superior alternative to standard fresh frozen plasma J Cardiothorac Vasc Anesth 2000; 14: 712 -717.

[58] Murphy K, O' Brien P, O' Donnell J. Acquired protein S deficiency in thrombotic thrombocytopenic purpura patients receiving solvent/detergent plasma exchange. Br J Haematol 2003; 122: 518 -519.

[59] Food and Drug Administration. Octaplas. Silver Spring, MD: CBER Office of Communication, Outreach, and Development, 2013. [Available at http: //www. fda. gov/BiologicsBloodVaccines/BloodBloodProducts/ApprovedProducts/LicensedProductsBLAs/ucm336140. htm (accessed August 12, 2013).]

[60] Ness PM, Perkins HA. Fibrinogen in cryoprecipitate and its relationship to factor VIII (AHF) levels. Transfusion 1980; 20: 93 -96.

[61] Callum JL, Karkouti K, Yulia L. Cryoprecipitate: The current state of knowledge. Transfus Med Rev 2009; 23: 177 -188.

[62] Farrugia A, Prowse C. Studies on the procurement of blood coagulation factor VIII: Effects of plasma freezing rate and storage conditions on cryoprecipitate quality. J Clin Pathol 1985; 122: 686 - 692. [63] Scott EA, Puca KE, Pietz BC, et al. Analysis of ADAMTS13 activity in plasma products using a modified FRETS-VWF73 assay (abstract). Blood 2005; 106(Suppl): 165a.

[64] Smith JK, Bowell PJ, Bidwell E, Gunson HH. Anti-A haemagglutinins in factor VIII concentrates. J Clin Pathol 1980; 33: 954 -957.

[65] Pesquera-Lepatan LM, Hernandez FG, Lim RD, Chua MN. Thawed cryoprecipitate stored for 6 h at room temperature: A potential alternative to factor VIII concentrate for continuous infusion. Haemophilia 2004; 10: 684 -688.

[66] Hoffman M, Koepke JA, Widmann FK. Fibrinogen content of low-volume cryoprecipitate. Transfusion 1987; 27: 356 -358.

[67] Schuetz AN, Hillyer KL, Roback JD, Hillyer CD. Leukoreduction filtration of blood with sickle cell trait. Transfus Med Rev 2004; 18: 168 - 176.

[68] Dzik S, Moroff G, Dumont L. A multicenter study evaluating three methods for counting residual WBCs in WBC-reduced blood components: Nageotte hemocytometry, flow cytometry, and microfluorimetry. Transfusion 2000; 40: 513 -520.

[69] Whitley PH, Wellington M, Sawyer S, et al. A simple, new technology for counting low levels of white blood cells in blood components: Comparison to current methods. Transfusion 2012; 52(Suppl): 59A.

[70] Valeri CR, Ragno G, Pivacek LE, et al. A multicenter study of in vitro and in vivo values in human RBCs frozen with 40 - percent (wt/vol) glycerol and stored after deglycerolization for 15 days at 4℃ in AS -3: Assessment of RBC processing in the ACP 215. Transfusion 2001; 41: 933 -939.

[71] Valeri CR, Pivacek LE, Cassidy GP, Ragno G. The survival, function, and hemolysis of human RBCs stored at 4℃ in additive solution (AS -1, AS -3, or AS -5) for 42 days and then bio-chemically modified, frozen, thawed, washed, and stored at 4℃ in sodium chloride and glucose solution for 24 hours. Transfusion 2000; 40: 1341 -1345.

[72] Alving BM, Reid TJ, Fratantoni JC, Finlayson JS. Frozen platelets and platelet substitutes in transfusion medicine. Transfusion 1997; 37: 866 -876.

[73] Lee DH, Blajchman MA. Novel platelet products and substitutes. Transfus Med Rev 1998; 12: 175 -187.

[74] Dumont LJ, Cancelas JA, Dumont DF, et al. A randomized controlled trial evaluating recovery and survival of 6% dimethyl sulfoxide-frozen autologous platelets in healthy volunteers. Transfusion 2013; 53: 128 -137.

[75] Lelkens CC, Koning JG, de Kort B, et al. Experiences with frozen blood products in the Netherlands military. Transfus Apher Sci 2006; 34: 289 -298.

[76] Nuclear Regulatory Commission. Holders of material licenses authorized to possess radio-active material quantities of concern. Rockville, MD: Nuclear Regulatory Commission, 2005. [Available at http: //www. nrc. gov/reading-rm/doc-collections/enforcement/security/2005/ea05090 _ ml053130183. pdf (accessed November 12, 2013).]

[77] Moroff G, Leitman SF, Luban NLC. Principlesof blood irradiation, dose validation, and quality control. Transfusion 1997; 37: 1084 -1092.

[78] Voak D, Chapman J, Finney RD, et al. Guidelines on gamma irradiation of blood components for the prevention of transfusion-associated graft-versus-host disease. Transfus Med 1996; 6: 261 -271.

[79] Van der Meer PF, de Korte D. The buffy-coat method. In: Blajchman M, Cid J, Lozano M, eds. Blood component preparation from benchtop to bedside. Bethesda, MD:

AABB Press, 2011: 55 – 81.

[80] Moroff G, Friedman A, Robkin-Kline L, et al. Reduction of the volume of stored platelet concentrates for use in neonatal patients. Transfusion 1984; 24: 144 – 146.

[81] Pisciotto P, Snyder EL, Napychank PA, Hopper SM. In vitro characteristics of volume-reduced platelet concentrate stored in syringes. Transfusion 1991; 31: 404 – 408.

[82] Aster RH. Effect of acidification in enhancing viability of platelet concentrates: Current status. Vox Sang 1969; 17: 23.

[83] Dumont LJ, Krailadsiri P, Seghatchian J, et al. Preparation and storage characteristics of white-cell-reduced high-concentration platelet concentrates collected by an apheresis system for transfusion in utero. Transfusion 2000; 40: 91 – 100.

[84] Dumont LJ, Beddard R, Whitley P, et al. Autologous transfusion recovery of WBC-reduced high-concentration platelet concentrates. Transfusion 2002; 42: 1333 – 1339.

[85] Schoenfeld H, Muhm M, Doepfmer UR, et al. The functional integrity of platelets in volume-reduced platelet concentrates. Anesth Analg 2005; 100: 78 – 81. [86] Ringwald J, Walz S, Zimmerman R, et al. Hyperconcentrated platelets stored in additive solution: Aspects of productivity and in vitro quality. Vox Sang 2005; 89: 11 – 18.

[87] Code of federal regulations. Title 21, CFR Part 606. Washington, DC: Government Printing Office, 2013 (revised annually).

[88] Food and Drug Administration. Biological product and HCT/P deviation reports: Annual summary for Fiscal Year 2012. Silver Spring, MD: CBER Office of Communication, Outreach, and Development, 2013. [Available at http://www.fda.gov/downloads/BiologicsBloodVaccines/SafetyAvailability/ReportaProblem/BiologicalProductDeviations/UCM346611.pdf (accessed August 17, 2013).]

[89] Food and Drug Administration. United States industry consensus standard for the uniform labeling of blood and blood components using ISBT 128. Version 2.0.0, November 2005. Silver Spring, MD: CBER Office of Communication, Outreach, and Development, 2005. [Available at http://www.fda.gov/downloads/Biologics BloodVaccines/GuidanceComplianceRegula toryInformation/Guidances/Blood/UCM 079159.pdf (accessed November 12, 2013).]

[90] ICCBBA. ISBT128. SanBernardino, CA: ICCBBA, 2013. [Available at http://www.iccbba.org (accessed November 12, 2013).]

[91] Dumont LJ, Dzik WH, Rebulla P, Brandwein H. Practical guidelines for process control and validation of leukoreduced components: Report of the BEST working party of the ISBT. Transfusion 1996; 36: 11 – 20.

[92] Food and Drug Administration. Guidance for industry: Prestorage leukocyte reduction of whole blood and blood components intended for transfusion. Silver Spring, MD: CBER Office of Communication, Outreach, and Development, 2012. [Available at http://www.fda.gov/downloads/BiologicsBloodVaccines/GuidanceComplianceRegulatoryInformation/Guid ances/Blood/UCM320641.pdf (accessed November 12, 2013).]

第 7 章

血液成分的采集

“Apheresis”“Pheresis”“Hemapheresis”(意为血液成分采集)以及所有表示自动化血液成分采集程序的各种术语均来自希腊语“aphairos”，意为“从中取出”。具体而言在血液成分单采过程中，将全血分离成为血液成分、采集或处理所需血液成分，将不需要的其他血液成分回输到献血者或患者体内。19 世纪末和 20 世纪初，主要是研发基于离心和膜分离的单采技术，到了 20 世纪 70 年代，单采技术进展很快。

当今，离心技术主要在美国应用，而膜滤技术则在世界其他地区(主要是欧洲和日本)应用，主要用于单采献血者血液成分。

早期版本的自动化、计算机化和离心技术有助于大规模的血小板、血浆和粒细胞等成分的捐献。随着技术的不断发展，分离设备、一次性耗材和软件等越来越成熟，现在已可以采集各种组合血液成分(表 7－1)。本章对献血者血液分离术中使用的技术和仪器进行了讨论，并特别阐述了相关监管要求。

表 7－1　单采设备与采集成分对照表

设备	GRAN	PLT	cRBC＊	2－RBC	PLASMA	cPLASMA＊
Fenwal ALYX			×	×		×
Fenwal Amicus		×	×			×
Fenwal Autopheresis C					×	
Fresenius AS104	×					
Terumo BCT(COBE) Spectra	×	×				×
Terumo BCT Spectra Opita	×					
Terumo BCTTrima V－4		×	×	×		×
Terumo BCTTrimaAccel		×	×	×		×
Haemonetics Cymbal				×		
Haemonetics MCS＋ LN9000	×	×				×
Haemonetics MCS＋ LN8150			×	×		×
Haemonetics PCS－2					×	

＊同时采集成分 1 种以上；

GRAN：粒细胞；PLT：单采血小板(单、双、三剂量)；cRBC：同时采集 1U 红细胞；2－RBC：2 单位红细胞；PLASMA：1 单位血浆；cPLASMA：同时采集血浆；V－4：第 4 版软件

第一节　成分采集

血液成分单采技术应遵从的许多规则和指南与全血相同。虽然血液成分单采和制备过程与全血来源的成分制备过程不同，但是两者的保存和运输要求以及质量控制措施是相同的。

血液机构应按照《AABB 标准》的要求，制定每种血液成分采集操作的书面程序和方案，记录每项操作程序。所有实验室数据和采血数据应由富有经验的医师定期审核，且应符合相应标准的要求[1]。以下各节将介绍血液成分单采所特有的情况。

一、血小板

单采血小板主要来源于自愿献血者、患者家属或与患者 HLA 或血小板抗原表型相容的献血者。单采程序的设计目的是从个体中采集大量血小板，为提供患者疗效更好的血小板，减少患者接触的献血者人数。《AABB 标准》要求单采血小板含量应至少 3×10^{11}/U，抽检符合率应达到 90%[1]。

采用更新的技术和更有效的采集程序，可从献血者采集到更多血小板。可将原始单采血小板分装成多个单位（每单位应满足最低标准）。有些血小板单采设备装有计算机程序，能根据献血者血细胞比容、血小板计数、身高和体重等参数计算血小板采集量。

对于血小板随机输注无效的同种免疫患者，输注经过血小板或 HLA 配型的单采血小板可能是唯一能有效提高输注后血小板计数增加值的办法。过去 25 年来，美国单采血小板的使用量稳步增加。据估计，美国使用的血小板有 90% 是单采血小板[2]。

1. 献血者选择和监测

单采血小板献血者可比全血献血者更经常献血，但应符合所有全血献血者的健康检查要求。关于单采血小板频次的限制是，2 次单采血小板至少间隔 2 天，1 周内不得超过 2 次，或在连续 12 个月内不超过 24 次[1,3]。如果献血者捐献了全血 1 单位，或者在采集血小板过程中未能回输红细胞，至少 8 周后才能再次单采血小板，除非红细胞离体血量小于 100 mL。如果特定患者有特别医疗需求，且血站责任医师确定采集血小板对献血者健康没有负面影响，献血者捐献血小板的频次可不受前述限制。服用抗血小板药物对血小板功能具有不可逆的抑制作用，由于单采血小板常是患者输注血小板的唯一来源，因此服用抗血小板药物的献血者应暂缓捐献血小板。服用阿司匹林和（或）含阿司匹林药物和吡罗昔康者停药后 48 h 后，服用氯吡格雷和噻氯匹定者停药后 14 天后，方可捐献血小板[1,3]。

没有要求首次单采之前应做血小板计数。但是，一般不会从首次献血者采集 3 单位的单采血小板，除非在采血前采样检查确认献血者具有足够的血小板计数[3]。如果捐献间隔小于 4 周，许多机构需要在采集血小板前进行献血者血小板计数，要求献血者的血小板计数大于 150×10^9/L，为避免采血后计数小于 100×10^9/L。《AABB 标准》允许根据本次采血前或上次采血前后采集血样的血小板计数结果判断献血者是否符合要求[1]。经负责单采的医师基于书面的医疗需求和对献血者健康状况进行综合评估和书面核准，方可采集血小板计数不符合要求的献血者的血小板。

可同时采集血小板和血浆。FDA 规定，每次采集的血浆总量不得超过 500 mL（体重大于 79.45 kg 的献血者不超过 600 mL），或不超过自动血细胞分离机的规定量（可能多于或少于前述的 500 mL 或 600 mL）。每袋单采血小板的采集记录应有血小板计数，但无需在标签上标识血小板计数，但血小板数低于 3.0×10^{11} 的应予标注[3]。

采集血小板同时可以采集血浆。这种采血方式详见本章“血浆采集”。

血管迷走神经反应和低血容量反应在单采献血者中虽少见，但仍可能发生。枸橼酸抗凝剂引起的感觉异常（麻刺感）和其他反应较为常见（与第 27 章所述的全血输注所致枸橼酸盐毒性反应类似）[4]。严重反应在单采献血者中少于全血献血者。

2. 实验室检测

每袋血液都应进行 ABO 血型和 Rh 血型鉴定、不规则抗体筛查和可经输血传播感染筛查。献血者重复献血（如某些血液成分单采）供特定患者输注时可以例外。在这种情况下，可经输血传播感染筛查间隔时间为 30 天[5]。

如果血小板有肉眼可见的红细胞，宜测定血细胞比容。《AABB 标准》规定，如果血小板中含有 2 mL以上的红细胞，应做交叉配型，献血者红细胞的 ABO 血型应与受血者血浆相容[1]。在这种情况下，血小板保存袋上应附有献血者血样，供相容性检测使用。在某些特定情况下，如受者为儿童或 ABO 不相容的同种异体移植受者等，也需要受者红细胞与献血者血浆 ABO 血型相容。在美国，由去白细胞血小板制备的汇集血小板的白细胞残留量应 $<5.0\times10^6$ 个/U[3]。在欧洲，去白血液成分的指标要求小于 1×10^6 个/U。

3. 记录保存

每个单采过程必须有完整的记录。采集过程（或输血过程）发生的任何不良事件都应记录，并附上详细的调查结果。实验室检测数据和采集数据必须定期由具有相关资质的医师进行审核，必须符合标准。FDA 要求定期监测献血者的血小板数量[3]。采血机构必须制定单采制度和操作程序，以确保每个采集过程中献血者红细胞损失在可接受的限度内[1]。

二、血浆

可采用单采设备采集供输注的血浆（例如 FFP）或用于制备血液制品的原料浆。最近，FDA 批准的单采血浆器械，单采血浆可在 1℃ ~6℃保存不超过 8 h，且在采血后 24 h 内冰冻，或在室温放置不超过 24 h，且在采血后 24 h 内冰冻。

FDA 指南给出了单采血浆容量的推荐意见，分别对不经常和连续单采血浆作出了不同规定。不经常单采血浆是指采浆频率少于 1 次/4 周，连续单采血浆（或采集原料血浆）是指采浆频率大于 1 次/4 周。不经常单采血浆的献浆者的健康检查和监测要求与全血献血者相同。通过这些程序后采集的血浆可用于临床输注。

连续单采血浆（原料浆），不论是采用自动化设备或手工方法采集，应遵循以下原则[6]：

（1）应取得献浆者知情同意，在操作过程中应密切观察，保证随时能实施医疗急救；

（2）应监测采浆过程中引起的红细胞损失量（包括用于检测的标本），应小于 200 mL/8 周；如果采浆过程中无法将红细胞回输，献浆者应延迟献全血或血液成分 8 周；

（3）采用手工采浆的，应建立将自体红细胞安全回输给献浆者的机制；

（4）采用手工采浆时，体重为 50 ~80 kg 的献浆者的全血采集量，一次不得大于 500 mL，在 1 个完整的采浆过程或在 48 h 内不得大于 1000 mL；体重≥79.45kg 的献浆者的全血采集量一次不得大于 600 mL，在 1 个完整的采浆过程或在 48 h 内不得大于 1200 mL；FDA 已经对每类自动化设备的允许采血量作出规定；

（5）2 次采浆至少间隔 48 h，7 天内不得超过 2 次；

（6）首次单采血浆和连续（大量）单采血浆 4 个月时，应测定献浆者血清或血浆总蛋白、血清蛋白电泳或免疫球蛋白，结果应处于正常参考范围；

（7）应有具备资质并熟悉血细胞单采的临床医师负责采浆过程。

手工采浆目前在美国已很少用，其相关要求请详见 CFR[6]，本技术手册的前几版也列出其相关要求的要点。

三、红细胞和多成分捐献

《AABB 标准》和 FDA 指引均关注自动化单采过程中的红细胞损失量问题。美国 FDA 2001 年发布的指引对使用自动化单采设备的血液成分采集量的最终推荐意见如下：

（1）红细胞和血浆各 1 单位；

（2）红细胞和血小板各 1 单位；

（3）红细胞、血小板和血浆各 1 单位；

（4）红细胞 2 单位。

指导性文件，包括 FDA 规程都对采集或处理血液成分的设备做了要求。标准操作程序，包括设备生产商提供的操作说明，都须备案。指导性文件总结如下。

1. 献血者选择与监测

FDA 要求，献血者若要捐献 2 个单位红细胞，献血前需进行血红蛋白或血细胞比容的检测，以评估其血红蛋白水平。此程序仅限于血容量大，红细胞压积高于捐献全血最低红细胞压积下限的献血者。男性最低体重为 59 kg，最低身高为 1.55 m。女性最低体重为 68 kg，最低身高为 1.65 m。最低红细胞压积都为 40%。未能达到上述标准的献血者，按 FDA 设备操作手册规定，需进一步评估。献血者还必须完全符合 FDA 规定的捐献自体或异体全血的所有相关标准。

同时捐献 1 单位红细胞加血小板，或加血浆，或加血小板与血浆的献血者，至少 8 周后方可再次献血。单采血小板及 8 周内捐献血小板加血浆，且体外循环红细胞体积 <100 mL 的献血者除外。捐献 2 单位红细胞的需延迟献血至少 16 周。若采集

过程因故中止，且红细胞绝对损失 <200 mL，符合其他标准的献血者，8 周内可继续献血。

献血后 8 周内第二次献血时若红细胞损失 < 100 mL，该献血者需延迟 8 周献血。如献血者 8 周内总红细胞损失 >300 mL，再次献血时间距离末次献血至少 16 周。如果采血因故中止，红细胞绝对损失 >200 mL 但 <300 mL，献血者应延迟 8 周献血。如果采血因故中止，红细胞绝对损失量 >300 mL，献血者应延迟 16 周献血。

通过输注 0.9% 氯化钠溶液来减少容量损失。

2. 质量控制

FDA 颁布了红细胞单采的质量控制程序，主要分为两阶段。

(1) Ⅰ阶段质量控制，依据设备操作手册的技术参数，连续检测 100 个单位红细胞，确定红细胞体积的目标值。比较目标值与实际值，检测产品的可接受性。如果 95% 的产品符合要求，表明 QC 结果令人满意，可进入阶段Ⅱ质量控制。

(2) Ⅱ阶段质量控制，每月检测来自各采集中心的 50 例代表性样本。检测至少应包含采血中心采集单份红细胞或 2 单位，双份红细胞所使用的设备所采集的产品样本。至少 95% 的检测结果应符合设备操作手册中产品规格标准。

3. 记录要求

美国血液机构必须向 FDA 更新其血液机构注册信息和产品目录，以便使用自动化方法采集 RBC。自动化 RBC 采集有可能对产品的特性、强度、质量、纯度或效力产生不利影响。血站如需更换生产设备，必须提交预先审批，经 FDA 获批后，方可将使用新设备制备的血制品用于临床。FDA 要求，血站需保留红细胞或多组分血制品采集的记录或表格，供 FDA 检查。这些记录或表格包括献血者知情同意书、献血者合格证明、产品采集信息和产品质量控制记录等[7]。

四、粒细胞

有关粒细胞输注的争议已有数年。成人粒细胞输注的随机对照实验显示，粒细胞输注有效的最小剂量为 1×10^{10} 个/天，且患者血清抗体与粒细胞抗原的交叉试验相容，也是影响输注有效性的重要因素[8]。最近，因为献血者使用重组集落刺激因子后，可采集的粒细胞量显著增加，粒细胞输注重获热议。

1. 用于提高粒细胞采集量的药剂

《AABB 标准》要求 75% 的粒细胞成分的粒细胞含量至少为 1×10^{10} 个[1]，但是成人粒细胞的最佳治疗剂量仍未知。对于婴儿和儿童，10 ~ 15 mL/kg 的输注量可提供适宜数量的粒细胞。为了能够采集到符合前述要求数量的粒细胞，一般需要给献血者使用药物或在单采过程中使用沉淀剂。沉淀剂通过促进红细胞沉降，使采集界面更加清晰，减少粒细胞成分中的红细胞数量，提高粒细胞采集量。应当取得献血者对于药物或沉淀剂使用的知情同意。

(1) 羟乙基淀粉是一种常用沉淀剂，使红细胞发生聚集，因此沉降更完全。输入后体内可长达 1 年，献血者体内仍可检出羟乙基淀粉，因此《AABB 标准》要求，粒细胞采集机构应建立沉淀剂体内最大累积量的控制程序[1]。羟乙基淀粉是一种胶体液，具有扩容作用，因此献血者输入羟乙基淀粉后，可出现头痛、外周水肿等不良反应。FDA 发布的黑框警告指出，羟乙基淀粉的使用可能增加某些患者的死亡率和导致严重肾损害。

(2) 类固醇可动员位于边缘池的粒细胞进入循环池，使后者的粒细胞数量加倍。最常用的方法是献血前单次或分次口服强的松 60 mg，以能采集大量粒细胞，而全身性类固醇活性又最小。另一种方法是口服地塞米松 8 mg。在献血者服用全身性类固醇前，工作人员应询问其相关病史。高血压、糖尿病、白内障或消化性溃疡是类固醇使用的相对或绝对禁忌证。

(3) 生长因子尽管采用粒细胞集落刺激因子 (Granulocyte colony-stimulating factor, G - CSF) 提高粒细胞数量不是所批准的药物使用适应证，但确实有效。单独使用造血生长因子可将每次单采的粒细胞数量从 4×10^{10} 个提高到 8×10^{10} 个。G - CSF 的常规用法是在采集前 8 ~ 12 h 给药，剂量为 5 ~ 10 μg/kg。初步研究提示，使用该方法时，粒细胞体内回收率和存活状态均很好，且献血者对生长因子的耐受性也很好。

2. 实验室检测

采血时应采集血样做 ABO 和 Rh 血型、红细胞抗体和传染病标记物检测。粒细胞成分不可避免含有红细胞，因此粒细胞成分中的红细胞 ABO 血型应与患者血浆相容。如果红细胞含量 >2 mL，还宜做 Rh 和 HLA 配型[1]。

3. 保存与输注

在保存过程中粒细胞很快失去活性，因此制成后应尽快输注。《AABB 标准》规定的粒细胞保存条件为20℃ ~24℃，保存期不超过24 h[1]。保存时不宜振荡。免疫缺陷患者使用的粒细胞应经过辐照，几乎所有需要输注粒细胞患者都有使用辐照血液的适应证，因为患者的原发性疾病可能引起免疫缺陷。不得使用微聚体或白细胞过滤器处理粒细胞成分，因为这些措施将去除所采集的粒细胞。

第二节　单采系统和设备

本部分将介绍美国血液成分采集的自动化设备。首先对每台设备进行简要的描述，详细信息见文献[10-11]。本节不包括 CS3000 和 CS3000 + (Fenwal, Lake Zurich, IL)因为在美国，该公司已停止销售这些设备(虽然在撰写本文时该设备的一次性耗材仍然在使用)。这两台设备可采集红细胞、血小板、血浆和粒细胞。

一、血浆

1. 汾沃自动单采血浆机(Fenwal Autopheresis C)

利用旋转的圆柱型滤器从血液中分离血浆[11]。旋转滤器效率高，体积小，离体血量约为200 mL。单针管路，可补充0.9%氯化钠溶液。为开放性管路，可采集多单位血浆。根据FDA规定，开放管路采集的血浆在融化后仅可保存4 h。经过许可，允许将保存期确定为采集后24 h，但不得将这类血浆重新标识为融化血浆。

2. 唯美血液技术 PCS - 2 单采血浆机(Haemonetics PCS -2)

PCS -2 是 Haemonetics MCS Plus 的简化版，专门设计用于采集血浆[12]。PCS -2 利用吹模(手榴弹状)离心机杯分离血浆。依据细胞去除程度不同的要求，PCS -2 离心杯有3种：标准、滤芯和高分离芯。标准离心杯利用离心力从顶部分离血浆。为了增加细胞去除量，滤芯和高分离芯杯允许血浆通过由滤膜包绕的滤芯[13-15]。PCS -2 的离体血量因献血者血细胞比容而定，从385 mL(血细胞比容50%)到491 mL(血细胞比容38%)。PCS -2 使用单针管路，可补充0.9%氯化钠溶液。属于开放性管路，如同汾沃单采血浆机一样，经过许可，允许将保存期确定为采集后24 h，但不得将这类血浆重新标识为融化血浆。PCS -2 一次可采集多单位血浆。

3. 同时采集血浆的设备

在自动化采集血小板或红细胞的同时，也可采集血浆制品。可采集的血浆体积取决于已经采集的红细胞、血小板体积，以及献血者所能捐献的最大血量。可同时采集血浆的设备包括 Haemonetics MCS + LN 9000，Haemonetics MCS + LN 8150，Fenwal Amicus，Fenwal ALYX，Terumo BCT(COBE) Spectra (Terumo BCT, Lakewood, CO)，Terumo BCT Trima 和 Terumo BCT TrimaAccel。

二、血小板

1. 泰尔茂比斯特(COBE) Spectra 单采设备[Terumo BCT(COBE) Spectra]

该设备采集1、2或3单位的血小板，并且根据献血者体型，血小板计数，能同时采集血浆[10, 16-19]。该设备采用双阶段通道(管路的离心半径不同)采集减少白细胞血小板。采用5.0以下版本的软件，可使85%的血小板的白细胞含量减少至 5×10^6 个[20]。5.0到7.0版本的软件带有白细胞减少系统，可使血小板的白细胞含量减少至 1.0×10^6，且效果更为稳定。LRS 管路利用离心机内的圆锥体，利用反渗透和超滤法使体积较大的细胞与体积小的物质分离，使血小板通过二阶段通道，截留残余的白细胞[10, 16-19]。Spectra 有单针或双针模式，两种模式的离体血量分别为361 mL 和272 mL。该设备已被更高效的 Trima 或 TrimaAccel 代替[11]。

2. 泰尔茂比斯特 Trima 和 TrimaAccel 单采设备(Terumo BCTT rima and TrimaAccel)

泰尔茂比斯特 Trima 设计用于自动化采集献血者的血小板、血浆和红细胞。它(版本4)利用更小体积，改良后双阶段通道及 LRS 圆锥体来连续采集去白血小板(白细胞量 $< 1.0 \times 10^6$ 个)。为了提高血小板得率，TrimaAccel(5.0、5.01和5.1版)利用单阶段、环形通道和大体积 LRS 圆锥体连续采集去白血小板[21]。该设备只有单针模式，离体血量为182 ~196 mL，能采集1、2或3单位的血小板，可根据献血者体型、血小板计数和血细胞比容，同时采集血浆和红细胞[21-23]。

3. 汾沃 Amicus 单采设备(Fenwal Amicus)

可采集1、2或3单位的血小板，可根据献血者体型、血小板计数和血细胞比容，同时采集血浆和红细胞(单针管路)[10, 16, 22, 24]。Amicus 利用离心力和包绕在一个轴上的双包带分离血小板。血小板在集合室富集，采集结束后转移至终产品袋。Amicus 为单针或双针管路。单针和双针管路的离体血量为 210 mL。可调节全血袋的离体血量。无需外部过滤即可完成连续去除白细胞，这一过程已向 FDA 提交预先申请，并获得 FDA 批准。

4. 唯美血液技术 MCS + LN9000 单采系统(Haemonetics MCS + LN9000)

该系统利用 Latham 圆形杯、血浆控制血比容和血浆浪涌技术来富集血小板，通过血浆快速充注而使血小板从离心杯中分离出来。该术虽可减少血小板中的白细胞，管路中的在线滤器保证了白细胞去除效果的稳定性[10, 25-28]。LN9000 型管路使用单针模式，离体血量从 480 mL(血细胞比容 38%)到 359 mL(血细胞比容 52%)。LN9000 管路可采集 1、2 或 3 单位的血小板，根据献血者体型和血小板计数，可同时采集血浆[10, 25-28]

三、红细胞

1. 泰尔茂比司特 Trima 和 TrimaAccel 血细胞分离系统

如前所述 Trima 系统能在采集血小板的同时采集 1 单位红细胞[11, 23, 29]。根据献血者体型和红细胞比容，可采用该系统管路采集 2 单位红细胞，还可选择是否同时采集血浆。该系统采集 2 单位红细胞时，采用单针管路，并在采集过程中将 0.9% 氯化钠溶液回输献血者体内。1 或 2 单位红细胞采集完成后，管路下机，手工加入保养液和过滤白细胞。

2. 汾沃 ALYX 血细胞分离系统

该系统利用刚性圆柱型离心仓分离血细胞和血浆。在回输过程中，血浆和 0.9% 氯化钠溶液返回献血者体内。采集完成后，该系统能自动添加保养液，利用输送泵促使红细胞流经在线白细胞滤器，进入最终保存袋。该系统使用单针管路，其离体血容量大约为 110 mL。根据献血者体型和红细胞比容，该系统可采集 2 单位红细胞或同时采集红细胞和血浆各 1 单位[11, 28-30]。

3. 汾沃 Amicus 血细胞分离机

如前所述只有单针管路，能同时采集血小板和 1 单位红细胞[11, 31]。采集完成后，管路下机，手工加入保养液和过滤白细胞。

4. 唯美血液技术 Cymbal 血细胞分离系统

采用可扩展、不同容量的离心杯采集血液成分。该系统的离体血容量较唯美血液技术 MCS + LN8150 管路的小，能采集 2 单位红细胞[32]。

5. 唯美血液技术 MCS + LN8150 血细胞分离系统

利用吹模技术制成的离心杯采集红细胞和血浆，采用单针管路，离体血容量随着献血者血细胞比容的不同而变化，从 391 mL(献血者血细胞比容 54%)到 542 mL(献血者血细胞比容 38%)。根据献血者体型和血细胞比容的不同，该系统可采集 1 或 2 单位红细胞，同时还可采集血浆[11, 29, 33]。采集完成后，管路下机，手工加入保养液和过滤白细胞。

四、粒细胞

1. 泰尔茂比司特 Spectra 型号单采系统(Terumo BCT (COBE) Spectra)

该设备能采集粒细胞[11, 34, 35]，利用离心机内的环形、单级通道分离粒细胞，连续将其收集到最后保存袋。该设备配有双针管路，离体血量为 285 mL。

2. 泰尔茂比司特 Spectra Optia 型号单采系统(Terumo BCTS pectra Optia)

该设备(请勿与上述 Spectra 型号混淆)主要用于治疗性单采，最近已被批准可用于粒细胞采集[36]。根据单个核细胞采集方案进行调整推算，离体血量为 191 mL。

3. 费森尤斯 AS 104 型号单采系统(Fresenius AS 104)

该设备能采集包括粒细胞在内的数种血液成分[11, 37]，利用离心机内的环形、单级通道分离粒细胞。粒细胞通过离心机富集，并被间歇性收集到最后保存袋。该设备采用双针管路，离体血量为 175 mL。

4. 唯美血液技术 MCS + LN9000 型单采系统(Haemonetics MCS + LN9000)

该设备也能用于采集粒细胞，它利用 Latham 圆形离心杯分离细胞，然后将白膜层转移至 2 个血袋中的 1 个，在回输给献血者之前，将红细胞沉降至血袋底部，回输红细胞时，设备切换到另 1 个袋。该设备可使用单针或双针管路采集粒细胞，离体血量因献血者血细胞比容的不同而异，从 359 mL(血红细胞比容 52%)到 480 mL(血细胞比容 38%)。

要点

1. 与源自全血的血液成分一样，单采血液成分应符合基本法规要求(例如献血者知情同意、保存条件和运输要求)，以及适用每种血液成分单采的更为具体要求。
2. 美国采集和输注的血小板绝大多数为机采血小板。
3. 单采血浆可用于输注，也可作为原料浆，用于后续的制备。FDA 对自动化设备采集的血浆体积提供指导。
4. 采用单采技术可采集多种组合的血液成分。有关这方面的法规要求包括献血者健康检查和监测、质量控制和记录。
5. 可同时采集红细胞和其他血液成分，也可 1 次采集 2 单位红细胞。
6. 已有数款单采设备采用不同技术采集血液成分，有的仅能采集单种血液成分，有的能采集多种血液成分。
7. 与其他血液成分采集不同，粒细胞采集需采用特定技术和考虑特定因素，以提高粒细胞采集量。

参考文献

[1] Levitt J, ed. Standards for blood banks and transfusion services. 29th ed. Bethesda, MD: AABB, 2014.

[2] US Department of Health and Human Services. The 2011 national blood collection and utilization survey report. Washington, DC: DHHS, 2013: 19.

[3] Food and Drug Administration. Guidance for industry and FDA review staff: Collection of platelets by automated methods. (December 17, 2007) Silver Spring, MD: CBER Office of Communication, Outreach, and Development, 2012. [Available at http: //www. fda. gov/Biolog icsBloodVaccines/GuidanceComplianceRegulatoryInformation/guidances/Blood/ucm 073382. htm (accessed December 10, 2013).]

[4] Wiltbank TB, Giordano GE. The safety profile of automated collections: An analysis of more than 1 million collections. Transfusion 2007; 47: 1002 - 1005.

[5] Code of federal regulations. Title 21, CFR Part 610. 40. Washington, DC: US Government Printing Office, 2014 (revised annually).

[6] Code of federal regulations. Title 21, CFR Part 640, Subpart G. Washington, DC: US Government Printing Office, 2014 (revised annually).

[7] Food and Drug Administration. Guidance for industry: Recommendations for collecting red blood cells by automated apheresis methods. (January 30, 2001) Silver Spring, MD: CBER Office of Communication, Outreach, and Development, 2001. [Available at http: //www. fda. gov/downloads/BiologicsBloodVaccines/GuidanceComplianceRegulatoryInformation/Guidances/Blood/ucm080764. pdf (accessed December 10, 2013).]

[8] Massey E, Paulus U, Doree C, Stanworth S. Granulocyte transfusions for preventing infections in patients with neutropenia or neutrophil dysfunction. Cochrane Database Syst Rev 2009; 1: CD005341.

[9] Food and Drug Administration. Safety communication: Boxed warning on increased mortality and severe renal injury, and additional warning on risk of bleeding, for use of hydroxyethyl starch solutions in some settings. Rockville, MD: Office of Community Outreach and Development, 2013. [Available at: http: // www. fda. gov/BiologicsBloodVaccines/Safety Availability/ucm358271. htm (accessed March 30, 2014).]

[10] Burgstaler EA. Current instrumentation for apheresis. In: McLeod BC, Szczepiorkowski ZM, Weinstein R, Winters JL, eds. Apheresis: Principles and practice. 3rd ed. Bethesda, MD: AABB Press, 2010: 71 - 110.

[11] Burgstaler EA. Blood component collection by apheresis. J ClinApher 2006; 21: 142 - 51.

[12] Hood M, Mynderup N, Doxon L. Evaluation of Haemonetics PCS - 2 and Fenwal Auto - C plasmapheresis collection systems (abstract). J ClinApher 1996; 11: 99.

[13] Burkhardt T, Kappelsberger C, Karl M. Evaluation of a new combined centrifugation/filtration method for the collection of plasma via plasmapheresis (abstract). Transfusion 2001; 41(Suppl): 50S.

[14] Burnouf T, Kappelsberger C, Frank K, Burkhardt T. Protein composition and activation

[15] markers in plasma collected by three apheresis procedures. Transfusion 2003; 43: 1223 - 1230.

[16] Burnouf T, Kappelsberger C, Frank K, Burkhardt T. Residual cell content in plasma produced by three apheresis procedures. Transfusion 2003; 43: 1522 - 1526.

[17] Burgstaler EA, Pineda AA, Bryant SC. Prospective comparison of plateletapheresis using four apheresis systems on the same donors. J ClinApher 1999; 14: 163 - 170.

[18] Perseghin P, Mascaretti L, Riva M, et al. Comparison of plateletapheresis concentrates produced with Spectra LRS

version 5. 1 and LRS Turbo version 7. 0 cell separators. Transfusion 2000; 40: 789 -793.

[19]Zingsem J, Glaser A, Weisbach V. Evaluation of a platelet apheresis technique for the preparation of leukocyte-reduced platelet concentrates. Vox Sang 1998; 74: 189 -192.

[20]Zingsem J, Zimmermann R, Weisbach V, et al. Comparison of COBE white cell-reduction and standard plateletapheresis protocols in the same donors. Transfusion 1997; 37: 1045 -1049.

[21] Maresh S, Randels M, Strauss R, et al. Comparison of plateletapheresis with a standard and an improved collection device. Transfusion 1993; 33: 835 -837.

[22] McAteer M, Kagen L, Graminske S, et al. TrimaAccel improved platelet collection efficiency with the merging of single stage separation technology with leukoreduction performance of the LRS chamber (abstract). Transfusion 2002; 42(Suppl): 37S.

[23]Burgstaler EA, Winters JL, Pineda AA. Paired comparison of Gambro TrimaAccel vs Baxter Amicus single-needle plateletapheresis. Transfusion 2004; 44: 1612 -1620.

[24]Elfath MD, Whitley P, Jacobson MS, et al. Evaluation of an automated system for the collection of packed RBCs, platelets, and plasma. Transfusion 2000; 40: 1214 -1222.

[25]Yockey C, Murphy S, Eggers L, et al. Evaluation of the Amicus separator in the collection of apheresis platelets. Transfusion 1999; 38: 848

[26]Valbonesi M, Florio G, Ruzzenenti MR, et al. Multicomponent collection (MCC) with the latest hemapheresis apparatuses. Int J Artif Organs 1999; 22: 511 -515.

[27]Paciorek L, Holme S, Andres M, et al. Evaluation of the continuous filtration method with double platelet products collected on the MCS + (abstract). J ClinApher1998; 13: 87.

[28]Ford K, Thompson C, McWhorter R, et al. Evaluation of the Haemonetics MCS + LN9000 to produce leukoreduced platelet products (abstract). J ClinApher 1996; 11: 104.

[29]Rose C, Ragusa M, Andres M, et al. Evaluation of the MCS + LN9000 in-line leukoreductionfilter (abstract). Transfusion 1996; 36(Suppl): 85.

[30]Picker SM, Radojska SM, Gathof BS. Prospective evaluation of double RBC collection using three different apheresis systems. TransfusApherSci2006; 35: 197 -205.

[31]Snyder EL, Elfath MD, Taylor H, et al. Collection of two units of leukoreduced RBCs from a single donation with a portable multiple-component collection system. Transfusion 2003; 43: 1695 -1705.

[32]Moog R, Frank V, Müller N. Evaluation of a concurrent multicomponent collection system for the collection and storage of WBC reduced RBC apheresis concentrates. Transfusion 2001; 41: 1159 -1164.

[33]Nussbaumer W, Grabmer C, Maurer M, et al. Evaluation of a new mobile two unit red cell apheresis system (abstract). J ClinApher 2006; 21: 20.

[34]Smith JW. Automated donations: Plasma, red cells, and multicomponent donor procedures. In: McLeod BC, Szczepiorkowski ZM, Weinstein R, Winters JL, eds. Apheresis: Principles and practice. 3rd ed. Bethesda, MD: AABB Press, 2010: 125 -140.

[35]Worel N, Kurz M, Peters C, H? cker P. Serial granulocyte apheresis under daily administration administration of rHuG-CSF: Effects on peripheral blood counts, collection efficiency, and yield. Transfusion 2001; 41: 390 -395.

[36]Dale DC, Lises WC, Llewellyn C, et al. Neutrophil transfusions: Kinetics and functions of neutrophils mobilized with granulocyte colony-stimulating factor and dexamethasone. Transfusion 1998; 38: 713 -721.

[37] Food and Drug Administration. Substantially equivalent 510(k) device information, BK130065 summary. TerumoBCT Spectra Optia. Silver Spring, MD: FDA, 2013. [Available at: // http: //www. fda. gov/BiologicsBloodVaccines/BloodBloodProducts/ApprovedProd ucts/SubstantiallyEquivalent510kDeviceInformation/ucm390957. htm (accessed March 31, 2014).]

[38]Kretschmer V, Biehl M, Coffe C, et al. New features of the Fresenius blood cell separator AS104. In: Agishi T, Kawamura A, Mineshima M, eds. Therapeutic plasmapheresis (XII): Proceedings of the 4th International Congress of Apheresis of the World Apheresis Association and the 12th Annual Symposium of the Japanese Society for Apheresis, 3 - 5 June 1992, Sapporo, Japan. Utrecht, the Netherlands: VSP BV, 1993: 851 -855.

第 8 章

感染性疾病筛查

在美国，血液成分和其他药品均由 FDA 监管。FDA 要求，药品生产方应对产品生产原料的适宜性实施验证[1]。献血者是生物药品质量的关键要素，应当对其适宜性进行彻底检查。

血站采用经过 FDA 批准的筛查试验对每位献血者的血液标本实施检测，以确定献血者及所献血液成分是否含有感染性病原体。血液筛查过程极为重要，因为大多数血液成分(例如红细胞、血小板、血浆和冷沉淀)无法经过消毒、灭菌或能灭活感染性病原体的其他措施处理而直接输注给受血者。因此，献血者献血时，存在其血液中的感染性病原体如果未被检出，能直接传播给受血者。

第一节　血液筛查历史回顾

在美国，献血者可经输血传播感染检测技术的进步很大(表 8 - 1)。早期仅对献血者实施梅毒筛查。20 世纪 60 年代的研究显示，有多次输血史的患者超过 30% 患有输血后肝炎(posttransfusion hepatitis，PTH)[2]。20 世纪 70 年代早期的研究发现，当时新发现的乙型肝炎病毒(hepatitis B virus，HBV)引起的肝炎仅占输血后肝炎的 25%[2]。与输注无偿献血者血液的受血者比较，输注有偿献血者血液的受血者发生乙型肝炎和非甲型非乙型肝炎的概率更高。20 世纪 70 年代中叶，随着乙肝表面抗原(hepatitis B surface antigen，HBsAg)敏感检测技术的应用和血液供应普遍来自无偿献血者，乙型肝炎及非甲非乙型输血后肝炎的发生率明显降低。但在多次输血患者中仍有 6% ~10% 发生非甲非乙型输血后肝炎[2-3]。

在缺乏非甲非乙型输血后肝炎病原体特异性检测方法的情况下，研究者们寻求能用于发现与非甲非乙型肝炎相关献血的替代标志物，结果发现，献血者抗 - HBc 和(或)丙氨酸氨基转移酶(alanine amino transferase，ALT)升高与受血者非甲非乙型输血后肝炎的发病风险增加相关[4-7]。但由于这些方法不是特异性检测，故推迟其在血液筛查中的应用。

20 世纪 80 年代初期，在确定艾滋病病原体之前，由于担心输血导致艾滋病传播，又重新启用替代标记物检测的概念。为降低输血传播艾滋病潜在风险，部分血站开始实施献血者抗 - HBc(因为艾滋病高危人群普遍存在此抗体)和(或)CD4/CD8T 细胞比值倒置[在艾滋病患者及艾滋病前的潜伏期(以后确定为 HIV 感染)人群中发现的免疫异常]筛查[8]。但大多数血站管理者认为，输血传播艾滋病风险很低，不需要采用替代标志物检测[9]。在分离到 HIV 并确定其为艾滋病病原体后，很快就建立了 HIV 抗体筛查技术并于 1985 年投入应用。

有了 HIV 抗体检测技术后，很快就发现了既往献血者和受血者存在 HIV 感染。另外，研究发现 HIV 感染者可长期处于无症状病毒携带状态，病毒可在血液成分中存在多年而不被发现。至此已经很清楚了，之前严重低估了 HIV 经输血传播风险[10]，这一认识使血液筛查方法扩大到未知病原体。现行的献血者既往史评估包括筛查和排除具有血源或性传播疾病接触风险的献血者，其目的是降低血液成分携带尚未明确的其他可经输血传播病原体的可能性。

表 8－1　美国献血者可经输血传播感染检测技术的变化

实施年份	筛查试验	注释
20 世纪 40—50 年代	梅毒	FDA 在 20 世纪 50 年代要求强制进行梅毒检测
20 世纪 70 年代	HBsAg	1970 年第 1 代试剂，1973 年要求采用敏感性更高的试剂
1985	HIV 抗体(抗－HTLV－Ⅲ)	最初认为导致 AIDS 的 HIV 病毒为 HTLV－Ⅲ，所以最初 HIV 抗体的筛查是“抗－HTLV－Ⅲ”
1986～1987	ALT 和抗－HBc	AABB 推荐将 ALT 和抗－HBc 检测作为非甲非乙型肝炎的替代筛查试验，但这些试验未经 FDA 批准用于献血者筛查。1995 年开展 HCV 抗体检测后，AABB 不再推荐献血者 ALT 检测。1991 年 FDA 批准并要求实施抗－HBc 检测
1988	抗－HTLV－Ⅰ	HTLV－Ⅰ感染者通常无症状，但有一小部分可能发生白血病、淋巴瘤或神经系统疾病
1990	HCV 抗体(1 代 HCV 抗体检测试剂)(anti－HCV 1.0)	一般认为 HCV 是非甲非乙型肝炎的病因
1991	抗－HBc	AABB 之前曾建议将抗－HB_C 检测作为非甲非乙型肝炎的替代筛查试验，1991 年 FDA 要求将其作为 HBV 检测的补充试验
1992	抗－HCV 2.0 版	该版本试剂提高了对 HCV 感染的检出能力
1992	抗－HIV－1/2	新的 HIV 抗体试剂提高了对早期感染的检出能力，且扩大了检出范围，包括 HIV－1 和 HIV－2
1996	HIV－1 p24 抗原检测	可比抗体检测早 6 天检出 HIV－1 感染。FDA 允许采用 FDA 批准的 HIV－1 核酸检测后不再做 HIV－1 P24 抗原检测
1997～1998	抗－HTLV－Ⅰ/Ⅱ	新的 HTLV 抗体试验，可检出 HTLV－Ⅰ和 HTLV－Ⅱ
1999	HIV－1 和 HCV 核酸检测	开始作为临床试验，2002 年获 FDA 批准，比抗体或抗原检测更早检出感染
2003	WNV 核酸检测	开始作为临床试验，2005～2007 年获 FDA 批准，AABB 和 FDA 分别在 2004 年和 2009 年推荐在 WNV 流行地区开展单人份献血者血样检测
2004	血小板细菌污染检测	AABB 2004 年推荐开展血小板细菌污染检测，FDA 批准了一些方法作为质控检测，2011 年以后，AABB 仅认可经 FDA 批准或具有相同敏感性的试验
2006～2007	锥虫病抗体	2006 年底 FDA 批准其用于血液筛查，2007 年广泛实施。美国居民罕见血清阳转，FDA 2010 年发布的指引推荐对献血者做一次筛查
2007～2008	HBV 核酸检测(检测 HBV DNA)	开始是多种病毒(HIV、HCV 和 HBV)核酸检测系统的一个组分。FDA 2012 年 10 月发布的指引明确推荐开展 HBV DNA 筛查

注：HBsAg：hepatitis B surface antigen 乙型肝炎表面抗原；AIDS：acquired immune deficiency syndrome 获得性免疫缺损综合征，艾滋病；FDA：Food and Drug Administration 食品药品监督管理局；HIV：human immunodeficiency virus 人类免疫缺陷病毒；HTLV：human T－cell lymphotropic virus 人类嗜 T 细胞病毒；ALT：alanine aminotransferase 丙氨酸氨基转移酶；HBc：hepatitis B core antigen 乙型肝炎核心抗原；HCV：hepatitis C virus 丙型肝炎病毒；NANB：non－A，non－B 非甲非乙；HBV：hepatitis B virus 乙型肝炎病毒；RNA：ribonucleic acid 核糖核苷酸；WNV：West Nile virus 西尼罗病毒；DNA：deoxyribonucleic acid 脱氧核糖核苷酸。

基于这种认识，扩展了未知因素对献血者影响的筛查方法。目前对献血者既往史评估，包括筛查和排除有血源传播或性传播疾病暴露高风险的献血者，目的是降低血液制品携带其他潜在的经血液传播但尚未确定病原体的可能性。

在实施献血者 HIV 筛查以后，仍然存在 HIV 经输血传播。这是由于献血者感染 HIV 后，需要数周或数月方能检出 HIV 抗体[11]。献血者在这段血清学阴性窗口期内的所献血液可能含有感染性 HIV，但血液筛查试验无法检出。

保护安全血液供应不受窗口期献血影响的最直接方法是排除 HIV 接触风险较高的潜在献血者。FDA 最初推荐血站向献血者提供 HIV 感染高危行为的信息资料，并要求具有高危行为的人群不要献血。随后在 1990 年，FDA 推荐向每位献血者直接询问是否存在每项 HIV 高危行为。1992 年，FDA 发布了这一征询过程的全面指引。

自 HIV 被发现以来，通过多种措施的实施，经输血传播疾病的风险逐渐降低：

(1)在进行感染病进行筛查前，采用献血者教育和征询问卷的方式降低“窗口期”献血者数量；

(2)缩短特定病原体窗口期，通过改进和(或)增加试验检出更早期的感染；

(3)采用征询问卷和检测试验以排除具有血源性或性传播感染疾病高风险的献血者；

(4)对输血传播疾病实施监测，实施血液筛查新方法。

对筛查潜在献血者特异病原体的方法取决于是否能检出特定危险因素，以及筛查试验是否适用。表 8－2 列举了用于不同感染性病原体的筛查方法类型。

第二节　血液筛查试验

FDA 在《联邦法规》(Code of Federal Regulations，CFR)第 21 篇第 610.40 条中规定了献血者可经输血传播感染的检测要求[1]。除了 CFR 以外，FDA 还通过发布指引文件给出推荐意见。FDA 指引虽然不是美国的法规文件，但确立了在美国的实践标准，因此许多血站管理者将其视为法规要求。AABB 通过协会公告或《血站和输血服务机构标准》(以下简称《AABB 标准》)向输血界提出了推荐和要求。除了美国加利福尼亚州已将《AABB 标准》中某些要求纳入州法律以外，AABB 的推荐和标准不具有法律效力。

美国输血界基本上将《AABB 标准》作为血站实践标准并广泛采用。自 1985 年以来，FDA 和 AABB 发布了有关筛查试验的一系列推荐、法规和(或)标准，包括施行已久的梅毒和 HBsAg 筛查和其他病原体筛查试验。有关献血者感染检测的变化详见表 8－1。目前美国血站所开展的血液筛查试验见表 8－3。

一、检测的后勤保障

以证实献血者符合健康要求为目的的所有感染性疾病检测的标本应在献血时采集，并由血液筛查实验室检测。此外，血小板成分细菌污染的检测常由血液成分制备机构完成。

表 8－2　血液筛查方法

筛查方法	适用情形	示例
仅征询问卷	已确定感染危险因素但无敏感和(或)特异的检测方法的病原体	疟疾，朊粒
仅检测	有病原体感染检测方法可用，献血征询问卷无法发现存在感染危险的个体	WNV
征询问卷和检测	具有确定的感染危险因素和有效检测方法	HIV，HBV 和 HCV
专供特定受血者使用的病原体检测阴性的血液成分	病原体在献血者中普遍存在，但特定受血者人群输注检测阴性血液成分能受益	CMV
血液成分检测	在献血者血样中检测不到感染性病原体	细菌

表 8-3 美国目前开展的血液筛查试验

要素	标记物	检查方法	补充试验[①]
HBV	HBsAg	ChLIA 或 EIA	HBV DNA 阳性(FDA)[②] 中和试验(FDA)
	抗-HBc IgM 和 IgG 抗体	ChLIA 或 EIA	
	HBV DNA[③]	TMA 或 PCR	
HCV	HCV 多肽 IgG 抗体	ChLIA 或 EIA	HCV RNA 阳性(FDA)[②] RIBA (FDA)
	HCV RNA[③]	TMA 或 PCR	
HIV-1/2	HIV-1/2IgM 及 IgG 抗体	ChLIA 或 EIA	HIV RNA 阳性(FDA)
			HIV-1：IFA 或免疫印迹试验(FDA) HIV-2：EIA (FDA)
	HIV-1 RNA[③]	TMA 或 PCR	
HTLV-Ⅰ/Ⅱ	HTLV-Ⅰ/ⅢgG 抗体	ChLIA 或 EIA	IFA，免疫印迹试验，RIPA 和 line immunoblot
梅毒	梅毒螺旋体抗原 IgG 或 IgG+IgM 抗体	微量血凝或 EIA	螺旋体抗原免疫荧光或凝集试验
	非梅毒螺旋体抗原血清学试验(快速血清反应抗体)	固相红细胞粘附或颗粒凝集	螺旋体抗原免疫荧光或凝集试验
WNV	WNV RNA[③]	TMA 或 PCR	
克氏锥虫	克氏锥虫 IgG 抗体(检测1次)[⑤]	ChLIA 或 EIA	ESA (FDA)RIPA

注：[①]标注(FDA)的是 FDA 批准的补充试验。其他补充试验不是法规要求，但可能对献血者辅导有帮助。

[②]经 FDA 批准的一些病毒核酸检测阳性，可为 HBsAg、抗-HIV、抗-HCV 检测为有反应性的提供确证依据。如果病毒核酸检测结果为阴性，应做血清学补充试验。

[③]美国一般采用6~16 份标本的汇集做病毒 DNA 或 RNA 检测。

[④]截至 2013 年，重组免疫印迹试验(RIBA)的试剂尚未上市，FDA 为此做了变更，准许使用经批准的第2种筛查方法作为其代替。

[⑤]每位献血者仅做1次克氏锥虫抗体检测。

HBV：hepatitis B virus 乙肝病毒；ChLIA：chemiluminescent immunoassay 化学发光免疫分析法；EIA：enzyme immunoassay 酶免疫分析法；DNA：deoxyribonucleic acid 脱氧核糖核酸；FDA：Food and Drug Administration 食品药品监督管理局；Ig：immune globulin 免疫球蛋白；TMA：transcription-mediated amplification 转录介导扩增；PCR：poly-merase chain reaction 聚合酶链反应；HCV：hepatitis C virus 丙型肝炎病毒；RNA：ribonucleic acid 核糖核苷酸；RIBA：recombinant immunoblot assay 重组免疫印迹法；HIV-1/2：human immunodeficiency virus types 1 and 2 人类免疫缺陷病毒1和2型；IFA：immunofluorescence assay 免疫荧光试验；HTLV-Ⅰ/Ⅱ：human T-cell lymphotropic virus，types Ⅰ and Ⅱ 人类嗜T细胞病毒Ⅰ和Ⅱ型；RIPA：radioimmunoprecipitation assay 放射免疫沉淀试验；WNV：West Nile virus 西尼罗病毒；ESA：enzyme strip assay 酶带分析法

开展 FDA 要求的血液筛查试验的实验室应当按照生物制品生产方向 FDA 注册，因为这一原料确认(血液筛查)属于血液成分制备过程的一部分。献血者感染性疾病筛查试剂和设备应当经过 FDA 生物评价与研究中心批准(许可或批准)。应当严格按照生产方说明书规定进行检测。仅批准用于诊断的检测方法和检测平台可能不适用血液筛查。

二、血清学检测过程

大多数血清学筛查试验(检测抗原或抗体的试验)属于酶免疫吸附试验或化学发光免疫试验。一般要求用规定的筛查试验对每份献血者标本做1次检测。如果筛查试验结果为无反应性，则认为检测结果为阴性(即无感染证据)。如果第1次检测结果为有反应性(初次检测有反应性)，试验说明书通

常要求对其进行 2 份重复检测。如果重复检测的 2 份结果均为无反应性，则最终结果为无反应性或阴性，与标本对应的血液可使用。如重复检测的 2 份结果有 1 份或 2 份为有反应性，则该标本为重复检测有反应性，与标本对应的血液不准许用于异体输注。但对于细胞治疗产品，重复检测有反应性的细胞产品有时可用于治疗（详见本章后面的“人体细胞、组织和细胞以及以组织为基础的产品的捐献者检测的注意事项”部分）。

经批准用于血液筛查的可经输血传播感染检测方法具有高敏感性的特点，以检出所有受感染的个体，尽可能减少出现假阴性结果。但是为达到高敏感性，这些试验检测未受感染个体的标本时可能出现有反应性结果（假阳性结果）。经过健康征询筛选之后，献血人群已属于感染性疾病低风险人群，因此大部分的重复检测有反应性结果不是代表真正存在感染。为了判断重复检测有反应性的筛查结果代表真实感染而不是假阳性结果，宜采用特异性更高的补充试验对献血者标本进行检测。

FDA 规定，如果有经 FDA 批准的补充试验，应采用这类试验对重复检测有反应性的献血者血液标本进一步做检测和评价[1]。FDA 已批准 HBsAg、抗 – HIV – 1、抗 – HCV 和克氏锥虫抗体的补充试验。HCV 抗体确证试剂（重组免疫印迹试剂）已停止供应，但血站可采用经 FDA 批准的 HCV 补充试验作为代替[12]。目前可以采用的补充试验见表 8 – 3。FDA 规定，如果没有已批准的补充试验可用，应当采用经 FDA 许可或批准试验对献血者标本做重复检测，为献血者辅导提供附加信息；未经 FDA 批准的补充试验也能提供有用的信息。

不准许将筛查试验结果为重复检测有反应性的血液成分用于异体输血，无论其进一步检测的结果如何。但梅毒病原体检测是唯一存在例外的情况，在某些情况下，补充试验结果为阴性时，筛查试验（仅限于非梅毒螺旋体试验）有反应性的血液可用于输注，具体详见本章的梅毒检测部分。

三、核酸检测

实施核酸检测（Nucleic acid testing，NAT）的目的是为了缩短前述的血清学检测阴性窗口期。献血者标本病毒核酸（RNA 或 DNA）的检测过程与血清学筛查有所不同。NAT 首先需要提取献血者血浆中的核酸，然后采用核酸扩增试验扩增和检测病毒基因序列。

最早在 1999 年实施的献血者 HIV 和 HCV RNA 筛查检测系统仅为半自动系统，其通量小，无法开展单人份献血者标本检测。由于在 HIV 和 HCV 感染个体中病毒 RNA 含量通常较高，而且 NAT 的敏感性非常高，因此，采用阳转血清盘的 NAT 结果显示，采用小组合汇集的献血者血浆标本（minipools，MP）检测，其敏感性几乎不受影响。

于是，最初获批的 NAT 血液筛查系统是先将 16 ~ 24 份献血者标本汇集，然后对汇集标本进行检测。如检测结果为阴性，则该汇集的所有标本均为 HIV 和 HCVRNA 阴性。如果小组合汇集 NAT 有反应性，则需进一步对更小汇集，最终对单份标本进行检测，以鉴别出检测结果为有反应性的具体标本。如果进一步鉴别检测的结果为无反应性，其对应血液可放行供临床输注。如果单份标本检测结果为有反应性，判断其对应血液为病毒核酸阳性，不能用于临床输注。

近年来，已研发出全自动 NAT 系统。经 FDA 批准用于血液筛查的这两种自动化检测平台可采用多种病毒核酸检测技术，在一个反应室内可同时检测 HIV 和 HCVRNA 以及 HBVDNA，对反应性样本再进行鉴别检查以鉴定存在何种病毒。批准这些系统可采用单份标本和 6 ~ 16 份献血者标本汇集标本做检测。全自动 NAT 平台的应用使常规开展单份标本筛查（individual donation screening，ID – NAT）成为可能，而不是只能开展小组合汇集标本检测（MP – NAT）。

然而，据估计，ID – NAT 筛查仅能小幅提高受感染献血者的检出率，但检测相关费用明显高于 MP – NAT[13]。而且，尚不清楚采用现有平台，在美国全国实施 ID – NAT 血液筛查在物流方面是否可行。还有另一个令人担忧的问题是，ID – NAT 筛查的假阳性率比 MP – NAT 更高，将有更多的献血者被屏蔽。

与血清学检测策略不同，FDA 不准许对单份 NAT 有反应性标本做重复检测，以判断初次检测有反应性的结果是否为真阳性。FDA 要求，如果单份（非汇集的）标本 NAT 筛查 HIV、HCV 或 HBV 有反应性，应当将对应血液成分报废和将对应的献血者永久屏蔽。

在西尼罗病毒（West Nile virus，WNV）高流行地区，推荐采用 ID – NAT 而不是 MP – NAT 筛查。

在 WNV 感染期间，感染者血液循环中的病毒 RNA 水平较低，将献血者标本汇集时，WNV 感染标本中的病毒 RNA 可能被稀释至检测阈值以下。据估计，采用 MP－NAT 筛查献血者 WNV RNA 的漏检率可高达 50% 以上[14-16]。因此，FDA 和 AABB 均推荐在 WNV 高流行地区采用 ID－NAT 进行 WNV RNA 筛查[16-17]。

四、筛查试验结果为有反应性时的处置

血液筛查试验为重复检测有反应性（或单份 NAT 有反应性）时，通常应强制报废对应的血液成分。大部分血库计算机系统能阻止检测有反应性的血液成分被贴签和（或）放行。由于许多感染属于持续性感染，因此检测结果为有反应性时可能提示宜禁止献血者日后再次献血。还有，由于无法确定献血者受感染的具体日期，可认为该献血者之前所献血液疑似具有感染性。

FDA 和 AABB 均发布了关于有反应性检测结果处置的推荐意见，包括对献血者后续献血的影响，之前所献血液成分的收回（应收回多久以前献的血液成分），这些血液成分的受血者告知。一般是根据献血者血液标本的补充或确证试验结果作出相应的推荐意见。有许多推荐意见随着时间的进展而发展和变化。

这些推荐意见相当复杂。因此，血站实验室通常建立核查表，列出针对每项有反应性检测结果需采取的各项措施。工作人员采用核查表记录所完成的每项措施。

与检测结果为有反应性的献血者管理、其他血液成分的收回和之前血液成分的受血者的通知有关的联邦法规、FDA 指导文件、AABB 标准和 AABB 推荐公告见表 8－4[16-37]。以下对这些法规和推荐进行概述。

表 8－4 FDA、CMS 和 AABB 对献血者检测的建议及其有反应性结果处置措施①

文件	指标/试验	主题				
		献血者检测	献血者管理	产品回收	受血者通知	献血者再次捐献
CFR 第 21 篇 · 第 610.40 条	HIV－1/2，HBV，HCV，HTLV－Ⅰ/Ⅱ，和梅毒	√				
CFR 第 21 篇 · 第 610.41 条	HIV－1/2，HBV，HCV，HTLV－Ⅰ/Ⅱ，和梅毒		√			
CFR 第 21 篇 · 第 610.46、610.47 和 610.48 条	HIV 和 HCV			√	√	
CFR 第 42 篇 · 第 48.27 条[24]	HIV 和 HCV			√	√	
FDA 指引，2012 年 10 月[26]	HBV	√	√			√
FDA 指引，2011 年 11 月[25]	HBV（疫苗）					√
FDA 指引，2010 年 12 月[27]	HCV			√	√	
FDA 指引，2010 年 12 月[29]	克氏锥虫	√	√	√	√	
FDA 指引，2010 年 3 月[28]	HIV 和 HCV	√	√	√	√	√
FDA 指引，2010 年 3 月[30]	抗－HBc					√
FDA 指引，2009 年 11 月[17]	WNV	√	√	√		
FDA 指引，2009 年 8 月[31]	HIV－1 O 亚型	√	√			√
FDA 指引，2009 年 7 月[32]	细小病毒 B19②					
FDA 指引，2005 年 6 月[33]	WNV		√	√	√	
FDA 指引，2004 年 10 月[34]	NAT for HIV－1 and HCV	√				
FDA 指引，1997 年 8 月[35]	HTLV	√	√	√		

续表 8-4

文件	指标/试验	主题				
		献血者检测	献血者管理	产品回收	受血者通知	献血者再次捐献
FDA 备忘录，1996 年 7 月[36]	HBsAg 和抗 - HBc③			√		
FDA 备忘录，1991 年 12 月[37]	梅毒	√	√	√④	√④	√
FDA 备忘录，1987 年 12 月[23]	HBsAg	√	√			√
《AABB 标准》5.8.5 条[18]	要求检测献血者 HIV，HCV，HBV，HTLV，WNV 和梅毒	√				
《AABB 标准》5.1.5.1，5.1.5.1.1，5.1.5.2，和7.1.3 条[18]	细菌	√		√⑤		
AABB 协会公告(10-05 号)[20]	细菌	√		√⑤		
AABB 协会公告(13-02 号)[16]	WNV	√				
AABB 协会公告(05-02 号)[19]	细菌		√			√
AABB 协会公告(04-07 号)[21]	细菌	√		√	√	
AABB 协会公告(99-9 号)[22]	HTLV	√	√			

注：①推荐自 2014 年 3 月起生效。血液中心可能还会受其他要求的约束，诸如回收血浆合同规定的规格等。

②仅供进一步制备的血浆。

③备忘录还包括有关 HCV 和 HTLV 的推荐，但这些推荐已被后来的文件所代替。

④不推荐。

⑤当次捐献的所有血液部分。

FDA：Food and Drug Administration 食品药品监督管理局；CMS：Centers for Medicare and Medicaid Services 医疗保障和医疗救助服务中心；CFR：Code of Federal Regulations《联邦法规》；HIV－1/2：human immunodeficiency virus，types 1 and 2 人类免疫缺陷病毒 1 和 2 型；HBV：hepatitis B virus 乙型肝炎病毒；HCV：hepatitis C virus 丙型肝炎病毒；HTLV－Ⅰ/Ⅱ：human T－cell lymphotropic virus，types Ⅰ and Ⅱ 人类嗜 T 细胞病毒Ⅰ和Ⅱ型；anti－HBc：antibody to hepatitis B core antigen 乙肝病毒核心抗体；WNV：West Nile virus 西尼罗病毒；NAT：nucleic acid testing 核酸检测方法；HBsAg：hepatitis B surface antigen 乙肝表面抗原

1. 献血条件

FDACFR 第 21 篇・第 610.41 条是关于筛查试验有反应性结果的献血者管理的规定。FDA 指引和 AABB 协会公告提供了关于补充检测、献血条件和献血者辅导的具体推荐意见。应当将对献血者的献血条件或健康构成影响的检测结果告知献血者。血站宜建立机制，防止不符合献血条件的献血者继续献血，以及防止源自这类献血者的血液成分被意外放行。

对于因筛查试验结果有反应性而被屏蔽献血的献血者，CFR 第 21 篇・第 610.41 条规定，通过 FDA 制定献血者归队路径使献血者能够再次献血。FDA 发布了具体指引（表 8-4），提供了因 HIV、HCV、HBsAg、抗 - HBc、梅毒血清学试验以及 HIV、HCV 或 HBV NAT 检测有反应性而被屏蔽献血的献血者的归队程序。最常见的路径是要求献血者过了规定的等待期后做相关检测，结果应为阴性。希望开展献血者归队工作的血站应当严格执行 FDA 的相关规定。

2. 之前捐献的血液成分收回和受血者告知（事后调查）

FDA 和 AABB 提供了关于本次献血时可经输血传播感染筛查为重复检测有反应性（或单份 NAT 有反应性）的献血者之前所献血液成分处置的推荐意见。这些推荐的关注焦点是，献血者之前献血时，即使血液筛查试验结果为阴性，仍有可能处于早期感染的窗口期。

CFR 第 21 章・第 610.46 条和第 610.47 条详细规定了献血者 HIV 和 HCV 检测结果为有反应性时，之前所献血液成分及其受血者的管理策略。医疗保险和医疗补助服务法规（第 42 篇・第 482.27 条）重申了这些规定，保证医院的输血服务遵从受血者告知要求。FDA 指引和（或）AABB 协会公告提供了献血者其他病原体检测结果为有反应性之前

所献血液成分处置的推荐意见(表 8 -4)。

FDA 和 AABB 推荐，大多数情况下宜收回并隔离尚未输注的这类献血者之前所献血液成分。最重要的是，应在获得重复检测为有反应性的结果后立即启动尚未输注的血液成分收回工作，防止在做确证试验期间，这类血液成分被输注。FDA 要求，应在获得 HIV 或 HCV 检测有反应性结果的 3 个工作日内，HBsAg、抗 - HBc 或抗 - HTLV 检测有反应性结果的 1 周内启动相关血液成分收回工作。如果确证试验结果为阴性，FDA 准许在某些情况下放行之前所献的血液成分。一般情况下，之前所献血液成分已经部分或全部被输注。FDA 和 AABB 针对数种感染性病原体提供了推荐意见，应告知已经输注确证试验阳性血液的受血者存在接触感染性病原体的可能性。

AABB 和(或)FDA 一般会在新的检测方法实施之前发布关于之前所献血液成分受血者告知(事后调查)的推荐意见。相关感染的确证试验或医疗措施出现变化和发展时，推荐意见亦将随之更新。法律(CFR 第 21 章・第 610.46 条和 610.47 条)仅要求对 HIV 和 HCV 检测开展事后调查。开展 HIV 事后调查过程中可能会遇到相关受血者已经死亡的情形，此时应当告知其近亲属。CFR 详细规定了血液成分收回和受血者告知的具体时限，包括最长调查时限的要求。FDA 指引和 AABB 协会公告针对其他病原体，诸如 WNV 和克氏锥虫等提供了血液成分收回和受血者告知的推荐意见。表 8 -4 列出了与血液成分收回或受血者告知有关的文件。

如果没有公开发布的指引可作为指导，血站可能不清楚是否应当或应当在何时告知之前所献血液的受血者存在接触感染的可能性。如果没有补充试验或进一步的检测方法可以采用，就不可能判断筛查试验重复检测为有反应性的结果是否代表献血者真正存在感染。另外，如果没有针对感染的有效治疗方法，告知受血者可能已经受到感染并不能取得医疗收益。但是，这类告知对于公共卫生是有益处的。具体而言，被告知可能受到感染的受血者可接受相关检测，如果检测结果为阳性，可采取预防措施以避免感染进一步传播。

五、供免疫功能低下受血者使用的血液成分的巨细胞病毒检测

有些常见感染并不会引起免疫功能正常个体产生疾病，但却可能引起免疫功能低下个体产生严重疾病。巨细胞病毒(cytomegalovirus，CMV)感染即属此情况。

CMV 是具有脂质包膜的 DNA 病毒，属于疱疹病毒科。与其他疱疹病毒一样，CMV 引起终身感染，通常处于潜伏状态，但是随时有激活的可能。在免疫功能正常的个体，原发性 CMV 感染的表现轻微，从无症状到传染性单核细胞增多症。在免疫功能低下的患者，原发感染和激活感染均可导致严重甚至致命的疾病。CMV 可通过输血传播，主要是通过细胞血液成分中所含有的完整的白细胞进行传播，冰冻/解冻的血浆成分不会传播 CMV 感染。输血传播 CMV 感染的高危患者是免疫功能低下的患者，包括胎儿、CMV 阴性母亲分娩的低体重早产儿以及接受实体器官或异基因造血干细胞移植的 CMV 阴性受者等[38]。

大多数献血者都曾感染过 CMV，其体内存在 CMV 抗体。因此，如果 CMV 抗体阳性的血液成分全部不能使用，则无法保证适宜的血液供应。

但是，可采取适当措施降低上述高危患者经输血感染 CMV 的风险。这些高危患者宜使用经过处理的 CMV 低风险的细胞血液成分，包括 CMV 抗体阴性或者经过有效减少白细胞的程序处理的血液成分。研究显示，这两种方法的效果相似，但还是有所差异。据估计，CMV 血清学阴性血液成分的传播风险为 1% ~2%，少白细胞血液成分的传播风险为 2% ~3%[38-40]。最近数项研究显示，100 例经严密监测的异基因造血干细胞移植受者接受未经 CMV 检测的少白细胞血液成分输注后均未出现 CMV 感染[41]。由于很多高危患者在输注少白细胞血液成分后，接受 CMV 感染的严密监测和(或)早期进行抗 CMV 药物治疗，因此难以评估向这些高危患者提供 CMV 血清阴性血液成分的益处。未做抗 - CMV 检测的少白细胞血液成分的使用，使得这些患者的血液供应更加有保证。

六、自体献血

FDA 规定，应对从 1 个机构转运到另 1 个机构的自体献血实施可经输血传播感染检测，如果接收机构不允许自体血纳入普通库存，则以 30 天为周期，检测每个周期内的第 1 份自体献血(CFR 第 21 篇・第 610.40 条(d)款)。血液成分标签应当与其检测状态一致。重复检测为有反应性的血液成分应

当有生物危害标识。由于存在将自体血液误输给其他患者的可能性，一些医院制定政策禁止接受某些试验结果为阳性的自体血液。AABB 已发出警告，拒绝为检测结果阳性患者采集自体血液可能涉嫌违反《美国残疾人保障法》[42]。

七、人体细胞、组织以及基于细胞和组织的产品的捐献者检测注意事项

FDA 对于人体细胞、组织以及基于细胞和组织的产品(HCT/Ps)的捐献者的征询问卷和检测试验与献血者的不同，而且是按照不同类型组织规定不同的筛查要求。CFR 第 21 篇 · 第 1271 条和 FDA 2007 年 8 月发布的指引规定了这方面的要求(表 8 - 5)[43 - 44]。同时规定了 CT/P 捐献者检测的具体时间安排。

在大多数情况下，应当在组织捐献前后 7 日内采集感染性疾病筛查标本，外周造血干细胞或骨髓捐献者可将检测时限提前至捐献前 30 日内。自体组织和来自受者性伴侣的生殖细胞可免去部分检测要求。

检测实验室应当仔细核对 HCT/P 检测说明书，因为说明书要求的 HCT/P 检测方法可能不同于献血者的检测方法。例如，对于大多数类型的 HCT/P 捐献者，应当采用单份 NAT，不允许采用 MP - NAT。

在某些情况下，FDA 法规允许使用感染性疾病筛查结果为有反应性的 HCT/P，具体规定详见 CFR 第 21 篇 · 第 1271.65 条。FDA 发布了关于这些组织的具体标识、保存和告知要求。

自 2014 年 3 月起，FDA 不要求对 HCT/P 捐献者做 WNV RNA 以及克氏锥虫抗体的检测。但 FDA 已指出 WNV 是一种“相关感染性疾病”，指导文件草案也显示 FDA 正在考虑对至少某些 HCT/P 捐赠者进行这些病原体检测[44]。

八、不同国家在捐献者检测方面的差异

尽管本章聚焦美国的感染性疾病筛查，但是其他国家的献血者筛查方法也与美国基本相似。根据感染性疾病地域性流行特点和可用的检测方法，不同的国家采用相应的献血者健康征询问卷以及检测方法。例如，没有 WNV 流行的大多数国家不开展此项检测，但会询问并屏蔽到 WNV 流行国家的献血者。HBV 高流行的国家如果不允许抗 - HBc 检测阳性的意向献血者献血，其血液供应保障将受到不利影响。在全国性实践和可采用的检测方法与美国不同的国家，如果有机构希望向 AABB 申请认证，《AABB 标准》解释委员会将考虑给予差别对待。

表 8 - 5　FDA 对 HCT/Ps 的检测要求(自 2014 年 3 月起)

<table>
<tr><th>组织类型</th><th>病原体</th><th>检测方法</th></tr>
<tr><td rowspan="4">所有组织</td><td>HIV</td><td>抗 - HIV - 1 和 - HIV - 2 *
HIV - 1 RNA</td></tr>
<tr><td>HBV</td><td>HBsAg *
抗 - HBc *</td></tr>
<tr><td>HCV</td><td>抗 - HCV *
HCVRNA *</td></tr>
<tr><td>苍白密螺旋体</td><td>FDA 许可和批准的筛查试验</td></tr>
<tr><td rowspan="2">富含白细胞的 HCT/Ps((如造血祖细胞或精液)捐献者，除了上述病原体检测外，还应检测：</td><td>HTLV - Ⅰ/Ⅱ</td><td>抗 - HTLV - Ⅰ/Ⅱ *</td></tr>
<tr><td>CMV</td><td>FDA 批准用于抗 - CMV(包括总 IgG 和 IgM)筛查试验</td></tr>
<tr><td rowspan="2">生殖组织细胞捐献者，除了上述病原体检测外，还应检测：</td><td>沙眼衣原体</td><td>FDA 许可或批准的诊断试验</td></tr>
<tr><td>淋病奈瑟菌</td><td>FDA 许可或批准的诊断试验</td></tr>
</table>

注：* 经 FDA 批准用于捐献者筛查。

HCT/Ps：human cells，tissues，and cellular and tissue-based products 人类细胞，组织，及以细胞和组织为基础的产品；HIV：human immunodeficiency virus 人类免疫缺陷病毒；RNA：ribo-nucleic acid 核糖核苷酸；HBV：hepatitis B virus 乙肝病毒；HCV：hepatitis C virus 丙肝病毒；FDA：Food and Drug Administration 食品药品监督管理局；HTLV：human T - cell lymphotropic virus 人类嗜 T 细胞病毒；CMV：cytomegalovirus 巨细胞病毒；Ig：immune globulin 免疫球蛋白

第三节 输血残余感染风险

尽管实施了血液筛查，但血液成分仍可能传播可经输血传播感染。输血残余风险的大小因献血人群中感染性疾病的发病率以及所实施的血液筛查流程的性质而异。

一、已实施血液筛查的病原体

输血传播 HIV、HCV 以及 HBV 现已罕见，以至于无法通过前瞻性临床研究计算其传播率，因此只能通过数学理论模型进行推算。

在理论上，已实施筛查血液的残余风险有数种来源。其一是，现行检测试剂盒无法检测出的病毒株。疾病控制预防中心和检测试剂生产方开展新病毒株监测。FDA 要求检测试剂生产方不断提高试剂的检测能力，覆盖新病毒株。其二是，血液隔离失效（即血站对检测阳性血液单位的隔离失效）。在采用计算机系统控制血液成分贴签和发行的血站，血液隔离失效罕见，因为计算机系统设计时，就是为了防止未完成检测或检测结果有反应性的血液成分被错误发行。在依赖人工记录和隔离的血站，错误放行的发生率可能较高[45]。其三是，处于感染早期、在检测结果为阳性之前的窗口期献血者血液，这是残余风险的主要来源。图 8－1 显示了不同类型血液筛查试验产生反应性的顺序。能更早检出感染的血液筛查试验投入使用后，窗口期已明显缩短。但是，仍然没有任何一种试验能在个体感染后立即检出阳性结果，因此窗口期依然存在。MP－NAT 的窗口期，HIV 为 9.0～9.1 天，HCV 为 7.4 天[13,46]，HBV 的窗口期更长（详见本节乙肝病毒部分）。

利用新发感染率－窗口期模型，可对血液处于窗口期的可能性作出数学估算[46]。血液成分处于窗口期的概率＝窗口期时间长度×可经输血传播病原体在献血人群中的新发感染率。

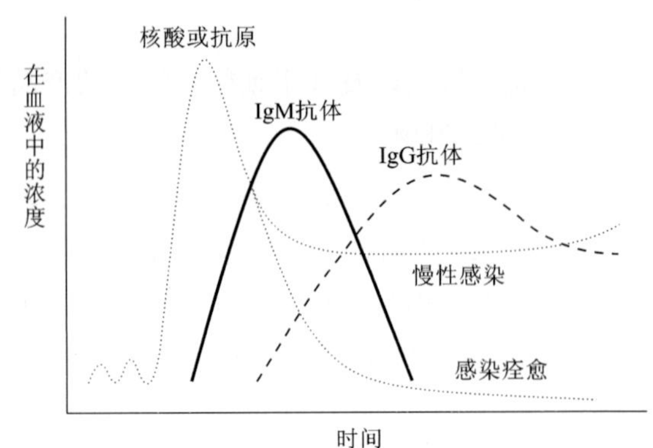

图 8－1 各种感染标志物出现的时间顺序

根据在一段时间内，最初献血检测为阴性而后来检测为阳性（即血清阳转）的献血者观察数计算重复献血者的新发感染率。该方法只能计算重复献血者的新发感染率，无法计算初次献血者处于窗口期的可能性。

能够估算初次和重复献血者新发感染率的其他方法采用能够鉴别新发和已有感染的试验方法，包括核酸检测（献血者血液含有 HIV 或 HCVRNA 但不含抗体，可能代表非常早期的感染）和“敏感或较不敏感”抗体检测[13,46-49]。采用这些试验方法后，初次献血者 HIV 和 HCV 的新发感染率是重复献血者的 2～4 倍[46-48]。但是，初次和重复献血人群的感染率还是明显低于一般人群。关于仍然需要采用献血者征询问卷选择新发感染低风险的献血者的重要性将在本节后续的艾滋病部分详细讨论。

目前根据窗口期和新发感染率计算的献血者 HIV、HCV 和 HBV 传播风险见表 8－6。

表 8－6 根据窗口期和新发感染率估算美国可经输血传播感染风险①

研究时期	病原体	年新发感染率（1/10 万）	感染性窗口期（天）	每份血液的残余风险
2007—2008 年[46]①	HIV	3.1	9.1	1∶1467000
2007—2008 年[46]①	HCV	5.1	7.4	1∶1149000
2009—2011 年[50]②	HBV	1.6	26.5～18.5	（1∶843000）～（1∶1208000）

注：①根据 16 人份汇集物的 HIV 和 HCV NAT 结果估算。

②使用盖立福（Grifols）UltrioPlus 核酸检测试剂和 16 人份汇集物的检测结果估算 HBV 残余风险，其范围反映了 HBV 最低感染剂量存在不确定性（20 mL 血浆含 1 个或 10 个拷贝）。

HIV：human immunodeficiency virus 人类免疫缺陷病毒；HCV：hepatitis C virus 丙肝病毒；HBV：hepatitis B virus 乙肝病毒。

二、尚无血液筛查方法的病原体

存在于健康人血循环中感染性病原体基本上都可通过输血传播。在未对献血者检测的情况下，不可能估算感染性病原体的输血传播风险。很可能被发现为输血传播感染的是那些具有特殊临床表现，且如果不是经输血传播，在美国将很少见的感染。如果感染一般与受血者不具备的临床或行为风险因素相关(例如，没有去过美国以外的地方旅行的受血者发生疟疾)，则提高发现输血感染的可能性。

认识到危及生命的病原体对血液供应具有潜在威胁，但尚无相应血液筛查试验时，AABB 和 FDA 通常考虑是否能够采用献血征询问卷排除可能接触这些病原体的献血者。流行地区旅行和居住史的献血征询是目前保护美国血液供应不受疟疾和变异型克雅氏病(variant Creutzfeldt-Jakob disease，vCJD)影响的唯一办法。然而，大多数感染性病原体并没有如此明确的地域风险特征。一般而言，难以将献血征询问卷设计得既敏感(即发现大多数受感染个体)又特异(即只排除受感染的个体)。

保护血液供应不受感染性病原体影响的另一方法是病原体灭活或减活。高温灭活、溶剂或去污剂处理、纳米过滤、层析、低温乙醇分离以及其他方法已成功用于血浆衍生物残余病原体的灭活或去除。截止到2014 年 3 月，虽然针对血小板成分的病原体减活系统已在其他国家使用，美国却暂无有效的针对血细胞成分的病原体减活系统。病原体减活系统将在本章的病原体减活部分详细讨论。

AABB 输血传播疾病委员会对可能威胁血液供应的感染性病原体做了全面综述，包括减少每种病原体经输血传播的策略以及经数据证实或理论上的病原体灭活功效[51]。AABB 网站对这类资料不断更新和补充[52]，本章仅简述从科学或公众角度认为威胁最大的病原体，详情请见(《TRANSFUSION》2009 增刊以及 AABB 网站的更新内容[51-52])。

第四节　特定病原体的筛查

一、人类免疫缺陷病毒(HIV)

HIV-1 是含有脂质包膜的单链 RNA 球形逆转录病毒，含有两条线性正链 RNA，于 1984 年被确定为 AIDS 的病原体。美国 1985 年开始对血液筛查抗-HIV-1。HIV-2 与 HIV-1 很相似，最初在西非发现。1992 年，美国将抗-HIV-2 纳入血液筛查试验范围。

HIV 可通过性传播、非肠道传播和母婴传播。在世界上一部分地区，HIV 以异性性传播和垂直传播为主。但是在美国，HIV 感染却一直集中在男男性接触者(MSM)和高危异性性接触者(即与 HIV 阳性或 HIV 高危个体如 MSM 或毒品注射者的性接触者)[53]。

目前献血者 HIV 筛查试验包括 HIV-1 RNA NAT 和 HIV 抗体血清学检测。经批准的献血者抗体筛查试验包括检测 HIV-1 和 HIV-2 的 IgM 和 IgG。目前采用的试验还可检出 HIV-1 O 亚型的抗体。HIV-1O 亚型是最初在中西非地区发现的 1 株 HIV-1 病毒。血站如果采用不包括 HIV-1O 亚型的 HIV 抗体检测，应当采用献血征询问卷排除在 HIV-1O 亚型流行地区居住、接受治疗或性伴侣来自 HIV-1 O 亚型流行区域的献血者[31]。

目前根据 MP-NAT 结果估算，HIV-1 的窗口期平均为 9~9.1 天[13, 46]。根据窗口期和新发感染率计算，输血传播 HIV 的风险约为 1/150 万(见表 8-6)。

在美国，通过献血征询可排除很多 HIV 高危人群。NAT 已将窗口期缩短至仅数日，因此有专家质疑是否还有必要通过健康征询排除高危献血者[54]。针对不同的 HIV 新发感染率计算窗口期风险，其结果就会突显低危献血人群的重要性。例如，高危人群如城市年轻男男性行为人群中所观察到的 HIV 新发感染率高达 1%~8%[55-56]，假设 1 名献血者来自 HIV 新发感染率为 1% 的人群，将其和窗口期长度代入公式，可估算出该献血者血液成分传播 HIV 的可能性：

献血者处于窗口期的风险 = 窗口期长度 × 献血人群新发感染率 = (9.0 天/365 天·年) × (1/100 人·年) = 1/4100

这就是来自高危人群的该献血者血液成分含有 HIV 但被目前实施的血液筛查漏检的可能性，其明显高于现有献血人群血液成分的 HIV 传播风险(1/150 万)。因此，尽管目前的检测方法缩短了窗口期，但如果 HIV 高危人群加入献血队伍，血液安全将受到严重影响。所以，采用献血征询问卷的方法，暂时排除高危献血者，最大限度减少处于窗口期的献血者，这对于保证血液安全仍然至关重要。

虽然目前的征询问卷有效，但是用于排除男男性接触者中真正处于 HIV 高风险的个体，研发更加特异的献血筛查方法意义更为重大。尽管需要获得更特异的男男性接触者筛查标准，但是 FDA 却指出目前无可识别出与献血者一样低 HIV 风险的男男性接触者的可靠的方法[57]。

FDA 关于永久排除男男性接触者参与献血的理由尚不明朗，而大部分其他高风险的人群只是在风险活动后暂时性排除一年。FDA 关于禁止男男性接触者参与献血 1 年以上的理由基于两个担忧：一是其他可能的输血传播性感染病在男男性接触人群中更普遍（如人类疱疹病毒 8、卡波西肉瘤病原体），而且献血者不会检测这些感染病[54]；二是“隔离发放错误”，即血液中心可能不小心发放了阳性结果血液的风险。但由于目前大多数美国血液中心采用的是电子控制系统，因此发放错误的出现已十分罕见。

数学模型提示，缩短男男性接触者献血延迟期，不会显著增加受血者的风险[45]。2010 年，DHHS 咨询委员会认为现有科学数据不足以支持任何特定的替代政策[58]。DHHS 随后发表了关于评价保持目前血液安全水平的献血筛查替代方法建议的征询方案。

二、乙肝病毒（HBV）

HBV 是具有脂质包膜的双链环状 DNA。HBV 的传播途径与 HIV 类似，可通过非肠道、性行为和围产期母婴传播。在成人乙肝病例中仅 25% ~ 40% 出现黄疸，在儿童病例中出现黄疸的比例更小。大部分围产期母婴传播可导致慢性感染，而成年期获得的 HBV 感染大多数被清除。HBV 感染在世界上一些地区，如东亚和非洲很常见，围产期母婴传播和由此产生的慢性感染增加了这些地区人群的感染率。在美国，HBV 常规免疫计划实施后，新发 HBV 急性感染率已经显著降低。围产期筛查和新生儿预防接种能有效降低围产期母婴传播。

HBV 感染期间，一般可在循环血液中检测到病毒 DNA 和包膜成分（HBsAg）。在 HBsAg 出现后，机体很快就产生抗 - HBc，最初是 IgM 抗体，随后是 IgG 抗体。受感染个体产生抗 - HBsAg 时，HBsAg 即被清除。

FDA 规定，血液筛查应当包括 HBsAg、HBV DNA 和全部抗 - HBc（IgM 和 IgG）。由于一部分人体内 HBsAg 存在时间很短以及 HBsAg 检测存在假阳性，使得献血者 HBV 新发感染率的计算变得复杂[48, 50]。由于不同 HBV 试验的敏感性存在差异以及血液成分输注引起 HBV 感染所需的病毒剂量存在不确定性，目前发表的 HBV 感染窗口期的估算值存在差异[50, 59]。近期的研究提供了根据可能导致病毒感染的不同剂量（例如 10 拷贝/20 mL 血浆 vs 1 拷贝/20mL 血浆）估算的窗口期。雅培公司的化学发光检测系统（PRISM，雅培，AbbottPark，IL）的窗口期约为 30 ~ 38 天[59]。HBVDNAMP（16 份）检测的窗口期缩短至 18.5 ~ 26.5 天[50]。根据这一 MP 检测方法估计，美国 HBV 输血传播风险约为 1/84.3 万和 1/120 万（表 8 - 6）[50]。

血液筛查 HBVDNA 对于 HBV 多个感染时间段均有价值。在 HBsAg 可检出前的窗口期，可检出 HBV DNA，但此时的 HBV DNA 水平可能很低，甚至低于 MP - NAT 的检测限[50, 59]。在 HBV 感染后期，HBsAg 被清除后，HBV NAT 可检出持续感染（如隐匿型 HBV 感染）[60]。美国实施抗 - HBc 筛查，避免了隐匿型 HBV 感染经输血传播。HBVNAT 还可检出曾接种过疫苗的急性 HBV 感染者[61 - 62]，其体内从不存在 HBsAg，但可检出 HBV DNA。目前仍不清楚这类血液成分是否具有感染性，因为除了含有 HBV 外还有接种疫苗诱导产生的抗 - HBsAg。美国对血液成分常规筛查 HBVDNA，至少可检出部分这类感染者。

三、丙肝病毒（HCV）

HCV 是具有包膜的单链 RNA 病毒，病毒颗粒很小。曾称为非甲非乙型输血相关肝炎有 90% 是 HCV 所致[63]。大多数 HCV 感染者无症状，但转变为慢性感染的可能性很大，可进一步导致肝硬化、肝细胞癌。

HCV 主要通过血液传播。在美国，约有 55% 的 HCV 感染与毒品注射或与 1992 年前接受过输血治疗有关，但其余感染者的危险因素尚不清楚[64]。性传播和垂直传播在 HCV 中并不常见，虽然 HCV 与 HIV 共感染时增加了通过这些途径传播的机会。

目前对于 HCV 的血液筛查包括 HCV RNA NAT 和抗 - HCV 检测。从接触病毒到 MP - NAT 可检出，HCV 检测的平均窗口期为 7.4 天[13]。血清学试验仅检测 IgG 类抗体，而 IgG 类抗体是感染相对后期的标志物。因此，从检出病毒 RNA 到检出病毒抗体间有一段明显的滞后期(1.5～2 个月)[65]。献血征询对于排除存在 HCV 感染的个体的作用有限，因为大部分感染者无症状，且无明显危险因素或接触史。虽然存在这些限制情况，但目前美国 HCV 输血传播的估计风险还是很低，约为 1/110 万(见表 8－6)[46]。

四、人类嗜 T 淋巴细胞病毒 Ⅰ型和Ⅱ型(HTLV－Ⅰ/Ⅱ)

HTLV－Ⅱ是具有包膜的 RNA 病毒。1978 年从 1 例皮肤 T 细胞淋巴瘤患者体内首次分离到该病毒。HTLV－Ⅰ是最早发现的人类逆转录病毒。与 HTLV－Ⅱ密切相关的 HTLV－Ⅱ是后来从 1 例毛细胞白血病患者体内分离到的。这两种病毒与细胞紧密结合，主要感染淋巴细胞，引起终生感染，多数无症状，但 20～30 年以后，有 2%～5% 的 HTLV－Ⅱ感染者发展为成人 T 细胞白血病或淋巴瘤。还有一小部分感染者出现神经性疾病，称为 HTLV 相关脊髓病或热带痉挛性麻痹。HTLV－Ⅱ与疾病的相关性尚不清楚。目前认为这两种病毒通过血液、性和母乳传播。

世界一些地区，包括日本、南美、加勒比海和非洲地区存在 HTLV－Ⅰ感染流行。在美国，HTLV－Ⅰ感染者主要是来自流行地区的移民、毒品注射者以及这些人群的性伴侣。美国献血者 HTLV 感染约有一半是 HTLV－Ⅱ所致[66－67]。

唯一经 FDA 批准用于血液筛查的 HTLV 试验是 HTLV－Ⅰ和 HTLV－Ⅱ的 IgG 抗体筛查试验。筛查试验有反应性的血液成分可能不被放行用于输注。由于暂没有 FDA 批准的确诊试验，而大多数异常的献血者样本被认为是假阳性结果，所以 FDA 并没有要求在单次血液制品检测异常时就永久延迟该献血者。只有在该献血者后期献血时再出现异常结果时，该献血者献血资格将永远排除(《联邦法规》第 21 章第 610.41 款)。未批准的补充试验，如免疫印迹或免疫荧光试验，可有助于向关于筛查试验代表真实感染可能性的献血者提供咨询。某些补充试验还可区分 HTLV－Ⅰ和 HTLV－Ⅱ感染[66－67]。除未许可的补充试验，一些血液中心采用不同的 FDA 许可的献血筛查试验重新检测异常样本；在替代筛选试验中具有非反应性结果的样品很可能是假阳性。第 2 次筛查仍异常的献血者则应当接受咨询并延期献血[35]。

目前 HTLV 抗体检测的窗口期尚未确定，以及缺乏明确献血者中真实感染率的确诊试验，因此难以对输血传播 HTLV 的风险进行评估[48]。目前认为，HTLV 与 CMV 类似，仅通过含有白血胞的血液成分进行传播，而不会通过冰冻或解冻的血浆制品传播[66－67]。

五、梅毒

梅毒的病原体是苍白密螺旋体。梅毒血液筛查已有 60 余年的历史。最初是采用非梅毒螺旋体血清学方法，检测心磷脂抗体(例如梅毒血浆反应素快速试验)。近年来，大多数血站已经开始采用梅毒螺旋体特异抗体的自动化检测。

大多数献血者梅毒抗体检测有反应性结果并不代表存在梅毒活动性感染，而是由于生物学假阳性或者以前经过治疗个体中仍然存在的抗体所致(梅毒螺旋体特异性抗体检测后者为阳性，后者为阳性)。FDA 已经允许采用另外的梅毒螺旋体特异性、确诊试验(如荧光梅毒螺旋体抗体吸收试验)来指导献血者和血液成分管理。非特异性梅毒螺旋体筛查试验为有反应性，但特异性梅毒螺旋体确证为阴性的血液成分，如果同时标识这 2 种检测结果，FDA 准许其放行[1，37]。如梅毒螺旋体特异性确诊试验结果是阳性或未做其他试验时，血制成分不得放行，并且这位献血者应当推迟献血至少 12 个月。

对于目前开展梅毒血液筛查的价值存在争议[68－70]。尽管在二战前曾有很多输血感染梅毒案例报告，但是美国已经有 40 多年没有发现输血传播梅毒案例。输血传播梅毒的风险很低，这可能与献血者新发梅毒感染率下降以及在血液储存过程中梅毒螺旋体的存活能力有限有关。

另一种考虑是梅毒能否作为高危性行为的替代标记物，对其筛查能否提高血液安全。然而，已有研究表明，梅毒筛查对于其他血液和性传播感染，诸如 HIV、HBV、HCV 或 HTLV 的检测没有提供附加价值[70]。

六、其他细菌

血液成分(主要是血小板)细菌污染仍然还在导致输血相关死亡[71]。据报道，大约 1/3000 的血细胞成分中存在细菌[72]。细菌的来源可能是献血者的皮肤或献血者中的无症状菌血症。

刚采集后的血液成分，细菌含量一般很低，难以检出，一般也不会引起受血者出现症状。但是在血液成分储存过程中，尤其是在室温保存的血小板，细菌不断繁殖。在红细胞冷藏过程中细菌繁殖较慢，因此红细胞引起的菌血症相当少见。为了减少血小板相关的脓毒症的风险，AABB 在2004 年提出要求，血液机构应对所有血小板实施细菌检测和控制细菌污染。AABB 在2009 年认识到，一些国家开展的病原体灭活方法可用于代替血小板细菌检测[18]。

血液采集过程中有 2 个步骤对于控制血液成分受到献血者皮肤细菌的污染至关重要。一是在静脉穿刺前，应当采用经证实有效的消毒剂对献血者皮肤进行彻底消毒。常用的消毒剂有碘伏、洗必泰或酒精[73]。二是将最初流出的 10 ~ 40 mL 血液导流入留样袋，避免其进入原料血袋，因为最初流出的血液可能带有受细菌污染的皮肤及其附属物，这样做可进一步减少皮肤污染物进入血液成分的可能性[73-74]。《AABB 标准》要求，从 2008 年起，应使用带有留样袋的血袋采集所有血小板，包括用于制备血小板的全血[18]。

目前有多种技术可用于血小板细菌检测。《AABB 标准》要求，血液中心应使用经 FDA 批准或经过验证、敏感性与 FDA 批准的方法相当的细菌检测方法。但是，这些检测方法都不够敏感，无法在采血后立即检出细菌。因此，所有检测方法均要求在采样前应等待一段时间，使污染细菌在血液成分中繁殖后才采样检测。

美国最常用的单采血小板细菌污染检测方法是细菌培养，要求血小板采集后至少保存 24 h 后才采样，接种到 1 个或多个培养瓶中，将培养瓶放入培养系统中孵育。有的血站采用的策略是：仅在培养 12 ~24 h 后无细菌生长时才放行血小板。细菌培养时间最长至血小板有效期限。如果在血小板放行后才发现细菌培养阳性，血站应尽力收回血小板。如果血小板尚未输注，重新留样做细菌检测很有意义，因为最初阳性信号约有 2/3 是由于培养瓶污染（不是血液成分污染）或者培养系统产生假阳性信号[73-74]。培养阳性时宜做细菌鉴定。如果细菌培养为真阳性，经细菌鉴定不是皮肤污染菌，宜将细菌检测结果告知献血者，建议其进一步医疗咨询[19]。

美国批准用于在血小板储存早期做细菌质量控制检测的其他方法包括具有单时点读数和光学扫描系统的细菌培养系统。所有细菌检测方法均批准用于少白细胞单采血小板的细菌检测，有的方法批准用于全血分离的少白细胞血小板的细菌检测[88]。但是，这些方法一般不用于全血分离（未汇集的）的单份浓缩血小板的常规筛查。在血小板发放输注之前，采用低技术含量的筛查方法，诸如血袋目视检查观察漩涡外观，检测葡萄糖或 pH，但其敏感性和特异性均低，不能满足 AABB 的细菌检测标准[18, 20, 73]。然而，经 FDA 批准的血小板发放输注前快速检测法可用于在发放前汇集的浓缩血小板的细菌检测。

自从实施单采血小板常规细菌筛查以后，向 FDA 报告的因输注细菌污染单采血小板引起死亡的发生率已下降[71]。然而，推测可能是由于采样时血小板中的细菌浓度仍然低于检测限，使得这种早期检测法仍存在一部分单采血小板细菌污染漏检，因此输血相关脓毒症甚至死亡仍在发生。AABB 提供了进一步减少血小板细菌污染风险的策略[75]。前述的血小板发放输注前的快速检测方法已获得 FDA 批准，作为已经过其他筛查方法检测的单采血小板的辅助检测（发放前检测）方法。一项大规模临床试验结果显示，从 27 620 份保存早期细菌培养筛查试验阴性的单采血小板中仍检出 9 份存在细菌污染（1/3069），并且发现有 142 份保存早期细菌培养筛查试为假阳性结果[76]。直到 2014 年 3 月，单采血小板发放输注前的快速再次检测仍未在美国被广泛应用。

现有方法均不能保证检出所有细菌污染。病原体灭活技术对血液成分中的细菌繁殖具有抑制作用，因此在理论上可用于降低血液成分中细菌污染风险，不过目前尚无适用红细胞成分的病毒灭活技术。尽管美国以外的一些地区已经采用病原体灭活技术代替血小板细菌检测，但是截至 2014 年 3 月在美国还未获批。

七、昆虫媒介传播的感染

直到不久以前，美国还普遍认为疟疾是唯一能够通过输血进行二次传播的媒介感染性疾病。疟疾的媒介传播在美国罕见，通过献血者健康征询即可排除那些近期在疟疾流行区域旅行或居住的献血者，有效地保障血液安全。然而，在过去 10 年中已经认识到，其他媒介传播感染性疾病已经危及美国血液安全，是最新血液筛查试验的检测目的物。

1. 西尼罗河病毒(WNV)

WNV 是 RNA 病毒，具有包膜，属于黄病毒科。在美国，1999 年首次发现 WNV 感染病例，随后该病毒传播到整个北美，每年夏秋季出现流行。禽类被认为是 WNV 的主要保虫宿主，而人类通过蚊虫叮咬被感染。人类感染约 80% 没有明显症状，20% 表现为自限性发热，不到 1% 的感染者有严重的神经受损症状，诸如脑膜脑炎或急性弛缓性麻痹。

2002 年，在缺乏抗体的情况下通过追踪含有的病毒 RNA 的血液制品中首次发现了 WNV 的输血传播。因此，为了保护血液安全供应，应开展 NAT 而不是血清学检测。2003 年，处于研究中的 NAT 试验被广泛用于献血筛查。目前 FDA 和 AABB 均要求进行献血者 WNV RNA 检测，主要检测方法是 MPs，该试验已被 FDA 批准[17-18]。

如前所述，WNV 感染者体内血循环中的病毒 RNA 载量较低，病毒 RNA 载量低的献血者标本经过汇集稀释后，可能无法被检出。因此，AABB 和 FDA 均推荐，在 WNV 高流行地区宜采用 ID-NAT，而不宜采用 MP-NAT[16-17]。通过相邻采血机构之间的沟通，病毒 RNA 阳性血液监测，WNV 临床病例的疫情报告以及对当地动物和蚊子的疫情监测，可确定该地区 WNV 的流行状态。

但目前 2 例输血传播 WNV 的案例是通过 MP-NAT进行献血筛查发现的，而其邻近采血机构使用的是 ID-NAT 进行献血筛查[77]。最新报道追踪到了一份含有 WNV 抗体而病毒水平低(甚至难以用 ID-NAT 重复)的血液制品[78]，这可能是某些感染未被识别，因为多数 WNV 感染缺乏明显症状。

2. 克氏锥虫(T. cruzi)

克氏锥虫(Trypanosoma cruzi，T. cruzi)属于寄生性原虫，可引起美洲锥虫病。墨西哥、美洲中部及南美洲部分地区均有该病流行。通常通过昆虫媒介(猎蝽虫)感染人类，急性感染常有自限性，但免疫功能低下的患者可能产生严重的症状。多数感染会转为慢性但无症状。初次感染几十年后，仍有 10% ~40% 感染者出现晚期临床表现，包括肠道功能异常或心脏疾病，严重者可能死亡。根据在流行区域的报导，经输血传播的克氏锥虫主要来自于慢性感染者及无症状献血者。

2006 年 12 月，美国 FDA 批准了用于血液筛查的克氏锥虫 EIA(Ortho Diagnostics，Raritan，NJ)。虽然最初 FDA 并没有要求，但美国血站在 2007 年普遍实施了该项检测。反应性的样本的补充检测可用 FDA 批准的酶试纸条法或未经批准的放射免疫沉淀分析法，对献血者辅导工作具有指导作用。根据放射免疫沉淀分析法的检测结果，约有 25% 的有反应性的美国献血者属于真正感染者[79-80]。然而，在 FDA 还未给出此类人群再次获得献血资格之前，不论补充试验结果如何，所有初筛试验反应性的献血者应当被永久性推迟献血[29]。

在美国，克氏锥虫筛查试验和补充试验阳性的大部分血液成分来自出生于克氏锥虫流行地区的献血者，其余的确证试验阳性献血者大多数为先天性感染(即献血者母亲来自克氏锥虫流行地区)，仅有一小部分受到感染的献血者是因与虫媒接触而受到感染的(本土病例)。在美国开展血液筛查的最初 2 年，没有发现献血者血清阳转[79-80]。2010 年 12 月，FDA 发布的指引推荐，对每位美国献血者做 1 次克氏锥虫筛查即可[29]

在血液筛查实施前，美国和加拿大共发现 7 例经输血传播克氏锥虫病例，均与血小板输注有关。自从血液筛查实施后，如果发现确证试验阳性的献血者，应告知该献血者之前所献血液成分的受血者进行检测。迄今为止，通过事后调查仅发现 2 名之前的受血者(输注了 1 名出生在锥虫病流行地区、既往感染克氏锥虫的献血者捐献的血小板)疑似输血感染。因此，尽管历史上报告的流行地区受感染献血者的全血传播克氏锥虫感染率高达 10% ~ 20%，但迄今为止在美国还没有发现通过红细胞传播克氏锥虫的病例。与流行地区相比，美国红细胞成分的感染性较低，可能部分归结为流行地区更多的使用新鲜全血。

3. 巴贝虫

巴贝虫是红细胞内寄生虫。目前经输血传播巴贝虫病的案例不断增加，部分案例报道此感染危及生命[71, 81-82]。但目前还没有经 FDA 批准的巴贝虫血液筛查试验。

巴贝虫病是人兽共患疾病，人体一般是由于受到巴贝虫感染的蜱叮咬后获得感染。在美国东北部和中西部地区，最常见的是田鼠巴贝虫，其传播媒介是肩突硬蜱。这种蜱虫还可传播莱姆病。在已报导的人类感染中，微小巴贝虫所引起的感染越来越常见。在美国西部地区，巴贝虫感染较少见，且以邓肯巴贝虫为主，而邓肯巴贝虫的传播媒介还不清楚。

巴贝虫能在人体血循环中生存数月甚至数年，但感染者常无症状。然而有些感染者可能出现类似疟疾的疾病，严重的可能导致死亡。免疫功能低下、老年人和无脾患者的病情常较重。

巴贝虫感染的常用诊断方法是血涂片找红细胞内寄生虫。如果疑似输血感染，应召回对应的献血者做巴贝虫抗体免疫荧光试验。献血者存在高滴度抗体时提示近期感染。导致输血传播巴贝虫的献血者大多数为流行地区居民，偶尔也有非流行地区居民，但到过流行地区旅行[82]。

康涅狄格州的研究已经发现微小巴贝虫抗体存在于1%的献血者中，提示微小巴贝虫感染在本州人群中很普遍且被忽略[83]。

由于缺乏 FDA 许可的献血筛查试验，在很多巴贝虫流行的地区，如何降低输血相关风险，其可能的干预措施已经成为公众探讨的问题[81, 84]。目前部分关于血清学和核酸检测临床实验的研究正在进行[85]。

4. 疟疾

疟疾由红细胞内寄生疟原虫引起。人体被蚊虫叮咬而受到感染。大多数人疟疾是由 5 种疟原虫所致：恶性疟原虫、间日疟原虫、三日疟原虫、卵形疟原虫和诺氏疟原虫。

目前美国血液制品疟疾感染筛查暂无 FDA 批准的试验，仅采用献血征询问卷进行排查。去过疟疾流行地区旅行、居住在疟疾流行国家或疟疾恢复后的献血者暂时被屏蔽献血。在美国，献血征询问卷在预防疟疾输血传播中发挥了很大作用，1999—2016 年仅报告经输血传播疟疾 6 例，相关献血者均有非洲居住史，再次征询显示，6 名献血者中有 5 名符合献血条件，1 名不符合，其在献血前移民到美国未满 3 年[86, 90]。

虽然输血安全已经达到了如此的高水平，但其相应代价是大量献血者流失。在美国，疟疾相关征询问卷每年排除了本可献血的人群达数十万。为此，FDA 近期发布的指引重新定义了疟疾流行区域，只有推荐开展疟疾药物预防的地区方方属于疟疾流行地区。根据新的定义，许多旅游热点不再被认为具有疟疾感染风险。例如，在这之前，被屏蔽献血的人群中有许多是去墨西哥旅行的，但实际上在墨西哥旅行感染疟疾的风险是很低的[91]。FDA 近期发布指南重新定义了疟疾流行区域，只有建议进行疟疾药物预防的地区才能称为疟疾流行区域[92]。根据新定义，去许多受欢迎的旅游地点不再被认为有疟疾感染风险。然而，FDA 指引增加了 1 项复杂的评估规则，专门用于评估在疟疾流行国家居住 5 年以上的献血者的旅行史，这是由于担心这献血者存在部分免疫力，对临床表现产生影响。

美国以外的一些国家对到过疟疾流行地区旅行的人群实施屏蔽献血，但是如果在旅行结束 4 ~ 6 个月后疟疾抗体检测为阴性，准许其献血。在没有经过批准的试验可以采用的情况下，FDA 不接受这种准入检测策略。

5. 其他传播媒介感染病

还有很多其他传播媒介感染病可以通过输血引起继发性感染。这些病原体及可能的干预策略均在 AABB 新兴感染病资源中进行了综述[51 - 52]。其中两个病原体，登革热和基孔肯亚病毒近来受到广泛关注，因为含有病毒 RNA 的血液制品在美国本土以外流行时已有文献记载。在美国南部和夏威夷已有报道登革热活动[93]。这些病原体对美国血液供应的威胁程度还不清楚[94]。

八、朊粒

朊粒是具有感染性的蛋白粒子，通过激发自然存在的细胞朊蛋白质发生构象改变而引起疾病。朊粒引起的致死性的神经系统疾病称为传染性海绵状脑病。

典型克 - 雅病（Creutzfeldt-Jakob disease，CJD）是一种传染性海绵状脑病，散发性和家族性两种类型的发病率约为 1/100 万。医源性克 - 雅病是由于注射或移植了受到感染的中枢神经系统组织所致。血液成分似乎不传播 CJD。尽管如此，仍不应准许该病高危人群献血[95]。

另 1 一种传染性海绵状脑病称为 vCJD。该病可通过输血传播。vCJD 的病原体是引起牛海绵状脑病（又称疯牛病，BSE）的朊粒。BSE 的主要流行地区为英国，截至 2014 年 3 月，英国报导了 4 例经输血感染的 vCJD。此外，英国已发现 1 例死于其他原因的血友病患者存在 vCJD 潜伏感染，该患者曾使用从英国血浆制备的Ⅷ因子治疗，该制品的原料血浆来自后来发生 vCJD 的献血者，提示 vCJD 可通过输注凝血因子浓缩物传播[51 - 52]。在美国，vCJD 感染极其罕见，极少数报告报道了病例很可能是在其他地方受到感染。至今美国没有发现输血传播病

vCJD 病例。

FDA 没有批准朊粒感染血液筛查试验。美国仅通过献血健康征询问卷进行排查，排除有 CJD 或 vCJD 高风险的献血者。根据疾病家族史、生长激素用药史或硬脑膜组织移植手术史排查 CJD。根据在牛海绵状脑病流行期间在英国或欧洲居住史，在英国或法国接受输血史或接受英国产牛胰岛素注射史排查 vCJD[95]。目前认为血浆衍生物生产过程能去除大部分传染性海绵状脑病的感染性[95]。

九、血浆衍生物的筛查

商品化的血浆衍生物以数千名献血者血浆的混合物为原料。在开展特定病原体灭活之前，这类混合血浆常受到病毒污染。如今，血浆衍生物生产过程采用了去除或灭活多数已知病原体的方法，如长时间热处理或溶剂/去污剂（SD）处理。SD 处理能灭活具有包膜的病原体，如 HIV、HCV 和 HBV 等。纳米过滤、层析法或冷乙醇分离法能降低病原体的感染性，但这些方法仅能用于特定产品的生产，而且这些方法也不能去除或灭活所有病原体。

细小病毒 B19 是 1 种能在血浆衍生产品中持续存在的病原体。这种细小、无包膜的 DNA 病毒对物理灭活有很强的抵抗力。B19 病毒急性感染的病情一般较轻，且呈自限性，临床表现有感染性红斑和多关节病。急性感染可出现一过性红细胞生成障碍，这在免疫缺陷和存在溶血的个体中具有重要临床意义。在免疫缺陷个体，红细胞生成障碍期可能延长。B19 病毒宫内感染可引起严重的胎儿贫血和胎儿水肿。

细小病毒 B19 感染很常见，绝大多数成人具有针对该病毒的抗体，表明之前曾感染该病毒。急性感染期的病毒 DNA 载量可超过 10^{12}IU/mL，随着抗体的产生，数周到数月后病毒 DNA 载量逐渐降低。

B19 病毒 DNA 的检出率，在捐献的血液中约为 1%，而在混合血浆制品几乎是 100%，但病毒 DNA 含量低。细小病毒 B19 输血传播仅与含有高浓度病毒 DNA 的血浆成分或血浆制品有关，至今，与病毒 DNA 含量低于 10^4IU/mL 的血液制品有关的输血传播感染仅有 1 例[52]。

目前还没有经过 FDA 批准用于新鲜血液细小病毒 B19 筛查试验。但是，要求血浆衍生品生产方筛查原料血浆是否含有高滴度细小病毒 B19。通过采用敏感性经过调整的 MP－NAT 对汇集血浆标本进行检测，可达到仅检出具有高浓度病毒标本的要求。排除了含有高浓度病毒的原料血浆以后，能使最终混合血浆中的病毒浓度保持在 10^4 IU/mL 以下。

十、其他病原体

AABB 网站有公开的电子资源，包括专家对已引起关注的可能危及美国或全球血液安全的新发病原体的分析[52]，还有各种病原体的最新事实资料，每份资料均包括临床表现、流行病学、输血传播感染证据以及各种风险降低策略（如献血征询问卷、血清学检测或 NAT、病原体灭活）的可能效果。鼓励读者利用这一丰富资源。

戊型肝炎病毒（hepatitis E Virus，HEV）是一种近来备受关注的病原体，它是一种微小的无包膜单链 RNA 病毒，被认为主要通过食物和水源感染。然而，近期研究已经发现了无症状病毒血症的血液和血浆献血者，而输血感染也已有文献记录[52, 96]。作为一种无包膜病原体，HEV 对 SD 处理不敏感。如果此病原体构成临床上重要的威胁，那么 NAT 献血筛查和（或）混合血浆加热灭活病毒可以作为缓解策略。

第五节　病原体灭活技术

血液筛查降低但无法消除输血感染风险。血液筛查检测的效果受到很多因素的制约，主要有：

（1）对已被认为可通过输血传播的每种感染实施血液筛查是不现实的；

（2）每种试验都存在窗口期；

（3）每种试验的敏感性都有一定限度；

（4）研发 1 种血液筛查试验是一个漫长的过程，需要经历很多阶段，包括感染性病原体的确定、能有效检出感染性血液成分的试验类型（如血清学试验或 NAT）的选择、适合血液筛查试验的研发以及开展临床试验和监管部门的批准等，在如此漫长的研发过程中，输血传播感染可能一直在发生。

病原体灭活技术（PRT）提供了一种极具吸引力的替代依赖献血者检测来阻断所有感染性血液制品的方法。PRT 过程可降低血液成分中残存病原体的感染性。这个方法可减少缺乏献血筛查试验的感染性病原体的传播，并进一步减少已知病原体的残存感染风险。PRT 从理论上可淘汰一些目前所采用的试验(如 CMV 检测和血小板的细菌检测)，一些 PRT 方法可不需要照射，从而降低成本。病原体灭活技术很有吸引力。人们希望其能成为献血征询和血液筛查的替代方法，以阻断输血传播感染。病原体灭活处理能降低血液成分残余病原体的感染性。采用该项技术能减少尚无血液筛查试验的感染性病原体经输血传播，也能进一步降低已知病原体的残余感染风险。在理论上可淘汰一些目前所采用的检测技术，例如 CMV 检测、血小板细菌检测，有些病原体灭活技术还能代替辐照，因而能抵销一部分成本。

如上所述，PRT 是目前血浆衍生物制造过程中的基本环节。SD 处理还可应用于混合血浆输注品，经 SD 处理的混合血浆产品在美国已被批准使用。

美国目前还没有 PRT 方法被批准用于处理单采血浆或血液细胞成分，尽管这些技术在美国以外的地方已被使用。已有或正在研发的 PRT 方法最近已被详尽综述，并总结在表 8－7 中[51－52, 97－98]。

在美国，从病原体灭活技术中获得的益处主要是减少了新发病原体经输血传播感染和血小板相关细菌脓毒症。目前在美国，输血感染量化风险已经很低，因此至关重要是证明病原体灭活处理不会给患者带来新的危害。向美国监管部门申请批准病原体灭活技术时，应开展严格的临床前期和临床研究。毒理学的深入研究至关重要，因为这些病原体灭活剂大多与核酸相互作用，在理论上存在致癌和致突变可能性。宜对灭活处理血液成分是否有新抗原形成以及灭活过程对终产品临床疗效的影响作出评估。有关北美对病原体灭活技术评估过程的审批要求请详见近期发表的综述[97, 99]。

缺乏文献记录的献血筛查试验的新感染性病原体的传播可影响 PRTs 的风险/效益评估。尽管这些方法可通过灭活病原体限制病毒载量，但并非所有的病原体都可通过 PRTs 灭活。例如，SD 处理的混合血浆，可降低多数感染性病原体的传播风险，但也可能有感染无包膜病原体的高风险。

第六节　总结

目前血液成分的安全水平基于两类关键筛查方法：一是献血者教育和征询，这是某些病原体，如疟原虫和朊粒的唯一筛查方法；二是血液检测。应当遵从生产方说明书开展细致的血液检测，血液机构应当建立健全对检测有反应性的血液成分实施隔离和对检测阳性献血者之前所献血液成分实施召回的机制。

目前在美国，可经输血传播感染传播的量化风险已经很低，HIV 约为 1/150 万，HCV 约为 1/110 万，HBV 为 1/80 万～1/120 万[46, 50]。然而仍然至关重要的是要保持警惕，一旦发现新发输血传播病原体时能尽快实施必要和可行的防范措施。对于没有筛查方法的感染性病原体，病原体灭活技术能够发挥其特有的功效。

表 8－7　用于输注的血液成分的病原体灭活技术

成分	技术	生产方
商业化生产混合血浆	溶剂/洗涤剂处理	Octapharma
单份血浆	补骨脂＋紫外光法	Cerus
	核黄素(维生素 B2)＋紫外光法	Terumo BCT
	亚甲蓝＋光照法	Macopharma
血小板	补骨脂＋紫外光法	Cerus
	核黄素(维生素 B2)＋紫外光法	Terumo BCT
	紫外光法	Macopharma
红细胞	易碎核酸交联剂	Cerus
	核黄素(维生素 B2)＋紫外光法	Terumo BCT

注：UV：ultraviolet. 紫外线。

要点

1. 献血者可经输血传播感染筛查包括：① 对意向献血者进行健康征询，排除高危人群献血；②对血液实施检测。
2. 从接触感染到血液筛查试验出现阳性结果存在一段滞后时间，处于窗口期的血液可能传播感染。
3. 根据 MP - NAT 检测估计，HIV 和 HCV 的窗口期 <10 天，HBV 的窗口期 <28 天。
4. 输血传播感染性疾病的残余风险是窗口期长度和献血者新发感染发生率的函数。新发感染率处于低水平的献血人群对于保证血液安全十分重要。
5. 根据窗口期长度和新发感染率计算，美国目前的输血传播感染风险，HIV 约为 1/150 万，HCV 约为 1/110 万，HBV 为 1/80 万 ~ 1/120 万。
6. 目前尚无经 FDA 批准的疟疾或 vCJD 血液筛查试验，实施健康征询发现并排除可能接触者是避免这些病原体经输血传播的唯一方法。
7. AABB 要求血站建立程序，控制、发现或灭活血小板污染细菌。采用病原体灭活或细菌检测能满足这一要求。
8. 人类虫媒感染已成为输血传播感染的潜在来源。这类病原体包括 WNV、克氏锥虫、巴贝虫和登革热病毒。
9. PRTs 可减少缺乏献血筛查试验的感染性病原体的传播，还可进一步减少已知病原体的残余传播风险。PRT 处理的血浆衍生物和混合血浆在美国已经可用。某些 PRT 系统在美国以外的地方已被用于处理个体的血小板和血浆成分，但截至 2014 年仍未被批准在美国使用。
10. 血站应当建立保证检测阳性血液成分不被放行用于输注的程序。在一些情况下：①应当将检测阳性献血者之前所献血液成分收回和隔离；②应当通知检测阳性献血者之前所献血液成分的受血者可能受到感染。

参考文献

[1] Code of federal regulations. Title 21, CFR Parts 211 and 610. Washington, DC: US Government Printing Office, 2013 (revised annually).

[2] Alter HJ, Klein HG. The hazards of blood transfusion in historical perspective. Blood 2008; 112: 2617 - 2626.

[3] Seeff LB, Wright EC, Zimmerman HJ, McCollumRW. VA cooperative study of post-transfusion hepatitis, 1969 - 1974: Incidence and characteristics of hepatitis and responsible risk factors. Am J Med Sci 1975; 270: 355 - 362.

[4] Alter HJ, Purcell RH, Holland PV, et al. Donor transaminase and recipient hepatitis. Impact on blood transfusion services. JAMA 1981; 246: 630 - 634.

[5] Aach RD, Szmuness W, Mosley JW, et al. Serum alanine aminotransferase of donors in relation to the risk of non - A, non - B hepatitis in recipients: The transfusion-transmitted viruses study. N Engl J Med 1981; 304: 989 - 994.

[6] Alter HJ, Holland PV. Indirect tests to detect the non - A, non - B hepatitis carrier state. Ann Intern Med 1984; 101: 859 - 861.

[7] Stevens CE, Aach RD, Hollinger FB, et al. Hepatitis B virus antibody in blood donors and the occurrence of non - A, non - B hepatitis in transfusion recipients. An analysis of the Transfusion-Transmitted Viruses study. Ann InternMed1984; 101: 733 - 738.

[8] Galel SA, Lifson JD, Engleman EG. Prevention of AIDS transmission through screening of the blood supply. Annu Rev Immunol 1995; 13: 201 - 227.

[9] American Red Cross, AABB, and Council of Community Blood Centers. Joint statement on directed donations and AIDS. (June 22, 1983) Arlington, VA: AABB, 1983.

[10] Busch MP, Young MJ, Samson SM, et al. Risk of human immunodeficiency virus (HIV) transmission by blood transfusions before the implementation of HIV - 1 antibody screening. The Transfusion Safety Study Group. Transfusion1991; 31: 4 - 11.

[11] Ward JW, Holmberg SD, Allen JR, et al. Transmission of human immunodeficiency virus (HIV) by blood transfusions screened as negative for HIV antibody. N Engl J Med 1988; 318: 473 - 478.

[12] Food and Drug Administration. Information for blood establishments: Discontinuation of CHIRON© RIBA © HCV 3.0 SIA (RIBA). (February 18, 2013) Silver Spring, MD: CBER Office of Communication, Outreach, and Development, 2013. [Available at http://www.fda.gov/BiologicsBloodVaccines/SafetyAvailability/ucm345617.htm (accessed November 14, 2013).]

[13] Busch MP, Glynn SA, Stramer SL, et al. A new strategy for estimating risks of transfusion transmitted viral infections based on rates of detection of recently infected donors. Transfusion 2005; 45: 254 - 264.

[14] O'Brien SF, Scalia V, Zuber E, et al. West Nile virus in

2006 and 2007: The Canadian Blood Services' experience. Transfusion 2010; 50: 1118 - 1125.

[15] Stramer SL, Foster GA, Townsend RL, et al. Evaluation of the yield of triggering and detriggering criteria for West Nile virus (WNV) NAT.

[16] Transfusion 2009; 49(Suppl 3): 30A. 16. AABB. West Nile virus nucleic acid testing: Revised recommendations. Association Bulletin #13 - 02. Bethesda, MD: AABB; 2013.

[17] Food and Drug Administration. Guidance for industry: Use of nucleic acid tests to reduce the risk of transmission of West Nile virus from donors of whole blood and blood components intended for transfusion. (November 2009) Silver Spring, MD: CBER Office of Communication, Outreach, and Development, 2009. [Available athttp: //www. fda. gov/downloads/BiologicsBloodVaccines/GuidanceCompliance RegulatoryInformation/Guidances/Blood UCM189464. pdf (accessed November 14, 2013).]

[18] Levitt J, ed. Standards for blood banks and transfusion services. 29th ed. Bethesda, MD: AABB, 2014.

[19] AABB. Guidance on management of blood and platelet donors with positive or abnormal results on bacterial contamination tests. Association Bulletin #05 - 02. Bethesda, MD: AABB, 2005.

[20] AABB. Suggested options for transfusion services and blood collectors to facilitate implementation of BB/TS Interim Standard 5. 1. 5. 1. 1. Association Bulletin #10 - 05. Bethesda, MD: AABB, 2010.

[21] AABB. Actions following an initial positive test for possible bacterial contamination of a platelet unit. Association Bulletin #04 - 07. Bethesda, MD: AABB, 2004.

[22] AABB. Dual enzyme immuno assay (EIA) approach for deferral and notification of anti - HTLV - Ⅰ/Ⅱ EIA reactive donors. Association Bulletin #99 - 9. Bethesda, MD: AABB, 1999.

[23] Food and Drug Administration. Memorandum to all registered blood establishments: Recommendations for the management of donors and units that are initially reactive for hepatitis B surface antigen (HBsAg). (December 1987) Silver Spring, MD: CBER Office of Communication, Outreach, and Development, 1987 (Available at http: //www. fda. gov/downloads/BiologicsBloodVaccines/GuidanceComplianceRegulatoryInformation/OtherRecommendationsforManufacturers/MemorandumtoBloodEstablishments/UCM063011. pdf (accessed November 14, 2013).]

[24] Code of federal regulations. Title 42, CFR 482. 27. Washington, DC: US Government Printing Office, 2013 (revised annually).

[25] Food and Drug Administration. Guidance for industry: Requalification method for reentry of donors who test hepatitis B surface antigen (HBsAg) positive following a recent vaccination against hepatitis B virus infection (November 2011) Silver Spring, MD: CBER Office of Communication, Outreach, and Development, 2011. [Available athttp: //www. fda. gov/downloads/BiologicsBloodVaccines/GuidanceComplianceRegulatoryInformation/Guidances/Blood/UCM280564. pdf (accessed November14, 2013).]

[26] Food and Drug Administration. Guidance for industry: Use of nucleic acid tests on pooledand individual samples from donors of whole blood and blood components, including source plasma, to reduce the risk of transmission of Hepatitis B virus. (October 2012) Silver Spring, MD: CBER Office of Communication, Outreach, and Development, 2012. [Available athttp: //www. fda. gov/BiologicsBloodVac cines/GuidanceComplianceRegulatoryInformation/Guidances/Blood/ucm327850. htm (accessed November 14, 2013).]

[27] Food and Drug Administration. Guidance for industry: "Lookback" for hepatitis C virus (HCV): Product quarantine, consignee notification, further testing, product disposition, and notification of transfusion recipients based on donor test results indicating infection with HCV. (December 2010) Silver Spring, MD: CBER Office of Communication, Outreach, and Development, 2010. [Available at http: //www. fda. gov/BiologicsBloodVaccines/GuidanceComplianceRegulatoryInformation/Guidances/ucm238447. htm (accessed November 14, 2013).]

[28] Food and Drug Administration. Guidance for industry: Nucleic acid testing (NAT) for human immunodeficiency virus type 1 (HIV - 1) and hepatitis C virus (HCV): Testing, product disposition, and donor deferral and reentry. (May 2010) Silver Spring, MD: CBER Office of Communication, Outreach, and Development, 2010. [Available at http: //www. fda. gov/downloads/BiologicsBloodVaccines/GuidanceComplianceRegulatoryInformation/Guidances/Blood/UCM210270. pdf (accesssed December8, 2010).]

[29] Food and Drug Administration. Guidance for industry: Use of serological tests to reduce the risk of transmission of Trypanosoma cruzi infection in whole blood and blood components intended for transfusion. (December 2010) Silver Spring, MD: CBER Office of Communication, Out-

reach, and Development, 2010. [Available at http://www.fda.gov/biologics bloodvaccines/guidancecompli-anceregulatoryinformat ion/guidances/blood/ucm235855.htm (accessed November 14, 2013).]

[30] Food and Drug Administration. Guidance for industry: Requalification method for reentry of blood donors deferred because of reactive test results for antibody to hepatitis B core antigen (Anti - HBc). (May 2010) Silver Spring, MD: CBER Office of Communication, Outreach, and Development, 2010. [Available athttp://www.fda.gov/BiologicsBloodVaccines/GuidanceComplianceRegulatory-Information/Guidances/Blood/ucm210268.htm (accessed November 14, 2013).]

[31] Food and Drug Administration. Guidance for industry: Recommendations for management of donors at increased risk for human immunodeficiency virus type 1 (HIV - 1) group O infection. (August 2009) Silver Spring, MD: C-BER Office of Communication, Outreach, and Development, 2009. [Available at http://www.fda.gov/BiologicsBloodVaccines/Guidance ComplianceRegulatoryInformation/Guidanc es/Blood/ucm180817.htm (accessed December8, 2010).]

[32] Food and Drug Administration. Guidance for industry: Nucleic acid testing (NAT) to reduce the possible risk of parvovirus B19 transmission by plasma-derived products. (July 2009) Silver Spring, MD: CBER Office of Communication, Outreach, and Development, 2009. [Available athttp://www.fda.gov/Biologics BloodVaccines/GuidanceComplianceRegulatoryInformation/Guidances/Blood/ucm 071592.htm (accessed November 14, 2013).]

[33] Food and Drug Administration. Guidance for industry: Assessing donor suitability and blood and blood product safety in cases of known or suspected West Nile virus infection. (June 2005) Silver Spring, MD: CBER Office of Communication, Outreach, and Development, 2005. [Available at http://www.fda.gov/biologicsbloodvaccines/guidancecomplianceregulatoryinformation/guidances/blood/ucm074111. htm (accessed November 14, 2013).]

[34] Food and Drug Administration: Guidance for industry. Use of nucleic acid tests on pooled and individual samples from donors of whole blood and blood components (including source plasma and source leukocytes) to adequately and appropriately reduce the risk of transmission of HIV - 1 and HCV. (October 2004) Silver Spring, MD: CBER Office of Communication, Outreach, and Development, 2004. [Available at http://www.fda.gov/Biolog ics-BloodVaccines/GuidanceComplianceRegulatory-Information/Guidances/Blood/ucm 074934.htm (accessed November 14, 2013).]

[35] Food and Drug Administration: Guidance for industry: Donor screening for antibodies to HTLV -Ⅱ. (August 1997) Silver Spring, MD: CBER Office of Communication, Outreach, and Development, 1997. [Available at http://www.fda.gov/downloads/BiologicsBloodVaccines/Guidance Compliance Regulatory Information/Guidances /Blood/UCM170916.pdf (accessed November 14, 2013).]

[36] Food and Drug Administration. Memorandum to all registered blood and plasma establishments: Recommendations for the quarantine and disposition of units from prior collections from donors with repeatedly reactive screening tests for hepatitis B Virus (HBV), hepatitis C Virus (HCV) and human T - lymphotropic virus type I (HTLV - I). (July 1996) Silver Spring, MD: CBER Office of Communication, Outreach, and Development, 1996. [Available at http://www.fda.gov/downloads/biologics bloodvaccines/guidancecomplianceregulatory information/otherrecommendationsformanufacturers/memorandumtob-loodestablishments/ucm062600.pdf (accessed November 14, 2013).]

[37] Food and Drug Administration. Memorandum to all registered blood establishments: Clarification of FDA recommendations for donor deCHAP TER 8 Infectious Disease Screening_209ferral and product distribution based on the results of syphilis testing. (December 1991) Silver Spring, MD: CBER Office of Communication, Outreach, and Development, 1991. [Available at http://www.fda.gov/downloads/Biologics Blood Vaccines/Guidance Compliance Regulatory Information/Other Recommendationsfor Manufacturers/MemorandumtoBlood Establishments/UCM062840.pdf (accessed November 14, 2013).]

[38] Blajchman MA, Goldman M, Freedman JJ, Sher GD. Proceedings of a consensus conference: Prevention of post-transfusion CMV in the era of universal leukoreduction. Transfus Med Rev 2001; 15: 1 - 20.

[39] Vamvakas EC. Is white blood cell reduction equivalent to antibody screening in preventing transmission of cytomegalovirus by transfusion? A review of the literature and meta-analysis. Transfus Med Rev 2005; 19: 181 - 199.

[40] Bowden RA, Slichter SJ, Sayers M, et al. A comparison of filtered leukocyte-reduced and cytomegalovirus (CMV) seronegative blood products for the prevention of transfusion associated CMV infection after marrow transplant.

Blood 1995; 86: 3598 - 3603.

[41] Nash T, Hoffmann S, Butch S, et al. Safety of leukoreduced, cytomegalovirus (CMV) - untested components in CMV-negative allogeneic human progenitor cell transplant recipients. Transfusion 2012; 52: 2270 - 2272.

[42] AABB. The ADA, HIV, and autologous blood donation. Association Bulletin #98 - 5. Bethesda, MD: AABB, 1998.

[43] Code of federal regulations. Title 21, CFR Part 1271. Washington, DC: US Government Printing Office, 2014 (revised annually).

[44] Food and Drug Administration: Guidance for industry: Eligibility determination for donors of human cells, tissues, and cellular and tissue-based products (HCT/Ps). (August 2007) Silver Spring, MD: CBER Office of Communication, Outreach, and Development, 2007. [Available athttp: //www. fda. gov/down loads/biologicsbloodvaccines/guidancecomplianceregulatoryinformation/guidances/tis sue/ucm091345. pdf (accessed November 14, 2013).]

[45] Anderson SA, Yang H, Gallagher LM, et al. Quantitative estimate of the risks and benefits of possible alternative blood donor deferral strategies for men who have had sex with men. Transfusion 2009; 49: 1102 - 1114.

[46] Zou S, Dorsey KA, Notari EP, et al. Prevalence, incidence, and residual risk of human immunodeficiency virus and hepatitis C virus infections among United States blood donors since the introduction of nucleic acid testing. Transfusion 2010; 50: 1495 - 1504.

[47] . Stramer SL, Glynn SA, Kleinman SH, et al. Detection of HIV - 1 and HCV infections among antibody-negative blood donors by nucleic acid-amplification testing. N Engl J Med 2004; 351: 760 - 768.

[48] Dodd RY, Notari EP, Stramer SL. Current prevalence and incidence of infectious disease markers and estimated window-period risk in the American Red Cross blood donor population. Transfusion 2002; 42: 975 - 979.

[49] Glynn SA, Kleinman SH, Wright DJ, Busch MP. International application of the incidence rate/window period model. Transfusion 2002; 42: 966 - 972.

[50] Stramer SL, Notari EP, Krysztof DE, Dodd RY. Hepatitis B virus testing by minipool nucleic acid testing: Does it improve blood safety? Transfusion 2013; 53 (Suppl 3): 2449 - 2458.

[51] Stramer SL, Hollinger FB, Katz LM, et al. Emerging infectious disease agents and their potential threat to transfusion safety. Transfusion2009; 49(Suppl 2): 1S - 235S.

[52] AABB. Emerging infectious disease agents and their potential threat to transfusion safety. Bethesda, MD: AABB, 2013. [Available at http: //www. aabb. org (accessed November 14, 2013).]

[53] Centers for Disease Control and Prevention. Diagnoses of HIV Infection in the United States and dependent areas, 2011. HIV surveillance report 2011: 23. [Available at http: //www. cdc. gov/hiv/topics/surveillance/re sources/reports (accessed February 15, 2013).]

[54] Food and Drug Administration. FDA workshop on behavior-based donor deferrals in the NATera. Silver Spring, MD: CBER Office of Communication, Outreach, and Development, 2006. [Available athttp: //www. fda. gov/down loads/BiologicsBloodVaccines/NewsEvents/WorkshopsMeetingsConferences/TranscriptsMinutes/UCM054430. pdf (accessed December8, 2010).]

[55] Centers for Disease Control and Prevention. HIV prevalence, unrecognized infection, and HIV testing among men who have sex with men—five U. S. cities, June 2004 - April 2005. MMWR Morb Mortal Wkly Rep 2005; 54: 597 - 601. 210 _ AABB TECHNICAL MANUAL

[56] Truong HM, Kellogg T, Klausner JD, et al. Increases in sexually transmitted infections and sexual risk behaviour without a concurrent increase in HIV incidence among men who have sex with men in San Francisco: A suggestion of HIV serosorting? Sex Transm Infect 2006; 82: 461 - 466.

[57] Food and Drug Administration. Blood donations from men who have sex with other men questions and answers. Silver Spring, MD: CBER Office of Communication, Outreach, and Development, 2013. [Available at http: //www. fda. gov/BiologicsBloodVaccines/Blood BloodProducts/QuestionsaboutBlood/ucm108186. htm (accessed October 8, 2013).]

[58] US Department of Health and Human Services. HHS Advisory Committee on Blood Safety and Availability (report). (June 2010) Washington, DC: DHHS, 2010. [Available at http: //www. hhs. gov/ash/bloodsafety/advisorycommittee/recommendations/06112010 _ recom mendations. pdf (accessed January 2, 2011).]

[59] Kleinman SH, Busch MP. Assessing the impact of HBV NAT on window period reduction and residual risk. J Clin Virol 2006; 36(Suppl 1): S23 - S29.

[60] Stramer SL. Pooled hepatitis B virus DNA testing by nucleic acid amplification: Implementation or not. Transfusion 2005; 45: 1242 - 1246.

[61] Stramer SL, Townsend RL, Foster GA, et al. HBV NAT yield and donor characteristics in US blood donors; impact

of vaccine breakthrough infection (VBI) and correlation with modeled yield (abstract). Transfusion 2009; 49 (Suppl3): 1A -2A.

[62] Linauts S, Saldanha J, Strong DM. PRISM hepatitis B surface antigen detection of hepatits B virus minipool nucleic acid testing yield samples. Transfusion 2008; 48: 1376 -82.

[63] Alter HJ. Descartes before the horse: I clone, therefore I am: The hepatitis C virus in current perspective. Ann Intern Med 1991; 115: 644 -649.

[64] Smith BD, Morgan RL, Beckett GA, et al. Centers for Disease Control and Prevention. Recommendations for the identification of chronic hepatitis C virus infection among persons born during 1945 - 1965. MMWR Morb Mortal Wkly Rep 2012; 61: 1 -32.

[65] Page-Shafer K, Pappalardo BL, Tobler LH, et al. Testing strategy to identify cases of acute hepatitis C virus (HCV) infection and to project HCV incidence rates. J Clin Microbiol 2008; 46: 499 -506.

[66] Centers for Disease Control and Prevention and the USPHS Working Group. Guidelines for counseling persons infected with human Tlymphotropic virus type Ⅰ (HTLV - Ⅰ) and type Ⅱ (HTLV - Ⅱ). Ann Intern Med 1993; 118: 448 -454.

[67] Vrielink H, Zaaijer HL, Reesink HW. The clinical relevance of HTLV type Ⅰ and Ⅱ in transfusion medicine. Transfus Med Rev 1997; 11: 173 -179.

[68] Orton S. Syphilis and blood donors: What we know, what we do not know, and what we need to know. Transfus Med Rev 2001; 15: 282 -292.

[69] Katz LM. A test that won't die: The serologic test for syphilis. Transfusion 2009; 49: 617 -19.

[70] Zou S, Notari EP, Fang CT, et al. Current value of serologic test for syphilis as a surrogate marker for blood-borne viral infections among blood donors in the United States. Transfusion2009; 49: 655 -661.

[71] Food and Drug Administration. Fatalities reported to FDA following blood collection and transfusion: Annual summary for fiscal year 2012. Silver Spring, MD: CBER Office of Communication, Outreach, and Development, 2013. [Available at http: //www. fda. gov/down loads/BiologicsBloodVaccines/SafetyAvailability/ReportaProblem/TransfusionDona tionFatalities/UCM346856. pdf (accessed January14, 2014).]

[72] Hillyer CD, Josephson CD, Blajchman MA, et al. Bacterial contamination of blood components: Risks, strategies, and regulation: Joint ASH and AABB educational session in transfusion medicine. Hematology Am Soc Hematol Educ Program 2003: 575 -589.

[73] Ramirez-Arcos SM, Goldman M, Blajchman MA. Bacterial infection: Bacterial contamination, testing and post-transfusion complications. In: Hillyer CD, Silberstein LE, Ness PM, et al, eds. Blood banking and transfusion medicine: Basic principles and practice. 2nd ed. Philadelphia: Churchill Livingstone, 2007: 639 -651.

[74] Eder AF, Kennedy JM, Dy BA, et al. Limiting and detecting bacterial contamination of apheresis platelets: Inlet-line diversion and increased culture volume improve component safety. Transfusion 2009; 49: 1554 -1563.

[75] AABB. Recommendations to address residual risk of bacterial contamination of platelets. Association Bulletin #12 - 04. Bethesda, MD: AABB, 2012.

[76] Jacobs MR, Smith D, Heaton WA, et al. Detection of bacterial contamination in prestorage CHAP TER 8 Infectious Disease Screening _ 211 culture-negative apheresis platelets on day ofissue with the Pan Genera Detection test. Transfusion 2011; 51: 2573 -2582.

[77] Centers for Disease Control and Prevention. West Nile virus transmission via organ transplantation and blood transfusion—Louisiana, 2008. MMWR Morb Mortal Wkly Rep 2009; 58: 1263 -1267.

[78] Centers for Disease Control and Prevention. Fatal West Nile virus infection after probable transfusion-associated transmission—Colorado, 2012. MMWR Morb Mort Wkly Rep 2013; 62: 622 -624.

[79] Otani MM, Vinelli E, Kirchhoff LV, et al. WHO comparative evaluation of serologic assays for Chagas disease. Transfusion 2009; 49: 1076 -1082.

[80] Food and Drug Administration. Blood Products Advisory Committee meeting: 94th meeting, April 1, 2009, Rockville, MD. Silver Spring, MD: CBER Office of Communication, Outreach, and Development, 2009. [Available athttp: //www. fda. gov/downloads/AdvisoryCommittees/CommitteesMeetingMaterials/BloodVaccinesandOtherBiologics/BloodProductsAdvisoryCommittee/UCM155597. pdf (accessed December 8, 2010).]

[81] Gubernot DM, Nakhasi HL, Mied PA, et al. Transfusion-transmitted babesiosis in the United States: Summary of a workshop. Transfusion2009; 49: 2759 -2771.

[82] Herwaldt BL, Linden JV, Bosserman E, et al. Transfusion-associated babesiosis in the UnitedStates: A description of cases. Ann Intern Med 2011; 155(8): 509 -519.

[83] Johnson ST, Cable RG, Tonnetti L, et al. Seroprevalence of Babesia microti in blood donors from Babesia-endemic

areas of the northeastern United States: 2000 through 2007. Transfusion2009; 49: 2574 - 2582.

[84] Food and Drug Administration. Blood Products Advisory Committee, July 26, 2010, Gaithersburg, MD. Silver Spring, MD: CBER Office of Communication, Outreach, and Development, 2010 [Available at http: //www. fda. gov/downloads/AdvisoryCommittees/CommitteesMeeting-Materials/BloodVaccinesand OtherBiologics/BloodProductsAdvisoryCommittee/UCM225388. pdf (accessed December8, 2010).]

[85] Moritz ED, Johnson ST, Winton C, et al. Prospective investigational blood donation screening for Babesia microti. Transfusion 2013; 53(Suppl): 13A.

[86] Mali S, Steele S, Slutsker L, Arguin PM. Malaria surveillance—United States, 2007. MMWRSurveillSumm2009; 58: 1 - 16.

[87] Eliades MJ, Shah S, Nguyen-Dinh P, et al. Malaria surveillance—United States, 2003. MMWR Surveill Summ 2005; 54: 25 - 39.

[88] Purdy E, Perry, E, Gorlin, J. et al. Transfusion transmitted malaria: Unpreventable by current donor guidelines? Transfusion 2003; 43(Suppl): 79A.

[89] Gonzalez C, Layon A, Arguin P, et al. Transfusion-transmitted falciparum malaria from an asymptomatic donor. Transfusion 2011; 51(Suppl): 197A.

[90] Mali S, Tan KR, Arguin PM. Malaria surveillance—United States, 2009. MMWR MorbMortalWkly Rep 2011; 60: 1 - 15.

[91] Spencer B, Steele W, Custer B, et al. Risk for malaria in United States donors deferred for travel to malaria-endemic areas. Transfusion 2009; 49: 2335 - 2345.

[92] Food and Drug Administration. Guidance for industry: Recommendations for donor questioning, deferral, reentry and product management to reduce the risk of transfusion transmitted malaria. (August 2013) SilverSpring, MD: C-BER Office of Communication, Outreach and Development, 2013. [Availableathttp: //www. fda. gov/downloads/Biologics BloodVaccines/GuidanceComplianceRegulatoryInformation/Guidances/Blood/UCM080784. pdf (accessed November 14, 2013).]

[93] Anez G, Rios M. Dengue in the United States of America: A worsening scenario? Biomed ResInt2013; 2013: 678645.

[94] Petersen LR, Busch MP. Transfusion-transmitted arboviruses. Vox Sang 2010; 98: 495 - 503.

[95] Food and Drug Administration. Guidance for industry: Revised preventive measures to reduce the possible risk of transmission of Creutzfeldt-Jakob disease (CJD) and variant Creutzfeldt-Jakob disease (vCJD) by blood and blood products. (May 2010) Silver Spring, MD: CBER Office of Communication, Outreach, and Development, 2010. [Available at http: //www. fda. gov/downloads/biologics-bloodvac cines/guidancecomplianceregulatoryinfor mation/guidances/UCM213415. pdf (accessed December 4, 2013).]

[96] Slot E, Hogema BM, Riezebos-Brilman A, et al. Silent hepatitis E virus infection in Dutch blood donors, 2011 to 2012. Euro Surveill 2013; 18. 212 _ AABB TECHNICAL MANUAL

[97] Webert KE, Cserti CM, Hannon J, et al. Proceedings of a consensus conference: Pathogen inactivation-making decisions about new technologies. Transfus Med Rev 2008; 22: 1 - 34.

[98] AuBuchon J, Prowse C, eds. Pathogen inactivation: The penultimate paradigm shift. Bethesda, MD: AABB Press, 2010.

[99] Klein HG, Anderson D, Bernardi MJ, et al Pathogen inactivation: Making decisions about new technologies. Report of a consensus conference. Transfusion 2007; 47: 2338 - 2347

第 9 章

血液成分在医院的储存、监管、处置、配送和库存管理

血液成分从采集到发放，均需严密监控，必须遵循 FDA 的现行药品生产质量管理规范（current good manufacturing practice，cGMP）[1-2]。cGMP 的目的是保证血液成分的安全、高纯度、有效、质量和特异性。采供血和医疗机构必须制定规范、流程、制度，并做好记录，证明血液成分的储存、监管、处置和配送符合规定。这些规范、流程和程序也必须遵循其他相关法规（美国临床实验室改进修正案和国家实验室法规）、政策及适用于血库的自主实验室认证机构标准（例如美国病理学家学会、AABB[3]、联合委员会、美国骨科协会）。

第一节　血液和血液成分的储存和监管

一、概述

从采血地点到加工机构，从供血机构到医院血库以及从血库到病房的血液运送应遵循血液运输和保存要求。血液成分的保存要求和保存期因血液品种和其他影响因素而异。例如，不同红细胞悬液保养液对红细胞体外代谢的影响，不同品种血浆中凝血因子的稳定性，均影响血液保存条件和保存期（表 9-1）。未遵从血液保存和保存期的要求可能导致血液成分效力和（或）安全性降低。

血液运输过程的温度要求不同于保存温度。从血站到医院血库的血液运送属于运输，应符合适用的运输温度要求。将血液成分从血库发送至患者所在病区时，也应保持适宜温度，使未输注的血液能退回库存。

用于保存血液和血液成分的冰箱、冷冻箱和血小板振荡箱可配备连续温度监测装置，使得能在血液受到影响之前发现温度偏差。目前可采用的自动电子监控设备包括：（1）每周温度描记图；（2）有线或无线射频温度记录装置；（3）中央温度监控系统。应将温度计或热电偶放置在血液保存设备的合适位置，以实现最准确的温度监控。如果未使用自动温度记录装置，应 1 次/4 h 人工记录血液保存温度。这一温度监控要求同样适用没有放置在血小板保存箱而是放置在室温下保存的血小板。

建议每天检查所记录的温度，保证设备和温度记录仪正常运行。发现温度偏差的人员应记录与可接受温度的偏离程度、原因解释和所采取的措施、日期，并签名。

大多数血液保存设备都配有声音报警装置，能提醒相关人员温度超出了可接受范围。使用中央温控系统时，如果血液保存设备附近没有工作人员在场时，系统能向其他指定人员报警。血小板保存期间应振荡，一般采用平板或椭圆形振荡器，血小板振荡器发生故障时，也应能报警。

输血科可将血液保存冰箱放置在医院的其他地方，以便在需要紧急输血时能立即获得血液。在这种情况下，也同样应遵从血液保存监控标准。

输血科应制定制度、过程和程序，规定当设备发生故障，无法维持可接受温度范围时，血液如何转移和保存。备用保存地点可以是科室内或科室外的冰箱或冷冻室、保存箱或冷冻箱。备用保存设备应经过验证，能维持所需的保存温度。血液未及时转移可能影响其安全、纯度、效力和质量，因此推荐在保存温度超过可接受的上限或下限之前完成血液转移。可设置保存设备的报警温度，使其在达到

允许温度上下限之前报警。

有的机构可能使用每袋血液成分的温度监测装置。这类装置是监测紧邻血袋内侧的液体温度，而不是整袋血液的核心温度，后者可能要比前者低些。应制定制度、过程和程序，对监测发现温度异常时，血液成分应当如何处置作出具体规定。

表 9－1　血液成分保存、运输及保存期要求[3]

	血液成分	保存	运输	保存期[1]	附加要求
全血					
1	全血	1℃～6℃ 如果用于制备室温保存的血液成分，应在采集后8 h内1℃～6℃保存	冷却到1℃～10℃ 如果用于制备室温保存的血液成分，冷却至20℃～24℃	ACD/CPD/CP2D：21 天 CPDA－1：35 天	
2	辐照全血	1℃～6℃	1℃～10℃	原保存期或辐照后 28 天，以较短的为准	
红细胞					
3	红细胞（RBCs）	1℃～6℃	1℃～10℃	ACD/CPD/CP2D：21 天 CPDA－1：35 天 添加剂：42 天 开放系统：24 h	
4	去甘油红细胞	1℃～6℃	1℃～10℃	开放系统：24 h 封闭系统：14 天或按照 FDA 要求	
5	40% 甘油冷冻红细胞	≤－65℃或按照 FDA 标准，	保持冷冻	10 年 （如果稀有冰冻红细胞过期后仍要继续保存，应制定相应制度）	采血后 6 天（除非经过复壮）内冻存；如果为稀有血液，可在红细胞过期前冻存
6	辐照红细胞	1℃～6℃	1℃～10℃	原保存期或辐照后 28 天，以较短的为准	
7	减少白细胞的红细胞	1℃～6℃	1℃～10℃	ACD/CPD/CP2D：21 天 CPDA－1：35 天 添加剂：42 天 开放系统：24 h	
8	复壮红细胞	1℃～6℃	1℃～10℃	CPD、CPDA－1：24 h	AS－1：复壮后冷冻
9	去甘油复苏红细胞	1℃～6℃	1℃～10℃	24 h 或按照 FDA 要求	
10	冷冻复壮红细胞	≤－65℃	保持冷冻状态	CPD、CPDA～1：10 年 AS～1：3 年 （如果稀有冰冻红细胞过期后仍要继续保存，应制定相应制度）	
11	洗涤红细胞	1℃～6℃	1℃～10℃	24 h	
12	单采红细胞	1℃～6℃	1℃～10℃	CPDA－1：35 天 添加剂：42 天 开放系统：24 h	
13	单采减少白细胞的红细胞	1℃～6℃	1℃～10℃	CPDA－1：35 天 添加剂：42 天 开放系统：24 h	

续表 9－1

	血液成分	保存	运输	保存期[1]	附加要求
血小板					
14	血小板	20℃～24℃，连续温和振荡	尽可能接近 20℃～24℃[2]	24 h～5 天，取决于采集系统	不振荡保存最长时间：24 h
15	辐照血小板	20℃～24℃，连续温和振荡	尽可能接近 20℃～24℃[2]	原保存期	不振荡保存最长时间：24 h
16	减少白细胞的血小板	20℃～24℃，连续温和振荡	尽可能接近 20℃～24℃[2]	开放系统：4 h 封闭系统：保存期不变	不振荡保存最长时间：24 h
17	减少白细胞的混合血小板	20℃～24℃，连续温和振荡	尽可能接近 20℃～24℃[2]	混合后 4 个 h 或最早采集时间 5 天后[3]	不振荡保存最长时间：24 h
18	混合血小板（开放系统）	20℃～24℃，连续温和振荡	尽可能接近 20℃～24℃[2]	开放系统：4 h	
19	单采血小板	20℃～24℃，连续温和振荡	尽可能接近 20℃～24℃[2]	24 h 或 5 天，取决于收集系统	不振荡保存最长时间：24 h
20	辐照单采血小板	20℃～24℃，连续温和振荡	尽可能接近 20℃～24℃[2]	原始保存期	不振荡保存最长时间：24 h
21	减少白细胞的单采血小板	20℃～24℃，连续温和振荡	尽可能接近 20℃～24℃[2]	开放系统：开放后 4 h 内 封闭系统：5 天	不振荡保存最长时间：24 h
22	添加血小板添加剂、减少白细胞的单采血小板	20℃～24℃，连续温和振荡	尽可能接近 20℃～24℃[2]	5 天	不振荡保存最长时间：24 h
粒细胞					
23	单采粒细胞	20℃～24℃	尽可能接近 20℃～24℃	24 h	尽快输注，适用《AABB 标准》5.28.10 条[3]
24	辐照单采粒细胞	20℃～24℃	尽可能接近 20℃～24℃	原始保存期	尽快输注；适用《AABB 标准》5.28.10 条[3]
血浆					
25	冷沉淀	≤－18℃	保持冷冻状态	采血后 12 个月	在 1℃～6℃融化 FFP，从低温离心机取出后 1 h 内放入冷冻箱
26	冷沉淀（融化后）	20℃～24℃	尽可能接近 20℃～24℃	每单位：6 h	融化温度 30℃～37℃
27	汇集冷沉淀（冷冻前汇集）	≤－18℃	保持冷冻状态	从最早采血日期起算 12 个月	在 1℃～6℃融化 FFP，从低温离心机取出后 1 h 内放入冷冻箱
28	汇集冷沉淀（融化后）	20℃～24℃	尽可能接近 20℃～24℃	开放系统汇集的：4 h 使用无菌连接设备汇集的：6 h	融化温度 30℃～37℃
29	新鲜冰冻血浆[5]	≤－18℃或 ≤－65℃	保持冷冻状态	≤－18℃：采血后 12 个月 ≤－65℃：采血后 7 年	采血后 8 h 内放入冷冻箱，或遵从经 FDA 批准的操作手册或说明书的说明 在≤－65℃保存超过 12 个月的，需经 FDA 批准

续表 9－1

	血液成分	保存	运输	保存期[1]	附加要求
30	新鲜冰冻血浆(融化后)[5]	1℃～6℃	1℃～10℃	如果作为 FFP 发放：24 h	在 30℃～37℃融化或使用经 FDA 批准的设备
31	采血后 24 h 内冰冻血浆(PF24)[5]	≤－18℃	保持冷冻状态	采血后 12 个月	
32	采血后 24 h 内冰冻血浆(融化后)[5]	1℃～6℃	1℃～10℃	如果作为 PF24 发放：24 h	在 30℃～37℃融化或使用经 FDA 批准的设备
33	采血后室温保存 24 h 内冰冻血浆(PF24RT24)	≤－18℃	保持冷冻状态	采集后 12 个月	
34	采血后室温保存 24 h 内冰冻血浆(融化后)	1℃～6℃	1℃～10℃	如果作为 PF24RT24 发放：24 h	在 30℃～37℃融化或使用经 FDA 批准的设备
35	融化血浆[5]	1℃～6℃	1℃～10℃	融化后 5 天或原保存期，以较短者为准	应在封闭系统中采血和处理
36	去冷沉淀血浆	≤－18℃	保持冷冻状态	采血后 12 个月	
37	去冷沉淀血浆(融化后)	1℃～6℃	1℃～10℃	如果作为去冷沉淀血浆发放：24 h	融化温度 30℃～37℃
38	融化的去冷沉淀血浆	1℃～6℃	1℃～10℃	如果作为融化的去冷沉淀血浆发放：融化后 5 天或原保存期，以较短者为准	应在封闭系统中收集和处理
39	液体血浆	1℃～6℃	1℃～10℃	全血保存期后 5 天	适用 21 CFR 610.53(c)
40	回收血浆，液体或冰冻	按照短缺血液供应协议	按照短缺血液供应协议	按照短缺血液供应协议	应签订短缺血液供应协议[6]
组织和衍生物					
41	组织	符合生产方说明书要求	符合生产方说明书要求	符合生产方说明书要求	适用 21 CFR 1271.3(b)，1271.3(bb)，以及 21 CFR 1271.15(d)
42	衍生物	符合生产方说明书要求	符合生产方说明书要求	符合生产方说明书要求	

[1] 如果在加工过程中出现热合口破漏，在 1℃～6℃保存的血液成分的保存期为 24 h，在 20℃～24℃保存的血液成分的保存期为 4 h，另有说明的除外；新的保存期不得长于原保存期。

[2] 21 CFR 600.15(a)。

[3] 超过 4 小时的存储需要 FDA 批准认证

[4] 21 CFR 601.22。

[5] 适用于单采血浆或全血分离的血浆。

二、具体注意事项

从输血科发出后到输注前，血液放置在输血科以外的其他地方，应按照血液保存要求对这段时间的血液保存实施监控。如果血液成分未在温度受控的设备中保存，应采用经过验证能在保存期间保持合适温度的容器(例如保存箱或冷却箱)保存血液。

1. 红细胞

保存红细胞的塑料血袋有多种类型，抗凝剂和添加液也有多种，这些因素可能改变细胞和蛋白质的环境。在整个保存期间，红细胞的保存温度为1℃～6℃[3]。存储过程中可能发生的变化将直接影响 RBC 的储存时间。FDA 对红细胞的要求是，采用体内标记试验证实，输注后 24 h，至少有 75% 的输注红细胞存在于循环内，且红细胞溶血小于 1%。

在保存过程中，红细胞将出现生物化学和形态学变化。这种变化被称为保存损伤。具体变化包括细胞膜形态变化和微泡形成、pH 值下降、三磷酸腺苷和 2，3－二磷酸甘油酸含量降低，以及溶血磷脂、钾离子和游离血红蛋白增加[5]。除了影响输血后体内红细胞回收率外，红细胞保存损伤直接影响红细胞保存期限。虽然已有许多关于红细胞保存损伤的体外观察研究，但越来越多的研究证据表明，红细胞保存期长短与患者临床结局无关[6－7]。只有一种情形，即新生儿大量输血(>25 mL/kg)，研究证据支持使用新鲜红细胞[8]。

2. 血小板

血小板在保存过程中发生的代谢、形态和功能变化，包括糖酵解产生乳酸和游离脂肪酸的氧化代谢，最终导致产生二氧化碳，决定了血小板成分的保存期和保存条件。使用碳酸氢盐缓冲乳酸和温和振荡时，氧气和二氧化碳通过透气性保存袋弥散，促进氧化代谢，使血小板 pH 值保持在 6.2 以上。在没有振荡的条件下，血小板的最长保存期为24 h[3]。

血小板保存期受限的另一原因是，室温保存增加了细菌生长风险。《AABB 血站和输血服务机构标准》要求，血站和输血科应建立所有血小板品种的细菌检测或灭活方法[3]。

3. 粒细胞

粒细胞容易破碎，在体外很快失活，因此从血站接收后宜尽快输注。粒细胞保存温度为 20℃～24℃，不宜振荡，不应去除白细胞。

第二节　输血前的血液加工

一、血浆和冷沉淀的融化

新鲜冰冻血浆(FFP)，24 小时冰冻血浆(PF24，全血采集或血浆单采后 24 小时内分离制备)和室温 24 小时冰冻血浆(PF24RT24，采血后室温保存 24 小时后分离制备的血浆)应使用水浴或经 FDA 批准的其他设备在 30℃～37℃融化。水浴融化前，应将冰冻血液成分装入塑料外包装袋，防止血袋输注口被污染。血浆融化后在 1℃～6℃可保存 24 h。

这些血浆融化保存超过 24 h 后，应将其重新标识为“融化血浆”。虽然融化血浆未经 FDA 许可，但是《AABB 血站和输血服务机构标准》[3]和 FDA《人血液和血液成分使用说明》[10]均包括该品种。融化血浆在 1℃～6℃的保存期为从融化开始算起 5 天。血液机构可在融化操作开始时即将其标识为融化血浆。输血科建立融化血浆库存可减少融化血浆浪费[11]。

已经保存 5 天的融化血浆，其不稳定凝血因子(Ⅴ因子和Ⅷ因子)和稳定凝血因子含量是刚融化血浆的 50% 以上[12]。融化血浆的因子Ⅴ、因子Ⅶ和因子Ⅷ含量确实降低，因此即使在没有抗血友病因子衍生物可用时，也不适用于补充单个凝血因子。

冷沉淀在 30℃～37℃融化后，轻轻重悬。为了方便输注，可将多袋冷沉淀汇集，以少量 0.9% 氯化钠注射液冲洗血袋内容物至汇集袋(方法 6－11)。融化后的冷沉淀在 20℃～24℃保存，在开放系统中汇集的，保存期为 4 h；单袋或采用经 FDA 批准的无菌接驳装置汇集的，保存期为 6 h[10]。

二、冰冻红细胞的融化和去甘油

加入甘油冷冻保护剂后，红细胞可冰冻保存 10 年(方法 6－6 和 6－7)[13－14]。可采用 37℃干式融化仪或 37℃水浴融化箱融化冰冻红细胞。融化后，应去除甘油才能输注。目前已有采用分次或连续流动洗涤的方式去除甘油的仪器可供选购。应按照设备操作说明书的要求进行去甘油操作，以确保取得最高红细胞回收率和最低溶血率。测定最后 1 次洗涤液中的游离血红蛋白含量，可用于证实游离血红蛋白去除是否充分，也作为甘油去除程度的替代标志（方法 6－8）。

与血袋相连的管路应充满去甘油红细胞，热合，供交叉配血使用。

去甘油红细胞的保存期取决于所用洗涤系统的类型。采用封闭系统洗涤的，保存期为 14 天；采用开放系统洗涤的，保存期仅为 24 h。

三、血小板凝胶制备

在富血小板血浆中加入凝血酶和钙，制成胶状物质，即血小板凝胶，供手术使用[15]。血小板凝胶一般是在床边制备，制成后马上使用。制备血小板凝胶的机构宜参照 AABB《围手术期自体血液采集和输注指南》的要求，对制备过程质量进行监督。

四、辐照

为预防由于献血者 T 淋巴细胞增殖引起的输血相关移植物抗宿主病（transfusion-associated graft-vs-host disease TA－GVHD），应对含有血细胞的血液成分实施辐照。TA－GVHD 高危人群包括免疫功能严重缺陷、宫内输血、骨髓或外周血干细胞移植，以及输注血缘亲属的血液或输注 HLA 或血小板配型血液的受血者。

血液辐照使用的放射源包括 γ 射线（铯－137 或钴－60 放射性同位素）和 X 射线。阻止献血者 T 淋巴细胞在受血者体内增殖所需的 γ 射线剂量，血袋中心部位为 25Gy（2500 cGy/rad），其他任何部位为 15Gy（1500cGy/rad）。使用市售的射线照相胶片标签可证实血袋已接受足够剂量照射。

辐照可引起红细胞膜损伤，导致辐照红细胞在保存过程中出现细胞外游离血红蛋白和钾离子水平增高。因此，将辐照红细胞保存期规定为辐照后 28 天或原有保存期，以较短的为准。

医院输血科可从血站获得辐照血液，也可自行配备经批准和接受监控的辐照设备开展血液辐照。自行开展辐照的医院可按需求或分批辐照，建立辐照血液库存。有两类（辐照和非辐照）血液库存的输血科应制定相应的制度和程序，保证受血者能根据病情选择适宜的血液成分。

五、储存后白细胞去除

输血科可在发血前，采用无菌接驳方式将白细胞滤器与血液成分血袋连接，制备减少白细胞的血液成分。还可采用设计用于床边过滤的白细胞滤器，在血液输注前实施白细胞减少。白细胞滤器可减少 99.9% 以上的白细胞（减少 3 log），能符合 AABB 的标准要求，即 95% 以上的红细胞和单采血小板的白细胞残留量低于 5×10^6；95% 以上的源于全血的血小板的白细胞残留量应低于 8.3×10^5[3]。应按照滤器生产方使用说明书进行操作，以保证符合减少白细胞标准的要求。

减少白细胞的方法首选保存前减少白细胞，因为在保存前减少白细胞能防止血液成分在保存过程中产生细胞因子累积。另外，很难对床边滤白过程实施质量控制，而且有研究显示，床边滤白与输血相关低血压有关[16]。

六、减少容量

一般采用离心方法去除红细胞或血小板成分中的部分血浆和添加液，使其容量减少。需要血液成分减容的情形有：严格容量管理以免发生循环超负荷的患者；减少接触血浆蛋白或添加液；使血液成分达到所需的血细胞比容。

血小板的减容操作方法详见方法 6－13。离心速度可能影响血小板损失程度，采用较高离心力时，血小板损失较少，但在理论上可能出现另一问题，高强度离心力使血小板被挤压到血袋边缘，增加血小板损伤和激活的可能性。进行血小板减容操作时，离心后血小板应在室温静置 20～60 min，然后以剩余血浆或加入盐水中悬浮。应按照生产方说明书的要求，规定维持透气血袋内外气体交换所需的最小容量。减容血小板在 20℃～24℃ 的保存期为 4 h。减容红细胞的保存期为 24 h。

七、洗涤

血细胞成分洗涤一般是为了去除血浆蛋白，也可用于去除冰冻红细胞中的甘油。需要输注洗涤红细胞或血小板的情形包括：(1)具有对含血浆的血液成分产生严重过敏史的患者；(2)缺乏 IgA 且有 IgA 抗体的患者，没有无 IgA 的血液成分可供输注时；(3)存在母体抗－HPA－1a，例如给新生儿输注母体血液时；(4)去除补体的血液成分时。

使用 1～2 L 无菌 0.9% 氯化钠溶液对血液成分进行洗涤，最好能使用自动化洗涤设备。与容量减少的操作一样，洗涤后的血小板应避免振摇，宜在室温静置一段时间后才以 0.9% 氯化钠溶液重新混悬。洗涤可使红细胞损失达 20%，血小板损失达 33%。因为洗涤使血液处于开放系统，且去除了抗凝 - 保养液，因此洗涤红细胞的保存期为从开始洗涤起算 24 h，洗涤血小板的保存期为从开始洗涤起算 4 h。医院制备洗涤血液成分时，应遵循生产方关于血液成分保存袋所需最少容量的推荐，以保持最佳保存条件，除非洗涤后马上输注。

八、汇集

为了提供临床有效剂量的血液成分，避免输注多袋血液成分，可能需要将一些血液成分汇集，例如全血来源的血小板、冷沉淀，以及将红细胞和血浆混合制成重组全血。

全血来源的汇集血小板可能含有较多的红细胞，因此应考虑患者 ABO 相容性和 RhD 同种免疫风险。采用开放系统汇集的血小板，其保存期为 4 h(从开始汇集起算)。FDA 已批准 1 款在保存前汇集源自全血的血小板并可进行细菌培养的系统，该系统汇集后的血小板保存期可为 5 天[17]，以从最早采集的全血制备的血小板保存期为准。

单袋冷沉淀融化后的汇集方法与血小板汇集相同。汇集冷沉淀的保存期随汇集方法而异。采用开放系统汇集的，保存期为 4 h。以无菌接驳方式连接汇集的，保存期为 6 h。融化冷沉淀应在 20℃ ~ 24℃保存。另一种汇集方法是，血站可在冻存前将冷沉淀汇集。

重组全血由红细胞和 ABO 相容血浆组成。重组全血可用于新生儿换血治疗。常规重组全血是将 O 型红细胞(Rh 血型与新生儿相容)和 AB 型新鲜冰冻血浆混合，制成血细胞比容为(50 ± 5)% 的重组全血。可在混合前计算好红细胞和血浆容量，以获得所需血细胞比容。重组全血可在 1℃ ~ 6℃保存 24 h。

汇集血液成分的标识应符合现行 FDA 指南的要求[18]。汇集血液成分的血袋应有唯一性汇集编码，应采用电子或手工方式记录所汇集的所有单位血液。

九、分装

患者需要输注少量血液成分时，就需要对原袋血液分装。分装时需采用经 FDA 批准的无菌接驳设备或一体化转移袋、小容量血袋或连带注射器的管路。

血液的最小分装量和保存期取决于所用的保存血袋。医院输血科应制定符合生产方要求的分装制备和保存制度和程序。已有研究显示，新生儿输注分装血液时，可减少其接触献血者的人数[19]。儿科用血的分装制备详见第 24 章。因担心发生循环超负荷，有些成人患者需要缓慢输血，这种情形也需要将血液分装成小袋。如果血液成分不能在 4 h 内完成输注，宜将血液分装和分次输注。

第三节　血液分发

一、外观检查

外观检查是血液成分加工过程的关键控制点。在血液发运前、接收时和发放输注前均应进行外观检查。外观检查记录的内容包括：检查日期；献血编号；外观异常的描述；采取的措施；检查人员身份标识。发现外观异常时应将血液隔离，进一步调查和处置，包括将血液退回血站。

确定血液受到细菌污染时，应通知血站，以便立即采取调查措施。同时应将从同一采血袋制备的血液成分隔离，直至调查结束为止。如果受细菌污染的血液成分(或同时采集的其他血液成分)已被输注，应通知受血者的主治医师，并建议向医学主任报告。

二、运输

血液成分可在血站之间、医院之间以及血站和医院之间进行运输。血液运输箱应符合要求，保证能保持所需温度。运输时间、运输模式和气候条件也应经过验证。接收血液成分时应进行检查，证实运输条件、血液外观和保存期符合要求。应向发运机构报告所发现的运输条件或血液成分偏差，并按照接收机构的制度和程序要求记录。

1. 全血、红细胞和融化的血浆成分

全血、红细胞和融化的血浆成分应在 1℃ ~ 10℃运输。有许多维持运输温度的设施，包括冰袋、商用冷源及专用制冷箱等。用于维持运输温度的设施应经过确认。

因为入库、辐照或其他加工的需要，可能需要将在 1℃ ~ 10℃运输或在 1℃ ~ 6℃保存的血液暂时取出。应确定在血液成分温度升至不可接受限值前所能操作的最大数量，在实际工作中不应取出过多的血液，保证在操作过程中血液温度符合要求。可采用紧贴血袋表面的温度计或电子温度监测装置对操作过程中血液温度变化实施验证。

2. 血小板、融化的冷沉淀和粒细胞

血小板、融化的冷沉淀和粒细胞应在 20℃ ~ 24℃运输。所有运输冷源应经过验证，保证在运输过程中能维持所需温度。血小板无振荡保存时间最长为 24 h。

3. 冰冻的血液成分

冰冻血液成分应妥善装箱，以减少破损和保持冰冻状态。可在运输容器里放干冰。所有运输冷源均应经过确认，证实在经过验证的装运条件下能保持所需运输温度。

三、接收

接收血液时，如果发现包装容器或血液外观出现任何偏差，接收机构应将其通知发运机构并记录。应将不符合制度、过程和程序要求的血液成分隔离。调查结束后，血液成分符合验收标准的，解除隔离，放入常规库存。

血液成分从采集到最后处置应完全可追溯。应形成表明血液采集和加工操作符合制度、过程和程序的电子记录或手工记录，并保存至规定时间。应记录所有偏差，不符合要求的血液成分应予隔离。应对偏差实施调查，以确定血液成分适当的处置方案和采取可能的纠正措施。如果需要，宜向血液供应机构报告所有纠正措施的结果。血液库存管理包括确定所有血液的去向——输注或妥善废弃。

四、检测

输血前，应采用血清学方法对所有含红细胞的血液成分（红细胞、全血和粒细胞）进行 ABO 血型复核，对标识为 Rh 阴性的血液成分进行 Rh 血型复核。发现血型不符时，应向血液机构报告，在未得到解决前不得将其发放输注。

五、发血

保证将正确的血液成分输注给正确的受血者，这对于输血安全非常重要。所有输血申请都应包含两项独立的患者身份标识，据此能辨认拟输血的唯一患者。应审核受血者的交叉配血试验记录。如果可能，应将患者当前的试验结果与过去的比对，如果存在不一致，应在问题解决后才能选择血液。

工作人员选择血液时，应对血液外观进行检查并记录。血液外观检查应包括血液颜色和外观以及血袋完整性。选择血液成分后，应粘贴或系上标签，标签内容应包括受血者 2 项独立的身份标识、血液的献血编号和交叉配血结果的解释（如果有做）。

发血时，应对每袋血液实施最后核对，核对内容如下：

（1）受血者 2 项独立的身份标识、ABO 血型和 Rh 血型；

（2）献血编号、献血者 ABO 血型和 Rh 血型（如有要求）；

（3）交叉配血试验结果的解释；

（4）特殊输血要求（例如巨细胞病毒低风险、辐照或抗原阴性的血液成分）；

（5）保存期，如果适用，还包括保存时间；

（6）发血日期和时间。

输血科人员应核对受血者身份信息、输血申请、检测结果、血液成分标签和相容性，这些信息应准确且一致。在发现问题未得到解决之前不应发放血液。

由输血操作人员在输注前对受血者身份和血液成分作最后 1 次核对。输血操作者要识别患者和血液，并确认表格与标签上的信息一致。

六、记录

受血者病历应包括所有输血的适当记录。每次输血的记录应包括输血医嘱、输血知情同意、血液成分名称、血液的献血编号、输血日期和时间、输血前后的生命体征、输血容量、输血操作者，如果适用，还包括输血不良反应。

七、血液成分的退回和重发

当血液符合下述条件时，输血科可接受临床用血科室将血液退回：

（1）血袋密闭性没有被破坏；

（2）血液成分在合适的温度下保存；

（3）至少还留有 1 段导管血样与红细胞保存袋相连；

（4）有记录表明血液成分通过外观检查，符合重新发放的条件。

可借助每袋血液的温度显示或温度读取装置确定血液是否符合退回血库的温度要求。也可采用经过验证表明保存温度和时间符合要求的容器运送和保存血液。如果是采用时限作为血液能否退回库存的要求，医院应对这一时限进行验证。验证结果应证实，在规定的时限内血液成分的温度保持在合适的范围内。

符合上述要求的血液成分可退回血液库存和重新发给临床使用。不符合接收标准的血液应予隔离并作进一步调查和报废处置，防止其被意外退回库存。如需报废，应弃入标有生物危害的容器内。

第四节　库存管理

一、概述

医院血库应保存足够数量的各种 ABO 血型和 Rh 血型的血液，以满足常规医疗需求，保障急诊用血，还应减少血液过期报废。设置血液库存量应考虑的因素包括近期用血模式、血液过期报废率以及与供血机构的距离。应定期对血液库存量实施评估和调整，以适应医院出现可能影响血液成分使用的变化，诸如住院床位或手术室的增加、新手术的开展、可能影响输血行为的医院指南或医疗实践等。

血库也应保存一定量的通用型红细胞，以供急诊输血使用。血库应建立应急运血机制，保障突发事件的血液供应。应制定应急预案，并定期演练（详见本书第 4 章）。

应每日监控血液库存量，以保证及时向血站申请血液，维持适宜的库存水平。血小板保存期短，其库存管理特别困难。库存管理计划还应考虑特殊血液成分，诸如少白细胞血液成分（CMV 低风险）和辐照血液成分的库存量。抗原阴性红细胞和 HLA－配型血小板一般是根据需求向血站预订。

二、手术备血规范

手术备血影响血液成分过期报废率。例如，为手术患者准备的已完成交叉配血的红细胞，如未使用，其寿命将缩短。当交叉配血与输血比例（C：T）大于 2.0 时，表明申请血液过多。

降低交叉配血与输血比例过高的一种方法是确定一般不需要输血的手术，并利用这一信息制定相应指南，推荐只做血型鉴定和抗体筛查或保留标本（只通知输血科接收和保留标本，未申请任何检测项目）而不做交叉配血。医院也可根据本院用血模式规定常见择期手术最大备血量[20]。这种做法更适用于在没有开展电子配血的医院使用。该指南也适用于携带同种抗体的，需要匹配抗原阴性血液的择期手术患者。一旦手术用血申请计划确定，输血科可按照规定，为既定手术患者常规准备好预订数量的经过交叉配血的血液。如遇贫血患者，出血患者或其他超出预期用血的患者，常规流程也需更改。与其他急需血液成分的情况一样，输血科工作人员需根据临床需求，额外准备血液。

三、紧急输血

如果病情确实必须紧急输血，且必须在输血前检测完成前发出血液，在患者病历中应有输血申请医生关于病情十分紧急，要求在相容性检测完成前发放血液的说明和签字。如果发血前患者 ABO 定型结果已出，输血科工作人员需发放 ABO 和 Rh 匹配的血液。如果患者 ABO 血型未知，输血科需发放 O 型红细胞。

关于急诊输血更详尽的讨论见第 15 章。

四、大量输血

大量输血是指成人在 24 h 内输注 8～10U 的红细胞，或者在 1 h 内输注 4～5U 的红细胞。新生儿换血治疗也属于大量输血。

为了保证能准确解释 ABO 血型鉴定结果，应尽早采集大量输血的患者血样。如果不能确定患者 ABO 血型，应继续输注 O 型红细胞，并可以考虑使用 A 型血浆，而不是 AB 型血浆。因此在确定血液成分库存量时，应将大量输血时不可预计地大量使用 O 型红细胞的情况考虑在内。大量输血时，需要大量的血液，可能需要制定为部分 D 抗原阴性患者（诸如所有男性和绝经后成年女性患者）输注 D 抗原阳性红细胞的制度。

为了标准化应对大出血，许多医院制定了大量输血方案[21－22]。大量输血方案旨在快速提供一定比例的血浆、血小板和红细胞，尤其是当未能获得实验室检测结果的指导时。仍需要进一步研究以阐明这些大量输血方案与患者结局改善的相关性。

要点

1. 患者输注正确的血液成分对输血安全至关重要。患者身份信息，输血申请，检测记录，血液成分标签和匹配度必须准确且一致。发现存在不一致的问题时，在问题未解决之前不得发放或输注血液。

2. 血液成分外观检查是血液加工过程的关键控制点，在血液标识前、发运前、接收时和发放输注前应进行外观检查。

3. 应对保存血液成分的冰箱、冷冻箱和血小板保存箱实施监控，保证血液在适宜的条件下保存。血液成分保存不当，其安全、纯度、效力和质量均可能受到影响。宜设置血液保存设备的报警温度，使其在达到允许温度上下限之前向相关责任人报警。

4. 血液成分的运输温度要求与保存温度要求不同。血液成分从血库取出后至输血前也需要同样的保存条件，应对其实施验证，保证血液在适宜的温度下保存。

5. 医院应对血液成分发放后再退回库存的时间限制实施验证。可利用每袋血液的温度显示或温度读取装置确定血液是否符合退回血库的温度要求。

6. 融化的 FFP、PF24 和 PF24RT24 的保存期为24 h。如果这些血液成分是用密闭系统采集的，可将其标识为融化血浆，从融化当天起算，保存期为5 天。

参考文献

[1] Food and Drug Administration. Drugs; current good manufacturing practice in manufacture, processing, packing, or holding. (June 19, 1963) Fed Regist 1963; 133: 6385-6387.

[2] Code of federal regulations. Title 21, CFR Parts 210 and 211. Washington, DC: US Government Printing Office, 2014 (revised annually).

[3] Levitt J, ed. Standards for blood banks and transfusion services. 29th ed. Bethesda, MD: AABB, 2014.

[4] Nunes E. Transport versus storage: What is the difference? AABB News 2013; 15(2): 4-5.

[5] Klein HG, Spahn DR, Carson JL. Red blood cell transfusion in clinical practice. Lancet 2007; 370: 415-426.

[6] van de Watering L. Red cell storage and prognosis. Vox Sang 2011; 100: 36-45.

[7] Zimrin AB, Hess JR. Current issues to the transfusion of RBCs. Vox Sang 2009; 96: 93-103.

[8] Strauss RG. Data-driven blood banking practices for neonatal RBC transfusions. Transfusion

[9] 2000; 40: 1528-1540.

[10] Shrivastava M. The platelet storage lesion. Transfus Apher Sci 2009; 41: 105-113.

[11] AABB, American Red Cross, America's Blood Centers, Armed Services Blood Program. Circular

[12] of information for the use of human blood and blood components. Bethesda, MD: AABB, 2013.

[13] Werhli G, Taylor NE, Haines, AL, et al. Instituting a thawed plasma procedure: It just makes sense and saves cents. Transfusion 2009; 49: 2625-2630.

[14] Tholpady A, Monson J, Radovancevic R, et al. Analysis of prolonged storage on coagulation Factor (F) V, FVII, and FVIII in thawed plasma: Is it time to extend the expiration date beyond

[15] 5 days. Transfusion 2013; 53: 645-650.

[16] Meryman HT, Hornblower M. A method for freezing and washing RBCs using a high glycerol concentration. Transfusion 1972; 12: 145-156.

[17] Valeri CR, Ragno G, Pivacek LE, et al. A multicenter study of in vitro and in vivo values in human RBCs frozen with 40-percent (wt/vol) glycerol and stored after deglycerolization for 15 days at 4 degrees C in AS-3: Assessment of RBC processing in the ACP 215. Transfusion 2001; 41: 933-939.

[18] Borzini P, Mazzucco L. Platelet gels and releasates. Curr Opin Hematol 2005; 12: 473-479.

[19] Cyr, M, Hume H, Sweeney JD, et al. Anomaly of the des-Arg9-bradykinin metabolism associated with severe hypotensive reaticon during blood transfusions: A preliminary report. Transfusion 1999; 39: 1084-1088.

[20] Benjamin RJ, Kline L, Dy BA, et al. Bacterial contamination of whole-blood-derived platelets: The introduction of sample diversion and prestorage pooling with culture testing in the American Red Cross. Transfusion 2008; 48: 2348-2355.

[21] Food and Drug Administration. Guidance: Industry consensus standard for the uniform labeling of blood and blood components using ISBT 128 version 2.0.0, November 2005. (September 22, 2006) Silver Spring, MD: CBER Office of Communication, Outreach, and Development, 2006.

[22] Liu EA, Mannino FL, Lane TA. Prospective, randomized trial of the safety and efficacy of a limited donor exposure transfusion programfor premature neonates. J Pediatr 1994; 125: 92-96.

[23] Boral LI, Dannemiller FJ, Standard W, et al. A guideline for anticipated blood usage during elective surgical procedures. Am J Clin Pathol 1979; 71: 680-684.

[24] Young PP, Cotton BA, Goodnough LT. Massive transfusion protocols for patients with substantial hemorrhage. Transfus Med Rev 2011; 25: 293 – 303.

[25] Hendrickson JE, Shaz BH, Pereira G, et al. Implementation of a pediatric trauma massive transfusion protocol: One institution's experience. Transfusion 2012; 52: 1228 – 1236.

第 10 章

输血医学中的分子生物学和免疫学

本章阐述了 DNA、RNA 以及蛋白质检测的基本原理。在输血医学中，这些技术广泛运用于：(1)检测感染性病原体；(2)检测红细胞、血小板和中性粒细胞表面抗原；(3)检测和鉴定红细胞和血小板抗体；(4)检测 HLA 类型，(5)检测亲缘关系。本章除了介绍这些检测技术的原理，还描述了检测方法存在的一些问题，同时阐述了外来抗原在激发免疫系统反应中的机制。

本章重点描述了这些技术的原理，并在其他章节对这些技术进行了详细、全面的解释。本章重点介绍与输血相关的检测技术及有关体液免疫方面的知识，目前细胞免疫在输血医学中的作用仍不明确，其在溶血性输血反应病理生理过程中占次要地位。此外，本章只是阐明输血医学中所使用的分子生物学和免疫学检测方法的科学原理，具体的实验步骤在此不作赘述。

第一节　核酸检测

在输血医学中，核酸检测主要运用于检测感染性病原体和对献血者和受血者基因分型。大部分病原体与人类基因组相同，遗传信息均编码于 DNA 中；少部分病原体，如病毒将其遗传信息编码于 RNA 中。因此通过检测 DNA 或 RNA 能鉴别不同的病原体，并与非致病的、共生的微生物进行区分。除朊病毒外，与输血医学相关的生命体均以 DNA 或 RNA 作为遗传物质。因此，核酸检测在输血医学中占有非常重要的地位。

一、核酸的化学组成及结构

DNA 是由连接在一起的脱氧核苷酸链组成的核酸聚合物[1]。脱氧核苷酸由 3 部分组成：(1)脱氧核糖(具有 5 个碳原子的碳水化合物)；(2)C5 上的磷酸基团；(3)C1 上的碱基[图 10 - 1(A)]。DNA 中有 4 种不同的核苷酸：腺嘌呤(A)，鸟嘌呤(G)，胞嘧啶(C)和胸腺嘧啶(T)，它们在 C1 上的碱基化学结构各不相同。此外，戊糖的 C3 位被羧基修饰[图 10 - 1(A)]。当 1 个核苷酸 C5 位上的磷酸基团与另一核苷酸 C3 位上的羟基形成磷酸二酯键时，单核苷酸就形成了 DNA 聚合物[图 10 - 1(B)]。通过变换不同的碱基组合构成了互不相同的 DNA 分子。每条 DNA 链都包含游离磷酸的 5′末端和游离羟基的 3′末端。

人类基因组由双链 DNA(double-stranded DNA, dsDNA)组成，双链中的碱基通过非共价氢键互补配对。一般 T 与 A 互补配对，形成 2 对氢键，G 与 C 互补配对，形成 3 对氢键。当 2 条单链中的碱基具有互补序列时，它们通过氢键杂交形成双链分子[图 10 - 1(C)]，由于两条杂交链的方向相反，它们可以进一步形成双螺旋结构，其中磷酸二酯键构成了双链的骨架，而互补配对的碱基则埋在双螺旋的内侧。

当某一基因表达时，该基因的 DNA 双链打开，在 RNA 聚合酶作用下转录成 RNA 分子[图 10 - 1(C)]。RNA 的结构与 DNA 相似，但具有以下几个特点：(1)构成 RNA 的核糖核苷酸在戊糖的 C2 位上具有额外的羟基；(2)RNA 分子中尿嘧啶(U)替代胸腺嘧啶(T)；(3)转录生成的 RNA 通常是单链形式的。

人类细胞中存在几种不同的 RNA，被用作蛋白质合成模板的 RNA 被称为“信使 RNA”(messenger RNA, mRNA)。当基因表达时，它被用作模板，以 mRNA 形式进行自身拷贝，称之为“转录”。转录复合物解开 DNA 双螺旋，合成互补的 mRNA 链，RNA 合成释放后单链 DNA 又恢复配对形成双链形式[图 10－1(C)]。在转录过程中，mRNA 也是从 5′至 3′方向合成，将 1 条单链 DNA 中的遗传信息拷贝，经加工成熟后从细胞核转移到细胞质内，在核糖体上翻译成蛋白质。

二、核酸的分离纯化

在检测 DNA 和 RNA 前，需先提取核酸。除成熟的 T、B 细胞中存在一些重排基因，个体中不同类型的细胞均含有相同的基因组 DNA(genomic DNA，gDNA)。因此，gDNA 可以从易获得的细胞，如外周血白细胞和咽拭子等提取。相反，mRNA 在不同类型细胞中的表达是不同的，并且不同的表达模式是区分不同类型细胞的 1 个重要特征。

mRNA 的检测对样品来源要求较高，已有多个制造商可提供简便快速的核酸提取试剂盒，并可用于血浆中病毒核酸的纯化。根据后续不同实验的要求，需要对分离核酸的质量和浓度进行检测，如通过分光光度法对 DNA 或 RNA 纯度进行检测。

三、基于杂交的核酸检测方法

在扩增特定核酸片段的技术出现之前(参见下面的聚合酶链反应)，核酸的检测多依赖于杂交的方法。合成具有特定核苷酸序列的探针，并用可检测的标记物对探针进行标记，标记探针可特异性地与 DNA 或 RNA 分子杂交，通过检测标记分子的信号从而实现靶分子的检测和定量。一般可以通过固相(如 Southern 和 Northern 印迹)、液相(RNA 酶保护法，核酸酶 S1 保护法)或酶促延伸(引物延伸测定)的方法进行核酸定量[2-5]。与最新的基于扩增的技术相比，杂交检测核酸灵敏度较低，且不适合于自动化。虽然基于杂交的方法在基础研究中仍应用较多，且在一些诊断实验室中发挥次要作用，目前绝大多数核酸分析都使用扩增的方法进行。

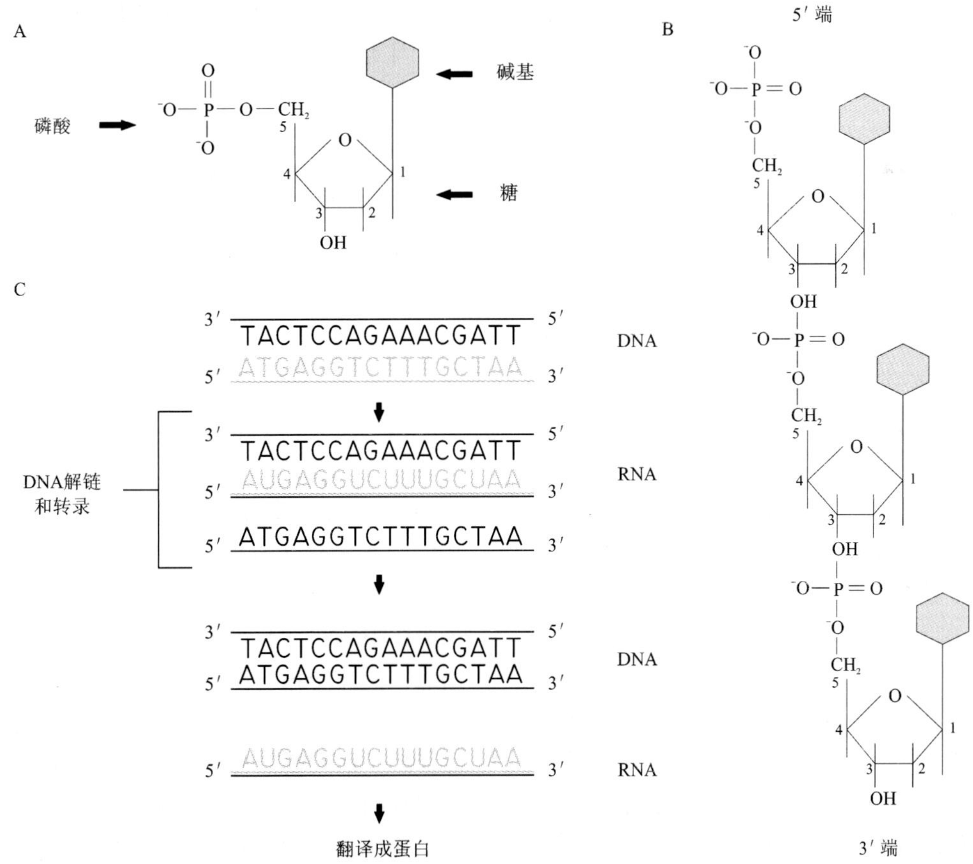

图 10－1　核酸和 DNA 的化学结构

四、聚合酶链反应

PCR 技术的发明使核酸检测和分析发生了革命性的改变。PCR 是一种基于扩增目的核酸分子并用于后续检测的技术[6]。在 PCR 原理的基础上，后续又衍生出许多基于核酸扩增原理的检测技术。

PCR 反应体系需要以下原料：(1)待分析的 DNA 样品；(2)约 20 个核苷酸长度的目的基因特异性引物；(3)识别与目的基因相结合的引物，使 DNA 链延长的热稳定 DNA 聚合酶；(4)DNA 聚合酶促反应所需原料，包括核苷酸(A、T、C 和 G)以及适当的离子和缓冲液。PCR 反应程序包括加热/冷却(热循环仪)的重复循环，从而使特异性核酸片段呈指数式的扩增。热循环仪可以精确快速地改变温度，步骤依次为：(1)双链 DNA 的热变性；(2)冷却使引物与模板退火；(3)在引物链上延伸和合成 DNA。通常经过 20 至 40 个循环，使目的基因拷贝数扩增。循环数通常取决于模板的丰度和后续检测的灵敏度。

PCR 过程的原理如图 10－2 所示。图示中以单拷贝双链 DNA 模板开始，通过加热至接近沸腾(94℃～95℃)使 DNA 变性，破坏互补碱基间的氢键，使 2 条 DNA 链分离；降低温度(退火反应)使特异性引物与模板退火。通常退火温度的设置低于引物解链温度 5℃左右，以增加扩增的特异性。引物解链温度取决于引物长度及序列中鸟嘌呤和胞嘧啶的丰度(即 GC 含量)。温度升高至 DNA 聚合酶最佳反应温度 72℃，使 DNA 聚合酶沿着引物的 3′末端掺入正确的核苷酸使扩增链延长，最后，在延伸反应结束时，即产生了 2 个拷贝的 DNA 分子。通过变性、退火和延伸 3 个步骤的不断重复循环，2 段引物之间的 DNA 分子拷贝数呈指数增加。

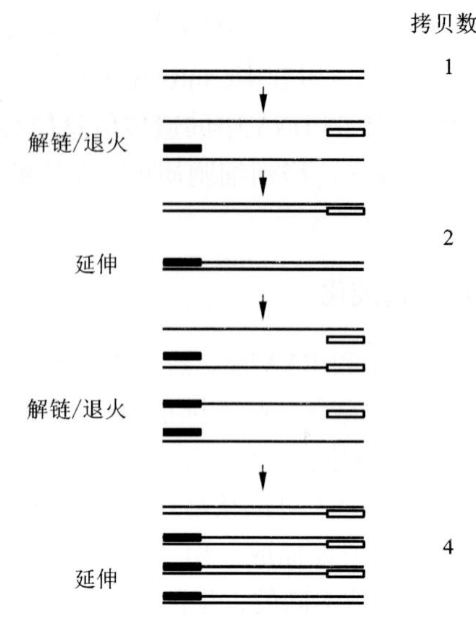

图 10－2　图解聚合酶链式反应

五、PCR 注意事项

虽然 PCR 是检测核酸的一种强大的方法，但技术问题仍会对 PCR 及其他基于扩增的技术产生影响。

1. 样品处理和模板降解

DNA 通常比较稳定，基因组分析前储存温度和处理的变化对 DNA 影响较小。目的基因量少的情况除外。例如，来自母体血浆的胎儿分型以及病毒核酸检测。RNA 远不如 DNA 稳定，因为 RNA 容易自身降解，或被许多生物样品中含量丰富的热稳定 RNA 酶介导催化降解。

2. 抑制剂

PCR 反应中核酸的扩增依赖于 DNA 聚合酶的活性，因此任何抑制 DNA 聚合酶活性的物质都会影响 PCR 的反应。如抗凝剂肝素、血红蛋白以及乳铁蛋白等都可抑制 PCR 反应[7, 8]。大多数 PCR 反应体系会被优化，以使干扰物质的抑制影响最小化，但是应注意优化过程不要偏离已建立的实验方案，这种偏差可能引入新的抑制物质。一般可扩增 1 段普遍存在于所有样品中的序列(如保守的基因组 DNA/管家基因)或阳性对照以用于评估抑制剂是否存在。

3. 引物设计

由于越来越多商业检测的出现，可以不必考虑引物的反应效果。了解引物设计原则可帮助我们分析问题的原因，同时引物设计也是特异性扩增目的片段的 1 个重要环节。理想的引物仅可与目的片段的 1 个特异性位点结合，但由于 gDNA 的复杂性，很难避免引物与非目的片段的结合，导致同时发生扩增非目的片段和引物的持续消耗。

除了错配，上下游引物之间还能彼此退火并形成短的扩增产物，被称为引物二聚体。例如，如果 2 个引物的 3′末端彼此配对结合，则 DNA 聚合酶会沿着引物的 3′末端，以另 1 条引物为模板向下扩增[图 10－3(A)]。以这种方式扩增后的产物仍可与基因组靶序列退火，但是 3′末端新合成的碱基不再与基因组靶基因退火，从而阻止扩增的延伸。这种引物二聚体可以在上下游引物之间或两条相同引物之间形成[图10-3(B)]。较长的引物也可与自身退火并形成发夹结构[图10-3(C)]，尤其容易发生在长度超过20bp的引物中。DNA聚合酶同样可以结合到发夹环上并延长3′末端，使引物更易于自我配对，最终影响目的片段的扩增。

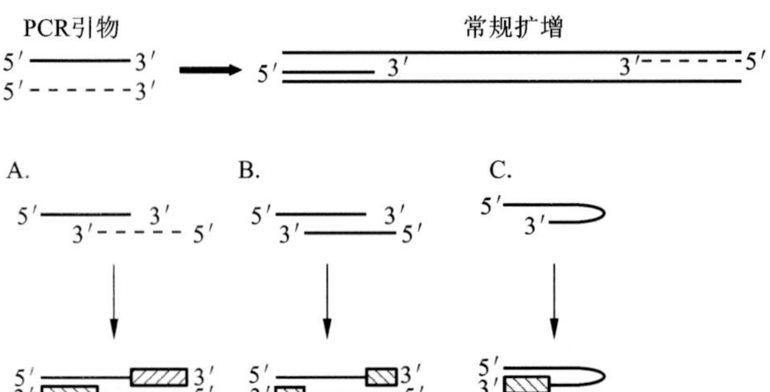

图10-3 引物设计中可能影响PCR反应的潜在问题

4. 样品间污染

PCR最大的优点是能以极少量的遗传物质为模板进行扩增。理论上，PCR反应的灵敏度可以达到检测单拷贝模板，但在实际中10个拷贝的DNA几乎是检测的下限，这也取决于检测方法的灵敏度。高灵敏度的检测容易引起假阳性结果，可能由其他样品污染导致，常见的是由上1个PCR反应扩增产物污染导致。从10个拷贝的DNA分子开始，经过PCR反应30轮扩增，将产生大于1×10^{10}个扩增子。即使0.0000001%的扩增产物引入到其他反应，或被实验台或PCR仪表面污染，也可能出现假阳性结果。

为了减少污染，降低假阳性率，PCR模板的制备与后续检测应分开进行，即在第1个房间中制备PCR反应体系，在第2个房间中扩增，最后在第3个房间中进行下游分析。每个房间都设有空气正压，防止空气逆流。在扩增或分析(PCR后)室中使用的材料或仪器不应进入PCR准备室。移液器通常使用带有过滤棉芯的枪头，可防止移液过程中的携带污染，并能有效防止气溶胶的传播。

另一种减少污染的方法是向PCR反应体系中加入脱氧尿苷三磷酸(deoxyuridine tri-phosphate, dUTP)。dUTP将代替新生DNA双链中的脱氧胸苷三磷酸(de-oxythymidine triphosphate, dTTP)，而尿嘧啶-DNA糖基化酶(uracil-DNA glycosylase, UNG)可以特异性切割含有尿嘧啶的DNA分子[9]。因此，通过在起始PCR反应体系中添加UNG，可破坏污染的扩增产物，且不影响标本中的天然DNA。同时UNG在PCR热变性步骤中被热灭活。

六、逆转录酶PCR

当需要扩增并分析mRNA分子时，需要使用逆转录酶以RNA为模板合成cDNA分子[10, 11]。与DNA聚合酶类似，逆转录反应也是从5′至3′端方向合成，并需要引物退火才能启动转录反应。当RNA转录时，生成的DNA分子与RNA单链互补配对，因此称为"互补DNA"(cDNA)。然后，cDNA可以用于后续PCR扩增的模板。

七、转录介导的扩增技术和依赖核酸序列的扩增技术

PCR技术出现以后，衍生出很多基于扩增原理的核酸检测方法。其中最具代表性的是转录介导的扩增技术(transcription-mediated amplification, TMA)和依赖核酸序列的扩增技术(nucleic acid sequence-based amplification, NASBA)[12, 13]。虽然TMA和NASBA存在差异，但它们的原理类似，本章将一起阐述其原理(图10-4)。

TMA在HIV、HCV和西尼罗河病毒的NAT中发挥重要作用。它以RNA为模板，在反应开始时特异性下游引物(引物1)与靶RNA的3′末端杂交，经过逆转录过程合成cDNA，随后RNA模板被RNA酶水解，引物2与cDNA链配对，在DNA聚合酶作用下合成双链DNA分子(图10-4，步骤4)。由于引物1的5′端预先添加有噬菌体T7启动子，因此在T7聚合酶的驱动下可以介导下游RNA的转录(图10-4，步骤5)。单个DNA模板可以生成许多RNA转录产物，并且这些新生的RNA分子可以重新进入扩增循环。与PCR相比，NASBA的优点是无需使核酸重复变性。因此，NASBA不需要在热循环仪中就能实现RNA序列的扩增。

除上述扩增方法之外，还有一些方法如链替代扩增反应(strand displacement amplification, SDA)和连接酶链反应(ligase chain reaction, LCR)等，均可以利用核酸聚合酶或连接酶来扩增DNA和(或)RNA[14-16]。此外，还有探针/信号放大系统，如分支DNA和杂交捕获检测等。尽管此类技术已经运用于病原体的检测，但并未广泛应用于输血医学中，本章不再赘述[17]。

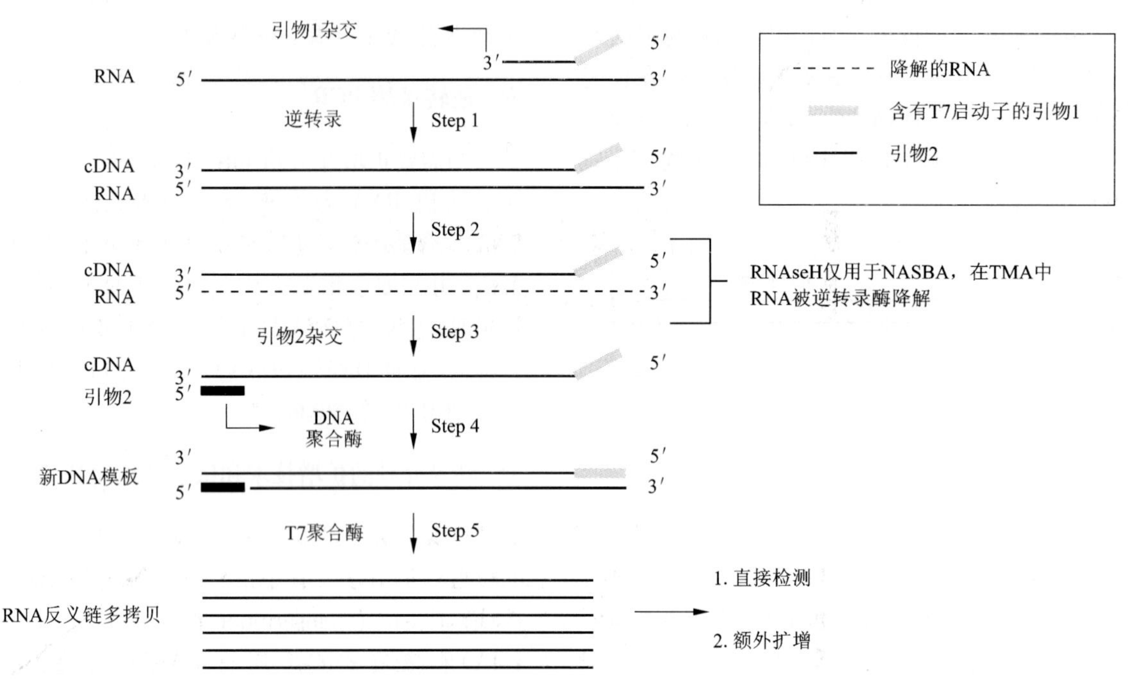

图 10－4　图示概述转录介导的扩增和依据序列的扩增

八、核酸扩增产物的检测

PCR、RT－PCR、TMA 和 NASBA 可特异性扩增核酸序列，但扩增的序列仍需进行检测。传统技术的扩增产物必须通过凝胶电泳进行分离，并通过荧光染料(如溴化乙锭)显色，溴化乙锭可使凝胶中的核酸在紫外线下可见。如果凝胶中有合适的标准品提供分子量，通过标准品可以确定扩增产物的准确大小。为确定扩增的核酸产物准确序列，可使用限制性内切酶剪切扩增产物，并通过剪切产物的大小确定。由于扩增序列是已知的，尽管核酸杂交分析有高度特异性，限制性内切酶位点是可以预测的(称为限制性片段长度多态性分析)。电泳后，扩增产物被转移至醋酸纤维素膜上，随后与特异性的 DNA 探针杂交。

每种方法都需要凝胶电泳分析，此步骤非常耗时，不适用于实验室检测献血员的高通量需求，而且也不易自动化。此外，电泳需要打开含有扩增产物的试管并且对产物进行处理，增加了试剂污染的可能，导致后续样品存在假阳性的风险。

还有许多利用荧光化学反应来检测扩增产物的新技术，其只有在合成反应正确时才会有荧光出现。通过含有荧光的色谱分析，检测每次扩增循环中扩增产物的荧光变化，称为“实时 PCR”。此法具有高灵敏度，相较于基于凝胶电泳的方法更准确，而通过使用多种荧光染料，可实现在同一反应中同时检测多个目标基因(例如多重核酸扩增反应)。同时，进行检测时，反应中的荧光探针无需打开带有扩增产物的试管，减少了扩增产物污染及后续检测假阳性的风险。

有两种荧光方法依赖于并列排列的荧光基团和避免荧光的淬灭基团。在 TaqMan 系统中，序列特异性探针的一端带有荧光基团，而另一端带有淬灭基团。当探针与目标序列结合，它能抑制 DNA 聚合酶活性，抑制下一轮 DNA 从引物开始的扩增。当 DNA 聚合酶遇到结合的探针，可将探针降解，荧光基团和淬灭基团分离[图 10－5(A)]。由于探针与目标序列结合才会出现荧光，使其成为序列扩增的标记。

第 2 种方法使用分子信标，像 TaqMan 探针一样，同样也在 DNA 探针的一端带有荧光标签，另一端带有淬灭标签。特异性序列探针的两端加上互补序列，形成发卡结构，可将荧光基团和淬灭基团相连。当扩增产物生成时，探针与目标序列结合，发卡结构打开，荧光基团和淬灭基团分离，并发出荧光[图 10－5(B)]。

第 3 种方法使用 2 种无荧光的分子，当 2 个分子足够靠近时发出荧光。这 2 个分子连接在 2 个独立的DNA探针上，探针又可结合在相邻的2段序列上，如果存在扩增产物，在退火阶段，探针2端的分子足够接近时便发出荧光[图10-5(C)]。

第4种方法使用一种名为SYBR Green染料与双链DNA结合后可发出荧光。所以SYBR并无序列特异性，可以检测所有扩增产物。幸运的是，“熔解曲线”分析可以将真正的扩增子与异常产物区分开。由于熔解曲线与产物大小及GC含量相关，而产物大小和正确序列是已知的，所以熔解曲线可用于确定扩增产物。

荧光探针技术与PCR技术结合，可用于其他扩增检测技术，如TMA等。

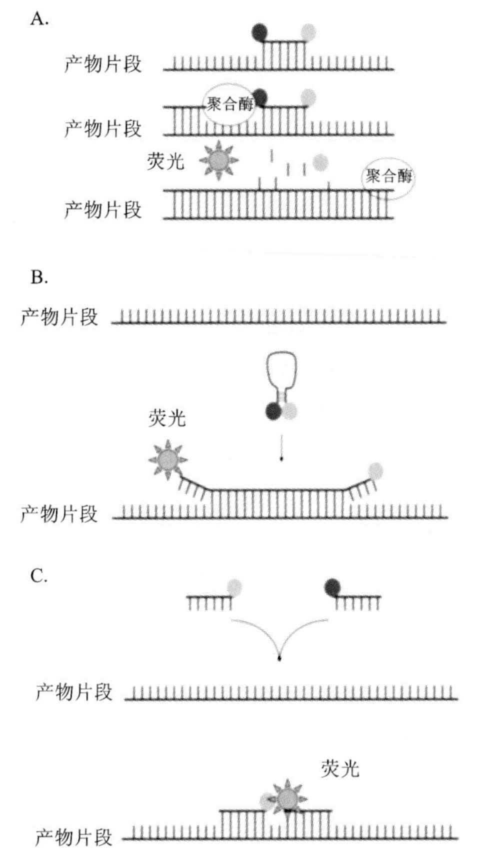

图10-5 实时PCR中通过序列特异性探针的检测方法

九、单核苷酸多态性分析

大多数血型抗原都含有单核苷酸多态性(single-nucleotide polymorphisms, SNPs)。大多数个体中均存在基因产物，但决定血型抗原物质不同的只是一小部分序列的改变，有时甚至只有1个核苷酸的差异。

一些SNPs可破坏或产生限制性核酸内切酶的识别位点。在这种情况下，PCR扩增产物可被限制性酶剪切，并通过琼脂糖凝胶电泳检测获得片段大小的结果。RFLP分析通量较低，且依赖于目的基因SNP中带限制性酶的识别位点。

多种方法可用于检测SNPs，包括改良PCR技术或芯片技术等。分子杂交技术依赖于针对正确SNP序列设计的引物或探针。多重PCR和DNA芯片系统可检测每一个标本的血型抗原基因型[17-19]。以上技术具有高通量和自动化的优势，同时可避免复杂的分析过程。

红细胞抗原的基因定型可能比传统血清学定型更有效。例如，若患者曾接受多次或多人份的红细胞输注，且无法区分出患者自身的红细胞时，为判断患者红细胞的表型，患者DNA的基因定型是唯一可信的方法。但是，有时基因型与表型并不一致。基因定型通常关注的是基因多态性，而非整个基因序列或调控区域。因此，某些情况下基因定型并不能预测表型，如：(1)新的、未知的、编码区多态性改变蛋白结构；(2)尽管编码序列正确，若编码区、启动子区出现新的多态性，或其他调控区域出现的多态性可阻止基因表达；(3)依赖于转录后修饰的抗原表位(如微生物酶的修饰)改变。

第二节 蛋白分析

上述“核酸分析”章节中提到的核酸分析，可检测编码遗传物质的DNA或RNA，以及在RNA水平检测基因表达。但由于存在蛋白质的翻译调控，mRNA的量并不一定与编码蛋白的量相对应。同时，抗体也是一种蛋白，抗体检测不能通过核酸方法检测。因此，检测蛋白-蛋白或者蛋白-碳水化合物的相互作用提供了输血医学相关的生物学信息，这是核酸检测所不能得到的。

一、液相实验(基于凝集法)

同种抗体中每个免疫球蛋白分子(Igs)包括2(IgG)至10(IgM)个抗原结合位点。每个抗体可以结合多个靶分子，因此，可将抗体与多拷贝的抗原连接，如红细胞或串珠或磁珠(beads)。这种抗原抗体反应将表面具有抗原的颗粒凝集，此过程称为“凝集反应”。凝集反应是古老且可靠的血清学方法，可用于检测抗原抗体反应，在输血医学中广泛应用。

许多方法可用到凝集反应。不同血型的抗原拷贝数和密度存在差异。凝集反应可用于交叉配血(献血者红细胞与患者血浆或血清反应),不规则抗体筛查(已知抗原的红细胞谱与患者血浆或血清反应)以及献血者和患者的血型抗原表型鉴定(待检红细胞和单抗或已知特异性的抗血清反应)。

因红细胞易于观察,许多反应体系使用红细胞来检测凝集反应。包括:(1)试管法可检测离心后细胞扣的凝集;(2)微孔板每个孔中游离的红细胞提示凝集反应为阳性;(3)凝胶反应中未凝集的红细胞会通过凝胶介质,但凝集的复合物会停留在凝胶上层或凝胶中[20]。此外,还可通过将某些特殊抗原连接至红细胞表面来检测特定抗体。凝集反应为基础的检测方法还可以改良,可使用颗粒物(如乳胶颗粒)替代红细胞。以上技术基本原则相同,并且已经在临床诊断中得到广泛的应用。

凝集反应非常敏感且易于操作,凝集的形成依赖于合适的抗原抗体比例。一定范围内的抗原抗体比例可促使发生凝集,此范围为“等价带”,每1个抗体分子的臂都与不同的颗粒结合,连接形成网状或晶格状,从而产生凝集[图10-6(B)]。如果抗原抗体比例不在等价带内,太高或太低都会导致假阴性结果。

在高浓度抗体存在时,抗体无法与2个不同的颗粒或红细胞结合,导致前带效应[图10-6(A)]。大多出现于非红细胞凝集反应中,如梅毒快速血浆抗体筛查的血清学实验。前带效应在经典的红细胞血清学试验中较为罕见,但当红细胞抗体效价非常高时也有发生,以及导致ABO反定型的不一致[21-22]。使用含EDTA的溶液稀释待检血清,可降低前带效应出现的可能。抗人球蛋白(AHG)的使用极大解决了前带效应的问题,但如果在加入抗人球蛋白前未经充分洗涤,会出现类似“前带样”的效应[23]。溶液中残留的免疫球蛋白(IgG)会和抗人球蛋白结合,竞争抗人球蛋白与红细胞表面免疫球蛋白的结合。若血型抗体效价非常高,或者存在高水平的多抗(如高γ-球蛋白血症)时,需增加额外的洗涤步骤[23]。

理论上,抗原过量导致的后带效应可出现假阴性凝集反应[图10-6(C)]。如红细胞过量时,抗体分子结合至1个细胞表面的多个抗原表位,阻止了导致凝集的交叉连接的形成。严格按照操作规程操作可避免发生前带效应,其在输血医学中并不常见。

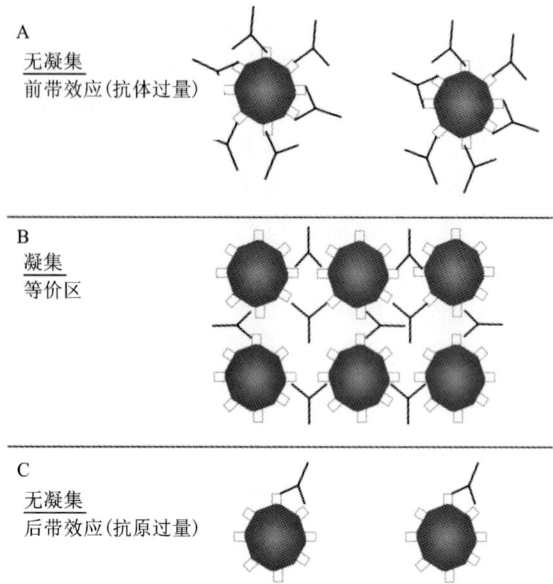

图10-6 抗原和抗体相对浓度对凝集反应结果的影响

二、固相实验

多种固相实验基本原理相同。与液相实验不同,液相实验在溶液或上清液中进行反应,而固相实验是待检抗原或抗体被固定在1个固相基质上。待检标本与包被的固相介质一起孵育使待检物质粘附到固相表面用于检测。多种粘附和检测方法已做描述。

1. 固相红细胞粘附技术

(1)固相分析检测红细胞表型　已知血型抗原的特异性抗体包被于圆底微孔板中[图10-7(A)]。待检细胞加入微孔板中,如果没有发生粘附,红细胞全部聚集于微孔板底部形成“纽扣”状,为阴性反应。相反,如果特异性的抗体结合导致红细胞分散在微孔表面,为阳性反应,说明待检红细胞表面存在相应抗原。

(2)固相凝集检测红细胞抗原　特异性抗体微孔板中包被有抗原包被的颗粒,可以是红细胞或红细胞片段[图10-7(B)]。而后将患者血清加到孔中,孵育并洗涤。如果患者血清中含有针对包被的红细胞抗原的抗体,抗体会结合到红细胞或者其片段上。再加入指示红细胞(含抗人IgG的红细胞),如果指示细胞分散在微孔表面,为阳性反应;反之,若指示细胞聚集成纽扣状,为阴性反应。

2. 固相实验检测血小板

上述的固相红细胞粘附技术(SPRCA)方法也适用于检测血小板表面抗原，如 HPA－1a 及血小板抗体[24]。

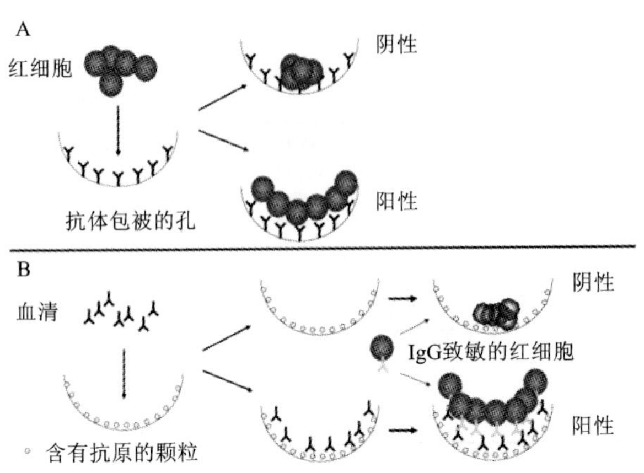

图 10－7　图示用于红细胞定型(A)和抗体检测(B)的固相实验

3. 酶联免疫吸附试验(Enzyme-Linked Immunosorbent Assay，ELISA)

ELISA 也称为“酶免实验”，可以检测抗原或抗体。酶联的二抗或抗原将底物转化成可检测的产物(如颜色变化或者化学发光反应)。因此，ELISAs 实验可将信号放大，且灵敏度显著高于液相凝集或 SPRCAs 实验。在大多数情况下，ELISAs 使用纯化的或合成的抗原或抗体，主要取决于待检标本的类型。同时，完整的红细胞可用于筛查红细胞抗体，称为“酶联抗人球蛋白实验”[25]。

(1)ELISA 法检测抗体(间接 ELISA)　抗原包被于微孔板中，用于检测已知抗原的抗体[图 10－8(A)]。然后加入检测标本，孵育，洗涤。如果标本中存在针对包被抗原的抗体，可以通过酶联(如碱性磷酸酶或辣根过氧化物酶)抗－Ig(如抗－IgG)进行检测。再次洗涤后，加入酶的底物，如果有酶存在，底物会变成可检测的颜色。可通过标准曲线和分光光度计检测底物特定波长的吸光值来定量分析结果。某些标本可能需要稀释，以确保吸光值在可检测的线性范围内。

(2)抗体夹心法检测抗原　此方法是使用 2 个针对同一目标抗原上的 2 个不同抗原表位的抗体，通常为单克隆抗体。微孔板包被的抗体称为“捕捉抗体”[图 10－8(B)]，而后加入标本孵育。如果存在相应抗原，可与固相抗体结合。微孔板在洗涤后与二抗孵育，二抗与酶相连。由于二抗特异性针对目标抗原，只有在抗原结合至捕捉抗体上时才能与抗原结合。再次洗涤后，加入酶的底物，转化成可以检测的颜色。

(3)竞争 ELISA 法检测抗原　竞争 ELISA 法与间接 ELISA 法类似，将目标抗原固定于微孔板中。检测标本与目标抗原的特异性抗体混合孵育，并将混合物加入孔中[图 10－8(C)]。如果标本中不含相应抗原，抗体试剂会结合到固相抗原中。如果标本中含有相应抗原，抗原可与试剂中的抗体结合并阻止抗体与固相抗原的结合。所以标本中的可溶性抗原数量越多，可自由结合到固相抗原上的抗体就越少。同理，信号越弱，标本中的可溶性抗原就越多。

竞争 ELISA 法也可用于检测抗体。检测标本与带标记的抗体混合，加入抗原包被的微孔中。患者抗体和带标记的抗体竞争性地与微孔中包被的抗原结合。如果标本中无抗体或抗体水平较低，则最终产生较高的信号。虽然竞争 ELISA 法难以优化，但竞争 ELISA 法相较于夹心 ELISA 法的优点是不需要两种针对不同表位的抗体。

(4)ELISAs 的技术问题　ELISAs 法简单且实用。尽管样品中的酶抑制剂可能导致低信号，酶激活剂可能导致假阳性信号，但设置合适的对照和洗涤，可以防止此类问题的发生。如果待检抗原数超过抗体数量也可能出现问题，此现象称为“钩状效应”，可使检测结果低于实际抗原浓度，与前带效应(见“液相实验”1 节)类似，在夹心 ELISAs 中，检测物和检测抗体同时加入时，过量的检测物可能导致信号减弱。将待检样品稀释可避免钩状效应的发生。最后，某些患者体内存在人抗小鼠抗体，可与夹心 ELISA 法中的捕捉抗体和检测抗体发生交叉反应，导致所有检测指标均出现高信号。

4. 蛋白芯片

利用固相方法的芯片技术能极大增加同时检测目标物质的数量。在 1 个小芯片上设置许多不同的蛋白物质点，1 个标本可以同时检测多种(有时甚至上千)化学物质的结合活性。例如，通过制作 1 个带有不同血型抗原的芯片，与患者血清同时孵育，可以检测患者血清中的血型抗体。

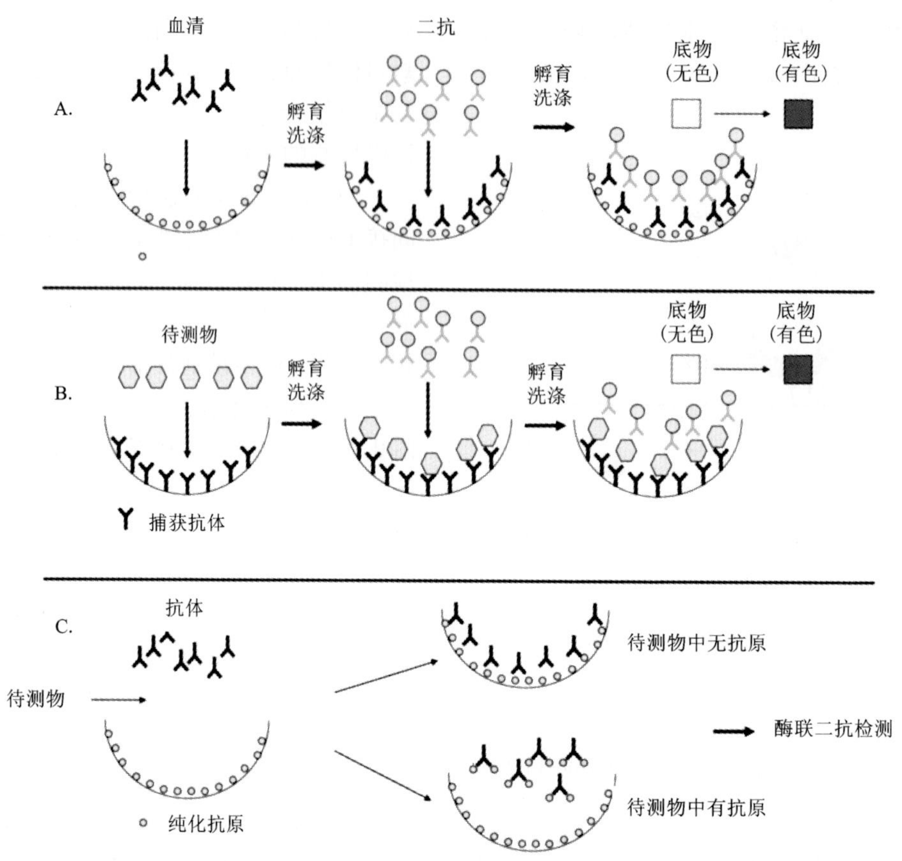

图 10－8　图示间接酶联免疫吸附实验(ELISA)(A)、夹心 ELISA 法(B)和竞争 ELISA 法(C)

尽管芯片方法与 ELISA 一样很有前景，但它需要将检测抗原准确无误的设置于芯片上，以便于辨认。制作碳水化合物抗原或线性蛋白表位的芯片较容易，但制作带有跨膜结构域(如 Rh 抗原)的跨膜蛋白相对困难。蛋白芯片在血库血清学中的应用仍处于早期开发阶段，此技术会在何种领域发展为可用的检测平台仍较难估测。

5. 蛋白印迹

ELISA 技术灵敏度较高，但是如果所使用的抗原不纯(如组织培养生长的病毒裂解成分)，可能会与抗原制备中的另一些成分形成交叉反应，导致假阳性结果。蛋白印迹理论上与 ELISA 方法类似，但与抗原包被微孔板不同的是，抗原混合物首先通过聚丙烯酰胺凝胶高分辨率蛋白电泳分离，然后转印至膜上，膜作为固相检测带有抗体的患者标本。在相邻泳道中使用分子量标记物，可得到抗体识别抗原的分子质量。

其他基于物理特性而非分子大小的方法也可用于分离抗原，但临床应用较少。如等电聚焦利用 pH 梯度分离带不同电量的蛋白。某些抗原非常小，交叉反应抗原可能存在相同的物理特性，此时，使用蛋白印迹法比 ELISA 法特异性更高。因此，蛋白印迹法可作为确认实验，确认感染源血清学筛查实验的结果，如 HIV 等。还有类似技术使用重组或者纯化的蛋白检测其他感染性疾病成分，如 HCV 等。

6. 流式细胞术

流式细胞术使细胞数量分析发生了革命性的变化。其基本原理是用荧光标记的抗体结合细胞表面分子。细胞与抗体一同孵育后被“染色”，最后通过流式细胞仪检测。单个细胞暴露于激发光下，激发特定波长的荧光产生并通过流式细胞仪内的传感器。荧光的数量由一个个的细胞决定，并可对细胞表面分子数量进行定量分析，同时还将复杂混合物中的小群体细胞进行可视化计数分析。

流式细胞术在临床中主要应用于诊断肿瘤增生，尤其是恶性血液病肿瘤，还可应用于红细胞血清学。例如，红细胞可以通过已知特异性的标记抗体来确定表型。此外，抗体筛查或者交叉配血也可以通过已知表型的红细胞与患者抗血清混合孵育，使用荧光标记的抗人 Ig(抗 - IgG)二抗测得。但是流式细胞术目前大多用于科研中，并未大规模应用于人类输血医学领域。

第三节　基础免疫学

免疫系统针对外来抗原产生抗体并保持对自身抗原的耐受，这个过程复杂而精细，由多种细胞器参与和调节。由于篇幅限制，本节仅限于探讨抗体结构、功能和在输血并发症中的作用。

一、抗体结构

简单的说，抗体是由 2 条相同的重链和 2 条相同的轻链组成(图 10 -9)。每条重链和轻链都具有 1 个可变区和 1 个恒定区，可变区决定抗体的特异性，负责识别及结合抗原。人类有 2 条轻链家族，分别是 kappa(κ)和 lambda(λ)。任何获得性抗体均具有 2 条相同的 κ 或 λ 轻链。每个抗体分子中的 2 条重链是相同的，但重链根据种族不同有所差异。

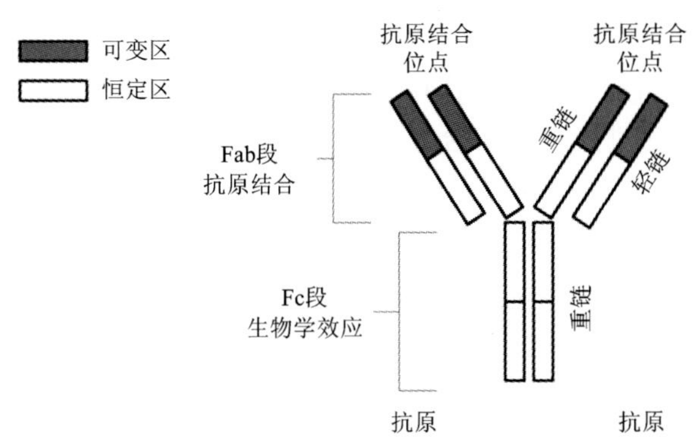

图 10 -9　免疫球蛋白单体的基本结构

使用木瓜蛋白酶可以将 Igs 分解成 2 个功能片段，即 Fab 片段和 Fc 片段。Fab 片段由重链和轻链的可变区域、轻链的恒定区域和 1 条重链的恒定结构域组成。Fab 片段可结合抗原但无激活效应机制，仅由重链恒定区域组成的 Fc 片段具有激活效应机制，能够破坏抗体靶点。Fc 恒定区域的差异是基于抗体类型和亚基的不同。

抗体类型共有 5 种(IgM、IgG、IgE、IgA 和 IgD)由重链的恒定区决定。抗体类型可根据每个分子的抗原结合数量和功能来区分[图 10 - 10(A)]。每个分子的抗原结合数量影响抗原结合的亲和力。例如，IgM 在亲和力成熟之前就已在免疫应答早期表达。IgM 由 5 个 Ig 分子通过 1 个额外蛋白(J 链)连接在一起，具有 10 个抗原结合位点，因此 IgM 具有很强的亲和力。高亲和力的 IgM 能够弥补低亲和力的抗原。使用二硫苏糖醇(dithiothreitol，DTT)处理可破坏 IgM 的结合能力，其原理是 DTT 破坏了 IgM 的二硫键。实验室可用 DTT 处理来区分 IgM 和 IgG 抗体。IgM 通过改变结合抗原之后的三维结构有效激活补体。IgM 特异性 Fc 受体一直备受关注，最近已克隆成功，但其功能仍未知。一般情况下，IgM(部分 IgG)会导致溶血性输血反应和自身免疫性溶血性贫血。

IgG 抗体在体液免疫中具有重要的作用，分为 4 个亚基：IgG1、IgG2、IgG3 和 IgG4。在吞噬细胞中，每个亚基具有不同的恒定区域和功能，以激活补体和(或)Fc 受体的相互作用[图 10 - 10(B)]。IgG1 和 IgG3 激活补体的功能最强，而 IgG2 激活补体的功能较弱，IgG4 无激活能力。因此，具有 IgG4 亚基自身抗体的患者往往不会发生溶血反应。相反，IgG1、IgG2 和 IgG3 红细胞抗体会导致溶血反应。

IgA 是分泌于细胞膜表面的主要抗体。因此，它主要负责抑制胃肠道、泌尿生殖道和呼吸道中的病原体。在吞噬细胞中 IgA 常以单倍体或二聚体的形式存在(二聚体图见图 10 - 10)，但在血清中往往是单倍体形式。IgA 可进一步分为 IgA1 和 IgA2。IgA 二聚体是由 IgA 单体通过 J 链连接(与 IgM 连接方式相同)。IgA 红细胞抗体也会导致溶血，但较为罕见。大多数蛋白试剂(如 Coombs)不能用于检测 IgA，因此当出现患者发生溶血反应，而检测结果为阴性时，必须考虑是否存在 IgA 红细胞抗体。

在肥大细胞中，IgE 抗体与 Fc 受体结合，遇到抗原时可诱导释放组胺。因此，IgE 抗体是过敏和过敏性反应的主要原因(如 I 型过敏反应)。IgD 主要存在于 B 细胞膜表面，仅有极少量存在于血清，其功能尚不清楚。

二、Fc 受体在靶点破坏中的作用

Fc 受体的 γ 家族(gamma family of Fc receptors，FcγRs)可识别与抗原结合的 IgG 的 Fc 端。至今已发现至少 4 个 FcγRs，由于每个 FcγRs 组成不同，

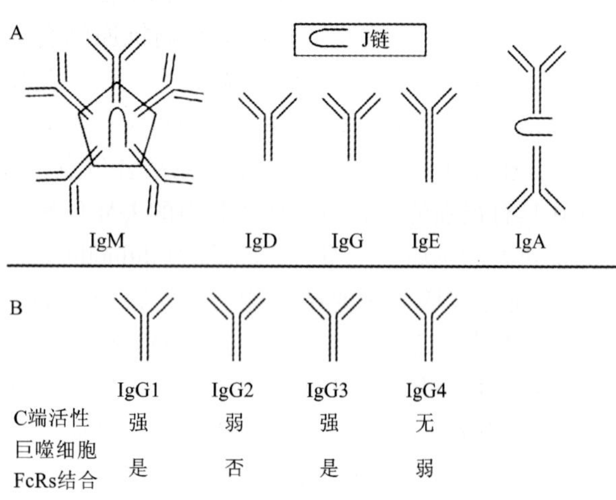

图 10－10　免疫球蛋白分型(A)、分类和补体活性和 FcγRs 结合活性(B)

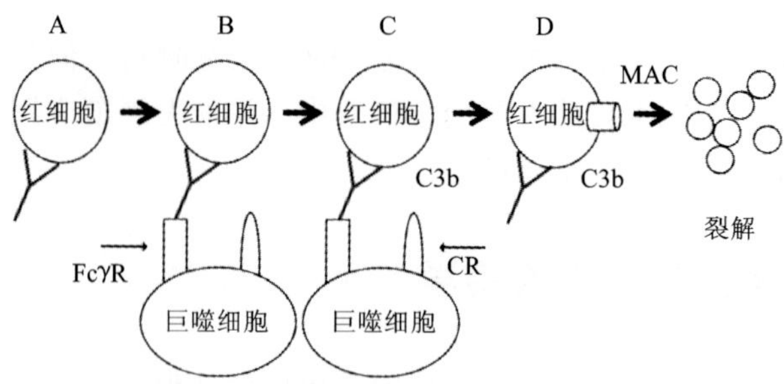

图 10－11　抗体结合破坏红细胞的机制

抗体与红细胞结合后(A)，1 个抗人球蛋白(IgG)表达 1 个结合吞噬细胞上 Fcγ 受体(FcγRs)的配体(B)。如果红细胞逃避 FcγR 介导的吞噬作用，通过沉降 C3b 激活补体，增强识别系统(C)。如果 FcγR 和 C3b 的调理作用仍然不能够介导清除，补体级联导致膜攻击复合物(MAC)插入到红细胞表面，导致细胞裂解(D)。这些过程可能同时发生，这代表了竞争通路的聚合效应。CR = 补体受体。

导致 FcγRs 可以有相反的作用。例如：FcγR2a 和 FcγR3 能够促进靶点的吞噬功能。由于受体的低亲和力，IgG 分子不能结合 FcγR2a 和 FcγR3，这些受体只有在 1 个靶抗原同时被多个 IgGs 结合时才能被激活。与此相反的是，FcγR2b 是 1 个抑制性受体，可防止吞噬的发生。FcγR1 具有很强的亲和力，能够结合 IgG 单体。FcγR1 的强亲和力使其无论是否结合有 IgG，都能够结合特定的靶点，此功能至今仍无法解释。

因此，FcγR 的生物学是非常复杂的，任何获得性 IgG 结合细胞和颗粒可能激活多个受体，也有可能是拮抗的受体。4 个不同的 IgG 亚基(IgG1、IgG2、IgG3 和 IgG4)对不同的 FcγRs 具有不同的亲和力导致其生物学特点更加复杂(图 10－11)。IgG1－IgG4 混合物能够与带有外源性抗原的颗粒或细胞结合。吞噬作用的增强和抑制取决于不同 IgG 亚基的结合和不同 FcγRs 的相互作用。因此，直接与 FcγRs 的 Fc 结构域结合大多可促进红细胞的清除，但也有例外。

三、补体在靶向细胞的破坏和调节中的作用

除了作为 FcγRs 的配体之外，IgG 的 Fc 端还可以激活补体。补体系统由一系列蛋白酶组成，一旦激活，初始信号被放大，导致大量效应分子的产生。补体激活途径有多种，本节主要讨论 Fc 端激活的“经典途径”。

IgM 具有较强的激活补体能力。但为了避免非特异的激活，IgM 在结合抗原后会发生构象改变，使重链恒定区的补体结合位点暴露。在理论上，这种互相作用是非常有效的，单一抗原结合的 IgM 足以裂解 1 个靶点。

相反，IgG 不需要改变构象去结合补体，但是补体的激活需要多个 IgG 分子结合到相同的靶点，以防止游离的 IgG 激活补体。

一旦被激活，补体系统会提供至少 2 种靶破坏机制。第 1 种机制是补体成分的靶向调节作用。这个过程叫做“调理作用”。在补体激活的早期阶段，C3 通过硫脂键结合到抗原表面，提供多个 C3b 位点。这些 C3b 可被巨噬细胞上的补体受体 1(CR1)和 CRIg 识别。当巨噬细胞遇到 C3b 包被的分子时，可对其进行吞噬和破坏。C3b 迅速降解为 iC3b、C3c 和 C3dg。由于 C3bg 可以被不在巨噬细胞内的 CR2 结合，补体可以降解靶点促进吞噬作用。第 2 种机制是下游 C3 激活，膜攻击复合物(membrane attack complex，MAC)发生级联效应。MAC 由补体蛋白 C5b－C9 组成，它们组成类似于中空管的结构插入到靶细胞的膜表面。这种连接靶细胞内部和外部环境之间的非选择性通道导致靶点的渗透裂解。

四、针对抗体包被红细胞的 MAC 聚集、C3 和 Fc 调理作用的特异性表现

抗体结合诱导的效应机制对细菌、病毒和不同组织有不同的作用。一般来说，IgG 一旦结合到红细胞上，靶细胞可能会经历吞噬细胞的 FcγR 吞噬

途径(图 10－11)。如果抗体启动补体级联作用，C3b 锚定于红细胞表面，将导致 CR1 和 C3bd 介导的吞噬发生。最后，如果补体被完全激活，MAC 的插入导致红细胞裂解。

每条通路变化都受抗体类型、亚类和抗原性质的影响(如抗原密度和与细胞骨架的连接)。以下章节描述已知的红细胞破坏过程和溶血反应的临床表现。

五、血管外溶血

在网状内皮系统(reticuloendothelial system，RES)中，吞噬细胞主要在脾和肝中吞噬抗体－红细胞和 C3b 结合的红细胞，红细胞在血管以外的地方被破坏，称为“血管外”溶血。由于这一过程往往在输血后数天才发生，也被称作“迟发性溶血性输血反应(delayed hemolytic transfusion reaction，DHTR)”。与之相反的是“血管内”溶血(见下文)，该反应在输血过程或输血后很快发生，且与急性溶血性输血反应(acute hemolytic transfusion reaction，AHTR)有关。DHTR 的迟发的动力学原因是由于血管外溶血的临床表现较为温和以及相关抗体初始缺失或效价较低，在红细胞破坏之前，需要合成相关抗体或增加抗体效价。

血管外溶血和血管内溶血截然不同，后者红细胞成分直接释放到血液循环当中。在本节中“溶血”一词容易被不熟悉血液专业术语的医疗机构所混淆，因其通常认为溶血是指在血液循环内红细胞的破坏。相比之下，血管外溶血是指红细胞在吞噬破坏的过程(通常在溶酶体中)。在红细胞的正常替换周期过程中，RES 系统中的吞噬细胞能够吞噬大量衰老的红细胞和自体红细胞。以此种方式消耗的红细胞能够分解和回收大量的红细胞组分(如血红蛋白和铁)，从而避免组织损伤。

然而，血管外清除抗体包被的红细胞在生物学上并非等于正常清除衰老的红细胞。与此相反，DHTRs 会导致大概率溶血事件的发生(甚至死亡)。事实上，在啮齿类动物不同型血液输注模型中，抗体结合红细胞的快速清除会导致全身炎症和细胞因子风暴。血管外溶血和血管内溶血截然不同，血管内溶血直接将红细胞组分释放到血液循环当中。在 MAC 中，有些红细胞优先促进调节和吞噬作用而非渗透性溶解，其原因目前尚不清楚。大量证据表明，红细胞上抗体类型和(或)靶抗原的形态排列非常重要。此外，在 MAC 诱导的裂解作用之前，补体可能被激活，可发生 C3b 和抗体对红细胞的调理吞噬作用。原因是血管外溶血一般由 IgG 红细胞抗体诱导，而血管内溶血一般由 IgM 红细胞抗体诱导，后者在修复补体和促进 MAC 形成中更有效。

六、血管内溶血

在进行不相容的输血时，C3b 和(或)IgG 诱导调理吞噬作用前，MAC 快速结合并溶解红细胞。因红细胞在血液循环中持续溶解，所以称为“血管内溶血”。此外，由于抗体介导的血管内溶血比血管外溶血更易发生(或因存在明显的体征和症状，可很快被发现)，这种溶血性输血反应称为“急性溶血性输血反应”。

如上所述，AHTR 通常由 IgM 抗体引起，IgM 抗体有效激活补体，导致 MAC 的快速形成。IgM 特异性 Fc 受体(即 FcμR)已经被详细描述，主要表达于非吞噬性淋巴细胞上；因此，它不能促进 IgM 包被红细胞的吞噬作用。但 IgM 红细胞抗体的补体激活可以通过 C3b 产生调理作用，导致 CR1－和 CRIg 介导的吞噬作用发生。总之，IgM 主要是诱导血管内溶血。

血管内溶血不同于血管外溶血，血管外溶血其通常不会发生任何明显的变化。直接释放到循环中的红细胞内容物中存在游离血红蛋白，可能是剧毒的。尽管结合珠蛋白清除了大量游离血红蛋白，但该系统很容易被击溃。AHTR 通常会导致茶色尿(即血红蛋白尿)并可引起肾功能不全。此外，AHTR 的体征和症状非常明显，包括弥漫性血管内凝血、休克和死亡。此类反应通常是由于 ABO 不相容输血引起，目前临床输血实践中采用多重检测手段，以预防 ABO 不相容引起的 AHTRs。

七、非溶血性红细胞抗体

鉴于抗体致敏红细胞后破坏途径的多样性，交叉不相容的红细胞输注可产生溶血反应。但绝大多数红细胞抗体并不会引起溶血。某些血型抗原进行不相容输血后，从未出现溶血反应或非常罕见(如 JMH、Chido 和 Rodgers 抗原)。实际上，约 1% 的健康献血者直接抗人球蛋白试验结果为阳性，表明 IgG 自身抗体与自身红细胞结合后并不会导致献血者发生溶血。一些已知参与抗体介导溶血反应的抗原(例如 Rh、Kell、Kidd、Duffy 和 Ss 系统的抗原)，也不确定会发生溶血。实际上，患者误输入 ABO 不相容红细胞（RBC），即使存在这些凶险的溶血性抗原/抗体组合，临床上也有 50% 的病例无明显溶血。

关于不相容输血过程中未发生溶血现象有几种解释。对于基本上不参与溶血的抗原，抗原的密度或表面形态可以防止溶血。对于参与溶血的抗原，特定受血者中产生的抗体的特性（即效价、亲和力、同种型或 IgG 亚类）起到了重要的作用。具有相同抗原特异性的不同抗体可能具有不同的激活补体的能力。这就是为何在抗人球蛋白（Coombs）试剂中添加 C3 成分的理由，它提供了抗体是否可以激活补体的信息。遗传多态性和（或）缺陷也可以在患者的基础上调节溶血与红细胞的存活，包括补体、补体调节蛋白以及 FcγR 中的等位基因多态性。因此，溶血的调节可能与抗体的性质无关。

从实际的角度出发，对于“无临床意义的抗体”，尤其是抗原频率非常高，难以或不可能获得抗原阴性的血液，交叉配血不相容的 RBC 也可以输注。血库必须有处理与这些患者相关问题的能力。虽然有显著临床意义的抗体在不同的患者中可能具有不同的溶血作用，但对受血者是否会发生溶血反应的预测手段仍非常有限。因此，除主管医师特别要求用于抢救患者的情况外，对于具有显著临床意义抗体的患者不应发出交叉配血不相容的 RBC。如果得不到相容的红细胞，患者严重贫血的危险性大于几天内可能发生的溶血反应（如在 DHTR 的情况下）时，在血库与主管医师进行充分沟通的前提下，可考虑输注临床意义显著的血型抗原与患者相符的 RBC。

八、免疫效应的总结

总体而言，当抗体结合至红细胞上时，多个途径被激活，从而导致细胞破坏。补体激活通过 C3b 的调理促进吞噬作用，并通过 MAC 促进红细胞直接裂解。IgG 上存在 Fc 结构域，可通过吞噬细胞表面连接 FcγRs 促进红细胞的吞噬作用。不同途径的相关作用主要取决于靶抗原的性质和同源抗体的性质。此外，免疫激活和红细胞释放的毒性可能对免疫调节产生负调控。此时，输注红细胞的破坏效应远远大于输注红细胞的功效。实际上还可能产生严重毒性，导致发病甚至死亡。如果读者希望获得更多关于免疫生物学和免疫反应的详细机制，可参考额外资源[26-27]。

要点

1. 分子杂交技术可用于检测基因、基因产物和多态性。但与基于扩增的方法相比，直接使用杂交方法缺乏敏感性。
2. 分子扩增技术（PCR、TMA、NASBA、SDA 和 LCR）具有高敏感性，但在扩增过程中会受污染和（或）抑制剂问题的影响。
3. 核酸的存在可预测相应蛋白质和抗原结构的表达，但并不能完全预测。
4. 通过分析蛋白表达情况可检测最终的基因产物。该方法不存在核酸检测中依赖于蛋白表达预测的问题。
5. 蛋白分析技术由于没有进行扩增，敏感性低于核酸检测技术，但不易受污染物和抑制剂的影响而导致假阳性或假阴性。
6. 蛋白检测方法中人工扩增的影响（例如异嗜性抗体、前带效应和钩状效应），可能会导致错误的结果。
7. 不同方法检测抗原和抗体可能会存在较大的差异。
8. 免疫球蛋白可以通过不同方式导致红细胞破坏，主要依赖于抗原识别和抗体结构。
9. IgG 抗体引起的红细胞溶血是通过促进吞噬细胞吞噬红细胞导致的血管外溶血（受 Fc 受体和/或补体调节），通常为迟发性溶血反应。
10. IgM 抗体（罕见 IgG）引起的红细胞溶血是通过补体激活膜攻击复合物诱导的血管内溶血，通常为急性溶血反应。
11. 尽管不相容输血导致的溶血反应非常严重，但很多抗体并不具有临床意义，不会导致红细胞破坏。应尽可能避免输注不相容的血液，但当无法获得相容的红细胞，且患者具有的抗体不具有显著临床意义时，也可以输注不相容的红细胞。不相容红细胞输注时应具体案例具体分析，并与临床医生密切沟通。

参考文献

[1] Alberts B, Bray D, Lewis J, et al. Molecular biology of the cell. 3rd ed. New York: Garland Science, 1994: 98 - 105.
[2] Southern EM. Detection of specific sequences among DNA

fragments separated by gel electrophoresis. J Mol Biol 1975; 98: 503 -517.

[3] Alwine JC, Kemp DJ, Stark GR. Method for detection of specific RNAs in agarose gels by transfer to diazobenzyloxy-methyl-paper and hybridization with DNA probes. Proc Natl Acad Sci U S A 1977; 74: 5350 -5354.

[4] Melton DA, Krieg PA, Rebagliati MR, et al. Efficient in vitro synthesis of biologically active RNA and RNA hybridization probes from plasmids containing a bacteriophage SP6 promoter. Nucleic Acids Res 1984; 12: 7035 -7056.

[5] Berk AJ, Sharp PA. Sizing and mapping of early adenovirus mRNAs by gel electrophoresis of S1 endonuclease-digested hybrids. Cell 1977; 12: 721 -732.

[6] Mullis KB, Faloona FA. Specific synthesis of DNA in vitro via a polymerase-catalyzed chain reaction. Methods Enzymol 1987; 155: 335 -350.

[7] Masukawa A, Miyachi H, Ohshima T, et al. [Monitoring of inhibitors of the polymerase chain reaction for the detection of hepatitis C virus using the positive internal control]. RinshoByori Jap 1997; 45: 673 -678.

[8] Al-Soud WA, Radstrom P. Purification and characterization of PCR-inhibitory components in blood cells. J Clin Microbiol 2001; 39: 485 -493.

[9] Pang J, Modlin J, Yolken R. Use of modified nucleotides and uracil-DNA glycosylase (UNG) for the control of contamination in the PCR-based amplification of RNA. Mol Cell Probes 1992; 6: 251 -256.

[10] Temin HM, Mizutani S. RNA-dependent DNA polymerase in virions of Rous sarcoma virus. Nature 1970; 226: 1211 -1213.

[11] Baltimore D. RNA-dependent DNA polymerase in virions of RNA tumour viruses. Nature 1970; 226: 1209 -1211.

[12] Compton J. Nucleic acid sequence-based amplification. Nature 1991; 350: 91 -92.

[13] Kwoh DY, Davis GR, Whitfield KM, et al. Transcription-based amplification system and detection of amplified human immunodeficiency virus type 1 with a bead-based sandwich hybridization format. Proc Natl Acad Sci U S A 1989; 86: 1173 -1177.

[14] Walker GT, Fraiser MS, Schram JL, et al. Strand displacement amplification-an isothermal, in vitro DNA amplification technique. Nucleic Acids Res 1992; 20: 1691 -1696.

[15] Walker GT, Little MC, Nadeau JG, Shank DD. Isothermal in vitro amplification of DNA by a restriction enzyme/DNA polymerase system. Proc Natl Acad Sci U S A 1992; 89: 392 -396.

[16] Wu DY, Wallace RB. The ligation amplification reaction (LAR)-amplification of specific DNA sequences using sequential rounds of template-dependent ligation. Genomics 1989; 4: 560 -569.

[17] Denomme GA, VanOene M. High-throughput multiplex single-nucleotide polymorphism analysis for red cell and platelet antigen genotypes. Transfusion 2005; 45: 660 -666.

[18] Bugert P, McBride S, Smith G, et al. Microarray-based genotyping for blood groups: Comparison of gene array and 5′ - nuclease assay techniques with human platelet antigen as a model. Transfusion 2005; 45: 654 -659.

[19] Hashmi G, Shariff T, Seul M, et al. A flexible array format for large-scale, rapid blood group DNA typing. Transfusion 2005; 45: 680 -688.

[20] Langston MM, Procter JL, Cipolone KM, Stroncek DF. Evaluation of the gel system for ABO grouping and D typing. Transfusion 1999; 39: 300 -305.

[21] Voak D. Observations on the rare phenomenon of anti-A prozone and the non-specific blocking of haemagglutination due to C1 complement fixation by IgG anti-A antibodies. Vox Sang 1972; 22: 408 -419.

[22] Judd WJ, Steiner EA, O'Donnell DB, Oberman HA. Discrepancies in reverse ABO typing due to prozone. How safe is the immediate-spin crossmatch. Transfusion 1988; 28: 334 -338.

[23] Salama A, Mueller-Eckhardt C. Elimination of the prozone effect in the antiglobulin reaction by a simple modification. Vox Sang 1982; 42: 157 -159.

[24] Procter JL, Vigue F, Alegre E, et al. Rapid screening of platelet donors for PIA1 (HPA -1a) alloantigen using a solid-phase microplate immunoassay. Immunohematology 1998; 14: 141 -145

[25] Leikola J, Perkins HA. Enzyme-linked antiglobulin test: An accurate and simple method to quantify red cell antibodies. Transfusion 1980; 20: 138 -144.

[26] Kindt TJ, Osborne BA, Goldsby RA. Kuby immunology. 6th ed. New York: WH Freeman and Company, 2007.

[27] Murphy K, Travers P, Walport M. Janeway's immunobiology. 7th ed. New York: Garland Science, 2008.

第 11 章

血型遗传学

遗传学是一门研究亲代特性如何遗传至子代的学科。本章描述了血型的遗传学。术语“血型”一词适用于血小板、白细胞、血清、红细胞酶以及血红蛋白变异等各种可检测的血液成分的特性。在本章中，“血型”主要是指红细胞膜表面上的抗原，这些抗原可通过特定的血清抗体确定。血小板和白细胞血型将在第 18 章进行讨论。

在 Landsteiner 发现 ABO 血型 10 年后，Von Dungern 和 Hirszfeld 于 1910 年首次提出血型具有遗传特征。由于血型可使用特定抗体通过简单的凝集试验来鉴定，且血型的遗传可以很容易地在家系研究中追溯，因此，血型成为遗传学家的理想研究工具。红细胞抗原是遗传学、人类学以及亲缘关系鉴定重要的标志物(具有识别基因存在的可检测特征)。

检测不同人群之间红细胞上遗传学差异是安全输血的基础。因此，了解人类遗传学原理(包括遗传模式及术语的使用)，是免疫血液学和输血医学的一个重要方面。本章概括了血型抗原的遗传学基本原理及其与输血医学的相关性。这需要用到许多遗传学术语，每个术语在初次出现时将使用加粗字体，并给出定义。

遗传学以及分子生物学的技术进展迎来了分子遗传学时代，基因可常规测序，对遗传及疾病的研究都达到了核酸水平[1-2]。这些进步使控制血型表达的调控元件及基因被发现，因此血型的存在或缺失可通过 DNA[3]分析来预测，使输血医学和患者护理的革新成为可能。经典的遗传学基本原理知识有助于从分子层面了解个体的血型。

第一节　遗传学基本原理

1865 年，孟德尔发表著名的豌豆实验时提出了基因分析的基本技术。孟德尔通过实验得到结论：存在 1 种遗传因子或单位(即现在所知的基因)，根据两个简单的规则，即分离定律和自由组合定律(见“性状的遗传”部分)由一代传至下一代。

19 世纪末细胞学研究提示，每个活细胞核内都具有一组特有的染色体。直至 20 世纪早期才意识到这些染色体中携带有基因。生物化学研究显示这些染色体主要由核酸和相关蛋白质组成[1-2]。

很多优秀的教材对经典遗传学提供了更深刻的见解[4]。本章中所概述的遗传学基本原理旨在综述血型抗原的遗传与表达。

一、基因(等位基因)和染色体

基因是指可编码特定蛋白的 DNA 片段。基因是性状(由基因决定的特征或条件)的基本遗传单位，包括血型抗原。基因在染色体上的排列方式是每个基因占据 1 个特定的位点，被称为基因位点。1 个位点可被几个不同形式的基因中的 1 个占据，称为等位基因。例如，编码 JK^a抗原蛋白的基因是编码 JK^b抗原基因的不同形式(即等位基因)。术语“基因”和“等位基因”可相互替换使用。基于国际通用的基因和等位基因术语，书写基因或等位基因名称时应使用斜体，例如，*RHD* 表示编码 RhD 蛋白的基因。当名称后有“基因”或“等位基因”字样时无需斜体，如“RHD 基因”或“RHD 等位基因”。ISBT 红细胞免疫遗传学与血型术语工作组[5-6]建立了在输血医学中使用的等位基因术语。对于具有编码多态性的常见抗原的等位基因，命名基于 ISBT 抗原名称，如 *FY**01 或 *JK**02 分别指编码 Fy^a 和 Jk^b 抗原的等位基因。或者，在惯用字母的地方也可使用 *FY** A 或 *JK** B 来表示。当基因型是通过凝集试验推测所得时，基因型也可使用抗原的斜体来表示，如 Fy^a 或 Jk^b。

染色体是携带基因的结构，细胞核分裂时，在细胞核可见，携带有维持细胞或有机体所必须的遗传物质(DNA)。人类体细胞中含有 46 条染色体，共 23 对，每对染色体中 1 条来自父方，1 条来自母方。男性和女性均有 22 对同源染色体(在男性和女性中携带相同基因的 1 对染色体)，也称为常染色体(除性染色体外的其他所有染色体)。另外一对是非同源染色体，组成决定个人性别的性染色体。男性的性染色体为 X 和 Y，而女性为 2 条 X 染色体。核型指 1 个人的染色体组成，正常男性和女性可分别写为“46，XY”和“46，XX”。染色体所携带的遗传信息在体细胞分裂过程中从母细胞传递至子细胞，在生殖过程中通过配子从父母传递给后代(孩子)。

研究染色体的最佳时期是细胞分裂期(有丝分裂，见“有丝分裂”部分)，此时它们在核内变为离散的结构，可通过多种显微技术可视化。所有的染色体都具有一些共同的形态特征，但在一些特征上具有差异，如大小、着丝粒的位置和染色性质等。每 1 条染色体均具有 2 个部分(臂)，它们在中间收缩的部分相接，称为着丝粒(图 11－1、图 11－2)。染色体可根据长度和着丝粒的位置进行区分。这些特性作为 1～22 号常染色体编号的基础，其中 1 号染色体最大，22 号染色体最小。有 1 个国际认可的术语可用于描述染色体。染色体臂长度存在差异，尽管 1 号染色体两条臂之间差距不明显(图 11－2)。“p”(或 pitite)臂是较短的臂，位于染色体的上端。较长的臂称为“q”臂。因此，1 号染色体短臂称为“1p”，4 号染色体长臂称为“4q”。染色体的末端部分称为“ter”；“pter”和“qter”分别代表短臂“p”和长臂“q”的末端。

染色技术为区分单个染色体提供了一种更为精细的手段。选定的染料使染色体非均匀着色，根据所使用的染料可获得不同的带型，因此每一条人类染色体均有唯一的独特带型。如图 11－2 所示，吉姆萨染色显示出暗带(G 带)和明带(R 带)的特定模式。奎纳克林(Quinacnne)可用于荧光显微镜观

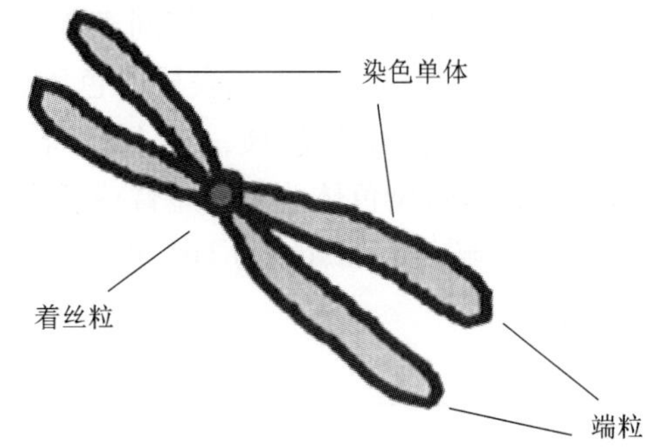

图 11－1　中期染色体图解

在细胞周期的中期阶段，染色体浓缩，通过光学显微镜可见；如图所示，中期染色体在细胞分裂的准备过程中进行了复制，每条染色体由两条姐妹染色单体组成，这些染色单体由着丝粒相连；端粒是染色体的末端或终末部分。

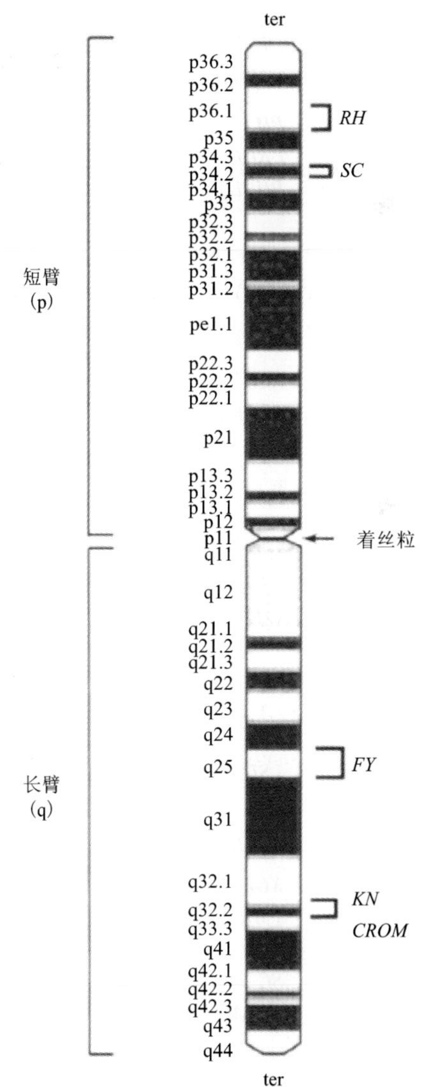

图 11－2　人类 1 号染色体吉姆萨染色后的形态和带型

注：图中展示了控制 Rh(*RH*)、Scianna(*SC*)、Duffy(*FY*)、Knops(*KN*)和 Cromer(*CROM*)血型系统抗原表达的基因的染色体定位。

察染色体的着色，出现荧光条带，等同于普通光学显微镜下观察到的 G 带。G 带代表异染色质（浓缩的 DNA），R 带代表常染色质，与 DNA 转录为 mRNA 有关。以 1 号染色体为例，短臂或长臂上最靠近着丝粒的区域，分别编号为 1p1 和 1q1。如果使用更高的分辨率，可进一步分为亚带（如 1p11 和 1p12），甚至可进一步细分（如 1p11.1 和 1p12.1）。基因可被单独定位于一个特定的条带位置（图 11－2），表 11－1 展示了编码 34 个红细胞血型抗原系统[5－9]的基因在染色体中的位置。

表 11－1　血型系统

ISBT 系统命名（编号）	ISBT 基因名称（HGNC）*	染色体定位	基因产物和成分名称［CD 编码］	相关的血型抗原［无效表型］
ABO（001）	*ABO*（*ABO*）	9q34.2	糖基转移酶，糖类	A；B；A，B；A1［O 型］
MNS（002）	*MNS*（*GYPA* *GYPB* *GYPE*）	4q31.21	血型糖蛋白 A（GPA）［CD235a］血型糖蛋白 B（GPB）［CD235b］	M，N，S，s，U，He，Mi^a，Vw，和其他 38 种［En（a－）；U－；M^kM^k］
P1PK（003）	*P1*（*A4GALT*）	22q13.2	半乳糖基转移酶，糖类	P1，P^k，NOR
Rh（004）	*RH*（*RHD* *RHCE*）	1p36.11	RhD［CD240D］RhCE［CD240CE］	D，G，Tar C，E，c，e，V，Rh17，和其他 45 种［Rh_{null}］
Lutheran（005）	*LU*（*LU*）	19q13.32	Lutheran 糖蛋白；B 细胞黏附分子［CD239］	Lu^a，Lu^b，Lu3，Lu4，Au^a，Au^b，和其他 14 种［隐性 Lu（a－b－）］
Kell（006）	*KEL*（*KEL*）	7q34	Kell 糖蛋白［CD238］	K，k，Kp^a，Kp^b，Ku，Js^a，Js^b，和其他 28 种［K_0 或 K_{null}］
Lewis（007）	*LE*（*FUT3*）	19p13.3	岩藻糖转移酶，糖类（从血浆中吸附）	Le^a，Le^b，Le^{ab}，Le^{bh}，ALe^b，BLe^b［Le（a－b－）］
Duffy（008）	*FY*（*DARC*）	1q23.2	Duffy 糖蛋白［CD234］	Fy^a，Fy^b，Fy3，Fy5，Fy6［Fy（a－b－）］
Kidd（009）	*JK*（*SLC14A1*）	18q12.h3	人尿素通道蛋白（HUT）Kidd 糖蛋白	Jk^a，Jk^b，Jk3［Jk（a－b－）］
Diego（010）	*DI*（*SLC4A1*）	17q21.31	Band 3，阴离子交换蛋白 1［CD233］	Di^a，Di^b，Wr^a，Wr^b，Wd^a，Rb^a，和其他 16 种
Yt（011）	*YT*（*ACHE*）	7q22.1	乙酰胆碱酯酶	Yt^a，Yt^b
Xg（012）	*XG*（*XG*）（*MIC2*）	Xp22.33 Yp11.2	Xg^a糖蛋白 CD99（MIC2 product）	Xg^a CD99
Scianna（013）	*SC*（*ERMAP*）	1p34.2	红细胞膜结合蛋白（ERMAP）	Sc1，Sc2，Sc3，Rd，和 3 等［Sc：－1，－2，－3］
Dombrock（014）	*DO*（*ART4*）	12p12.3	Do 糖蛋白；ART 4［CD297］	Do^a，Do^b，Gy^a，Hy，Jo^a＋和其他 3 种［Gy（a－）］

续表 11－1

ISBT 系统命名（编号）	ISBT 基因名称（HGNC）*	染色体定位	基因产物和成分名称［CD 编码］	相关的血型抗原［无效表型］
Colton（015）	*CO*（*AQP1*）	7p14.3	水通道蛋白 1（AQP1）	Co^a，Co^b，Co3，Co4［Co（a－b－）］
Landsteiner-Wiener（016）	*LW*（*ICAM4*）	19p13.2	LW 糖蛋白细胞黏附分子 4（ICAM4）［CD242］	LW^a，LW^{ab}，LW^b［LW（a－b－）］
Chido/Rodgers（017）	*CH/RG*（*C4A*，*C4B*）	6p21.32	补体成分：C4A；C4B	Ch1，Ch2，Rg1 和其他 6 种［Ch－Rg－］
H（018）	*H*（*FUT1*）	19q13.33	墨角藻糖基转移酶，糖类［CD173］	H［孟买型（O_h）］
Kx（019）	*XK*（*XK*）	Xp21.1	XK 糖蛋白	Kx［McLeod 表型］
Gerbich（020）	*GE*（*GYPC*）	2q14.3	糖蛋白 C（GPC）［CD236］糖蛋白 D（GPD）	Ge2，Ge3，Ge4，和其他 8 种［Leach 表型］
Cromer（021）	*CROM*（*CD55*）	1q32.2	DAF［CD55］	Cr^a，Tc^a，Tc^b，Tc^c，Dr^a，Es^a，IFC，和其他 11 种［Inab 表型］
Knops（022）	*KN*（*CR1*）	1q32.2	CR1［CD35］	Kn^a，Kn^b，McC^a，Sl^a，Yk^a，和其他 4 种
Indian（023）	*IN*（*CD44*）	11p13	Hermes 抗原［CD44］	In^a，In^b，和其他 2 种
Ok（024）	*OK*（*BSG*）	19p13.3	神经素，基础免疫球蛋白［CD147］	Ok^a，OKGV，OKGM
Raph（025）	*RAPH*（*CD151*）	11p15.5	跨膜四蛋白［CD151］	MER2［Raph－］
JMH（026）	*JMH*（*SEMA7A*）	15q24.1	脑信号蛋白 7A［CD108］	JMH 和其他 5 种［JMH－］
I（027）	*GCNT2*（*IGNT*）	6p24.2	氨基半乳糖糖基转移酶，糖类	I［I－或成人 i］
Globoside（028）	*GLOB*（*B3GALNT1*）	3q26.1	转移酶，糖类（Gb_4，globoside）	P［P－］
Gill（029）	*GIL*（*AQP3*）	9p13.3	水通道蛋白 3（AQP3）	GIL［GIL－］
Rh－associated glycoprotein（030）	*RHAG*	6p21.3	Rh 相关糖蛋白［CD241］	Duclos，Ol^a，DSLK†，RHAG4［Rh_{null}（调节型）］
Forssman[10]（031）	*FORS*（*GBGT1*）	9q34.2	Globoside 3－α－N 氨基半乳糖基转移酶 1 Forssman 糖脂类	FORS1

续表 11－1

ISBT 系统命名（编号）	ISBT 基因名称（HGNC）*	染色体定位	基因产物和成分名称［CD 编码］	相关的血型抗原［无效表型］
JR[11－12]（032）	*JR*（*ABCG2*）	4q22.1	Jr 糖蛋白 ATP-binding cassette, sub-family G, member 2（ABCG2）［CD338］	Jr[a]［Jr(a－)］
Lan[13]（033）	*LAN*（*ABCB6*）	2q36	Lan 糖蛋白 ATP-binding cassette, sub-family B, member 6（ABCB6）	Lan［Lan－］
Vel[14－16]	*VEL*（*SMIM1*）	1p36	Small integral membrane protein 1（SMIM1）	Vel［Vel－］

＊如果遗传信息是通过血型分型获得的，那么该基因的名称则用血型系统 ISBT 名称中的斜体字表示；例如，*SLC14A1*（HGNC 术语）将表示为 *JK＊A* 和 *JK＊B* 或 *Jk^a* 和 *Jk^b*（ISBT 术语）；

† 由于遗传证据有限，临时赋予 ISBT 编号；

ISBT：国际输血协会；HGNC：人类基因命名委员会；ATP：三磷酸腺苷

二、细胞分裂

细胞分裂时，染色体复制，每一个子细胞获得一份完整的遗传物质。在体细胞中通过有丝分裂完成，在生殖细胞中由类似的称为减数分裂的过程所替代。两种细胞分裂方式共同的特征是：在分裂开始前，染色体进行复制，形成两套子代染色单体，通过着丝粒相互连接（图 11－1）。

1. 有丝分裂

体细胞通过有丝分裂来生长和修复（图 11－3）。通过这一过程，每个细胞可衍生为具有相同染色体的 2 个子细胞。子细胞同亲代细胞一样是双倍体（2N）；也就是说它们由 46 条（23 对）染色体组成，具有亲代细胞所有的遗传信息。

2. 减数分裂

减数分裂只在生殖细胞准备形成配子（精子或卵细胞）时发生。体细胞是双倍体（2N），而配子是单倍体（1N），其染色体数目只有体细胞的一半。减数分裂是细胞分裂和复制以形成单倍体配子的过程。减数分裂时，双倍体细胞进行 1 次 DNA 复制，然后进行 2 次分裂，产生 4 个单倍体配子（图 11－4）。由于精子和卵细胞在受精时融合，因此配子必须为单倍体。如果每一个配子为携带有 46 条染色体的双倍体，最后形成的受精卵将拥有 92 条染色体，这可能与生命规律不相容。

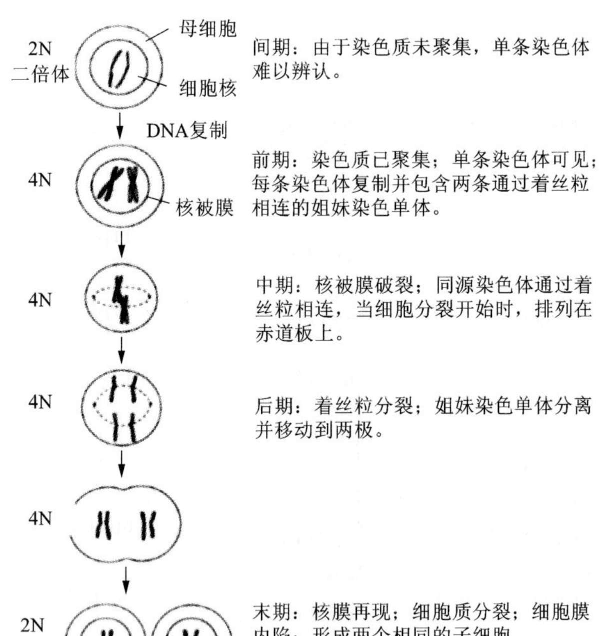

图 11－3　有丝分裂图解

减数分裂通过 2 个机制保证了遗传的多样性：自由组合和交叉互换。通过自由组合，每个子细胞随机接受来自父方或母方的同源染色体。染色体交换指同源染色体对之间的遗传物质交换。遗传物质的重组保证了遗传多样性，产生了独一无二的配子，而配子融合后又产生独一无二的受精卵。

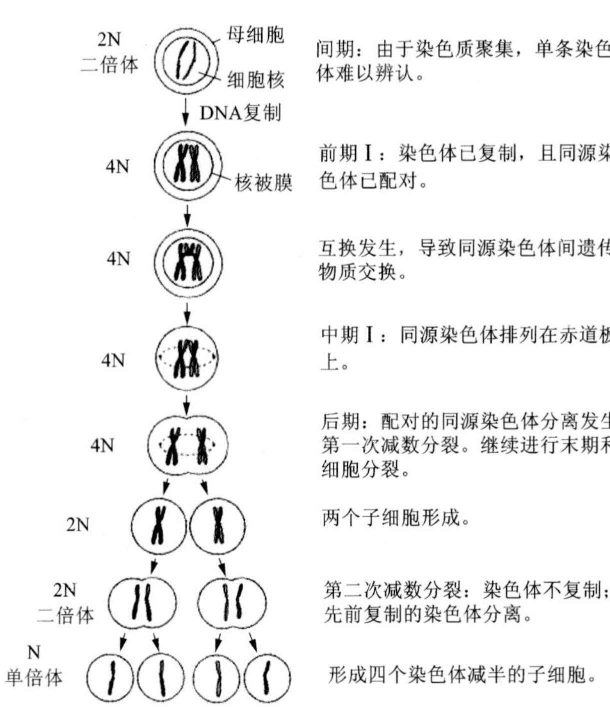

图 11-4　减数分裂图解

三、X 染色体失活(莱昂作用)

女性体细胞中 X 基因具有 2 个拷贝，而男性仅有 1 个 X 基因拷贝。由于大多数 X 基因在 Y 染色体上没有同源基因，因此男性和女性之间在 X 基因的剂量上可能会存在不平衡。这种差异可通过 X 染色体失活(也可称为莱昂作用)来补偿，即在胚胎形成早期女性两条 X 染色体中的一条失活[17]。失活的 X 染色体是来自父方还是母方是一个概率事件，但是一旦出现失活，该细胞所有后代细胞均出现同一条 X 染色体的失活。一些 X 染色体上的基因出现逃逸失活，第一个被发现的逃逸失活基因是 *XG*，该基因编码 Xg 血型系统抗原。同 *XG* 类似，大多逃逸失活的基因定位于 X 染色体短臂末端，但有几个集中在染色体的短臂或长臂上[18-19]。

XK 基因编码 Kx 血型系统，是另外一个已知的编码红细胞抗原的 X 基因。*XK* 改变或缺失可导致出现 McLeod 表型，即缺乏 Kx 抗原且 Kell 抗原表达减少[20-21]。与 *XG* 不同，XK 基因有 X 染色体失活倾向，McLeod 表型相关基因的女性携带者(携带 1 个隐性症状基因和 1 个正常基因的人)的红细胞可能出现 Kx-(McLeod 表型)和 Kx+(非 McLeod 表型)的双群。使用 Kell 抗体进行流式细胞术分析，可见 McLeod 表型红细胞上 Kell 抗原减弱，且女性携带者红细胞分为双群。这种混合细胞群的现象也反映出任意单个体细胞系中父方或母方 X 染色体失活的随机性。

四、基因型和表型

基因型是指一个人从他(她)的父母遗传来的全部基因，该术语也经常用于表示单基因位点的所有等位基因。表型指遗传到的基因可观察到的表达情况，可反应基因的生物活性。因此，通过血清学方法检测红细胞上抗原的存在或缺失代表的是表型。通过基于 DNA 检测方法预测红细胞上抗原基因的有无代表的是基因型。有时基因型可通过表型预测，例如当红细胞与抗 $-Jk^a$ 和抗 $-Jk^b$ 均有反应，即表型为 Jk(a+b+)，则可推测基因型为 *JK*A/JK*B*。通常根据表型只能推测部分基因型，例如，B 型红细胞反映存在 B 基因，但基因型可能是 *B/B* 或 *B/O*。过去几十年来，基因型只能通过家系研究的方法确定，但是目前大多数抗原和表型可在 DNA 水平进行确定，通过家系研究确定基因型的方法已基本被 DNA 分析所取代(见“血型基因组学”部分)。

五、等位基因

染色体已知位置上的 1 个基因可能有多种存在形式，即等位基因。一个人的每种性状均有 2 条等位基因，1 条来自母方，1 条来自父方。为了解释这个概念，简单来说，ABO 基因位点可认为有 3 个等位基因，即 *A*、*B*、*O*(尽管基因分型揭示了该等位基因位点还有许多其他的变异型)。这 3 个等位基因可形成 6 种可能基因型：*A/A*、*A/O*、*A/B*、*B/B*、*B/O* 和 *O/O*。一个人可根据父母的遗传贡献获得任意 2 条等位基因的组合，从而在红细胞上表达相应的抗原。例如，*A/A* 和 *A/O* 遗传可产生 *A* 型红细胞，*A/B* 可产生 *AB* 型红细胞，*B/B*、*B/O* 可产生 *B* 型红细胞，*O/O* 可产生 O 型红细胞。

当 1 个给定位点上相同的等位基因同时表达在 2 条染色体上时，这个人称为该等位基因的“纯合子”。等位基因“半合子”是指 1 个等位基因仅仅只有 1 个拷贝，而不是通常的 2 个拷贝，如 D+表型中 1 条 *RHD* 缺失。当特定位点出现不同的等位基因时，这个人称为“杂合子”。例如，K-k+ 红细胞表型的人在 *KEL* 位点上是编码 k 抗原的 *KEL**02

等位基因的纯合子。基因型为 *KEL**01 和 *KEL**02 杂合子(*KEL**01/02 基因型)的人，红细胞表型为 K+k+。

一个相同位点上不同等位基因编码的抗原可称为“对偶抗原”，因此 K 和 k 是一对对偶抗原。例如，K-k+或 Kp(a-b+)型红细胞称为 k 或 Kp^b 抗原的纯合子是不正确的，而应该说此红细胞具有该抗原的双倍剂量，或者说他们是该基因的纯合子。基因称为等位基因，而抗原称为对偶抗原。

抗原表达的数量(抗原密度)受到等位基因是否为纯合子或杂合子的影响，纯合子的抗原密度通常较高。在一些血型系统中，抗原密度差异可表现为抗体对具有双倍该抗原剂量的细胞反应较强。*JK**A/A 基因型编码的 Jk(a+b-)表型的红细胞具有双倍 Jk^a抗原剂量，因此与抗-Jk^a的反应要强于只有一个该抗原的 Jk(a+b+)红细胞。同理，M+N-红细胞与抗-M 抗体的反应要明显强于 M+N+红细胞。反应较弱的抗体在使用表达单剂量相应抗原的红细胞进行检测时可能检测不到。这种基于等位基因纯合子或杂合子的可观察到的反应强度差异称为“剂量效应”。

六、多态性

在血型遗传学中，多态性是指以适当频率(>1%)在一个群体的基因组中至少发生 2 种产生不同表型的等位基因变异的现象。某些血型系统(如 Rh 和 MNS)具有高度多态性，比其他血型系统(如 Duffy 和 Colton)在 1 个位点具有较多的等位基因[5]。等位基因在 1 个种群中具有多态性，并不代表其在所有种群中都具有这种多态性，例如，与红细胞 Fy^b沉默相关的 FY 等位基因(*FY**02*N*.01)在非洲人群中具有多态性，出现率大于 70%，但是这种等位基因在其他地区人群中几乎没有发现。一种基因多态性可能代表一种人群的进化优势，一个具有多态性的种群可能比具有遗传单一性的种群更能快速适应进化。红细胞抗原的广泛多态性表现为何种进化优势尚不清楚，但是许多研究表明某些特定血型与对某种特定疾病抵抗或敏感有关[22]。

2 个等位基因的差异是 DNA 永久改变的结果。产生了生物学双亲中不存在的改变了的基因、新的等位基因或多态性的事件，被成为“突变”。人类基因突变可导致新的表型产生的概率已被证实小于 10^{-5}(100000 次中小于 1 次)，且突变必须是发生在生殖细胞(配子)中才能遗传。

突变可自然发生，也可通过辐射(如紫外线或 X 射线)或化学药物等物质诱导产生。突变可以发生在基因内，也可发生在基因间区域。突变可能对编码的蛋白质没有影响，即“沉默突变”，也可能会导致蛋白质的改变或可能对表型产生显著影响。当一个等位基因编码红细胞抗原时，在认定一个等位基因可编码产生一个新抗原前，任何基因诱导的改变必须通过特定的抗体识别。

目前许多产生红细胞抗原或表型的遗传事件。这些事件可发生在染色体水平(染色体部分缺失或易位)、基因水平(缺失、交换或重排)、外显子水平(缺失或复制)或核苷酸水平(缺失、替换或插入)。多数人类基因组的多样性是由单核苷酸多态性(single nucleotide polymorphism，SNP)引起，即 DNA 中的单个核苷酸改变[23-25]。因此，大多数人类血型抗原的多态性是 SNP 的结果[3,26-27]。DNA 分析预测红细胞表型将在“血型遗传学”部分进行详细讨论。

第二节 基因性状的遗传

基因性状是指一个或多个基因可观察到的表达情况。性状(或红细胞抗原)的遗传是由基因定位于常染色体还是 X 染色体(性连锁性状)，以及该性状是显性还是隐性来决定的。

一、系谱

家系研究是跟踪一种基因特征(如编码 1 种红细胞抗原的等位基因)通过亲属间传递的遗传状况。将患者家族所有成员的关系及其基因表达情况按照一定格式排列绘制成的图解，称为系谱。综合分析 1 个系谱可以发现 1 个性状或抗原的遗传模式和类型。第 1 个使整个家族被调查的人被称为先证者(proband，男；propositus，性别未知；proposita，女)，propositi 为先证者复数形式与性别无关。用于构建系谱的规定和符号详情如图 11-5 和图 11-6 所示。

二、常染色体显性遗传

通过常染色体显性方式遗传的抗原(或任何性状)只要在相关等位基因存在时即表达，与该等位基因是纯合子或杂合子无关。该抗原在每代中都会

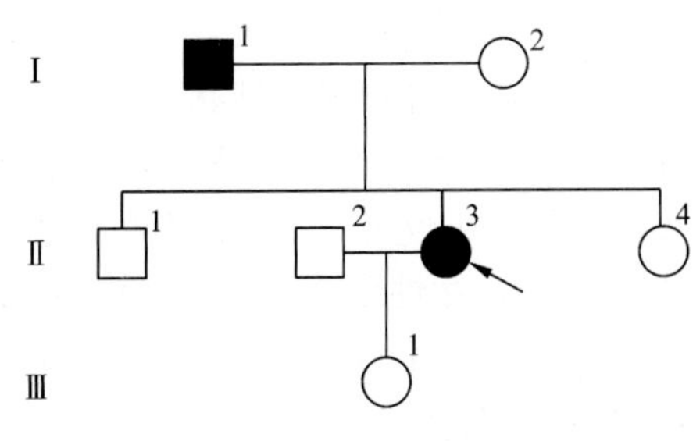

图 11－5 一个系谱的示例

注：男性用方形表示，女性用圆圈表示，系谱中不同的世代由罗马数字标识；每一代的人均用阿拉伯数字标识；编号从左到右依次排列，每个家庭年龄最大的孩子被放置在同代兄弟姐妹的左边；实心符号代表受此特征影响的家庭成员，而空心符号则是未受影响的成员。

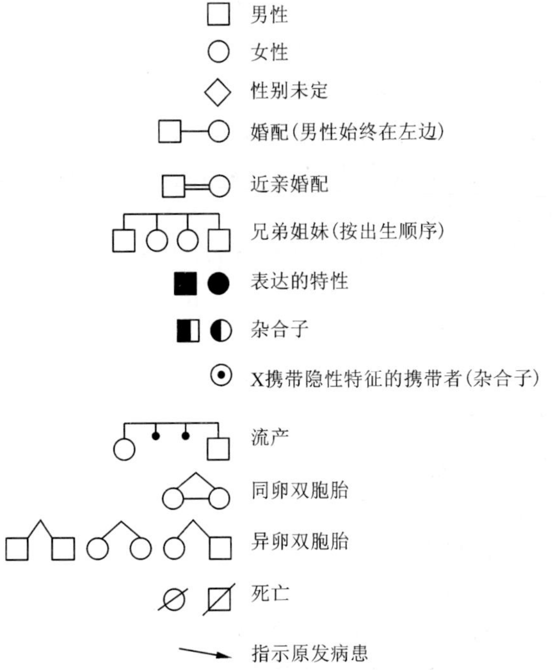

图 11－6 系谱构建用的符号及其意义

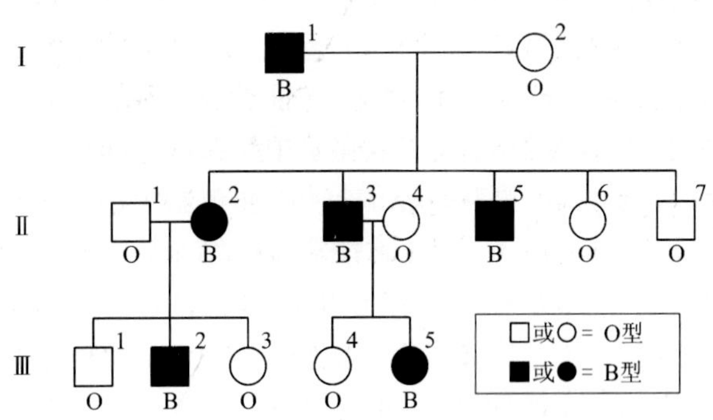

图 11－7 ABO 等位基因的常染色体显性遗传

注：根据子代的 ABO 血型，可推测Ⅰ－1 为 *B/O* 而不是 *B/B* 基因型（显示 B 等位基因相对于 *O* 是显性基因），因为他的两个孩子（Ⅱ－6 和Ⅱ－7）是 O 型，必须从他们的父亲（Ⅰ－1）遗传一条 O 等位基因，并从他们的母亲（Ⅰ－2）遗传一条 O 等位基因；同样，根据子代的 ABO 血型，可知Ⅱ－2 和Ⅱ－3 是 *B/O*，*B* 对于 *O* 为显性。

出现，且在男性和女性中出现的概率相等。通常，携带一种常染色体显性遗传性状的人可将该性状遗传至其一半的子女。图 11－7 系谱演示了常染色体显性遗传，且表明了 *B* 等位基因相对于 *O* 是显性基因。

三、常染色体共显性遗传

等位基因编码的常染色体显性血型抗原可能通过共显性的方式遗传，即当存在 2 个不同的等位基因（杂合子）时 2 个等位基因均表达。因此，当红细胞表型为 S＋s＋，可推测同时存在编码 S 和编码 s 的等位基因［或基因型为 *S/s*（*GYPB* * *S/s*）］。

四、常染色体隐性遗传

通过常染色体隐性遗传的性状只有在该等位基因为纯合子的个体中表达，且是从父母亲双方遗传得到该等位基因。当遗传到隐性等位基因的一个拷贝和一个沉默基因或无效等位基因（即无功能的等位基因或编码一个无法检出产物的等位基因）的组合时，可表达该隐性性状，且该个体表现与纯合子相似。很难或几乎不可能通过血清学方法从隐性纯合子中区分出这种组合，但可通过 DNA 检测区分。

2 个杂合子携带者婚配有 1/4 的子代可能是该性状的纯合子。隐性性状纯合子子代的双亲必然是该性状的携带者。如果该隐性基因的频率很低，则很少出现上述情况，且通常在该性状个体的兄弟姐妹中容易找到，而其他亲属中不易找到。除非近亲结婚，该情况在上一代或前几代中均很难找到。当该隐性基因很罕见时，受影响个体的父母很可能是近亲，因为 1 个罕见的等位基因在血缘亲属之间出现的概率要大大高于非亲属的随机人群。当该隐性基因较为常见时，近亲则不是出现纯合子的必要条件，如 ABO 系统中的 O 基因，尽管是隐性遗传，但并不罕见，O 基因纯合子的人在随机人群中很常见。

在血型遗传学中，隐性性状通常指红细胞不表达该抗原，如 Lu（a－b－）、Rh_{null} 或 O 型，这是由于沉默基因或无效等位基因的纯合子不编码任何产物或者仅编码一个有缺陷的产物。图 11－8 的家系展示了隐性沉默 LU 基因的遗传，纯合子状态下可表现为 Lu(a－b－)表型。先证者Ⅱ－3 是一个需要多次输血的患者，因其血浆中存在抗－Lu3(一种针对 Lutheran 高频抗原的抗体)而被鉴定出。由于其表型 Lu(a－b－)是隐性遗传的结果，因此可能从他的兄弟姐妹中能找到相合的献血者。Ⅰ－1 和Ⅰ－2的后代中可能有1/4 为 Lu(a－b－)表型；本案例中只有先证者为 Lu(a－b－)红细胞。

五、性连锁遗传

性连锁性状是指由 X 或 Y 染色体上基因编码的性状。Y 染色体上携带的有功能的基因较少，因此探讨性连锁遗传时通常指 X 染色体携带基因的遗传。女性具有 2 条 X 染色体，X 基因的遗传，如常染色体基因的遗传一样可以是显性的也可以是隐性的。而在男性中有 1 条来自母亲的 X 染色体和 1 条来自父亲的 Y 染色体，X 和 Y 染色体上的基因由于只有 1 个拷贝，因而均属于半合子。大多数 X 基因在 Y 染色体上没有同源基因。因此，X 显性性状的遗传在男性和女性中是相同的，但是在男性中，X 隐性性状在所有携带该性状基因的男性中均会表达。X 连锁显性和隐性遗传共同的最显著的特征是不会从男性遗传至男性，即该性状不会从父亲遗传给儿子。

六、性连锁显性遗传

X 基因编码的性连锁显性性状可在男性半合子以及女性纯合子和杂合子中表达。男性可将 X 染色体遗传给他所有的女儿，且他所有的女儿都会表达该性状。当一名女性是 X 显性性状等位基因的杂合子时，她的每一名子女，无论男孩还是女孩，均有 50% 的概率遗传到该性状。当一名女性是 X 显性性状等位基因的纯合子时，该性状可遗传至她的所有子代。

Xg 血型系统的 Xg^a抗原由 X 染色体上的基因编码，它以性连锁显性遗传的方式遗传。最先表明 Xg^a抗原是由 X 基因编码的迹象是 Xg(a－) 和 Xg(a＋) 表型的频率在男性和女性中显著不同，Xg^a抗原在女性中的频率为 89%，在男性中的频率仅为 66%[5]。

图 11－9 展示了 Xg^a抗原在 1 个三代家系中的遗传。在第Ⅰ代中，Ⅰ－1 是 Xg(a＋)，且将 Xg^a遗传给了他所有的女儿，而没有遗传给他的儿子。他大女儿Ⅱ－2一定是 Xg^a/Xg 杂合子，她从 Xg(a＋)的父亲遗传得到编码 Xg^a抗原的等位基因，从其 Xg(a－)的母亲遗传得到 1 个沉默基因 *Xg*。Ⅱ－2 将 Xg^a传递给了她一半的子女(不论男孩和女孩)。

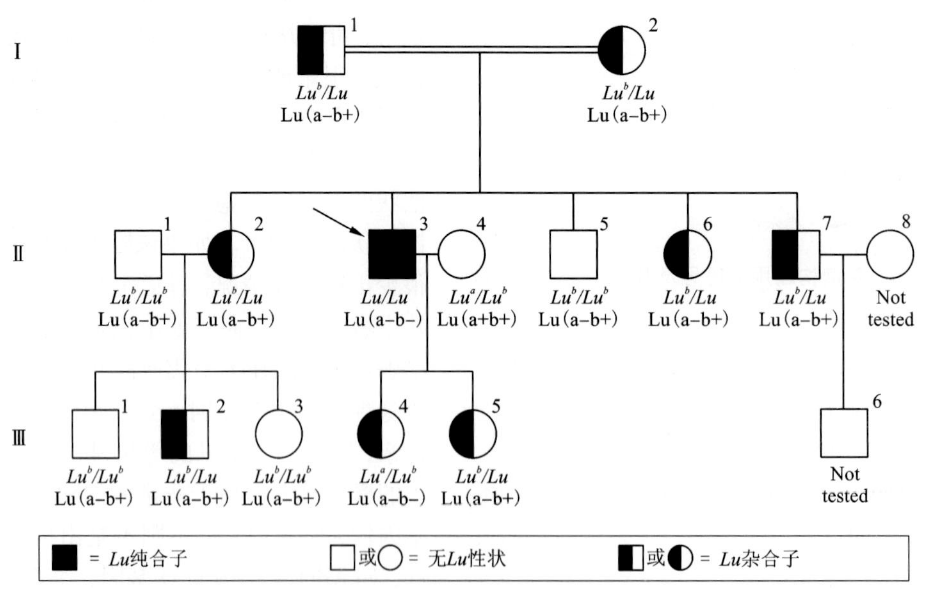

图 11－8　常染色体隐性遗传

注：子代Ⅱ－3，Lu(a－b－)先证者，和Ⅱ－4，其 Lu(a＋b＋)的妻子，显示与 Lu^a 和 Lu^b 相比，*Lu* 是隐性的，且沉默等位基因的存在被 Lu^a 和 Lu^b 在表型水平的产物所掩盖。

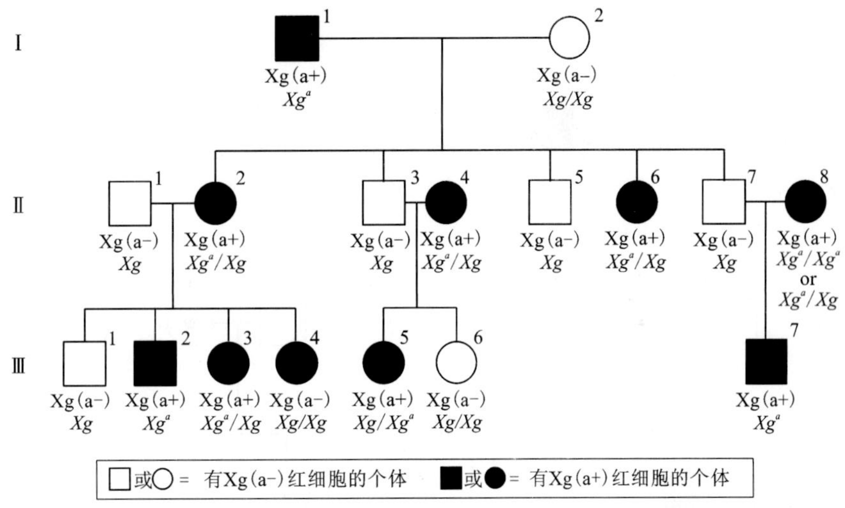

图 11-9　性连锁显性遗传

注：Xgª抗原由 X 染色体短臂顶端等位基因编码；这一家系显示 Xgª抗原是性连锁显性遗传。

七、性连锁隐性遗传

X 隐性等位基因编码的性状在杂合子女性中只为携带状态，而不表达。当母亲为携带者或该性状的纯合子(表达该性状的男性和女性携带者的后代)时，男性可从母亲遗传得到该性状。受到影响的男性可将该性状传递给其所有的女儿，后者将该性状遗传至她大约一半的儿子中。因此，X 隐性性状在男性中出现的频率要显著高于女性。当女性携带者与没有该性状的男性生育婚配后，可将该性状传递给她一半的女儿(也将是杂合子)和一半的儿子(将受影响)。当受影响的男性与没有该性状的女性生育婚配后，所有儿子都不会有该性状，所有女儿都会是携带者。当一种 X 隐性性状很罕见时，该性状几乎只在男性中可见。

XK 基因编码 Kx 蛋白，且属于 X 隐性遗传。*XK* 突变可导致红细胞出现 McLeod 表型，这种红细胞缺乏 Kx 抗原，且 Kell 抗原减弱(McLeod 综合征)。McLeod 综合征与迟发型临床或亚临床肌病、神经退行性病变、中枢神经系统症状、棘形细胞增多症和代偿性溶血性贫血有关。已发现 30 多种与 McLeod 表型相关的不同 *XK* 突变。不同的 XK 突变可有不同的临床表现，且可能与不同的临床预后相关[28]。McLeod 表型患者的 *XK* 测序判断突变的特定类型具有临床预后价值。如图 11-10 的家系所示，McLeod 综合征是一种 X 连锁隐性遗传，且只在男性中发现。

八、自由分离和自由组合定律

性状从一代传递至下一代遵循一定的模式或定律。自由分离定律是指同源染色体在减数分裂时分离，并随机分配到配子中。一对等位基因中只有 1 条会传递至下一代，且配子接受亲代同源等位基因的机会均等。这些染色体在受精时随机组合，自由地分离，并从一代传递至下一代。图 11-11 中的家系展示了 9 号染色体上 ABO 等位基因的自由分离。

自由组合定律是指多种性状的等位基因之间是相互独立的遗传。也就是说，一个等位基因(如 9 号染色体上编码 B 抗原的 B 等位基因)的遗传不会影响另一个等位基因的遗传(如 4 号染色体上编码 M 抗原的 M 等位基因)。图 11-11 的家系阐述了这一原则。

九、连锁和互换

连锁是指同一条染色体上的 2 个基因一起遗传的现象。如编码 Rh 系统抗原的 *RHD* 和 *RHCE*，均位于 1 号染色体，是不会独立分配的连锁基因座。

互换是指同源染色体对之间遗传物质的交换(图 11-4)。在这个过程中，1 条染色体单体上的片段与另 1 条染色单体上的相应片段交换位置；这些片段重新连接，一些基因变换了所在染色体。因此，互换是遗传物质洗牌的一种方式。由于互换可使染色体上产生新的基因组合，因此也被称为重组，被重新编排的染色体可称为重组子。图 11-12 以 1 号染色体为例解释了互换和重组。

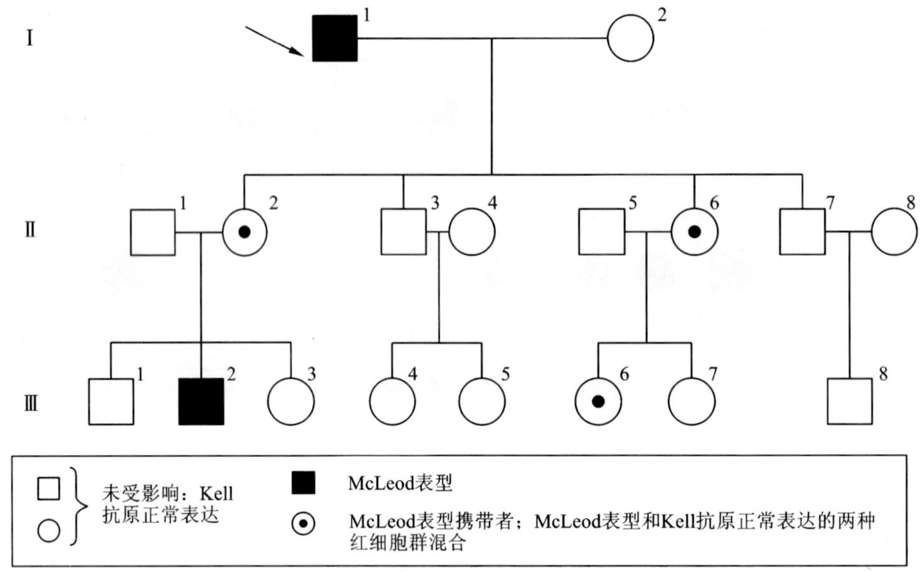

图 11－10　性连锁隐性遗传

注：这一家系显示女性隐性连锁性状将会在任何遗传该性状特征的男性中表达；只有该性状的纯合子才能在女性中表达；该性状跳跃一代，并通过女性携带。

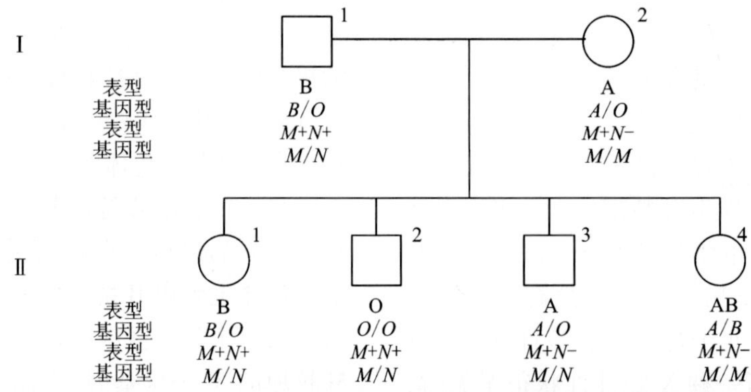

图 11－11　自由分离与自由组合通过一个家族的血型等位基因遗传显示

注：亲代 ABO 等位基因随机传递（自由分离），每个孩子遗传了不同的组合；这一家系还显示编码 ABO 和 *MSN* 血型抗原的等位基因是相互独立遗传的。

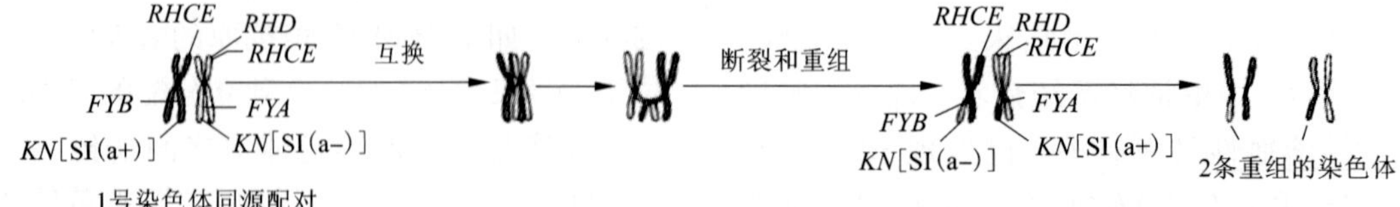

图 11－12　互换和重组

注：图中以 1 号染色体为例；紧密联系的 RH 基因，*RHD* 和 *RHCE*，位于 1 号染色体短臂的顶端；*FY* 和 *KN* 的定位是在染色体的长臂上，并不连锁；在减数分裂期间，在同源染色体配对和染色体断裂的部分之间发生交叉互换重新加入到伴侣的染色体上；1 号染色体的长臂交叉导致了 *FY* 和 *KN* 基因重组，这样一来，编码 Fy^b 抗原的基因就会携带一种编码了 Knops 系统的 Sl(a－)表型的基因。

同一条染色体上携带的不紧密相连的 2 个基因座可被称为同线基因。例如，*RH* 和 *FY* 基因座，均位于 1 号染色体，但它们之间距离较远，*RH* 位于短臂而 *FY* 位于长臂，因而可发生互换并自由组合。

同一条染色体上 2 个基因发生互换的频率是 2 个基因间距离（以厘摩 cM 为单位）的一种衡量手段；2 个位点的距离越远，发生互换和重组的可能性越大。相反，距离非常近（相连接的）的基因倾向于不发生重组，同时传递至下一代。2 个基因间互换的程度可通过分析候选基因的系谱信息和重组的程度来计算。连锁分析的传统方法需要使用 lod（概率的对数）[29]。连锁分析是染色体定位和建立基因间相对位置和距离的基础。Lutheran（*LU*）和 ABH 分泌基因（*SE* 或 *FUT2*）是第 1 个被发现的常染色体连锁遗传案例，如图 11－13 所示。

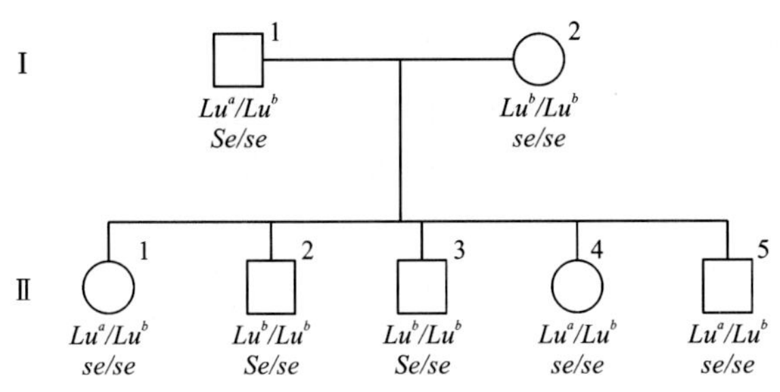

图 11－13　*LU* 和 *SE* 的连锁

I－2 是 Lu^b 和 *se* 的纯合子，并传递这些等位基因给她的后代；I－1 是双重杂合子［Lu^a/Lu^b 和 *Se/se*］；他传递 Lu^b 伴 *Se* 和 Lu^a 伴 *se*，显示 *Lu* 和 *Se* 的连锁；需要对几个这样的信息家系进行分析，以在统计学上确认连锁。

尽管互换很容易在距离较远的基因中发生，仍有少数在同一条染色体上距离较近或紧密相连的基因发生重组的案例。4 号染色体上编码 MN（*GYPA*）和 Ss（*GYPB*）抗原的基因就是一个这样的例子，已由 Daniels 作综述[18]。

十、连锁不平衡

紧密相临座位上的基因倾向于一起遗传，并形成一个单体型（同一条染色体上两个或以上紧密相连座位上基因的组合）。编码 MNS 抗原的等位基因可通过 4 种单体型遗传：MS、Ms、NS 和 Ns。由于连锁基因不会独立分配，每一种单体型编码的抗原在种群中出现的频率与随机分配的频率不同。如果 M＋和 S＋不是连锁遗传，那么 M＋和 S＋在人群中的频率应为 17%（从频率计算），但是实际观察到的 MS 单体型的频率为 24%（通过检测和家系分析得到的数据）[18]。这种至少 2 个连锁基因座位形成的特定组合一起遗传且比预期出现概率更高的现象称为连锁不平衡。

十一、基因相互作用和位置效应

等位基因都在同一条染色体上称为顺式位（*cis*），而等位基因位于两条同源染色体的相对位置称为反式位（*trans*）。顺式位等位基因常相连并一起遗传，而反式位等位基因则自由分离。

历史上常用 Rh 血型系统来解释顺式和反式的意义。例如，*DCe/DcE* 基因型用来描述 1 个 *DCe* 单倍型在 *cis* 位置上有 C 和 e 基因，1 个 DcE 单倍型在 *cis* 位置上有 c 和 E 基因，即 C 和 E 与 c 和 e 在不同的单体型上，即在 *trans* 位上。在这种排列下，*C* 和 *e* 通常一起遗传，而 *C* 和 *E* 则不会。前面关于一个基因负责编码 C 和 c 抗原以及另一个基因负责编码 E 和 e 抗原的解释，是基于 RH 位点 3 个基因的 Fisher－Race 理论。相反，分子分析提示只有 1 个基因（*RHCE*）编码 CcEe 抗原，该基因具有 4 个等位基因（*RHCE* Ce*、*RHCE* cE*、*RHCE* ce*、*RHCE* CE*）。因此，对于 Rh 系统而言，DCe 是一种单倍型，且 RHD 等位基因与 RHCE* Ce 等位基因上是 *cis* 排列。

红细胞抗原的表达可被基因或蛋白之间的相互作用修饰或影响，主要表现为抗原表达减弱。一条染色体上单体型的表达影响另一条染色体上单体型的表达，称为“位置效应”，该现象可在 Rh 抗原表达时出现。当 *Ce* 单体型（*RHD* 缺失）在 *trans* 位上为编码 D 抗原的单体型时，通常表现为 D 抗原表达显著减弱导致 D 表型。当相同的 D 抗原编码单体型与 *ce* 或 *cE* 一起遗传时，D 抗原正常表达。这种抗原表达减弱的原因尚不清楚，但可能与基因表达水平不同及细胞膜蛋白组装改变有关。当存在 Kell 系统的 Kp^a 抗原时，相同等位基因编码的其他 Kell 系统抗原受到抑制（顺式效应），这种现象是由于 trans 位上有一个沉默的 K^0 基因（$Kell_{null}$ 基因）。氨基酸改变导致 Kp^a 表达，不利于 Kell 糖蛋白转运至红细胞表面，因此由 Kp^a 运载至红细胞表面的 Kell 糖蛋白数量明显减少。

抑制基因或修饰基因可影响其他基因的表达。如 19p13.3－p13.12 位点的 *KLF1*，编码红细胞 Krüppel 样因子，它是红细胞终末分化至关重要的转录因子。Singleton[30]等首先发现 *KLF*1 杂合性核苷酸改变与 Lu(a－b－) 表型有关[5]，即熟知的 *In*(*Lu*)表型。这种杂合性主要表现为 Lutheran 系统(Lu_{mod})、P1、In^b和 AnWj 抗原表达减弱。

X 染色体上 GATA－1 基因编码的 GATA－1 转录因子对于红系和巨核系分化至关重要。该基因的改变与 X 连锁型的 Lu_{mod}[表现为 Lu(a－b－)表型]有关[31]。通过血清学方法来区分这种 Lu_{mod}表型与真正的 Lu(a－b－)(Lu null)表型有一定难度，但却具有临床意义。目前该表型的分子基础已经清楚，通过相关基因的测序可进行区分。

在过去，沉默基因或失活基因未被证实时，认为一些单独的、未鉴别的修饰或调节基因是一些缺失或变异表型的基础。例如，通过家系调查发现 Rh_{null}调节型是一个不在 *RH* 位点的基因编码的结果。这种表型现在认为是 *RHAG*(该基因位于 6 号染色体，与 *RH* 相互独立)基因沉默的结果。RHAG 基因编码 Rh 相关糖蛋白 RhAG。红细胞膜在表达 Rh 抗原时需要该蛋白。类似的情况还有，分子研究提示，*RhAG* 突变导致 Rh_{mod}表型[5]。

一些红细胞抗原在表达时至少需要 2 个独立基因产物的相互作用。经过多年的研究才理清 Diego 血型系统中的高频抗原 Wr^b的分配方式，因为缺乏 Wr^b的红细胞是一种罕见的 MNS 缺失型[En(a－)、M^kM^k] 和变异型，然而 Wr^b的对立抗原 Wr^a明显与 MNS 相互独立。直到确认了携带 MN 抗原的 GPA(精确来讲是 75－99 氨基酸片段)只能出现在表达 Wr^b的红细胞上时，这一问题才得以解决。Wr^a/Wr^b多态性由带 3 上的 DI 基因编码，而 GYA 是由独立于 DI 基因的 GYPA 基因编码。RhD 和 RhCE 缺失(Rh_{null})可导致红细胞上缺乏 LW 抗原，且 U、S、s 抗原缺失或减弱，再一次证实了至少 2 个血型基因产物在红细胞膜表面的相互作用。

红细胞上 ABO、H、Lewis 和 I 抗原的表达和分泌需要一系列不同位点基因的相互作用。这些抗原是糖蛋白或糖脂携带的糖类基团，它们的遗传比纯蛋白质类抗原的遗传要复杂得多。单糖通过逐步组装形成携带糖类抗原的寡糖链。ABO 基因和编码其他糖类抗原的基因不直接编码膜蛋白，而是编码一种酶，即催化免疫基团单糖转移的糖基转移酶。每一种单糖结构由对应的糖基转移酶转移，因此，双糖需要 2 个基因，三糖需要 3 个基因，依此类推。一个位点的失活可妨碍或修饰另一个基因产物的表达。H 基因编码的产物是 A、B 抗原合成的前体，如果 H 基因发生沉默，则不能形成 A、B 抗原。A、B 等位基因的突变可能导致糖基转移酶失活或抗原表达增强或减弱。ABO、H、Lewis 和 I 抗原的生物合成见第 12 章。

第三节　群体遗传学

群体遗传学是基因的分布模式和维持或改变基因(或等位基因)频率的影响因素的研究。群体遗传学对概率和简单代数计算应用的基本理解对于亲缘关系鉴定很重要。在输血医学中，其相关的知识可以应用于临床，例如，预测对红细胞抗原产生抗体的患者找到相容血液的可能性。

首先定义 3 个常用术语，这样有助于理解它们的准确用法。“频率”用于描述在遗传水平上的流行情况，即群体中等位基因(基因)的出现频率。“流行率”用于描述在表型水平上永久遗传特征的发生率，例如，任何给定群体中的血型。“发病率”用于描述在某个群体中随时间变化的疾病发生率，例如一种疾病的发生率，因此发生率不适用于血型。

一、表型流行率

血型抗原或表型的流行率通过在同一种族的随机大样本中利用特异性抗体来检测红细胞并计算阳性和阴性反应的百分比来确定。所测试的群体越大，其结果越有统计学意义。表型流行率的百分比总和应该等于 100%。例如，在 Duffy 血型系统中，在非洲种族的一个随机群体中的 Fy(a＋b－)，Fy(a－b＋)，Fy(a＋b＋)和 Fy(a－b－)表型的流行率分别为 9%，22%，1% 和 68%；这些百分比的总和为 100%。如果 1000 个欧裔献血者的红细胞用抗－c 检测，800 个样品是阳性的，200 个是阴性的，则 c ＋表型的流行率为 80%，c－表型的流行率为 20%。因此，在该献血者群体中，大约 20% 的 ABO 相容的血液应该与产生抗－c 的患者血清相容。

二、抗原阴性表型的计算

当为具有针对一种或多种红细胞抗原的抗体的患者提供血液时，可以使用简单的计算来估计需要测试的献血者数，以找到所需抗原组合。因为抗原是彼此独立遗传的，为了计算组合的抗原阴性表型流行率，可将每种单一抗原的流行率相乘。当抗原由密切关联的等位基因编码并且作为单倍型遗传（M，N，S，s）或属于相同载体蛋白（C，c，E，e）编码时，这样的估计可能不尽准确。例如，如果具有针对K，S和Jk^a抗原的抗体的患者需要3个单位的血液，抗原阴性表型发生率和找到它们需要检测的单位数量，可以计算如下：

K－献血者的流行率＝91%；S－献血者＝48%；Jk(a－)献血者＝23%。

每个抗原阴性的献血者的百分比以十进制表示，并相乘：0.91(K－)×0.48(S－)×0.23[Jk(a－)]＝0.10。

0.10即为10%，表示为发生率＝10%/100%＝1/10。

因此，10个ABO相容的红细胞中预期大约有1个是K－S－Jk(a－)的红细胞。

所述患者需要3个单位红细胞，因此平均来说，需要测试30个单位的血液才能满足需求。基于这些计算，医院输血科能够确定在库存内是否具有所申请的血液的可能性。

特定抗原（或表型）的流行率可以随种族不同而变化[5]，所以组合抗原阴性表型流行率的计算应当基于献血者群体中的主要种族来选择。

三、等位基因（基因）频率

等位基因频率是在某一时间内某一群体中，特定基因位点上，某一基因在所有等位基因数量中所占的比例。该频率可以从群体中每种表型的流行率来计算。在检测的群体样品中，任何给定基因座的等位基因频率的总和必须等于100%（或在代数计算中为1）。群体中的基因型频率是指某一基因型个体占群体基因型数的比例。

四、Hardy-Weinberg平衡

如果没有选择、突变、迁移或非随机婚配这些因素影响，任何相对较大的群体中每一代的基因频率都趋向于保持恒定。根据英国数学家Hardy和德国医生Weinberg提出的原则，基因频率达到平衡。这种平衡可以用代数项表示为Hardy-Weinberg公式：

$$p^2+2pq+q^2=1$$

如果两个等位基因（通常称为A和a）分别具有p和q的基因频率，则纯合子和杂合子以如下比例存在于群体中：

$AA=p^2$；$Aa=2pq$；$aa=q^2$

在这样的两等位基因系统中，如果一个等位基因的基因频率（即p），是已知的，则q可以通过$p+q=1$计算。

Hardy-Weinberg方程可以用来从抽样群体中的表型流行率估计基因型频率，反过来也可以从基因频率来确定基因型频率和表型流行率。该方程在血型遗传学中具有许多应用，其用途如下所示。例如在欧洲人群体中，编码K或k的两个等位基因的频率计算如下：

K等位基因的频率＝p；

k等位基因的频率＝q；

KK基因型的频率＝p^2；

Kk基因型的频率＝2pq；

kk基因型的频率＝q^2。

K抗原在9%的欧洲人的红细胞上表达；p^2+2pq＝携带K并且是K＋的人的频率。

因此，$p^2+2pq=0.09$。

$q^2=1-(p^2+2pq)$＝携带*kk*且为K－的人的频率，并且是K－。

$q^2=1-0.09$

$q^2=0.91$

$q=\sqrt{0.91}$

$q=0.95$＝k的频率

因为两个等位基因的频率的总和必须等于1.00：

$p+q=1$

$p=1-q$

$p=1-0.95$

$p=0.05$＝*K*的频率

一旦已经计算了*K*和*k*的等位基因频率，就可以计算k＋（包括K＋k＋和K－k＋两者）和K＋（包括K＋k－和K＋k＋两者）的百分比：

k＋的流行率$=2pq+q^2$

$=2\times(0.05\times0.95)+(0.95)^2$

$=0.9975\times100$

＝计算所得流行率为99.75%（观察所得k＋表型的流行率为99.8%）

K＋的流行率$=2pq+p^2$

$=2(0.05\times0.95)+(0.05)^2$

$=0.0975$

$=0.0975\times100$＝K＋的计算所得流行率为9.

75%（观察所得 K + 表型的流行率为 9%）

Hardy-Weinberg 方程也可以用于已知基因频率 K(p) = 0.05 和 k(q) = 0.95 计算三种可能的基因型 *KK*，*Kk* 和 *kk* 的频率：

$p^2 + 2pq + q^2 = 1$

频率 $KK = p^2 = 0.0025$

频率 $Kk = 2pq = 0.095$

频率 $kk = q^2 = 0.9025$

如果抗体可用于检测感兴趣的等位基因的产物（在该实例中为抗 - K 和抗 - k），则等位基因频率也可以通过表 11 - 2 所展示的方法直接计数获得。通过直接检测获得的等位基因频率是对采样群体的观察频率，而通过基因频率计算（上述）获得的等位基因频率是预期频率。上面的各种计算，应用于两个等位基因情况时，是相对简单的；对于 3 个以上等位基因频率的计算则复杂得多，且超出了本章的范围。

表 11 - 2　用直接计算法（假设没有无效表型）计算 K 和 k 等位基因频率

表型	人数	Kk 等位基因数量	*K*	*k*
K + k -	2	4	4	
K + k +	88	176	88	88
K - k +	910	1820	0	1820
总数	1000	2000	92	1908
等位基因频率			0.046	0.954

注：随机抽取 1000 个人检测 K 和 k 抗原，在 *Kk* 位点上总共有 2000 个等位基因，因为每个人都有两个等位基因，来自各自父母；因此，有两个人有 K + k - 的表型（每个人都有两个等位基因）总共有 4 个等位基因；从 K + k + 组中加入 88K 等位基因，总共 92 K 等位基因或等位基因频率为 0.046（92 ÷ 2000）；k 等位基因的频率是 0.954（1908 ÷ 2000）。

对于某一群体，如果 1 个遗传性状，例如，红细胞抗原的流行率是已知的，则可以应用 Hardy-Weinberg 方程来计算等位基因和基因型频率。当群体足够大使偶然性不能改变等位基因频率并且婚配是随机的，则 Hardy-Weinberg 平衡原理是有效的。在应用 Hardy-Weinberg 平衡原理时，须假定不存在特定性状的选择优势或劣势和其他影响因素，例如突变或群体迁移。当满足所有这些条件时，基因库处于平衡状态，从一代到下一代等位基因频率不会发生改变。如果条件不满足，等位基因频率可以在几代都发生变化，并且可以解释群体之间等位基因频率的许多差异。

第四节　亲缘关系鉴定

多态性是区分人的遗传特征或遗传标记。血型系统拥有最多的等位基因（多态性也最多），因此对确定亲缘关系辨别力最高且最有用。血液是可被检测的遗传特征的丰富来源，包括红细胞、HLA 和血小板抗原。红细胞和 HLA 抗原容易鉴定，具有多态性，并遵循孟德尔遗传学定律。系统的多态性越大，找到两个完全相同的人的机会越少。仅 HLA 系统的广泛多态性就可以在有争议的亲子鉴定的案例中排除超过 90% 的疑父。

血清学确认身份方法已被 Jeffreys 和同事开创的基于 DNA 的检测[32]（称为 DNA 指纹图谱，DNA 图谱或 DNA 分型）所超越和取代[33-34]。不同长度的 DNA 的串联重复序列主要出现在非编码基因组 DNA 中，并且根据重复区的大小将它们分成不同的组。这些串联重复序列在个体之间的变化相当广泛，所以相同数目的重复序列几乎不可能出现在两个个体上，即使这些人是亲属关系。小卫星位点［也称为可变数量的串联重复（variable number of tandem repeats，VNTR）］具有 9 ~ 80 个碱基对的串联重复单元，而微卫星位点［也称为短串联重复（short tandem repeat，STR）］由 2 ~ 5 个碱基对串联重复组成[35]。微卫星和小卫星的内容见 Bennett 的综述[36]。

VNTR 和 STR 序列的测定用到根据 DNA 片段大小的电泳分离。DNA 图谱涉及选择性的信息量丰富的 VNTR 和 STR 基因座扩增。该扩增使用到基因座特异性寡核苷酸引物及随后 PCR 产物大小的测量。整个人类基因组中已绘制了数百个 STR 基因座，许多已经应用于身份确认。不同 STR 基因座（通常至少 12 个）的分析可绘制某个人的 DNA 图谱，几乎可以保证对此人（或双胞胎）是唯一的。DNA 指纹图谱是一种强大的工具，不仅用于身份确认和群体遗传学，而且可用于监测骨髓移植后的嵌合现象[37-38]。STR 分析也被用于监测器官移植后的移植物抗宿主病，特别是肝脏移植[39]。

亲子鉴定案件中，如果疑父不能被亲子鉴定结果所排除，可以计算他作为父亲的概率。该计算比较了疑父传递父系专性基因的概率与任何其他随机选择的来自相同种族或族裔群体的人传递基因的概率。结果表示为似然比(亲子指数)或百分比。AABB 已经为进行亲缘测试的实验室制定了标准和指导文件[40]。

第五节　血型基因图谱

基因图谱是指基因座被分配到染色体某个位置的过程。通过检测许多家族的选定红细胞抗原来完成血型基因图谱的初始绘制。谱系分析用作目的基因之间重组的证据,以排除或建立血型与另一标记或已知染色体位置的连锁关系。

Duffy 血型系统抗原的基因是第 1 个通过 1 号染色体的遗传性畸形而被定位在该染色体上的基因。不久前,重组 DNA 方法用于建立基因的物理位置,而目前,利用人类基因组测序确定基因的位置涉及计算机数据库序列搜索。人类基因组计划(http://www.ornl.gov/sci/tech resources/Human_Genome/home.shtml)已构建了物理基因图,指示了基因位点的位置,并且标识了以 DNA 碱基对表示的基因座之间的距离。

目前,ISBT 认可的血型系统有 34 种[6]。所有血型基因都已被克隆并有各自的染色体位点(表 11-1)。传统绘制图谱的方法是根据 Giemsa 染色(G 条带)或喹吖啶染色(Q 条带)产生的中期条带模式将基因定位到染色体。其他用于染色体图谱绘制的方法包括缺失作图(染色体的部分或全部缺失与某个基因的有无相关)、体细胞杂交(基于人与啮齿动物杂交细胞系随机脱落人的染色体,则性状与染色体的有无相关)、原位杂交(使用荧光 DNA 探针制备完整的染色体)和染色体步移(一项从某个基因已知最近的标记物克隆基因的技术)。详细的基因图谱制作程序信息超出了本章的范围,但相关综述可见参考文献[7][7]。

人类基因组计划产生了许多新的遗传技术和信息,使构建基因座的绝对位置的物理基因图成为可能,其中基因座之间的距离用 DNA 碱基对的数目表示。

第六节　嵌合现象

在实验室中,标本产生混合凝集的现象并不罕见。通常嵌合现象是由于输入献血者红细胞或干细胞移植人工诱导的结果。比较罕见的情况是,混合凝集现象来自真正的嵌合体,即具有来自多个合子的双重细胞群体的人。事实上,第 1 个嵌合体的实例是 1 名女性献血者在抗原分型时通过双群发现的。大多数嵌合体可以分为双生嵌合体或四分体(分裂)嵌合体。嵌合现象不是遗传疾病[41]。

双生嵌合体通过胎盘血管吻合的形成而发生,这导致两个胎儿之间的血液混合。这个血管桥允许造血干细胞迁移到另外双胎中另 1 名的骨髓。每对双胞胎可能有 2 个不同的细胞群(红细胞和白细胞),即它们真正的遗传细胞群和双胞胎另一个双胞胎的细胞群。每对双胞胎中 2 个细胞系的百分比往往不同;主细胞系不一定是自体细胞系,并且两种细胞系的比例在整个生命期内可能会改变。嵌合双胞胎具有免疫耐受性;它们自身的红细胞中缺少 A 或 B 抗原,但在被植入的双胞胎细胞上存在 A 或 B 抗原时,它们也不产生 A 或 B 抗原的抗体。这种耐受性现象可从红细胞扩展到阴性混合淋巴细胞培养物和皮肤移植物的相互耐受。

在双生嵌合体中,双细胞群严格限于血细胞。四分或分裂嵌合体在所有组织中呈现嵌合现象,并且由于不育而比鉴定红细胞的双群更容易。导致四分嵌合体发育的机制未知,但是可确定的是四分嵌合体由 2 个受精卵融合并发育成 1 个含有 2 个细胞谱系的人而产生。

更常见的嵌合体通过医疗干预而产生,并且由分裂活跃的细胞转移产生。例如,造血干细胞移植[41]。然而,基于 DNA 分析预测红细胞表型双重红细胞人群的发现,嵌合体可能比以前认为的更普遍。DNA 分析用于确认证实北欧献血者的 Rh 阴性状态,其中有个献血者具有双重红细胞群,95% 是 Rh 阴性,5% 是 Rh 阳性,最终确认该献血者是嵌合体。嵌合体也是 ABO 定型相反不符的原因。有时由于嵌合体,有产妇被误判为不是孩子的亲生母亲,该案例曾被作为新闻头条报道[42-43]。

第七节　血型术语

抗原最初使用字母(例如,A/B,C/c)符号命名,或者以红细胞携带该抗原的先证者或第一个制备该抗体的人(如 Duclos)命名。也使用过标有上标的字母的符号(例如,Lu^a,Lu^b;Jk^a,Jk^b)和加了数字的术语(例如,Fy3,Jk3,Rh32)。在血型系统中,使用不止一种方案(如 Kell 血型系统:K,k,Js^a,Js^b,K11,K17,TOU)命名抗原。

1980 年，ISBT 成立了红细胞表面抗原术语工作组。工作组负责开发一个统一的命名规则使“肉眼和机器可读”并“符合血型的遗传基础”。血型系统是由单个或多个抗原组成的，这些抗原在由单基因座或 2 个或更多个紧密连接不发生重组的同源基因组成。因此，每个血型系统在遗传上独立于其他血型系统，并由 1 个基因或基因簇(2 个或 3 个同源基因组成)表达。抗体与特定无效表型的红细胞不反应不足以将相应的抗原分配到某个血型系统。一些无效表型是基因抑制或修饰的结果，其可以抑制多个血型系统的抗原表达。例如，Rh_{null}表型不仅缺乏 Rh 抗原，而且缺乏 LW 系统抗原、Fy5 抗原(Duffy 系统)，有时还有 U 抗原(MNS 系统)。类似地，通过家族研究血型抗原必须显示可遗传性，或者必须证明抗原的表达与其编码基因的核苷酸序列变异相关，由 ISBT 术语工作组分配抗原名称。血型抗原必须由抗体血清学定义；仅通过 DNA 分析检测到的多态性，缺少相应抗体来检测也不能称之为血型抗原。

ISBT 术语工作组建立了一个由大写字母和阿拉伯数字组成的术语，以表示血型系统和抗原[6, 44]。每个系统也可以通过一组数字来标识(例如，ABO 系统 =001；Rh 系统 =004)。类似地，系统中的每个抗原分配 1 个数字(例如，A 抗原 = 001；B 抗原 =002；D 抗原 =001)。因此，001001 即 A 抗原，004001 即 D 抗原。或者，可以省略左侧的 0，使 A 抗原变为 1.1，D 抗原变为 4.1。每个系统还有 1 个字母缩写(表 11 -1)，因此 KEL 是 Kell 系统的 ISBT 符号缩写，Rh 的 ISBT 系统符号缩写是 RH，D 抗原的另外一个名称是 RH1。这种字母数字术语，主要是为计算机使用设计的，并不是理想的日常沟通方式。为了实现统一，编制了一个方便使用的替代名单[45]。

ISBT 术语工作组定期开会，为新发现的抗原分配名称和号码。对于术语标准，表中列出了系统，抗原和表型；和其他信息参见 ISBT 红细胞免疫遗传学和血型术语网页资源[6]。术语及其用法参见 Garralty 等的综述[45]。ISBT 术语工作组负责开发、维护和监控血型术语基因及其等位基因[6]。该术语考虑了由人类基因组组织(Human Genome Organization, HUGO)发布的人类基因命名法指南确定，HUGO 负责基于人类基因命名系统(International System for Human Gene Nomenclature)来命名基因[46]。对于抗原术语标准，表中列出了系统、抗原和表型；关于基因和等位基因术语的当前状态的信息，参见 ISBT 红细胞免疫遗传学和血型组术语网络资源[6]。适用于等位基因、基因型、表型和抗原的传统和当前 ISBT 术语的实例见表 11 -3。

表 11 -3　等位基因、基因型、表型和抗原术语的例子

Duffy 系统	传统的	ISBT
等位基因	Fy^a，Fy^b，Fy	FY^*01 或 FY^*A，FY^*02 或 FY^*B，FY^*N 或 FY^*01N 或 FY^*02N
基因型/单体型	Fy^a/Fy^b	FY^*A/FY^*B 或 FY^*01/FY^*02
表型	Fy(a+b+)	FY：1，2
抗原	Fy^a，Fy^b	FY1，FY2

N 表示“无效”；FY^*01N 或 FY^*02N 表示无效等位基因分别位于 FY^*A 或 FY^*B 的背景上。

第八节　血型基因组学

如本章前面部分所讨论的，在红细胞上表达的抗原是基因的产物，并且可以通过血凝试验技术直接检测(只要有相关的抗血清)。血型抗原检测是输血医学实践的一个重要方面，因为如果某一抗原被输入缺乏该抗原的个体的血循环中，可引起免疫应答。

产生免疫应答的抗体会带来临床实践上的问题，例如患者/献血者输血不相容，母体/胎儿不相容，也解释了为什么抗原阴性血液是保障此类患者输血安全的必须因素。血细胞凝集试验简单，快速，并且相对便宜。只要操作正确，它具有适于大多数检测的特异性和灵敏度。然而，血细胞凝集也有其局限性；例如，很难并且通常不可能获得近期有输血史的患者的准确表型或者被 IgG 包被的红细胞的类型，并且一些分型试剂短缺或不可获取。因为编码 34 种已知血型系统的基因已被克隆和测序，并且大多数血型抗原和表型的分子基础也已知，基于 DNA 的方法(基因分型)越来越多地用作预测血型表型的间接方法。这种方法已经将血型基因组学，通常被称为“分子免疫血液学”，引入输血医学的实践。通过测试 DNA 进行血型抗原的预测对于大多数抗原是简单和可靠的，因为大多数抗原的SNP 遵循孟德尔遗传定律。例如，对偶抗原 S 和 s 由 GYPB 等位基因，其仅相差 1 个核苷酸（S 的是 143T，s 是 143C），导致蛋白质序列相差 1 个氨基酸，S 的第 48 位残基是甲硫氨酸，而 s 的是苏氨酸（命名为 c. 143T > C p. Met48Thr）。因此，对大多数表型的预测，DNA 基因分型试验设计和解释相当明了。

然而，详细的血清学和分子研究（包括全基因组测序）已经表明，对于一些系统，尤其是 ABO 和 Rh，具有比表型更多的等位基因。已经鉴定了超过 100 个不同的负责编码四种 ABO 血型的糖基转移酶的等位基因，并且 A 或 B 等位基因中的单个核苷酸变化可导致无活性的转移酶和 O 型表型（见本书第 12 章）。常见的 Rh 抗原 D、C/c 和 E/e 的检测对于大多数群体并不复杂，但在一些种族中其抗原表达相当复杂。有超过 200 个 RHD 等位基因编码弱 D 或部分 D 表型，以及超过 100 个 RHCE 等位基因编码改变的或新的杂合 Rh 蛋白，其中一些导致弱抗原表达（见本书第 13 章）。RH 基因分型，特别是在少数群体中，需要对基因的多个区域进行取样和比对。

DNA 测序的基础是靶基因序列的 PCR 扩增，随后手动、半自动或自动化下游分析。常用的方法是序列特异性 PCR（sequence specific primer PCR，SSP - PCR）和等位基因特异性 PCR（allele specific PCR，AS - PCR）。对于手动方法，使用凝胶电泳分离 PCR 产物以测定片段大小。作为替代，试验可能包括用限制性片段长度多态性（restriction fragment length polymorphism，RFLP）消化 PCR 产物，然后电泳和片段可视化。半自动方法包括使用荧光探针的定量和定性的实时 PCR 自动读出。手动方法劳动强度大，并且每个实验对应每个样品分别进行。自动 DNA 阵列可以在 PCR 反应中进行大样本的靶等位基因高通量实验，这使在单个实验中检测多种抗原成为可能。大多数应用平台基于荧光技术或质谱法。常规 ABO 和 RhD 检测目前在大多数自动化平台上不可用，因为这些抗原的表达相当复杂，需要进一步研发这样的平台。

为了解决差异并鉴定新的等位基因，有专门的参比实验室使用类似用于高分辨率 HLA 分型的方法，即编码外显子的基因特异性扩增，随后进行测序，或基因特异性 cDNA 扩增和测序的方法。这些方法用于研究新的等位基因和解决血清学结果和分子检测结果之间的差异。这些方法的应用已经由几个研究小组所综述[47-49]。

一、DNA 分析预测血型的临床应用

基于 DNA 序列分析的主要应用是预测胎儿或输血患者的红细胞表型，或 IgG 包被的红细胞表型。其他应用包括解决 ABO 和 Rh 定型不符以及鉴定罕见血清学结果的分子基础。DNA 分析还具有区分同种异体抗体和自身抗体的能力。本节概述了目前在患者和献血者检测中使用的基于 DNA 分析的一些主要应用。表 11 - 4 总结了这些应用和其他临床应用。

1. 基于 DNA 的检测预测红细胞表型：近期输血患者

在接受慢性或大量输血的患者中，献血者红细胞的存在常常使血细胞凝集试验分型结果不准确。DNA 分型可以避免耗时和繁琐的细胞分离方法，并且这些方法对网织红细胞分离和分型结果通常不理想。基于 PCR 的实验大多使用从外周血样品中分离的白细胞提取 DNA。通过靶向和扩增所有等位基因的共有区域来避免供体来源的 DNA 的干扰，因此不能检测到微量的供体 DNA。该方法使利用输血后收集的血液样品制备的 DNA 能可靠地进行血型测定。从口腔黏膜涂片或尿沉渣分离的 DNA 也可用于检测。在产生同种异体抗体的输血依赖患者中，扩展抗原谱对于确定患者可能致敏的其他血型抗原有重要意义。

过去，当自身免疫性溶血性贫血患者输血时，在确定患者的红细胞表型次要抗原之前，需要费时费力地进行几种有差别的异体吸收实验以确定除自身抗体外是否存在同种抗体。通过基于 DNA 的实验，建立患者最可能的表型，从而将吸收红细胞的抗原谱与患者的抗原谱相匹配，从而减少吸收试验所需的细胞类型的数量。这种方法还可以将献血者的抗原谱与患者的抗原谱（常见的抗原，例如 RH、Jk^a、Jk^b、S、s）匹配，具有重要的临床意义。这种匹配避免使用“最小不相容”的血液用于输血，并允许“具有临床意义的血型抗原相匹配”的血液进行输血，以防止迟发性输血反应和规避额外的同种异体免疫。

表 11－4　基于 DNA 分析的患者和献血者检测的应用

预测患者的红细胞表型：
(1)近期输血后 －帮助抗体鉴定和红细胞选择 －选择吸收红细胞
(2)当抗体分型试剂无法获得时(如，抗－Do^a，－Do^b，－Js^a，－V，－VS)
(3)区分同种抗体与自身抗体(如抗－e，抗－Kp^b)
(4)当患者是抗原阳性和可能是变异表型(如，D 阳性患者抗－D，e 阳性患者抗－e)时，帮助鉴别同种抗体
(5)当患者红细胞被覆免疫球蛋白时(DAT＋) －当不能获得直接凝集抗体时 －当抗原对 IgG 去除治疗敏感时(如，Kell 系统抗原被 EDTA－甘氨酸洗脱变性) －当检测需要直接抗人球蛋白试验和 IgG 去除技术去除细胞结合免疫球蛋白无效时 －当抗血清弱反应和反应难以判读时(如，抗 Do^a，抗－Do^b，抗－Fy^b)
(6)异基因造血干细胞移植后 －如果出现抗体问题，检测患者和献血者储存的 DNA 样本(或口腔拭子)，以指导输血的选择
(7)检测弱表达的抗原(如，伴 Fy^{X}表型的 Fy^b)；当患者输注抗原阳性红细胞不产生抗体时
(8)确定异常血清学结果的分子基础，尤其是 Rh 变异型
(9)解决不符，如 A、B 和 Rh
(10)协助解决复杂血清学检测，尤其是那些包含高频抗原而试剂不能获得时
(11)确定胎儿是否有胎儿和新生儿溶血性疾病风险 －预测 1 名具有抗－D 的孕妇的伴侣是 RHD 的纯合子还是杂合子
预测献血者红细胞表型：
(1)抗原阴性献血者的筛查
(2)当抗体较弱或不能获得时(如抗－Do^a，－Do^b，－Js^a，－Js^b，－V/VS)
(3)大量筛查以增加抗原阴性库存
(4)发现红细胞缺乏高频抗原的献血者
(5)解决 A、B 和 Rh 血型不符
(6)检测编码弱抗原的基因
(7)用于抗体筛选细胞和抗体鉴定谱细胞的试剂红细胞的献血者分型(如 Do^a，Do^b，Js^a，V，VS)
(8)确定抗体检测/鉴定谱细胞上的献血者的纯合性，尤其是 D，S，Fy^{a}和 Fy^b

注：DAT：直接抗人球蛋白试验。

2. 基于 DNA 的分析预测红细胞表型

在自身免疫性溶血性贫血的患者或其他患者中，当红细胞包被有 IgG 时，由于免疫球蛋白与红细胞结合，直接抗人球蛋白试验(direct antiglobulin testing，DAT)结果阳性，血清学方法的抗原分型结果无效。可以使用某些方法，例如用氯喹二磷酸或 EDTA－甘氨酸(EDTA－glycine acid，EGA)处理红细胞以去除红细胞结合的 IgG。有时候这些方法并不见效，目的抗原也可能被破坏(例如，EGA 破坏 Kell 血型系统的抗原)，或者可能难以获得直接凝集目标抗原的抗体。DNA 分析可以确定更多的抗原谱，以选择相应抗原阴性的红细胞用于输血。

3. 基于 DNA 的分析区分同种抗体和自身抗体

当在红细胞表达相应抗原的患者中发现特异性抗体时，必须知道该抗体是同种异体还是自身抗体，而基于 DNA 的分析有助于输血管理。如果 DNA 分型预测红细胞是抗原阳性的，应该考虑通过高分辨率基因测序进行进一步研究，因为标本中的血型抗原蛋白可能携带有新的氨基酸变化。这些新的氨基酸变化导致新的表位和常规抗原的表达改变

(减弱或部分缺失)。

这种情况在需要长期输血支持并且具有同种异体免疫风险的镰状细胞病(sickle cell disease, SCD)或地中海贫血的患者中尤其重要，其通常由于自身抗体的存在而复杂化。在具有非洲血统的 SCD 患者中，普遍存在常见 Rh 抗原(D, C, c 和 e)的部分表达。这些患者经常存在抗 - D, - C 和 - e 的组合，而其红细胞类型在血清学上为 D + , C + 和 e + 。尽管这些患者可以对这些抗原产生同种抗体，也普遍具有 Rh 相关特异性自身抗体，并且区分两者对于安全的输血实践以避免溶血性输血反应至关重要[50-51]。特别是迟发性溶血性输血反应，使 SCD 患者处于危及生命的贫血、疼痛危象、急性胸部综合征和(或)急性肾衰竭的风险中。患者还可能经历过度溶血，即由于患者自身抗原阴性红细胞的旁观者溶血，血红蛋白水平降至低于输血前水平。RH 基因分型已经揭示了这些患者中有许多具有 RHD 和(或)RHCE 等位基因变异型，其编码 Rh 蛋白氨基酸改变导致抗原改变或部分抗原。有关编码部分抗原的 RHD 和 RHCE 等位基因的详细信息，请见第 13 章。

Jk^a和 Jk^b自身抗体的报道并不罕见。随着编码部分 Jk^a和 Jk^b抗原的变异 JK 等位基因的发现，一些先前鉴定的自身抗体可能是同种抗体(见本书第 14 章)。*JK* 变异的 DNA 分析有助于阐明这些现象。和在其他血型系统中一样，Kidd 系统遗传多态性在非洲血统的人群中较高。

二、产前 DNA 检测

下面将讨论的是 DNA 检测对产前检查的影响。凝集试验，包括抗体效价，仅间接提示胎儿新生儿溶血病(hemolytic disease of the fetus and newborn, HDFN)的风险和严重性。通过 DNA 检测的抗原预测，可用于鉴别不具有 HDFN 风险的胎儿(即预测胎儿为抗原阴性)，则母亲就不需要进行过度的监测。当母亲的血清含有与 HDFN 相关的 IgG 同种抗体，并且父亲所携带的相应抗原是杂合子或不可确定，或者不能获取时，应考虑胎儿 DNA 的检测。

1. 基于 DNA 分析识别胎儿的新生儿贫血风险

Bennett 等[52]首次报道了产前 DNA 检测用于预测血型表型，他们检测胎儿 DNA 中是否存在 *RHD*。鉴于抗 - D 的临床意义，*RHD* 可能是最常见的检测靶基因，但是如果分子基础已知，胎儿任何抗原都可以用 DNA 检测来预测。当母体血循环中涉及的 IgG 抗体不是抗 - D 时，在可能的情况下，比较明智的选择是先检测胎儿 DNA 的 *RHD* 以确定宫内输注 D 阴性红细胞是否必要；特别是当涉及的抗体是抗 - c 或抗 - e 时，可以避免使用罕见的 r′r′ 或 r″r″血液。

用于预测胎儿 D 表型的 PCR 分析是基于检测 *RHD* 特定部分的存在与否。在欧洲人群中，D 阴性表型的分子基础通常与整个 *RHD* 的缺失相关，其他几种分子基础也已经阐述清楚。在亚洲人群中，15% ~30% 的 D 阴性人具有完整但无活性的 *RHD*，而其 D_{el}表型的人，其红细胞与抗 D 不反应。大约 1/4 的非洲 D 阴性个体具有 *RHD* 假基因(RHDψ)，其不编码 D 抗原，并且许多个体具有 *RHD* - *CE* - *D* 杂合基因(如 r'^S表型)。通过 DNA 分析预测 D 分型需要多个核苷酸的变化。检测方法的选择取决于患者的种族和所需的辨别程度。建立胎儿 *KEL* 基因分型在确定胎儿是否具有严重贫血风险时也具有重要的临床价值，因为母亲的抗 - K 的强度通常与婴儿贫血的严重性无关，抗 - Ge3 同样如此[53]。

从羊水中获得的羊水细胞是最常见的胎儿 DNA 来源。由于绒毛膜绒毛取样和脐带穿刺侵袭性强，对胎儿有风险，不推荐使用该方法取样。非侵袭性标本可来源于在妊娠早期(5 周)就出现的母体血浆无细胞胎儿 DNA；DNA 量随着胎龄而增加，从妊娠第 15 周开始(或更早，取决于目的基因)，DNA 检测结果就比较可靠[54-55]。由于大多数样品中的 D 阴性表型缺乏 RHD 基因，因此，这些检测方法对 D 分型特别成功。

检测基因的存在与否，没有检测单基因多态性或 SNP 的要求那么苛刻，如 K/k 抗原状态。在欧洲，已用来自母体血浆的无细胞胎儿 DNA 对胎儿 RHD 基因进行常规检测，可以让约 40% 怀有 D 阴性胎儿的 D 阴性妇女避免不必要的产前 RhIG 治疗。在美国，由于知识产权所限，无细胞胎儿 DNA 的检测仅限于具有活性抗 - D 的妇女，并且仅可通过商购。

2. 基于 DNA 的孕妇 D 检测

D 的血清分型难以区分弱 D 表型但不具有 D 免疫风险的女性和缺乏 D 的某些表位(部分 D)且具有 D 免疫风险的女性。一些直接和间接检测将部分 D 型的红细胞判为 D + , 如果他们产下 D + 胎儿，这些妇女可能受益于接受 RhIG 预防。RHD 基因分型可以区分弱 D 和部分 D，以指导 RhIG 预防和输血。

3. 父亲标本的 DNA 检测

若母体血浆中有抗体，则应该检测父亲红细胞上的相应抗原，如果该抗原阴性，则胎儿没有风险。如果父亲抗原阳性，纯合性检测可以确定该抗原基因是纯合子还是杂合子，特别是当没有等位基因抗原或没有抗血清来检测等位基因产物时。

父亲标本的纯合性检测通常在抗 - D 或抗 - K 引起 HDFN 时进行。如果父亲红细胞是 K + 并且母亲具有抗 - K，则可以用血清学方法检测对立 k 抗原的表达。然而，许多实验室没有可用的授权试剂，所以遗传咨询师经常要求进行 DNA 检测。如果父亲红细胞是 K - ，则母亲抗 - K 很可能是输血免疫导致的结果。

对于母亲抗 - D，*RHD* 纯合性 DNA 检测是唯一确定父亲基因拷贝数的方法。多个不同遗传事件导致 D 抗原阴性表型，并且必须进行多种检测以准确地确定 *RHD* 纯合性，特别是在少数民族中。如果父亲是 *RHD* 纯合子，他的所有孩子将是 D + ，并且他的伴侣的任何一次怀孕都要监测。如果父亲是杂合子，胎儿有风险的概率是 50% 。确定胎儿的 D 类型可防止侵袭性和不必要的检测，而母亲也不需要过度监测或接受免疫调节剂。

三、抗原阴性献血者 DNA 检测

目前，采用基于 DNA 的分型预测抗原谱来寻找抗原阴性的献血者血液是血液中心的标准程序，特别是没有合适的抗体时。因为红细胞的 Dombrock 抗原分型非常困难，最常见的方法之一是分为 Do^a 和 Do^b。许多其他特异性抗体不能用于大规模献血者筛选。这些特异性抗体包括抗 - Hy，- Jo^a， - Js^a， - Js^b， - CW， - V 和 - VS。甚至一些常见的特异性抗体，如抗 - S 和抗 - Fy^b，也并不总是容易获得。

DNA 芯片可在一次检测中筛选多种次要抗原，并且具有用于献血者大规模筛选的潜力。FDA 许可的平台现已上市。芯片结果可用于标记献血者红细胞以扩展抗原谱。该应用不仅通过扩展次要抗原和一些高频抗原的组合来增加抗原阴性库存，还使得为患者提供 DNA 匹配的血液成分成为可能。尽管在美国 DNA 检测方法尚未被 FDA 许可用于分析供体血液，但 DNA 检测是一种有价值的筛选工具，并且只有当检测结果为阴性时才需要使用授权试剂来确认。

1. DNA 检测确认献血者 D 抗原类型

献血中心必须检测献血者的弱 D 表型，以避免将血液成分标记为 D 阴性，而导致红细胞输注的抗 - D 反应。一些献血者具有非常弱的 D 表达（弱 D2 型，特别是具有 D_{el} 表型的），目前的方法会标记为 D - ，而不是 D + 。血清学试剂未检测到的弱 D 红细胞的流行率约为 0.1%（但是可能会因为检测方法和群体而异）。尽管临床意义尚未确定，具有弱 D 表达的献血者红细胞与同种异体免疫相关。虽然 RHD 基因分型可通过确认 D - 表型来改善献血者检测[56]，但是还没有高通量和成本效益好的平台可用。

四、血清学（表型）和 DNA（基因型）检测之间的差异

血清学和 DNA 测试结果之间确实存在差异，必须进行研究。通常，这些差异导致有趣的发现。例如，存在新的等位基因或遗传变异，特别是检测不同种族的个体时。造成差异的原因包括近期输血、造血干细胞移植和自然嵌合。造血干细胞移植和先天嵌合体也可能导致体细胞 DNA 检测的结果不同于外周白细胞中提取的 DNA 的检测结果。因此，当使用 DNA 检测时，获得准确的病史非常重要。许多遗传事件可导致血凝和 DNA 检测结果之间出现明显的差异，弱抗原表达不能通过红细胞凝集试验检测，并且基因型并不总能预测出表型（表 11 - 5）[3, 5, 27]。

1. 沉默或不表达的基因

DNA 检测可显示与抗原表达相关的单个或多个 SNP，但不能对基因中的每个核苷酸进行取样。尽管可以通过 DNA 检测技术检测到血型基因，但其基因产物有时不在红细胞上表达，通过常规红细胞凝集试验检测不到，这是因为突变使该基因沉默或表达水平降低。这种变化导致了患者和献血者的分型差异。沉默基因的纯合性（或复合杂合性）导致无效表型，并且大多数无效表型具有多种分子机制[5]。

在献血者分型时，存在一个很正常的基因，但其产物不表达在红细胞的表面上，导致献血者被错误分型为抗原阳性。虽然这种情况意味着抗原阴性献血者的丢失，但它不危害输血的安全性。然而，如果患者检测到非常正常的基因但该基因没有表达，当患者输注抗原阳性血液时，则患者可能会产生抗体。

表 11 – 5　基因分析与表型不一致的一些分子事件例子

分子事件	机制	观察的血型表型
转录	GATA 框的 Nt 改变	Fy(b –)
选择性剪接	Nt 剪接位点的改变：部分或完全跳过外显子	S – s – ; Gy(a –)
	nt(s)的缺失	Dr(a –)
终止密码子提前	nt(s)缺失→移码突变	Fy(a – b –)；D – ; c – E – ; Rh_{null} ; Gy(a –)；GE：–2，–3，–4；K_0；McLeod
	nt(s)插入→移码突变	D – ; Co(a – b –)
	Nt 改变	Fy(a – b –)；r′；Gy(a –)；K_0；McLeod
氨基酸改变	错义核苷酸改变	D – ; Rh_{null} ; K_0 ; McLeod
蛋白量减少	错义核苷酸改变	Fy^X ; Co(a – b –)
杂合基因	互换	GP. Vw；GP. Hil；GP. TSEN
	基因转换	GP. Mur；GP. Hop；D – – ; R_0^{Har}
蛋白间相互作用	RhAG 缺乏	Rh_{null}
	Kx 缺乏	弱表达 Kell 抗原
	GPA 的 75 到 99aas 缺乏	Wr(b –)
	蛋白质 4.1 缺乏	弱表达 Ge 抗原
基因修饰	*In(Jk)*	Jk(a – b –)

Nt：核苷酸。

为了避免误解，常规检测必须包括合适的探测沉默基因表达变化的检测。如果该检测在群体中广泛使用，会发现沉默等位基因具有族群特异性，例如，在 Duffy 血型系统中，*FY* 的启动子区(GATA 框)内的单核苷酸变化(– 67T > C)阻止红细胞中 *FY*A* 和/或 *FY*B* 的转录，但不发生在其他组织。虽然 *FY*A* 沉默是罕见的，但是 *FY*B* 沉默在非洲人群中常见，其中 *FY*B* 的 – 67T > C 纯合性改变导致 Fy(a – b –)表型，其流行率为 60% 以上。为了确保准确性，非裔人群 Duffy 分型时必须包括 GATA 盒的突变检测。

当该测定用于预测有无 D 抗原，特别是非裔人群时，必须包括对完整但无活性的 *RHD* 假基因(RHDψ)的检测，该假基因具有 37bp 的序列重复。如果测试 *GYPB*S*(S 抗原)，应进行另外的检测以检测 *GYP*B* 外显子 5 中核苷酸 230 处的 C > T 变化或内含子 5(+ 5 g > t)中的变化；当检测非裔人群时，这两种变化抑制 S 抗原的表达。230T，或 + 5 g > t 变化的纯合性或复合杂合性导致 S – s – U $+^W$ 表型。

导致差异的其他常见原因为样品中存在改变的 *FY*B* 等位基因，其编码 Fy^b 抗原表达大大降低的 Fy^X 表型。大多数血清学试剂将红细胞分型为 Fy(b –)。在欧洲血统的人群中编码 Fy^X 表型的等位基因的流行率高达 2%，并且在非裔人群中也发现了该等位基因。与 Kidd 抗原表达缺失相关的沉默突变在亚洲裔人群中更常见，而核苷酸改变导致编码氨基酸变化从而弱化 Kidd 表达常发生在非裔人群。

通过 DNA 分析一些血型多态性常规检测是复杂且不实用，包括：①大量等位基因编码一种表型(如众多血型系统中的 ABO、Rh 和无效表型)；②表型来自具有大片段缺失的等位基因(如 GE：–2，3 和 GE：–2，–3，–4)；③表型来自杂交等位基因(如，Rh 和 MNS 系统)。此外，并不是所有种族群体中的所有等位基因都是已知的。

第九节　总结

血型基因组学已经成为输血医学实践的一个重要组成部分[57]。基因组学提供了对血型遗传变异很好的解释，包括 Rh 变异型分子基础的复杂性。例如，编码 Hr – hr^S – 和 hr^B – Hr^B – 表型[58 – 59] 和相关的部分 Rh 抗原，它们对于 SCD 患者日常管理都是具有挑战性的[50-51]。RH 基因分型扩展并延伸了这类患者人群的 Rh 匹配。高通量平台提供了检测相对大量献血者的手段，从而开创了改变向患者提供抗原阴性血液的方式，以防止免疫反应或消除已经产生免疫反应的患者的输血反应。

要点

1. 遗传学是关于遗传的研究，即一个特定特征（如血型），从父母传给子代的机制研究。
2. 基因是 DNA 的一部分，是遗传的基本单位；它占据染色体上的特定位置（基因座）。等位基因是在相同基因座的基因的替代形式（例如，等位基因 JK*A 和 JK*B 分别编码 Jk^a 和 Jk^b 抗原）。
3. 人的体细胞是二倍体，含有 23 对，46 条染色体：22 对在男性和女性中是同源的（同源染色体），称为常染色体。剩下的一对是性染色体：男性为 X 和 Y，女性为 2 条 X 染色体。
4. 体细胞通过有丝分裂生长和修复。有丝分裂复制染色体并产生两个相同的核为细胞分裂做准备。新细胞是二倍体，就像亲本细胞一样，并具有亲本细胞的所有遗传信息。
5. 减数分裂是生殖细胞分裂成配子（精子和卵细胞）的过程；二倍体细胞经历 1 次 DNA 复制和 2 次分裂以形成 4 个配子，每个配子是单倍体并且具有亲本细胞的整套染色体的一半。
6. 传统上，术语“基因型”是指由每个人从他的父母遗传的一整套基因；该术语也用于指单个基因座的等位基因集。而一个人的基因型是他的遗传构成，表型是基因的可观察到的表达，并反映基因的生物学活性。因此，通过血清学检测确定的红细胞抗原代表了表型。
7. 当既定基因座的相同等位基因存在于 2 条染色体上时，对于该特定等位基因而言，此个体是纯合子，而当不同的等位基因存在于特定位置时，此个体是杂合子。在相同基因座的等位基因编码的抗原是对立的。因此，基因是等位基因而不是对立的，而抗原是对立的但不是等位基因。
8. 红细胞上血型抗原的表达可以被基因相互作用修饰或影响。沉默基因的纯合性（或复合杂合性）导致无效表型，并且大多数无效表型具有多种分子机制。
9. 血型系统由在单个基因座（例如，KEL 编码 Kell 血型抗原）或 2 个或多个同源紧密连接的不发生重组的基因（例如，RHD 和 RHCE 编码 Rh 血型抗原）控制下的一种或多种抗原组成。因此，每个血型系统在遗传上是独立的。目前，已发现 34 个红细胞血型系统。
10. 编码 34 个红细胞血型系统的基因已测序，并且大多数抗原和表型的碱基序列是已知的，所以基于 DNA 的方法（基因分型）可以用于预测血型表型。
11. 基于 DNA 的分析（血型基因分型）主要应用于患者和献血者检测，它们可用于预测胎儿或输血患者的红细胞表型，或当红细胞被 IgG 包被时，他们可以用于解决不相符的 ABO 和 Rh 血型，并确定异常血清学结果的分子机制。DNA 分析有助于区分同种异体抗体和自身抗体，并且可应用于献血者的高通量筛选。

参考文献

[1] Brown TA. Introduction to genetics: A molecular approach. London: Garland Science, 2011.

[2] Clark DP, Russell LD. Molecular biology: Made simple and fun. St. Louis: Cache River Press, 2010.

[3] Reid ME, Denomme GA. DNA-based methods in the immunohematology reference laboratory. Transfus Apher Sci 2011; 44: 65 - 72.

[4] Nussbaum RL, Thompson MW, McInnes RR, Willard HF. Thompson & Thompson genetics in medicine. 6th ed. Philadelphia: Saunders, 2004.

[5] Reid ME, Lomas-Francis C, Olsson ML. Blood group antigen factsbook. 3rd ed. San Diego: Academic Press, 2012.

[6] International Society of Blood Transfusion. Committee on Terminology for Red Cell Surface Antigens. Blood group terminology. Amsterdam: ISBT, 2013 [Available at http://www. isbtweb. org/working-parties/red-cell-immunogenetics-and-blood-group-terminology/blood-group-terminology/ (accessed December24, 2013).]

[7] An international system for human cytogenetic nomenclature (1978) ISCN (1978). Report of the Standing Committee on Human Cytogenetic Nomenclature. Cytogenet Cell Genet1978; 21: 309 - 404.

[8] Lewis M, Zelinski T. Linkage relationships and gene mapping of human blood group loci. In: Cartron J - P, Rouger P, eds. Molecular basis of major human blood group anti-

gens. New York: Plenum Press, 1995: 445 – 475.

[9] L? gdberg L, Reid ME, Zelinski T. Human blood group genes 2010: Chromosomal locations and cloning strategies revisited. Transfus Med Rev 2011; 25: 36 – 46.

[10] Svensson L, Hult AK, Stamps R, et al. Forssman expression on human erythrocytes: Biochemical and genetic evidence of a new histo-blood group system. Blood 2013; 121: 1459 – 1468.

[11] Zelinski T, Coghlan G, Liu XQ, et al. ABCG2 null alleles define the Jr(a –) blood group phenotype. Nat Genet. 2012; 44: 131 – 132.

[12] Saison C, Helias V, Ballif BA, et al. Null alleles of ABCG2 encoding the breast cancer resistance protein define the new blood group system Junior. Nat Genet. 2012; 44: 174 – 177.

[13] Helias V, Saison C, Ballif BA, et al. ABCB6 is dispensable for erythropoiesis and specifies thenew blood group system Langereis. Nat Genet 2012; 44: 170 – 173.

[14] Storry JR, J? ud M, Christophersen MK, et al. Homozygosity for a null allele of SMIM1 defines the Vel-negative blood group phenotype. Nat Genet 2013; 45: 537 – 541.

[15] Cvejic A, Haer-Wigman L, Stephens JC, et al. SMIM1 underlies the Vel blood group and influences red cell traits. Nat Genet 2013; 45: 542 – 545.

[16] Ballif BA, Helias V, Peyrard T, et al. Disruption of SMIM1 causes the Vel-blood type. EMBO Mol Med 2013; 5: 751 – 761.

[17] Lyon MF. X-chromosome inactivation. Curr Biol 1999; 9: R235 – R237.

[18] Daniels G. Human blood groups. 3rd ed. Oxford: Blackwell Science, 2013.

[19] Clemson CM, Hall LL, Byron M, et al. The X chromosome is organized into a gene-rich outer rim and an internal core containing silenced nongenic sequences. Proc Natl Acad Sci U S A 2006; 103: 7688 – 7693.

[20] Redman CM, Reid ME. The McLeod syndrome: An example of the value of integrating clinical and molecular studies. Transfusion 2002; 42: 284 – 286.

[21] Russo DCW, Lee S, Reid ME, Redman CM. Point mutations causing the McLeod phenotype. Transfusion 2002; 42: 287 – 293.

[22] Garratty G. Blood groups and disease: A historical perspective. Transfus Med Rev 2000; 14: 291 – 301.

[23] Thorisson GA, Stein LD. The SNP consortium website: Past, present and future. Nucleic Acids Res 2003; 31: 124 – 127.

[24] Blumenfeld OO, Patnaik SK. Allelic genes of blood group antigens: A source of human mutations and cSNPs documented in the Blood Group Antigen Gene Mutation Database. HumMutat2004; 23: 8 – 16.

[25] US Department of Energy and National Institutes of Health. Human Genome Project. Washington, DC: US Department of Energy Genome Programs, Office of Biological and Environmental Research, 2010. [Available athttp: // www. ornl. gov/sci/techresources/Human_Genome/home. shtml (accessed August 12, 2013).]

[26] Reid ME. Molecular basis for blood groups and function of carrier proteins. In: Silberstein LE, ed. Molecular and functional aspects of blood group antigens. Arlington, VA: AABB, 1995: 75 – 125.

[27] Storry JR, Olsson ML. Genetic basis of blood group diversity. Br J Haematol2004; 126: 759 – 771.

[28] Danek A, Bader B. Neuroakanthozytose-Syndrome. München, Germany: Ludwig-MaximiliansUniversitat München, 2013 [Available at http: //www. klinikum. uni-muenchen. de/Klinik-und-Poliklinik-fuer-Neurologie/ de/Klinik/Neurologische_ Poliklinik/Kognitive_Neurologie/Forschung/Akanthozyten/index. html (accessed August 12, 2013).]

[29] Race RR, Sanger R. Blood groups in man. 6th ed. Oxford: Blackwell, 1975.

[30] Singleton BK, Burton NM, Green C, et al. Mutations in EKLF/KLF1 form the molecular basisof the rare blood group In(Lu) phenotype. Blood 2008; 112: 2081 – 2088.

[31] Singleton, BK, Roxby, D, Stirling, J, et al. A novel GATA – 1 mutation (Ter414Arg) in a family with the rare X-linked blood group Lu(a– b –) phenotype (abstract). Blood 2009; 114: 783.

[32] Pena SDJ, Chakraborty R. Paternity testing in the DNA era. Trends Genet 1994; 10: 204 – 209.

[33] Jeffreys AJ, Wilson V, Thein SL. Hypervariable ‘minisatellite’ regions in human DNA. Nature1985; 314: 67 – 73.

[34] Jeffreys AJ, Wilson V, Thein SL. Individual-specific ‘fingerprints’ of human DNA. Nature1985; 316: 76 – 79.

[35] National Institute of Standards and Technology, Bioechemical Science Division. Short tandem repeat DNA internet database. Gaithersburg, MD: NIST, 2013. [Available at http: //www. cstl. nist. gov/div831/strbase/index. htm (accessed August 12, 2013).]

[36] Bennett P. Demystified... microsatellites. Mol Pathol2000; 53: 177 – 183.

[37] Khan F, Agarwal A, Agrawal S. Significance of chimerism in hematopoietic stem cell transplantation: New variations on an old theme. Bone Marrow Transplant 2004; 34: 1 – 12.

[38] Thiede C, Bornhauser M, Ehninger G. Evaluation of STR informativity for chimerism testing comparative analysis of 27 STR systems in 203 matched related donor recipient pairs. Leukemia 2004; 18: 248 - 254.

[39] Domiati-Saad R, Klintmalm GB, Netto G, et al. Acute graft versus host disease after liver transplantation: Patterns of lymphocyte chimerism. Am J Transplant 2005; 5: 2968 - 2973.

[40] Mount M, ed. Standards for relationship testing laboratories. 11th ed. Bethesda, MD: AABB, 2014.

[41] Bluth MH, Reid ME, Manny N. Chimerism in the immunohematology laboratory in the molecular biology era. Transfus Med Rev 2007; 21: 134 - 146.

[42] Wagner FF, Frohmajer A, Flegel WA. RHD positive haplotypes in D negative Europeans. BMC Genet 2001; 2: 10.

[43] Cho D, Lee JS, Yazer MH, et al. Chimerism and mosaicism are important causes of ABO phenotype and genotype discrepancies. Immunohematology 2006; 22: 183 - 187.

[44] Daniels GL, Anstee DJ, Cartron J - P, et al. Blood group terminology 1995. ISBT Working Party on Terminology for Red Cell Surface Antigens. Vox Sang 1995; 69: 265 - 279.

[45] Garratty G, Dzik WH, Issitt PD, et al. Terminology for blood group antigens and genes: Historical origins and guidelines in the new millennium. Transfusion 2000; 40: 477 - 489.

[46] HGNC searches. Cambridge, UK: HUGO Gene Nomenclature Committee, 2013 [Available at http://www.genenames.org/ (accessed August 12, 2013).]

[47] Avent ND. Large scale blood group genotyping. Transfus Clin Biol 2007; 14: 10 - 15.

[48] Monteiro F, Tavares G, Ferreira M, et al. Technologies involved in molecular blood group genotyping. ISBT Science Series 2011; 6: 1 - 6.

[49] Gassner C, Meyer S, Frey BM, et al. Matrix-assisted laser desorption/ionization, time off light mass spectrometry-based blood group genotyping-the alternative approach. Transfus Med Rev 2013; 27: 2 - 9.

[50] Chou ST, Westhoff CM. The role of molecular immunohematology in sickle cell disease. TransfusApher Sci 2011; 44: 73 - 79.

[51] Noizatt-Pirenne F, Tournamille C. Relevance of RH variants in transfusion of sickle cell patients. Transfus Clin Biol 2011; 18: 527 - 535.

[52] Bennett PR, Le Van Kim C, Colin Y, et al. Prenatal determination of fetal RhD type by DNA amplification. N Engl J Med 1993; 329: 607 - 610.

[53] Pate LL, Myers J, Palma J, et al. Anti-Ge3 causes late-onset hemolytic disease of the newborn: The fourth case in three Hispanic families. Transfusion 2013; 53: 2152 - 2157.

[54] Daniels G, Finning K, Martin P, Soothill P. Fetal blood group genotyping from DNA from maternal plasma; an important advance in the management and prevention of haemolytic disease of the fetus and newborn. Vox Sang 2004; 87: 225 - 232.

[55] Clausen FB, Christiansen M, Steffensen R, et al. Report of the first nationally implemented clinical routine screening for fetal RHD in D- pregnant women to ascertain the requirement for antenatal RhD prophylaxis. Transfusion 2012; 52: 752 - 758.

[56] Wagner FF. RHD PCR of D-negative blood donors. Transfus Med Hemother2013; 40: 172 - 181.

[57] Hillyer C, Shaz B, Winkler A, Reid ME. Integrating molecular technologies for red blood celltyping and compatibility testing into blood centers and transfusion services. Transfus Med Rev 2008; 22: 117 - 132.

[58] Pham B - N, Peyrard T, Tourret S, et al. Anti-HrB and anti-hrB revisited. Transfusion 2009; 49: 2400 - 2405.

[59] Reid ME, Hipsky CH, Velliquette RW, et al. Molecular background of RH in Bastiaan, theRH: -31, -34 index case, and two novel RHD alleles. Immunohematology 2012; 28: 97 - 103.

第 12 章

ABO、H、Lewis 血型和结构相关抗原

ABO、H、Lewis、I 和 P 血型系统抗原为糖蛋白和糖脂上的小分子糖类抗原决定簇。由于抗原决定簇需经过翻译后修饰，所以这些抗原的合成需要一系列"糖基转移酶"的参与。糖基转移酶主要位于高尔基体，它们将特定的糖类按照特定的顺序、空间构型或端基异构（α - 或 β - 连接）依序连接，使糖脂和（或）糖蛋白的寡糖链得以延伸。

由于糖基转移酶的转录调控，以及其对核苷酸单糖供体［核苷酸糖，如尿苷二磷酸（uridine diphosphate，UDP）- 半乳糖］和糖受体（如 1 型链和 2 型链）的专一性，使许多血型抗原呈组织特异性分布[1-2]。血型抗原广泛分布于包括胚胎干细胞在内的多种组织，故称为组织血型抗原[2-5]。一些研究显示血型抗原在发育、细胞粘附、恶性肿瘤和感染性疾病中发挥作用[1,6-7]。

第一节 ABO 血型系统

ABO 血型系统最初由 Karl Landsteiner 于 1900 年提出，至今仍然是输血医学和器官移植医学中最重要的血型系统[7]。血液中，ABO 抗原见于红细胞、血小板及循环蛋白；作为组织特异性血型抗原，ABO 抗原也表达于其他组织，包括内皮、肾脏、心脏、肠、胰腺和肺组织[2]。

输注 ABO 不相容血液可能导致急性血管内溶血、肾衰竭甚至死亡。同样，移植 ABO 不相容器官可能导致急性体液性排斥反应[7]。鉴于 ABO 不相容可能导致严重的临床后果，ABO 血型定型和 ABO 相容性试验仍然是输血前检查的基础和移植前定型的重要部分。

ABO 血型系统包含 4 个主要的 ABO 表型：A 型、B 型、O 型和 AB 型，由红细胞表面是否存在 A 抗原和（或）B 抗原所决定（表 12 - 1）。ABO 血型系统的另一特征为当红细胞表面不表达 A 抗原或 B 抗原时，血清中天然存在针对其的抗体，称作同种血凝素。如表 12 - 1 所示，红细胞表面 A 和（或）B 抗原与血清中抗 - A 和（或）抗 - B 抗体是一种互反关系（inverse relationship）。例如，O 型红细胞表面缺乏 A、B 抗原，但血清中含有抗 - A、抗 - B 抗体。此类血清天然抗体是机体对肠道和环境中细菌产生免疫应答的结果。例如，在肠杆菌科细菌表面脂多糖上就发现了 ABO 样结构[8-9]。

一、生物化学

A、B 抗原由糖蛋白或糖脂上三糖末端表位决定[7]。如图 12 - 1 所示，H 抗原是 A、B 抗原生物合成必需的前体物质，特征为含有一个 $\alpha 1 \rightarrow 2$ 岩藻糖末端。N - 乙酰半乳糖胺通过 $\alpha 1 \rightarrow 3$ 连接与 H 抗原末端的半乳糖结合，从而形成 A 抗原；$\alpha 1 \rightarrow 3$ 半乳糖连接到 H 抗原末端半乳糖的相同位置形成 B 抗原；如同时含有 A、B 抗原则为 AB 型；O 型个体因 ABO 基因的改变无 A 和 B 抗原合成[7,10]，因此，仅表达 H 抗原。由于缺乏 H 抗原，罕见的孟买表型的个体也不能合成 A、B 抗原（见下文"H 血型系统"）。

A 和 B 抗原可作为终端抗原表位出现在不同大小、组成、连接方式以及不同组织的寡聚糖支架上。红细胞上的 ABH 连接位点可位于 N - 型糖苷键连接的糖蛋白（65% ~75%）、O - 型糖苷键连接的糖蛋白（5% ~15%）、多聚糖神经酰胺（10% ~15%）以及一些结构简单的糖鞘脂（图 12 - 2）。ABO 抗原可根据 ABO 基序上游紧连的糖基分为不同亚型。人类 ABH 主要表达在 4 种不同的寡聚糖骨架（表 12 - 2），红细胞内源性合成的 ABH 抗原主要表现为 2 型结构。

表 12－1　ABO 血型系统血清学反应及分布

红细胞与抗血清反应（红细胞分型）		血清与试剂红细胞反应（血清分型）			表型	美国人群频率	
抗－A	抗－B	A_1 细胞	B 细胞	O 细胞	ABO 血型	欧洲裔	非洲裔
0	0	+	+	0	O	45	49
+	0	0	+	0	A	40	27
0	+	+	0	0	B	11	20
+	+	0	0	0	AB	4	4
0	0	+	+	+	孟买型 *	罕见	罕见

* H 阴性表型（见 H 抗原部分）；
+：凝集反应；0：无凝集反应。

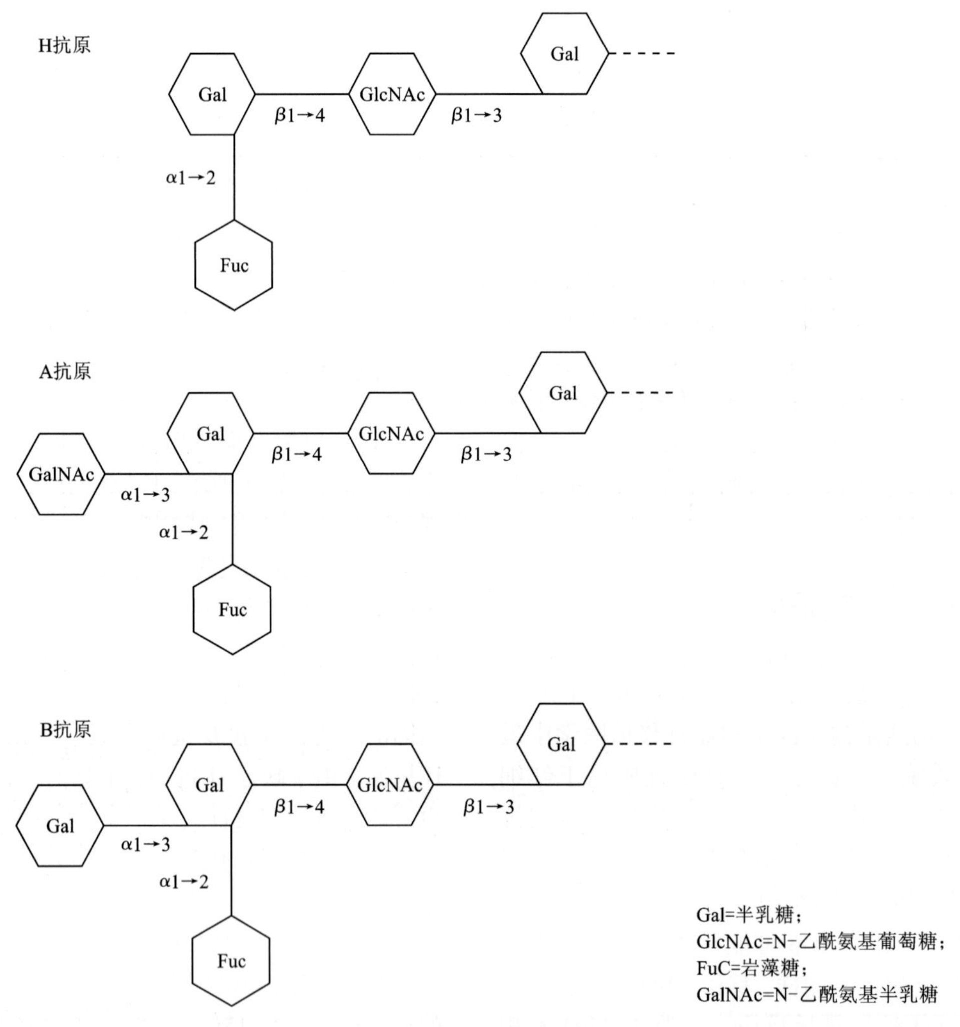

图 12－1　Gal 近末端连接 GalNAc 表现为 A 抗原活性，连接 Gal 为 B 抗原活性；只有 2 号碳原子连接了对 H 抗原活性起决定性作用的岩藻糖基团后，半乳糖的 3 号碳原子才可接受糖

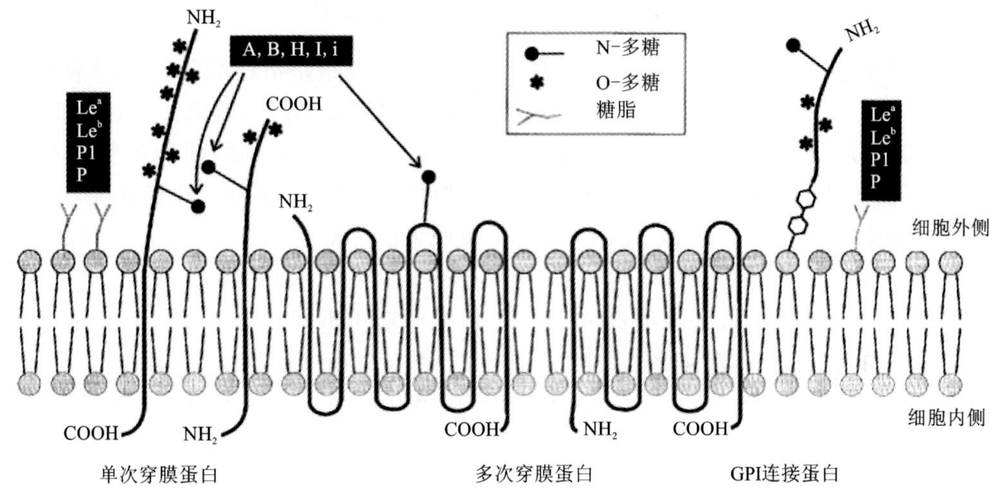

图 12－2　红细胞膜蛋白质和脂质的含抗原糖基化的示意图

GPI：糖基磷脂酰肌醇（ME Reid 赠图）

表 12－2　人类 A 抗原最重要的外周核心链变异型

抗原	寡糖序列＊
A epitope	GalNAcα1－3（Fucα1－2）Galβ1－R
Type1 A	GalNAcα1－3（Fucα1－2）Galβ1－3GlcNAcβ1－3－R
Type2 A	GalNAcα1－3（Fucα1－2）Galβ1－4GlcNAcβ1－3－R
Type3 A（repetitive A）	GalNAcα1－3（Fucα1－2）Galβ1－3GalNAcα1－3（Fucα1－2）Galβ1－4GlcNAcβ1－3－R
Type4 A（globo－A）	GalNAcα1－3（Fucα1－2）Galβ1－3 GalNAcα1－4Galβ1－4Galβ1－4Glc－Cer

＊下划线序列指 1，2 和 4 型链的关键不同点；A 抗原半乳糖的链接及异构体（α 连接或 β 连接）用粗体标出；括号内的序列指 3 型 A 抗原的重复部分。

Cer：神经酰胺；Fuc：岩藻糖；Gal：半乳糖；GalNAc：N－乙酰氨基半乳糖；Glc：葡萄糖；GlcNAc：N－乙酰氨基葡萄糖；R：上游寡糖。

遗传因素决定了机体合成和应用糖链能力的不同，也导致了 ABO 亚型之间的抗原性差异[10－12]。例如，3 型（重复 A）和 4 型（globo－A）A 抗原存在于 A_1 红细胞而非 A_2 红细胞。ABO 的末端基序上游顺式糖基序列的差异也可以影响抗体反应性[12]。例如，1 型底物上的 ABO 抗原既可以被针对 ABO 的抗体识别，也可以被抗－Le^b 识别（见下文"Lewis 系统"部分）[10，13]。

二、ABO 血型在生长和发育中的变化

妊娠第 5～6 周即可在胚胎红细胞检测出 ABO 抗原[13]。由于 2 型前体物质不成熟，脐带血红细胞 ABO 抗原数量比成人低（见"I 和 i 抗原"）[14]。随着年龄增长，前体链分支增多，更多的 A 抗原或 B 抗原得以表达，2～4 岁时表达水平与成人相同[13－14]。

出生时血清中无抗－A 和抗－B，如果存在，则来源于母亲。3～6 个月婴儿可以自己产生抗－A、抗－B，但绝大多数在 1 周岁时血清中出现相应抗体[13，15]。在儿童早期，抗－A 和抗－B 效价继续升高，5～10 年内达到成人水平。

健康成人的 ABO 抗体效价为 4～2048，甚至更高[13，15－16]。高效价的 ABO 抗体可以见于 O 型多产妇和服用益生菌类营养补充剂的患者中[7，9，13]。以往报道指出，老年人抗体效价减低，但近期研究对此提出了质疑[15]。有研究认为，在工业化国家，随着人们对加工类食品食用的增加，抗体效价减弱[16]。

三、基因学

ABO 基因定位于染色体 9q34 上，由 7 个外显子组成，长度超过 18kb[7]，开放阅读框主要位于6、7 号外显子。一项关于启动子区的研究显示 ABO 基因表达的转录调节有以下几种机制，包括甲基化、组织特异性转录因子结合蛋白、反义 RNA，外显子 1 上游 4kb 的小卫星增强区可能参与调节[7]。ABO 抗原表达也受 H 基因调节，该基因负责 A、B 抗原前体物质 H 抗原的合成。H 基因受组织特异性转录因子和启动子介导的组织特异性机制调节[17]，缺乏 H 抗原时，无论哪种 ABO 基因型均不表达 A 或 B 抗原（孟买型或 O_h型）[7, 10]。

过去十年的一系列高水平研究已经发现，A、B、O、cis－AB 和弱 ABO 亚型的分子基础[7, 10, 18]。根本上说，A、B、O 血型表型由 3 个 *ABO* 等位基因决定。A、B 等位基因为常染色体共显性基因，仅有 7 个核苷酸和 4 个氨基酸不同[7, 18]，其中的 3 个氨基酸（A→B：p. Gly235Ser、p. Leu266Met 和 p. Gly268Ala）决定了糖基转移酶是将 UDP－N－乙酰基－D 半乳糖还是 UDP－D－半乳糖作为糖供体合成 A 或 B 抗原[7, 10]。罕见的 cis－AB 表型是由于在上述位点或接近上述位点的氨基酸位点上有 A 特异性和 B 特异性氨基酸混合存在的一种嵌合酶所导致[18]。目前，已经报道了大量与弱 A 和弱 B 亚型相关的突变，例如，A_2亚型（一种弱 A 亚型）通常是核苷酸缺失和移码突变使糖基转移酶的 C 端插入 21 个氨基酸所导致[10, 18]。*O* 等位基因是无效基因，编码非功能性酶。O 型表型为常染色体隐性性状，是2 个非功能性 *ABO* 基因的遗传表现。目前已鉴定出至少 50 个 *O* 等位基因[7, 18]，两种最常见的 *O* 等位基因（*O*01 和 *O*02），含有一个缺失突变和移码突变，导致生成了一个截断的、117 个氨基酸组成的蛋白质。另一个常见的 *O* 等位基因 *O*03（或 O^2）为一组非缺失等位基因，含有第 268 位氨基酸突变（p. Gly268Arg），此位点是与供体（UDP－半乳糖或 UDP－N－乙酰半乳糖胺）结合的关键残基。德国的研究发现，健康献血员中由反定型不符导致的正反定型不一致，有 25% 是由 *O*03 和相关等位基因（*Aw*08）造成[19]，由此推测，弱抗－A 和弱抗－B 可能反映残存微弱的糖基转移酶活性，然而，之后的一项研究没能证明 *O*03 等位基因个体中有 A 抗原或者酶活性[20]。

四、ABO 亚型

ABO 亚型是指红细胞或分泌液所含 A 或 B 抗原量不同的表型。一般来说，A 亚型比 B 亚型更常见。临床上最常遇到的两种亚型是 A_1 和 A_2。多数 A 型献血者为 A_1 亚型，其特征大约有一百万个 A 抗原表位。A_2是第 2 常见的亚型（20%）。仅有 A_1 亚型 1/5（2.2×10^5）的 A 抗原表位。A_1 和 A_2 都可以在血型正定型试验中与抗－A 试剂产生强凝集。A_1、A_2 可以通过双花扁豆凝集素鉴别，其与 A_1 红细胞凝集。另外，1% ~8% 的 A_2 亚型和 22% ~35% 的 A_2B 亚型个体血清中含有同种异体抗－A_1。由于 A_2 表型的抗原转化不充分，A_2 红细胞与抗－H 荆豆凝集素的反应性增加。酶学研究表明 A_1 的糖基转移酶活性是 A_2的 5 ~10 倍，从而导致了 A_1、A_2亚型 A 抗原表达数量和性质不同[7, 10]，A 抗原性质差异表现在 3 型、4 型结构的 A 抗原在 A_1 红细胞表达，而在 A_2或更弱 A 抗原的亚型中不表达[10－11]。

除 A_2外，目前发现了其他几种弱 A 亚型（如 A_3、A_x、A_m和 A_{el}）。极弱 A 和弱 B 亚型很少见，但可通过红细胞（正定型）和血清（反定型）定型结果不符发现。大部分弱 A 和弱 B 亚型在单克隆定型试剂出现之前被发现，所报道的凝集反应格局基于与人源多克隆抗－A、抗－B 和抗－A，B 试剂的反应。弱 A 亚型通常不与人源多克隆抗－A 反应（表 12－3），而与人源多克隆抗－A_1、抗－A，B 和鼠源单克隆抗体发生免疫反应的程度也具有可变性和不确定性[10, 13, 18]。与商品化鼠单克隆试剂反应的凝集强度取决于试剂的单克隆程度，然而，无论单克隆程度如何，大部分商品化抗－A 凝集素都可与 A_3红细胞反应。由于 H 抗原与的 A、B 抗原的合成呈互反关系，几乎所有弱 A 和弱 B 亚型都有更高的 H 抗原表达水平[7]。在临床实践中，很少需要鉴定出患者具体的 A 或 B 亚型。

鉴定时，弱 A 亚型的分类通常基于以下几点：

（1）红细胞与抗－A 和抗－A_1的凝集强度；

（2）红细胞与人源及部分单克隆抗－A，B 的凝集强度；

（3）H 抗原的表达程度（与抗－H 凝集素和荆豆凝集素反应的凝集强度可反映表达程度）；

（4）是否存在抗－A_1（方法 2－9）；

（5）唾液中是否存在 A 或 H 物质；

（6）吸收放散试验；

（7）家族（谱系）调查。

表 12 - 3　A 和 B 亚型的血清学反应

红细胞表型	红细胞与抗血清或凝集素的反应				血清与试剂红细胞的反应			唾液（分泌型）
	抗 - A *	抗 - B	抗 - A，B	抗 - H	A_1 细胞	B 细胞	O 细胞	
A1	4 +	0	4 +	0	0	4 +	0	A，H
A2	4 +	0	4 +	2 +	0/2 + †	4 +	0	A，H
A3	2 +[mf]	0	2 +[mf]	3 +	0/2 + †	4 +	0	A，H
A_X	0/ ±	0	1 + ~2 +	4 +	0/2 +	4 +	0	H
A_{el}	0	0	0	4 +	0/2 +	4 +	0	H
B	0	4 +	4 +	0	4 +	0	0	B，H
B_3	0	1 +[mf]	2 +[mf]	4 +	4 +	0	0	B，H
B_x	0	0/ ±	0/2 +	4 +	4 +	0	0	H
B(A)	+ /2 + *	4 +	4 +	0	4 +	0	0	B，H

† 在这些表型中抗 - A_1 是否出现具有不确定性；

* 通常使用含有 MHO4 克隆的抗 - A 试剂检测；

1 + ~4 +：逐渐增强的凝集反应；+：弱凝集；mf：混合凝集；0：无凝集。

五、B(A)、A(B) 表型

B(A) 表型是常染色体显性表型，其特征为 B 型红细胞上表达弱 A 抗原[13，21]。血清学方面，B(A) 表型红细胞可以与抗 - B 发生强反应，与单克隆抗 - A 发生弱反应（ <2 + ），血清中含有可与 A_1 和 A_2 红细胞均反应的强的抗 - A。虽然 B(A) 红细胞与不同单克隆抗 - A 试剂发生反应的程度不同，但大部分都可以被含有 MHO4 克隆的单克隆定型试剂检测出，一般来说，可以产生易散开的弱凝集。利用一系列多克隆和单克隆抗 - A 可以解决 B(A) 亚型正反定型不符的问题。在 235 位关键氨基酸和紧邻的 234 位氨基酸处发现了 B(A) 亚型存在氨基酸多态性（Pro234Ala 或 Ser235Gly）[10，18]，在这些个体中，糖基转移酶将 UDP - N - 乙酰半乳糖胺连接到 UDP - 半乳糖上的活性增强，从而出现了可检测到的 A 抗原。

A(B) 亚型可以与单克隆抗 - B 发生凝集反应，该表型的产生与 H 抗原和血浆 H - 转移酶活性增加有关[13]，可能由于 H 前体物质增加使 A 糖基转移酶合成了一些 B 抗原物质。

六、获得性 B

获得性 B 是 A 型血个体中出现的一种暂时的血清学正反定型不一致现象，是疑难定型原因之一[22]。当患者或献血者过去被鉴定为 A 型而现在表现或鉴定为弱 B 时应怀疑是否为获得性 B。血清学方面，获得性 B 红细胞与抗 - A 产生强凝集，与某些单克隆抗 - B 产生弱凝集（2 + 或更低），且血清中含有强抗 - B。尽管患者红细胞可与抗 - B 试剂发生反应，但是患者血清不会与自身红细胞发生反应。

生物化学方面，获得性 B 是 A 抗原的 N - 乙酰半乳糖胺脱乙酰化产生 B 样半乳糖胺的结果[23 - 24]。获得性 B 现象常发生于胃肠道细菌感染的患者，许多肠道细菌含有能将 A 抗原转化为 B 样类似物的脱乙酰酶[24]。获得性 B 的鉴定可能受到试剂 pH 值和特异性单克隆抗 - B 定型试剂的影响[22]，曾经出现含有 ES - 4 克隆的抗 - B 试剂导致获得性 B 检出率增加的情况。

为确定红细胞分型并确认是否存在获得性 B，应该使用不同的单克隆抗 - B 或酸化的人源抗 - B（pH6.0）重复检测红细胞，酸化的人源抗 - B 不与获得性 B 抗原反应，单克隆抗 - B 识别获得性类 B 的能力宜参照商品说明。

七、ABO 抗体

1. 抗 - A 和抗 - B

A 型和 B 型个体的主要同种抗体是 IgM 型，也可以检测到少量 IgG 型抗体。O 型血清的抗 - A 和抗 - B 抗体主要为可以通过胎盘的 IgG 型抗体（IgM 不能通过），因此相比其他血型，HDFN 常见于 O 型血母亲的后代。

IgM 型和 IgG 型抗 - A 和抗 - B 均在室温

(20℃ ~24℃)或更低温度时凝集红细胞的能力较强，且两者都可以在37℃有效激活补体。如果血清学实验包括了37℃孵育的过程，则发生补体介导的溶血反应会更明显。当上层血浆为粉红色到红色，或细胞扣变小甚至消失时应该怀疑是否为 ABO 抗体介导的溶血。溶血应当判为阳性结果。用于检测的血浆或试剂红细胞应悬浮于含有 EDTA 抗凝剂的溶液中以防止补体激活和溶血。

2. 抗 - A，B

O 型血清中含有一种可以同时和 A、B 细胞反应的“抗 - A，B”抗体，其抗 A 和 B 抗原的反应性不能通过吸附分离，说明此抗体识别 A、B 抗原的共同表位[7]。唾液中含有的分泌性 A 或 B 物质可以抑制抗 - A，B 与 A、B 红细胞反应的活性。

3. 抗 - A_1

1% ~8% 的 A_2 和 22% ~35% 的 A_2B 个体血清中含有抗 - A_1 同种异体抗体，也可以在其他弱 A 亚型血清中发现抗 - A_1。O 型血清中含有抗 - A 和抗 A_1[24]。抗 - A_1 可以导致血型鉴定正反定型不符，并导致与 A_1 和 A_1B 型红细胞交叉配血不相容。抗 - A_1 常为 IgM 型，最适反应温度为室温或更低，通常认为无临床意义。但是，如果抗 - A_1 在 37℃有反应性则认为具有临床意义[24]，此种情况下，A_2 患者只能输注 O 型或 A_2 型红细胞；A_2B 型患者应输注 A_2、A_2B、B 或 O 型红细胞。

八、ABO 常规定型试验

献血者献血时以及医院输血科接收红细胞时均需要进行 ABO 血型定型。受血者样本则在输血前定型。ABO 定型包括红细胞 A、B 抗原的定型(红细胞定型或正定型)，并筛查血清或血浆中是否存在抗 - A 和抗 - B(血清定型或反定型)。献血者和患者都需要进行红细胞和血浆/血清定型，因为每个定型彼此互为对照。以下 2 种情况不需要进行反定型或血清定型：①对已定型的献血者红细胞进行确认试验；②4 个月以下的婴儿。如前所述，出生时血清中无同种抗体存在，出生 3 ~6 个月后逐渐产生。

用于红细胞定型的抗 - A 和抗 - B 商品试剂效果好，即使不离心也可以与大部分含相应抗原的红细胞直接发生凝集反应。大多数单克隆定型试剂已经用于发现许多抗原弱的 ABO 亚型(参见说明书中具体试剂特性)。抗 - A_1、抗 - A，B，以及鉴定 ABO 亚型的特殊技术不是常规定型试验所必需，但有助于解决 ABO 正反定型不符的问题。

与 ABO 商品化定型试剂相比，患者和献血者血清中的抗 - A 和抗 - B 相对较弱，实验过程中需要孵育和离心。因此，血清定型试验宜使用能充分检测出人抗 - A 和抗 - B 的方法，可用于 ABO 定型的方法包括玻片法、试管法、微孔板法、微柱凝胶法。

九、ABO 正反定型不符

ABO 红细胞定型和血清定型试验结果及注释见表 12 - 1。当红细胞定型与血清定型不相符时即为 ABO 正反定型不符，通常是由于定型过程中出现了意外的阴性或阳性结果(表 12 - 3)，可能是由于红细胞和血清的自身原因或试验过程的技术原因导致(表 12 - 4 和解决 ABO 不符问题的相关章节)。

记录 ABO 正反定型不符的相关实验结果，并在查找清楚原因或正反定型一致后解释 ABO 血型定型结果。如果是献血者标本，其血液不能用于临床输注；如果是受血者标本，在进行下一步的血型鉴定过程中需输血，可以输注 O 型红细胞。此时，为了保证完成其他需要的鉴定试验，输血前获得足量的血液标本尤为重要。

1. 红细胞检测问题

红细胞 ABO 定型可能出现意外结果的原因包括以下几个方面。

(1)遗传因素导致弱 ABO 亚型后代出现 ABO 弱表达。白血病和其他恶性肿瘤患者也可表现为 ABO 弱表达[25]。

(2)非同型红细胞输注或造血祖细胞(HPC)移植(如 O 型移植给 A 型)后，至少 2 种 ABO 血型的红细胞共存导致的混合凝集视野。混合凝集也出现于一些 ABO 亚型(如 A_3 亚型)，异卵双胞胎血型嵌合体和罕见的双精子受精血型嵌合现象。

(3)抗 - A 和抗 - B 定型试剂与血浆或血清中悬浮红细胞反应时，被血清或血清中高浓度的 A 或 B 血型物质中和，从而出现假阴性结果。

(4)自身凝集素大量包被红细胞导致的血清或血浆悬浮红细胞自发凝集或自身凝集。

(5)异常血清蛋白浓度或输注高分子药物导致的血清或血浆悬浮红细胞非特异性凝集。

(6)由 pH 依赖性自身抗体、试剂依赖性抗体(如 EDTA 或对羟基苯甲酸酯)或缗钱状凝集导致的假阳性反应。

表 12-4　ABO 正反定型不符的可能原因

分类	原因
弱/无红细胞反应	ABO 亚型 白血病/恶性肿瘤 输血 宫内胎儿输血 移植 可溶性血型物质过多
额外的红细胞反应	自身凝集素/红细胞被覆过多的蛋白 未洗涤红细胞：血浆蛋白 未洗涤红细胞：患者血清中含有与试剂成分反应的抗体 移植 获得性 B 抗原 B(A)现象 非同型输血
混合凝集反应	近期输过血 移植 母胎出血 双胞胎或双精子(嵌合体)嵌合现象
弱/无血清反应	年龄相关(<4～6 个月，老年人) ABO 亚型 低丙种球蛋白血症 移植
额外的血清反应	冷自身抗体 冷同种抗体 针对试剂组分的血清抗体 血清蛋白过多 血浆成分输注 移植 静脉内免疫球蛋白输注

(7)由获得性 B、B(A)、或 A(B)表型导致的异常红细胞定型结果。

(8)遗传性或获得性红细胞膜异常伴随"隐蔽抗原"暴露导致的多凝集(如 T 抗原激活)[24]。由于人类血清中含抗"隐蔽抗原"的天然抗体，这些异常红细胞可与 A 型、B 型、AB 型个体血清发生凝集。单克隆抗-A 和抗-B 不能检测多凝集反应。

2. 血清或血浆检测问题

血清或血浆定型可能出现的问题有以下几种。

(1)血浆或不完全凝固的血清中的小纤维凝块误判为红细胞凝集。

(2)小于 4 个月的婴儿无血型抗体。出生后 3～6个月产生血凝素，出生时存在的血凝素从母体被动获得。

(3)由弱 A 或弱 B 亚型导致的 ABO 抗体异常缺失(表 12－3)。

(4)长期肠外或肠内营养导致的儿童无菌性抗－B抗体异常缺失[26]。

(5)注射马源免疫球蛋白的患者抗－A 异常缺失[27]。

(6)ABO 不相容性 HPC 移植伴免疫耐受诱导。例如，A 型患者接受 O 型骨髓移植后，外周循环中有 O 细胞，但血清中仅有抗－B 抗体(见本书25 章 ABO 不相容性移植)。

(7)继发于先天性免疫缺陷或疾病治疗产生的严重低丙种球蛋白血症。低丙种球蛋白血症患者血型抗体稀释也发生于进行多次血浆置换以及白蛋白替代治疗后。

(8)冷同种抗体(如抗－M)或自身抗体(如抗－I)与反定型细胞发生反应，导致假阳性反应。

(9)针对 A_1 和 B 红细胞保存液试剂成分的抗体[24]。

(10)非特异性凝集，高分子量血浆扩容剂、缗钱状、高浓度血清蛋白或血清蛋白比例改变导致的凝集。

(11)近期输注非同型血浆成分(如 A 型患者输注 O 型血小板，导致患者血清中出现抗－A)。

(12)近期静脉注射免疫球蛋白，免疫球蛋白中可能含有 ABO 血凝素。

3. 技术性错误

标本或检测技术问题导致 ABO 定型不符，主要包括：

(1)标本错误；

(2)配制红细胞悬液浓度不当；

(3)试剂错误，如加错试剂或漏加试剂；

(4)未发现溶血；

(5)未按试剂说明书操作；

(6)过度离心或离心不足；

(7)结果判读或记录错误。

4. ABO 正反定型不符解决方案

首先宜对同一样本复检，排除检测过程中出现技术性错误。其他有助于解决不符结果的方法包括：洗涤红细胞；检测红细胞不规则同种异体抗体；回顾患者病史、用药史、近期输血史(方法 2－4)。ABO 抗原和(或)抗体减弱或缺失样本可以使用能增强抗原－抗体结合的方法：包括 4℃孵育(方法 2－5)、酶处理红细胞(方法 2－6)和吸收放散试验(方法 2－7)。某些情况下，有必要检测唾液中 ABO 抗原的分泌情况。疑似 B(A)、获得性 B 或 A(B)表型的患者宜用不同的单克隆及人源多克隆试剂复检。

由意外血清反应导致的 ABO 不相符并不少见。常见原因包括冷自身抗体、缗钱状、冷反应性同种异体抗体(如抗－M)、含抗－A_1的弱 A 亚型。双花扁豆凝集素可用于鉴别含抗－A_1的 A 型红细胞，与 A_1型红细胞发生凝集而不能与 A_2或其他弱 A 亚型发生凝集，抗－A_1的存在宜用 A_1、A_2、O 型红细胞进行检测(方法 2－9)。由冷型同种异体抗体(方法 2－10)或自身抗体导致的反定型问题可以在常温下通过抗体检测和直接抗人球蛋白试验进行鉴别。在有冷自身抗体存在的情况下，ABO 抗体检测包括不离心的 37℃检测试验(方法 2－11)和冷自身吸收试验(方法 4－5)。血清或血浆可以引起缗钱状凝集，类似于 A_1和 B 型红细胞的凝集。盐水替代法或盐水稀释法(方法 3－7)可以用于区分凝集和缗钱状凝集并鉴定 ABO 抗体。

冷自身抗体可以导致红细胞自身凝集，在红细胞定型时出现意外反应。大量包被自身抗体的红细胞可以自发凝集并与抗－A 和抗－B 试剂发生假阳性反应。通常自身抗体介导的假阳性反应可以通过温盐水洗涤红细胞消除(方法 2－17)。二硫苏糖醇或 2－氨基乙基异硫脲溴化物孵育红细胞的方法能抑制、分散 IgM 介导的自身凝集。这些试剂还原结合在 IgM 分子上的二硫键，降低其多价性和直接凝集红细胞的能力。

第二节　H 血型系统

除了罕见的孟买型以外，H 抗原在所有红细胞中普遍存在。H 抗原作为 A、B 抗原的前体物质，在红细胞上的数量取决于 ABO 血型的类型。由于 O 型个体缺乏功能性 *ABO* 基因，所以 O 型红细胞上 H 抗原高度表达。但在 A 型和 B 型个体中，H 抗原转化为 A 和 B 抗原，因此 H 抗原数量很少基于与抗－H 荆豆凝集素的凝集能力，红细胞上 H 抗原的数量为：$O > A_2 > B > A_1 > A_1B$。H 抗原存在于 HPCs、红细胞、巨核细胞和其他组织中[2－3, 28]，与细胞粘附、造血分化和某些恶性肿瘤密切相关[6－7, 29]。

一、生物化学与基因学

H 抗原分子末端为二糖岩藻糖 $\alpha1\rightarrow2$ 半乳糖。2 种不同的岩藻糖基转移酶(FUT)合成 H 抗原：*FUT1*(H 基因)和 *FUT2*(Se 基因)。*FUT1* 对红细胞糖蛋白和糖脂上的 2 型寡聚糖进行岩藻糖化(fucosylates)，从而形成 2 型 H 抗原，*FUT2* 识别 1 型前体形成分泌型 1 型 H 和 Le^b 抗原(图 12 - 3)[10]，唾液和其他体液中分泌型 1 型 ABH 抗原的合成需要功能性 *FUT2* 基因，*FUT2* 在红细胞上不表达，但在唾液腺、胃肠道组织和生殖泌尿组织中表达[1, 7, 10]。红细胞上的 1 型 ABH 抗原是从血浆中循环的糖脂抗原被动吸附而来(见“Lewis 系统”章节)[24]。

二、Null 表型

1. 孟买表型(O_h)

O_h 或孟买表型最初发现于印度孟买，是一种罕见的常染色体隐性遗传表型，其特征为红细胞和分泌物中缺乏 H、A 和 B 抗原。基因学上，O_h 个体含非功能性 H(*hh*)和分泌型(*sese*)的纯合子基因，导致 O_h 完全不存在 1 型和 2 型 H、A 和 B，O_h 红细胞 H 抗原阴性，不与抗 - H 荆豆凝集素、单克隆抗 - H 反应。由于缺乏 Le^b 合成所必需的功能性分泌基因，O_h 个体也为 Le(b -)型(见“Lewis 系统”章节)。基因分型发现 O_h 个体 H 基因和分泌基因含有大量的失活突变[10, 18]。O_h 表型也存在于因 GDP - 岩藻糖转运基因突变所致的 2 型白细胞黏附缺陷症(LAD2)[25]。

由于缺乏 ABH 抗原，O_h 个体存在抗 - A、B、H 天然抗体(表 12 - 1)，在常规的 ABO 定型试验中，通常最初被鉴定为 O 型。利用富含 H 抗原的 O 型红细胞进行血清抗体检测，可以检出 O_h 表型。O_h 表型的抗 - H 与 O 型红细胞发生强凝集反应，也可表现为体内溶血。红细胞缺乏 H 抗原并且血清含有可与 O 型红细胞反应而不与其他的 O_h 红细胞反应的抗 - H 抗体，则可以鉴定为 O_h 表型。

2. 类孟买型

类孟买表型为 H 缺乏分泌型[7, 10]，基因学方面是非功能性 H 基因(*hh*)纯合子，但至少含一个功能性分泌基因(*Se*)。不同于经典孟买型，类孟买型在分泌物和血浆中表达 1 型 ABH 抗原(方法 2 - 8)，所以，虽然 H 缺乏分泌型的红细胞上无血清学方法可检测的 H 抗原，但可携带少量 A 和(或)B 抗原[24]。类孟买型血浆中的 1 型 A 或 B 抗原可被动吸附于红细胞，导致出现弱 A 或弱 B 抗原。类孟买型红细胞分为“A_h”、“B_h”和“AB_h”。

在实验室检测中，类孟买型红细胞可能与抗 - A和抗 - B 试剂发生弱反应(也可能不发生)，一些情况下，A 和 B 抗原仅在吸收和放散后才能被检测出。类孟买型红细胞与抗 - H 凝集素、单克隆抗 - H 和 O_h 个体的抗 - H 不发生反应，血清中含有抗 - H、抗 - HI 或两者皆有，同时根据其 ABO 分型含有抗 - A 或抗 - B[13, 24]。

三、抗 - H

1. 同种抗 - H(孟买型和类孟买型)

孟买型和类孟买型抗 - H 具有显著临床意义，与急性溶血性输血反应相关。抗 - H 主要为 IgM 型，在较大温度范围内(4℃ ~37℃)可与除了 O_h 红细胞外所有红细胞反应。与抗 - A 和抗 - B 相同，同种异体抗 - H 能够激活补体并且导致溶血。

2. 自身抗 - H 和自身抗 - HI

健康人可有 H 和 HI 抗原的自身抗体，最常见于红细胞上只有少量低水平 H 抗原的 A_1 型个体中。自身抗 - H 和自身抗 - HI 常为 IgM 型抗体，在室温下具有反应性。

四、临床输血

同种抗 - H 是具有临床意义的抗体，能够激活补体引起溶血性输血反应。所以，孟买型或类孟买型产生了同种异型抗 - H 的患者应当输注 H 阴性(O_h)红细胞。

相反，自身抗 - H 和抗 - HI 抗体通常无显著临床意义，在大多数患者中，输注的特定血型或 O 型红细胞可以在体内正常存活，偶见自身抗 - HI 导致红细胞存活减少，输注 O 型红细胞后产生溶血性输血反应的情况[13, 24]。溶血反应通常发生在 O 型红细胞输给含有 37℃ 反应性的高效价抗 - HI 的 A_1 型、B 型患者[24]。建议此类患者输注相应血型的红细胞(A_1，B 或 AB)。

第三节　Lewis 系统

Lewis 血型系统由 2 个主要抗原组成，即 Le^a(LE1)和 Le^b(LE2)，有 3 种常见的表型，包括 Le(a + b -)、Le(a - b +)和 Le(a - b -)。另有 4 种

Lewis 抗原代表 Le^a、Le^b 和 ABO 抗原的复合反应性：Le^{ab}（LE3），Le^{bH}（LE4），ALe^b（LE5）和 BLe^b（LE6）[18, 25]。Lewis 抗原不仅存在于红细胞，还广泛表达于血小板、内皮细胞、肾脏以及泌尿生殖系统和胃肠上皮细胞。

Lewis 抗原不是由红细胞合成，来源于血浆中可溶性 Lewis 糖脂被动吸附到红细胞膜上[25]。胃肠道富含 Lewis 活性糖脂和糖蛋白，是血浆中 Lewis 糖脂的主要来源。由于 Lewis 抗原被动吸附到红细胞膜，其抗原量可能发生变化，一方面，它们可以从输入体内的红细胞上洗脱，使循环中 Lewis 抗原增加；另一方面，由于血浆蛋白和脂蛋白吸附 Lewis 糖脂，增加血浆量或循环脂蛋白可将红细胞 Lewis 抗原洗脱下来，使红细胞上 Lewis 抗原减少。例如，怀孕期间红细胞 Lewis 抗原常减少，甚至暂时表现为 Le(a－b－)。原因就是循环血浆体积和脂蛋白增加(脂蛋白增加 4 倍)[24]。Le^b 的表达和免疫反应性也受 ABH 血型影响，这是由于形成了 Lewis 抗原和 ABH 抗原的交叉性合成过程所导致(图 12－3)[2, 10, 28]。

一、生化和合成

Lewis 抗原合成取决于岩藻糖基转移酶的作用(图 12－3)：Lewis(*FUT3*)和分泌型(*FUT2*)[25, 30]。与 H 或 FUT1 特异性识别 2 型链底物不同，Lewis 和分泌型主要对 1 型链底物进行岩藻糖基化。分泌型(*FUT2*)可以在末端添加 $\alpha1\rightarrow2$ 岩藻糖至 1 型前体链，形成 1 型 H 抗原链。Lewis 基因编码 $\alpha1\rightarrow3/4$ 岩藻糖基转移酶，将一个岩藻糖连接($\alpha1\rightarrow4$)至 1 型链前体(也被称为“Lewis c”)的倒数第 2 个 N－乙酰葡萄糖胺，形成 Le^a 抗原。Lewis(*FUT3*)可以添加第 2 个岩藻糖到 1 型 H 抗原形成有 2 个岩藻糖的 Le^b 抗原。由于 Lea 合成过程中添加的一个近末端岩藻糖，可以在空间上抑制 FUT2 的结合[1]，因此 Le^b 不能由 Le^a 合成。

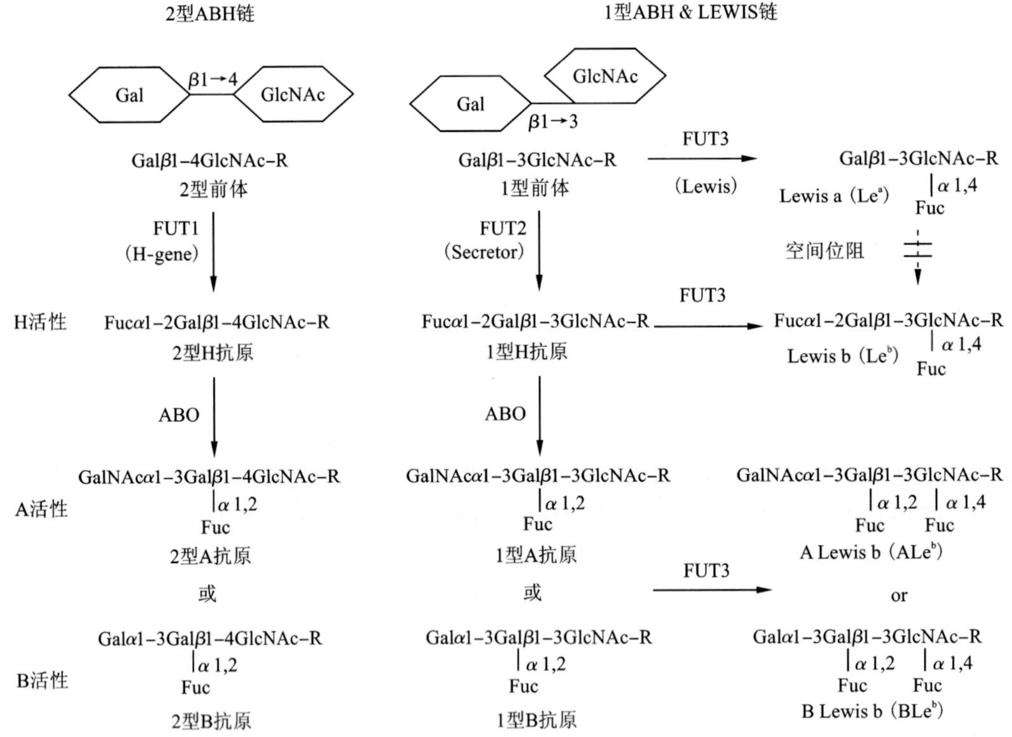

图 12－3　通过分泌型(FUT2)、Lewis(FUT3)和 ABO 酶，ABH1 型链和 Lewis 抗原的合成；也显示了 ABH 抗原 2 型链的合成用于比较

Fuc：岩藻糖；Gal：半乳糖；GalNAc：N－乙酰基半乳糖；GlcNAc：N－乙酰基葡萄糖；R：其他上游碳水化合物序列；在冷却的条件下复制[30]。

在同时含有 Lewis 和分泌型酶的个体中，1 型 H 链合成优先于 Le^a合成，导致大部分 Lewis 抗原合成的是 Le^b[Le(a－b＋)表型]。在 A_1 和 B 型个体中，Le^b和 1 型 H 链可以通过 ABO 糖基转移酶进一步修饰形成 LE5、LE6、1 型 A 和 1 型 B 抗原[2, 30]。在 A_1 个体中，血浆中的大多数 Lewis 抗原是 ALe^b[31]。

二、遗传学和 Lewis 表型

常见的 3 种 Lewis 表型可以存在或不存在 Lewis 和分泌型酶(表 12－5)。Le(a＋b－)表型至少遗传 1 个有功能的 Lewis 基因(*Le*)，其无功能的分泌型等位基因为纯合子(se/se)。因此，Le(a＋b－)表型合成和分泌 Le^a抗原，但缺乏 Le^b和 1 型 ABH 抗原链。Le(a－b＋)Le 和 Se 等位基因的表现型，*Le* 和 *Se* 等位基因合成 Le^a，Le^b和 1 型 ABH 链，但由于多数 1 型链前体转化为 Le^b，所以表现为 Le(a－)。婴儿可短暂表现为 Le(a＋b＋)，但随着年龄增加分泌型酶(Secretor)活性逐渐增强，婴儿表型发生变化。由于分泌型酶基因型为弱分泌型(Se^w)，16% 的日本人 Lewis 表型为 Le(a＋b＋)[18]。缺乏功能性 Lewis 基因(*lele*)导致无法合成 Le^a和 Le^b，从而出现 Le(a－b－)或 null 表型。但如果有一个功能性 Se 基因，1 型 ABH 抗原链都可以合成和分泌(方法 2－8)。Le(a－b－)是稀有表型，非洲人中相对常见，也可存在于岩藻糖转运缺陷的 LAD2 患者[25]。

已经鉴定出 Lewis 和分泌型基因存在多种失活突变[18]，其分布具有地域和种族特征。同时，许多人群表现为几种优势等位基因。在大多数非功能性 *Le* 等位基因中，至少有一个突变[10, 18]。

三、Lewis 在儿童的表达

成人 Lewis 分布情况见表 12－5。与成人相比，新生儿大多数表型为 Le(a－b－)(通过人源抗－Lewis 检测)，但约 50% 的新生儿在无花果蛋白酶处理样本后表现为 Le(a＋)。由于在分泌型酶(*FUT2*)活性方面发育迟缓，Le^b抗原在新生儿的检出概率较成人低。但儿童期的分泌型酶活性与成人接近，可短暂表现为 Le(a＋b＋)。Lewis 血型在 5～6 岁时才开始发育[13]。

四、Lewis 抗体

抗－Lewis 为 IgM 天然抗体。临床上最常检出于 Le(a－b－)表型血清，该血清中可能同时含有抗－Le^a、抗－Le^b和抗－Le^{ab}，其中，抗－Le^{ab}能识别 Le(a＋)或 Le(b＋)红细胞。Le(a－b＋)表型能够合成少量的 Le^a，所以该表型不产生抗 Le^a。Le(a＋b－)表型中较少存在抗 Le^b。怀孕期间可出现 Lewis 抗体且短暂表现为 Le(a－b－)表型。另外，抗－Le^b可以表现出 ABO 特异性(抗－Le^{bH}，抗－ALe^b和抗－BLe^b)，并优先与相应 ABO 血型的 Le(b＋)红细胞反应[24, 28]。其中以抗－Le^{bH}最常见，与 O 和 A_2型 Le(b＋)红细胞反应性强于 A_1和 B 型，后者 H 抗原水平低。抗－Le^{bL}与各 ABO 血型的 Le(b＋)红细胞具有强反应性。

表 12－5 Lewis 系统的成人表型及分布频率

红细胞反应		表型	频率(%)		基因型*		唾液†
抗－Le^a	抗－Le^b		白种人	黑种人	Lewis	分泌型	
＋	0	Le(a＋b－)	22	23	*Le*	*sese*	Le^a
0	＋	Le(a－b＋)	72	55	*Le*	*Se*	Le^a，Le^b，ABH
0	0	Le(a－b－)	6	22	*lele* *lele*	*sese* *Se*	1 型前体，1 型 ABH
＋	＋	Le(a＋b＋)‡	罕见	罕见	*Le*	*Le* Se^w	Le^a，Le^b

* Lewis (FUT3)和分泌型(FUT2)位点的可能基因型；

† 唾液和其他分泌物中存在的 1 型抗原链；

‡16% 日本人 Lewis 表型为 Le(a＋b＋)；婴儿可暂时表现为 Le(a＋b＋)。

Le：编码功能性 Lewis 酶的基因；*lele*：编码非活性酶的纯合子基因；*Se*：编码活性分泌酶的基因；*sese*：编码非活性酶的纯合子基因；Se^w：编码弱分泌酶的基因。

大多数 Lewis 抗体是在室温盐水中具有反应性的凝集素。与 ABO 抗体不同，其凝集相对较弱且易散开，需离心后轻柔重悬观察。有时在 37℃孵育后可以观察到凝集，但通常比室温下弱。抗人球蛋白试验中也能检测到抗 - Lewis，此时反应体系中可能存在 IgG 或结合补体（使用多特异性抗人球蛋白试剂）。体外实验中，Lewis 抗体很少导致溶血，如新鲜血清含抗 - Le^a或抗 - Le^{ab}，试验中发生溶血的几率相对更高，特别是与酶处理红细胞反应。

五、临床输血

一般来说，不需考虑 Lewis 抗体的临床意义。在 37℃配血相容的红细胞，无论哪种 Lewis 表型，输注后体内生存时间可达到预期。对于大多数患者，没有必要输注 Lewis 抗原阴性的 RBCs。原因是，与 ABO 抗原不同，Lewis 抗原是外源性的糖脂抗原，输注体内红细胞的 Lewis 抗原数天内易被洗脱和脱落[25]；输注血浆中的 Lewis 抗原可以中和受血者体内 Lewis 抗体。因此，输注 Le(a +)或 Le(b +)红细胞后溶血罕见。

Lewis 抗体不引起 HDFN[13]。Lewis 抗体主要是 IgM 型，不通过胎盘；并且 Lewis 抗原在新生儿红细胞上表达较弱，甚至许多新生儿与人源 Lewis 抗体反应定型为为 Le(a - b -)型（见上文）。

六、疾病相关性

Le^b和 H 抗原是幽门螺杆菌的受体，此种革兰阴性菌与胃炎、消化性溃疡病、胃癌、黏膜相关淋巴瘤和特发性血小板减少症相关。Le^b和 1 型 H 抗原是诺瓦克病毒的受体，其是急性胃肠炎的常见原因。Le(a - b -)的表型与念珠菌和尿道致病性大肠埃希菌感染的易感性增加、心血管疾病、肾移植后的移植物存活时间缩短密切相关[6, 25]。

第四节　I 和 i 抗原

I 和 i 抗原普遍存在于所有细胞膜，两者抗原结构上密切相关。I 和 i 抗原共同的最小表位是一个末端重复的乳糖胺结构（Galβ1→4GlcNAc）或 2 型链前体。最小单位的 i 抗原是线性、非分支结构，至少含有 2 个连续乳糖胺结构[14]。I 抗原是由 i 抗原衍生的多价的分支多糖结构（图 12 - 4）。I 和 i 是合成 ABO，Lewis X[Gal dβ1 - 4(Fuca al - 31)GlcNAc] 和其他 2 型链抗原的底物和支架[1 - 2, 14]。在红细胞上，i 和 I 抗原存在于 N - 连接糖蛋白和糖脂上。

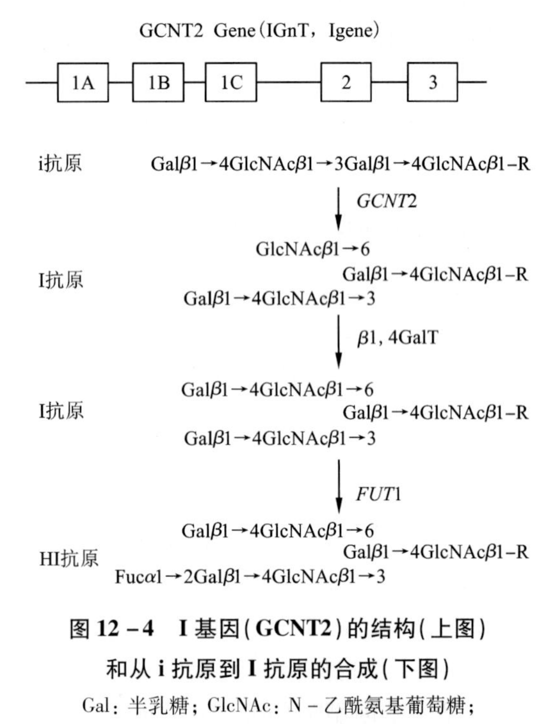

图 12 - 4　I 基因（GCNT2）的结构（上图）和从 i 抗原到 I 抗原的合成（下图）

Gal：半乳糖；GlcNAc：N - 乙酰氨基葡萄糖；R：其他上游碳水化合物序列。

一、抗原表型

根据是否存在 I 抗原可分为 I 和 i(I -)两种表型。i 表型是新生儿红细胞的特征，而 I + 是成人常见的表型。随着年龄的增长，I 抗原逐渐增加同时 i 抗原减少；大多数儿童在 2 岁时表现为同成人的 I + 表型[14]。i 抗原增加可见于慢性溶血性疾病，也是应激性红细胞生成的表现之一[32]。

两种遗传性疾病与 i 抗原的增加相关[14]。首先，i_{adult}表型(I - i +)是 *I* 基因（*GCNT*2 或 *IGnT*）突变引起的常染色体隐性表型，亚裔人群 i_{adult}表型与先天性白内障相关。第二，Ⅱ型先天性红细胞生成异常性贫血（酸化血清溶血试验阳性的遗传性红细胞多核症）是一种与异常糖基化、慢性溶血、脾大和红细胞多核性相关的高尔基体遗传缺陷，可表现出 i 抗原水平增加。

二、遗传学

I 基因（*GCNT*2）编码 β1 - →6N - 乙酰葡糖胺基转移酶，将线性 i 抗原转化为分支的 I 抗原[14, 18]。该基因位于染色体 6p24，含有 5 个外显子，其中包括 3 个组织特异性外显子（外显子 1A，

1B 和 1C)，根据不同的组织特异性外显子，可以合成 3 种略有差异的 mRNA 转录本。

非白内障 i_{adult} 表型中，外显子 1C(合成红细胞 I 抗原的特异性序列)突变，导致红细胞 I 抗原合成障碍，但依靠外显子 1A 或 1B，I 抗原在其他组织中仍可以合成。在白内障 i_{adult} 表型中，由于基因缺失或外显子 2 和 3 的突变，所有组织均无 I 抗原合成。

三、抗体

1. 抗 - I

抗 - I 常见于健康人血清，通常是 IgM 型抗体，在 4℃具有强反应性(效价 <64)，更高效价抗体在室温即可检出。可以通过与成人红细胞具强反应性，但与脐血红细胞反应弱或无凝集的特性从而鉴定抗 - I(表 12 - 6)。4℃孵育、加入白蛋白或酶处理红细胞等方法可以增强抗 I 的抗体反应性。同种抗 - I 可见于 i_{adult} 表型。

表 12 - 6　I/i 血型抗体与盐水介质红细胞悬液的血清学反应

反应温度	I/i 抗原细胞(细胞类型)	与抗 - I 反应	与抗 - i 反应
4℃	I(成人)	4 +	0 - 1 +
	i(脐带血)	0 - 2 +	3 +
	i(成人)	0 - 1 +	4 +
22℃	I(成人)	2 +	0
	i(脐带血)	0	2 - 3 +
	i(成人)	0	3 +

抗 - I 反应具有复合性。具体表现为：与特定的 ABO，P_1 或 Lewis 表型红细胞反应更强；许多抗 - I 可以识别经进一步修饰从而表达额外血型抗原的分支寡糖；抗 - IH 通常存在于 A_1 血型血清，由于 O 型和 A_2 型红细胞 H 抗原比 A_1 红细胞更丰富，抗 - IH 与前二者反应更强；如 A 型血清可直接凝集 O 型红细胞，但与大多数 A 型红细胞相容，可考虑抗 - IH 存在；抗 - IA，- IP_1，- IBH 和 - ILe^{bH} 具有各自反应特性[24]。

2. 抗 - i

自身抗 - i 是健康人相对少见的冷凝集素，与抗 - I 类似，主要是 IgM 型抗体，在 4℃ ~10℃反应性弱。抗 - i 与脐血和 i_{adult} 红细胞反应最强，与 I + 成人红细胞反应较弱(表 12 - 6)。传染性单核细胞增多症常具有短暂但高效价抗 - i。与抗 - I 类似，抗 - i可出现复合的抗体反应性(如抗 - iH)。

3. 冷凝集素综合征

自身抗 - I 和自身抗 - i 在冷凝集素综合征(cold agglutinin syndrome，CAS)和混合抗体型自身免疫性溶血性贫血中具有病理学意义，主要作为具有高效价和较宽反应温度范围特性的补体结合性抗体发挥作用。淋巴组织增殖性疾病。例如，Waldenström 巨球蛋白血症，淋巴瘤和慢性淋巴细胞白血病可发生原发性 CAS。感染可产生较强的自身抗 - I，肺炎支原体感染是自身抗 - I 出现的常见原因，可伴有一过性溶血[CAS 的内容见本书第 17 章]。

在未稀释的标本中，CAS 自身抗体的特异性并不明显，可能难以确定。为了鉴定特异性自身抗体及临床意义，需要分析抗体效价和反应温度。表 12 - 6 显示了抗 - I 和抗 - i 在 4℃和 22℃的血清学反应特征(效价和反应温度分析见第 17 章方法 4 - 7)。

四、临床输血

自身抗 - I 可以干扰 ABO 定型、抗体筛查和相容性检测。该抗体在抗人球蛋白介质中可具有反应性，特别是试验中应用多特异性抗人球蛋白试剂。这种反应性不能说明抗体在 37℃具有活性，而是抗体在低温条件下结合并结合补体所致。一般情况下，可以采用不在室温下反应和使用抗 - IgG 特异性 AHG 的方法避免冷自身抗体的干扰，对于强反应性抗体，可通过冷自身吸收技术去除(见方法 4 - 5)。冷自身吸收后血清也可用于 ABO 定型。

第五节　P 血型系统/GLOB 集合

1927 年 Landsteiner 和 Levine 在实验中发现了 P 血型系统的第 1 个抗原，同时发现 M 和 N 抗原。P 血型系统几种相关的鞘糖脂抗原属于 P1PK(P_1，P^k，NOR)、GLOB 系统(P，PX2)和 209 血型集合(LKE)[18]。P^k、P 和 LKE 是高频抗原，表达于 null 表型外个体的几乎所有红细胞，null 表型无 P、抗原(P^k 表型)或同时缺乏 P 和 P^k 抗原(p 表型)(表 12 - 7)。红细胞 P 抗原丰富，占总红细胞脂质近 6%。P^k 和 P 抗原也广泛表达于非红系细胞或组织，包括淋巴细胞、血小板以及血浆、肾脏、肺脏、心脏、内皮、胎盘和滑膜细胞，而 P1 抗原仅在红细胞中表达[33]。

表 12-7　P1PK 和 GLOB 血型的表型和频率

红细胞与抗血清反应				血清抗体	表型	分布频率	
抗-P1	抗-P	抗-P^k	抗-$PP1P^K$			欧洲人	非洲人
+	+	0	+	无	P_1	79	94
0	+	0	+	抗-P1 *	P_2	21	6
0	0†	0	0	抗-$PP1P^k$(Tj^a)	P	罕见	罕见
+	0	+	+	抗-P	P_1^K	罕见	罕见
0	0	+	+	抗-P	P_2^K	罕见	罕见

* 大约 25% P_2表型检测到抗-P1；

† 通常为阴性，但抗-P 与 p 红细胞 X2 和唾液酸-X2 糖脂的交叉反应可能导致样本弱阳性。

一、表型

超过99% 的献血者是P_1(P_1+)或P_2(P_1-)表型(表 12-7)，两种表型均合成P^k和 P 抗原，不同点在于P_1抗原的表达。该系统已经鉴定出 3 种罕见的常染色体隐性表型(p，P_1^k，P_2^k)和弱变异型[34]。类似于 ABO 系统，稀有的 p 和P^k表型与血清中含有针对缺失抗原的天然抗体(抗 P_1，抗-P，抗 PP_1P^k)有关。

二、生物化学

P^k、P 和P_1抗原的合成是在乳糖苷神经酰胺(即神经酰胺二己糖，CDH)上逐步添加糖的过程(图 12-5，表 12-8)。首先合成 Globo 鞘糖脂的最终前体物质P^k抗原，由 α1，4 半乳糖基转移酶 1(A4GALT1)通过 $\alpha1\to4$ 键添加一个半乳糖到 CDH 末端。接着，β1，3N-乙酰半乳糖胺基转移酶 I(B3GALNACT1)以P^k抗原为底物，添加一个 $\beta1\to$3N-乙酰半乳糖胺至 Pk(Gb3)末端半乳糖，从而形成 P 抗原。包括红细胞在内的一些细胞中，P 抗原进一步延伸形成 Globo 家族抗原，例如 Luke(LKE)、4 型 ABH 抗原链(globo-ABH)和 NOR。NOR 是罕见的多凝集红细胞表型，其特征在于 P 抗原和相关长链 globo 糖脂末端添加了 $\alpha1\to$，4 半乳糖(表 12-8)[35]。

与P^k和 P 抗原不同，P1 抗原不是糖鞘脂，而是 Neolacto 家族成员(2 型鞘糖脂)。在 P1 个体中，A4GALT1 在副红细胞糖苷脂末端添加了 1→4 半乳糖。P1 抗原不在红细胞糖蛋白上表达[36]。p 红细胞上含弱 P 样活性认为是 X2(PX2)，与 2 型链糖脂相关。最近研究表明，B3GALNACT1 能够合成 PX2-活性结构[37]。

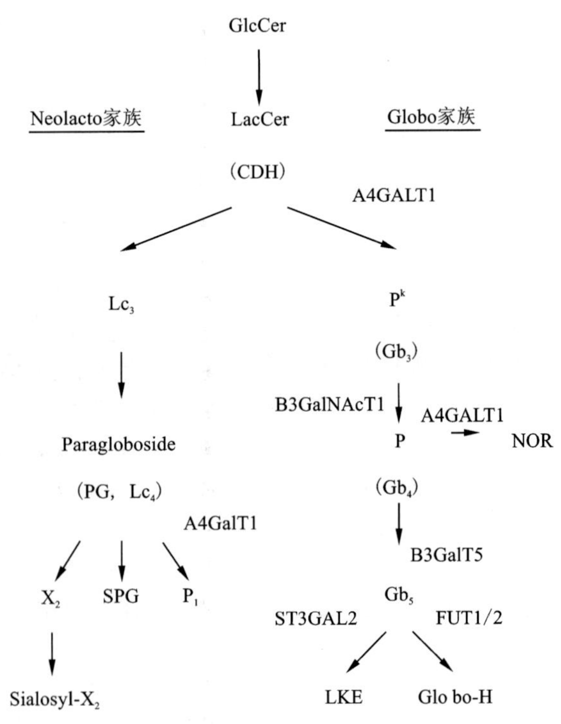

图 12-5　P1，P^k，P 和相关的鞘糖脂类抗原的合成

表 12－8　P1、GLOB 和相关鞘糖脂的结构

家族＊	名称	低聚糖结构
	CDH	Gal1－4Glc1－1Cer
Globo（Gb）	Gb_3，P	Gal1－4Gal1－4Glc1－1Cer
	Gb_4，P	GalNAc1－3Gal1－4Gal1－4Glc1－1Cer
	Gb_5	Gal1－3GalNAc1－3Gal1－4Gal1－4Glc1－1Cer
	NOR1	Gal1－4GalNAc1－3Gal1－4Gal1－4Glc1－1Cer
	Globo－H	Fuc1－2Gal1－3GalNAc1－3Gal1－4Gal1－4Glc1－1Cer
	LKE	NeuAc2－3Gal1－3GalNAc1－3Gal1－4Gal1－4Glc1－1Cer
	NOR2	Gal1－4GalNAc1－3Gal1－4GalNAc1－3Gal1－4Gal1－4Glc1－1Cer
Neolacto（nLc）	Lc_3	GlcNAc1－3Gal1－4Glc1－1Cer
	nLc_4，PG	Gal1－4GlcNAc1－3Gal1－4Glc1－1Cer
	P1	Gal1－4Gal1－4GlcNAc1－3Gal1－4Glc1－1Cer
	SPG	NeuAc2－3Gal1－4GlcNAc1－3Gal1－4Glc1－1Cer
	X_2	GalNAc1－3Gal1－4GlcNAc1－3Gal1－4Glc1－1Cer
	Sialosyl－X_2	NeuAc2－3GalNAc1－3Gal1－4GlcNAc1－3Gal1－4Glc1－1Cer

＊鞘糖脂家族；注意：新乳糖是 2 型鞘糖脂链。

CDH：神经酰胺二己糖或乳糖基酰胺；Cer：神经酰胺；Ga：半乳糖；GalNAc：N－乙酰氨基半乳糖；Glc：葡萄糖；GlcNAc：N－乙酰氨基葡萄糖；NeuAc：N－乙酰神经胺酸（唾液酸）；PG：副红细胞糖苷脂；SPG：唾液酸副红细胞糖苷脂。

三、分子生物学

目前，已鉴定了 α4GALT1 和 β3GALNACT1 两种转移酶的几种失活突变[18, 38]。p 表型的形成是 A4GALT1 突变的结果，A4GALT1 失活突变使得所有 Globo 家族抗原和 P1 抗原丢失。同时副红细胞糖苷脂、唾液酸副红细胞糖苷脂和 PX2 合成增加，表明 p 表型的 2 型糖脂合成补偿性增加[37]。B3GalNACT1 突变导致 P^k 表型的产生，该表型特征是 P 和 LKE 抗原的丢失以及 P^k 表达的增加。P_2 表型由点突变所致。点突变引起起始密码子变化，可能导致 A4GALT1 转录产物改变，使其转录水平下调并与副红细胞糖苷脂亲和力减低。另一有趣的现象是，表达弱 P1 的个体是 P^1P^2 等位基因杂合子[34]。

四、P 血型系统抗体

1. 抗－P1

P_2 献血者中，有 1/4～2/3 的人存在抗－P1[24]。抗－P1 是天然产生的 IgM 同种抗体，室温下可检测到弱凝集。在极少数病例中，抗－P1 在 37℃ 反应或发生体外溶血；由于抗－P1 为 IgM 抗体，不能透过胎盘，目前无抗－P1 引起 HDFN 的报道；极少报道抗－P1 引起体内溶血。包虫囊肿或肝片吸虫病（肝吸虫）患者以及鸟类饲养员中抗－P1 效价常升高。鸟类粪便中的 P1 样物质可刺激机体抗－P1 水平增高[25]。有些抗－P1 个体有 I 血型特异性（抗－IP1）[24]。

P1 在个体间的表达强度有差异，也有报告显示体外储存期间 P1 表达下降[24]，因此，试验中抗－P1 可能并不与所有 P1＋红细胞反应。可以通过低温孵育（如 4℃）或酶处理红细胞的方法增强抗－P1 反应性。抗－P1 反应活性可被含有包虫包囊液或鸽子蛋 P1 物质抑制。抑制 P1 活性有助于检测血清中多重抗体。

2. 同种抗－PP_1P^k 和同种抗－P

抗－PP_1P^k（曾被称为抗－Tj^a）是 p 血型个体中一种可分离的抗－P、抗－P1 和抗－P^k 混合型抗体。同种抗－P 为 P_1^k 和 P_2^k 个体的血清中的天然抗体，主要是 IgM 型或 IgM、IgG 混合型（表 12－7）。两种抗体均为较强的溶血素并与溶血性输血反应相关，也可导致 HDFN。抗 – PP_1P^k 与早期自然流产相关，富含 P^k 和 P 抗原的胎盘是母体细胞毒性 IgG 抗体的靶向目标。

3. 自身抗 – P(Donath-Landsteiner)

抗 – P 特异性自身抗体见于阵发性冷性血红蛋白尿(paroxysmal cold hemoglobinuria，PCH)，一种最易发生于病毒感染后儿童的临床综合征。PCH 的自身抗 – P 是一种 IgG 型双相溶血素，能够在低温结合红细胞，又在体温发生血管内溶血。这个特点可以在体外通过 Donath-Landsteiner 实验证明(详见第 17 章和方法 4 – 11)。

五、临床输血

同种抗 – PP_1P^k 和同种抗 – P 是具有临床意义的抗体，与急性溶血性输血反应和自然流产相关。极少 p 和 P^k 表型的个体宜输注抗原阴性、交叉配血相容的红细胞。

一般来说，抗 – P1 是没有显著临床意义的温凝集素。抗 – P1 仅在室温或室温以下发生反应，如 P_1 + 红细胞输注给含抗 – P1 患者，红细胞可正常生存，没有必要为抗 – P1 患者提供抗原阴性的红细胞。抗 – P1 极少导致红细胞生存减低和溶血性输血反应。

抗 – P_1 能够在 37℃ 固定补体，在抗人球蛋白试验中具有强反应性，故认为具有潜在的临床意义。此时宜选用 37℃、多特异性 AHG 或抗 – C3 间接抗人球蛋白试验均不反应的血制品[24]。

六、疾病相关性

P^k 抗原是志贺毒素受体，志贺毒素是痢疾和大肠埃希菌相关的溶血性尿毒症的致病因子[33]。P^k 抗原也是猪链球菌受体，猪链球菌能够诱发人畜共患疾病引起细菌性脑膜炎[33]。P^k 可以调节宿主对人免疫缺陷病毒的抵抗力[39]。P 抗原是细小病毒 B19 的受体，该病毒是传染性红斑(第五病)的病原体，可引起短暂的贫血或再障危象。P_1、P^k、P 和 LKE 抗原都可以作为 P – fimbriated 致病性大肠埃希菌的受体，是慢性泌尿系感染的病因之一[33]。LKE 是一种常见的癌胚标志物，存在于肿瘤、多分化潜能胚胎样干细胞、间充质干细胞和小胚胎样干细胞[4, 34]。

要点

1. ABO、H、Lewis、I 和 P 血型系统抗原由小的糖类表位和脂类组成，广泛分布于多种组织，包括胚胎干细胞，被认为是组织—血型抗原。
2. ABO 系统包含 4 个主要的 ABO 表型：A，B，O 和 AB。通过红细胞上是否存在这两种抗原(A 和 B)来确定这 4 种表型。红细胞的 A、B 抗原与血清中抗 – A、抗 – B(或两者均有)是一对对立关系。
3. ABO 分型需要对红细胞 A 和 B 抗原分型(红细胞分型或正定型)以及筛查血清或血浆中是否存在抗 – A 和抗 – B 同种凝集素(血清分型或反定型)。
4. H 抗原在所有红细胞上普遍表达，除了罕见的孟买表型。
5. H 抗原是 A 和 B 抗原的前体；因此，红细胞上的 H 抗原的量取决于 ABO 血型。O 型缺乏功能性 *ABO* 基因，H 抗原在 O 型红细胞高表达；A 型和 B 型的 H 抗原分别转化为 A 和 B 抗原，所以 H 抗原非常少。
6. Lewis 抗原不是由红细胞合成的，而是血浆中可溶性 Lewis 糖脂被动吸附到红细胞膜上。
7. 根据 Lewis 和分泌型酶是否存在，分为 3 种常见的 Lewis 表型。
8. 随着年龄增加，I 抗原逐渐增多，同时伴随 i 抗原减少。大多数儿童在 2 岁表现为成人 I + 表型。
9. 自身抗 – I 和自身抗 – i 在冷凝集素综合征和混合型自身免疫性溶血性贫血中具有病理学意义。
10. 超过 99% 的献血者是 $P_1(P_1 +)$ 或 $P_2(P_1 -)$ 表型。这两种表型均合成 P^k 和 P 抗原，不同之处仅在于 P1 抗原的表达。

参考文献

[1] Lowe JB, Marth JD. A genetic approach to mammalian glycan function. Annu Rev Biochem 2003; 72: 643 – 691.

[2] Marionneau S, Cailleau-Thomas A, Rocher J, et al. ABH and Lewis histo-blood group antigens: A model for the meaning of oligosaccharide diversity in the face of a changing world. Biochimie 2001; 83: 565 – 573.

[3]. M? lne J, Bj? rquist P, Andersson K, et al. Blood group

ABO antigen expression in human embryonic stem cells and in differentiated hepatocyte-and cardiomyocyte-like cells. Transplantation 2008; 86: 1407 - 1413.

[4]. Gang EJ, Bosnakovski D, Figueiredo CA, et al. SSEA - 4 identifies mesenchymal stem cells from bone marrow. Blood 2007; 109: 1743 - 1751.

[5]. Hirvonen T, Suila H, Kotovuori A, et al. The i blood group antigen as a marker for umbilical cord blood-derived mesenchymal stem cells. Stem Cells Develop 2012; 21: 455 - 464.

[6] Anstee JD. The relationship between blood groups and disease. Blood 2010; 115: 4635 - 4643.

[7] Storry JR, Olsson ML. The ABO blood group system revisited: A review and update. Immunohematology 2009; 25: 48 - 59.

[8] Springer GF. Blood-group and Forssman antigenic determinants shared between microbes and mammalian cells. Prog Allergy 1971; 15: 9 - 77.

[9] Daniel-Johnson J, Leitman S, Klein H, et al. Probiotic-associated high-titer anti - B in a group A platelet donor as a cause of severe hemolytic transfusion reactions. Transfusion 2009; 49: 1845 - 1849.

[10] Daniels G. Human blood groups. 3rd ed. Oxford: Wiley-Blackwell, 2013.

[11] Clausen H, Levery SB, Nudelman E, et al. Repetitive A epitope (Type 3 chain A) defined by group A1 - specific monoclonal antibody TH - 1: Chemical basis of qualitative A1 and A2 distinction. Proc Natl Acad Sci U S A 1985; 82: 1199 - 1203.

[12] Svensson L, Rydberg L, Hellberg A, et al. Novel glycolipid variations revealed by monoclonal antibody immunochemical analysis of weak ABO subgroups of A. Vox Sang 2005; 89: 27 - 38.

[13] Klein HG, Anstee DJ. ABO, H, LE, P1PK, GLOB, I, and FORS blood group systems. In: Mollison's blood transfusion in clinical medicine. 12th ed. Oxford: Wiley-Blackwell, 014: 118 - 166.

[14] Cooling L. Polylactosamines, there more than meets the "Ii": A review of the I system. Immunohematology 2010; 26: 133 - 155.

[15] Auf Der Maur C, Hodel M, Nydegger UE, Rieben R. Age dependency of ABO histo-blood group antibodies: Reexamination of an old dogma. Transfusion 1993; 33: 915 - 918.

[16] Mazda T, Yabe R, NaThalang O, et al. Differences in ABO antibody levels among blood donors: A comparison between past and present Japanese, Laotian, and Thai populations. Immunohematology 2007; 23: 38 - 41.

[17] Koda Y, Soejima M, Kimura H. Changing transcription start sites in H - type (1, 2) fucosyltransferase gene (FUT1) during differentiation of the human erythroid lineage. Eur J Biochem 1998; 256: 379 - 387.

[18] Reid ME, Lomas-Francis C. The blood group antigen factsbook. 2nd ed. San Diego, CA: Academic Press, 2004.

[19] Wagner FF, Blasczyk R, Seltsam A. Nondeletional ABO * O alleles frequently cause blood group typing problems. Transfusion 2005; 45: 1331 - 1334.

[20] Yazer MH, Hult AK, Hellberg A, et al. Investigation into A antigen expression on O2 heterozygous group O-labeled red blood cell units. Transfusion 2008; 48: 1650 - 1657.

[21] Beck ML, Yates AD, Hardman J, Kowalski MA Identification of a subset of group B donors reactive with monoclonal anti - A reagent. Am J Clin Pathol 1989; 92: 625 - 629.

[22] Garratty G, Arndt P, Co A, et al. Fatal hemolytic transfusion reaction resulting from ABO mistyping of a patient with acquired B antigen detectable only by some monoclonal anti - B reagents. Transfusion 1996; 36: 351 - 357.

[23] Okubo Y, Seno T, Tanaka M, et al. Conversion of group A red cells by deacetylation to ones that react with monoclonal antibodies specific for the acquired B phenotype (letter). Transfusion 1994; 34: 456.

[24] Issitt PD, Anstee DJ. Applied blood group serology. 4th ed. Durham, NC: Montgomery Scientific Publications, 1998.

[25] Combs MR. Lewis blood group system review. Immunohematology 2009; 25: 112 - 118.

[26] Cooling LW, Sitwala K, Dake LR, et al. ABO typing discrepancies in children requiring longterm nutritional support (abstract). Transfusion 2007; 47(3S): 10A.

[27] Shastry S, Bhat SS, Singh K. A rare case of missing antibody due to anti-snake venom. Transfusion 2009; 49: 2777 - 2778.

[28] Larson G, Svensson L, Hynsjo L, et al. Typing for the human Lewis blood group system by quantitative fluorescence-activated flow cytometry: Large differences in antigen presentation on erythrocytes between A1, A2, B, O phenotypes. Vox Sang 1999; 77: 227 - 236.

[29] Hosoi E, Hirose M, Hamano S. Expression levels of H - type (1, 2) - fucosyltransferase gene and histo-blood group ABO gene corresponding to hematopoietic cell differentiation. Transfusion 2003; 43: 65 - 71.

[30] Cooling L. Carbohydrate blood group antigens and collections. In: Petrides M, Stack G, Cooling L, Maes L, eds. Practical guide to transfusion medicine. 2nd ed. Bethesda, MD: AABB Press, 2007: 59 - 91.

[31] Lindstrom K, Breimer ME, Jovall P - A, et al. Non-acid glycosphingolipid expression in plasma of an A1 Le(a - b +) secretor human individual: Identification of an ALeb heptaglycosylceramide as major blood group component. J Biochem 1992; 111: 337 - 345.

[32] Navenot JM, Muller JY, Blanchard D. Expression of blood group i antigen and fetal hemoglobin in paroxysmal nocturnal hemoglobinuria. Transfusion 1997; 37: 291 - 297.

[33] Cooling L, Downs T. Immunohematology. In: McPherson RA, Pincus MR, eds. Henry's clinical diagnosis and management by laboratory methods. 22nd ed. Philadelphia: Saunders, 2007: 618 - 668.

[34] Thuresson B, Westman JS, Olsson ML. Identification of a novel A4GALT1 exon reveals the genetic basis of the P1/P2 histo-blood groups. Blood 2011; 117: 678 - 687.

[35] Duk M, Singh S, Reinhold VN, et al. Structures of unique globoside elongation products present in erythrocytes with a rare NOR phenotype. Glycobiology 2007; 17: 304 - 312.

[36] Yang Z, Bergstrom J, Karlsson K - A. Glycoproteins with Gal4Gal are absent from human erythrocyte membranes, indicating that glycolipids are the sole carriers of blood group P activities. J Biol Chem 1994; 269: 14620 - 14624.

[37] Westman JS, Storry JR, Hult AD, et al. Identification of the genetic basis of PX2, a recently reported glycolipid blood group antigen (abstract). Transfusion 2013; 53 (S): 15A.

[38] Hellberg A, Ringressi A, Yahalom V, et al. Genetic heterogeneity at the glycosyltransferase loci underlying the GLOB blood group system and collection. Br J Haematol 2004; 125: 528 - 536.

[39] Lund N, Olsson ML, Ramkumar S, et al. The human P (k) histo-blood group antigen provides protection against HIV - 1 infection. Blood 2009; 133: 4980 - 4991.

第 13 章

Rh 系统

RH 血型系统是人类 34 个血型系统中最复杂的一个。Rh 系统中 D 抗原在临床上非常重要，在所有抗原中免疫原性最强。目前，超过 50% 的 Rh 阴性受血者输注 Rh 阳性血液后会产生抗 - D。怀有 Rh 阳性胎儿的 Rh 阴性妇女产生的同种免疫具有临床风险，特别在使用 Rh 免疫球蛋白（RhImmune Globulin，RhIG）预防治疗之前。Rosenfeld [1]曾描述了 Rh 血型系统及其与 LW 系统之间的关系。1939 年，Levine 和 Stetson 发现一名孕妇的血清能凝集 80% 的 ABO 同型红细胞，因此他们怀疑存在一种新的抗原，同时也提出这可能与“胎儿代谢产物”和输注其丈夫血液后发生的输血不良反应有关[2]。

目前，“Rh 阳性”和“Rh 阴性”分别是指 D 抗原的存在或缺失。其他 4 个 Rh 抗原—对立的 C 和 c 及 E 和 e—也是 Rh 系统的主要抗原。Rh 抗原由 Fisher 依照字母表顺序，使用未在血型系统命名中采用过的字母进行命名。因此，在已被描述的 61 种 Rh 抗原中，D、C、c、E 和 e 这 5 个主要的抗原是大部分具有临床意义的 Rh 抗体产生的原因（表 13 - 1）。

RhIG 预防性治疗是 20 世纪 60 年代中期输血治疗真正取得成功的例子，其发展的部分原因是由于母体和胎儿之间的 ABO 血型不相容具有针对 D 抗原免疫的部分保护作用[4]。给予人源的 IgG 抗 - D 能有效预防胎儿新生儿溶血病（hemolytic disease of the fetus and newborn，HDFN）[5]。20 世纪 60 年代中期开始，针对 D 抗原的同种免疫在孕妇中的发生率下降到活产数的 1/2000。

表 13 - 1　Rh 抗原及分布

ISBT 命名	抗原或抗原符号	频率	指定编码	抗原或抗原符号	频率
RH1	D	85% 白种人 92% 黑种人	RH32#		1% 黑种人 R^N 伴 DBT
RH2	C	68% 白种人 27% 黑种人	RH33	R_0^{Har}，D^{HAR}	0.01% 德国人
RH3	E	29% 白种人 22% 黑种人	RH34**	Hr^B	高
RH4	c	80% 白种人 96% 黑种人	RH35		低
RH5	e	98%	RH36	Be^a	低
RH6	ce 或 f	65% 白种人 92% 黑种人	RH37	Evans	低（数个 D/CE 或 CE/D 混合）
RH7	Ce 或 rh_i	68% 白种人 27% 黑种人	RH39	C - like	高

续表 13－1

ISBT 命名	抗原或抗原符号	频率	指定编码	抗原或抗原符号	频率
RH8	C^W	低，2% 白种人	RH40	Tar	低（DVⅡ）
RH9	C^X	低，1.8%芬兰人	RH41	Ce－like	70% 白种人
RH10	V	30% 黑种人	RH42	Ce^S	2% 黑种人
RH11	E^W	低	RH43	Crawford	0.1% 黑种人
RH12*	G	84% 白种人 92%黑种人	RH44	Nou	高
RH17†	Hr_0	高	RH45	Riv	低
RH18‡	Hr	高	RH46	Sec	高
RH19§	hr^s	98%	RH47	Dav	高
RH20	VS	32%黑种人	RH48	JAL	低
RH21	C^G	68%白种人	RH49††	STEM	6%黑种人
RH22	CE	＜1%（DCE，CE）	RH50	FPTT	低（DFR，R_0^{Har}）
RH23‖	D^W	低（DVa）	RH51	MAR	高
RH26	c－like	高（大部分 c＋）	RH52‖	BARC	低（DVI）
RH27	cE	28% 白种人 22%黑种人	RH53	JAHK	低
RH28	hr^H	低	RH54‖	DAK	低（DⅢ^a，DOL，R^N）
RH29◇	total Rh	100%	RH55	LOCR	低
RH30‖	Go^a	低	RH56	CENR	低
RH31§	hr^B	高	RH57	CEST	高（JAL 的对立抗原）
RH58	CELO	高（Crawford 的对立抗原）	RH60	PARG	低
RH59	CEAG	高	RH61	CEVF	

注意：RH13 到 RH16、RH24、RH25 和 RH38 已经不再使用；

*出现在表达 C 或 D 抗原的红细胞上；

†由 D－缺失表型 D－－，Dc－和 DC^w产生的抗体；

‡在非洲种族中流行的改变的 e 和/或 D 表型的个体所产生的抗体；

§该抗原不存在于非洲人群中的 DcE/DcE（R2R2）表型或 e 变异型红细胞；

‖与部分 D 相关的低频抗原；

◇由具有 Rh_{null}红细胞的个体产生的抗体；

#低－频抗原，由具有 R^N或部分 DBT 抗原的红细胞表达；

**由非洲人中流行的 C、E 和/或 D 表型的个体所产生的抗体；

††与 65% 的 hr^s－Hr－和 30% 的 hr^B－Hr^B－红细胞有关。

第一节 Rh的特征

Rh蛋白与大多数膜蛋白不同，既无糖基化，也无磷酸化[6-7]。通过免疫沉淀反应和十二烷基硫酸钠-聚丙烯酰胺凝胶电泳发现Rh蛋白的分子量为30000~32000 kDa[8-10]。在20世纪80年代后期完成了对Rh蛋白N-端氨基酸的测序[11]。这些发现促使了Cartron[12]及同事于1990年克隆出*RHCE*基因[12]及1992年克隆出RHD基因[13-14]。4种不同的RHCE等位基因的遗传基础于1994年被确定[15]。

第二节 命名

早期Rh命名法反映了关于编码DCE抗原基因数目的不同意见。Fisher-Race命名法的前提是3个紧密连锁基因*C/c*、*E/e*、和*D*负责编码抗原；然而，Wiener nomenclature(Rh-Hr)认为是单一基因编码几个血型抗原。事实上Rh存在两个基因*RHCE*和*RHD*，这一观点由Tippett提出[16]。

Fisher-Race CDE命名法更常用于书面交流，但是改良Wiener命名法仅使用1个术语，即单倍型，就能够对存在于一条染色体上的Rh抗原进行明确命名(表13-2)。在改良的Wiener命名法中，“R”表示D存在，数字或字母表示C/c和E/e抗原：R_1表示Ce，R_2表示cE，R_0表示ce，R_Z表示CE。小写字母“r”表示缺乏D的单倍型，C/c和E/e抗原用符号表示：r′表示Ce，r″表示cE，r^y表示CE(表13-2)。

表13-2 主要Rh单倍型的频率

Fisher-Race单倍型	改良Wiener单倍型	频率(%)		
		白人	黑人	亚洲人
Rh阳性				
DCe	R_1	42	17	70
DcE	R_2	14	11	21
Dce	R_0	4	44	3
DCE	R_Z	<0.01	<0.01	1
Rh阴性				
ce	r	37	26	3
Ce	r′	2	2	2
cE	r″	1	<0.01	<0.01
CE	r^y	<0.01	<0.01	<0.01

国际输血协会(The International Society of Blood Transfusion，ISBT)红细胞表面抗原命名工作小组采用6位数来表示红细胞抗原。前3位数表示血型系统，后3位数表示抗原特异性；Rh系统的编号为004。2008年，ISBT委员会认可Rh相关糖蛋白(Rh-associated glycoprotein，RHAG)抗原作为第30个血型系统[17]。

第三节 Rh基因和Rh蛋白

1号染色体上紧密连锁的两个基因(RHD和RHCE基因)编码416个氨基酸，RHD编码D抗原，RHCE编码4种组合的CE抗原(ce、cE、Ce或CE)[图13-1(A)]。两个基因各有10个外显子，具有97%的同源性，编码的蛋白质D与C或c比较，有32-35个氨基酸不同[图13-1(B)，差异氨基酸如RhD模型的圆圈所示]。

Rh基因座遗传多样性的研究在过去10年取得了长足发展，通过DNA检测鉴定的抗原已经远超过血清学鉴定的抗原数量。已经记录超过500个*RHD*和150个*RHCE*等位基因；Rhesus数据库中保存了RHD等位基因的目录[19]；国家生物技术信息中心人类血型突变网站和ISBT网站上列出了RHD等位基因和RHCE等位基因[19-20]；ISBT红细胞免疫遗传学和血型命名工作小组对新的等位基因进行维护、命名和分类[21]。

大多数D阴性(Rh阴性)表型是由于*RHD*基因完全缺失所导致[图13-1(A)]。RH阴性表型的存在是D阴性个体输注D阳性血液易产生抗-D的免疫学基础。一种蛋白的免疫原性与该蛋白在宿主体内的异源性程度相关。D抗原中大量氨基酸的差异可以解释为什么抗原暴露可以导致强烈的免疫反应。

*RHCE*基因在所有个体中都存在，该基因在一种蛋白质上同时编码C/c和E/e抗原。C和c抗原相差4个氨基酸，但只有103号位点上丝氨酸转变为脯氨酸预测是发生在细胞外。E和e抗原相差1个氨基酸，位于蛋白质第4个细胞外环的226号氨基酸由脯氨酸转变为丙氨酸。图13-1(B)展示了*RH*基因和蛋白质在大多数人中的典型表现形式。商业化的抗体试剂可用来检测Rh表达的主要抗原—D、C、c、E和e(表13-3)。

虽然Rh系统整体而言十分复杂，至今已经发现61个抗原，但5个主要抗原是大部分Rh不相容的原因(表 13-1)。新抗原可能源于 SNPs 或主要基因的重排。例如，*RHD* 和 *RHCE* 之间的基因互换会产生重组蛋白，这种蛋白表现为一种含有部分 RHCE 的 RHD 蛋白，反之亦然。基因重排较为常见，*RH* 基因的反向排列有利于发生基因重排[图 13-1(A)][18]。基因的排列结构促进发夹环的形成，也利于通过复制模板的变化进行基因互换，在复制过程中一条作为供者提供模板，剩余的在复制过程中保持不变，供者区域可以跨越几个碱基对、单一外显子或多个外显子。

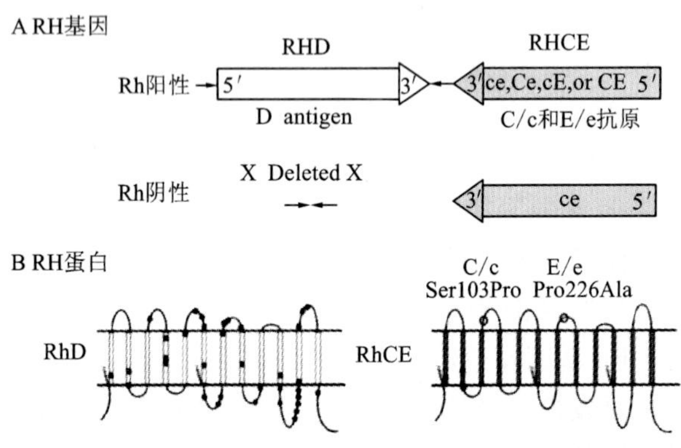

图 13-1 (A) *RHD* 和 *RHCE* 基因；图示基因序列的方向，编码的抗原以及导致 RHD 阴性表型的缺失基因的位点；(B) RhD 和 RhCE 蛋白的 12 次跨膜结构域模型；RhD 与 RhCE 的差异氨基酸表示为灰色圈。之字形线表示可能的棕榈酰化的定位。RhCE 103 和 226 位点对 C 或 c，E 或 e 的表达具有重要作用，用开放圆圈显示[18]

第四节 抗原

献血者和患者 Rh 血型鉴定通常检测 D 抗原，CcEe 抗原检测主要用于抗体鉴定。但有一些情况除外，包括患者需要长期接受输血的患者[例如镰状细胞疾病(sickle cell disease，SCD)患者]提供抗原匹配的血液，使发生同种免疫的风险降到最低。

一、Rh 表型

用 5 种主要的 Rh 抗血清来检测红细胞曾用于预测 *RH* 基因型(表 13-3)。然而，在某些族群中某些单倍型更常见，预测出的 *RH* 基因型的分布频率具有不确定性(例如，非洲人中 R_0R_0 vs R_0r 的频率)，在混血人种中其基因的频率更加不确定。血清学检测不能确定红细胞来自纯合子(D/D)还是杂合子(D/-)个体，因为单剂量 D 抗原或双剂量 D 抗原红细胞产生的抗-D 的反应性几乎不存在差异。DNA 分子检测 *RHD* 基因缺失或失活的 *RHD* 基因可以确定 *RHD* 基因的杂合性[18]。

Rh 单倍型会影响 D 抗原的表达水平。C 存在时，D 表达会减弱，这种现象被叫做“Ceppellini 效应”[22]。DCe/DCe(R_1R_1)个体的红细胞表达的 D 抗原明显少于 DcE/DcE(R_2R_2)个体的红细胞。因此，在产前检测抗-D 效价时必须选择一致的单倍型，否则可能出现不同的效价结果。

表 13-3 用 5 种主要 RH 抗血清检测的 RH 表型结果及预测的 RH 基因型

抗血清					表型	预测的基因型	可能的基因型
抗-D	抗-C	抗-E	抗-c	抗-e			
					Rh 阳性†		
+	+	0	+	+	D, C, c, e	R_1r *DCe/ce*	R_1R_0 *DCe/Dce* R_0r' *Dce/Ce*
+	+	0	0	+	D, C, e	R_1R_1 *DCe/DCe*	R_1r' *DCe/Ce*
+	+	+	+	+	D, C, c, E, e	R_1R_2 *DCe/DcE*	R_1r'' *DCe/cE* R_2r' *DcE/Ce* $R_Z r$ *DCE/ce* R_0R_Z *Dce/DCE*

续表 13－3

抗血清					表型	预测的基因型	可能的基因型
抗－D	抗－C	抗－E	抗－c	抗－e			
+	0	0	+	+	D, c, e	$R_0\ r$ *Dce/ce*	R_0R_0 *Dce/Dce*
+	0	+	+	+	D, c, E, e	$R_2\ r$ *DcE/ce*	R_2R_0 *DcE/Dce* R_0r'' *Dce/cE*
+	0	+	+	0	D, c, E	$R_2\ R_2$ *DcE/DcE*	R_2r'' *DcE/cE*
+	+	+	0	+	D, C, E, e	$R_1\ R_Z$ *DCe/DCE*	$R_Z\ r'$ *DCE/Ce*
+	+	+	+	0	D, C, c, E	$R_2\ R_Z$ *DcE/DCE*	R_Zr'' *DCE/cE*
+	+	+	0	0	D, C, E	R_ZR_Z *DCE/DCE*	R_Zr^y *DCE/CE*
					Rh 阴性‡		
0	0	0	+	+	c, e	rr ce/ce	
0	+	0	+	+	C, c, e	r′r Ce/ce	
0	0	+	+	+	c, E, e	r″r cE/ce	
0	+	+	+	+	C, c, E, e	r′r″ Ce/cE	

†罕见基因型(R_0r^y, R_1r^y, 和 R_2r^y)未列出(频率 <0.01%);

‡罕见基因型(rr^y, $r'r^y$, $r''r^y$, 和 r^yr^y)未列出(频率 <0.01%)。

二、D 抗原

D 抗原由许多抗原表位组成(被称为"epD"),这些抗原表位最初由 D 阳性者产生的抗－D 来确定。随后的单克隆抗体研究确定了 30 种或更多的抗原表位,并被命名为"epD1"～"epD9"[23]。每个抗原表位又进一步分类(如 epD6.1)。D 抗原表位具有高度构象性,不只是由简单的线性氨基酸残基组成。在 Rh 蛋白的细胞内区域的氨基酸变化可改变 D 抗原表位。

1. D 阳性(Rh 阳性)表型

大多数 D 阳性个体红细胞表型表达常见的 RhD 蛋白[表 13－1(B)]。然而,已有报道超过 275 种 *RHD* 等位基因编码的蛋白质存在氨基酸的改变。这些等位基因可以造成许多 D 抗原表达的变异,在临床输血中可能遇到不同形式的 D 抗原变异的红细胞。欧洲人群中有 1%～2% 的人携带可编码变异型 D 抗原的 *RHD* 等位基因,该频率在非洲人中更高。D 变异型常被分成 4 种:弱 D、部分 D(包括 category D)、Del 和非功能性 RHD[24－27]。

(1)弱 D

传统上,弱 D 表型(以前被称为"Du")定义为红细胞上 D 抗原量减少,需要用间接抗人球蛋白试验(indirect antiglobulin test, IAT)才能检测出红细胞上的 D 抗原。然而,鉴定为"弱 D"的标本的多少取决于所用试剂的种类和方法,近年来检测试剂和方法都在不断改进。1999 年,Wagner 和 Flegel 提出了一个对变异 D 进行分类的系统,该系统以核苷酸替换为分类基础{参见文献[28]}。弱 D 型由 SNP 造成,SNP 编码的氨基酸变化位于 RhD 蛋白的细胞内或跨膜区域,而不是在细胞外区域(图 13－2)。通常,细胞内氨基酸的变化会影响多肽嵌入到细胞膜中,因此,氨基酸的变化可导致红细胞上 D 抗原位点数目的减少。

特定的 SNPs 产生了弱 D1－84 型[19]。最常见的是弱 D1 型，该型在 270 号位点存在缬氨酸－甘氨酸的替换(p. Val270Gly)。欧洲人群中的弱 D 型约 90% 为弱 D1、D2 和 D3 型[25]。当 C 抗原位于弱 D 型反式位(trans)，弱 D 抗原性进一步减弱，例如 r′位于弱 D2 型(R2r)反式位。

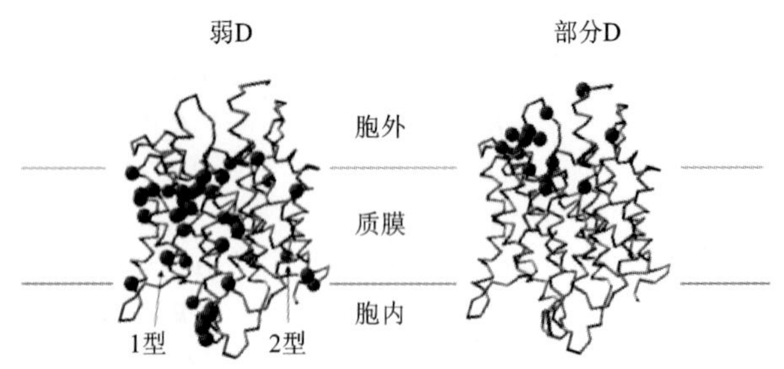

图 13－2　弱 D 和部分 D 的结构模型

注：氨基酸变化的位置在细胞膜或内部的显示为实心圆；1 型和 2 型弱 D(由箭头显示)占弱 D 表型约 80%；部分 D 的单氨基酸变化通常位于细胞外(红细胞表面)。

(2)部分 D 型

以往“category D”红细胞通过抗原表位来进行分类。category D 的个体可以作为 D 阳性，但当它暴露于常见的 D 抗原时可以产生抗－D。类 D 表型现被新归类为部分 D。大多数部分 D 表型是由于部分 *RHD* 被相应的 RHCE 序列取代后形成的杂合基因所导致(图 13－3)。RhD 和 RhCE 结合区域产生的新的杂合蛋白序列可导致 D 抗原表位的缺失及产生新的抗原。例如，DVI 红细胞携带了 BARC 抗原。也有一些“部分 D”由多核苷酸改变所致。一些部分 D 型仅能通过 IAT 才能检测出来。与弱 D 相反，部分 D 的改变可能位于细胞膜外(图 13－2)[29]。

(3)D_{el}型

红细胞表达的 D 抗原水平极低，且不能通过常规血清学方法(包括 IAT)检测出来，这种红细胞被命名为“D 放散型”或 D_{el}型。D_{el}红细胞上的 D 抗原仅可通过吸收和放散检出。亚洲 D 阴性人群有 10%～30% 为 D_{el}。D_{el}是由数个不同的 *RHD* 突变导致的，这些突变能显著减少 RHD 在细胞膜上的表达。欧洲人群的个体中 D_{el}更少见(0.027%)，和亚洲人携带的核苷酸替换不同[26－27]。D_{el}红细胞可用 *RHD* 基因分型和吸收放散试验来鉴别。

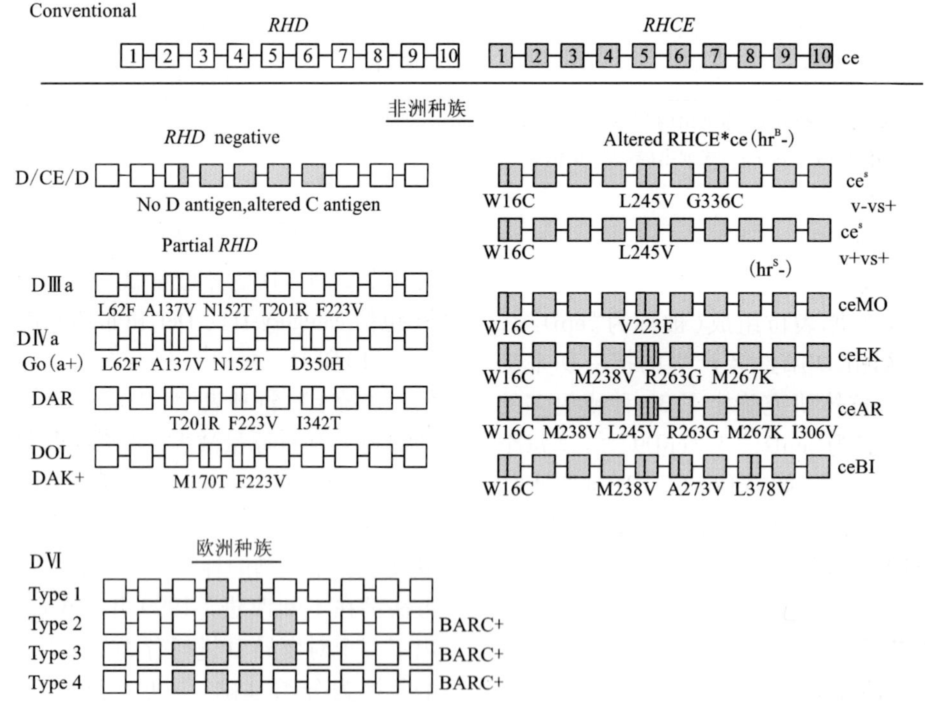

图 13－3　RHD 和 RHCE 基因

注：*RHD* 和 *RHCE* 的 10 个外显子分别为白色和灰色框；图示非洲人中常见的 *RHD* 编码部分 D 和 *RHCE* 突变的几种类型；这些突变增加了镰状细胞疾病患者输血的难度。

(4)非功能性 *RHD*

不能编码一条完整长度多肽的 *RHD* 基因，被认为是非功能性的，已给予了等位基因的名称[21]。

(5)*RHCE* 上的 D 抗原表位

在没有 *RHD* 的情况下，*RHCE* 基因编码的蛋白产物表达 D 抗原表位，这使得血清学检测 D 抗原变得更复杂。一些 Rhce 蛋白具有 D 特异性氨基酸和表位，可与一些单克隆抗 – D 发生反应。这些情况更多见于特殊人群，包括 D^{HAR} (Rhce'Har') 和 Crawford (ceCF)，分别见于欧洲人及非洲人。这两种人群值得关注，因为其红细胞与一些单克隆试剂反应较强，而与其他一些试剂不反应，包括多克隆抗 – D 试剂(表 13 – 4)。D^{HAR} 和 Crawford 表型可造成 D 分型结果不符。Rhce 蛋白模拟了 1 个由"*ceRT*"和"*ceSL*"等位基因编码的 D 抗原表位结构[30 – 31]，很少发生明显变化。这种红细胞与某些单克隆抗 – D 反应较弱，但并不全是这样。最重要的是，D^{HAR} 和 Crawford 个体缺乏 RhD 且可被 D 抗原致敏[32 – 33]。

(6)ELEVATED D

一些被命名为"D – –"、"Dc –"和"DC^w –"的罕见的缺失表型会增加 D 抗原的表达，C/c 和 E/e 抗原可能不表达、表达较弱或发生改变[34]。这些变异体与部分 D 相反，是部分 *RHCE* 被 *RHD* 取代的结果。在正常 D 表达的同时，重组到 RHCE 中的 RHD 序列也进行表达，这可以解释为什么 D 抗原表达增加，但 C/c 和 E/e 抗原减弱或消失。

2. D 阴性(Rh 阴性)表型

D 阴性表型在欧洲人群中最常见(15% ~ 17%)，在非洲人中较少见(3% ~5%)，在亚洲人中较罕见(<0.1%)[35]。在各个种族中均已证明 D 阴性表型是由于多种非功能性等位基因 D 的存在导致了 D 抗原缺乏。

在大多数欧洲人中，D 阴性表型是整个 *RHD* 基因缺失的结果[36]。然而，也存在一些例外，罕见的单倍型红细胞[r′(Ce)或 r″(cE)] 很有可能携带 1 个弱 D 或非功能性的 *RHD*。在其他种族人群中，D 阴性表型主要由 *RHD* 失活改变引起。在非洲人群中，66% 的个体 *RHD* 存在 37 – bp 的嵌入[37]，导致终止密码子提前出现。亚洲人中的 D 阴性表型是 *RHD* 发生突变的结果，该突变与 Ce(r′)单倍型最为相关，尽管 10% ~30% 的 D 阴性亚洲人实际上是 D_{el}[26 – 27]。

二、D 检测

20 世纪 80 年代引入的单克隆抗体技术使生产抗 – D 试剂不再依赖于人源性材料。单克隆抗体对单个 D 抗原表位具有特异性，并不能检测出所有 D 阳性的红细胞。大多数 FDA 批准的抗 – D 试剂含有单克隆 IgM 和单克隆或多克隆 IgG，单克隆 IgM 导致红细胞在室温就可以发生直接凝集，而单克隆或多克隆 IgG 通过 IAT 反应可以检测弱 D。用于微柱凝胶法的抗 – D 试剂仅含有一种单克隆 IgM。FDA 批准的试剂包含独特的 IgM 克隆，对具有弱 D、部分 D 或类 D 抗原表位的红细胞其反应性会存在不同(表 13 – 4)。

1. 献血者的 D 分型

献血者红细胞 D 分型的目的是防止受血者产生抗 – D 免疫，需对弱 D 或部分 D 进行鉴定。因此，《AABB 血库和输血服务机构标准》要求使用能检测出 D 弱表达的方法检测献血者血液，没有要求用 IAT 进行 D 分型。如果检测结果阳性，该血液应当标记为"Rh 阳性"[38]。大多数弱 D 或部分 D 抗原的血液可被检测出，偶尔一些 D 表达非常弱的红细胞无法检出，D_{el} 红细胞不与抗 – D 发生反应。弱 D 抗原红细胞比正常 D 阳性红细胞的免疫原性低，但即便是 D_{el} 献血者的血液也可以刺激一些 D 阴性受血者产生抗 – D[39 – 43]。被标记为 Rh 阴性的血液在输注前应当对(血辫)血液进行阴性确认。不要求用 IAT 方法检测。RhD 分型标记为 Rh 阳性的血液不要求做确认试验[38]。

2. 患者的 D 分型

当患者的 D 分型已经确定时，没有必要检测弱 D，除非是评估新生儿红细胞以确定母亲的 D 免疫风险。目前，单克隆 IgM 试剂可通过立即离心将许多标本定型为 D 阳性，这些 D 阳性结果在以前仅能够通过 IAT 检出。因此，关于是否有无必要使用 Rh 阴性血液和 RhIG 的问题已经明确。

在欧洲人中，最常见的部分 D 类型是 DVI，"部分 DVI"的女性产生的抗 – D 会导致致命的溶血性疾病[44]。目前 FDA 批准的单克隆 IgM 试剂在直接检测时能选择性的不与"部分 DVI"红细胞发生反应(表 13 – 4)。因此，对女童及有生育要求的女性的红细胞只进行直接检测，在输血或使用 RhIG 预防性治疗时将 DVI 定为 D 阴性，从而降低致敏风险。然而，因为没有进行 IAT 检测，在胎母出血综合征的检测中，应当仔细评估玫瑰花环试验的阳性结果；母亲弱 D 型仅在 IAT 检测时才发生反应，其玫瑰花环试验可能出现假阳性结果。

表 13－4　FDA 批准的抗－D 试剂与某些 D 变异型红细胞的反应

试剂	IgM 单克隆	IgG	DVI IS/AHG *	DBT IS/AHG *	D^{HAR}（白人）IS/AHG *	Crawford（黑人）IS/AHG *	ceRT	ceSL
Gammaclone	GAMA401	F8D8 单克隆	阴性/阳性	阳性	阳性	阳性 †		
Immucor 系列 4	MS201	MS26 单克隆	阴性/阳性	阳性	阳性	阴性	弱阳性	阴性
Immucor 系列 5	Th28	MS26 单克隆	阴性/阳性	阳性	阳性	阴性	弱阳性	弱阳性
Ortho BioClone	MAD2	多克隆	阴性/阳性	阴性/阳性	阴性/阴性	阴性		
Ortho Gel（ID－MTS）	MS201		阴性	阳性	阳性	阴性	弱阳性	阴性
Biotest RH1	BS226		阴性		阳性	阴性		
Biotest RH1 Blend	BS221	BS232 H4111B7	阴性/阳性		阳性 †	阴性		
Alba Bioscience alpha	LDM1		阴性		阳性	阴性		
Alba Bioscience beta	LDM3		阴性		阳性	阴性		
Alba Bioscience delta	LDM1 ESD1－M		阴性		阳性	阴性		
ALBAclone blend	LDM3	ESD1	阴性/阳性		阳性	阴性		
Polyclonal			阴性/阳性	阴性/阳性	阴性/阴性	阴性/阴性	弱阳性 ‡	阴性

* 斜线后面的结果表示由 IAT 检测的抗－D 的结果；

†IAT 阴性；

‡酶处理细胞；

IgM：免疫球蛋白 M；IS：立即离心；AHG：抗人球蛋白。

3. D 定型不符

D 定型出现不符时宜进行调查并解决问题（请参阅“解决 D 定型不符”）。对需要立即输血的女性患者，输注 D 阴性血是一种合适的选择，但宜进行完整的记录和血清学检测。也可用 *RHD* 基因分型来解决 D 定型困难的问题[45]。

由于血液中心检测弱 D，而一般医院不检测，可以将 D 抗原弱表达的献血者定型为 D 阳性，但该献血者作为受血者时应当作 Rh 阴性处理。这种差异不宜当作问题，而宜与患者及医务人员沟通并记录到患者的医疗记录中。

4. 临床注意事项

长期以来，弱 D 受血者都是输注 D 阳性红细胞，表明一些 1 型、2 型和 3 型弱 D（欧洲人弱 D 的主要类型）不太可能产生抗－D。因此，这些弱 D 型可以安全接受 D 阳性血液。有不常见的 11 型和 15 型弱 D 产生抗－D 的报道，这表明它们的抗原表位发生了改变[3]。其他弱 D 表型仍需要经验性数据来确定其产生抗－D 的风险。

遗憾的是，血清学试剂通常不能区分部分 D 和正常表达 D 抗原的个体。部分 D 仅在采用增强方法和技术后才会发生反应。许多部分 D 红细胞，例如 DⅢa 或 DAR 这两种非洲人群中最常见的 2 种部分 D 型，仅在患者产生抗－D 后才被发现。

关于 D 分型及选择血液成分的策略宜基于患者人群、D 免疫的风险及 D 阴性血的供应综合考虑。在发现患者是部分 D 但未产生抗－D 前，制定的策略宜强调下一步将要做什么。抗－D 是一个具有临床意义的抗体，预防具有生育可能的女性产生抗－D 免疫对避免产生 HDFN 至关重要。至于其他患者，抗－D 的并发症没有那么严重，决定输 D 阳性或 D 阴性血宜考虑将来出血时对输 D 阴性血的

依赖性及抗 - D 抗体之外的多重血型抗体可能增加的风险[46]。

不是所有的 D 阴性患者暴露于 D 阳性红细胞时都会产生抗 - D。D 阴性住院患者输注 D 阳性血液后，抗 - D 的发生率远低于预期[47]。《AABB 标准》要求输血科应当有解决 D 阳性红细胞输给 D 阴性患者及使用 RhIG 的策略，RhIG 也是一种血制品，不是完全没有风险[38]。

三、G 抗原

G 抗原存在于携带有 C 或 D 的红细胞上。G 抗体表现为抗 - D 和抗 - C 且两者无法分离(图 13 -1)，然而，这种抗体可以被 D - C + 或 D + C - 的红细胞吸收。抗 - G 的存在可以解释为什么 D 阴性的人输注 D - (C +)血液或 D 阴性女性分娩 1 个 D - (C +)婴儿后会产生抗 - D。通过吸收放散试验可以区分抗 - D、抗 - C 和抗 - G[48]，但这些分析在输血前检测中并不经常使用。然而，提供 RhIG 的预防治疗对于仅产生抗 - G 的孕妇是非常重要的。

四、C/c 和 E/e 抗原

RHCE 等位基因编码主要的 C 或 c 和 E 或 e 抗原。然而，已知的 *RHCE* 等位基因超过 50 种，许多等位基因与主要抗原的改变或弱表达相关，在有些情况下，与高频抗原的缺失相关[37]。部分 C 及许多部分 e 抗原也已被发现，多数发现于非洲人。

1. 复合抗原(ce、Ce、cE 和 CE)

复合抗原的定义为依赖于与 C/c 和 E/e 相关氨基酸的构象变化而存在的抗原表位。这种抗原以前被称为“顺式产物”(cis products)以提示抗原表达自相同的单倍型。然而，现在认为这些抗原表达在单一的蛋白质上。在表 13 - 5 中列出了这些抗原，包括 ce 或 f、Ce 或 rh_i、cE 或 Rh27 及不常见的 CE 或 Rh22。

表 13 -5　Rh 蛋白上的复合 Rh 抗原

复合抗原名称	Rh 蛋白	红细胞单倍型
ce 或 f	Rhce	Dce(R_0)或 ce(r)
Ce 或 rh_i，Rh7	RhCe	DCe(R_1)或 Ce(r′)
cE 或 Rh27	RhcE	DcE(R_2)或 cE(r″)
CE 或 Rh22	RhCE	DCE(Rz)或 CE(r^y)

1. C 和 e 抗原的改变或变异

RHCE 核苷酸改变会引起 C/c 或 E/e 抗原的表达发生质变和量变；变异型的 C 和 e 或部分 C 和 e 常见。在欧洲人中，变异型的 C 与 RhCe 第 1 个细胞外环上氨基酸的变化和 C^W (Gln41Arg)或 C^X (Ala36Thr)抗原的表达相关，也与引起新型抗原 JAHK(Ser122Leu)和 JAL(Arg114Trp)表达的因素相关，这些 C 改变的红细胞定型为 C 阳性，但当这些患者受到免疫刺激时仍可产生明显的抗 - C 或抗 - Ce(rh_i)。

部分 C 表达改变最常源于 *RHDⅢa - CE*(4 -7) -*D* 杂交的遗传，源于 *RHD - CE*(4 - 7) - *D* 杂交的遗传较少[37]。不编码 D 抗原，但在杂交背景下能编码与正常背景下不同的 C 抗原(图 13 -3)。该基因在非洲人中的发生率为 20%，它遗传自命名为“*RHCE* * ce^S”的 RHCE 等位基因，该等位基因编码部分 e 抗原和 V - VS + 表型[50]。*RHCE* * ce^S 连锁 *RHDⅢa - CE*(4 - 7) - *D* 杂交后基因的表达产物被称为“(C)ce^S”或“r'^S”单倍型。具有 r'^S 单倍型红细胞与单克隆试剂反应时 C 强阳性，并未检测到部分 C。

存在上述类型红细胞的患者常常产生类 C 同种抗体，偶尔为类 e 同种抗体，这些抗体的特性似乎是自身抗体。该红细胞可能缺乏高频 hr^B 或 hr^S 抗原[51-52]。部分 e 的表达与几个 *RHCE* * *ce* 等位基因相关[37,53]。这些等位基因主要存在于非洲人群中，如图 13 - 3 所示。一些人缺乏高频 hr^S 抗原(hr^S -)。抗 - hr^S 是一种具有临床意义的抗体，能够导致输血死亡[53]。并不是所有的血清学检测为 hr^B - 或 hr^S - 的红细胞都能与 e 改变或部分 e 患者产生的抗体相容。

另一个难题是改变的 *RHCE* * *ce* 基因通常与部分 *RHD*(例如 DⅢ、DAU 或 DAR)一同遗传[54]。如上文所述，部分 D 型红细胞患者有产生抗 - D 的风险。

2. 临床注意事项

长期以来，人们认识到同种异体免疫在 SCD 患者中是一个重要问题，因为 25% ~30% 或更多的需要长期输血的患者会产生红细胞抗体。为了解决这个问题，有许多处理程序用来确定 SCD 患者输血前红细胞表型及输注与 C、E 和 K 抗原匹配的红细胞，因为这些抗原被认为最具免疫原性。此外，一些项目尝试尽可能地提供非洲献血者的红细胞。虽然对所有 SCD 患者进行红细胞表型配型的必要性并没有达成共识[55]，但输注 D、C、E 和 K 抗原匹配的红细胞能够减少同种抗体的发生率[56]。但是，即使 D、C/c 和 E/e 匹配，因为一些患者表达的 Rh 为变异体，所以仍会被致敏[57]。

第五节 RH 基因分型

对输血患者血清学分型、*RHD* 杂合性检测、胎儿 *RHD* 分型、D 抗原状态（质和量）检测和 SCD 患者抗原匹配血液的鉴定来说，RH 基因分型是一个强有力的辅助工具。

一、多次输血患者的分型

长期输血和大量输血后，患者外周循环中存在的献血者红细胞会使血清学分型困难或分型错误。而基因分型无此局限性，其分型结果来自血液标本的 DNA，即使是输血后标本也不会干扰检测结果[58]。

二、*RHD* 杂合性检测

RHD 的杂合性可以通过评估 RHD 的量或确定是否存在杂交 rhesus box 来检测[18, 59]。在产前检测中，当母亲具有抗 - D 时，父亲的 *RHD* 杂合性检测对于预测胎儿 D 抗原状态很重要。无论使用何种方法，解读检测结果应当谨慎。几种不同的遗传情况都可造成表型为 D 阴性单倍型，应当检测多个位点以准确地确定其杂合性[59-60]。

三、胎儿 RHD 分型

为了确定胎儿 D 抗原的状态，可以从羊膜穿刺术和绒毛取样获得的细胞中提取胎儿 DNA。另一种可供选择的无创方法是检测母亲的血浆，妊娠 5 周以上其血浆中含有游离的来源于胎儿的 DNA[61-62]。在将来，使用这种无创方法检测胎儿的 *RHD* 状态可能在临床实践中成为常规检测，以避免怀有 D 阴性胎儿的妇女在产前使用不必要 RhIG[62]。

四、D 抗原状态的确定

RHD 基因分型对于从弱 D 中区分部分 D 或解决血清学 D 分型不符非常有用。虽然 D 状态不确定的患者可以被视为 D 阴性进行输血并使用 RhIG，但这种方法对于具有生育潜力的女性可能并不合适，需进行不必要的 RhIG 注射，并且增加 Rh 阴性血液供应的压力。*RHD* 基因分型可以对产前是否注射 RhIG 做出更有利的决定（见上面的“弱 D 类型”）。

应当解决献血者的 D 定型不符，错误的 D 定型应向 FDA 报告并召回血液成分。在一些欧洲的献血中心，RHD 阴性献血者首次献血时，需检测是否存在 D 表达非常弱的红细胞[3, 63-64]。

五、SCD 患者的 *RH* 基因分型

目前，广泛地进行 *RH* 基因分型相当耗时，主要应用于那些具有复杂 Rh 抗体反应性的患者和应用于美国稀有献血者计划（American Rare Donor Program，ARDP），为含有抗高频 Rh 抗原抗体的患者寻找相容的献血者[52]。未来高通量 *RH* 基因分型平台使通过基因分型识别献血者成为可能。然而，即使找到与罕见 Rh 变异型 SCD 患者匹配的 *RH* 基因型，也不可能进行长期预防性输血[65]，这些患者可能是干细胞移植的合适人选[66]。

第六节 RH_{NULL} 综合征和 RHAG 血型系统

红细胞表达第 3 种 Rh 蛋白 RhAG。RhAG 和 RhD /RhCE 有 38% 的同源性，在细胞膜部分具有相同的拓扑结构，由 6 号染色体上单个基因编码。RHAG 与 Rh 血型蛋白在膜中形成 Rh - 核心复合物相关。单个氨基酸替换形成的 3 种红细胞抗原组成 RHAG 血型系统：Duclos 表示为 RHAG1，Ol(a) 为 RHAG2，DSLK 为 RHAG3 和 RHAG4[67]。

缺少所有 Rh 抗原的红细胞被称为“Rh_{null}”。有 1 种称为“调节器”型 Rh_{null}，该表型不常见，最常由 RHAG 的核苷酸改变引起。这表明 RhAG 蛋白在运输 RhCE 和 RhD 至细胞膜中起关键作用。还有一种 Rh_{null} 更为少见，具有 RHCE 核苷酸改变并伴有 RHD 缺失，这种个体被称为“amorph”[49]。

Rh_{null} 红细胞是口形红细胞，与轻度贫血相关，这表明 Rh 蛋白在维持红细胞膜结构中具有重要作用。Rh 复合物通过和 CD47 - 蛋白 4.2 及锚蛋白相互作用与膜骨架相连接[68-69]。

第七节 Rh 抗体

大多数 Rh 抗体是 IgG，但可能也有 IgM。虽然

有少数案例报告，但通常 Rh 抗体不激活补体。因此，在涉及 Rh 抗体的输血反应中，溶血主要是发生在血管外而不是血管内。

大多数 Rh 抗体能引起 HDFN 和输血反应。抗 - c 是临床上仅次于抗 - D 的最重要的 Rh 抗体，可能导致严重的 HDFN。抗 - C、- E 和 - e 通常不会导致 HDFN，即使引起 HDFN，通常为轻度。酶处理红细胞可增强 Rh 抗体的反应，大多数 Rh 抗体的最适反应温度为 37℃。

一、复合 Rh 抗体

一些 Rh 抗体通常是共存的。例如，1 个有抗 - E 的 DCe/DCe(R_1R_1)患者其 c 抗原也一定已经暴露。除了抗 - E 外，抗 - c 也可能存在，但抗 - c 可能较弱且在检测时无法检测到。当输注了 E 抗原相容的血液(E 阴性血液)时，该血液很有可能是 c 阳性且可能引起急性或迟发性输血反应。因此，在这种情况，一些专家主张避免输注 c 阳性血液。相反，在含有抗 - c 的血清中检测抗 - E 是不必要的，因为患者可能已经暴露于 c 而没有暴露 E。此外，绝大多数的 c 阴性献血者的血液 E 也为阴性(表 13 - 3)。

二、抗高频 Rh 抗原抗体

高频 Rh 抗原的同种抗体包括由缺乏 Rh 抗原的 Rh_{null}个体产生的抗 - Rh29 及常见于长期输血 SCD 患者中的抗体(抗 - hr^S， - hr^B， - Hr^B 和 - Hr)。

第八节　RH 分型的技术因素

一、高蛋白试剂及质控

一些被用于玻片法、试管法或微孔板检测的 Rh 试剂含有高浓度的蛋白质(20% ~24%)和其他大分子添加剂。这些试剂从人类血清中制备且结果可靠；然而，高蛋白水平和大分子添加剂可能引起假阳性反应(见下节“Rh 定型假阳性和假阴性结果的原因”)，所以，试剂应当按照制造商的说明书使用及进行质量控制。假阳性结果可能导致 D 阴性患者接受 D 阳性血液并产生免疫。如果在质控检测中红细胞存在凝集，该批检测结果视为无效。

二、低蛋白试剂及质控

大多数常规使用的 Rh 试剂是低蛋白质试剂，主要是 IgM 单克隆抗体。尽管自发凝集造成的假阳性结果比高蛋白试剂少，但也可能发生。采用相同试剂并同时试验获得的阴性结果可以当作质控。例如，对于 ABO 和 Rh 分型，通过抗 - A 或抗 - B 检测无凝集可作为自发凝集的阴性对照。与所有试剂都凝集的红细胞(如 AB 或 D + 型)，应该按照试剂生产商的说明书进行质控(献血者血型检测例外)。在大多数情况下，使用患者红细胞和自体血清或 6% ~10% 白蛋白组成的混合悬液作为质控符合质量控制要求。间接抗人球蛋白试验对直接抗人球蛋白试验(direct antiglobulin test，DAT)结果阳性的红细胞无效，除非已去除了 IgG 抗体。宜进行阳性和阴性质控，并且阳性质控细胞宜有单剂量的抗原或能检出弱反应性。

三、HDFN 中 Rh 检测的注意事项

发生 HDFN 婴儿的红细胞上包被着免疫球蛋白，通常需要用低蛋白试剂来检测这些细胞。有时，DAT 强阳性红细胞由于包被免疫球蛋白过多，以至于红细胞不与具有良好特异性的检测试剂发生凝集反应。这种“遮断”现象可能是由“空间位阻”引起，导致假阴性结果。在 45℃下进行抗体的热放散后可进行红细胞分型，但放散时应当有适当的质控对照以避免抗原变性。检测放散液中的抗体可证实红细胞上存在抗原，且 *RHD* 基因分型可以用于确认 D 的类型。

四、Rh 定型假阳性和假阴性结果的原因

造成假阳性的原因以下几种。

1. 温或冷的自身凝集素导致细胞上包被免疫球蛋白。可将红细胞洗涤几次，并用低蛋白试剂进行直接凝集反应。如果需要进行 IAT 检测，红细胞上包被的 IgG 可以通过甘氨酸/EDTA(方法 2 - 21)或氯喹(方法 2 - 20)处理细胞的方法除去，然后重新进行检测。

2. 血清因素导致缗钱状凝集可通过彻底洗涤红细胞来消除，然后重新进行检测。

3. 使用错误的试剂。

4. 试剂的交叉污染。

5. 由试剂的某些成分而非抗体造成红细胞发生

非特异性凝集(例如,防腐剂、抗生素或染料)。

6. 多凝集红细胞与含有人源血清的试剂发生凝集。

造成假阴性的原因以下几种:

1. 漏加试剂。最好在加红细胞之前先在试管或孔中加定型试剂。

2. 使用错误的试剂。

3. 试管法检测红细胞悬液浓度过高,玻片法检测红细胞悬液浓度过低。

4. 直接法检测(立即离心)未能检测出弱 D 反应。

5. 弱抗原或部分抗原与试剂不反应。

6. 过度重悬细胞扣导致凝集消失。

7. 试剂污染、储存不当或过期。

8. DAT 强阳性,由于结合抗体过多导致抗原位点封闭的红细胞(最常见于抗 - D 导致的严重 HDFN)。

五、解决 D 定型不符

为调查 D 定型不符的原因,可以重抽并复检标本来排除标本错误和记录错误。除记录错误外,多种因素可造成 *RHD* 定型不符,包括:试验方法不同(如采用玻片法、试管法、微孔板法、凝胶法和酶处理红细胞后采用自动分析仪检测法)、检测方法不同(采用直接法或 IAT)、试剂生产厂家采用的 IgM 克隆不同、大量 *RHD* 基因突变影响 D 抗原的表达水平和 D 抗原表位。

了解所使用的 D 定型试剂的特性,并在试验中严格按照生产厂家说明书操作,这一点很重要。FDA 已经起草了要求生产商详细说明试剂与部分 DIV、DV 和 DVI 红细胞反应性的建议[70]。

目前 FDA 批准的所有用于试管法的 IgM 抗 - D,可以与 DIV 和 DV 红细胞发生直接反应(首次离心),但与部分 DVI 红细胞不发生直接反应。抗 - D 试剂与其他部分 D 和弱 D 红细胞反应特点的研究较少,但这些研究表明,抗 D 试剂不能可靠地预测 D 变异型是弱 D 或部分 D 抗原[71-72]。表 13 - 5 所示为具有可预测模式的重要 D 变异型红细胞在不同抗 - D 试剂中的反应性。一般来说,部分 D 女性作为献血者时应当看做 D 阳性,而作为受血者时应当看做 D 阴性。

要点

1. Rh 系统具有高度免疫原性、复杂性及多态性。已发现的 Rh 抗原超过 50 种,然而 5 个主要的抗原(D、C、c、E 和 e)是具有临床意义的抗体产生的主要原因。
2. “Rh 阳性”和“Rh 阴性”分别指 D 抗原的存在或缺失。
3. 现代的 Rh 命名可区分抗原(如 D 和 C)、基因(如 *RHD* 和 *RHCE*)、等位基因(如 *RHCE * ce* 和 *RHCE * Ce*)和蛋白(RhD 和 Rhce)。
4. 大多数 D 阴性(Rh 阴性)表型是 *RHD* 基因完全缺失的结果。D 阴性个体暴露于 RhD 可以导致抗 - D 产生。
5. *RHCE* 编码单个蛋白上的 C/c 和 E/e 抗原。C 和 c 有 4 个差异氨基酸,E 和 e 有 1 个氨基酸的不同。
6. 献血者和患者常规 Rh 定型只检测 D。其他常见 Rh 抗原的检测用于抗体鉴定、制定 SCD 患者输血策略或对其他长期输血患者进行 D、C 或 E 抗原血液配型。
7. 弱 D 表型定义为存在 D 抗原的大量减少但 IAT 可检测。弱 D 是由氨基酸改变所致,氨基酸的改变减少了抗原嵌入细胞膜。许多不同的突变会造成 D 的弱表达。
8. *RHD* 基因分型可以发现怀孕女性和受血者的血清学弱 D 表型,这些患者按 D 阳性处理。
9. 大多数 FDA 批准的抗 - D 试剂含有单克隆 IgM(可在室温反应)和单克隆或多克隆的 IgG(通过 IAT 检测弱 D)。例外的是,微柱凝胶法中的抗 - D 只含有 IgM。这些试剂与弱 D、部分 D 或类 D 抗原表位的红细胞存在不同的反应性。
10. 当确定患者的 D 定型时,IAT 检测 D 的弱表达不是必需的,除非是检测对母亲具有 D 免疫风险的婴儿红细胞。Rh 阴性献血者应当采用能检出弱 D 的方法进行检测。
11. 大多数 Rh 抗体是 IgG,然而也可能含有 IgM 的成分。Rh 不激活补体,且很少有例外,因此,主要造成血管外溶血而不是血管内溶血。抗体通常是通过怀孕或输血导致红细胞免疫所产生的。

参考文献

[1] Rosenfeld R. Who discovered Rh? A personal glimpse of the Levine-Wiener argument. Transfusion 1989; 29: 355 - 357.

[2] Levine P, Stetson RE. An unusual case of intragroup agglutination. JAMA 1939; 113: 126 - 127.

[3] Flegel WA. Homing in on D antigen immunogenicity. Transfusion 2005; 45: 466 - 468.

[4] Mollison PL, Hughes-Jones NC, Lindsay M, Wessely J. Suppression of primary RH immunization by passively-administered antibody: Experiments in volunteers. Vox Sang 1969; 16: 421 - 439.

[5] Freda V, Gorman J, Pollack W. Rh factor: Prevention of isoimmunization and clinical trials in mothers. Science 1966; 151: 828 - 830.

[6] Green FA. Phospholipid requirement for Rh antigenic activity. J Biol Chem 1968; 243: 5519.

[7] Gahmberg CG. Molecular characterization of the human red cell Rho(D) antigen. EMBO J 1983; 2: 223 - 227.

[8] Gahmberg CG. Molecular identification of the human Rho (D) antigen. FEBS Lett 1982; 140: 93 - 97.

[9] Bloy C, Blanchard D, Lambin P, et al. Human monoclonal antibody against Rh(D) antigen: Partial characterization of the Rh (D) polypeptide from human erythrocytes. Blood 1987; 69: 1491 - 1497.

[10] Moore S, Woodrow CF, McClelland DB. Isolation of membrane components associated with human red cell antigens Rh(D), (c), (E) and Fy. Nature 1982; 295: 529 - 531.

[11] Saboori AM, Smith BL, Agre P. Polymorphism in the Mr 32, 000 Rh protein purified from Rh(D)-positive and -negative erythrocytes. Proc Natl Acad Sci U S A 1988; 85: 4042 - 4045.

[12] Cherif-Zahar B, Bloy C, Le Van Kim C, et al. Molecular cloning and protein structure of a human blood group Rh polypeptide. Proc Natl Acad Sci U S A 1990; 87: 6243 - 6247.

[13] Le Van Kim C, Mouro I, Cherif-Zahar B, et al. Molecular cloning and primary structure of the human blood group RhD polypeptide. Proc Natl Acad Sci U S A 1992; 89: 10925 - 10929.

[14] Arce MA, Thompson ES, Wagner S, et al. Molecular cloning of RhD cDNA derived from a gene present in RhD-positive, but not RhDnegative individuals. Blood 1993; 82: 651 - 655.

[15] Simsek S, de Jong CAM, Cuijpers HTM, et al. Sequence analysis of cDNA derived from reticulocyte mRNAs coding for Rh polypeptides and demonstration of E/e and C/c polymorphism. Vox Sang 1994; 67: 203 - 209.

[16] Tippett P. A speculative model for the Rh blood groups. Ann Hum Genet 1986; 50 (Pt 3): 241 - 247.

[17] Daniels G, Castilho L, Flegel WA, et al. International Society of Blood Transfusion Committee on Terminology for Red Blood Cell Surface Antigens: Macao report. Vox Sang 2009; 96: 153 - 156.

[18] Wagner FF, Flegel WA. RHD gene deletion occurred in the Rhesus box. Blood 2000; 95: 3662 - 3668.

[19] Wagner FF, Flegel WA. The rhesus site. [Available at http: //www. uni-ulm. de/ ~ fwagner/RH/ RB2 (accessed February 5, 2014).]

[20] Blumenfeld OO, Patnaik SK. Allelic genes of blood group antigens: A source of human mutations and cSNPs documented in the Blood Group Antigen Gene Mutation Database. Hum Mutat2004; 23: 8 - 16.

[21] International Society of Blood Transfusion. Table of blood group antigens V3. 3_101028. Amsterdam: ISBT, 2014. [Available at: http: //www. isbtweb. org/fileadmin/user_upload/WP _ on _ Red _ Cell _ Immunogenetics _ and/Up dates/Table_of_blood_group_antigens within_systems_V3. 3_1313028. pdf (accessed March 31, 2014).]

[22] Ceppellini R, Dunn LC, Turri M. An interaction between alleles at the RH locus in man which weakens the reactivity of the Rh(0) Factor (D). Proc Natl Acad Sci US A 1955; 41: 283 - 288.

[23] Scott ML, Voak D, Liu W, et al. Epitopes on Rh proteins. Vox Sang 2000; 78(Suppl 2): 117 - 20.

[24] Ye L, Wang P, Gao H, et al. Partial D phenotypes and genotypes in the Chinese population. Transfusion 2012; 52: 241 - 246.

[25] Wagner FF, Gassner C, Muller TH, et al. Molecular basis of weak D phenotypes. Blood 1999; 93: 385 - 393.

[26] Shao CP, Maas JH, Su YQ, et al. Molecular background of Rh D-positive, D-negative, D(el) and weak D phenotypes in Chinese. Vox Sang 2002; 83: 156 - 161.

[27] Sun CF, Chou CS, Lai NC, Wang WT. RHD gene polymorphisms among RhD-negative Chinese in Taiwan. Vox Sang 1998; 75: 52 - 57.

[28] Flegel WA, Denomme GA. Allo- and autoanti-D in weak D types and in partial D. Transfusion2012; 52: 2067 - 2069.

[29] Wagner FF, Frohmajer A, Ladewig B, et al. Weak D alleles express distinct phenotypes. Blood 2000; 95: 2699 - 2708.

[30] Wagner FF, Ladewig B, Flegel WA. The RHCE allele ceRT: D epitope 6 expression does not require D-specific amino acids. Transfusion 2003; 43: 1248 - 1254.

[31] Chen Q, Hustinx H, Flegel WA. The RHCE allele ceSL:

The second example for D antigen expression without D-specific amino acids. Transfusion 2006; 46: 766 - 772.

[32] Beckers EA, Porcelijn L, Ligthart P, et al. The RoHAR antigenic complex is associated with a limited number of D epitopes and alloanti-D production: A study of three unrelated persons and their families. Transfusion 1996; 36: 104 - 108.

[33] Westhoff CM. Review: The Rh blood group D antigen: Dominant, diverse, and difficult. Immunohematol2005; 21: 155 - 163.

[34] Daniels G. Human blood groups. 2nd ed. Cambridge, MA: Blackwell Science, 2002.

[35] Race RR, Sanger R. Blood groups in man. 6th ed. Oxford: Blackwell, 1975.

[36] Colin Y, Cherif-Zahar B, Le Van Kim C, et al. Genetic basis of the RhD-positive and RhDnegative blood group polymorphism as determined by Southern analysis. Blood 1991; 78: 2747 - 2752.

[37] Reid ME, Lomas-Francis C, Olsson ML. The blood group antigen factsbook. 3rd ed. San Diego, CA: Academic Press, 2012.

[38] Levitt J, ed. Standards for blood banks and transfusion services. 29th ed. Bethesda, MD: AABB, 2014.

[39] Schmidt PJ, Morrison EC, Shohl J. The antigenicity of the Rho (Du) blood factor. Blood 1962; 20: 196 - 202.

[40] Wagner T, Kormoczi GF, Buchta C, et al. Anti-D immunization by DEL red blood cells. Transfusion 2005; 45: 520 - 526.

[41] Yasuda H, Ohto H, Sakuma S, Ishikawa Y. Secondary anti-D immunization by Del red blood cells. Transfusion 2005; 45: 1581 - 1584.

[42] Flegel WA, Khull SR, Wagner FF. Primary anti- D immunization by weak D type 2 RBCs. Transfusion 2000; 40: 428 - 434.

[43] Mota M, Fonseca NL, Rodrigues A, et al. Anti-D alloimmunization by weak D type 1 red blood cells with a very low antigen density. Vox Sang 2005; 88: 130 - 135.

[44] Lacey PA, Caskey CR, Werner DJ, Moulds JJ. Fatal hemolytic disease of a newborn due to anti-D in an Rh-positive Du variant mother. Transfusion 1983; 23: 91 - 94.

[45] Flegel WA, Denomme GA, Yazer MH. On the complexity of D antigen typing: A handy decision tree in the age of molecular blood group diagnostics. J Obstet Gynaecol Can 2007; 29: 746 - 752.

[46] Schonewille H, van de Watering LM, Brand A. Additional red blood cell alloantibodies after blood transfusions in a nonhematologic alloimmunized patient cohort: Is it time to take precautionary measures Transfusion 2006; 46: 630 - 635.

[47] Frohn C, Dumbgen L, Brand J - M, et al. Probability of anti-D development in D - patients receiving D + RBCs. Transfusion 2003; 43: 893 - 898.

[48] Issitt PD, Anstee DJ. Applied blood group serology. 4th ed. Durham, NC: Montgomery Scientific Publications, 1998.

[49] Singleton BK, Green CA, Avent ND, et al. The presence of an RHD pseudogene containing a 37 base pair duplication and a nonsense mutation in Africans with the Rh D-negative blood group phenotype. Blood 2000; 95: 12 - 18.

[50] Daniels GL, Faas BH, Green CA, et al. The VS and V blood group polymorphisms in Africans: A serologic and molecular analysis. Transfusion 1998; 38: 951 - 958.

[51] . Reid ME, Storry JR, Issitt PD, et al. Rh haplotypes that make e but not hrB usually make VS. Vox Sang 1997; 72: 41 - 44.

[52] Vege S, Westhoff CM. Molecular characterization of GYPB and RH in donors in the AmericanRare Donor Program. Immunohematol2006; 22: 143 - 147.

[53] Noizat-Pirenne F, Lee K, Pennec PY, et al. Rare RHCE phenotypes in black individuals of Afro- Caribbean origin: Identification and transfusion safety. Blood 2002; 100: 4223 - 4231.

[54] Westhoff CM, Vege S, Halter-Hipsky C, et al. DIIIa and DIII Type 5 are encoded by the same allele and are associated with altered RHCE* ce alleles: Clinical implications. Transfusion 2010; 50: 1303 - 1311.

[55] Ness PM. To match or not to match: The question for chronically transfused patients with sickle cell anemia. Transfusion 1994; 34: 558 - 560.

[56] Vichinsky EP, Luban NL, Wright E, et al. Prospective RBC phenotype matching in a stroke prevention trial in sickle cell anemia: A multicenter transfusion trial. Transfusion 2001; 41: 1086 - 1092.

[57] Chou ST, Jackson T, Vege S, et al. High prevalence of red blood cell alloimmunization in sickle cell disease despite transfusion from Rh-matched minority donors. Blood 2013; 122: 1062 - 1071.

[58] Reid ME, Rios M, Powell VI, et al. DNA from blood samples can be used to genotype patients who have recently received a transfusion. Transfusion 2000; 40: 48 - 53.

[59] Pirelli KJ, Pietz BC, Johnson ST, et al. Molecular determination of RHD zygosity: Predicting risk of hemolytic disease of the fetus and newborn related to anti-D. Prenat Diagn 2010; 12 - 13: 1207 - 1212.

[60] Matheson KA, Denomme GA. Novel 3 rhesus box sequences confound RHD zygosity assignment. Transfusion

2002; 42: 645 -650.

[61] Lo YM, Corbetta N, Chamberlain PF, et al. Presence of fetal DNA in maternal plasma and serum. Lancet 1997; 350: 485 -487.

[62] Van der Schoot CE, Soussan AA, Koelewijn J, et al. Non-invasive antenatal RHD typing. Transfus Clin Biol 2006; 13: 53 -57.

[63] Gassner C, Doescher A, Drnovsek TD, et al. Presence of RHD in serologically D -, C/E + individuals: A European multicenter study. Transfusion 2005; 45: 527 -538.

[64] Polin H, Danzer M, Hofer K, et al. Effective molecular RHD typing strategy for blood donations. Transfusion 2007; 47: 1350 -1355.

[65] Chou St, Westhoff CM. The role of molecular immunohematology in sickle cell disease. TransfusApher Sci 2011; 44: 73 -79.

[66] Fasano RM, Monaco A, Meier ER, et al. RH genotyping in a sickle cell disease patient contributing to hematopoietic stem cell transplantation donor selection and management. Blood 2010; 116: 2836 -2838.

[67] Tilley L, Green C, Poole J, et al. A new blood group system, RHAG: Three antigens resulting from amino acid substitutions in the Rh-associated glycoprotein. Vox Sang 2010; 98: 151 -159.

[68] Dahl KN, Parthasarathy R, Westhoff CM, et al. Protein 4. 2 is critical to CD47 - membrane skeleton attachment in human red cells. Blood 2004; 103: 1131 -1136.

[69] Nicolas V, Le Van Kim C, Gane P, et al. RhRhAG/ankyrin-R, a new interaction site between the membrane bilayer and the red cell skeleton, is impaired by Rh (null)-associated mutation. J Biol Chem 2003; 278: 25526 -25533.

[70] Food and Drug Administration. Draft Guidance: Recommended methods for blood grouping reagents evaluation. Silver Spring, MD: CBER Office of Communication, Outreach, and Development, 1992. [Available at http://www. fda. gov/downloads/BiologicsBloodVaccines/GuidanceComplianceRegulatoryInformation/Guidances/Blood/ucm 080926. pdf (accessed January 30, 2014).]

[71] Judd WJ, Moulds M, Schlanser G. Reactivity of FDA-approved anti-D reagents with partial D red blood cells. Immunohematol2005; 21: 146 -148.

[72] Denomme GA, Dake LR, Vilensky D, et al. Rh discrepancies caused by variable reactivity of partial and weak D types with different serologic techniques. Transfusion 2008; 48: 473 -478.

第 14 章

其他血型系统和抗原

国际输血协会(International Society of Blood Transfusion, ISBT)目前定义了 339 个特异性抗原，其中有 297 个归属于 34 个血型系统中[1-3]，每个血型系统有单个基因或 2 个、3 个紧密连锁的同源基因。ABO 和 Rh 系统是最为人所知、最具临床意义的血型系统，已在第 12 和 13 章中详细描述。H、Lewis、I、P1PK 和 Globoside 系统抗原是碳水化合物结构，在生物化学上与 ABO 抗原密切相关，已在第 12 章中讨论。其余血型系统将在本章描述；其中在输血医学中有重要意义的血型系统将着重描述，其他的则简单介绍。这些血型系统按 ISBT 顺序列出，如表 14－1 所示。

除了 34 个血型系统外，一些在血清学、生物化学或遗传学上相关但不能归属于某一系统的抗原被归类为“集合”。不能归属于系统，也不能归类于集合的其他抗原在绝大多数人群中呈现低频或高频分布，分别构成 700 系列和 901 系列[1]。“集合”和“系列”将在本章末进行阐述。

完整的 ISBT 分类可以在 ISBT 网站上查到，其附录 6 罗列了各血型系统的所有抗原[4]，更多关于血型系统和抗原的信息可以查阅各类教科书和文献[5-7]。

输血医学中关于血型抗原研究最重要的方面是探究其相应的抗体能否引起溶血性输血反应(hemolytic transfusion reactions, HTRs)和胎儿新生儿溶血病(hemolytic disease of the fetus and newborn, HDFN)[5]。具有临床意义的血型抗体见表 14－1。

表 14－1　血型抗原相关抗体的临床意义

ISBT 编码	系统名称	抗原数量	与溶血性输血反应(HTR)、急性(AHTR)或迟发性(DHTR)溶血性输血反应的关系	与胎儿新生儿溶血病(HDFN)的关系
001	ABO	4	见第 12 章	见第 12 章
002	MNS	46	在 37℃有活性并导致 AHTRs 和 DHTRs 的抗－M 和抗－N 案例罕见；抗－S、抗－s、抗－U 和其他抗体可能会导致 AHTRs 和 DHTRs	抗－S、－s、－U 和其他一些抗体引起严重 HDFN；抗－M 很少导致严重的 HDFN
003	P1PK	3	在 37℃引起 AHTRs 和 DHTRs 的案例非常少见	无
004	Rh	55	Rh 抗体可引起严重 AHTRs 和 DHTRs(见第 13 章)	抗－D 可以导致严重 HDFN(见第 22 章)
005	Lutheran	20	抗－Lu^a和－Lu^b引起轻度 DHTRs；抗－Lu8 引起 AHTRs	无
006	Kell	35	Kell 抗体能引起严重的 AHTRs 和 DHTRs	抗－K 可以导致严重的 HDFN
007	Lewis	6	抗－Le^a和－Le^b通常不具有临床意义	无

续表 14－1

ISBT 编码	系统名称	抗原数量	与溶血性输血反应(HTR)、急性(AHTR)或迟发性(DHTR)溶血性输血反应的关系	与胎儿新生儿溶血病(HDFN)的关系
008	Duffy	5	抗－Fy[a]、－Fy[b]和－Fy3 导致 AHTRs 和 DHTRs；抗－Fy5 引起 DHTRs	抗－Fy[a]和－Fy[b]导致 HDFN
009	Kidd	3	抗－Jk[a]是 DHTRs 的常见原因；抗－Jk[a]和－Jk3 引起 AHTRs	无。抗－Jk[a]通常不会导致 HDFN
010	Diego	22	抗－Di[a]引起 DHTR 曾报道 1 例，但是证据弱；抗－Di[b]引起 DHTRs，抗－Wr[a]引起 HTRs	抗－Di[a]、抗－Di[b]、抗－Wr[a]和抗－Wr[b]混合其他抗体引起严重 HDFN
011	Yt	2	抗－Yt[a]很少引起 HTR	无
012	Xg	2	无	无
013	Scianna	7	无	无
014	Dombrock	8	抗－Do[a]和－Do[b]导致 AHTRs 和 DHTRs	无
015	Colton	4	抗－Co[a]导致 AHTRs 和 DHTRs；抗－Co[b]和－Co3 引起轻度 HTRs	抗－Co[a]引起严重的 HDFN，抗－Co3 引起轻度 HDFN
016	LW	3	无	无
017	Ch/Rg	9	无	无
018	H	1	孟买表型的抗－H 可引起严重的血管内 HTRs；类孟买表型的抗－HI 通常不具有临床意义(见第 12 章)	孟买表型的抗－H 有可能引起严重 HDFN(见第 12 章)
019	Kx	1	McLeod 综合征的抗－Kx 和－Km 引起严重的 HTRs	仅在男性中发现抗体
020	Gerbich	11	无	3 例抗－Ge3 引起 HDFN 的报道
021	Cromer	22	无	无
022	Knops	9	无	无
023	Indian	4	1 例抗－In[b]导致 HTR 的报道；	无
024	Ok	3	抗－Ok[a]非常少见，无引起 HTR 的报道	无
025	Raph	1	无	无
026	JMH	6	1 例抗－JMH 引起 AHTR 的报道	无
027	I	1	成人 i 表型中抗－I 可导致 I＋红细胞破坏增多	无
028	Globoside	1	Globoside 引起血管内 HTRs	无，但抗－PP_1P^k与高自发性流产率有关
029	Gill	1	无	无
030	RHAG	3	无	无
031	FORS	1	无	无
032	JR	1	抗－Jr[a]引起轻度 DHTRs；1 例引起 AHTR 的报道	2 例抗－Jr[a]引起严重 HDFN 的报道
033	Lan	1	有抗－Lan 引起轻度到严重 HTR 的报道	已有抗－Lan 引起 HDFN 的报道，但抗－Lan 通常不是发生 HDFN 的原因
034*	Vel	1	有关于抗－Vel 引起严重 AHTR 和轻度到严重 DHTR 的报道	已有抗－Vel 引起严重 HDFN 的报道，但通常不是发生 HDFN 的原因

*暂时指定的血型系统。

第一节 MNS 系统

MNS 是由 46 种抗原组成的高度复杂的血型系统。与 Rh 系统一样，其复杂性主要源于紧密连锁同源基因间的基因重组。

一、MNS 糖蛋白及编码基因

MNS 系统抗原位于下列 1 种或 2 种血型糖蛋白，血型糖蛋白 A(GPA；CD235A) 和血型糖蛋白 B (GPB；CD235B)。2 种蛋白均跨膜 1 次，具有胞外 N 末端结构域和胞内 C 末端结构域，其胞外结构域均含有富唾液酸的 O－多聚糖。两者不同点包括：GPA 在天冬酰胺－45(成熟蛋白质第 26 位)被 N－糖基化，而 GPB 无 N－糖基化；GPA 的胞内长尾结构与细胞骨架相互作用；GPA 表达丰富，每个红细胞约有 10^6 个拷贝，而 GPB 只有约 200000 个拷贝；GPA 与红细胞膜上带 3(Diego 血型系统) 连接，GPA 和 GPB 也可能均是带 3/Rh 锚蛋白复合物的组成部分(图 14－1)[8-9]。

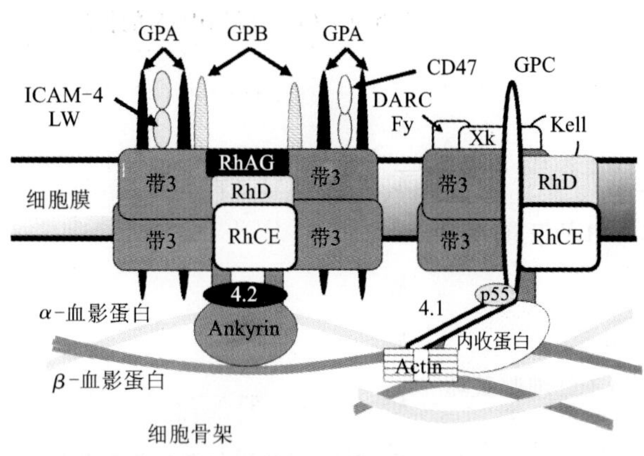

图 14－1　含有带 3 和 Rh 蛋白的膜复合物模型

注：模型 1，膜复合物由带 3 四聚物和 RhD、RhCE、RhAG 构成的异三聚体组成，通过带 3、蛋白 4.2 和锚蛋白与细胞骨架的膜收缩蛋白基质相连；模型 2，膜复合物包含带 3、RhD、RhCE，通过血型糖蛋白 C(GPC)、p55 和蛋白 4.1、带 3 和内收蛋白与膜收缩蛋白/肌动蛋白交界相连

GYPA 和 *GYPB* 基因分别编码 GPA 和 GPB，包含 7 个和 5 个外显子。*GYPB* 内含子 3 的部分区域与 *GYPA* 外显子 3 同源，但是由于剪接位点缺陷而不表达(图 14－2)[10]。两基因的外显子 1 都编码一个 19 个氨基酸的信号肽，但并不存在于成熟蛋白中。此外，第三种基因 *GYPE* 基因可能产生第 3 种糖蛋白，即血型糖蛋白 E，但在 MNS 抗原中很少表达或无明显功能。

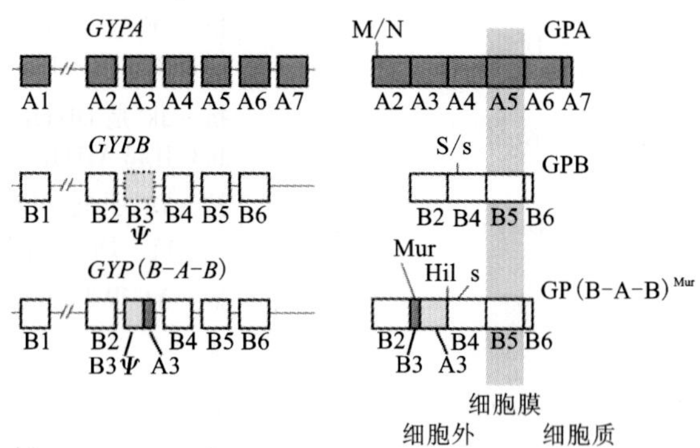

图 14－2　*GYPA*，*GYPB* 和编码 GP. Mur 的 *GYPB－A－B* 杂合基因，以及其编码蛋白的示意图，同时表明了各外显子的编码区域

注：ψ：假外显子，在 mRNA 或编码蛋白中无表达

GPA 只在红系血细胞上表达，通常作为红系的标志。GPA 和 GPB 为恶性疟原虫结合红细胞的受体，可能在疟原虫侵入过程中发挥重要作用[11-12]。GPA 样分子也曾在肾脏内皮中被检测到。

二、M(MNS1)，N(MNS2)，S(MNS3) 和 s(MNS4)

在所有测试人群中，M 和 N(大多由抗－N 试剂检测到)是对偶抗原并具有多态性(表 14－2)。M 和 N 位于 GPA 的 N 末端，具有 M 活性的 GPA 在成熟蛋白质的第 1 位和第 5 位氨基酸(位置 20 和 25)分别为丝氨酸和甘氨酸；具有 N 活性的 GPA 在上述位置分别为亮氨酸和谷氨酸。

S 和 s 是 MNS 系统另一对具有多态性的对偶抗原(表 14－2)。家系研究显示 *M/N* 和 *S/s* 之间具有紧密联系。S 和 s 抗原表现出 GPB 第 29 位氨基酸多态性(Met48Thr)。GPB 氨基末端的 26 个氨基酸与 GPA 中形成 N 抗原的序列相同，因此，在几乎所有欧洲裔和大多数其他族裔中，GPB 均表达为“N”。然而，由于 GPB 比 GPA 表达少得多，所以大多数抗－N 试剂检测不到 GPB 上的“N”抗原。

完整红细胞上 GPA 的 N 末端区域可被胰蛋白酶酶切，而 GPB 的 N 末端区域不能被胰蛋白酶酶切。所以，GPA 上的 M 和 N 抗原对胰蛋白酶敏感，而 GPB 上的 S、s 和“N”抗原抵抗胰蛋白酶。相比之下，用 α－糜蛋白酶处理红细胞，M 和 N 活性仅部分降低，而 S，s 和“N”被完全破坏。用木瓜蛋白酶、无花果蛋白酶、菠萝蛋白酶或链霉蛋白酶处理红细胞，M、N、S、s 和“N”都被破坏，但对 S 和 s 的效应具有可变性。

表 14 - 2　MNS 表型的频率

表型	频率(%)	
	白种人	黑种人
M + N -	30	25
M + N +	49	49
M - N +	21	26
S + s -	10	6
S + s +	42	24
S - s +	48	68
S - s -	0	2

三、S - s - U - 表型

约 2% 的非洲裔美国人、超过 2% 的非洲人的红细胞表现为 S - s - 表型并缺乏高频抗原 U (MNS5)。S - s - U - 表型通常由 *GYPB* 编码区纯合性缺失导致，但其他涉及杂合基因的更复杂的分子现象也可产生具有变异 U 抗原的 S - s - 表型。U 抗原通常耐受木瓜蛋白酶、无花果蛋白酶、胰蛋白酶和 α - 糜蛋白酶等蛋白酶，但在极少数情况下抗 - U 与木瓜蛋白酶处理的红细胞不反应。

四、M，N，S，s 和 U 抗体及其临床意义

抗 - M 是相对常见的抗体，而抗 - N 非常稀少。大多数抗 - M 和抗 - N 在 37℃ 没有活性，临床意义不大[13]，在临床输血中通常不考虑这两种抗体的影响。如果相容性检测和抗体筛查试验中不进行室温温育，则检测不到这些抗体。针对 M 或 N 抗体在 37℃ 有活性的受血者，宜输注抗原阴性或间接抗球蛋白试验(IAT)相容的红细胞[5]。抗 - M 和抗 - N 极少引起急性和迟发性 HTRs，抗 - M 引起严重的 HDFN 也非常罕见。有报道发现了由自身抗 - N 引起的温抗体型自身免疫性溶血性贫血 (warm autoimmune hemolytic anemia，AIHA)，其中 1 例死亡，但自身抗 - M 导致温抗体型 AIHA 尚无报道。

抗 - S 和抗 - s 通常是在 37℃ 有活性的 IgG 抗体。它们参与 HTRs 过程并且引起严重致命的 HDFN。自身抗 - S 也可引起 AIHA。具有 S - s - U - 红细胞的个体免疫后可产生抗 - U。抗 - U 可以引起严重致命的 HTRs 和 HDFN。自身抗 - U 也与 AIHA 有关。

五、其他 MNS 抗原和抗体

其他 MNS 抗原在多数人群中呈高频或低频表达。减数分裂过程中，*GYPA* 和 *GYPB* 某些区域间的相似序列可能发生碱基配对，这些配对可能通过交叉互换或基因转换的方式形成 1 个同时含有 *GYPA* 和 *GYPB* 基因部分序列的杂合基因。杂合基因少见，但多种多样，并产生低频抗原；在纯合子时形成无高频抗原的表型[10]。能够与具有杂合基因表型的红细胞发生反应的抗体称为“抗 - Mi^a”。上述表型曾经归类为 Miltenberger 系列，但由于基因杂合机制已经阐明，这种分类方式被淘汰[14]。杂合基因的实例之一为东南亚相对常见的 GP. Mur 表型(旧称为 Mi. Ⅲ)。该表型杂合基因主要由 *GYPB* 构成，但其中 1 个由假外显子 3′ 端及相邻内含子 5′ 端组成的小的区域被 *GYPA* 的相应区域替换，使得 *GYPB* 中的缺陷剪接位点替换为 *GYPA* 的功能剪接位点，形成新的复合外显子，成功表达后生成一种具有免疫原性的不常见的氨基酸序列，即 Mur 抗原。外显子 B3 和 A3 接合后表达的氨基酸序列产生 Hil 和 MINY(图 14 - 2)。

Mur 抗原在欧洲人和非洲人中罕见，但约 7% 中国人、10% 泰国人表达 Mur 抗原。抗 - Mur 可以导致严重 HTRs 和 HDFN。在香港和台湾，抗 - Mur 是除抗 - A 和抗 - B 之外最常见的血型抗体；在东南亚，用于抗体检测的试剂红细胞应包含 Mur + 红细胞，对于检测抗 - Mur 非常重要[15]。

极少数 GPA 全部或部分缺失的个体会产生抗 GPA 区域的抗 - En^a，并导致严重的 HTRs 和 HDFN。

第二节　Lutheran 系统

Lutheran 系统非常复杂，由 20 种抗原组成，包含 4 对对偶抗原：Lu^a/Lu^b (His77Arg)、Lu6/Lu9 (Ser275Phe)、Lu8/Lu14 (Met204Lys) 和 Au^a/Au^b Thr529Ala)[16]；其他 Lutheran 抗原在所有检测人群中高表达。Au^a 和 Au^b 在欧洲人中分别有约 80% 和 50% 的表达率。与输血医学关系最密切的 Lu^a (LU1) 在约 8% 欧洲或非洲人表达，其他地区罕见，

其对偶抗原 Lu^b^(LU2)则广泛表达。

红细胞上 Lutheran 抗原可以被胰蛋白酶或 α－糜乳蛋白酶破坏，而不能被木瓜蛋白酶和无花果蛋白酶破坏。由于巯基试剂减少免疫球蛋白超家族(immunoglobulin superfamily，IgSF)结构域的二硫键(方法 3－18)，大多数 Lutheran 抗体不与巯基试剂处理的红细胞反应，如溴化 2－氨基乙基异硫脲(2－aminoethylisothiouronium bromide，AET)或二硫苏糖醇(dithiothreitol，DTT)。

Lutheran 抗原位于一对单次跨膜的糖蛋白上。由于选择性 RNA 剪接作用，两个糖蛋白的胞内结构域长度不同。并具有 5 个胞外 IgSF 结构域。具有较长的胞内结构域的亚型与细胞膜骨架上的血影蛋白相互作用[17]。图 14－3 显示了 Lutheran 抗原在 IgSF 结构域上的位置。Lutheran 糖蛋白是 1 种粘附分子可以结合含有 α－5 链的层黏连蛋白。层黏连蛋白是一种细胞外基质糖蛋白，在红细胞生成的最后阶段，Lutheran 与层粘连蛋白相互作用可能在成熟红细胞从骨髓迁移至外周血时发挥了一定作用。Lutheran 糖蛋白在镰状细胞贫血患者的红细胞中表达上调，造成红细胞与血管内皮粘附，及由此导致的血管闭塞[17]。

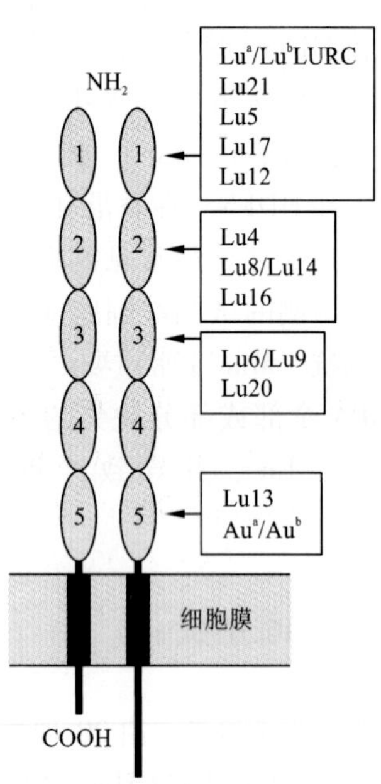

图 14－3 两种 Lutheran 糖蛋白亚型示意图

图示 5 个细胞外免疫球蛋白超家族结构域、Lutheran 抗原在糖蛋白结构域的分布、单次跨膜结构域以及胞质区结构域。

极其罕见的 Lu_{null} 为无活性 *LU* 基因的纯合子表型[18]，其红细胞不表达 Lutheran 抗原，但机体可产生抗－Lu3，能与除 Lu(a－ b－)外的所有红细胞反应。In(Lu)，是一种 Lutheran 抗原表达极低的 Lu_{mod} 表型，由红细胞转录因子 KLF1 杂合失活突变而产生，仅可通过吸收放散试验检测 Lutheran 抗原的表达。KLF1 突变也影响其他血型基因并引起 P1、In^b^ 和 AnWj 抗原表达减弱[19]。In(Lu)表型的频率约为 0.03%。在一个家族中，编码主要红细胞转录因子的 X 连锁基因 GATA－1 突变形成的半合子状态产生了具有 X 连锁遗传性的 Lu_{mod} 表型[20]。

Lutheran 抗体最常见的是 IgG 抗体，推荐使用间接抗球蛋白试验(IAT)检测活性，但是 Lutheran 抗体通常仅与轻度的迟发性 HTRs 相关，也不会引起严重的 HDFN。抗－Lu^a^ 是天然抗体或免疫产生，常为 IgM，也可以是 IgG 和 IgA。抗－Lu^a^ 通常与 Lu(a＋)红细胞发生直接凝集反应，而在 IAT 中常呈混合凝集，这种混合凝集是 Lutheran 抗原与抗体反应的一个特征。

第三节 Kell 和 Kx 系统

通常被称为“Kell”的这种抗原正确命名应为“K”或“KEL1”，是 Kell 系统的原始抗原，是 1946 年发现抗球蛋白试验后被鉴定的第一个血型抗原，3 年后发现其对偶抗原 k 或 KEL2。目前，Kell 系统由从编号 KEL1 到 KEL38 的 35 个抗原组成，其中 3 个抗原已剔除[21－22]。Kell 系统包括六对(K/k、Js^a^/Js^b^、K11/K17、K14/K24、VLAN/VONG、KYO/KYOR)和 1 个 Kell 对偶抗原三联体(Kp^a^/ Kp^b^/ Kp^c^)。最初，大多数抗原是在家系调查时发现其遗传相关性而加入 Kell 系统的，目前已经通过 *KEL* 基因的 DNA 测序得到证实。

一、Kell 糖蛋白和 *KEL* 基因

Kell 抗原位于红细胞膜糖蛋白 CD238，该糖蛋白具有 4 或 5 个 N－聚糖但无 O－糖基化。Kell 是唯一的Ⅱ型膜糖蛋白的血型抗原，单次跨膜，在胞内有一个短的 N－末端结构域，胞外有一个长的 C－末端结构域(图 14－4)[23]。目前已知，胞外结构域含有 15 个半胱氨酸残基并通过二硫键广泛折叠，但仍需进一步确定其分子的三维结构。Kell 系统抗原取决于糖蛋白的构象，其对二硫键还原剂如

DTT 和 AET 敏感。

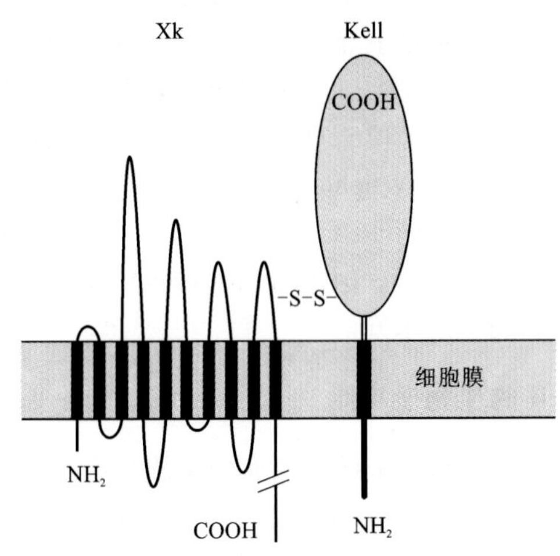

图 14－4　通过单个二硫键连接的 Kell 和 Xk 蛋白示意图

注：Xk 蛋白具有胞内 N－末端和 C－末端结构域以及 10 段跨膜区；Kell 糖蛋白大的、折叠的胞外 C－末端结构域和一个胞内 N－末端结构域

Kell 糖蛋白通过单二硫键连接到 Xk 蛋白（图 14－4），Xk 蛋白是表达 Kx 血型抗原（XK1）的整合膜蛋白，红细胞 Xk 蛋白的缺失导致 Kell 糖蛋白的表达降低和 Kell 抗原弱化（McLeod 表型，参见下文）。

KEL 基因位于染色体 7q33 上，包括 19 个外显子：外显子 1 可能编码翻译起始甲硫氨酸；外显子 2 编码胞内结构域；外显子 3 编码跨膜结构域；外显子 4～19 编码长的胞外结构域。

二、Kell 抗原

欧洲人 K 抗原的表达频率约为 9%，非洲人约为 1.5%，东亚人群很少见（表 14－3）。k 抗原在所有人群中普遍表达。K 和 k 抗原由外显子 6 的单核苷酸多态性（single nucleotide polymorphism，SNP）所产生，K 抗原 193 位为 Met，而 k 为 Thr。另外，*k* 基因编码产物的 191 位 Asn 发生 N－糖基化，但 *K* 等位基因则否。

Kp^a（KEL3）在约 2% 欧洲人中表达，非洲人和日本人无此抗原（表 14－3）；Kp^b（KEL4）在所有人群中高表达。欧洲人中 2.3% 是 Kp（a＋）表型，但 K＋表型欧洲人中仅 1.2% 表现为 Kp（a＋）；9% 的欧洲人为 K＋，而 Kp（a＋）表型欧洲人中只有 2.7% 为 K＋表型。这种强等位基因关联已经通过家系研究得到证实，仅发现一例 KKp^a 单倍型[24]。低频抗原 Kp^c（KEL21）是另一等位基因 Kp^a 和 Kp^b 的产物。编码 3 种 Kp 抗原的 KEL 等位基因在密码子 281（外显子 8）存在单碱基替换：Kp^a，TGG，Trp281；Kp^b，CGG，Arg281 和 Kp^c，CAG，Gln281。与 Kp^a 表达相关的突变可能减少 Kell 糖蛋白在红细胞膜的表达量，导致 Kp^a/Kp^a 纯合子中 Kell 抗原的表达轻微减少，但 Kp^a 杂合子和无效等位基因 K^0 的 Kell 抗原表达却明显减少。

表 14－3　部分 Kell 表型的分布频率

表型	频率（%）	
	白种人	美国黑种人
K－ k＋	91.0	98
K＋ k＋	8.8	2
K＋ k－	0.2	罕见
Kp（a－b＋）	97.7	100
Kp（a＋b＋）	2.3	罕见
Kp（a＋b－）	罕见	0
Js（a－b＋）	100.0	80
Js（a＋b＋）	罕见	19
Js（a＋b－）	0	1

注：K、Kp^a 和 Js^a 在亚洲裔人种中非常罕见

Js^a（KEL6）仅限于非洲裔人种，约 20% 非洲裔美国人表达 Js^a（表 14－3）。Js^b（KEL7）在所有人群中高度表达。目前尚未发现非洲裔以外的人种表现为 Js（a＋b－）。Js^a 表达 Pro597，Js^b 表达 Leu597。

K17（Wk^a）（Ala302）在英国献血者中的表达率为 0.3%，相应的对立抗原 K11（Val302）则具有非常高的分布率。K14（Arg180）和 K24（Pro180）分别是高频和低频抗原。VLAN 和 VONG 为低频抗原，分别与 Arg248Gln 和 Arg248Trp 密切相关。

Kell 糖蛋白的单氨基酸替换导致了低频抗原 Ul^a、KYO 和 K23 的产生以及高频抗原 K12、K13、K18、K19、K22、TOU、RAZ、KALT、KTIM、KUCI、KANT、KASH、KELP、KETI 和 KHUL 的缺失。

Kell 抗原对木瓜蛋白酶、无花果蛋白酶、胰蛋白酶和 α－糜蛋白酶不敏感，但可被胰蛋白酶和 α－糜蛋白酶混合物破坏，也能被 DTT 和 AET（见上文）以及 EDTA 甘氨酸破坏。

三、Kell 及其抗体的临床意义

Kell 抗体常为 IgG 抗体，主要是 IgG1[13]。Kell 抗体具有临床意义，可以引起严重的 HDFN 和 HTRs，Kell 抗体阳性的患者宜尽可能输入相应抗原阴性血液。

抗 - K 是 ABO 和 Rh 系统外最常见的红细胞免疫抗体，非 Rh 红细胞免疫抗体中有 1/3 是抗 - K。虽然个别抗 - K 阳性标本能直接凝集红细胞，但仍常采用抗人球蛋白试验检测抗 - K。大多数抗 - K 似乎是通过输血产生。由于抗 - K 可以引起严重的 HDFN，在一些国家，通常仅给未婚女性及有生育需求的妇女输注 K - 红细胞。抗 - K、- k、- Kp^a、- Kp^b、- Js^a、- Js^b、- Ku、- Ul^a、- K11、- K19 和 - K22 均有引起严重 HDFN 的报道，抗 - K、- k、- Kp^b、- Js^a、- Js^b、- Ku 和 - K19 都可能会引起急性或迟发性 HTRs。

抗 - K 导致 HDFN 的发病机理与抗 - D 不同，与程度类似的抗 - D HDFN 相比，抗 - K HDFN 的羊水胆红素浓度更低。抗 - K 导致的出生后贫血患儿的高胆红素血症不显著，发生网织红细胞增多症和骨髓成红血细胞增多症的几率也较抗 - D 更低。这些现象表明抗 - K HDFN 与较低程度的溶血相关，并且抗 - K HDFN 中的胎儿贫血主要是红细胞生成抑制所致。与 Rh 抗原相比，Kell 糖蛋白出现于红细胞生成更早阶段的红系祖细胞。因此在红细胞产生血红蛋白之前，抗 - K 可能促进了胎儿肝脏巨噬细胞吞噬发育早期的 K + 红系祖细胞[25]。

模拟 Kell 特异性抗体（类 Kell 抗体）可引起严重的 AIHA。自身抗体的出现通常与所有 Kell 抗原的表达明显减少有关。大多数抗 - K 由怀孕或输血刺激产生，但也有非红细胞免疫导致抗 - K 的报道，例如，抗 - K 发现于一些无输血史的健康男性献血者中，另有报道认为是微生物感染所致。

四、Null（K_0）和 Mod 表型

与大多数血型系统一样，Kell 血型系统也有 null 表型（K_0），该表型无 Kell 抗原表达，细胞膜上检测不到 Kell 糖蛋白。K_0个体免疫后可以产生抗 - Ku（抗 - KEL5），抗 - Ku 可以与除 K_0表型之外的所有细胞进行反应。各种无义、错义突变和剪接位点纯合突变与 K_0表型相关[26]。

K_{mod}红细胞上 Kell 抗原表达非常弱，该表型是由于纯合性（或双杂合性）错义突变导致 Kell 糖蛋白的单氨基酸替代[27]。一些 K_{mod}个体产生类似于抗 - Ku 的抗体，但与 K_{mod}红细胞不反应。Kell 抗原表达大量降低的其他表型源自 Kp^a/K_0杂合（参见上文），Xk 蛋白缺失（参见下文）和 Gerbich 抗原 Ge2 和 Ge3 缺失［位于血型糖蛋白 C（glycophorins C，GPC）和 D（glycophorins C，GPD）］。Kell 糖蛋白、Xk 和血型糖蛋白 C 和 D 同时位于同一膜蛋白复合物（图 14 - 1），但 Kell 和 Gerbich 表型间存在一定关联的原因未知。

五、Kell 的生物学功能

Kell 蛋白与锌依赖性内肽酶家族具有结构和序列同源性，内肽酶主要加工、处理多种肽类激素。目前已知 Kell 糖蛋白具有酶活性，可以酶切无生物活性的大内皮素 -3 以产生具有生物活性的血管收缩内皮素 -3。因此，推测 Kell 可能在调节血管紧张性方面发挥作用，但尚未发现直接证据[28]。目前 K_0表型的发生机制尚未阐明。

除了红细胞，Kell 抗原可以表达于骨髓祖细胞；睾丸、淋巴组织中可检测到 Kell 糖蛋白，骨骼肌中可检测到 Xk 蛋白。

六、Kx 抗原（XK1），McLeod 综合征和 McLeod 表型

Kx 是 Kx 血型系统中的唯一抗原，位于 1 个跨红细胞膜 10 次的多形蛋白上，并通过单二硫键与 Kell 糖蛋白连接（图 14 - 4）。Xk 蛋白由染色体 Xp21.1 上的 XK 基因编码。

McLeod 综合征是 1 种非常罕见的 X 连锁疾病，仅男性发病，与棘形红细胞增多症和各种迟发性肌肉、神经和精神症状相关。该病是由于 XK 基因失活突变和基因缺失的半合子状态所致[29]。McLeod 综合征与 McLeod 表型有关，表现为 Kell 抗原弱表达，Km（KEL20）以及 Kx 不表达。临床输血方面，不伴有慢性肉芽肿病（chronic granulomatous disease，CGD）的 McLeod 表型患者仅产生抗 - Km，其与 McLeod 和 K_0表型的红细胞均相容。Xk - Kell 复合物的功能未知，但是 Xk 具有与神经递质转运蛋白家族相似的结构。

含 XK 基因在内的部分 X 染色体的缺失也可能包括 *CYBB*，*CYBB* 缺失导致 X 连锁 CGD。临床输血方面，伴有 McLeod 综合征的 CGD 患者通常产生抗 - Kx 和抗 - Km，几乎难以找到相容血液，因此建议避免为同时患有 CGD 和 McLeod 综合征的男性进行输血治疗。

第四节　Duffy 系统

Duffy 系统由 5 个抗原组成，位于 Duffy 抗原趋化因子受体(DARC)(一种糖蛋白)。DARC 基因处于染色体 1q23.2，由 2 个外显子组成，外显子 1 仅编码 Duffy 糖蛋白的前 7 个氨基酸[21-22]。

一、Fy^a(FY1) 和 Fy^b(FY2)

在欧洲和亚洲人中，Duffy 多态性由 Fy^a 和 Fy^b 两个抗原组成，产生 3 种表型：Fy(a+b-)、Fy(a+b+)和 Fy(a-b+)(表 14-4)。Fy^a和 Fy^b等位基因在 DARC 的外显子 2 表现出单核苷酸多态性，分别在糖蛋白的 N-末端胞外结构域中编码 Gly42 和 Asp42(图 14-5)。Fy^a 和 Fy^b对大多数蛋白酶非常敏感，包括菠萝蛋白酶、α-糜蛋白酶、无花果蛋白酶、木瓜蛋白酶和链霉蛋白酶，但不被胰蛋白酶破坏。非洲人有第 3 个等位基因 *Fy*，分布频率高于 Fy^a和 Fy^b。*Fy* 在红细胞上不产生 Duffy 糖蛋白，因此既不产生 Fy^a也不产生 Fy^b。Fy 纯合子的红细胞表型为 Fy(a-b-)，其表达率从非裔美国人的约 70% 到冈比亚居民的 100% 不等(表 14-4)。

非洲人 *Fy* 等位基因的编码区与 Fy^b等位基因相同，编码 Asp42。由于 DARC 启动子区中的单核苷酸多态性，*Fy* 在红细胞中不产生 Duffy 糖蛋白和 Fy^b抗原，SNP 破坏了红细胞特异性 GATA-1 转录因子的结合位点，并阻止 Fy 在红细胞中表达[30]。Duffy 糖蛋白表达于全身多种细胞，因此，Fy(a-b-)表型的非洲人只是红细胞上缺乏 Duffy 糖蛋白，但在其他组织细胞上可以表达。这解释了为什么该人群不产生抗-Fy^b，也很少产生抗-Fy3 或抗-Fy5(见下文)。非洲人的 GATA-1 结合位点突变仅在 Fy^b基因中发现，但在巴布亚新几内亚和巴西人中已检测到 Fy^a等位基因中的突变。

Fy^x是 Fy^b的弱表达形式，其产生是由于 Fy^b等位基因的错义突变导致 Duffy 糖蛋白胞内结构域出现 89 位氨基酸的替换(Arg89Cys)(图 14-5)。可以通过吸收/放散技术检测 Fy^b抗原，但是在有些含有抗-Fy^b的标本中可能检测不到。

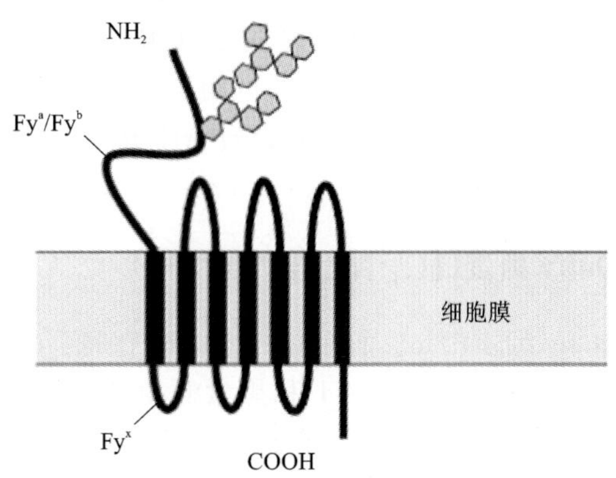

图 14-5　Duffy 糖蛋白(DARC)示意图

注：包括胞外糖基化 N-末端结构域、7 个跨膜结构域和胞内 C-末端结构域，并标明了产生 Fy^a/Fy^b 多态性、Fy^x表型发生氨基酸替代的位置

二、Fy3、Fy4、Fy5 和 Fy6

除非洲人以外，红细胞表型为 Fy(a-b-)的人群中，*DARC* 基因的失活突变为纯合突变者罕见。该人群无 Duffy 糖蛋白，因血清中出现抗-Fy3 从而被检出，该抗体可以与 Fy(a-b-)外的所有红细胞发生反应。Fy^a、Fy^b 和 FY6 对蛋白酶敏感，而 FY3 和 FY5 具有抵抗性。Fy(a-b-)和 Rh_{null}表型细胞中均无 Fy5。Duffy 糖蛋白可能属于连接性膜蛋白复合物，Rh 蛋白也属其一(图 14-1)[9]。抗-Fy5 仅发现于多次输血的非洲人中。抗-Fy6 是由于其产生与抗-Fy3 非常相似的血清学反应而命名的单克隆抗体。抗-Fy4 可能与含有沉默的 Fy 等位基因个体的红细胞反应，然而，由于不再使用 Fy4 名称和抗-Fy4，现已无法重复抗-Fy4 与红细胞发生反应的实验。

表 14-4　Duffy 表型和基因型在人群的分布

表型	基因型		频率(%)		
	白种人或亚洲人	美国黑种人	白种人	美国黑种人	日本人
Fy(a+b-)	Fy^a/Fy^a	Fy^a/Fy^a或 Fy^a/Fy	20	10	81
Fy(a+b+)	Fy^a/Fy^b	Fy^a/Fy^b	48	3	15
Fy(a-b+)	Fy^b/Fy^b	Fy^b/Fy^b或 Fy^b/Fy	32	20	4
Fy(a-b-)	*Fy/Fy*	*Fy/Fy*	0	67	0

三、Duffy 抗体及其临床意义

抗 - Fy^a^是相对常见的抗体，抗 - Fy^b^则比较罕见，只有前者的1/20[31]。多数抗体为 IgG1，可通过抗人球蛋白试验检出。天然抗体罕见。抗 - Fy^a^和抗 - Fy^b^可能引发急性或迟发性 HTRs，虽然一般症状较轻，但有严重威胁生命的报道。同时还导致轻至重度 HDFN。抗 - Fy3 导致 AHTR 和 DHTR，抗 - Fy5 导致 DHTR。

四、Duffy 糖蛋白(一种趋化因子受体)

Duffy 糖蛋白是多种趋化因子(如白细胞介素 - 8、单核细胞趋化蛋白 - 1 和黑素瘤生长刺激活性因子)的红细胞受体[32]。它跨膜 7 次，包括含有 2 个潜在 N - 糖基化位点的由 63 个氨基酸组成的胞外 N 末端结构域和胞内 C 末端结构域(图 14 - 5)。这种结构排列是包括趋化因子受体在内 G 蛋白偶联超家族受体的共同特征。

红细胞上 DARC 的功能未知，可能作为炎症介质的清除受体，并且 Duffy 阳性红细胞具有沉降或清除体内多余趋化因子的功能[33]。但该功能的重要性有限，因为大多数非洲裔个体的红细胞上不存在 Duffy。现已表明红细胞 DARC 减少血管生成，并通过从肿瘤微环境清除血管生成趋化因子来减缓前列腺癌进展。红细胞 DARC 的这种潜在效应可以提供 1 种解释，即为何非洲男性的前列腺癌发病率会高于欧洲男性[34]。

DARC 存在于许多器官中，表达于毛细血管后微静脉的内皮细胞上[35]。血管内皮上的 Duffy 糖蛋白可参与抑制癌细胞转移和诱导细胞衰老[34]。DARC 还可促进趋化因子穿过内皮。

五、Duffy 糖蛋白和疟疾

Duffy 糖蛋白是间日疟原虫裂殖子的受体，间日疟是广泛分布在非洲和亚洲的 1 种疟疾，但不如恶性疟原虫感染引起的疟疾严重。具有 Fy(a - b -)表型的红细胞对间日疟原虫裂殖子的侵袭具有抵抗力。因此，Fy 等位基因使得间日疟表现为地方性疾病；这一优势也弥补了因红细胞缺少趋化因子受体而致的潜在缺陷[33]。

第五节 Kidd 系统

Kidd 系统由 3 种抗原组成，位于 1 个具有 10 个跨膜结构域的糖蛋白上，糖蛋白的 N - 端和 C - 端位于细胞内，并含有 1 个细胞外 N - 糖基化位点(图 14 - 4)[22, 36]。Kidd 基因(*SLC14A1*)位于染色体 18q11 ~ q12 上 18q12.3，由 11 个外显子组成，其中外显子 4 至 11 编码成熟的蛋白质。

一、Jk^a^(JK1)和 Jk^b^(JK2)

Jk^a^和 Jk^b^是对偶等位基因的产物，在 Kidd 糖蛋白第 4 外环中分别为 Asp280 和 Asn280(图 14 - 6)。Jk^a^和 Jk^b^在欧洲和亚洲人的分布频率相似，但 Jk^a^在非洲人中的分布频率更高(表 14 - 5)。Kidd 抗原能够耐受蛋白水解酶，例如木瓜蛋白酶和无花果蛋白酶。

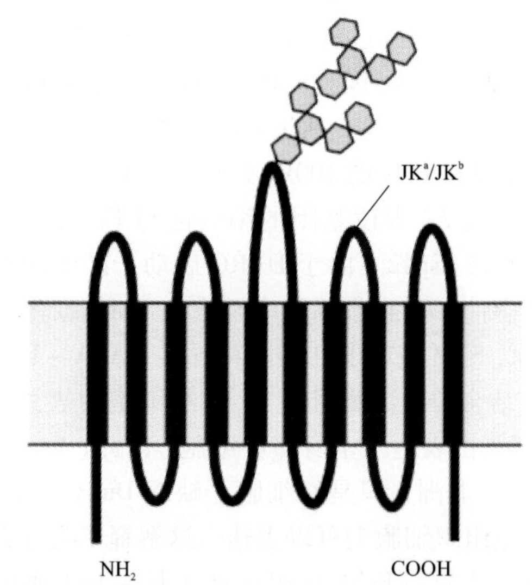

图 14 - 6 Kidd 糖蛋白示意图

注：图示 1 个尿素转运体、胞内 N - 和 C - 末端结构域、10 个跨膜结构域、1 个位于第 3 胞外环的 N - 聚糖，Jk^a^/Jk^b^ 多态性的位置显示于第 4 外环上

表 14 - 5 3 种人群的 Kidd 表型

表型	频率(%)		
	白种人	美国黑种人	亚洲人
Jk(a + b -)	26	52	23
Jk(a + b +)	50	40	50
Jk(a - b +)	24	8	27

二、Jk(a－b－)和 Jk3

无效表型 Jk(a－b－)Jk：－3 通常是由 *JK* 基因座上纯合的沉默基因所导致。无效表型在大部分人群中非常罕见，但在波利尼西亚种族中相对常见，分布频率约为 1/400，而在纽埃人中高达 1.4%。波利尼西亚人的无效等位基因包含了 1 个在内含子 5 上的剪切位点突变，导致了 mRNA 外显子 6 的缺失。芬兰人的 Jk(a－b－)表型比其他欧洲人更为罕见，含有编码 Ser291Pro 替换的突变。Jk(a－b－)表型的个体免疫后可产生抗－Jk3。在日本人中发现的极其罕见的 Jk(a－b－)表型由显性抑制基因的杂合子引起，与 Lutheran 和其他抗原的显性抑制基因命名为 *In*(*Lu*)类似，该基因命名为 *In*(*Jk*)。通过吸收/放散试验可以检测 In(Jk)红细胞上非常微弱的 Jk^a和(或)Jk^b的表达。

三、Kidd 抗体及其临床意义

抗－Jk^a和抗－Jk^b不是常见的抗体，多数为 IgG1 和 IgG3，但也有部分是 IgG2，IgG4 或 IgM。约 50%的抗－Jk^a和抗－Jk^b结合补体[13]，通常与多种抗体同时存在。

Kidd 抗体很难检出。部分 Kidd 抗体能够直接凝集 Kidd 抗原阳性的细胞，但是反应常很弱。一般情况下，需要抗人球蛋白试验检出，更弱的抗体可能需要使用酶处理细胞。

Kidd 抗体可造成严重的 AHTRs，也是导致 DHTRs 的常见原因，可能是由于血浆 Kidd 抗体含量很低或低于检测下限，以致输血前检查中常漏检该抗体。抗－Jk3 也能导致 AHTRs 或 DHTRs。尽管 Kidd 抗体可致溶血，但 Kidd 抗体很少引起严重的 HDFN。Kidd 抗体与急性肾移植排斥反应有关，提示 Kidd 抗原可以作为组织相容性抗原[37]。

四、尿素转运中的 Kidd 糖蛋白

Kidd 抗原位于红细胞尿素转运蛋白 SLC14A1 又名“人类尿素转运蛋白 11”(HUT11 或 UT－B1)[38]上。当红细胞到达含有高浓度尿素的肾髓质时，尿素转运蛋白使红细胞快速吸收尿素，防止红细胞在高渗环境中皱缩；当红细胞离开肾髓质，尿素很快被排出细胞外，防止细胞膨胀并且从肾脏带走尿素。HUT11 分布在直小血管(肾髓质的血管供应)的内皮细胞上，但不存在于肾小管中。

正常红细胞在 2 mol/L 尿素中快速溶解，机制为尿素转运入红细胞使其处于高渗状态，水大量涌入使红细胞涨裂。由于不存在尿素转运蛋白，Jk(a－b－)细胞不被 2 mol/L 尿素溶血，这可以用于筛选 Jk(a－b－)献血者[39]。

Jk(a－b－)表型与临床缺陷性疾病无关，尽管报道了 2 例不相关的 Jk(a－b－)个体具有轻度的尿浓缩缺陷[40]。

第六节　Diego 系统

一、带 3 蛋白：红细胞阴离子交换蛋白

Diego 系统的 22 个抗原位于带 3 蛋白上，带 3 蛋白是红细胞阴离子交换蛋白或溶质载体家族 4A1(*SLC4A1*)的通用名[41]。带 3 是主要的红细胞膜糖蛋白，每个红细胞具有约 10^6个拷贝。带 3 具有跨膜 14 次的结构域，在第 4 细胞外环上具有 N－聚糖。带 3 还具有长的细胞质 N 末端结构域，其与膜骨架蛋白锚蛋白 4.1R 和 4.2 蛋白相互作用，发挥血红蛋白结合位点的作用(图 14－1 和图 14－7)。短的胞质 C 末端结构域结合碳酸酐酶Ⅱ。

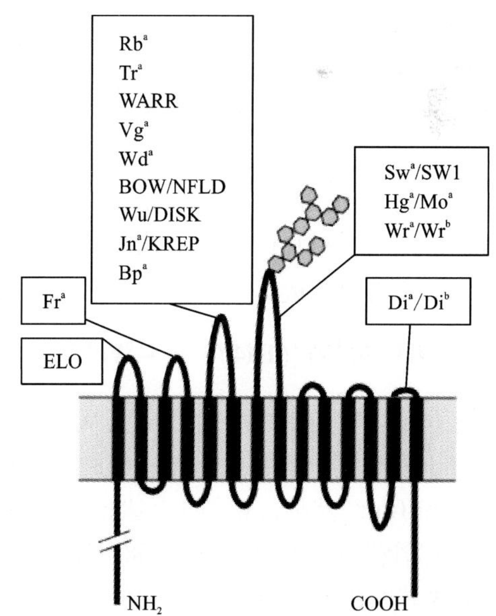

图 14－7　带 3、Diego 糖蛋白和阴离子交换蛋白示意图

注：图示胞质 N－和 C－末端结构域、14 个跨膜结构域以及第 4 细胞外环的 1 个 N－聚糖(精准的分子构象仍有争议)，同时显示了 Diego 系统 22 种抗原在细胞外环中的位置

红细胞上的带3蛋白至少有2个主要功能：促进HCO_3^-和Cl^-离子的快速交换(在CO_2的转运中非常重要)和黏附红细胞膜到细胞骨架。带3的四聚体是红细胞膜蛋白带3/Rh锚蛋白大复合物的核心，是O_2和CO_2的气体通道[8]。带3也是“连接复合物”的组分，该复合物通过血型糖蛋白C将红细胞膜与膜骨架相连(图14－1)[9]。带3蛋白(*SLC4A1*)位于17号染色体，由20个外显子组成。

二、Di^a(DI1)和Di^b(DI2)；抗－Di^{a}和抗－Di^b

Di^{a}是Diego系统的原始抗原，在欧洲或非洲人中非常罕见，但在中国或日本人中的分布频率为5%，在北美和南美的土著人中分布频率更高，在巴西的Kainganges印第安人中达到了54%。Di^{b}是几乎所有人群中的高频抗原。Di^{a}和Di^{b}的区别表现在带3蛋白第7细胞外环中的氨基酸替换，分别为Leu854和Pro854。

抗－Di^{a}和抗－Di^{b}通常为IgG1和IgG3，虽然一些标本可直接凝集红细胞，但仍需抗人球蛋白试验检测抗－Di^{a}和抗－Di^b。抗－Di^{a}偶尔结合补体并且能溶解未经处理的红细胞。抗－Di^{a}可导致严重的HDFN，巴西3.6%的多次输血患者中可检出抗－Di^a。抗－Di^{b}很少会引起严重的HDFN。除1例抗－Di^{a}导致迟发性HTR的报道外，尚无抗－Di^{a}或抗－Di^{b}引发HTR的报道[13,21]。

Diego系统的抗原不会被蛋白水解酶例如木瓜蛋白酶、无花果蛋白酶或胰蛋白酶破坏；然而，携带在第3个细胞外环上的抗原(Rb^a，Tr^a，WARR，Vg^a，Wd^a，BOW，NFLD，Wu，DISK，Jn^a，KREP和Bp^a)对a－糜蛋白酶敏感。

三、Wr^a(DI3)和Wr^b(DI4)；抗－Wr^{a}和抗－Wr^b

低频抗原Wr^{a}及其高频对偶抗原Wr^{b}在带3蛋白第4环上发生1个氨基酸替换—658位氨基酸分别是Lys和Glu。然而，Wr^{b}的表达也取决于GPA的存在。尽管带3基因中的Glu658密码子具有纯合性，但Wr^{b}不在与GPA缺失有关的罕见表型中表达，包括与MN糖蛋白GPA的完全缺失或靠近红细胞膜上抗原插入点的GPA部分缺失。这为红细胞膜内的带3蛋白和GPA之间的相互作用提供有力的证据。

抗－Wr^{a}是相对常见的抗体，通常可通过抗人球蛋白试验检测，但有时也可通过红细胞直接凝集试验检测。Wr^{a}抗体主要是IgG1，也可以为IgM或IgM、IgG同时存在。抗－Wr^{a}与严重的HDFN和HTRs有关。同种抗－Wr^{b}很罕见，对其临床意义了解甚少，但自身抗－Wr^{b}是1种相对常见的自身抗体，可能与AIHA有关。

四、其他Diego抗原

自1996年以来，已发现17种低频抗原中被证明含有带3蛋白的氨基酸替换，并加入了Diego系统：Wd^a、Rb^a、WARR、ELO、Wu、Bp^a、Mo^a、Hg^a、Vg^a、Sw^a、BOW、NFLD、Jn^a、Krep、Tr^a、Fr^{a}和SW1。抗－DISK能够检测与Wu相对的高频抗原。抗－ELO和抗－BOW能导致严重的HDFN。

第七节　YT系统

Yt^a(YT1；His353)和Yt^b(YT2；Asn353)是乙酰胆碱酯酶上的对偶抗原，乙酰胆碱酯酶在神经传递中有重要作用但在红细胞上的功能未知。Yt^{b}在欧洲人或非洲人中表达率约8%，尚未在日本人中发现Yt^{b}抗原；Yt^{a}在所有人群中表达相对较高。Yt^{a}不受胰蛋白酶的影响，但能被α－糜蛋白酶破坏；木瓜蛋白酶和无花果蛋白酶也可以破坏Yt^{a}抗原，但能否成功似乎取决于所使用的抗－Yt^a。Yt^{a}和Yt^{b}对二硫键还原剂AET和DTT敏感。

Yt抗体常为IgG抗体，需要IAT才能检出。尽管抗－Yt^{a}可能加速破坏输注的Yt(a＋)红细胞，并且与急性和迟发性的HTR有关，但通常认为它们不具有临床意义[21,41]。

第八节　XG系统

Xg^a(XG1)是由X连锁基因编码的唯一多态性血型抗原[41]。Xg^{a}在男性中的分布频率约为66%，在女性中约为89%。部分*XG*基因位于X染色体的假染色体区域内，该区域存在于与Y染色体配对的X染色体短臂末端。CD99(XG2)是Xg系统的第2个抗原。*CD99*基因与*XG*同源，在X和Y染色体上均有分布，在减数分裂时期发生配对。Xg^{a}具有多态性，在男性中的分布频率约为66%，在女性中约为89%。CD99和Xg^{a}的表达似乎由共同的调节基因*XGR*控制。虽然Xg^{a}抗体偶尔能与红细胞发生直接凝集，但它们常为IgG抗体，需要通过IAT进行检测。Xg^{a}抗体不与经蛋白水解酶处理的红细胞反应。抗 - Xg^{a}没有临床意义。常用的 CD99 抗体主要是鼠源性单克隆抗体；但也有少量的人类同种抗 - CD99，但关于该抗体的特点知之甚少。

第九节　SCIANNA 系统

Scianna 系统由红细胞膜相关蛋白(ERMAP)上的 7 个抗原组成，红细胞膜相关蛋白是 IgSF 成员，含有 1 个 IgSF 结构域[41-42]。Sc1(Gly57)和 Sc2(Arg57)分别是高频和低频的 1 对对偶抗原。Rd(SC4)分布频率很低；Sc3、STAR、SCER 和 SCAN 的分布频率很高。抗 - Sc3 由非常罕见的 Scianna 无效表型的个体产生。

目前认为 Scianna 抗体与 HTR 或严重 HDFN 无关。但该抗体稀缺，可收集到的临床证据有限。虽然有些 SC1 抗体能够与红细胞发生直接凝集，但 Scianna 抗体通常通过 IAT 检测。经蛋白水解酶处理的红细胞对 Scianna 抗体的反应几乎没有影响，但二硫键还原剂(AET 和 DTT)能够显著降低其反应性。

第十节　DOMBROCK 系统

DOMBROCK 系统由 8 个抗原组成：多态性对偶抗原 Do^a(DO1；Asn265)和 Do^b(DO2；Asp265)以及高频抗原 Gy^a、Hy、Jo^a、DOYA、DOMR、DOLG、DOLC 和 DODE[37]。[3,4]Do^{a}和 Do^{b}在欧洲人中的分布频率分别为 66% 和 82%(表 14 - 6)，Do^{a}的分布频率在非洲人中稍低，在东亚人中显著降低。抗 - Gy^{a}是免疫 Dombrock-null[Gy(a -)]表型个体产生的特征性抗体，该表型由多种失活突变导致。非洲种族的个体中存在 2 种不常见的表型：Hy - Jo(a -)(Gly108Val)和 Hy +^{w} Jo(a -)(Thr117Ile)，分别与 Do^b 和 Do^a 的弱表达相关(表 14 - 6)。Dombrock 糖蛋白(CD297)具有 1 个腺苷二磷酸核糖基转移酶的特征性结构，其基因命名为“*ART4*”。

Dombrock 抗原对木瓜蛋白酶和无花果蛋白酶有耐受性，但对胰蛋白酶、α - 糜蛋白酶和链霉蛋白酶敏感。Dombrock 抗原还对二硫键还原剂 AET 和 DTT 敏感。

Dombrock 抗体通常为 IgG 抗体，可通过 IAT 检测到。但 Dombrock 抗体供应不足，通常质量差，反应性非常弱。因此，最好用分子遗传学方法(SNP 检测)来筛选 Dombrock 相容性献血者。

抗 - Do^{a}和抗 - Do^{b}与急性和迟发性 HTRs 有关。关于其他 Dombrock 抗体临床意义的资料很少。Dombrock 抗体不会导致 HDFN。

表 14 - 6　Dombrock 系统的表型及分布频率(近似值)

表型	Do^a	Do^b	Gy^a	Hy	Jo^a	频率(%)	
						白种人	美国黑种人
Do(a + b -)	+	-	+	+	+	18	11
Do(a + b +)	+	+	+	+	+	49	44
Do(a - b +)	-	+	+	+	+	33	45
Gy(a -)	-	-	-	-	-	罕见	0
Hy -	-	+^{w}	+^{w}	-	-	0	罕见
Jo(a -)	+^{w}	- / +^{w}	+	+^{w}	-	0	罕见
DOYA -	-	-	+^{w}	+^{w}	+^{w}	罕见	罕见
DOMR -	-	+	-	+^{w}	+^{w}	罕见	罕见
DOLG -	+	-	+^{w}	+	+	罕见	罕见

注：+^{w}，抗原弱表达

第十一节 COLTON 系统

Co^a(CO1；Ala45)是高频抗原；其对偶抗原Co^b(CO 2；Val45)在欧洲人的分布频率为约 8%，在其他种族中较少见[41]。因多种失活突变导致的 Co(a−b−)表型极其稀少，抗−Co3 与除此之外的所有红细胞反应。Co4(Gln47)是高频抗原，其出现需要 Co^a 的表达，原因是两者多态性相近[44]。Colton 抗原位于水通道蛋白−1(一种水通道)上(图 14−8)[45]。虽然发现了能直接产生凝集反应的 IgM 型抗−Co^a，Colton 抗体通常是 IgG 型，采用 IAT 检测。Colton 抗体与严重的 HDFN 和 HTRs 有关。Colton 抗原能耐受蛋白水解酶。

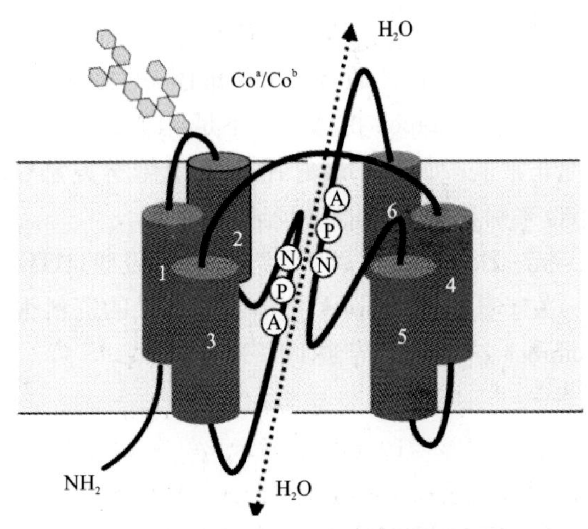

图 14−8 水通道蛋白−1 的三维模型

注：图示圆柱体为 6 个跨膜结构域，第 1 个胞外环被糖基化，包含 Co^a/Co^b的多态性；第 3 个细胞外环和第 1 个细胞内环包含丙氨酸(A)−脯氨酸(P)−天冬酰胺(N)的基序，形成 1 个水分子通过的跨膜通道

第十二节 LANDSTEINER−WIENER 系统

LW^a(LW5)和 LW^b(LW7；Gln100Arg)分别是高频和低频的 1 对对偶抗原[41]。除了极其罕见的 LW−null 表型和同为 LW(a−b−)的 Rh_{null}红细胞，抗−LW^{ab}与所有红细胞反应。LW 抗原在 D+红细胞上比 D−红细胞上表达更强，在脐带血红细胞上比在成人红细胞上表达更强。红细胞上的 LW 抗原不受木瓜蛋白酶、无花果蛋白酶、胰蛋白酶或 α−糜蛋白酶的影响，但能被链霉蛋白酶破坏。二硫键还原剂(AET 和 DTT)能破坏或大大减少红细胞上的 LW^a或 LW^{ab}(LW6)。

LW 糖蛋白是细胞间粘附分子−4(intercellular adhesion molecule−4，ICAM−4)，1 种 IgSF 粘附分子，ICAM−4 能结合巨噬细胞和成熟红细胞上的整合素，并且可能在红细胞生成的后期阶段参与骨髓中红细胞岛的稳定[45]。ICAM−4 也是红细胞表面抗原带 3/Rh 锚蛋白复合物的一部分(图 14−1)，并维持红细胞表面和血管内皮细胞之间的紧密连接[8]。镰状细胞病患者红细胞 ICAM−4 水平上升可以导致红细胞粘附于血管内皮，从而引发血管闭塞的危险[17, 46]。

绝大多数 LW 抗体能通过 IAT 检测，通常认为无临床意义，与 HTR 或 HDFN 无关。获得性和一过性 LW 阴性表型有时会产生抗−LW^a或抗−LW^{ab}，这通常与妊娠或血液恶性肿瘤有关。这些暂时性抗体容易被误认为同种抗体，但严格地说，宜为自身抗体。

第十三节 CHIDO/RODGERS 系统

Chido/Rodgers 系统的 9 个血型抗原不由红系细胞产生，不是真正的血型抗原；抗原位于 C4d 上，C4d 来自血浆结合在红细胞上。Ch1 至 Ch6、Rg1 和 Rg2 的分布频率大于 90%，WH 的分布频率约 15%。上述 9 个决定簇与 *C4A* 和 *C4B*(编码 C4a 链)SNPs 之间存在复杂的关系。红细胞上 Chido/Rodgers 可被蛋白水解酶(例如木瓜蛋白酶或无花果蛋白酶)破坏。

目前没有发现 Chido/Rodgers 抗体会导致 HTR 或 HDFN，临床输血无需选用 Chido/Rodgers 抗原阴性红细胞，Chido/Rodgers 抗体主要为 IgG 抗体。如采用天然红细胞检测 Chido/Rodgers 抗体，通常需通过 IAT，但如采用人工包被 C4d 的红细胞，一般可发生直接凝集。Chido/Rodgers 抗体和红细胞的结合易被 Ch/Rg+个体的血浆抑制；这是鉴别这些抗体的 1 个有效方法(方法 3−17)。

第十四节 GERBICH 系统

Gerbich 系统由 6 个高频抗原——Ge2、Ge3、Ge4、GEPL、GEAT、GETI 和 5 个低频抗原——Wb、Ls^a、An^a、Dh^a、GEIS 组成。这些抗原位于唾液酸

糖蛋白 GPC、GPD 或两者兼而有之。这两种糖蛋白由同一基因 GYPC 通过启动 mRNA 上的两个不同位点翻译产生。GPD 缺乏 GPC N－末端的 21 个氨基酸。GPC 和 GPD 是膜蛋白连接复合物的一部分，其 C－末端的胞内结构域通过 4.1R、p55 和内收蛋白与膜骨架相互作用，成为膜和膜骨架之间的重要连接[9, 45]。

GPC 还是一些恶性疟原虫的受体。有 3 种"Gerbich 阴性"的表型(表 14－7)。这些表型中的第 1 个表型 Ge：－2，－3，－4 是真正的无效表型，其红细胞中缺乏 GPC 和 GPD，并且细胞是椭圆形的。在其他表型 Ge：－2，3，4 和 Ge：－2，－3，4 中，GPD 缺乏但存在异常 GPC。红细胞上的 Ge2、Ge3 和 Ge4 能被胰蛋白酶破坏，Ge2 和 Ge4 对木瓜蛋白酶敏感，Ge3 对木瓜蛋白酶有耐受性。因此，在 Ge：－2，3，4 表型红细胞极其罕见的的情况下，木瓜蛋白酶处理的红细胞可以用于区分抗－Ge2 与抗－Ge3。

表 14－7　缺乏 Gerbich 高频抗原的表型及可能产生的抗体

表型	抗体
Ge：－2，3，4（Yus 型）	抗－Ge2
Ge：－2，－3，4（Ge 型）	抗－Ge2 或 －Ge3
Ge：－2，－3，－4（Leach 型）	抗－Ge2，－Ge3，或 －Ge4

Gerbich 抗体可为 IgM 并发生直接凝集反应，但大多数是 IgG，需要通过 IAT 来检测。它们通常没有临床意义，不会引起 HTR。然而，抗－Ge3 可以引起 HDFN，通常在出生后 2～4 周出现症状，一些具有类似抗－Ge2 或抗－Ge3 特异性的自身抗体能引起 AIHA。

第十五节　CROMER 系统

18 个 Cromer 抗原位于补体调节糖蛋白上，补体调节糖蛋白是 1 种衰变加速因子(DAF 或 CD55)[3, 47]。它们包括对偶抗原 Tc^a(Arg52)、Tc^b(Leu52)、Tc^c(Pro52)、WES^a(Arg82)和 WES^b(Leu82)。Tc^a和 WES^b分布频率高，Tc^b、Tc^c和 WES^a分布频率低，Tc^b和 WES^a存在于约 0.5% 的非洲人中，WES^a存在于 0.6% 的芬兰人中。其他抗原如 Cr^a、Dr^a、Es、IFC、UMC、GUTI、SERF、ZENA、CROV、CRAM、CROZ、CRUE、CRAG，具有高分布频率。

非常罕见的 Cromer 无效表型(Inab 表型)个体内可产生抗－IFC，除 Inab 表型红细胞外，抗－IFC 能与所有红细胞反应。红细胞上的 Cromer 抗原容易被 *a*－糜蛋白酶破坏，而不能被木瓜蛋白酶、无花果蛋白酶或胰蛋白酶处理破坏。二硫键还原剂 AET 和 DTT 仅轻微地降低 Cromer 抗原的表达。

CD55 通过抑制 C3 转化酶活化来保护红细胞免于由自身补体引起的溶解。然而，由于另 1 种补体调节糖蛋白 CD59 的活性，Inab 表型红细胞不会过度溶血。CD55 和 CD59 都通过糖基磷脂酰肌醇(glycosylphosphatidylinositol，GPI)锚连接到红细胞膜上。在阵发性睡眠性血红蛋白尿中，病理水平的溶血与 GPI 生物合成中的克隆缺陷有关，并且受累的红细胞中 CD55 和 CD59 缺乏。

Cromer 抗体通常被认为没有临床意义，因无确凿证据表明其曾引起 HTR，并且来自功能性细胞分析的证据仍不明确。Cromer 抗体与 HDFN 无关，并且它们可能被胎盘中高水平的 CD55 螯合。Cromer 抗体通常是 IgG，需要通过 IAT 检出，可被来自抗原阳性个体的血清或浓缩尿抑制，可通过血小板浓缩物从血清中去除。

第十六节　KNOPS 系统

KNOPS 系统的 9 种抗原均位于补体受体 1(complement receptor 1，CR1 或 CD35)上，CR1 是补体调节糖蛋白超家族的一员[45]。9 种抗原均具有多态性，其中 Kn^a、McC^a、Sl1、Sl3 和 Yk^a抗原为相对高频抗原(表 14－8)。

表 14－8　两种人群 Knop 抗原分布频率(近似值)

抗原		频率(%)	
		白种人	美国黑种人
Kn^a	KN1	99	100
Kn^b	KN2	6	0
McC^a	KN3	98	94
Sl1(Sl^a)	KN4	98	60
Yk^a	KN5	92	98
McC^b	KN6	0	45
Sl2	KN7	0	80
Sl3	KN8	100	100
KCAM	KN9	98	20

Kn[a]/Kn[b] 表现为 Val 1561Met，McC[a]/McC[b] 为 Lys1590Glu，Sl1/Sl2 为 Arg1601Gly。当 Ser1610 和 Arg1601（Sl2）存在时，Sl3 抗原才能得以表达。KCAM 抗原的缺失是由于 1615 位氨基酸替换（Ile1615Val）。Helgeson 表型是 1 种典型的无效表型，其红细胞表面 CR1 表达很低，KNOPS 抗原表达很弱。虽然 KNOPS 抗原对木瓜蛋白酶和无花果蛋白酶的耐受一定程度上取决于试验中使用的抗体，但总的来说 KNOPS 抗原对上述酶具有耐受性，可被胰蛋白酶和 α－糜蛋白酶破坏。经 AET 和 DTT 处理后也可破坏或者减弱其抗原性。

CR1 与严重恶性疟疾引起的玫瑰花环红细胞形成试验阳性有关。McC[b] 和 Sl2 的等位基因几乎仅在非洲人中表达，在一定程度上保护其免受寄生虫感染。这也许可以解释在欧洲和非洲种族之间某些抗原表达频率的明显差异，尤其是 Sl1、McC[b]、Sl2 和 KCAM（表 14－8）。

KNOPS 抗体无临床意义，输血选择时可以不考虑[5]。其反应性低，通常很难区分抗原阴性的细胞和弱表达的细胞。KNOPS 抗体主要为 IgG 且仅在 IAT 检测中呈阳性结果。

第十七节　INDIAN 系统

低表达的 In[a]（Arg46）抗原、其对偶抗原 In[b]（Pro46）和其他 2 种高频抗原（INFI、INJA 和 INRA）位于 CD44 上，CD44 是 1 种细胞外基质的成分，为细胞表面主要的葡糖胺聚糖透明质酸受体[41]。AnWj（901009）是 1 种高频抗原，可能也位于 CD44 或者与之相关，但是证据并不充分。In（Lu）表型的 INDIAN 抗原在红细胞表面表达减弱，In（Lu）细胞上几乎检测不到 AnWj。In[a] 和 In[b] 对蛋白水解酶如木瓜蛋白酶、无花果蛋白酶、胰蛋白酶、α－糜蛋白酶处理的红细胞敏感，也能被二硫键还原剂 AET 和 DTT 破坏。但是 AnWj 对这些酶均耐受，对还原剂呈不同的反应结果。

抗－In[a] 和抗－In[b] 通常直接和红细胞凝集，IAT 可增强其反应。尽管曾有 1 例抗－In[b] 引起溶血性输血反应的报道，但是一般认为 Indian 抗体不具有临床意义。但是抗－AnWj 能引起严重的溶血性输血反应，输血时宜选择 In（Lu）红细胞[5]。

第十八节　OK 系统

Ok[a]、OKGV 和 OKVM 抗原频率非常高，位于 IgSF 分子 CD147 或者基础免疫球蛋白（basigin）上，具有两个 IgSF 结构域。Ok[a] 抗原耐受蛋白水解酶和二硫键还原剂。目前已知同种抗－OK[a] 非常少，已知抗－OKGV 和抗－OKVM 各 1 例，它们均在 IAT 中有反应性[49]。1 例抗－OK[a] 的体内存活试验和细胞学功能试验均表明其可能存在临床意义，但是缺少相关临床资料。

第十九节　RAPH 系统

位于 4 次穿膜蛋白 CD151 上的 MER2（RAPH1）最初由 1 种用于多态性定量检测的小鼠单克隆抗体识别，大约 8% 的人成熟红细胞上的 MER2 低于检测水平。在 3 名来自印度的以色列犹太人身上发现 MER2 的同种抗体，由于单碱基缺失导致密码子的提前终止，使其表达为 RAPH 无效表型。三者均为 CD151 缺失，且患有终末期肾衰竭、感音神经性耳聋和胫前大疱性表皮松解症，表明 CD151 对肾脏、内耳和皮肤基底膜的形成是必不可少的[50]。然而，MER2 抗原阴性且含有抗－MER2 但仅有 CD151 单氨基酸替代的个体并无上述症状。

MER2 抗原耐受木瓜蛋白酶，但是能被胰蛋白酶、α－糜蛋白酶、链酶蛋白酶、AET 和 DTT 破坏。MER2 抗体通过 IAT 检测，目前还没有证实抗－MER2 是否具有临床意义。

第二十节　JOHN MILTON HAGEN 系统

该系统包含 6 种高频抗原—JMH、JMHK、JMHL、JMHG、JMHM 和 JMHQ，均位于轴突导向因子糖蛋白 CD108（Sema 7A）上。抗－JMH 由 CD108 获得性缺失个体产生，常发生于老年患者，与直接抗球蛋白试验（direct antiglobulin test，DAT）的弱阳性结果有关。*SEMA7A* 上不同的错义突变导致其他 JMH 抗原的缺失[51]。JMH 抗原可被蛋白水解酶和二硫键还原剂破坏。脐血红细胞上检测不到 JMH 抗原。JMH 抗体在 IAT 中呈阳性结果。尽管曾有 1 例 AHTR 与抗－JMH 有关的报道，但并不认为其具有临床意义。

第二十一节　GILL 系统

利用 GIL 抗体检测到1种高频抗原 GIL，位于水通道蛋白3(aquaporin 3，AQP3)，AQP3 为水通道蛋白超家族的成员之一，是水和甘油通道(类似于 Colton 血型系统)[52]，可以通过甘油和水的转运增强红细胞膜的渗透性。

GIL 抗原耐受蛋白水解酶和二硫键还原剂。GIL 抗体在 IAT 中有反应性。尽管单核细胞单层试验表明抗－GIL 有可能导致 GIL 抗原阳性红细胞的进行性破坏，但是目前还没有报道其与 HTRs 或者 HDFN 有关。

第二十二节　RHAG 系统

RHAG 系统的4种抗原位于 Rh 相关糖蛋白(RHAG)上，本书第13章有更详细的说明[53]。作为带3/Rh/锚蛋白复合物的组成部分，RHAG 与膜上 Rh 蛋白密切相关。Ol^a 抗原非常罕见，编码 Ol^a 的等位基因纯合子与 Rh_{mod} 表型有关。Duclos 和 DSLK 抗原频率较高，这些抗原的缺失与变异的 U(MNS5)抗原有关。RHAG4 抗原是1种低频抗原，其抗体与1例严重的 HDFN 有关[3]。

第二十三节　FORS 系统

FORS 是1种新的血型系统，由单一抗原 Forssman 鞘磷脂抗原(FORS1)组成。人类红细胞上很少出现 FORS1，其由人 Forssman 合成酶基因 *GBGT1* 错义突变所产生的酶活化氨基酸替换所致。最早在1987年发现2名来自不同家族但同为 Apae 表型的献血者红细胞上均有 FORS1 的生化特性[54－55]。曾认为 Apae 是 ABO 血型系统中 A 型的1个亚型，但是目前认为是基于红细胞上存在 FORS1 抗原。Forssman 合成酶在其红细胞糖苷受体末端加入1种3－α－乙酰半乳糖胺。FORS1 不常见于灵长类动物的红细胞，但是在狗和羊等低级哺乳动物的红细胞和尿路上皮细胞中高表达。与其他糖类血型抗原一样，除极少 FORS1 阳性个体外，都可以产生 FORS1 天然抗体，并可能导致交叉配型阳性结果。

第二十四节　JR 系统

Jr^a 高频抗原构成一个新的 JR 血型系统，2个研究小组的独立研究结果均显示 Jr(a－)表型的形成是由于 *ABCG2* 的核苷酸失活所致[56－57]。该基因编码 ABCG2，是多次跨膜 ATP 结合盒转运蛋白家族的成员，广泛分布于全身各组织细胞。Jr^a 常与肿瘤药物耐受和机体对异源性物质抵抗有关，且可能在维持卟啉的体内平衡中有着重要作用[58]。

Jr(a－)表型主要存在于日本人。Jr^a 抗原耐受蛋白水解酶和二硫键还原剂。抗－Jr^a 通过 IAT 检测，能导致 HTRs。尽管曾有一例报道，但是其很少与新生儿溶血性疾病相关。

第二十五节　LAN 系统

LAN 系统是由高频抗原 LAN 组成的新的血型系统，其载体为 ABCB6 蛋白。ABCB6 是红细胞膜上另一种 ATP 结合盒转运分子[59]。与 Jr^a 不同的是，LAN 的分布无地域和种族相关性，这一结论在1项 LAN 阴性个体突变等位基因多样性的研究中被证实。ABCB6 与卟啉运输有关，且在血红素合成中发挥重要作用[60]，但是 ABCB6 缺失个体的存在表明 ABCB6 缺失时，有其他转运子在起代偿作用。

LAN 抗原在不同个体的红细胞上表达不尽相同，LAN 抗原耐受蛋白水解酶和二硫键还原剂。抗－LAN 通过 IAT 可以检出，且与 HTRs 有关，但在 HDFN 中少见。

第二十六节　VEL 系统

VEL 是1种高频血型抗原，抗原的存在依赖于小整合蛋白(small integral protein 1，SMIM1)，1种红细胞表面新发现的功能未知的蛋白质[60－62]。不论种族差异，大部分个体 VEL 抗原的缺失源于 SMIM1 上 17bp 缺失，从而导致细胞膜上的蛋白缺失。

脐血红细胞上 VEL 抗原表达一般较弱，且个体之间差别较大。这种表达模式是因 17bp 的缺失和内含子2中 GATA－1 转录因子位点的单核苷酸多态性共同导致的[62]。尽管 VEL 抗原对还原剂例如浓度为0.2 mol/L DTT 的敏感性差别较大，但是不受到蛋白水解酶处理的影响。抗 - VEL 通常为 IgG 和 IgM 抗体共存，易激活补体，与轻度到重度 HTRs 相关，但是极少引起 HDFN。

第二十七节 不属于血型系统的抗原

一、CD59——一个潜在的新的血型系统

1 名 CD59 缺陷儿童在接受输血治疗后，其血浆中检测到 1 种针对高频抗原的抗体，该抗体被证明具有 CD59 特异性[63]。该抗体易被可溶性蛋白抑制。家系标本的序列分析表明父母（一级亲属）为杂合子，*CD59* 缺陷患儿在 CD59 沉默突变位点为纯合子。CD59 特异性抗体为 IgG 型，尽管输血后该患儿红细胞 DAT 检测呈弱阳性，但仍能耐受不相容血液。因此，CD59 曾被提议列为血型系统，但是目前为止还未确定。

二、血型集合

已有许多血型抗原都属于血型系统，也有部分不属于某一系统，大部分为高频或者低频抗原。这其中有一部分被归于血型集合之中，其含有 2 个或 2 个以上血清学、生物化学和基因学相关，但是不符合血型系统纳入标准的抗原[1]。

高频抗原 ABTI 与 Vel 在血清学上有一定的相关性。但是根据测序分析其不属于 SMIM1，因此仍归为血型集合。像 VEL 一样，ABTI 的表达差异很大且仅在脐血红细胞上弱表达。ABTI 可以耐受蛋白水解酶或者二硫键还原剂处理。抗 - ABTI 不引起新生儿溶血性疾病，目前临床数据有限。

Cost 集合包含 Cs^a 和 Cs^b，这 2 个对偶抗原分别为相对高频和低频抗原。这些抗原与 KNOPS 系统中的抗原呈血清学相关，但是似乎不位于 CR1 上。Cost 抗体没有临床意义。

Er^a 和 Er^b 为对偶抗原且分别为高频和低频抗原。抗 - ER3 由 Er(a - b -) 红细胞表型的个体产生。目前没有证据证明 ER 抗体有临床意义。

Ⅱ 和 GLOB 集合的糖类抗原于第 12 章中描述。与 MNS 相关但不由 GYPA 和 GYPB 编码的糖类抗原，归类到第 7 集合 MNS CHO 中。经证实这些抗原是由于改变了 GPA 和 GPB 上 O - 连接糖的糖基化而形成[2]。

三、高频抗原（901 系列）

ISBT 分类的 901 系列包含 6 种抗原（表 14 - 9）：5 种抗原频率超过 99%，而 Sd^a 抗原频率约为 91%。这 6 种抗原均有遗传性，但均不符合纳入某一系统的标准[1]。6 种抗原均耐受木瓜蛋白酶、胰蛋白酶、α - 糜蛋白酶和 AET 处理，除 AnWj 和 Sd^a 外，所有抗原均在脐血细胞上强表达。

表 14 - 9 901 系列高频抗原及其临床意义

抗原	编码	临床意义
At^a	901003	据报道引起 HTR 和轻度 HDFN
Emm	901008	无证据表明具有临床意义
AnWj	901009	严重 AHTRs
Sd^a	901011	无证据表明具有临床意义
PEL	901014	无证据表明具有临床意义
MAM	901016	严重 HDFN

注：HTR，溶血性输血反应；AHTR，急性溶血性输血反应；HDFN，胎儿新生儿溶血病

Sd^a 为红细胞上的糖类抗原，可能是 β - (1，4) N - 乙酰氨基半乳糖转移酶。Sd^a 在红细胞上的表达强度差异很大，在脐血红细胞上检测不到。Sd(a +) 红细胞凝集反应表现为凝集红细胞和游离红细胞混合视野的特征；显微镜下观察时凝集物具有折光性。抗 - Sd^a 可被 Sd(a +) 个体尿液（方法 3 - 19）和豚鼠尿液抑制。

四、低频抗原（700 系列）

按照 ISBT 分类，检测人群中存在的 17 种低频抗原组成 700 系列：By、Chr^a、Bi、Bx^a、To^a、Pt^a、Re^a、Je^a、Li^a、Milne、RASM、JFV、Kg、JONES、HJK、HOFM、SARA 和 REIT。它们均有遗传性且不符合加入某一血型系统或者成立新系统的标准。

低频抗原的抗体不会引起输血相关问题，因为极容易获得相容性血液。如果不采用血清学交叉配血很难检测到这些抗体。抗 - JFV、- Kg、- JONES、- HJK 和 - REIT 均曾引起过 HDFN。

五、红细胞上的 HLA 抗原

成熟红细胞上的 HLA Ⅰ类抗原被命名为"Bg"。Bg^a 表示为 HLA - B7；Bg^b 为 HLA - B17（B57 或

B58)；Bg^c为 HLA－A28(A68 或 A69，其与 HLA－A2 发生交叉反应)。尽管在淋巴细胞上有对应的 HLA 抗原，但是很多个体的红细胞上都不表达 Bg 抗原。

有 Bg 抗体引起 HTRs 的报道[64]。这些抗体有时作为试剂中的污染物存在。红细胞表面的 HLA 抗原不能被木瓜蛋白酶、无花果酶、胰蛋白酶、α－糜蛋白酶、链酶蛋白酶和 AET 或者 DTT 破坏。经氯喹(方法 2－20)或者甘氨酸/EDTA(方法 2－21)处理后可将抗体从红细胞上放散下来。

第二十八节　转录因子基因突变形成的红细胞表型

编码红细胞转录因子的基因突变可以作为血型抗原表达的重要调节因素。在“Lutheran 系统”中讲述过，曾在 In(Lu)表型个体中发现 KLF1 上不同杂合突变。这些个体中，CD44 (In^a/In^b)携带的抗原和 AnWj、P1 抗原都是弱表达[19]。但是 *KLF*1 突变也能影响其他基因，尤其是 β－球蛋白基因，能引起遗传性胎儿血红蛋白持续存在综合征[65]。受累个体的 HbF 水平升高，部分≥30%，表现为 In(Lu)表型。此外，单独 *KLF*1 突变似乎产生不同的表型。例如，Glu325Lys 的改变不会形成 In(Lu)表型，但是与先天性红细胞生成障碍性贫血相关。这些红细胞 Colton(AQP1)、Cromer(DAF)和 LW(ICAM－4)血型系统抗原表达减弱[66]。

“Lutheran 系统”前文虽有描述，但仍需强调，GATA－1 的 1 个突变可以导致家系内 X 连锁的 Lu(a－b－)表型的形成[20]。这些或其他红系特异性转录因子的突变有可能是红细胞抗原表达改变的原因。

要点

1. 在已识别的 339 种血型抗原中，有 297 种归属于 34 个血型系统中，其由单个基因或 2 个或 3 个紧密连锁的同源基因编码。一些不能纳入上述系统的抗原则归入集合。未能归入系统或者集合的低频抗原或者高频抗原分别组成了 700 系列和 901 系列。
2. M 和 N 为对偶的多态性抗原。M、N、S、s 和“N”均能被木瓜蛋白酶、无花果蛋白酶、菠萝蛋白酶和链酶蛋白酶破坏，但是该效应对 S 和 s 是可变的。M 和 N(不包括 S、s 和“N”)可被胰蛋白酶破坏。
3. 抗－M 相对常见，抗－N 相当罕见。大部分抗－M 和抗－N 并没有临床意义。当遇到 M 或 N 抗体在 37℃有活性时，宜输注抗原阴性或相合的红细胞。抗－S、抗－s 和抗－U 抗体通常为在 37℃有活性的 IgG 抗体，与 HTRS 和严重致命的 HDFN 有关。
4. 我们通常说的“Kell”抗原正确的名字应该为“K”或“KEL1”；其对偶抗原为 k 或者 KEL2。
5. 由于抗－KELL 可以引起严重的 HDFN 和 HTRS，体内存在抗－KELL 的患者宜尽可能输注抗原阴性血液。抗－K 是除 ABO 和 Rh 系统以外最常见的红细胞免疫抗体。
6. 在欧洲和亚洲人中，Duffy 多态性包含两种抗原(Fy^a和 Fy^b)和 3 种表型 Fy(a＋b－)、Fy(a＋b＋)和 Fy(a－b＋)。Fy^a和 Fy^b对大部分蛋白水解酶都非常敏感。非洲人中，第三个等位基因 Fy 可能既不会形成 Fy^a也不会形成 Fy^b。纯合子 Fy 个体表现为 Fy(a－b－)红细胞表型。
7. 抗－Fy^a(常见)和抗－Fy^b(少见)通常可由 IAT 检出，可能会导致 AHTR 或者 DHTR，通常是轻微的，但也曾发生致死情况。
8. Kidd 抗原耐受蛋白水解酶，例如木瓜蛋白酶和无花果蛋白酶。
9. 抗－Jk^a和抗－Jk^b并不常见，通常出现在混合抗体之中，且很难检测到。通常需要 IAT，使用酶处理后的红细胞来检测较弱的抗体可能是必要的。Kidd 抗体可能导致严重的 HTRS，是 DHTR 的 1 个常见原因。
10. Diego 系统的 22 种抗原位于带 3 蛋白(一种红细胞阴离子的交换蛋白)。抗－Dia 和抗－Wra 能导致严重的 HDFN。抗－Wra 也能导致 HTRs。

参考文献

[1] Daniels GL, Fletcher A, Garratty G, et al. Blood group terminology 2004: From the International Society of Blood Transfusion committee on terminology for red cell surface antigens. Vox Sang2004; 87: 304－316.

[2] Storry JR, Castilho L, Daniels G, et al. International Society of Blood Transfusion Working Party on Red Cell Immu-

nogenetics and Blood Group Terminology: Berlin report. Vox Sang 2011; 101: 77 - 82.

[3] Storry JR, Castilho L, Daniels G, et al. International Society of Blood Transfusion Working Party on Red Cell Immunogenetics and Terminology: Cancun report. Vox Sang 2014 (in press).

[4] International Society of Blood Transfusion. Blood group terminology. Amsterdam: ISBT, 2013. [Available at http://www. isbtweb. org/working-parties/red-cell-immunogeneticsand- blood-group- terminology (accessed November 19, 2013).]

[5] Poole J, Daniels G. Blood group antibodies and their significance in transfusion medicine. Transfus Med Rev 2007; 21: 58 - 71.

[6] Reid ME, Lomas-Francis C, Olsson ML. The blood group antigen factsbook. London: Academic Press, 2012.

[7] Daniels G. Human blood groups. 3rd ed. Oxford: Wiley Blackwell, 2013.

[8] Bruce LJ, Beckmann R, Ribeiro ML, et al. A Band 3 - based macrocomplex of integral and peripheral proteins in the RBC membrane. Blood 2003; 101: 4180 - 4188.

[9] Mohandas N, Gallagher PG. Red cell membrane: Past, present, and future. Blood 2008; 112: 3939 - 3948.

[10] Blumenfeld OO, Huang CH. Molecular genetics of the glycophorin gene family, the antigens for MNSs blood groups: Multiple gene rearrangements and modulation of splice site usage result in extensive diversification. Hum Mutat1995; 6: 199 - 209.

[11] Sim BK, Chitnis CE, Wasniowska K, et al. Receptor and ligand domains for invasion of erythrocytes by Plasmodium falciparum. Science 1994; 264: 1941 - 1944.

[12] Mayer DC, Cofie J, Jiang L, et al. Glycophorin B is the erythrocyte receptor of Plasmodium falciparum erythrocyte-binding ligand, EBL - 1. Proc Natl Acad Sci U S A 2009; 106: 5348 - 5352.

[13] Klein HG, Anstee DJ. Mollison's blood transfusion in clinical medicine. 12th ed. Oxford: Wiley-Blackwell, 2014.

[14] Tippett P, Reid ME, Poole J, et al. The Miltenberger subsystem: Is it obsolescent? Transfus Med Rev 1992; 6: 170 - 182.

[15] Broadberry RE, Lin M. The incidence and significance of anti-Mia in Taiwan. Transfusion 1994; 34: 349 - 352.

[16] Crew VK, Green C, Daniels G. Molecular bases of the antigens of the Lutheran blood group system. Transfusion 2003; 43: 1729 - 1737.

[17] Eyler CE, Telen MJ. The Lutheran glycoprotein: A multifunctional adhesion receptor. Transfusion 2006; 46: 668 - 677.

[18] Karamatic Crew V, Mallinson G, Green C, et al. Different inactivating mutations in the LU genes of three individuals with the Lutherannull phenotype. Transfusion 2007; 47: 492 - 498.

[19] Singleton BK, Burton NM, Green C, et al. Mutations in EKLF/KLF1 form the molecular basis of the rare blood group In (Lu) phenotype. Blood 2008; 112: 2081 - 2088.

[20] Singleton BK, Roxby DJ, Stirling JW, et al. A novel GATA1 mutation (Stop414Arg) in a family with the rare X-linked blood group Lu(a - b -) phenotype and mild macrothrombocytic thrombocytopenia. Br J Haematol 2012; 161: 139 - 142.

[21] Westhoff CM, Reid ME. Review: The Kell, Duffy, and Kidd blood group systems. Immunohematol. 2004; 20: 37 - 49.

[22] Lee S, Zambas ED, Marsh WL, Redman CM. Molecular cloning and primary structure of Kell blood group protein. Proc Natl Acad Sci U S A 1991; 88: 6353 - 6357.

[23] Kormoczi GF, Scharberg EA, Gassner C. A novel KEL*1, 3 allele with weak Kell antigen expression confirming the cis-modifier effect of KEL3. Transfusion 2009; 49: 733 - 739.

[24] Daniels G, Hadley A, Green CA. Causes of fetal anemia in hemolytic disease due to anti-K. Transfusion 2003; 43: 115 - 116.

[25] Lee S, Russo DC, Reiner AP, et al. Molecular defects underlying the Kell null phenotype. J Biol Chem 2001; 276: 27281 - 27289.

[26] Lee S, Russo DC, Reid ME, Redman CM. Mutations that diminish expression of Kell surface protein and lead to the Kmod RBC phenotype. Transfusion 2003; 43: 1121 - 1125.

[27] Lee S, Debnath AK, Redman CM. Active amino acids of the Kell blood group protein and model of the ectodomain based on the structure of neutral endopeptidase 24. 11. Blood 2003; 102: 3028 - 3034.

[28] Danek A, Rubio JP, Rampoldi L, et al. McLeod neuroacanthocytosis: Genotype and phenotype. Ann Neurol 2001; 50: 755 - 764.

[29] Tournamille C, Colin Y, Cartron JP, Le Van KC. Disruption of a GATA motif in the Duffy gene promoter abolishes erythroid gene expression in Duffy-negative individuals. Nat Genet 1995; 10: 224 - 228.

[30] Inoue H, Kozlowski SD, Klein JD, et al. Regulated ex-

pression of renal and intestinal UT – B urea transporter in response to varying urea load. Am J Physiol Renal Physiol 2005; 289: F451 – F8.

[31] Hadley TJ, Peiper SC. From malaria to chemokine receptor: The emerging physiologic role of the Duffy blood group antigen. Blood 1997; 89: 3077 – 3091.

[32] Horuk R, Chitnis CE, Darbonne WC, et al. A receptor for the malarial parasite Plasmodium vivax: The erythrocyte chemokine receptor. Science 1993; 261: 1182 – 1184.

[33] Daniels G. The molecular genetics of blood group polymorphism. Hum Genet 2009; 126: 729 – 742.

[34] Hadley TJ, Lu ZH, Wasniowska K, et al. Postcapillary venule endothelial cells in kidney express a multispecific chemokine receptor that is structurally and functionally identical to the erythroid isoform, which is the Duffy blood group antigen. J Clin Invest 1994; 94: 985 – 991.

[35] Daniels G, Bromilow IM. Essential guide to blood groups. 2nd ed. Oxford: Wiley Blackwell, 2010.

[36] Holt S, Donaldson H, Hazlehurst G, et al. Acute transplant rejection induced by blood transfusion reaction to the Kidd blood group system. Nephrol Dial Transplant 2004; 19: 2403 – 2406.

[37] Sands JM. Molecular mechanisms of urea transport. J Membr Biol 2003; 191: 149 – 163.

[38] Heaton DC, McLoughlin K. Jk(a – b –) red blood cells resist urea lysis. Transfusion 1982; 22: 70 – 71.

[39] Sands JM, Gargus JJ, Frohlich O, et al. Urinary concentrating ability in patients with Jk(a – b –) blood type who lack carrier-mediated urea transport. J Am Soc Nephrol1992; 2: 1689 – 1696.

[40] Byrne KM, Byrne PC. Review: Other blood group systems-Diego, Yt, Xg, Scianna, Dombrock, Colton, Landsteiner-Wiener, and Indian. Immunohematology 2004; 20: 50 – 58.

[41] Wagner FF, Poole J, Flegel WA. Scianna antigens including Rd are expressed by ERMAP. Blood 2003; 101: 752 – 757.

[42] Reid ME. Complexities of the Dombrock blood group system revealed. Transfusion 2005; 45: 92S – 99S.

[43] Arnaud L, Helias V, Menanteau C, et al. A functional AQP1 allele producing a Co(a – b –) phenotype revises and extends the Colton blood group system. Transfusion 2010; 50: 2106 – 2116.

[44] Daniels G. Functions of red cell surface proteins. Vox Sang 2007; 93: 331 – 340.

[45] Zennadi R, Moeller BJ, Whalen EJ, et al. Epinephrine-induced activation of LW-mediated sickle cell adhesion and vaso-occlusion in vivo. Blood 2007; 110: 2708 – 2717.

[46] Storry JR, Reid ME, Yazer MH. The Cromer blood group system: A review. Immunohematology 2010; 26: 109 – 118.

[47] Moulds JM. The Knops blood-group system: A review. Immunohematology 2010; 26: 2 – 7.

[48] Smart EA, Storry JR. The OK blood group system: A review. Immunohematology 2010; 26: 124 – 126.

[49] Karamatic Crew V, Burton N, Kagan A, et al. CD151, the first member of the tetraspanin (TM4) superfamily detected on erythrocytes, is essential for the correct assembly of human basement membranes in kidney and skin. Blood 2004; 104: 2217 – 2223.

[50] Seltsam A, Strigens S, Levene C, et al. The molecular diversity of Sema7A, the semaphorin that carries the JMH blood group antigens. Transfusion 2007; 47: 133 – 146.

[51] Roudier N, Ripoche P, Gane P, et al. AQP3 deficiency in humans and the molecular basis of a novel blood group system, GIL. J Biol Chem 2002; 277: 45854 – 45859.

[52] Tilley L, Green C, Poole J, et al. A new blood group system, RHAG: Three antigens resulting from amino acid substitutions in the Rh-associated glycoprotein. Vox Sang 2010; 98: 151 – 159.

[53] Svensson L, Hult AK, Stamps R, et al. Forssman expression on human erythrocytes: Biochemical and genetic evidence of a new histo-blood group system. Blood 2013; 121: 1459 – 1468.

[54] Stamps R, Sokol RJ, Leach M, et al. A new variant of blood group A. Apae. Transfusion 1987; 27: 315 – 318.

[55] Saison C, Helias V, Ballif BA, et al. Null alleles of ABCG2 encoding the breast cancer resistance protein define the new blood group system Junior. Nat Genet 2012; 44: 174 – 177.

[56] Zelinski T, Coghlan G, Liu XQ, Reid ME. ABCG2 null alleles define the Jr(a –) blood group phenotype. Nat Genet 2012; 44: 131 – 132.

[57] Robey RW, To KK, Polgar O, et al. ABCG2: A perspective. Adv Drug Deliv Rev 2009; 61: 3 – 13.

[58] Helias V, Saison C, Ballif BA, et al. ABCB6 is dispensable for erythropoiesis and specifies the new blood group system Langereis. Nat Genet 2012; 44: 170 – 173.

[59] Krishnamurthy P, Schuetz JD. The role of ABCG2 and ABCB6 in porphyrin metabolism and cell survival. Curr Pharm Biotechnol 2011; 12: 647 – 655.

[60] Ballif BA, Helias V, Peyrard T, et al. Disruption of

SMIM1 causes the Vel- blood type. EMBO Mol Med 2013; 5: 751 -761.

[61] Storry JR, Joud M, Christophersen MK, et al. Homozygosity for a null allele of SMIM1 defines the Vel-negative blood group phenotype. Nat Genet 2013; 45: 537 -541.

[62] Cvejic A, Haer-Wigman L, Stephens JC, et al. SMIM1 underlies the Vel blood group and influences red blood cell traits. Nat Genet 2013; 45: 542 -545.

[63] Anliker M, von Zabern I, H? chsmann B, et al. A new blood group antigen is defined by anti-CD59, detected in a CD59-deficient patient. Transfusion 2014 (in press).

[64] Nance ST. Do HLA antibodies cause hemolytic transfusion reactions or decreased RBC survival? Transfusion 2003; 43: 687 -690.

[65] Borg J, Papadopoulos G, Georgitsi M, et al. Haploinsufficiency for the erythroid transcription factor KLF1 causes hereditary persistence of fetal hemoglobin. Nat Genet 2010; 42: 801 -805.

[66] Arnaud L, Saison C, Helias V, et al. A dominant mutation in the gene encoding the erythroid transcription factor KLF1 causes a congenital dyserythropoietic anemia. Am J Hum Genet 2010; 87: 721 -727.

第 15 章

输血前检测

输血前检测可预防因输注不相容的献血者红细胞而引发免疫介导的溶血性输血反应。预防血小板、血浆和白细胞不相容输注的策略已在其他章节阐述。这一章节描述的输血前检查试验参考 AABB《血库和输血服务机构标准》(Standards for Blood Banks and Transfusion Services)制定的[1]。

1988 年美国联邦政府通过美国临床实验室修正案以规范输血前检测。规范化的输血前检测包括 ABO 血型鉴定、Rh 定型、抗体筛查、抗体鉴定和相容性实验检测。

第一节　输血申请

全血及血液成分的申请可以是口头、电子或书面形式。申请必须包含充分的信息，以便于准确识别受血者的身份。至少需要受血者 2 种独立的识别信息，“患者姓名”和“身份证号”。其他的识别信息还可以使用患者的出生年月、驾驶证编号、身份证号(带照片的身份证件)或者以上三者同时使用。

准确识别患者身份是患者安全的基本保障。联合委员会(The Joint Commission)将提高患者 ID 识别的准确度、排除患者身份识别错误导致的输血错误纳入医院首要的患者安全的国家目标。联合委员会要求至少将患者的 2 种识别信息提供给护理、医疗及其他机构[2]。输血申请所需的信息还包括血液成分种类和总量、是否有特殊要求(如辐照)、受血者性别、年龄以及申请医生姓名[3]。患者诊断、输血史和妊娠史也可以为输血前检测和血液成分选择提供有用的信息。

每一个机构都必须制定输血申请的书面制度，确保输血申请单合格。输血申请单如果出现以下情况将被拒收：缺少必要的信息；不准确；无法辨认。紧急情况下可接受口头申请，但应依照当地的相关法规制度进行记录。

第二节　受血者身份核对和血液标本标识

受血者输血前检测标本的正确采集和标识对于输血安全非常重要。大多数的溶血性输血反应是由于患者的身份识别错误，或者输血前检测标本的标记错误引起的[4]。每一个机构都必须建立制度和流程，并严格执行，确保患者身份识别和标本采集准确。采集标本时，采集人员应在采集前正确核查受血者身份，确保患者身份信息与血液标本标签的信息一致。

患者信息和血液标本标签信息可以依靠人工，也可以人机结合读取(例如条形码或嵌入式无线射频芯片)[5]。机读系统的实施需要医院或医疗卫生机构的推动，引进的机读系统应符合各部门的需求，如药剂科系统(用于药物核对)和患者挂号系统。

完善的患者识别系统可以体现和整合许多功能，包括患者身份核对、标本标识、血液核对和将血液成分和受血者关联[6]。每一个系统都有各自的方法、设备和技术，用于核对患者、标本和血袋(表 15－1)[7-8]。

表 15－1　患者身份识别系统的要素[8]

条码的识别系统	患者条码手腕带，且采样时打印标签； 需要有条码的医疗操作，采样和注射； 患者手环带有医疗和采样的条形码； 此外，条码扫描使用手持电脑设备；手持无线条码阅读器
非条码识别系统	患者手环； 颜色代码链接了手环、采样管和血液或血液成分； 将手环连接至标签打印系统； 带有补充说明(substitute)或血库数字的 ID 条码作为唯一的识别码； 印有患者 ID 的卡片和识别信息的手环； 具备生物信息识别功能的手环
识别系统的功能	采样前患者与采样管标签的核对； 实验室标本收集； 输血前患者和血袋的核对； 服药前患者和药物的核对
制作手环时确认患者身份的技术	无图片的 ID 卡； 有图片的 ID 卡； 生物识别技术，如指纹、视网膜、虹膜扫描
治疗或取样前确认患者身份的技术	无图片的 ID 卡； 有图片的 ID 卡； 指纹； 一维或二维条码手环； 被动无线射频识别，主动无线射频识别或两者同时
标本采集时的标本识别标签	患者手环上可撕脱的标签； 条码标签； 无线射频标签
标本标签上所含的数据信息	入院登记编号； 患者科室床号； 容器类型； 采集日期； 标本类型； 申请项目； 患者姓名； 患者账户、入院信息和病历编号； 采集人或其他工作人员信息
进行患者识别的地点	手持式工作站； POCT 工作站(护理站)； 手持设备
数据接口	医院信息系统； 实验室信息系统； 药学信息系统； 医嘱录入信息系统

数据来自美国病理学会(College of American Pathologists)[8]

一、患者 ID

大多数医院要求住院患者佩戴 ID 腕带。顾名思义，腕带是在血样采集前就佩戴在患者手腕处，并且一直到患者出院。采血者必须仔细核对患者腕带信息。

患者可能佩戴错误的腕带，因此，采血者应该协助患者来确认自己的腕带是否佩戴正确。例如，如果患者佩戴的 ID 腕带包含姓名、出生日期和 ID 号信息，采血者可以要求患者拼读名字、说出出生日期，采血者再核对 ID 腕带上标注的姓名和出生日期是否与患者提供的信息一致。如果信息不一致，必须在血标本采集或输血前解决这个问题。一项研究表明，输血前要求患者确认腕带信息的比例少于 20%[9]。

患者入院前检查的标本采集要求同住院输血患者。

另一些身份确认方法也经常用于门诊和入院前检查患者，包括使用患者的驾驶证或其他带有照片的证件。患者姓名、身份证号、出生日期或者信息必须和申请单上的信息核对；如果信息不一致，必须等到患者身份清楚后才能进行采集。

系统需要为身份不明的患者设置临时身份，例如化名和病历号。临时患者身份确认信息必须始终伴随患者，同时必须黏在或写在血液标本管上，且当患者姓名和 ID 号明确后必须进行交叉核对。如果医院允许使用化名，须有相应制度和流程管理化名的使用[10]。

二、标本标识

采血者必须在每一份标本上标记两个独立的患者信息及采血日期。必须保证手写或打印标签上的信息与患者腕带以及输血申请上的信息一致。标本管应有采集者身份信息和采血日期[1]。采血者 ID 信息也必须标注在标本标签上或申请单上，或在电脑系统中记录。通过采集的标本可以追踪采血者的身份。

三、标本关联的确认

接收输血前检测标本时，实验室人员应确认标本标签的信息和输血申请单的信息一致。如果对受血者身份或标本标识有任何疑问，应重新采集血液标本[1]。

任何修改标本标签上的信息都被视为极端危险的行为。一项研究显示，不符合接收标准的标本，其血型鉴定错误的风险高出约 40 倍[11]。因此，应严格执行对未正确标识标本予以取消检测的制度，以避免血型鉴定错误，从而降低 ABO 不相容输血的风险。每个实验室都必须建立标本信息管理的制度和流程，并记录和管理错误标本。

第三节　标本要求

输血前红细胞相容性检测使用患者红细胞和血清或血浆。血清和血浆均可以用于多种检测试验，但一般优先选用血浆标本，因为凝固不完全的血清标本可能含有纤维蛋白小凝块，使红细胞发生凝集，可引起假阳性。此外，抗凝血清标本，例如，使用肝素患者的抗凝血清标本可能凝固不完全。在这类标本中加入凝血酶或硫酸鱼精蛋白可纠正凝固不完全的问题(方法 1 – 3)。有时可能需要在静脉输液处采集输血前检测标本，此时应注意避免血液标本被稀释。血液标本被稀释的危害是可能导致红细胞不规则抗体漏检。

一、溶血和脂血标本

使用溶血或脂血标本可能导致结果判读困难。溶血标本可能掩盖抗体导致的溶血反应，所以尽可能用重抽样本。如果已经使用溶血标本，则必须标注在患者的检测记录中，以区分抗原 – 抗体反应导致的溶血。各相关机构应该有相应的制度对溶血和脂血标本的适应范围、限制范围和特殊情况进行描述。

二、标本保存期

患者近 3 个月内曾有妊娠史或输血史，或者妊娠史和输血史不详时，输血前检测标本应是预期输血前 3 天内采集的。提出这一要求的原因是，近期输血或妊娠可能刺激机体产生不规则抗体。血液标本采集当日记为第 0 天，因此周一采集的标本在本周四的 23：59 前可用于输血前检测[1]。虽然 3 天时限是人为规定的，但较实用，可保证所检测的标本能反映患者当前的免疫状态[12]。

如果患者输血史和妊娠史明确，或者近 3 个月内无输血或妊娠，则可以依据生产厂家建议确定输血前检测标本的有效期(在包装或说明书上)[13]。

三、献血者标本的保留和保存

每次输血后，应将患者血样和含红细胞的献血者血液成分血样在冰箱中保存至少7天[1]。保存患者和献血者标本的目的是，当患者出现输血反应时，需要进行重复或补充试验。宜遵从试剂操作说明书中有关样品保存的限制条件开展保存样品检测。

标本保存空间不足可能限制了标本的保存时长。规定使用保存3天以内标本进行交叉配血的机构一般将这些标本保存10天(3天+7天)。允许使用保存3天以上的标本进行交叉配血的机构应保证输血前检测标本至少保留到输血后第7天。例如，某机构允许使用预期输血14天前采集的标本，患者在第14天输血，那么该标本必须至少保留21天。

可将交叉配血试验完成后剩余的导管血样或在发血前另取1段导管血样作为保存血样。如果保存已经开放的交叉配血剩余导管血样，应将其放置在试管内，标识献血编号，封口或塞上试管塞。

第四节　血清学检测原则

输血前血清学检测包括ABO血型定型、Rh血型定型、抗体筛查和交叉配血试验。检测的目的是进行体外红细胞抗原-抗体反应，通过抗体和红细胞抗原结合，可以出现不同的可观察结果，检测终点通常是红细胞凝集(见本书第10章)。

凝集是一种可逆的化学反应，包括2个阶段：(1)致敏——抗体与红细胞抗原结合；(2)凝集——致敏红细胞桥联，形成肉眼可见的网状凝集。能增强或减弱致敏和凝集反应的因素有多种，包括温度、免疫球蛋白(Ig)类型、抗原构象与抗体的抗原结合位点之间的相互作用等。这些因素影响试验达到终点所需的孵育时间。在缺乏增强介质的情况下，使用抗人球蛋白(antihuman globulin，AHG)检测大多数有临床意义的抗体，通常需要在37℃孵育30~60 min(见下文"抗人球蛋白试验")。如果需要，可以延长孵育时间超过60 min，此操作并不会降低灵敏度[14]。

一、抗人球蛋白试验

1945年，Commbs、Mourant和Race发现[15]，抗人球蛋白试验可检测致敏红细胞的抗体，该抗体不直接引起红细胞的凝集，抗人球蛋白试验利用二抗结合球蛋白，凝集致敏的红细胞(见图15-1)。二抗是通过将人球蛋白注射到动物体内，刺激动物产生的抗体，称为AHG血清。

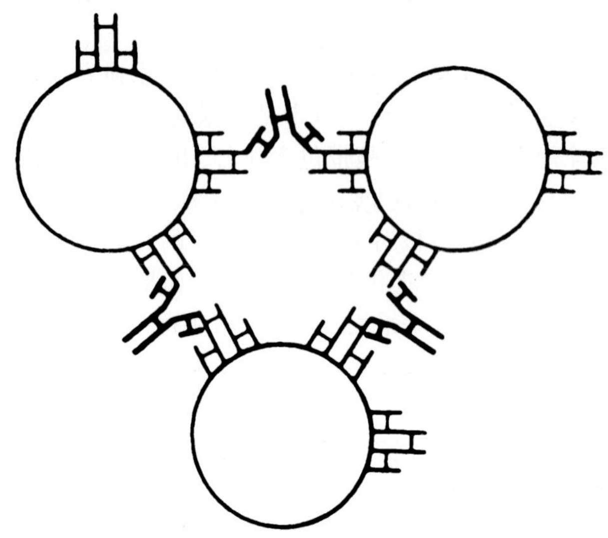

图15-1　抗人球蛋白反应

图示抗人免疫球蛋白G(IgG)分子与包被在红细胞表面的人IgG Fc段结合(如，抗-D致敏的D阳性红细胞)。

AHG血清有不同的特异性，包括抗-IgG和抗多种补体成分。AHG可以与结合在红细胞表面的人类抗体和补体分子反应。游离的抗体和补体也可以中和AHG，导致AHG不能检测结合在红细胞表面的球蛋白。中和的AHG可能出现假阴性结果。为了避免中和AHG，加入AHG血清前，必须洗涤红细胞去除游离的球蛋白。

AHG血清可用于直接抗人球蛋白试验(direct antiglobulin test，DAT)和间接抗人球蛋白试验(indirect antiglobulin test，IAT)。DAT试验通过AHG直接检测洗涤后的患者红细胞标本，检测体内红细胞的致敏状态。IAT试验检测了体外红细胞与抗体的反应情况。IAT试验中，血清(或血浆)与红细胞一起孵育，再洗涤去除未结合的抗体，加入AHG后如出现凝集现象，说明抗人球蛋白结合到了被致敏的红细胞抗原上。IAT试验用于抗体筛查、抗体鉴定、交叉配血试验和血型表型分析。表15-2和表15-3列出了导致AHG试验出现错误的原因[16-19]。

表 15－2 抗人球蛋白试验假阴性结果的原因

抗人球蛋白试剂被中和
红细胞洗涤不充分，未去除全部血清或血浆，使抗人球蛋白试剂被中和。每次洗涤应采用至少试管容量 3/4 的盐水，检查自动清洗仪设定的注液量
血清量过大，常规洗涤不充分。增加洗涤次数或洗涤前去除血清
抗人球蛋白被外源蛋白污染，使用污染或错误的滴管可使整瓶抗人球蛋白被中和。切勿用手指或手覆盖试管口
待测血清中异常 IgG 的浓度很高，多次清洗后仍有残留[16]
试验中断
已和红细胞结合的 IgG 发生解离，留在红细胞膜上的 IgG 太少，以致无法检出，或游离 IgG 与抗人球蛋白试剂发生中和，IgG 包被的红细胞出现弱凝集，应立即离心和判读
试剂保存不当
冷冻可导致抗人球蛋白试剂失效；
温度过高或反复冻融可使待测血清失去活性；
在保存过程中试剂红细胞抗原性可能减弱，其他细微的细胞变化也可能使其失去反应性
操作不当
离心过度使红细胞被压得太实，激烈振荡重悬时破坏了红细胞凝集；离心不够时凝集不充分；
未加入待检血清、增强介质或者抗人球蛋白；
红细胞悬液浓度过高可掩盖较弱的细胞凝集；红细胞悬液浓度过低导致不易判读；
血清－红细胞比例不当或不足
补体
稀有抗体（特别是有些抗－JK^a或抗－JK^b）只有在使用多种特异性抗人球蛋白抗体和存在具有活性的补体时才能被检出
0.9% 氯化钠溶液
0.9% 氯化钠溶液的 pH 值过低可降低试验敏感性[17]，pH 为 7.0～7.2 的 0.9% 氯化钠溶液可用作绝大多数抗体检测的洗涤液；
有些抗体与红细胞结合具有特定温度要求；使用 37℃或者 4℃的 0.9% 氯化钠溶液作为介质

表 15－3 抗人球蛋白试验假阳性结果的原因

洗涤前细胞凝集
如果存在较强的凝集素，在洗涤过程中凝集物可能散不开。加入抗人球蛋白前观察红细胞，或者以盐水试管作为对照。加入抗人球蛋白前或盐水对照管出现凝集反应，抗人球蛋白试验结果无效
颗粒污染物
玻璃器皿中的灰尘或污物可引起红细胞的聚集（非凝集）。纤维蛋白或待检血清中的沉淀物可引起类似红细胞凝集的聚集现象
操作不当
离心过度使红细胞被压得太实而不易散开，看似为阳性
洗涤前标本与聚乙二醇或带正电荷的聚合物共同离心后，可能产生不易分散的团块
DAT 阳性的细胞
DAT 阳性的细胞在间接抗人球蛋白试验中均会呈现阳性；去除 DAT 阳性细胞 IgG 的方法见方法 2－20 和方法 2－21
补体
补体成分（主要是 C4）可能与来自凝块或者以 CPDA－1 抗凝，在 4℃或甚至更高温度保存的献血者血辫血样的红细胞结合。采用以 EDTA、ACD 或 CPD 抗凝的红细胞做 DAT
以含硅胶试管采集的标本可能出现假的补体结合现象[18]
补体可能与从输注过含葡萄糖溶液的输液管采集的红细胞结合，使用大口径针头或标本体积 <0.5 mL 时，可出现很强的补体结合反应[19]

二、血清学试验的判读和解释

血清学试验中，红细胞抗原抗体反应以可观察的溶血和/或凝集为表现，结果判读必须准确且一致。红细胞标本的凝集强度（固相法中的粘附强度）和溶血程度都必须在判读后马上记录。实验室中的工作人员对结果必须有统一的理解和一致的标记，对于反应等级（如 0 - 4 +）有统一的判读标准。一些实验室采用数字化评分系统（如 0 - 12）解读反应强度[20]。详细的血清学检测反应等级和评分依据方法 1 - 9 部分。

借助光学设备，如显微镜，可以提高试管法反应结果的可视化程度，从而更容易判读检测结果。在柱凝集、固相法等自动化检测中，摄像头捕捉凝集程度，计算机记录并评价凝集强度。如果使用柱凝集和固相技术，必须遵照厂家的指导，判读和解析阳性阴性结果，分析排除可能的干扰。

依据厂家说明，试验中若使用了增强介质，则通常不再推荐使用显微镜观察。显微镜可有效地区分试管法的缗钱状凝集和真凝集，同时也可以检测一些抗体的特殊凝集类型。例如，典型的抗 - Sd^a 在大量游离红细胞中产生小的有折光性的凝集，呈现混合视野结果。

第五节 输血前检测

患者需进行 ABO 血型和 Rh 血型鉴定，以确保输注相容的血液成分。发血前，需要对受血者红细胞进行 ABO 血型和 Rh 血型鉴定，对受血者血清或血浆进行规则抗体和不规则抗体检测[1]。而这些须用程序化文件予以规范，急诊抢救可例外。

如果只输注血浆、血小板或冷沉淀、凝血因子，可以直接依据患者的历史检验结果发血。至少有两次不同标本的检测结果，且检测历史结果一致则更可取。表 15 - 4 列出了在同型血液缺乏时，ABO 非同型输注标准。

试管法红细胞凝集试验（无论是否含有类似 LISS，白蛋白或 PEG 等增强剂）和间接抗人球蛋白试验仍然是抗体筛查和抗体鉴定的传统方式。然而，实验室诊断技术日新月异，引入了固相试验和微柱凝胶试验（具体参照“柱凝集法”章节）。同试管法加入 LISS 或 PEG 相比，这 2 种新技术表现出相同甚至更强的灵敏度[21-26]，也可以满足人们对于检测自动化和标准化的需求[27]。依据美国病理学家学会的调查，现如今北美 64% 以上的实验室使用微柱凝胶法检测抗体[28]。

表 15 - 4 血液成分的 ABO 血型要求

血液成分	ABO 血型要求
全血	应与受血者相同血型
红细胞	应与受血者血浆相容
粒细胞	应与受血者血浆相容
新鲜冰冻血浆	应与受血者红细胞相容
血小板	所有 ABO 血型均可，但 ABO 同型最好，也推荐输注与受血者红细胞相容的血小板
冷沉淀凝血因子	所有 ABO 血型均可

一、受血者 ABO 和 Rh 血型鉴定

为了确定受血者的 ABO 血型，应进行 ABO 正反定型试验，即受血者红细胞与抗 - A、抗 - B 试剂反应（正定型），受血者血清或血浆与 A_1、B 细胞反应（反定型）。相应的操作及结果解释详见第 12 章。如果发现 ABO 正反定型试验结果不一致，应在问题解决后才能发放特定血型的血液。如果受血者急需用血，宜输注 O 型红细胞。

为了确定受血者的 RhD 血型，将受血者红细胞与抗 - D 试剂反应以检测 D 抗原，而其他的 Rh 系统抗原（如 C，c，E 或 e）可不进行常规检测。实验需设立质控对照，以防出现假阳性的结果。Rh 定型试剂、质控技术和弱 D 定型的详细讨论内容见第 13 章。如果受血者，特别是具有生育需求女性受血者的 D 抗原定型存在问题，在问题得到解决之前，应限制 RhD 抗原可能为阴性的受血者输注含红细胞的血液成分。

如第 13 章所述，对于不与抗 - D 试剂直接凝集，而通过间接抗人球蛋白试验才能检测的红细胞，应加做弱 D 试验。献血者红细胞必须做弱 D 试验，受血者红细胞不做要求。有些医疗机构不对受血者实施常规弱 D 检测，弱 D 被当做 Rh 阴性处理，输注 Rh 阴性血液，这样能避免 D 抗原同种免疫。该做法也允许把能够产生同种抗 - D 的部分 D 当做 Rh 阴性处理，这样做还避免了：因直抗阳性导致定型错误；或因输注不同型血液导致红细胞双群（D 阳性和 D 阴性共存）。

然而，一些医疗机构更倾向于对患者进行输血前的弱 D 试验，因为他们认为弱 D 患者不会产生同种抗 - D 抗体，可以输注 D 阳性的成分血。但如前所述，一些弱 D 患者红细胞只在弱 D 试验中与抗 - D 试剂反应，携带部分 D 抗原，输注 D 阳性血液同样有产生抗 - D 抗体的风险[29]。

二、不规则抗体检测

抗体筛查目的如下：

(1)尽可能多的检测具有临床意义的抗体；

(2)尽可能少的检测不具有临床意义的抗体；

(3)尽快完成相应流程。

通常，我们将与新生儿溶血病（hemolytic disease of the fetus and newborn，HDFN）、溶血性输血反应及引起输入的红细胞寿命显著降低的相关抗体视为潜在的具有临床意义的抗体。与冷反应抗体相比，37℃反应抗体或间接抗人球蛋白试验中检出的抗体更具有临床意义[30]。

患者输血前须用 2、3 或 4 种谱细胞试剂检测血清中是否携带具有临床意义的不规则抗体。流程中涉及抗人球蛋白试验的应预先在 37℃或同等检测体系下孵育[1]。

美国食品药品管理局(FDA)认证了一些谱细胞试剂，用以检测具有临床意义的抗体。该谱细胞必须包含以下抗原：D，C，E，c，e，M，N，S，s，P1，Le^a，Le^b，K，k，Fy^a，Fy^b，Jk^a和 Jk^b。

若出现抗人球蛋白试管法检测结果阴性，我们必须依据操作说明，加入 IgG 致敏的红细胞(验证细胞)作为对照。如果缺乏验证细胞，则必须使用操作说明中提到的特异性质控品。

各实验室应具有足够灵敏的抗体检测系统。一旦弱抗体漏检，会引发患者快速的再次免疫应答，引起迟发性的溶血性输血反应。美国病理家学会的 J - Surveys 和 JAT - Surveys 调查公布了一组测试数据，他们将"疑难"标本作为外部能力测试的一部分，多种检测方式(手工，半自动化和自动化)检测红细胞抗体的灵敏度[31]。

抗体筛查试验应早于或与交叉配血试验一起完成。交叉配血指患者血清或血浆与献血者红细胞反应。在交叉配血前完成抗体检测，可以及时发现并鉴定出具有临床意义的抗体，进而有针对性地选择合适的交叉配血流程及合适的红细胞成分(详见本书第 16 章)。

三、抗体检测方法

1. 白蛋白添加剂

使用22% 牛血清白蛋白。白蛋白的使用可以减少红细胞之间的排斥力，促进凝集作用(详见方法 3 - 3)。

2. LISS

LISS(约 0.03 M)比 0.9% 氯化钠溶液(大约 0.17 M)离子强度更低，可以显著加快抗体与红细胞的结合。LISS 配方中加入了甘氨酸和其他非离子物质，防止红细胞在低离子强度溶液中溶血。有的 LISS 添加剂中也包含了白蛋白。绝大多数的操作者为了防止红细胞溶血，并不直接使用 LISS 液配置红细胞悬液，而是在反应体系配好后，再加入 LISS 液。如前面关于致敏的章节所表述，增加血清与红细胞的比例，将增加反应体系中的离子强度，因此，后续加入的 LISS 体积需另作计算(详见方法 3 - 3 和方法 3 - 4)。

3. PEG

PEG 是水溶性的线型聚合物，可以加强抗原抗体反应[32]。PEG 通过改变溶剂中水分子的空间排斥力，促进抗体与红细胞的结合。PEG 的促进作用增加了抗原抗体的有效浓度，使他们空间上更接近，因此促进相互结合。一些多克隆性抗人球蛋白试剂可能导致假阳性结果，因此抗 IgG 抗人球蛋白通常为首选试剂。

PEG 促进了潜在有临床意义的抗体检出，也降低了无意义抗体的干扰[30]。但是，PEG 可以加强温自身抗体反应，因此，在一些抗体检测和鉴定试验中，为了减少自身抗体的干扰，首选使用 LISS 或盐水间接抗人球蛋白试验。

PEG 试剂也可加入 LISS 液用于试验。红细胞与血清、PEG 试剂经 37℃孵育需先洗涤后离心，因为直接离心可引起不易散开的细胞聚集。试验过程中，红细胞与血清及 PEG 经 37℃孵育后，应立即用 0.9% 氯化钠溶液洗涤红细胞，再进行后续 AHG 试验(详见方法 3 - 5)。

4. 酶法

无花果酶和木瓜酶是临床最常用的 2 种酶。通过消除多糖链唾液酸分子负电荷，酶减少了红细胞表面的电荷，促进了凝集作用。红细胞需与酶预处理，再在反应体系中，加入患者血清或血浆，并观察凝集反应(详见方法 3 - 12 和方法 3 - 13)。

抗体检测试验中一般不使用酶处理红细胞，但在复杂的抗体鉴定中，可作为辅助试验。酶处理使某些红细胞抗原被破坏（如 M，N，S，s，Fy^a 和 Fy^b），因此不能检出所有有临床意义的抗体（如抗 - Fy^a），酶法不在抗体检测中单独使用。

四、自身对照

自身对照或直接抗人球蛋白试验并不纳入常规输血前检测。DAT 对于意外抗体筛选有一定意义，尤其是近期输血患者，可以早期检出新产生的抗体。而自身对照试验对于抗体鉴定试验也有一定参考价值[33]（详见第 16 章）。

第五节　输血前检测的非试管方法

输血前检测试验也包含了柱凝集技术、微板固相技术和红细胞凝集 - 微板技术。针对这些技术，目前已经开发了一些全自动化和半自动化检测平台。

一、固相红细胞黏附实验

同酶联免疫吸附试验，固相试验是将红细胞抗原或抗体固定在微板孔内，检测抗原抗体相互作用。最经典的例子是将已知表型的完整红细胞或红细胞膜固定在微孔板内，再加入患者血清或血浆。孵育后，将未结合抗体洗脱，而与固相化红细胞抗原对应的抗体将遗留在孔内。检出结合抗体最常用的方法是加入包被抗 - IgG 的指示红细胞，离心后观察结果。指示红细胞在孔底散开的为阳性结果，指示细胞在孔底形成细胞扣的为阴性结果[34-37]。

二、柱凝集技术

柱凝集技术通常使用凝胶或玻璃珠拦截反应体系中聚集的红细胞。市面上已有商业化的卡式或条带式微柱试剂，允许同时进行多项检测。柱凝集可应用于直接凝集试验（如 ABO、Rh 和红细胞表型检测）、直接抗人球蛋白或间接抗人球蛋白试验。

通常，红细胞和抗体在微柱上方的反应池内发生反应。通过离心力作用，红细胞进入柱体的介质内。柱体的介质将凝集的红细胞与未凝集红细胞进行分离，凝集的红细胞体积过大，滞留在柱体上方，而未聚集的红细胞通过凝胶孔径到达柱体底部。

柱凝集技术的优势在于，经适当的离心作用，红细胞可以进入柱体，而血清或血浆仍留在柱体上方，可以省去试管法抗人球蛋白试验洗涤细胞的步骤[38-40]。

三、自动化检测系统

随着免疫血清学试验的抗原抗体反应已经发展到自动化检测系统的阶段。ABO 定型、Rh 定型、抗体检测、抗体鉴定和交叉配血试验都可在自动化系统上实施。系统可以执行多种检测方式，如固相化、柱凝集、微量滴定板和其他技术等。系统检测可包含加样到结果判读的部分或也可包含所有步骤。系统由计算机控制，采用条形码识别技术，确保“阳性”标本的识别。检测系统需与实验室数据库对接，方便结果传输。自动化检测系统在应用前或软件功能更改后，都需重新验证，保证有效性。

四、分子生物学方法

分子生物学检测不纳入常规输血前检测。但当血清学检测结果不足以充分说明患者临床状态时，输血前相容性试验可加做红细胞抗原分子生物学定型。分子生物学检测方法也同样适用于以下患者：

（1）近期输注未知红细胞表型的血液；

（2）红细胞表型已知的自身免疫性溶血性贫血；

（3）新生儿溶血病；

（4）Rh 定型结果可疑。

红细胞抗原分子生物学定型更多内容详见本书第 10 章。

第六节　历史结果与试验结果的比对

ABO 和 Rh 血型检测结果必须与历史结果进行比对，并记录在册[1]。通过比对，可以发现两次结果是否存在差异，从而发现判读和/或试验检测中的错误。

缺乏 ABO 和 Rh 定型历史结果，可能会出现问题。如果抽错血或患者 ID 错误，将会导致实验标本错误（WBIT），一旦缺乏历史结果比对，输血科工作人员将无法查证错误。解决此类错误的一种方法是在不同时间点分次采集两份血液标本用于 ABO 和 Rh 定型。这种纠错方法可以发现 WBIT 错误，防止 ABO 不相容的血液输注[41-42]。

抗体检测（具有临床意义抗体）、疑难试验、发生严重不良反应后及有特殊输血需求时都应进行历史结果比对[1]。随着时间的延长，患者血浆中具有临床意义的同种抗体可能变成无法检出。1 年内有 30% ~35%，10 年后有近 50% 的抗体降至无法检出水平[43]。

第七节　献血者红细胞检测

输血机构应对所有献血者红细胞进行至少一次的 ABO 定型和 Rh 定型(如标记为 Rh 阴性)。弱 D 确证实验不做常规要求。输血机构需对血袋小辫中收集的标本进行确证试验。在血液发出之前，任何有争议的结果都必须得到解决，并上报供血机构[1]。

第八节　献血者红细胞的选择

一、ABO 血型相容

只要可能，患者宜输注 ABO 同型血液成分。但有时可能需要输注 ABO 不同型血液成分。如果拟输注的血液成分含有 2mL 以上的红细胞，献血者红细胞应与患者血清 ABO 血型相容[1]。因为含血浆的血液成分也会影响受血者红细胞，因此，只要可行，常规输注的血浆中抗 - A 和(或)抗 - B 宜与患者红细胞相容[44]。血液成分的要求及可接受的替代方案详见表 15 - 4。

二、Rh 血型

D 抗原阳性患者宜常规输注 D 抗原阳性血液。D 抗原阴性血液虽然与 D 抗原阳性患者相容，但宜留给 D 抗原阴性患者输注。为了避免 D 抗原同种免疫和预防新生儿溶血病，D 抗原阴性患者(尤其是具有生育需求的女性患者)需输注含有红细胞的血液成分时，应选择 D 抗原阴性的血液成分。没有 D 抗原阴性血液成分可用时，输血科医生和患者主治医生应权衡利弊，评估患者是否需要输注 ABO 相容但 D 抗原阳性的血液。综合考虑临床状况(尤其是生育需求)和输入的红细胞量，确定是否需要为输注了 D 抗原阳性成分的 D 抗原阴性患者注射 Rh 免疫球蛋白[45 - 48]。

三、其他血型

为没有产生同种免疫患者选择血液成分时，通常只需考虑 ABO 血型和 RhD 血型。但是，对于因某些疾病而需要长期输血的患者，诸如镰状红细胞贫血症患者，有的医疗机构可能会为这类患者选择表型配合的血液，以防止产生同种免疫[49]。一项研究显示，北美医院输血实验室为没有产生同种免疫的镰状红细胞贫血症患者输血时，最常选择 C、E 和 K 抗原相匹配的红细胞[50]。输注 3 种以上抗原相匹配的红细胞可增加患者受益，但保持这类血液库存非常困难。

如果患者存在具有临床意义的不规则抗体，应选择无相应抗原的血液进行交叉配血。如果患者标本血清量充足，或有另 1 份具有同样抗体的血清标本，且所存在的抗体与抗原阳性红细胞反应良好，那么这些患者标本可用于筛选对应抗原阴性的红细胞。筛选到抗原阴性血液后，如果有经 FDA 批准的试剂，应采用这样的试剂做确证试验。如果没有经过批准的试剂(如抗 - Lan 或抗 - Yt^a)可用，可能需要使用过期试剂或来自受血者或献血者的保存血清标本，但其前提是当天的质控结果应符合要求[51]。

如果没有交叉配血相合血液可供输注，输血科主管医生宜参与患者医疗方案的制定(详见第 17 章和第 20 章)。如果患者存在的抗体没有临床意义，一般不会给其输注对应抗原阴性的血液。

第九节　相容性检测或交叉配血(血清学或电子配血)

除紧急情况外，红细胞输注前必须进行交叉配血。使用目前的检测技术，当未检出标本中具有临床意义的抗体，也没有抗体的历史记录时，可以使用立即离心法(immediate spin，IS)或电子配血进行 ABO 相容交叉配血[1]。如果患者抗体检测结果阴性，患者发生溶血的概率较低，可选择 ABO 相容的血液进行输注[52, 53]。对于抗筛结果阴性，应用 IS 进行交叉配血，由未检出的同种抗体导致的溶血反应概率也很低[54]。省略常规的 AHG 交叉配血试验，可以减少检测时间、工作量和试剂消耗，以及更好的运行血液库存。对于符合书面标准操作程序的患者血样标本，允许省略 AHG 交叉配血试验。

当患者检出或者曾检出有临床意义的抗体时，即使该抗体在本次实验中无反应性，也需要选择无相应抗原的血液进行输注[1]。上述交叉配血试验应包含 37℃孵育和 AHG 试验。

一、立即离心交叉配血试验

立即离心交叉配血试验(译者注：我国输血界常称为盐水交叉配血试验)和抗人球蛋白交叉配血试验均需要患者血清或血浆和献血者红细胞，后者从与拟输注的血液单位一体化连接的 1 段献血者血辫血样中获得。

立即离心交叉配血方法是用来检测献血者红细胞与患者血浆是否 ABO 相容的试验。只要患者当前和以前均未检出具有临床意义的抗体，可只做立即离心交叉配血试验。

做立即离心交叉配血试验时，将患者血清或血浆和以盐水混悬的献血者红细胞悬液加入试管，在室温下混匀，立即离心，观察是否出现凝集。具体见方法 3 - 1。在使用非试管技术(例如固相法或者微柱凝胶法)进行交叉配血的实验室，是否需要用试管法或电子配血进行 ABO 血型验证应参考试剂说明书。

立即离心血清学交叉配血被视为一种最有效检测 ABO 相容的血清学测试。如果立即离心交叉配血阳性，那么应该重点有效地解决 ABO 相容性问题[53]。未按照操作流程执行立即离心交叉配血试验可能会导致假阴性结果，而检测不出 ABO 不相容红细胞成分[55]。当执行立即离心交叉配血时，应及时离心，并且离心后立刻判读结果。

二、抗人球蛋白交叉配血试验

抗人球蛋白交叉配血试验可使用试管法、微柱凝胶法和固相试验系统。试管法 AHG 试验可以检测出 ABO 不相容，但是微柱凝胶和固相技术不能完全检出。进行 ABO 不相容性检测时，首先要仔细阅读试剂生产商产品说明和指导，再决定是否需要增加其他实验方法验证。

在常规试管法 AHG 试验中，需要用 0.9% 氯化钠溶液洗涤献血者红细胞，然后制成浓度为 2% ~ 5% 的红细胞悬液。洗涤献血者红细胞可清除一些纤维凝块和冷凝集素，从而避免这些干扰因素影响实验结果。血清和红细胞的比例显著影响凝集的敏感性，因此，红细胞悬液的浓度需要在 2% ~5% 之间，或者在试剂生产商要求的范围之内。如果献血者红细胞太多，结合到每个红细胞的抗体分子太少，导致抗体太弱可能会漏检。多数实验室发现，2% ~3% 的红细胞浓度(试管法)会有最好的测试结果。如果使用微柱凝胶或固相系统，需遵循试剂生产商的指导说明书。

三、电子交叉配血

只有受血者当前和以前均未检出具有临床意义抗体时，电子交叉配血才可作为唯一的交叉配血方法。如果满足以下条件，可采用电子交叉配血验证 ABO 血型相容性[1]：

(1)已在工作现场对电脑系统实施验证，确保只选择 ABO 相容的全血或者红细胞供输血。

(2)具有受血者 ABO 血型 2 次鉴定结果，1 次是当前标本的检测结果，另 1 次是使用以下方法之一获得的结果：再次检测同 1 份标本受血者；当前第 2 份标本的检测结果；或以前的检测结果。

(3)电脑系统具有献血条形码，血液成分名称、献血者 ABO 和 Rh 血型，经确证的血液成分 ABO 血型，受血者 2 项独立的身份信息、受血者 ABO 和 Rh 血型、抗体筛查结果和相容性解释。

(4)具有在发血之前验证数据正确录入的方法。

(5)具有报警的逻辑功能，发现：血袋标签上 ABO 和和血袋血液血型复核结果不一致；受血者和血液之间 ABO 血型不相容时，应向操作者报警。

使用电子计算机交叉配血的潜在优点包括减少工作量和标本用量，减少工作人员与血液接触以及更有效地利用血液库存[56-58]。

四、交叉配血/输血的比率

交叉配血/输血(crossmatch/transfusion，C/T)比率是交叉配血的红细胞单位数除以输注的红细胞单位数。一个机构的 C/T 比率无具体临床意义，但科室和医生的 C/T 比率能帮助鉴别哪些医生为他们的患者进行了交叉配血试验，而这些患者的血型和抗体筛查试验在术前完成更加恰当。

第十节 抗体筛查和交叉配血试验结果解释

大多数标本的抗体筛查结果为阴性，与献血者红细胞交叉配血相容。但是，抗体筛查阴性不能保证血清或者血浆中不存在具有临床意义的红细胞抗体。抗体筛查阴性只是说明，经所采用的谱细胞或技术检测，没有发现标本含有抗体。此外，交叉配血相容也不能保证红细胞输入患者体内能很好存活。表 15－5 列举了使用试管法检测时，可能导致输血前检测阳性的原因。其他交叉配血技术出现不合结果，可能和试管法有相同的原因，也有特殊原因[31, 59]。

根据抗原抗体反应强度和检测体系，并非所有的阳性结果都会被检出。在输血前，需要明确造成血清学问题的原因。第 16 章概述了解决问题的技术和验证抗体的方法。

如果发现患者存在有临床意义的抗体，输注红细胞时要选用缺少相应抗原的红细胞，避免抗原抗体反应(见上述“献血者红细胞选择”章节下的“其他血型”部分)。如果抗体鉴定结果为 37℃ 不反应的无临床意义抗体(例如，抗－A_1，－M，－N，－P1，－Le^a，或者－Le^b)，可选择 ABO 和 Rh 相容的红细胞(不需要输注缺少相应抗原的红细胞)进行交叉配血。

表 15－5　输血前相容性检测阳性结果的原因*

抗体筛查阴性、立即离心交叉配血不相容
献血者红细胞 ABO 不相容
献血者红细胞为多凝集红细胞
A_2或 A_2B 个体的血清中存在抗－A_1
存在室温发生反应的同种抗体(如抗－M)
缗钱状红细胞形成
冷自身抗体(例如抗－I)
被动获得的抗－A 或抗－B
抗体筛查阴性、抗人球蛋白交叉配血不相容
献血者红细胞 DAT 阳性
抗体只与在某种抗原高表达(抗原的剂量效应)或抗原变异增强(如 P1)的红细胞起反应
献血者红细胞存在低频抗原的抗体
被动获得的抗－A 或抗－B
抗体筛查阳性、交叉配血相容
患者存在自身抗－IH(－H)或抗－Le^{bH}，选择 O 型红细胞交叉配血
抗体反应性与试剂红细胞稀释液有关
抗体具有剂量效应，献血者红细胞来源于杂合体(例如仅表达单倍剂量的抗原)
献血者缺乏相应抗原
抗体筛查阳性、交叉配血不相容、自身对照阴性
存在同种抗体(1 种或多种)
抗体筛查阳性、交叉配血不相容、自身对照阳性、直接抗人球蛋白试验阴性
存在针对增强介质中的某种成分的抗体或增强介质依赖的自身抗体
缗钱状红细胞形成
抗体筛查阳性、交叉配血不相容、自身对照阳性、直接抗人球蛋白试验阳性
同种抗体引起迟发性血清反应或溶血性输血反应
存在被动获得的自身抗体(例如静脉注射免疫球蛋白)
存在冷自身抗体或温自身抗体

*原因可能因所使用的血清方法的不同而异。

第十一节　备血申请

医生输血医嘱启动了输血前标本的检测。输血前实验的内容可以是标本采集后储存待检、仅进行 ABO 和 Rh 血型定型试验、血型定型加抗体筛查或交叉配血中的一项或多项内容(表 15－6)。上述"血型定型和抗体筛查"是指患者标本先进行 ABO、Rh 血型定型和不规则抗体筛查，再存储于输血实验室内，待患者需要输血时，再进行交叉配血试验。

如果医疗机构的输血前检测执行上述"血型定型和抗体筛查"内容，则要求血库必须有充足的血液满足手术患者的非预期用血。如果抗体筛查阴性且未产生过有临床意义抗体的患者必须输血，可发放经立即离心或电子交叉配血后的 ABO 和 Rh 血型相容的血液。但是，一旦患者抗体筛查为阳性，必须查清出现阳性结果的原因，并对相关的抗体进行鉴定。如需输血，应输注相应抗原阴性的血液。

每一组试验都需要一定的时间来完成。如果患者抗体筛查结果为阳性，应通过交叉配血实验进行备血。此时需耗费较长时间，紧急情况下需考虑出血的最坏可能。该患者进行交叉配血试验时，需准备足够的血液进行交叉，应能满足 90% 抗筛阳性患者的输血需要(表 15－6)。

第十二节　相容性血液的供应

一、标本采集时间

可以采取相应措施确保每个择期外科手术都有足够的相容性血液。每个手术患者的标本需在手术前送到实验室进行检测，以此来保证外科患者手术前，有足够的时间进行备血。

遗憾的是，临床上普遍存在的情况是，输血实验室在手术当日早上才接收到患者首次血液标本，留给完成输血前检测的时间非常有限[60]。多达 7% 的患者在其血液标本的血型鉴定和抗体筛查还未完成时手术就已经开始了。而且，这可能是实验室第一次也是唯一一次检测患者 ABO 和 Rh 血型。

WBIT 的发生风险高达 1/2 000[42]。有大约 3% 的血清学结果还需进一步检测[61]。如果发生 WBIT 或需进一步检测，这就可能导致推迟发血，给患者带来危险。为此，应在手术前数日甚至数周采集拟手术患者标本做血型鉴定和抗体筛查，手术当日早上再采集 1 份标本[61]。

第十三节　血液和成分血上患者信息的标记

发血前，需执行以下操作[1]：

1. 血袋上牢固粘附标签，标示出两个独立的患者识别信息，DIN，相容性试验的结果。

2. 全血或血液成分发放前的最后核实记录应包含以下查验信息：

(1)两个独立的标识，其中一个通常为患者姓名；

(2)受血者 ABO 和 Rh 血型；

(3)血袋 ID 号；

(4)献血者 ABO 血型，如有必要核对 Rh 血型；

(5)交叉配血实验结果(如已执行)；

(6)血液发出的日期和具体时间，血液有效期(如有可能，提供具体时间)；

(7)特殊要求(例如，减少感染巨细胞病毒的风险、辐照或者抗原阴性)。

3. 在血液发放之前，必须有一个过程确认身份信息、申请信息、相关记录、全血或血液成分均无误，所有疑问均已解决。

其他可能有用的记录还包括发血者、血液接收科室和接收者的信息。输血后，输血记录就成为受血者永久性电子或纸质医疗记录的一部分。输血记录还应包括交叉配血试验操作者信息，如果在解决相容性问题之前就发出血液，输血记录还应包括最终的血清学结果。在发血之前，工作人员一定要检查血液，确保血液可以使用，确保血液颜色、外观正常，在有效期内，并没有破袋等现象。

由输血操作人员在输注前对受血者身份和血液成分作最后 1 次核对。核对人员应核对患者和血液，确认输血单、配血(系带)标签和血袋标签三者的信息是一致的。联合委员会要求医院采用输血前双人核对。如果无法采用双人核对，可采用自动身份核对技术(如条形码)代替其中 1 个人的核对[2]。

表 15－6 输血前检测方案

检测方案	检测项目	好处	局限性
保留标本	无	已采集标本	未进行 ABO、Rh 血型鉴定和抗体筛查
采集标本做血型鉴定	ABO 和 Rh 血型鉴定	已采集标本，受血者 ABO 和 Rh 血型已知	未做抗体筛查
血型鉴定和抗体筛查	ABO、Rh 血型鉴定和抗体筛查	已完成大多数输血前检测，在大多数情况下可提供相容血液	未做交叉配血
血型鉴定、抗体筛查和交叉配血	ABO、Rh 血型鉴定、抗体筛查、选择红细胞单位或表型、交叉配血	已完成输血前常规检测，在大多数情况下可提供相容血液	血液已出库，无法供其他受血者及时使用

第十四节 特殊病情

一、新生儿/出生不到 4 个月的婴儿

新生儿/出生不到 4 个月的婴儿相容性检测需求将在本书第 23 章讨论。首次输血前检测标本需从新生儿/婴儿采集，用于鉴定 ABO 和 Rh 血型。ABO 血型鉴定，只能通过红细胞与抗－A 和抗－B 反应结果来确定。新生儿/婴儿或其母亲的血清或血浆，可用作不规则抗体筛查试验和交叉配血试验。新生儿/婴儿一般无需进行 ABO 反定型或 ABO 抗体检测，但非 O 型婴儿接受 O 型血液除外，因为被动获得的抗－A 或抗－B 可能导致 ABO 不相容。这类抗体通常来自于母体，但也可以在输注 O 型红细胞，或 ABO 不相容血小板的血浆后被检出。这种情况下，需加做 AHG 相关实验，与献血者红细胞或试剂 A_1、B 细胞进行反应。

如果未发现有临床意义的不规则抗体，在初次或随后的输血时，无需进行交叉配血试验。少于 4 个月的婴儿如果在住院期间只接受了 O 型红细胞，无需进行重复试验[1]。如果来自母亲的抗体已被鉴定，只要输注相应抗原阴性的血液即可，无需进行交叉配血试验[1]。

二、紧急输血

需紧急输血时，受血者的医生应权衡 2 种输血决策的利弊，1 种是立即输注未经交叉配血或部分相容血液，另 1 种是推迟输血，直至完成相容性试验或找到完全相容的血液成分。输血科医师应做好准备，一有需要应随时参加会诊。

如果病情确实必须紧急输血，且必须在输血前检测完成前发出血液，在患者病历中应有输血申请医生关于病情十分紧急，要求在相容性检测完成前发放血液的说明和签字[1]。不需要在开展挽救生命的紧急输血之前取得这类声明，并且这类声明也不能免除血库人员应承担的向患者发放 ABO 相容、具有适当标识的血液的责任。

接到紧急发放血液的要求时，血库人员应采取以下措施。

（1）患者 ABO 血型未知时，发放未经交叉配血的 O 型红细胞。对于有生育需求的女性患者，优先考虑发放 Rh 阴性红细胞悬液，对于其他患者，可发放 Rh 阳性 O 型细胞。

（2）如果还有时间完成患者标本的检测，发放 ABO 和 Rh 相容血液。

（3）在血袋标签或配血标签上醒目标注“发血时尚未完成相容性检测”。

（4）马上开始完成交叉配血试验（大量输血详见下文），如果试验结果表明已发血液不相容，尽快通知患者主管医生和输血科医生。

三、大量输血

大量输血有多种定义，本文使用的大量输血是指成人在 24 h 内输注 8～10U 的红细胞，或者在1 h 内输注 4～5U 的红细胞。新生儿或婴儿换血治疗也属于大量输血。

大量输血后，输血前标本不再代表患者体内的免疫状况。如有可能，宜简化大量输血时的交叉配血方案，例如采用立即离心交叉配血试验对所输注

血液的 ABO 血型相容性进行验证。如果需要采用更为有限的输血前检测方案，应在书面标准操作规程中进行规定。输血科应制定大量输血时的相容性检测制度，包括采用简化或省略交叉配血试验[1]。

当患者在 24 h 内输注超过 10U 红细胞后，有些医疗机构就不再进行交叉配血，直接发放未经交叉配血的血液。这些医疗机构认为，在大量输血后，患者体内血液已被稀释，并认为任何能造成溶血反应的抗体都已经被稀释。然而，即使患者体内 99% 的红细胞已被输入的血液替换，但是大量输血的患者通常也会输注血浆制品，这些血浆制品可能含有与输注红细胞不相容的 ABO 抗体。如果输注的红细胞与体内循环的抗 - A 或抗 - B 不相容，将会造成严重的输血反应。因此，大量输血后的患者，如果取消交叉配血试验，这种情况的 ABO 不相容将不会被检出。

四、输注非特定血型血液后的血液输注

一旦收到标本，确定患者 ABO 和 Rh 血型后，即可开始为患者输注特定血型的血液成分。AS - 1、AS - 3、AS - 5 三种 O 型红细胞所含血浆量很少，因此其抗 - A 和抗 - B 的被动输入量很少。所以，已经输注 O 型红细胞的患者可安全转为输注 ABO 同型红细胞，但有个别患者可能出现短暂性直抗阳性。在某些情况下，诸如 O 型红细胞输注量大，或者幼儿或婴儿输注 O 型红细胞，患者血清或血浆可检出被动获得的抗 - A 和(或)抗 - B[62]。如果是这种情况，宜继续输注缺少对应 A 和(或)B 抗原的红细胞。

对于 Rh 血型未知、具有生育需求的女性患者，目前或曾经存在抗 - D 的男女患者，宜选择输注 D 抗原阴性红细胞。但是，可制定大量输血时为 D 抗原阴性患者输注 D 抗原阳性红细胞的制度。如果患者已经输注与自身 Rh 血型不同的血液，就很难鉴定患者真正的 Rh 血型。如果对患者真正的 Rh 血型有任何疑问，最稳妥的是为患者，特别是有生育需求的女性患者输注 D 抗原阴性血液。

要点

1. 患者输血前检测标本应有 2 项独立的身份标识，包括患者姓名和唯一 ID 号。
2. 标本采集者应在病床边标识标本管，标识内容应包括 2 项独立的患者身份信息和采血日期。
3. 输血实验室工作人员应核对输血前检测标本的标识信息和输血申请单的信息，两者应一致。如果对患者身份或者标本标识有任何疑问，应要求重新采集标本。
4. 为了防止输注不相容红细胞，应做输血前检测，项目包括 ABO、Rh 血型鉴定、抗体筛查和交叉配血。
5. 患者近 3 个月内有妊娠或输血，或者妊娠史和输血史不详时，输血前检测标本应是预期输血前 3 天内采集的，提出这一要求的理由是，近期输血或妊娠可能刺激机体产生不规则抗体。
6. 如果发现 ABO 血型不一致，应在问题得到解决后才能发血；如果必须在问题解决前输血，应予输注 O 型红细胞。
7. 在有限时间内完成抗体筛查的主要目标是为了及时完成以下目的：
   (1)尽可能多的筛查出有临床意义的抗体；
   (2)尽可能少的筛查出无临床意义的抗体。
8. 应将当前标本的 ABO 和 Rh 血型鉴定结果和历史检测记录进行比对，且必须记录在册。当患者出现有临床意义的红细胞抗体、配血困难、严重输血不良反应、有特殊输血需求时，应查阅比对历史记录。
9. 如果输注的成分血中包含 2mL 以上红细胞，献血者红细胞应与受血者血清相容。
10. 发放血液成分时，应将标签所需信息标识完整，并将其与血库记录核对。

参考文献

[1] Levitt J, ed. Standards for blood banks and transfusion services. 29th ed. Bethesda, MD: AABB, 2014.

[2] 2014 national patient safety goals. Oakbrook Terrace, IL: The Joint Commission, 2014. [Available at http: //www.jointcommission. org/hap_2014_npsgs/ (accessed January 9, 2014).]

[3] Code of federal regulations. Title 42, CFR Part 493. 1241. Washington, DC: US Government Printing Office, 2013 (revised annually).

[4] Sazama K. Reports of 355 transfusion associated deaths: 1976 through 1985. Transfusion 1990; 30: 583 - 590.

[5] Turner CL, Casbard AC, Murphy MF. Barcode technology: Its role in increasing the safety of blood transfusion. Trans-

fusion 2003; 43: 1200 - 1209.

[6] Davies A, Staves J, Kay J, et al. End-to-end electronic control of the hospital transfusion process to increase the safety of blood transfusion: Strengths and weaknesses. Transfusion 2006; 46: 352 - 364.

[7] Dzik WH. Technology for enhanced transfusion safety. Hematology Am Soc Hematol Educ Program 2005; 476 - 482.

[8] Positive patient identification systems and products. System review series. CAP Today, July 2006: 111.

[9] Murphy MF, Casbard AC, Ballard S, et al. Prevention of bedside errors in transfusion medicine (PROBE - TM) study: A cluster-randomized, matched-paired clinical areas trial of a simple intervention to reduce errors in the pretransfusion bedside check. Transfusion 2007; 47: 771 - 780.

[10] Wehrli G, Shulman IA. Transfusion therapy. In: Demetriades D, Asensio JA, eds. Trauma management. Georgetown, TX: Landes Bioscience, 2000: 636 - 645.

[11] Lumadue JA, Boyd JS, Ness PM. Adherence to a strict specimen-labeling policy decreases the incidence of erroneous blood grouping of blood bank specimens. Transfusion 1997; 37: 1169 - 72.

[12] Shulman IA. When should antibody screening tests be done for recently transfused patients Transfusion 1990; 30: 39 - 41.

[13] What is the experience with using pretransfusion blood samples that are routinely used for up to 10 days (or longer) after their collection Sacramento: California Blood Bank Society, 2006. [Available at: http: //www. cbbsweb. org/ enf/2006/pretx_10dsample_all. html (accessed November 29, 2012).]

[14] Van Oss CJ. Immunological and physiochemical nature of antigen-antibody interactions. In: Garratty G, ed. Immunobiology of transfusion medicine. New York: Marcel Dekker, 1994: 327 - 364.

[15] Coombs RRA, Mourant AE, Race RR. A new test for the detection of weak and "incomplete" Rh agglutinins. Br J Exp Pathol 1945; 26: 255 - 266.

[16] Ylagen ES, Curtis BR, Wildgen ME, et al. Invalidation of antiglobulin tests by a high thermal amplitude cryoglobulin. Transfusion 1990; 30: 154 - 157.

[17] Rolih S, Thomas R, Fisher E, Talbot J. Antibody detection errors due to acidic or unbuffered saline. Immunohematology 1993; 9: 15 - 18.

[18] Geisland JR, Milam JD. Spuriously positive direct antiglobulin tests caused by silicone gel. Transfusion 1980; 20: 711 - 713.

[19] Grindon AJ, Wilson MJ. False-positive DAT caused by variables in sample procurement. Transfusion 1981; 21: 313 - 314.

[20] Marsh WL. Scoring of hem agglutination reactions. Transfusion 1972; 12: 352 - 353.

[21] Derr DA, Dickerson SJ, Steiner EA. Implementation of gel column technology, including comparative testing of Ortho ID-MTS with standard polyethylene glycol tube tests. Immunohematology 1998; 14: 72 - 74.

[22] Novaretti MC, Silveira EJ, Filho EC, et al. Comparison of tube and gel techniques for antibody identification. Immunohematology 2000; 16: 138 - 141.

[23] Judd WJ, Steiner EA, Knafl PC. The gel test: Sensitivity and specificity for unexpected anti-bodies to blood group antigens. Immunohematology 1997; 13: 132 - 135.

[24] Combs MR, Bredehoeft SJ. Selecting an acceptable and safe antibody detection test can present a dilemma. Immunohematology 2001; 17: 86 - 89.

[25] Yamada C, Serrano-Rahman L, Vasovic LV, et al. Antibody identification using both automated solid-phase red cell adherence assay and a tube polyethylene glycol antiglobulin method. Transfusion 2008; 48: 1693 - 1698.

[26] Cate JCt, Reilly N. Evaluation and implementation of the gel test for indirect antiglobulin testing in a community hospital laboratory. Arch Pathol Lab Med 1999; 123: 693 - 697.

[27] Casina TS. In search of the Holy Grail: Comparison of antibody screening methods. Immunohematology 2006; 22: 196 - 202.

[28] Downes KA, Shulman IA. Pretransfusion testing practices in North America, 2005 - 2010: An analysis of the College of American Pathologists Interlaboratory Comparison Program J survey data, 2005 - 2010. Arch Pathol Lab Med 2012; 136: 294 - 300.

[29] Flegel WA. Homing in on D antigen immunogenicity. Transfusion 2005; 45: 466 - 468.

[30] Issitt PD, Anstee DJ. Applied blood group serology. Durham, NC: Montgomery Scientific Publications, 1998: 873 - 905.

[31] Shulman IA, Maffei LM, Downes KA. North American pretransfusion testing practices, 2001 - 2004: Results from the College of American Pathologists Interlaboratory Comparison Program survey data, 2001 - 2004. Arch Pathol Lab Med 2005; 129: 984 - 989.

[32] Nance SJ, Garratty G. Polyethylene glycol: A new potentiator of red blood cell antigen-antibody reactions. Am J Clin Pathol 1987; 87: 633 - 635.

[33] Judd WJ, Barnes BA, Steiner EA, et al. The evaluation of a positive direct antiglobulin test (autocontrol) in pretransfusion testing revisited. Transfusion 1986; 26: 220-224.

[34] Walker P. New technologies in transfusion medicine. Lab Med 1997; 28: 258-262.

[35] Plapp FV, Sinor LT, Rachel JM, et al. A solid phase antibody screen. Am J Clin Pathol 1984; 82: 719-721.

[36] Rachel JM, Sinor LT, Beck ML, Plapp FV. A solid-phase antiglobulin test. Transfusion 1985; 25: 24-26.

[37] Sinor L. Advances in solid-phase red cell adherence methods and transfusion serology. Transfus Med Rev 1992; 6: 26-31.

[38] Malyska H, Weiland D. The gel test. Lab Med 1994; 25: 81-85.

[39] Lapierre Y, Rigal D, Adam J, et al. The gel test: A new way to detect red cell antigen-antibody reactions. Transfusion 1990; 30: 109-113.

[40] Reis KJ, Chachowski R, Cupido A, et al. Column agglutination technology: The antiglobulin test. Transfusion 1993; 33: 639-643.

[41] Should pre-transfusion ABO/Rh testing be performed twice, and if so, on different samples or by different personnel Sacramento: California Blood Bank Society, 2002. [Available at: http://www.cbbsweb.org/enf/2002/pretxtesting_aborh.html (accessed November 29, 2012).]

[42] Figueroa PI, Ziman A, Wheeler C, et al. Nearly two decades using the check-type to prevent ABO incompatible transfusions: One institution's experience. Am J Clin Pathol 2006; 126: 422-426.

[43] Ramsey G, Smietana SJ. Long-term follow-up testing of red cell alloantibodies. Transfusion 1994; 34: 122-124.

[44] Fung M, Downes KA, Shulman IA. Transfusion of platelets containing ABO-incompatible plasma: A survey of 3,156 North American laboratories. Arch Pathol Lab Med 2007; 131: 909-916.

[45] Pollack W, Ascari WQ, Crispen JF, et al. Studies on Rh prophylaxis II: Rh immune prophylaxis after transfusion with Rh-positive blood. Transfusion 1971; 11: 340-344.

[46] Rh immune globulin (RHIG) administration after transfusion of Rh-pos platelets/plateletpheresis units to Rh-neg recipients. Sacramento: California Blood Bank Society, 2001. [Available at: http://www.cbbsweb.org/enf/2001/rhig_incomptx.html (accessed November 29, 2012).]

[47] How important is it to avoid Rh mismatched platelets for Rh-negative female neonates Sacramento: California Blood Bank Society, 2002. [Available at: http://www.cbbsweb.org/enf/2002/rhincomp_plttx.html (accessed November 29, 2012).]

[48] Is there evidence that girls and premenopausal women who need transfusion should receive donor RBC units that are phenotype tested and matched for CDE and K antigens, to reduce risk of alloimmunization and prevent future cases of hemolytic disease of the newborn Sacramento: California Blood Bank Society, 2006. [Available at: http://www.cbbsweb.org/enf/2006/phenomatch_females.html (accessed November 29, 2012).]

[49] Afenyi-Annan A, Brecher ME. Pre-transfusion phenotype matching for sickle cell disease patients. Transfusion 2004; 44: 619-620.

[50] Osby M, Shulman IA. Phenotype matching of donor red blood cell units for nonalloimmunized sickle cell disease patients: A survey of 1182 North American laboratories. Arch Pathol Lab Med 2005; 129: 190-193.

[51] Can expired panel cells be used in a manner that would be considered compliant Sacramento: California Blood Bank Society, 2005. [Available at: http://www.cbbsweb.org/enf/2004/reagentcells_exp2.html (accessed November 29, 2012).]

[52] Oberman HA. The present and future crossmatch. Transfusion 1992; 32: 794-795.

[53] Meyer EA, Shulman IA. The sensitivity and specificity of the immediate-spin crossmatch. Transfusion 1989; 29: 99-102.

[54] Shulman IA, Odono V. The risk of overt acute hemolytic transfusion reaction following the use of an immediate-spin crossmatch. Transfusion 1994; 34: 87-88.

[55] Shulman IA, Calderon C. Effect of delayed centrifugation or reading on the detection of ABO incompatibility by the immediate-spin crossmatch. Transfusion 1991; 31: 197-200.

[56] Butch SH, Judd WJ, Steiner EA, et al. Electronic verification of donor-recipient compatibility: The computer crossmatch. Transfusion 1994; 34: 105-109.

[57] Butch SH, Judd WJ. Requirements for the computer crossmatch (letter). Transfusion 1994; 34: 187.

[58] Safwenberg J, Högman CF, Cassemar B. Computerized delivery control—A useful and safe complement to the type and screen compatibility testing. Vox Sang 1997; 72: 162-168.

[59] Weisbach V, Kohnhauser T, Zimmermann R, et al. Comparison of the performance of microtube column systems and solid-phase systems and the tube low-ionic-strength so-

lution additive indirect antiglobulin test in the detection of red cell alloantibodies. Transfus Med 2006; 16: 276 -284.

[60] Friedberg RC, Jones BA, Walsh MK. Type and screen completion for scheduled surgical procedures: A College of American Pathologists Q-Probes study of 8941 type and screen tests in 108 institutions. Arch Pathol Lab Med 2003; 127: 533 -540.

[61] Saxena S, Nelson JM, Osby M, et al. Ensuring timely completion of type and screen testing and the verification of ABO/Rh status for elective surgical patients. Arch Pathol Lab Med 2007; 131: 576 -581.

[62] Garratty G. Problems associated with passively transfused blood group alloantibodies. Am J Clin Pathol 1998; 109: 169 - 177.

第 16 章

红细胞血型抗体鉴定

天然产生的抗－A 和抗－B 是人血清或血浆中唯一规则存在的红细胞抗体，其他所有抗体均称为“红细胞意外抗体”。本章讨论当输血前检查发现红细胞意外抗体时，鉴定意外抗体的方法。

意外抗体包含 2 种类型：同种抗体和自身抗体。当针对自身缺少的抗原产生相应抗体时，该抗体被称为“同种抗体”。当针对自身拥有的抗原产生的抗体时，该抗体被称为“自身抗体”。因此，根据定义，同种抗体仅与表达其相对应的抗原的红细胞反应，而不与抗体产生者的红细胞反应；相反，自身抗体与抗体产生者的红细胞反应。事实上，自身抗体通常能与大多数试剂红细胞及自身红细胞反应。

妊娠、输血、移植、共用针具或注射免疫原性物质均可引起针对红细胞抗原的免疫。根据研究，不同人群同种免疫的发生频率差异很大。据报道，长期输血的镰状细胞贫血或地中海贫血的患者中，同种免疫高达 14% ~50%[1-3]。

在某些情况下，无法鉴定出天然抗体来源于何种特异性免疫，可能由类似于血型抗原的细菌或病毒抗原所致。同时，在血清学试验中检测到的抗体，也可能来源于被动注射的免疫球蛋白、输注的供者血浆、移植器官中的过客淋巴细胞或造血祖细胞(hematopoietic progenitor cells，HPCs)的免疫。

第一节　同种抗体的意义

红细胞同种抗体可以使用血清、血浆进行初步检测(例如，ABO 血型试验、抗体检测或相容性试验)，也可以通过由包被了同种抗体的红细胞的放散液进行初步鉴定。在抗体检测的实验中，除非需要补体，否则实验中使用的“血清”和“血浆”可相互替换。血清可以提供补体，但需要补体的情况少见。在本章中，若无特殊说明，实验中的血清等同于血浆。

在检测到抗体后，应鉴定其特异性，并评估其临床意义。具有临床意义的红细胞抗体是指能引起胎儿和新生儿溶血病(hemolytic disease of the fetus and newborn，HDFN)、溶血性输血反应和显著降低输入红细胞存活率的抗体。抗体特异性鉴定通常被用于预测其临床意义，但是，即使特异性相同的抗体，也可能临床意义不同。有些抗体在几小时甚至几分钟内就会引起红细胞的破坏，有些抗体几天才会降低红细胞存活率，而另外一些抗体甚至不能明显地缩短红细胞存活时间。有些抗体已知能引起 HDFN，另一些抗体仅能引起胎儿直接抗球蛋白试验(direct antiglobulin test，DAT)阳性却不发生 HDFN。

第二节　预处理

抗体鉴定前，应考虑患者的病史。输血或妊娠是红细胞免疫的常见原因。虽然可能有“天然抗体”的存在，但是无输血史或无妊娠史的患者极少产生具有临床意义的同种抗体。如果患者有输血史，获知近期输血时间尤为关键。如果患者在过去 3 个月内有输血史，可能存在对红细胞抗原的初次免疫的风险，循环中献血者红细胞的存在会影响检测。抗原分型试验中由献血者红细胞引起的混合视野结果会干扰对自体表型的解释。因为同种抗体可以吸附到输入的献血者红细胞上，所以不能使用自体吸收技术；女性比男性更容易产生同种抗体，因为妊娠期间被外来红细胞免疫（胎儿）。通常 6 个月以下的婴儿不产生同种抗体，但是新生儿可被动获得来源于母体的抗体。

某些疾病与红细胞抗体有关；根据使用的方法，这些抗体可能在抗体筛选和鉴定测试中被检测到。例如，冷凝集素综合征、雷诺现象和肺炎支原体感染，通常与抗 - I 相关；传染性单核细胞增多症有时与抗 - i 相关；患有阵发性冷血红蛋白尿的患者被证明具有抗 - P 特异性的自身抗体，与成人梅毒和儿童病毒感染有关；温自身抗体阳性患者通常有诸如温自身免疫性溶血性贫血、系统性红斑狼疮、多发性骨髓瘤、慢性淋巴细胞性白血病或淋巴瘤的诊断；而接受实体器官或 HPC 移植物的患者可能有源自供体过客淋巴细胞的被动抗体。

已知某些药物会干扰抗体鉴定。关于与血清学问题相关的药物及其相关机制的讨论，见第 17 章。静脉注射免疫球蛋白（intravenous immune globulin，IVIG）和 Rh 免疫球蛋白（Rh Immune Globulin，RhIG）可能会干扰抗体筛选试验。据报道，某些批次的 IVIG 含有意外抗体，包括抗 - A 和抗 - B。静脉注射 RhIG 有时用于治疗血小板减少症，这样就解释了为什么在 Rh 阳性患者中会有抗 - D 的存在。

当怀疑患者具有针对高频抗原的抗体时，患者的种族来源可以为特异性抗体提供相关线索。表 16 - 1 列出了一些罕见血型在某些人种的分布[4]。

表 16 - 1　特定人群中的高频抗原

表型	人群
AnWj -	以色列阿拉伯人迁移人群 > 土著
At(a -)	黑人
Cr(a -)	黑人
Di(b -)	南美洲 > 美国 > 日本人
DISK -	荷兰 > 欧洲 > 任何人
Dr(a -)	布哈拉的犹太人 > 日本人
En(a -)	芬兰人 > 加拿大人 > 英国人 > 日本人
Es(a -)	墨西哥人、南美人、黑人
Fy(a - b -)	黑人 > 阿拉伯/犹太人 > 地中海 > 白人
Ge：-2，-3（Gerbich 血型）	巴布亚新几内亚 > 马来西亚 > 白人

续上表

表型	人群
Ge：-2，3（Yus 血型）	墨西哥 > 以色列 > 地中海 > 任何人
Ge：-2，-3，-4（Leach 血型）	任何人
GUTI -	智利人
Gy(a -)	东欧吉普赛人 > 日本
hr^B -	黑人
hr^s -	黑人
Hy -	黑人
IFC(Cr_{null}，Inab)	日本人 > 任何人
In(b -)	印度 > 伊朗 > 阿拉伯
Jk(a - b -)	波利尼西亚 > 芬兰 > 日本
Jo(a -)	黑人
Jr(a -)	日本 > 亚洲 > 欧洲 > 贝多因阿拉伯
Js(b -)	黑人
k -	白人 > 任何人
K_0(K_{null})	留尼旺岛 > 芬兰人 > 日本人 > 任何人
K12 -	白人
K14 -	法国卡律人
K22 -	以色列人
KCAM -	黑人 > 任何人
Kn(a -)	白人 > 黑人 > 任何人
Kp(b -)	白人 > 日本人
KUCI -	土著美洲人
Lan -	白人 > 日本人 > 黑人 > 任何人
Lu(a - b -)	任何人
Lu20 -	以色列人
Lu21 -	以色列人
LW(a - b -)	加拿大迁移人群 > 土著
LW(a -)	波罗的海居民
MAM -	阿拉伯人 > 任何人
MAR -	芬兰人 > 任何人
McC(a -)	黑人 > 白人 > 任何人
MER2 -	印度犹太人，土耳其人，葡萄牙人
MkMk	瑞士 > 日本人
Oh(Bombay)	印度 > 日本 > 任何人

续上表

表型	人群
Ok(a－)	日本
P－	日本＞芬兰＞以色列＞任何人
Para-Bombay	留尼旺岛＞印度人＞任何人
PEL－	法国－加拿大人
PP1Pk－	瑞典＞亚米希人＞以色列＞日本＞任何
Sl(a－)	黑人＞白人＞任何
Tc(a－b＋c－)	黑人
Tc(a－b－c＋)	白人
SERF－	泰国人
U－ and S－s－U＋	黑人
UMC－	日本人
Vel－	瑞典＞任何人
WES(b－)	芬兰＞黑人＞任何人
Yk(a－)	白人＞黑人＞任何人
Yt(a－)	阿拉伯＞犹太＞任何人

注：表格的引用经 Reid，Lomas－Francis 和 Olsson 许可[4]；任何人＝任何人群；“＞”＝分布频率更高

第三节　抗体鉴定试验

一、标本要求

血清或血浆可用于抗体检测和鉴定，然而血浆可能不适合检测补体激活的抗体。试验方法不同标本用量有差异，一般 5～10 mL 全血可满足鉴定简单抗体的相关实验；更复杂的抗体鉴定则需要更多的全血。检测自身红细胞时，为避免体外补体致敏红细胞，应使用 EDTA 抗凝血样而非凝固血样。

二、试剂和检测方法

1. *抗体筛选红细胞*

用于输血前抗体筛选的 O 型红细胞已商品化，通常由 2 个或 3 个单献血者红细胞组成。而用于抗体筛选的混合红细胞通常需要从 2 个不同的献血者获得，并且只能在检测献血者的血清时使用。美国 FDA 批准的商品化抗体筛选试剂红细胞要求必须表达以下抗原：D，C，E，c，e，M，N，S，s，P1，Le^a，Le^b，K，k，Fy^a，Fy^b，Jk^a 和 Jk^b。三组细胞的抗体检测试剂，通常需要有鉴定过的纯合献血者的红细胞来提供，其对于以下抗原具有的双剂量表达：D，C，E，c，e，M，N，S，s，Fy^a，Fy^b，Jk^a 和 Jk^b。一些弱反应性抗体仅与编码抗原基因为纯合子的红细胞起反应，而这种血清学现象被称为“剂量效应”。Rh、MNS、Duffy 和 Kidd 系统抗体是最常表现为“剂量效应”的抗体。试剂红细胞不使用时应冷藏保存，过期后不能用于抗体检测。

2. *抗体鉴定谱细胞*

可以用含有已知主要血型抗原的红细胞谱（通常为 8～14 个试剂红细胞）检测血清或血浆，从而鉴定血清中的红细胞抗体。通常，抗体鉴定红细胞可用商品化试剂，也可自行配制。除特殊情况外，抗体鉴定细胞是 O 型，可以鉴定任何 ABO 血型的血清。

抗体鉴定细胞中的每瓶试剂红细胞来自不同的献血者。选择的抗体鉴定细胞应覆盖能检测的相关抗体，通过抗体与鉴定细胞抗原发生的阳性和阴性反应，从而检测相关抗体。为确保试验有效，抗体鉴定必须能准确地鉴定那些最常见的有临床意义的同种抗体，例如抗－D，抗－E，抗－K 和抗－Fy^a。试剂细胞的表型应该是分散式的，以便常见单一同种抗体能清晰的鉴定而大部分其他抗体被排除。理想情况下，单一同种抗体与试剂红细胞的大多数反应格局不与其他抗体的检测结果重叠（例如，K＋标本的反应格局不能与 E＋反应格局完全相同）。谱细胞中包括双倍抗原表达的试剂红细胞，用于检测具有剂量效应的常见抗体。商品化抗体鉴定细胞都会列出各个红细胞的表型。抗体鉴定细胞所含的红细胞表型随批次而变化，因此当解释抗体鉴定结果时，应正确参照细胞表型说明书。商品化的试剂红细胞为防腐剂稀释的2%～5%的悬液，可直接用于试管法。除怀疑防腐剂干扰抗体鉴定外，不必在使用前洗涤红细胞。

抗体鉴定细胞应在保质期内使用，然而，实际上并非如此。大多数实验室使用有效期内的谱细胞作为首次抗体鉴定，如有必要，再使用过期的试剂细胞排除或确认抗体特异性。实验室应制定使用过期试剂红细胞的试验策略，并验证与此试验相关的操作流程[5]。

3. *抗人球蛋白试剂*

大多数抗体检测和鉴定试验应用间接抗人球蛋白试验（indirect antiglobulin test，IAT）。抗人球蛋

白(antihuman globulin, AHG)可以特异性对人免疫球蛋白 G(IgG)起反应，试验中也可使用含有抗 IgG 和抗补体的多特异性试剂。多特异性试剂可以更容易地检测结合补体的抗体。为了检测补体结合抗体，必须使用血清而不是血浆，因为抗凝剂结合钙，使其不能用于激活补体。尽管补体结合在某些情况下可能对试验有利，例如检测某些 JK 系统抗体，但是许多检验者更常规使用 IgG 特异性 AHG 试剂，以避免体外由冷抗体与补体结合产生的意外反应[6]。

4. 增强介质

尽管抗体鉴定或筛选反应体系可以仅由血清(或血浆)和红细胞(商品化试剂红细胞或 0.9% 氯化钠溶液配制的红细胞悬液)组成，但大多数检测者常使用某种类型的增强介质。常用的几种增强介质包括：低离子强度盐溶液(low-ionic-strength saline, LISS)、聚乙二醇(polyethylene glycol, PEG)和22% 牛白蛋白。另有增强反应技术可用于复杂的研究。一些增强反应所用技术将在本章后面更详细地讨论。

5. 检测方法

几十年来试管法红细胞凝集试验是免疫血液学检测的金标准，但是临床使用凝胶柱凝集和固相技术进行检测更为常见。微柱凝胶法和固相凝集法能够提供稳定结果，减少主观判断，使工作流程标准化，以及可以整合入半自动或自动化系统之中，为大多数血型抗体鉴定提供灵敏的检测平台。微柱凝胶法、固相凝集法及敏感度高的试管法也可以增强血清学反应(如温自身抗体检测)，但这在临床输血中红细胞成分的选择上可能意义不大。另外在微柱凝胶试验中，不同的商品化试剂细胞稀释度不同，其反应性不同。已有研究对检测红细胞同种抗体的方法进行了比较[7-9]。

近期有报道阐明了在固相技术中使用红细胞膜与完整红细胞包被微孔的不同的检测效果[10-11]。在一些特殊标本中，用破坏的红细胞膜包被微孔具有反应性，但是当使用相同来源的完整红细胞时，无反应性。当使用这些技术进行常规试验和用于初步解决问题时，实验室必须熟悉所选方法的反应特性。试管和非试管检测技术的检测原理不断优化，以解决凝胶柱和固相技术中出现的难以明确的不规则反应带来的问题。当仔细回顾凝胶柱和固相技术的首次和补充实验仍不能鉴定同种抗体特异性时，用 LISS 或 PEG 增强的试管法可进一步评价标本中同种抗体的临床意义。

三、抗体初步鉴定

1. 抗体鉴定平台

初步的抗体鉴定通常应用与抗体筛选试验或交叉配血试验相同的方法和介质。采用微柱凝胶法和固相分析技术进行间接抗球蛋白试验，只涉及 1 次结果判读。试管法在不同的试验阶段(如立即离心、室温、37℃和 IAT)具有更大的判读灵活性，但许多试验人员使用单一的 IAT 法判读结果，因为该方法能检出绝大部分有临床意义的抗体。

试管法可以立即离心后判读结果或室温孵育后、增强介质加入前判读结果，检测者可选择其一或两者都选。此类方法可以有助于某些抗体(例如，抗 - M, - N, - P1, - I, - Le^a或 - Le^b)的检测，并且可以帮助解释在其他介质中检测到的反应。因为大多数抗体仅在低温下有反应性，但无临床意义，所以在抗体的初步鉴定中经常省略以上步骤。

试管法 37℃孵育后的结果判读常受所用增强介质的影响。由于 PEG 增强剂可引起红细胞非特异性聚集，使用该试剂的试验不能直接离心后判读结果。而使用 LISS、白蛋白和盐水(没有增强)的试验方法没有这种限制。37℃孵育可以检测可能引起红细胞直接凝集的一些抗体(例如，强的抗 - D，抗 - E 或抗 - K)。如果使用血清，其他抗体(抗 - Le^a或抗 - Jk^a)可能会在 37℃孵育后导致对应抗原红细胞的溶血而偶尔被检出。37℃孵育后不离心直接观察结果可以减少由无临床意义的冷自身抗体和同种抗体引起的阳性反应。在某些特定情况下，具有临床意义抗体仅能在 37℃孵育后才能检出。有研究报道，在 87 480 个标本中鉴定出了 103 例抗体阳性(63 例抗 - E, 27 例抗 - K, 5 例抗 - Jk^a, 4 例抗 - D, 3 例抗 - cE 和 1 例抗 - C)[12]。如果某些抗体检测需要 37℃孵育后观察结果，可以设计平行试验从而避免冷抗体的干扰，即 1 个试验为 37℃孵育后读取结果，另 1 试验为在 IAT 介质中反应后判读结果。

2. 细胞谱的选择

选择鉴定试剂细胞时应考虑患者已经鉴定过的抗体。例如，如果已知患者存在抗 - e，则再用常规鉴定试剂细胞检测患者的血清并无意义，因为常规鉴定细胞试剂的 10 个细胞中有 9 个是 e 阳性。选择 e 抗原阴性鉴定细胞是检测新形成抗体的更好方法。没有必要再与 e 抗原阳性红细胞进行反应以确认先前鉴定的抗 - e，因为无论反应结果怎样都应该选择 e 抗原阴性红细胞进行输注。

如果患者的红细胞表型是已知的，则可以根据表型选择红细胞，用于鉴定患者可能产生的同种抗体。例如，如果患者的 Rh 表型是 C - E + c + e -，鉴于无需考虑患者存在针对 E 和 c 抗原的同种抗体，没有必要选择相应红细胞用于排除抗 - E 和抗 - c 的存在或者仅限于用单一细胞排除上述抗体。当然也存在例外，这包括具有弱表达或部分 Rh 抗原的患者，其通常存在于少数民族以及可能携带沉默等位基因的患者，此类患者 Rh 表型不能由血清学实验确认，需进行 DNA 检测。这种根据表型选择用于抗体鉴定红细胞的方法可最大限度减少检测量。

（1）结果解释　根据是否具有反应性（即凝集或溶血），抗体检测结果分别解释为阳性或阴性。抗体鉴定结果的解释将技术操作、理论水平和检测经验相结合，这是 1 个复杂的过程。在不同的反应介质中，抗体鉴定可能既有阳性结果，又有阴性结果；每 1 个阳性结果应根据最终结论进行解释。同时，最终解释应该考虑到患者的表型和被检测抗体的特异性。

（2）阳性和阴性反应的一般评估　阳性和阴性反应结果在抗体鉴定中都是重要的。发生阳性反应的介质和阳性反应的强度可以表现出某些抗体的特异性（参照方法 1 - 9，用于凝集强度分级）。将阳性反应结果与谱细胞的抗原分布进行比较可以帮助确定抗体特异性。阴性对照结果侧面证实阳性反应检测出的特异性抗体。标本中只存在单一同种抗体时，分别与抗原阳性和阴性的谱细胞反应，通常能产生清晰的反应格局。例如，如果血清标本仅与表 16 - 2 中所示的抗体鉴定试剂的第 3 号和第 5 号细胞反应，则非常可能存在抗 - E。这 2 种红细胞试剂都表达 E 抗原，并且所有阴性反应的细胞都缺乏 E 抗原。这只是试验分析的第 1 步。即使这一步反应结果表现出明显的特异性，也必须完成下文所述的操作规程。抗体的排除是试验分析过程中的重要步骤，必须进行抗体排除，以确保正确鉴定可能存在的所有抗体。

（3）排除法鉴定抗体　解释谱细胞结果最常用的方法是排除抗体特异性，即将患者血清中与谱细胞不反应的抗体排除。这种方法称为“删除法”或“排除法”。先将结果记录于工作表上，筛选反应结果为阴性的细胞谱，如果谱细胞上存在某种抗原，但待检血清与其不反应，相应的抗体可被初步排除。许多检测者将这些抗原从细胞谱顶部的列表中排除，以加速抗体鉴定的流程。使用排除法排除列表中谱细胞上所有抗原后，再使用同样的方法处理下 1 个无反应的谱细胞；很多时候最后只剩下 1 组抗体未被排除。

表 16 - 2　抗体鉴定谱细胞示例

细胞	Rh								MNS				Kell				P1	Lewis		Duffy		Kidd		其他	细胞结果 37℃ AHG
	D	C	E	c	e	f	Cw	v	M	N	S	s	K	k	Kpa	Jsa	P1	Lea	Leb	Fya	Fyb	Jka	JKb		
1	+	+	0	0	+	0	0	0	+	0	0	+	0	+	0	0	+	0	+	+	+	0	+	Bg(a+)	1
2	+	+	0	0	+	0	+	0	+	+	+	0	0	+	0	0	+	0	0	0	0	+	0	2	
3	+	0	+	+	0	0	0	0	0	+	0	+	0	+	0	0	0	+	0	0	+	+	+	3	
4	0	+	0	+	+	+	0	0	+	0	+	+	0	+	0	0	+	0	+	+	0	+	0	4	
5	0	0	+	+	+	+	0	0	0	+	+	+	0	+	0	0	+	0	+	0	+	0	+	5	
6	0	0	0	+	+	+	0	0	+	0	+	0	+	+	0	0	+	0	+	+	0	0	+	6	
7	0	0	0	+	+	+	0	0	+	+	+	+	0	+	0	0	+	0	+	0	+	+	0	7	
8	+	0	0	+	+	+	0	+	0	+	0	0	0	+	0	0	+	0	0	0	0	0	+	8	
9	0	0	0	+	+	+	0	0	+	+	+	+	+	0	0	0	0	+	0	+	0	+	+	9	
10	0	0	0	+	+	+	0	0	+	0	0	+	+	+	+	0	+	0	0	0	+	+	+	Yt(b+)	10
11	+	+	0	0	+	0	0	0	+	+	0	+	0	+	0	0	+	0	+	0	+	0	+		11
自身对照																									自身对照

注：+ 有抗原存在，0 没有抗原存在，AHG 抗人球蛋白

下一步，评估与血清反应的红细胞。将未排除抗体的反应格局与待检血清的反应格局进行比较，如果某个红细胞抗原反应格局与待检血清反应格局完全匹配，这个红细胞抗原就很可能鉴定出血清中相应的特异性抗体。如果仍存在一些特异性抗体未被排除，则需要追加试验进行排除，确认是否存在该抗体。此过程需要将血清与另外的选择红细胞反应。

排除法往往用于鉴定简单的抗体，且应仅作为临时性的方法。当排除法是基于与抗原弱表达谱细胞(如谱细胞源于杂合子献血者)无反应而进行推测时，需特别注意。

(4)筛选细胞　选择红细胞，根据它们携带或缺乏的特定抗原来选择，用来确认或排除抗体的存在。例如，如果抗体反应格局完全符合抗 - Jka，但不能排除抗 - K 和抗 - S，则需要用选择红细胞检测血清。理想情况下，应选择 3 组具有以下表型的红细胞：Jk(a -)，K + ，S - ；Jk(a -)，K - ，S + 和 Jk(a +)，K - ，S - 。反应结果应可确定存在抗 - JK^a，合并或排除抗 - K 和抗 - S。应尽量选择抗原强表达的红细胞(例如，选择纯合子或红细胞上有双倍剂量抗原表达的献血者)。这样，利于确保“无反应”是由于血清中无相应抗体所致，而不是因为血清中抗体太弱，不与弱抗原红细胞反应。

(5)概率　为确保观察到的反应模式不是偶然的结果，抗体鉴定的确认过程中需将血清与足够数量的缺乏和表达相应抗原的试剂红细胞反应。关于具体数量，基于 Fisher 确切概率法的标准规程中规定每次特异性鉴定需要 3 组抗原阳性细胞反应结果为阳性，3 组抗原阴性细胞反应结果为阴性[13]。在一些病例中，2 组细胞结果阳性，2 组细胞结果阴性也作为可接受的抗体鉴定结果[5, 14]。如果上述方法不可行，也可使用更宽松的方法(源于 Harris 和 Hochman 的计算法则[15])，其允许的最低要求是 P 值≤0.05，与红细胞标本 2 个反应 3 个不反应或 1 个反应 7 个不反应(或任 1 种相反)。表 16 - 3 列出了不同情况计算出的 P 值。概率计算方法在本章最后的推荐阅读列表中详细阐述。与非预期的阳性结果(如存在意外抗体或抗体鉴定错误)一样，我们也需要考虑抗原阳性红细胞假阴性结果的可能性。

表 16 - 3　特异性抗体鉴定方法的概率(P 值)

检测数	阳性数	阴性数	Fisher[13]	Harris-Hochman[15]
5	3	2	0.100	0.035
6	4	2	0.067	0.022
6	3	3	0.050	0.016
7	5	2	0.048	0.015
7	4	3	0.029	0.008
8	7	1	0.125	0.049
8	6	2	0.036	0.011
8	5	3	0.018	0.005
8	4	4	0.014	0.004

3. 自身对照

自身对照是指在血清和试剂红细胞反应的相同条件下，血清和自身红细胞进行反应；自身对照是抗体鉴定的重要组成部分。自身对照不等同于 DAT(方法 3 - 14)。孵育和加入增强介质可使自身对照呈阳性反应，但仅仅在体外出现阳性反应(不代表体内情况)。所以，如果自身对照在抗人球蛋白试验中呈阳性，必须加做 DAT 试验。若 DAT 试验呈阴性，应该考虑血清中可能存在针对增强介质试剂的抗体从而导致抗人球蛋白试验阳性，或者该自身抗体仅在增强介质中反应。使用不同的增强介质后，温抗体和冷抗体(如抗 - I，- IH，- Pr)可用 IAT 法检出。因此，应使用不同的介质进行重复试验。DAT 阳性需注意有无输血史，自身抗体或药物也可致 DAT 阳性；但是，如果患者有同种抗体且最近输过含相应抗原的血液，循环中的献血者红细胞可被同种抗体致敏，引起 DAT 阳性并与迟发性输血反应有关。

4. 自身红细胞表型

患者自身红细胞表型可用于验证抗体鉴定结果，即红细胞上应缺乏被检出抗体相对的抗原。通过血清学或基因分型方法的红细胞表型鉴定结果可提示是否需要进一步试验分析。例如，1 个未输过血的个体含抗 - Fy^a，但是自身红细胞 DAT 阴性且表型为 Fy(a +)，则此结果存在问题，需进行进一步试验。

如果患者在近 3 个月内输过血，表型会比较难判断。如果有输血前的标本，需用此标本检测其真正的表型；如果没有输血前的标本，可将患者新生成的红细胞从输血后红细胞中分离(方法 2－22),再进行定型。分离方法为离心法,是基于新生红细胞与成熟红细胞密度不同的原理。离心法最好使用最近 1 次输血 3 天后的标本,给新的红细胞生成提供时间。取样后应尽早分离,如果标本放置太久(>24 h)或患者不产生新鲜红细胞或患者存在镰状细胞性贫血,则此法不适用。

镰状细胞密度很高,因此镰状细胞性贫血的患者不适用于离心法分离自身红细胞与输入的献血者红细胞。但可用低渗盐水洗涤法(方法 2－23)进行镰状细胞的分离。含血红蛋白 SS 的镰状细胞在低渗盐水中不溶血,而含血红蛋白 AA 的献血者红细胞溶血。

混有献血者红细胞的标本如通过使用高效价血型试剂、进行质量控制、仔细观察是否有混合视野等手段,也能定出表型。输血后的表型定型容易出错,需谨慎解释[16]。若患者血浆中的抗体特异性非常明确,则不需大费周折去鉴定患者自身的表型。若使用相应抗原阴性的献血者红细胞,在抗人球蛋白法交叉配血时结果相容,则更加证明此抗体的特异性[17]。如果患者无需长期输血,无骨髓发育不全或骨髓造血障碍,可在最后一次输血的 3 个月后鉴定患者确切的定型。

冷抗体和温抗体也会干扰定型。如果红细胞上包被有自身抗体,可用37℃温盐水洗涤去除自身抗体(方法 2－23)。如果冷自身抗体非常强,可用0.01M 二硫苏糖醇(dithiothreitol, DTT)破坏引起自身凝集的 IgM 分子(方法 2－18)。如果红细胞上包被有 IgG 的自身抗体,在去除此 IgG 抗体之前,无法使用间接抗球蛋白试验(IAT)去鉴定表型(如 Fy^a, Fy^b)。但是工作中经常会使用直接凝集的抗血清,如 IgM 单克隆试剂来检测被抗体致敏的红细胞。除少数情况外,许多 DAT 阳性的红细胞使用直接凝集的单克隆试剂检测,测得的表型结果通常是有效的[18]。有些抗血清需要使用 IAT 法(如抗－Fy^a 和抗－Fy^b),因此在定型之前需将红细胞上的 IgG 抗体去除。去除 IgG 抗体的常见方法有:热放散(方法 2－19),二磷酸氯喹放散(方法 2－20)和甘氨酸/EDTA 放散(方法 2－21)。

如果患者近期有输血或患者红细胞已被大量 IgG 抗体致敏,血清学方法无法检测出血型时,可使用 DNA 基因分型进行检测。分子检测是从白细胞中提取 DNA,由于普遍使用去白成分、体内白细胞的寿命较短,更重要的是,在试验设计中,即使存在来自献血者的输入白细胞,也不会影响患者红细胞基因型。

还有一些特殊情况,例如,基因突变使表达失活或特异性方法无法鉴定新的罕见的等位基因,此时个体的基因型并不能预测其红细胞表型。从移植患者的白细胞和造血干细胞分离 DNA 测得的基因型可能与该患者其他组织的基因型不同[19]。

通过 DNA 检测预测血型表型,并将预测的表型作为抗体鉴定的一种手段,这种方法应谨慎使用。如果血清中可能存在某种抗体,但 DNA 检测表明红细胞上该抗原为阳性,那么此抗体需进行进一步检测。此自相矛盾的结果提示可能由于基因突变导致该患者并未真正表达抗原,而 DNA 检测又未发现这种基因突变;也有可能是,基因多态性导致抗原表达发生变化或仅表达部分抗原。需要重点注意的是,标本中的抗体实际上可能是同种抗体。

四、复杂抗体

抗体鉴定并非都很简单,排除法也并非一定有明确的结果,这就需要追加其他试验。如果抗体筛选阳性或交叉配血结果不合,意味着存在意外抗体,需明确意外抗体属自身抗体或是同种抗体。解决复杂的抗体问题时,第 1 步是做自身对照。图 16－1显示了自身对照阴性时抗体鉴定的程序;图 16－2 显示了自身对照阳性时抗体鉴定的程序。

五、血清学方法选择

复杂抗体鉴定时会用到许多技术和方法。本章节中提到的方法是许多实验室日常工作中常规开展的方法;其他方法可有选择地应用或只在特定条件下使用,但没有一种方法适用于检出所有的抗体。实验室在进行抗体检测或鉴定时,需使用常规方法并根据实际情况适当增加其他检测手段。

当弱反应不能鉴定抗体特异性或存在可疑抗体但又不能确定时,可使用增强技术或使用酶处理/化学处理的谱细胞进行抗体鉴定,所有方法均需做自身对照。

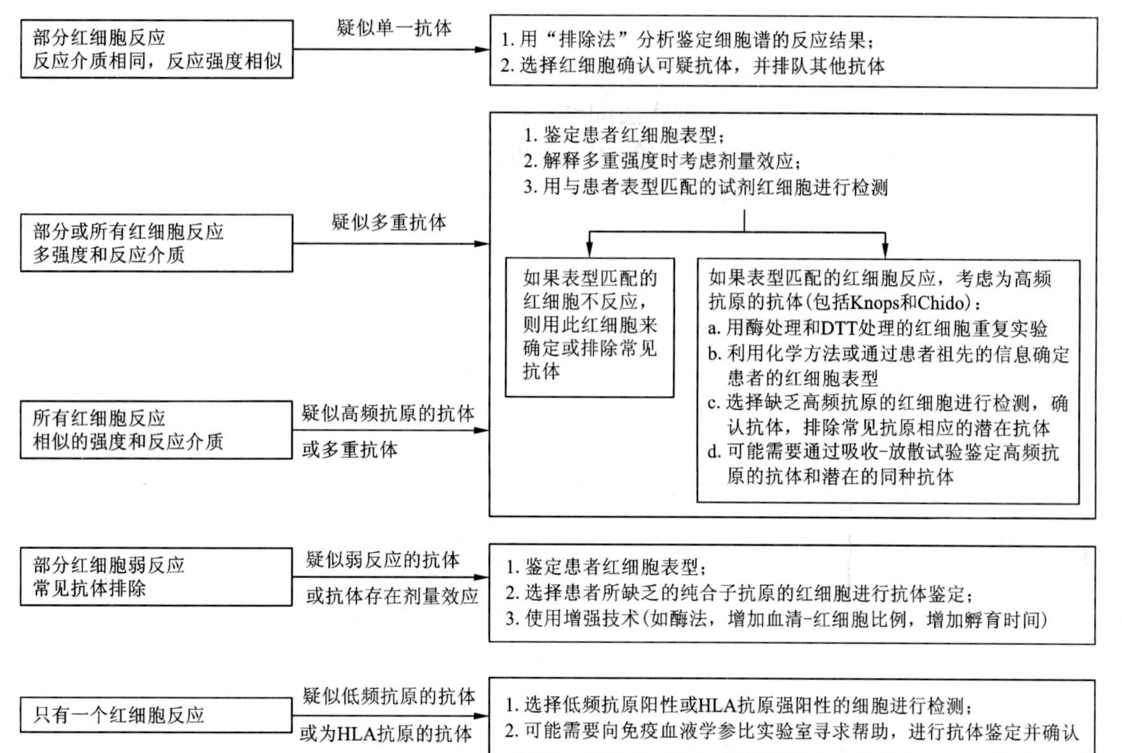

图 16－1　自身对照阴性的抗体鉴定

注：DTT = 二硫苏糖醇

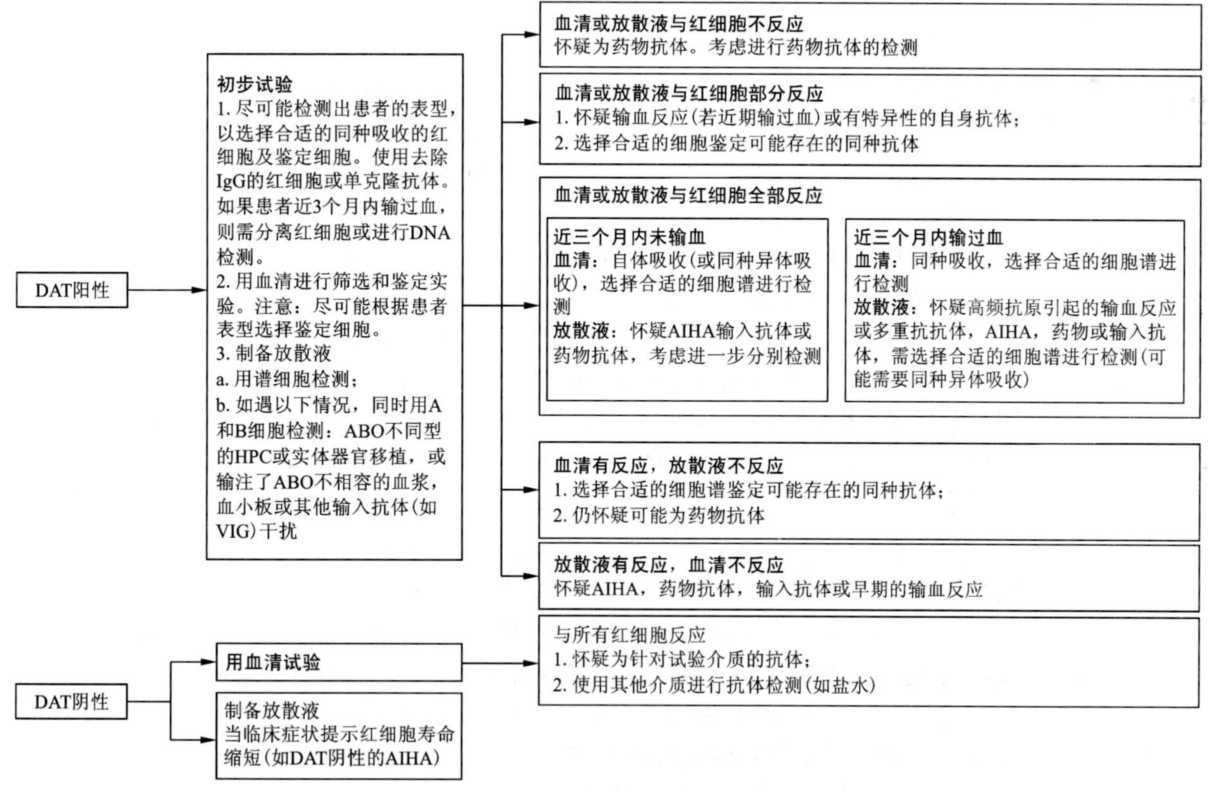

图 16－2　自身对照阳性的抗体鉴定

注：HPCs，造血祖细胞；IVIG，静脉注射免疫球蛋白

1. LISS 和 PEG 技术

LISS 和 PEG 技术(方法 3-4 和 3-5)可增强反应性，减少孵育时间。LISS 通常可用于试管法配制红细胞悬液或应用于微柱凝胶法或作为试管/固相法试验中的介质。商品化的 LISS 和 PEG 可能含额外的增强介质。试验时应严格按试剂说明书要求加入血清和 LISS 液，确保合适的比例。LISS 和 PEG 也可增强自身抗体，因此，当同种抗体合并有自身抗体时，情况更为复杂[20, 21]。

2. 酶

复杂抗体鉴定时，应用最多的是无花果蛋白酶和木瓜蛋白酶。酶可破坏或减弱某些抗原，如 MN、S、Fy^a、Fy^b、JMH、Ch、Rg 和 Xg^a(表 16-4)，使抗原相应的抗体不与酶处理后的细胞反应。相反，无花果蛋白酶处理和木瓜蛋白酶处理的红细胞与其他抗体反应增强(如 Rh、PIPK、I、Kdd 和 Lewis 系统的抗体)。免疫血液学实验室中经常还会用到其他的酶，如胰蛋白酶、α-糜蛋白酶和链霉蛋白酶。利用酶和不同的酶处理方法，某些抗原被改变或破坏。某些抗原能被某种蛋白水解酶灭活，但不能被其他蛋白水解酶灭活。只与酶处理细胞反应的抗体是否具有显著的临床意义仍值得商榷，这些“唯酶”抗体可能并不具有临床意义[22]。

除了增强某些抗体的反应性，酶处理技术可用于分离混合抗体。例如，标本含抗-Fy^a和抗-Jk^a，试验时会与许多谱细胞起反应。但若使用酶处理谱细胞，可增强抗-Jk^a的反应，破坏抗-Fy^a的反应。蛋白水解酶的应用和处理程序见方法 3-8 ~ 3-13。

表 16-4 各种试剂引起的抗原变化*

试剂	被变性或改变的抗原
蛋白水解酶†	M，N，S，Fy^a，Fy^b，Yt^a，Ch，Rg，Pr，Tn，Mg，Ml^a/Vw，Cl^a，Je^a，Ny^a，JMH，Xg^a，一些 Ge 及 In^b
DTT 或 2-AET	Yt^{a-}，JMH，Kn^{a-}，McC^{a-}，Yk^{a-}，LW^{a-}，所有 Kell，Lutheran，Dombrock，Cromer 血型抗原

* 表中一些抗原可能是被弱化而非完全变性；修饰过的红细胞应该被作为恰当的对照；

† 不同水解酶对某一抗原会产生不同的影响

3. 降低温度

某些抗体(如抗-M，-N，-P1，-Le^a，-Le^b 和 A1)在室温和更低的温度时反应较强，其特异性可能只在 22℃ 以下才被检测到。低温反应的自身对照尤为重要，因为许多血清中含抗-I 或其他冷反应性自身抗体。

4. 提高血清/红细胞比例

增加血清量后再与标准体积的红细胞反应可增强低浓度抗体的反应性。方法之一是，4 体积(滴)血清加 1 体积(滴)2% ~5% 的红细胞悬液，37℃ 孵育 60 min，期间应定时振摇混匀，促进抗原抗体反应。在 IAT 之前去除血浆是有益处的，因为如果使用血清加量法，标准的 3 ~ 4 次洗涤并不能充分地去除未结合的免疫球蛋白。但并不提倡增加洗涤次数，因为洗涤太多次，已结合的抗体可能会被分离。提高血清/红细胞比例并不适用于使用 LISS 或商品化 PEG(可能含 LISS)的方法，因为使用低离子强度介质的方法需要合适的血清和添加剂的比例。

5. 增加孵育时间

对于一些抗体来说，常规的孵育时间(增强介质是 10 ~15 min，无增强介质需 30 min)可能不足以使抗体充分反应，特别是在盐水或白蛋白介质中反应时，反应呈阴性或弱反应。增加反应时间至 30 ~60 min，结果会更清晰。使用 LISS 和 PEG 时禁止延长孵育时间，因为超过其推荐时间会使反应减弱或消失。因此，一定要按照厂商说明书正确使用试剂。

6. 调节 pH

改变反应体系的 pH 能改变某些抗体反应性，一些被增强，而另一些被减弱。

反应体系的 pH 降低至 6.5 时，抗-M 反应增强[23]。抗体鉴定时如果只有 M+N- 细胞反应，疑似存在抗-M，此时血清被酸化后可看到明确的反应格局(例如与 M+N+ 细胞也反应)。1 体积 0.1N HCl 加至 9 体积的血清中，可使 pH 降低至 6.5 左右。酸化血清法需用已知 M 抗原阴性的细胞进行质量控制以排除非特异性凝集。

低 pH 会明显降低其他抗体的反应性[24]。如果将 pH <6.0 的盐水用于制备红细胞悬液或 IAT 法的洗涤步骤，Rh、Duffy、Kidd 和 MNS 血型系统的抗体的反应结果将呈阴性。磷酸盐缓冲液(方法 1-8)可用于控制 pH，增强低 pH 时弱反应抗体的

反应强度[25]。

7. 抑制法

某些血型抗原以可溶性的形式存在于体液中，如唾液、尿液和血浆中。这些物质也存在于其他自然界来源中。可溶性物质可用于抑制相应抗体的反应性，这些抗体可掩盖非中和的抗体的存在。如果疑似存在某种抗体，应用可溶性物质抑制抗体的反应性能帮助鉴定抗体。例如，怀疑存在抗 - P1，但凝集反应不明确，在加入可溶性 P1 物质后反应消失，可证明抗 - P1 的特异性。抑制试验需做盐水的平行对照，如果抑制试验为阴性且加等量体积的盐水和可溶性物质的稀释对照为阳性时，可证明结果真实可靠。

最常见的抑制物如下：

(1)Lewis 物质。每个有 Lewis 基因(*FUT3*)的个体，其唾液中存在 Le^a物质或 Le^b物质或两者均有。表型为 Le (a + b -) 的个体唾液中含 Le^a物质，表型为 Le(a - b +)的个体唾液中含 Le^a物质和 Le^b物质(方法 2 - 8)。也有商品化的 Lewis 物质可供使用。

(2)P1 物质。包虫囊液和鸽子蛋卵清蛋白中存在可溶性 P1 物质。也有商品化的 P1 物质可供使用。

(3)Sd^a物质。许多体液中都存在可溶性的 Sd^a物质，但尿液中浓度最高[26]。为确定血清标本中是否存在抗 - Sd^a，可用已知 Sd (a +)个体的尿液来抑制抗体的反应性(方法 3 - 19)。

(4)Chido 和 Rodgers 物质。Ch 和 Rg 抗原是存在于人类补体(C4)第 4 组分上的表位[27-28]。大多数正常红细胞表面有微量 C4。抗 - Ch 和抗 - Rg 在 IAT 法中会与 C4 反应。如果红细胞在体外包被有大量 C4，抗体与红细胞可产生直接凝集[29]。鉴定抗 - Ch 和抗 - Rg 有效的方法是用 Ch + , Rg + 阳性的血浆抑制这些抗体的反应(方法 3 - 17)。

8. 血型抗原的失活

细胞上的某些血型抗原经过化学处理后，会被破坏或减弱(表 16 - 4)。“修饰红细胞”即处理过的红细胞可用于检测是否存在可疑抗体以及鉴定意外抗体。如果标本中含有针对高频率抗原的抗体，那么修饰红细胞就特别有用，因为抗原阴性的红细胞非常稀少。如上所述，通常用蛋白水解酶来处理并改变红细胞抗原。巯基试剂，如溴化 2 - 氨基乙基异硫脲(2 - aminoethylisothiouronium bromide, AET)、2 - 巯基乙醇(2 - mercaptoethanol, 2 - ME)或者 DTT，可以用来减弱或破坏 Kell 血型系统的抗原和其他抗原(方法 3 - 18)[30-31]。ZZAP 试剂，包含蛋白水解酶和 DTT，可以使对 DTT 敏感的抗原蛋白变性(如所有 Kell 血型系统抗原)，同样也可以使对水解酶敏感的抗原变性(方法 4 - 8)[32]。经 Glycine - HCl/EDTA 处理的红细胞，Bg、Kell 血型系统和 Era 抗原被破坏(方法 2 - 21 和方法 4 - 2)[33]。磷酸氯喹可以减弱 HLA - I 类抗原(Bg 抗原)的表达[34]，也可以减弱其他抗原，包括 Rh 抗原的表达(方法 2 - 20)。

9. 巯基试剂

巯基试剂，如 DTT 和 2 - ME，能够使 IgM 五聚体中联结单体亚单位的二硫键断开。完整的 19S IgM 分子被切为 7S 的亚单位，并丧失血清学活性。7S 单体的链内二硫键相对稳定，不受巯基试剂影响。巯基试剂(DTT，2 - ME 和 AET)可以使某些血型抗原的二硫键断开，也可以破坏一些红细胞抗原。

巯基试剂的应用包括：

(1)确定抗体的免疫球蛋白类别；

(2)在 IgM 和 IgG 混合的抗体中，鉴定其特异性，特别是 IgM 发生的凝集遮盖了 IgG 抗体的存在；

(3)确定抗体(如抗 - A 或抗 - B)中 IgM 和 IgG 组分的相对含量；

(4)使 IgM 引起的红细胞凝集消散(方法 2 - 18)；

(5)应用 DTT 和蛋白酶混合试剂(ZZAP 试剂)将 IgG 抗体从红细胞上去除；

(6)破坏一些红细胞抗原(如 Kell、Dombrock、Cartwright、LW 和 Knops 系统)，用以抗体研究(方法 3 - 18)。

10. 吸收试验

抗体能被含有相应抗原的红细胞吸收而从血清中分离出来。抗体和细胞膜上抗原结合后，分离血清和细胞，特异性抗体仍留在红细胞上。此时，可以通过放散试验收集已结合的抗体，也可检测吸收后血清中的剩余抗体。

吸收试验可用于下列情况：

(1)分离单一血清中的多种抗体；

(2)去除自身抗体活性，检测与自身抗体同时存在的同种异体抗体(详见本书 14 章)；

(3)去除血清中不必要的抗体(常为抗 - A 和/或抗 - B),保留血清中可作为试剂使用的其他抗体;

(4)通过待检红细胞去除已知抗体特异性血清中的相应抗体的能力,从而确定红细胞上存在某种特异性抗原;

(5)由某种抗体只能被特定血型表型红细胞吸收的特性来确定该抗体的特异性。

不同情况下,吸收试验有不同目的;没有 1 种试验方法能够满足所有目的(方法 4 - 5,4 - 8,4 - 9 和 4 - 10)。在方法 3 - 20 中可以找到关于抗体吸收试验的基本步骤。常用的血清与细胞比例,一体积血清对一等体积洗涤过的压积红细胞。为增加抗体吸收,可以使用较大量红细胞以增加抗原的比例。孵育温度应当是该抗体反应时的最适温度。用蛋白酶预先处理红细胞可以增加某些抗体的吸收,并减少完全去除抗体所需要的吸收次数。但是有些抗原被蛋白酶破坏,这些相应的抗体不能被酶处理过的红细胞所清除。为了确保吸收完全(即没有不吸收的抗体残留),有必要使用未参与抗体吸收的红细胞检测已被吸收的血清。吸收试验使用大量的红细胞,小孔径试管的红细胞通常量不足。献血者和工作人员通常是红细胞的最便捷的来源。

将混合抗体分离时,选择适当表型的红细胞极其重要。如果预先鉴定 1 个或多个抗体,表达相应抗原的红细胞可以用于去除被吸收血清中已知的抗体,同时留下未知的抗体。例如,如果某个人的表型是 K + k - ,Fy(a - b +),并且产生了抗 - k,那么就要用 K - k + ,Fy(a - b +)表型的红细胞试剂吸收除去抗 - k,然后被吸收后的血清可以使用普通的 K - k + ,Fy(a + b -)红细胞检测是否存在抗 - Fy^a。

11. 放散试验

放散试验是将致敏红细胞上结合的抗体释放出来。结合的抗体可因诸多因素而解离,如抗原抗体的热动力学变化;抗原抗体结合力被中和或产生相反的力;抗原抗体结合位点结构的破坏。放散试验的目的是获得可用的抗体。

实验室通常有多种放散试验的方法,可供选择的方法参考方法 4 - 1 ~ 4 - 4。没有 1 种方法适用于所有情况。热放散或冻融放散最常应用于 ABO 血型不相容所致的新生儿溶血病(HDFN)的研究,很少用于其他抗体的检测。使用酸或有机溶剂的方法放散温反应自身和同种异型抗体。商品化试剂也可用于放散试验(参照表 17 - 2,放散方法及其优缺点和临床应用)。

放散试验主要用于以下情况:

(1)DAT 阳性的研究(第 17 章);

(2)浓缩和纯化抗体,检测弱表达的抗原,鉴定混合多种抗体的特异性。这些试验要结合上述的吸收试验同时进行(参照方法 2 - 7);

(3)自身吸收试验时制备无抗体结合的红细胞(方法 4 - 5 和 4 - 8)。

影响放散试验成功的技术因素包括以下几种:

(1)洗涤不完全。致敏红细胞在放散前必须经彻底洗涤,防止未结合抗体混入放散液。最常用做法是用盐水洗涤 6 遍,但如果上清中含有高效价抗体,可能需要更多次洗涤(注意以下 3 项内容)。为确定洗涤过程的有效性,应保留最后 1 次洗涤的上清,检测其抗体活性为阴性。

(2)蛋白质结合到试管玻璃表面。如果放散试验与“红细胞吸收(致敏)和洗涤”使用同一试管,那么致敏时非特异性结合到试管表面的抗体在放散试验时离散到放散液中。如果患者 DAT 阳性,血清中有游离抗体,试验中应用全血标本时,也可能发生类似结合现象。为了避免该类污染,洗涤后的红细胞在放散前应该被转移到另一洁净的试管中。

(3)放散前抗体从红细胞解离。IgM 类抗体,如抗 - A、抗 - M 或低亲和力 IgG,在洗涤过程中,会自发地从红细胞上解离下来。为避免这类抗体损失,可以应用冷盐水(4℃)或厂家生产的洗涤液来洗涤红细胞。

(4)错误的操作技术。如未完全去除有机溶剂和没有纠正放散液的渗透压和 pH,导致加入放散液中用于检测的红细胞出现溶血或具有“黏性”,从而影响结果判读。认真仔细地操作和严格遵照试验程序能避免该类问题。

(5)放散液中抗体具有不稳定性。稀释的蛋白质溶液,例如盐水放散液中的抗体是不稳定的。应该尽早地检测放散液中的抗体,也可以加入牛血清白蛋白至放散液中,使最终牛血清白蛋白浓度为 6%(w/v),可冷冻保存放散液。也可以直接用无抗体血清、6%(w/v)白蛋白液或类似的蛋白质介质代替盐水进行抗体放散。如果使用商品放散液,请根据生产厂商的使用说明进行制备和保存。

12. 吸收放散试验

吸收放散试验结合可用于从单一血清分离混合抗体、检测红细胞上弱表达抗原或帮助鉴定弱反应抗体。操作过程是，首先将血清与选择的红细胞孵育，然后从吸收的红细胞上放散抗体。

当选择的吸收红细胞用于从混合抗体中分离抗体时，应该特别注意，红细胞应该只表达单一抗原，该抗原对应混合抗体中的某种抗体，那么此细胞的放散液也只包含这种抗体。放散液和吸收血清可以做进一步试验。常使用未处理过的红细胞用于吸收。

13. 抗体效价测定

一般情况下，用选择的红细胞检测倍比稀释的血浆来确定抗体的效价。肉眼观察产生凝集的最高稀释度，其倒数即为效价。抗体效价测定的价值在于，说明标本血清中存在相应数量抗体，或是在红细胞上表达相应抗原的强度。

抗体效价的测定通常用于：

(1)产前检查。已知血清中含有引起 HDFN 的特异性抗体或临床意义未知的抗体，抗体效价测定的结果有助于决定是否进行其他检查(如多普勒超声或羊膜穿刺术)(见本书第 23 章和方法 5 -3)。

(2)抗体鉴定。有些抗体几乎能与所有的试剂红细胞结合，在抗体效价测定中表现为，与不同红细胞表现出不同的反应强度。例如，自身抗 - I 可以与成人和脐血红细胞均起反应，然而抗体效价测定表明与成人 I + 细胞反应的效价比与脐血 I + ^{W}红细胞反应的效价更高。大多数抗体的反应活性，倍比稀释后逐渐减弱(即 2 + 的凝集强度在下一个滴度时变成 1 +)，弱抗体(<1 +)稀释后会失去反应活性。然而，有些抗体稀释时，效价 1 ~2048 一直保持弱反应性。这样的抗体包括抗 - Ch、抗 - Rg、抗 - Cs^{a}、抗 - Yk^{a}、抗 - Kn^{a}、抗 - McC^{a} 和抗 - JMH。当弱反应出现在间接抗人球蛋白试验(IAT)，抗体效价测定可以确定抗体的反应性是否与该血型系统抗体的反应性相符；但是并非所有抗体都表现为高效价、低亲和力。因此，血清学特性可能表明某些抗体特异性，但即使血清学试验中未表现出相应的抗体特异性，也不能排除该抗体具有此特异性。上述抗体并没有如预期，导致红细胞寿命缩短，但也有一些具有类似血清学特性的抗体(例如，抗 - Lu^{b}、抗 - Hy、和抗 - Yt^{a})会缩短红细胞寿命。抗 - CD38 可呈现高效价的反应活性，并通常不与 Lu(a - b -) 细胞反应。如果患者接受抗 - CD38 治疗但不告知实验室检测人员，可能会得出血样中含有高频 Lutheran 系统抗原的结论。有关抗体效价测定的细节参见方法 3 -15。

(3)分离混合抗体。抗体效价测定结果可以说明某种抗体相比另 1 种抗体在更高的稀释度有反应。那么在与红细胞反应前稀释血清，可能去除了低效价抗体的反应性，而只保留高效价抗体的反应性。例如，如果血清包含抗 - c 和抗 - JK^{a}，两种抗体分别在效价 2 和效价 16 有反应，那么将血清稀释到效价 8 时，抗 - JK^{a}将无反应性。

14. 其他方法

除了传统的试管法、凝胶法、固相技术外，还有其他方法用于鉴定抗体。毛细管法、微孔反应板法、酶联免疫试验特别适用于检测小剂量的血清或试剂。实验室中还有其他方法使用专门的设备进行检测，包括放射免疫检测法、荧光免疫检测法、流式细胞术和免疫印迹技术。

六、影响抗体鉴定的因素

1. 抗原表达变化

因为各种原因，抗体不总是和所有具有相应抗原的红细胞出现阳性反应。尽管血清中含有此抗体，按照如前所述的“排除法”，如果血清不与对应抗原阳性的红细胞发生反应，即可排除抗体的存在。技术错误、抗体活性弱和抗原性弱都是常见的原因。然而无论哪种情况，只有在红细胞是强阳性抗原时，出现阴性反应，抗体才能排除。增强技术通常可以帮助解决抗原表达变化的问题(方法 3 -3 ~方法 3 -13)。

(1)合子型　有些抗体因剂量效应呈现不同的反应强度，剂量效应是指抗体会与表达“双倍剂量”抗原红细胞反应更强(或只与其反应)。当个体是纯合子基因编码抗原时，就会出现双倍剂量的抗原表达。杂合基因个体红细胞表达较少的抗原，因此与弱抗体反应可表现为弱阳性或阴性。不同类型的同种抗体，抗原抗体反应剂量效应不同。很多 Rh、Duffy、MNS 和 Kidd 系统的抗体会呈现剂量效应。

(2)个体间差异　I、Pl、Lea 和 Sd^{a}等一些抗原在成人个体间表达强度不同，抗原性不同表现在血清学，与杂合子无关。一些抗体(如抗 - I 或抗 - Lu^{b})对脐带血反应要弱于对成人红细胞的反应(表 16 -5)。

表 16－5　脐带血中的抗原表达*

抗原表达	抗原
阴性	Le^a，Le^b，Sd^a，Ch，Rg 和 AnWj
弱	I，H，P1，Lu^b，Yt^a，Vel，Bg，KN 和 DO 抗原，Yk^a，Cs 和 Fy3
强	I，LW^a 和 LW^b

* 经 Reid，Lomas-Francis 和 Olsson 等人同意修改[4]。

（3）血液储存的影响　血型抗体与储存红细胞的反应可能比新鲜红细胞更弱。一些抗原（如 Fy^a，Fy^b，M，P1，Kna，McCa 和 Bg）在保存时抗原性减弱速度更快，不同个体的红细胞在保存期间抗原性减弱速度也是不同的[36]。因为献血者的红细胞要比商品化的试剂红细胞更新鲜，有些血型抗体与献血者红细胞的反应要强于试剂红细胞。同样的，冷冻保存红细胞液能造成抗原减弱，这会造成错误的抗体鉴定结果。

保存液的 pH 值或其他特性也会影响抗原减弱的速度[36－37]。例如，在低 pH、低离子强度保存液中的 Fy^a 和 Fy^b 抗原更弱。如果保存液不同的话，某些抗体与不同厂家的试剂红细胞呈不同的反应。

检测红细胞血型时，必须考虑标本的新鲜度和类型。来源于已凝固标本的红细胞抗原比来源于枸橼酸抗凝剂如 ACD 或 CPD 的红细胞抗原减弱要更快。保存在抗凝剂中的献血者红细胞，通常在成分血的保存期内会保留抗原性。EDTA 标本保存长达 14 天后仍保留抗原性[38]。然而，当使用商品化定型试剂时，应参考厂家的使用说明。

2. 难以解释的抗体鉴定结果

除抗原表达的变化外，多种因素可能导致难以解释的抗体鉴定结果。如果血清的反应性非常弱，并且（或）反应格局和排除法排除了所有可能的特异性，则应使用其他方法。

（1）存在共有抗原　不用排除法，密切观察可能会发现阳性反应红细胞有共同的抗原。例如：如果所有在室温有反应的红细胞均 P1＋，但抗－P1 格局并不完全符合，抗体应该是抗－P1，该抗体不与抗原弱表达红细胞反应而已。（该红细胞在抗原谱上偶尔被标记为“＋w”）。这个情况下，可以使用增强抗－P1 反应性的方法，例如：低温的条件下进行试验。

如果所有阳性反应的红细胞都是 Jk（b＋），但不是所有的 Jk（b＋）红细胞都反应阳性，那么阳性反应红细胞可能是具有双倍剂量抗原表达的 Jk（a－b＋）。在这种情况下，酶或 PEG 等增强技术可能有助于使所有 Jk（b＋）红细胞均反应阳性。对患者的红细胞进行分型，以确定它们是否缺乏相应的抗原，也很有帮助。

一些共同抗原的存在可能抑制其他抗原的表达，从而导致弱抗体不被检出；当血清中可疑抗体不与对应抗原阳性的所有试剂红细胞发生反应时，这种抗原表达抑制将造成抗体漏检或假阴性反应。

（2）遗传的变异　看不出特异性的模糊的反应格局是某些抗体的特征，如抗－Bg^a、－Kn^a、－McC^a、－Sl^a、－Yk^a、－Cs^a 和－JMH。这些抗体对应的抗原在不同个体的红细胞上表达显著不同。例如，由于红细胞 CR1 拷贝数的变化，Knops 血型抗原的表达在个体间表现出明显的差异[39]。如果试剂红细胞定型结果错误或 DAT 阳性，将无法解释该红细胞的反应结果，此属罕见情况。如果红细胞来源于商业产品，应该立即告知供应商。

（3）未列入抗原谱的抗原　标本可能与试剂制造商提供的抗原谱上没有常规列出的抗原发生反应，例如 Yt^b。即使血清检测出现明显的阴性和阳性结果，仍无法识别这些抗体。在这些情况下，阅读细胞谱提供的额外表型或咨询制造商会有帮助。如果只有 1 个细胞意外地发生反应，这种反应很可能是由低频抗原抗体引起的。本章后面将更详细地讨论这些抗体。

（4）受检红细胞的 ABO 血型　标本可能与大多数或全部 O 型试剂红细胞反应，但不会与自身 ABO 血型红细胞反应。这种反应格局最常见于抗－H、抗－IH 或抗－Le^bH。O 型和 A_2 型红细胞比 A_1 和 A_1B 型红细胞具有更多的 H 抗原，A_1 和 A_1B 红细胞只表达少量 H 基因（有关更多信息，请参见第 12 章）。因此，包含抗－H 或抗－IH 的血清与 O 型试剂红细胞会有更强的反应，而如果用 A_1 或 A_1B 型红细胞或献血者红细胞交叉配血可能会发生弱反应或无反应。抗－Le^bH 能与 O 型、Le（b＋）红细胞强反应，但与来自 A_1 或 A_1B 型个体的 Le（b＋）红细胞弱反应或无反应。

3. 多种抗体

当 1 个标本含有 2 种或更多的同种抗体时，可能很难对 1 个红细胞抗原谱所做的结果进行解释，很多试验结果提示存在多种抗体。也许最简单的识别多种抗体的方法是，先检测患者输血前红细胞的表型，然后用选定的红细胞谱鉴定或排除患者缺乏抗原对应的常见抗体（见本章“红细胞谱的选择”部分）。多种血清学结果提示血清中可能含有多种抗体：

（1）反应和非反应格局不符合单一抗体特异性　当排除法不能确定 1 个特异性的反应格局时，应查看反应格局是否符合 2 个特异性抗体的存在。例如，如果表 16－2 中谱细胞 3、5、6、9 和 10 反应阳性，排除法后没有完全符合反应格局的特异性；但是，如果考虑同时存在 E 和 K，可鉴定出“2 种抗体共存”的反应格局，即抗－E 致 3 和 5 号细胞反应，抗－K 致 6、9 和 10 号细胞反应。如果反应格局仍不符合“2 种抗体共存”的反应格局，那么需要考虑血清中存在多种抗体。血浆中抗体越多，抗体的鉴定和排除越复杂，但其基本过程一致。

（2）反应介质不同　反应性发生在不同的反应相，使用试管法时，应分别分析各个反应相的反应性。室温下的反应格局与 IAT 反应格局不同也可鉴定特异性，每个反应相反应强度的不同也有助于特异性的鉴定。表 16－6 提供了许多抗体的反应特征。

（3）确定某一单一特异性抗体试验中出现意外反应格局　如果疑似含有抗－e 的血清能够与 e 抗原阴性细胞发生反应，那么有可能存在另外 1 种抗体或者疑似抗体并不是抗－e。选择多份 e 抗原阴性的红细胞进行检测，有助于检测其他特异性抗体。

（4）出现不能识别的反应格局　如果抗原抗体反应强度的“易变性”、抗原的“剂量效应”、抗原强度变化都不能正确解释反应结果，那么需要采用其他方法或步骤，包括：

a. 如果出现强阳性结果，使“排除法”，用无反应细胞排除相应抗体。

b. 如果出现弱阳性或可疑阳性，使用相应抗原高表达的细胞检测血浆。该方法可与其他增强反应的方法联合应用。

c. 对患者红细胞进行常见血型的定型，从而排除相应抗体。该方法不适用于近期输血和 DAT 阳性患者。

d. 使试剂红细胞的某些抗原失活。酶处理可以导致抗原 Fy^a 和 Fy^b 阴性（参见表 16－4）。

e. 使用吸收/放散法分离抗体（方法 3－20，4－1 和 4－2）。

f. 使用更有效的方法增强抗体反应性（如 PEG、酶、增加孵育时间或增加血清/细胞比；参照方法 3－5、方法 3－8～方法 3－13）。

表 16－6　常见血型抗体的血清反应性

抗体	免疫球蛋白类型	反应性				木瓜蛋白酶/无花果蛋白酶	DTT（200 Mm）	相关疾病	
		4℃	22℃	37℃	AHG			HDFN	HTR
抗－M	IgG＞IgM	多数	多数		罕见	敏感	抵抗	罕见	罕见
抗－N	IgM＞IgG	多数	多数		罕见	敏感	抵抗	无	罕见
抗－S	IgG＞IgM		多数		多数	可变	抵抗	有	有
抗－s	IgG＞IgM				多数	可变	抵抗	有	有
抗－U	IgG				多数	抵抗	抵抗	有	有
抗－P1	IgM	多数	多数			抵抗	抵抗	无	罕见
抗－D	IgG＞IgM		一些	一些	多数	抵抗	抵抗	有	有
抗－C	IgG＞IgM		一些	一些	多数	抵抗	抵抗	有	有
抗－E	IgG＞IgM		一些	一些	多数	抵抗	抵抗	有	有
抗－c	IgG＞IgM		一些	一些	多数	抵抗	抵抗	有	有
抗－e	IgG＞IgM		一些	一些	多数	抵抗	抵抗	有	有
抗－Lu^a	IgM＞IgG		多数		多数	抵抗或减弱	可变	罕见	无
抗－Lu^b	IgG＞IgM		一些		多数	抵抗或减弱	可变	轻度	有

续上表

抗体	免疫球蛋白类型	反应性				木瓜蛋白酶/无花果蛋白酶	DTT (200 Mm)	相关疾病	
		4℃	22℃	37℃	AHG			HDFN	HTR
抗 - K	IgG > IgM		一些		多数	抵抗	敏感	有	有
抗 - k	IgG > IgM				多数	抵抗	敏感	有	有
抗 - Kp^a	IgG				多数	抵抗	敏感	有	有
抗 - Kp^b	IgG > IgM				多数	抵抗	敏感	有	有
抗 - Js^a	IgG > IgM				多数	抵抗	敏感	有	有
抗 - JS^b	IgG				多数	抵抗	敏感	有	有
抗 - Le^a	IgM > IgG	多数	多数	多数	多数	抵抗	抵抗	无	罕见
抗 - Le^b	IgM > IgG	多数	多数	多数	多数	抵抗	抵抗	无	无
抗 - Fy^a	IgM > IgG				多数	敏感	抵抗	有	有
抗 - Fy^b	IgM > IgG				多数	敏感	抵抗	有	有
抗 - Jk^a	IgM > IgG				多数	抵抗	抵抗	有	有
抗 - Jk^b	IgM > IgG				多数	抵抗	抵抗	有	有
抗 - Di^a	IgG				多数	抵抗	抵抗	有	有
抗 - Di^b	IgG				多数	抵抗	抵抗	有	有
抗 - Yt^a	IgG				多数	可变	敏感或减弱	无	有
抗 - Yt^b	IgG				多数	可变	敏感或减弱	无	无
抗 - Xg^a	IgG > IgM		一些		多数	敏感	抵抗	无	无
抗 - Sc1	IgG				多数	抵抗	可变	无	无
抗 - Sc2	IgG				多数	抵抗	可变	无	无
抗 - Do^a	IgG				多数	抵抗	可变	无	有
抗 - Do^b	IgG				多数	抵抗	可变	无	有
抗 - Co^a	IgG > IgM				多数	抵抗	抵抗	有	有
抗 - Co^b	IgG				多数	抵抗	抵抗	有	有

AHG，抗球蛋白试剂；DTT，二硫苏糖醇；HDFN，新生儿溶血症；HTR，溶血性输血反应；Ig，免疫球蛋白

4. 高频抗原的抗体

如果与所有试剂红细胞在相同的反应相均呈阳性反应，且反应强度相同，自身对照阴性，应考虑是高频抗原抗体。高频抗原对应的抗体可以通过以下方法鉴定：与选定的罕见表型红细胞进行反应；用抗高频抗原血清对患者红细胞进行定型。了解抗体产生者的种族或血统有助于筛选正确的检测方法（表 16 – 1）。检测血型系统中缺乏所有抗原的罕见红细胞（如 Rh_{null} 和 K_0）或化学修饰红细胞（如 DTT 处理红细胞）有助于限制可能的特异性（表 16 – 4）。

如果试验中难以获得某种高频抗原阴性的红细胞，其低频对偶抗原阳性红细胞可能有助于试验。例如，如果血清中含有能与高频抗原反应的抗 - Co^a，由于“剂量效应”，该抗体与 Co(a + b +) 红细胞的反应弱于与 Co(a + b –) 红细胞的反应。

高频抗原抗体可能伴随常见抗原的抗体，这使识别常见抗体更加困难。在这种情况下，需要确定患者的常见抗原表型，选择 1 个表型相似的红细胞（即缺乏与患者红细胞相同的常见抗原的细胞），此细胞与患者血清是不相合的。用此红细胞吸收高频抗原抗体。吸收后的血浆或血清中留下常见抗原的抗体，这些抗体可以通过常规的谱细胞进行鉴定。

因为鉴定高频抗原的抗体很复杂，有必要将标本交予参比实验室。

(1)血清学线索　了解高频抗原的特定抗体的血清学特征可能有助于鉴定。

a. 室温反应性抗体：抗 - H、- I、- IH、- P、- PP1P^k(- Tj^a)、- En^a、- LW（部分）、- Ge（部分）、- Sd^{a}或 - Vel。

b. 用新鲜血清检测能引起试剂红细胞溶血：抗 - Vel、- P、- PP1P^k(- Tj^a)、- JK3 和一些抗 - H 和 - I。必须用血清代替血浆才能观察到红细胞溶血。

c. 与酶处理试剂细胞反应性降低或消失，抗 - Ch、- Rg、- En^a、- In^b、- JMH、- Ge2 和一些抗 - Yt^a。在 IAT 试验中出现弱的模糊格局，抗 - Kn^a、- McC^a、- Yk^{a}和 - Cs^{a}有关。

d. 补体结合的自身抗体，如抗 - I 和抗 - IH，或同种抗体，如抗 - Lu^b、抗 - Vel 和抗 - Yt^a，使用多特异性的 AHG 试剂可能反应结果更强。

(2)抗体产生者的种族　含有抗 - U、- McC^a、- Sl^a、- Js^b、- Hy、- Jo^a、- Tc^a、- Cr^{a}和 - At^{a}的人群应该考虑是否属于非洲裔，因为这些抗原阴性的表型几乎都是非洲人。具有抗 - Kp^{b}的个体常常是欧洲人。抗 - Di^{b}一般在亚洲、南美、印度和美洲原住民族的个体中发现(表 16 - 1)。

(3)解释 DAT 阳性的结果　当患者由于输血产生高频抗原的相应抗体时，患者输血后红细胞有可能是 DAT 阳性，血清/血浆和放散液有可能与所有试剂红细胞发生反应。因为该反应模式与很多温反应自身抗体(可能也是输血后产生)相同，这 2 种情况很难区分。若输血后 DAT 试验的反应强度明显弱于血清或血浆试验，则更可能是高频抗原的同种抗体，而不是温抗体，因为只有输入的红细胞包被有同种抗体。输血后产生的高频抗原抗体会出现 DAT 混合凝集外观(即部分红细胞凝集，部分不凝集)，原因是只有输注的红细胞才包被有抗体。在实践中，弱凝集与混合凝集很难区分。如果不能获取输血前标本，如前章所述，使用红细胞分离法分离自身红细胞用于检测或确定 DNA 基因型是很有帮助的。对自身红细胞进行 DAT 检测、用 DAT 阴性自身红细胞检测输血后的血清都有助于区分同种抗体和自身抗体。如果自身红细胞的 DAT 结果是阴性，抗体为同种抗体。如果输血后血浆与 DAT 阴性自身红细胞发生反应，抗体为自身抗体(第 17 章和图 16 - 2)。

5. 低频抗原的抗体

如果血浆标本只与 1 个献血者或试剂红细胞标本反应，且已排除同种抗体，那么应该考虑低频抗原抗体。鉴别该抗体方法可以是用表达低频抗原的谱细胞与该血清反应，也可以是用已知的低频抗原抗体去检测能与该血清标本发生反应的红细胞。不幸的是，单一血清经常含有多种特异性的低频抗原抗体。从定义上看，低频抗原是罕见的，但识别低频抗原的抗体并不少见。许多低频抗原对应的抗体仅在低于37℃时发生反应，因此还不能确定其临床意义。低频抗原抗体的鉴定需在参比实验室进行。

如果怀疑是低频抗原抗体，且所有同种抗体均已排除，进行鉴定试验后不应延迟输血。由于用于献血者红细胞低频抗原的抗血清较少，往往通过交叉配血可避免输注抗原阳性红细胞。当血清只能与 1 个献血者红细胞或试剂红细胞反应，最有可能的原因是存在 1 种针对低频抗原的抗体；其他的解释可能是红细胞 ABO 不相容、DAT 阳性或多凝集红细胞。

如果怀疑孕妇含有能够与低频抗原反应的抗体，尽管抗体的特异性未知，采用母体血浆检测父亲红细胞(血浆是 ABO 相容)的方法可以预测胎儿红细胞携带父亲抗原以及与母亲抗体不相容的可能性。如果新生儿的 DAT 阳性，检测母亲血清或者婴儿红细胞放散液与父亲红细胞的反应性，可以提示是否由于低频抗原的抗体导致了 DAT 阳性。只有母亲血浆与父亲红细胞是 ABO 相容或婴儿红细胞放散液不含有能够与父亲红细胞发生反应的抗 - A 和抗 - B 或 ABO 抗体通过吸收试验从血清中去除或放散下来，才能进行上述试验。有些参比实验室不进行低频抗原的抗体检测，因为该抗体没有临床价值。抗体可能会在时间允许和试剂充足的情况下被检测。

6. 试剂抗体和其他异常血清学反应

抗药物抗体或抗添加剂抗体可以导致抗体检测和鉴定试验出现假阳性结果，其机制与第 17 章内容相似。除了引起实验室干扰导致输血延迟，大多数异常反应是体外现象，在输血治疗中意义不大。反应很少会引起 ABO 定型错误而危害患者。请参见本章末 Garratty 的阅读建议以及参考文献。

(1)缗钱状红细胞　显微镜观察时，缗钱状看起来类似于硬币堆叠在一起，缗钱状形成是异常的体外现象，是由异常的血清蛋白浓度引起。在包含产生缗钱状凝集的蛋白时，难以通过直接凝集试验检测到抗体。但 IAT 试验中血清被洗涤弃去，缗钱状并不影响 IAT 结果。出现缗钱状凝集时，盐水替代法可以用于检测直接凝集抗体(方法 3 –7)。

(2)试剂保存液抗体　与保存试剂红细胞的溶液成分(例如：氯霉素、新霉素、四环素、氢化可的松、EDTA、辛酸钠或各种糖)反应可能会导致悬浮红细胞凝集。自身对照通常为阴性，除非使用了制造商的红细胞稀释液或相同成分的溶液制备自身红细胞悬浮液。可以通过检测前盐水洗涤试剂红细胞避免该情况发生。将介质添加到自身对照中并将非反应性试验转化为反应性试验常用于确认相同成分的溶液的作用。然而在一些情况下，洗涤并不能够避免试剂红细胞的凝集，那么解决方案可能会更加复杂。

(3)增强介质　与一些试剂(如商品化 LISS、白蛋白)所含成分发生反应的抗体可以导致实验中的试剂红细胞、献血者红细胞和自身红细胞发生凝集。这些成分包括羟基苯甲酸酯(存在于一些 LISS 添加剂)、辛酸钠(存在于一些白蛋白)和硫琉汞(存在于 LISS/盐水制剂)。在增强介质下，如果自身对照阳性但 DAT 结果阴性，对应上述成分的抗体需要被怀疑。省去增强介质的使用可以规避反应的发生。

在某种情况下，试剂抗体展现血型系统特异性(例如，对羟基甲苯酸酯依赖性抗 –Jk^a，抗 –Rh 蛋白的羟基甲苯酸酯依赖性抗体和辛酸盐依赖性的自身抗 –e)[40 –42]。如果患者红细胞表达这些抗原，自身对照可能会发生反应，但是 DAT 检测结果仍是阴性。

(4)红细胞相关的异常　红细胞的年龄可能会导致异常的血清学反应。存在只与储存红细胞发生反应的抗体，该种抗体可以在任何检测中与试剂红细胞发生凝集反应，并且使用酶处理红细胞该反应性会被增强。洗涤红细胞不会减弱抗体反应性，但自身对照一般呈阴性。新鲜红细胞(包括新鲜的献血者红细胞或自身新鲜红细胞)不会发生此类凝集反应。

7. 自身对照阳性的患者

患者血清与自身细胞的阳性结果可以反应血清中存在以下几种抗体：温或冷自身抗体、对特定药物的抗体、对近期输注的红细胞产生的同种抗体或对试剂成分产生的抗体等。当自身对照呈现阳性，需行 DAT 试验(第 17 章，图 16 –2)。

(1)无近期输血史　如果患者血清与自身细胞的凝集是在室温或低于室温条件下进行的，其原因通常为抗 –I 或其他冷自身凝集素。如果反应发生在抗人球蛋白试验(AHG)时，其阳性通常伴随着 DAT 阳性和可能存在自身抗体。如果患者血清与所有测试细胞均反应，需行自身吸收或其他检测，以明确是否存在同种抗体被自身抗体所掩盖。如果患者血清不反应或仅为弱阳性，其放散液可能表现出更强的自身抗体反应性(见以下的“冷自身抗体”“温自身抗体”部分和本书第 17 章)。

(2)有近期输血史　如果 AHG 试验中的自身对照呈现阳性，那可能是患者的循环系统中有抗体包被的献血者红细胞，从而导致 DAT 阳性(可能呈现混合视野凝集)。此时需行放散试验，尤其是血清学试验结果不明确时。例如，一个最近有输血史的患者可能自身对照是阳性的，其血清与大多数 Fy(a +)红细胞呈现弱凝集。由于大多数抗体是结合在献血者红细胞上而非游离在血浆中，因此可以用放散液来确认是否存在 Fy^{a}特异性抗体。并且放散液的制备过程可以浓缩抗体。在其他反应介质，很少有输血导致自身对照阳性，但是仍然存在这样的可能性，尤其是新产生冷凝集同种抗体的时候。

有些患者在输注红细胞后会产生温自身抗体，因此如果 DAT 阳性但没有混合凝集视野外观，且其血清对所有红细胞都发生凝集，则需考虑此种自身抗体的可能性。检测同时含有自身抗体的标本中的同种抗体需要异体吸收试验(方法 3 –20)。如果已知患者的抗体谱，则异体吸收试验只需要进行一次，选择患者缺乏的抗原相对应的试剂细胞。如果患者的抗体谱未知，有必要进行多次吸收试验，使用一系列试剂细胞，每一种都缺乏某种常见的红细胞抗原。一般来说常见红细胞抗原为纯合子的细胞，如 R_1(DCe)、R_2(DcE)、r(ce)最常使用。吸收后血清可用试剂细胞进行检测以排除存在针对吸收细胞缺失的抗原的抗体。例如，加入吸收细胞为 R1(DCe)，K –，Fy(a +b –)，Jk(a –b +)，S –s +，吸收液能用于检测抗 –c，抗 –E，抗 –K，抗 –Fy^b，抗 Jk^{a}和抗 –S。然而异体吸收试验不可能排除针对所有高频抗原的全部抗体。

如果 DAT 结果并非混合视野凝集，且血清与所有测试细胞均反应，需考虑针对某种高频抗原产生同种抗体的输血反应的可能性（图16－2）。

（3）冷自身抗体　能与所有红细胞（包括自身红细胞）反应的冷自身抗体可能会引起一些特殊问题，尤其是该抗体在高于室温时仍存在反应性。冷自身抗体可能是生理性的或病理性的（见第17章）。

有多种方法可以检测潜在的冷凝集素。为了检测到具有临床意义的抗体，需要采用一些方法来富集冷自身抗体。在冷凝集自身抗体存在情况下检测同种抗体步骤要点如下：

a. 预温技术，将试剂红细胞和患者血清或血浆分别在37℃预温后再混合（方法3－6）；

b. 使用抗－IgG，而非多特异性AHG试剂；

c. 使用自身红细胞来冷吸收患者的血清，以去除自身抗体，而保留同种抗体；

d. 用兔红细胞或红细胞基质吸收。

（4）温自身抗体　由于抗体能与几乎所有的测试红细胞反应，因此检验有温自身抗体的患者血清具有一定难度。大多数的温自身抗体是IgG，少部分为IgM。IgM的温自身抗体是罕见的，但往往能引起严重的甚至是致死的自身免疫性溶血性贫血[43]。如果有温自身抗体的患者需要输血，非常有必要检测是否存在潜在的有临床意义的同种抗体，因为同种抗体可能会被自身抗体所掩盖（见本书第17章和方法4－8～方法4－10）。一些方法如PEG、酶、LISS也能增强多数温自身抗体的反应。如果血清中含温自身抗体时，试验时可尝试不加增强介质。如果不反应，可排除常见的特异性同种抗体，可使用相同的方法进行相容性检测，而无需吸收试验。

七、抗体鉴定的频率

一旦鉴定出有临床意义的抗体后，即使以后不再检出抗体，用于输注的红细胞也必须经过筛选。同时必须进行AHG交叉配血试验[17]。一般较少需要再次重复抗体鉴定。AABB《血库和输血机构的标准》指出：曾经鉴定出抗体的患者需再次进行抗体检测，以发现是否存在其他具有临床意义的抗体[17]。每个实验室均需有鉴定此类患者其他抗体的方法。

八、免疫血清学参比实验室

当不能解决抗体问题，或需要某种稀缺血型时，参比实验室可以通过美国稀有血型献血者项目（American Rare Donor Program，ARDP）提供咨询和帮助服务方法3－21。

第四节　抗体鉴定后临床用血的选择

当抗体鉴定出来后，重点是关注其是否具有临床意义。抗体的识别和鉴定是预测其潜在临床意义的2个主要手段。抗体如果在37℃和/或IAT有反应，都可能具有临床意义。抗体在室温或低于室温有反应通常不具有显著的临床意义。也有例外，如抗－Vel，抗－P和抗－PP1Pk（－Tja）可能仅在低温下反应，但能在体内破坏红细胞。抗－Ch，抗－Rg，和一些Knops、Cost系统抗体，除非IAT阳性，一般也不具有临床意义。同类型抗体的病例报道可用于参考其临床意义。表16－6总结了常见的同种抗体的预计反应性和临床意义。对于一些抗体来说，仅有很少或几乎没有报道，关于这些抗体的临床意义的判定应基于其是否在37℃具有反应性和/或IAT阳性。

一些实验室检测方法可以用于预测抗体的临床意义。单核细胞单层试验能通过观察体外单核细胞对抗体致敏红细胞的吞噬和/或粘附情况，来评价某些抗体在体内的临床意义。抗体依赖细胞的细胞毒性试验（antibody-dependent cellular cytotoxicity，ADCC）可以检测抗体致敏红细胞裂解情况；化学发光法可以检测抗体致敏红细胞吞噬后的氧自由基水平；两种方法均有助于检测抗体的体内活性，尤其是预测HDFN的严重性。对于冷凝集抗体，体外热幅试验能预测其体内发生溶血的可能性[44]。

还有一些体内试验也能用于评价抗体的临床意义。最常规的试验就是红细胞生存试验，将同位素标记的抗原阳性的红细胞（通常用^{51}Cr标记）输注到患者体内。一段时间后，抽血样行同位素活性检测。这项技术能检测1 mL或更少的输注红细胞的存活率。另1项体内试验是通过流式细胞术检测输注红细胞的存活率，但需要较大量的红细胞（约为10 mL）。但是对体内生存试验结果的解读需谨慎，因为少量输注的不相容红细胞的破坏速度大于输注的完整单位的红细胞。最终解读应参考文献和病例，并综合参比实验室的建议。

一、鉴定献血者血液

任何时候，对于输注给含有潜在临床意义抗体的患者的血液均需进行检测，以确保相应的抗原阴性。即使检测不到抗体时，输注的红细胞也都不应含有相应的抗原，以防止引起继发免疫反应。输血科应该保留所有曾检出有临床意义抗体的患者的医疗记录，针对这些曾检出临床意义抗体的血清应该行 IAT 交叉配血程序[17]。

在鉴定抗原阴性血液时需要较高效价的抗体，通常这些抗体来源于商业化的抗血清，但为了节省费用和稀有血清，第 1 次检测可以用患者血清来行相容性检测，然后再用商品化试剂进行确认。如果抗体是罕见的，或者无法获得商品化的抗血清，可以用库存的致敏患者血样来筛选可用于输血的血液。如果使用患者血清作为检测试剂，则必须明确其所含的抗体，并经储存后仍确保具有活性。检测的同时必须有合适的阴性或弱阳性对照(如杂合子献血者的标本)。FDA 关于人源性试剂替代商品化试剂的使用规范如下[45, 46]：

(1)抗 - K，- k，- Jk^a，- Fy^a，- C^w：1：8 稀释，至少产生 1 + 凝集；

(2)抗 - S，- s，- Pl，- M，- I，- c(0.9% 氯化钠溶液)，- e(0.9% 氯化钠溶液)，- Al：1：4 稀释，至少产生 1 + 凝集；

(3)其他特异性抗体：不稀释，至少产生 2 + 凝集。

在对有临床意义抗体的患者选择血液进行交叉配血时，一些血清学专家建议采用 2 个不同来源的抗体进行献血者红细胞定型，但也有一些专家认为此步骤非必要，尤其是试剂效价高且 AHG 交叉配血试验可进行的情况下。同一厂家的不同批号的抗体或者不同厂家的试剂可以由同一“来源”制备。

当鉴定献血者血液是否含有目标抗原时，如条件允许，应该采用许可的(商品化)试剂。如没有许可的(商品化)试剂，应用合适的文字标记(例如：使用非许可试剂检测，XX 抗原阴性)[47]。除 ABO 和 D 血型外，医院无需对标注于血袋上的次要血型进行验证。但如果次要血型仅列于血液清单或者没有粘贴于血袋上，则医院需要进行验证以确保能用于临床。

二、抗原阴性血与相容性检测(交叉配血)

对于某些抗原，可能并非必须鉴定献血者血型抗原，只需要用患者血清来筛选血清学相容的红细胞即可。尤其是针对低于 37℃ 才反应的抗体，如抗 - M，- N，- Pl，- Le^a，- Le^b 和 - Al，输注抗原阳性的红细胞，一般也不引起继发免疫应答。

对检测不到抗体的患者提供表型相合，抗原阴性的红细胞进行输注是最理想的状态。当 1 个患者为 R1R1 表型，产生抗 - E，一些血清血专家建议使用 E、c 抗原阴性的献血者红细胞。此建议是基于以下假设，刺激抗 - E 产生的抗原也会刺激抗 - c 或抗 - cE 的产生，只是常规方法未检测到抗 - c 或抗 - cE。类似的，对于 R2R2 且有抗 - C 的患者，需要考虑使用 e 抗原阴性的献血者血液。

当患者具有较强的温自身抗体或正在接受单克隆抗体治疗，且常规检测不能确定是否相合时，应谨慎选择有临床意义的与患者表型匹配的红细胞成分血。

三、稀有血型供应

稀有血液包括高频抗原阴性的或多种常规抗原组合呈阴性的血液。当患者存在多种抗体时，确定相容献血者的频率是很有帮助的。计算这种存在概率，必须将同血型的献血者的概率乘以每个抗原阴性的献血者的概率。例如，患者血清含有抗 - c，抗 - Fy^a，抗 - S，而抗原阴性的概率分别为：c 阴性 =18%，Fy(a -) =34%，S 阴性 =45%，那么相容性红细胞存在的概率为 0. 18 × 0. 34 × 0. 45 = 0. 028，即 2. 8%。如果患者为 O 型血，而 O 型血献血者概率为 45%，那么总概率为：0. 028 × 0. 45 = 0. 013，即 1. 3%。

仅含有这些抗体中的任何 1 种，找到相合的血液并不那么困难，但是合并多种抗体则需要筛选大量的血液以找到相合的血液。上述计算用到的抗原是欧洲人群的发生概率，这个概率在非欧洲地区可能有所不同。在计算相容献血者的概率时，应使用与献血者人种相对应的抗原频率(如果有的话)。

当所需的红细胞是罕见的(< 1/5 000)或稀少的(< 1/1 000)，可向 ARDP 寻求帮助，ARDP 仅向授权过的参比实验室开放，能联系到血站或献血者(方法 3 - 21)。

家庭成员也是稀有血型献血者的另一个潜在来源。缺乏高频抗原通常伴随稀有隐性血型基因的遗传，父母往往携带杂合基因。相同父母的子女有四分之一的概率遗传到同样的两个隐性基因，因此兄弟姐妹获得相同血型的概率比其他人更高。在大多数情况下，患者的父母、子女、一半的兄弟姐妹仅表达一个稀有基因。如果必须要输血且只能输注不相容血，相对于随机献血者，优先使用上述携带杂合基因的献血者血液。由于多种抗体或某一针对高频抗原抗体所引起的婴儿 HDFN，其母亲能作为婴儿的献血者（前提是 ABO 血型相合）。

如果临床情况允许，稀有血型患者应该优先考虑自体输血。相对于随机献血者，优先使用上述携带杂合基因的献血者血液，需要考虑是否有一些抗体不容易引起红细胞破坏，在危急情况下，可以给予与该抗体不相容的血液。

要点

1. 在开始抗体鉴定检测前，考虑患者的既往史是非常重要的，包括输血史、妊娠史、移植史、诊断、药物、生物治疗/免疫治疗等。
2. 当试剂细胞上有某种抗原而患者的血清与之不反应，可以暂时排除相应的抗体。
3. 在抗体鉴定中应该被排除且有临床意义的同种抗体包括：抗 - D，- C，- E，- c，- e，- K，- Fy^a，- Fy^b，- Jk^a，- Jk^b，- S 和 - s。
4. 从概率上看，抗体鉴定时最少需分别用两种反应和不反应的红细胞进行检测。
5. 自身对照是指血清和自身红细胞与血清和试剂红细胞在同等条件下进行检测，这也是抗体鉴定的重要部分。自身对照与 DAT 是不同的。
6. 自身红细胞的表型也是抗体鉴定的重要部分。当在血清中检测到某种抗体，说明其自身红细胞上可能缺乏相应的抗原（但也可能有例外情况）。
7. 通过表达相应抗原的红细胞吸收，可以去除血清标本中的抗体。
8. 放散试验可以解离致敏红细胞上的抗体。一些方法可以释放结合的抗体，比如改变抗原抗体反应的热动力学、中和或去除抗原抗体之间的吸引力、破坏抗原抗体结合位点的结构等。
9. 有临床意义的红细胞抗体是指这种抗体可能会引起 HDFN、溶血性输血反应或降低输注红细胞的存活率等。
10. 给可能有临床意义的抗体的患者输注的红细胞，应选择相应抗原为阴性的。即使抗体无法检测到，所有随后输注的红细胞都应缺乏相应抗原，以防止发生继发性免疫应答。

参考文献

[1] Tremi A, King K. Red blood cell alloimmunization: Lessons from sickle cell disease. Transfusion 2013; 53: 692 - 695.

[2] Chou ST, Jackson T, Vege S, et. al. High prevalence of red blood cell alloimmunization in sickle cell disease despite transfusion from Rh matched minority donors. Blood 2013; 122: 1062 - 1071.

[3] Spanos T, Karageorga M, Ladis V, et al. Red cell alloantibodies in patients with thalassemia. Vox Sang 1990: 58: 50 - 55.

[4] Reid ME, Lomas-Francis C, Olsson M. The blood group antigens facts book. 3rd ed. San Diego: Academic Press, 2012.

[5] Dake L, ed. Standards for immunohematology reference laboratories. 8th ed. Bethesda, MD:

[6] AABB, 2013.

[7] Howard JE, Winn LC, Gottlieb CE, et al. Clinical significance of anti-complement component

[8] of antiglobulin antisera. Transfusion 1982; 22: 269 - 272.

[9] Casina T. In search of the holy grail: Comparison of antibody screening methods. Immunohematology 2006; 22: 196 - 202.

[10] Winters JL, Richa EM, Bryant SC, et al. Polyethylene glycol antiglobulin tube versus gel microcolumn: Influence on the incidence of delayed hemolytic transfusion reactions and delayed serologic transfusion reactions. Transfusion 2010; 50; 1444 - 1452.

[11] Bunker ML, Thomas, CL Geyer SJ. Optimizing pretransfusion antibody detection and identification: A parallel, blinded comparison of tube PEG, solid-phase, and automated methods. Transfusion 2001; 41: 621 - 626.

[12] Pisacka M, Kralova M, Sklenarova M. Solidphase-membrane only antibodies—reactive only in Capture-R Ready but nonreactive by Capture-R Select and in other techniques (abstract). Transfusion 2011; 51 (Suppl 3): 175A.

[13] Lang N, Sulfridge DM, Hulina J, et al. Solid phase reactive only antibodies (abstract). Transfusion 2011; 51(Suppl 3): 172A.

[14] Judd WJ, Steiner EA, Oberman HA, Nance S. Can the reading for serologic reactivity following 37 degrees C incubation be omitted Transfusion 1992; 32: 304 - 308.

[15] Fisher RA. Statistical methods and scientific inference. 2nd ed. Edinburgh, Scotland: Oliver and Boyd, 1959.

[16] Kanter MH, Poole G, Garratty G. Misinterpretation and

misapplication of p values in antibody identification: The lack of value of a p value. Transfusion 1997; 37: 816 -822.

[17] Harris RE, Hochman HG. Revised p values in testing blood group antibodies: Fisher's exact test revisited. Transfusion 1986; 26: 494 -499.

[18] Reid ME, ∅yen R, Storry J, et al. Interpretation of RBC typing in multi-transfused patients can be unreliable (abstract). Transfusion 2000; 40 (Suppl): 123.

[19] Levitt J, ed. Standards for blood banks and transfusion services. 29th ed. Bethesda, MD: AABB, 2014.

[20] Rodberg K, Tsuneta R, Garratty G. Discrepant Rh phenotyping results when testing IgG-sensitized RBCs with monoclonal Rh reagents (abstract). Transfusion 1995; 35(Suppl): 67.

[21] Lomas-Francis C, DePalma H. 2007 Rock ∅yen Symposium. DNA-based assays for patient testing: Their application, interpretation, and correlation of results. Immunohematology 2008; 24: 180 -190.

[22] Reisner R, Butler G, Bundy K, Moore SB. Comparison of the polyethylene glycol antiglobulin test and the use of enzymes in antibody detection and identification. Transfusion 1996; 36: 487 -9.

[23] Issitt PD, Combs MR, Bumgarner DJ, et al. Studies of antibodies in the sera of patients who have made red cell autoantibodies. Transfusion 1996; 36: 481 -486.

[24] Issitt PD, Combs MR, Bredehoeft SJ, et al. Lack of clinical significance of "enzyme-only" red cell alloantibodies. Transfusion 1993; 33: 284 -293.

[25] Beattie KM, Zuelzer WW. The frequency and properties of pH-dependent anti-M. Transfusion 1965; 5: 322 -326.

[26] Bruce M, Watt AH, Hare W, et al. A serious source of error in antiglobulin testing. Transfusion 1986; 26: 177 -181.

[27] Rolih S, Thomas R, Fisher F, Talbot J. Antibody detection errors due to acidic or unbuffered saline. Immunohematol1993; 9: 15 -18.

[28] Morton JA, Pickles MM, Terry AM. The Sda blood group antigen in tissues and body fluids. Vox Sang 1970; 19: 472 -482.

[29] O'Neill GJ, Yang SY, Tegoli J, et al. Chido and Rodgers blood groups are distinct antigenic components of human complement C4. Nature 1978; 273: 668 -670.

[30] Tilley CA, Romans DG, Crookston MC. Localization of Chido and Rodgers determinants to

[31] the C4d fragment of human C4 (abstract). Transfusion 1978; 18: 622.

[32] Judd WJ, Kraemer K, Moulds JJ. The rapid identification of Chido and Rodgers antibodies

[33] using C4d-coated red blood cells. Transfusion 1981; 21: 189 -192.

[34] Advani H, Zamor J, Judd WJ, et al. Inactivation of Kell blood group antigens by 2 - aminoethylisothiouronium bromide. Br J Haematol 1982; 51: 107 -115.

[35] Branch DR, Muensch HA, Sy SiokHian AL, Petz LD. Disulfide bonds are a requirement for Kell and Cartwright (Yta) blood group antigen integrity. Br J Haematol 1983; 54: 573 -578.

[36] Branch DR, Petz LD. A new reagent (ZZAP) having multiple applications in immunohematology. Am J Clin Pathol 1982; 78: 161 -167.

[37] Liew YW, Uchikawa M. Loss of Era antigen in very low pH buffers. Transfusion 1987; 27: 442 -443.

[38] Swanson JL, Sastamoinen R. Chloroquine stripping of HLA A, B antigens from red cells. Transfusion 1985; 25: 439 -440.

[39] Freedman J, Masters CA, Newlands M, Mollison PL. Optimal conditions for use of sulphydryl compounds in dissociating red cell antibodies. Vox Sang 1976; 30: 231 -239.

[40] Issitt PD, Anstee DJ. Applied blood group serology. 4th ed. Durham, NC: Montgomery Scientific Publications, 1998.

[41] Malyska H, Kleeman JE, Masouredis SP, Victoria EJ. Effects on blood group antigens from storage at low ionic strength in the presence of neomycin. Vox Sang 1983; 44: 375 -384.

[42] Westhoff CM, Sipherd BD, Toalson LD. Red cell antigen stability in K3EDTA. Immunohematol 1993; 9: 109 -111.

[43] Moulds JM, Zimmerman PA, Doumbo OK, et al. Molecular identification of Knops blood group polymorphisms found in long homologous region D of complement receptor 1. Blood 2001; 97: 2879 -2885.

[44] Judd WJ, Steiner EA, Cochran RK. Paraben-associated autoanti-Jka antibodies: Three examples detected using commercially prepared low-ionic strength saline containing parabens. Transfusion 1982; 22: 31 -35.

[45] Judd WJ, Storry JR, Amnesley TD, et al. The first example of a paraben-dependent anti body to an Rh protein. Transfusion 2001; 41: 371 -374.

[46] Dube VE, Zoes C, Adesman P. Caprylate-dependent autoanti-e. Vox Sang 1977; 33: 359 -63.

[47] Arndt PA, Leger RM, Garratty G. Serologic findings in autoimmune hemolytic anemia associated with immunoglobulin M warm autoantibodies. Transfusion 2009; 49: 235 -242.

[48] Petz LD, Garratty G. Immune hemolytic anemias. 2nd ed. Philadelphia: Churchill Livingstone, 2004.

[49] Food and Drug Administration. 7342. 001: Inspection of licensed and unlicensed blood banks, brokers, reference laboratories, and contractors. Silver Spring, MD: CBER Office of Compliance and Biologics Quality, 2010: 50 - 3. [Available at http://www.fda.gov/downloads/BiologicsBloodVaccines/GuidanceComplianceRegulatoryInformation/ComplianceActivi ties/Enforcement/CompliancePrograms/ UCM337001. pdf (accessed November 20, 2013).]

[50] Code of federal regulations. Title 21, CFR 660. 25, 660. 26. Washington, DC: US Government Printing Office, 2014 (revised annually).

[51] Shirey RS, Edwards RE, Ness PM. The risk of alloimmunization to c (Rh4) in R1R1 patients who present with anti-E. Transfusion 1994; 34: 756 - 758.

建议阅读书目

Dake L, ed. Standards for immunohematology reference laboratories. 8th ed. Bethesda, MD: AABB, 2013.

Daniels G. Human blood groups. 3rd ed. Hoboken, NJ: Wiley-Blackwell, 2013.

Daniels G, Poole J, deSilva M, et al. The clinical significance of blood group antibodies. Transfus Med 2002; 12: 287 - 295.

Engelfriet CP, Overbeeke MA, Dooren MC, et al. Bioassays to determine the clinical significance of red cell antibodies based on Fc receptor induced destruction of red cells sensitized with IgG. Transfusion 1994; 34: 617 - 626.

Garratty G. In-vitro reactions with red blood cells that are not due to blood group antibodies: A review. Immunohematology 1998; 14: 1 - 11.

Harmening DM. Modern blood banking and transfusion practices. 6th ed. Philadelphia: FA Davis, 2012.

Issitt PD, Anstee DJ. Applied blood group serology. 4th ed. Durham, NC: Montgomery Scientific Publications, 1998.

Judd WJ, Johnson S, Storry J. Judd's methods in immunohematology. 3rd ed. Bethesda, MD: AABB Press, 2008.

Kanter MH. Statistical analysis. In: Busch MP, Brecher ME, eds. Research design and analysis.

Bethesda, MD: AABB, 1998: 63 - 104.

Klein HG, Anstee DJ. Mollison's blood transfusion in clinical medicine. 12th ed. Oxford: Wiley-Blackwell, 2014.

Levitt J, ed. Standards for blood banks and transfusion services. 29th ed. Bethesda, MD: AABB, 2014.

Lomas-Frances C, DePalma H. 2007 Rock ∅yen Symposium. DNA-based assays for patient

testing: Their application, interpretation, and correlation of results. Immunohematology 2008; 24: 180 - 190.

Menitove JE. The Hardy-Weinberger principle: Selection of compatible blood based on mathematic principles. In: Fridey JL, Kasprisin CA, Chambers LA, Rudmann SV, eds. Numbers for blood bankers. Bethesda, MD: AABB, 1995: 111.

Reid ME, Lomas-Francis C, Olsson M. The blood group antigen factsbook. 3rd ed. London: Elsevier Academic Press, 2012.

Rolih S. A review: Antibodies with high-titer, lowavidity characteristics. Immunohematology 1990; 6: 59 - 67.

Rudmann SV, ed. Serologic problem-solving: A systematic approach for improved practice.

Bethesda, MD: AABB Press, 2005.

Weisbach V, Kohnhauser T, Zimmermann R, et al. Comparison of the performance of microtube column systems and solid-phase systems and the tube low-ionic-strength solution additive indirect antiglobulin test in the detection of red cell alloantibodies. Transfus Med 2006; 16: 276 - 84.

Westhoff C. 2007 Rock ∅yen Symposium. Potential of blood group genotyping for transfusion medicine practice. Immunohematology 2008; 24: 190 - 5.

第 17 章

直接抗人球蛋白试验阳性和免疫介导的溶血

直接抗人球蛋白试验（the direct antiglobulin test，DAT）是一种简单的实验，用于检测红细胞在体内是否被免疫球蛋白和（或）补体致敏。DAT 主要用于溶血性输血反应、胎儿及新生儿溶血性疾病（hemolytic disease of the fetus and newborn，HDFN）、自身免疫性溶血性贫血（autoimmune hemolytic anemia，AIHA）以及药物诱导的溶血反应的检测分析。DAT 结果阳性可能与免疫介导的溶血反应相关或不相关。表 17－1 中显示了可导致 DAT 结果阳性的主要原因。

第一节　DAT

每一个有溶血表现的患者都应该进行 DAT 试验，以区分是免疫性还是非免疫性溶血性贫血。抗体鉴定时，如自身对照阳性时也应该进行 DAT（见本书第 16 章）。但是把 DAT（或自身对照）作为常规输血前检测的一部分没有意义。DAT 结果阳性对溶血性贫血中的预测价值为 83%，但在非溶血性贫血中仅为 1.4%[1]。

所有的红细胞上都有少量的 IgG 和补体存在，这些 IgG 和补体的量低于常规检测技术的检出下限。用更灵敏的方法可以检出健康个体每个红细胞表面上含有 5～90 个 IgG 分子[2]及 5～40 个 C3d 分子[3]。根据检测方法和试剂的不同，DAT 可以检出 100～500 个 IgG 分子/红细胞及 400～1 100 个 C3d 分子/红细胞。DAT 阳性率在健康供血者中为 1∶1 000～1∶14 000，在住院患者中为 1%～15%[4]。这些检出率的差异可能与不同的检测技术有关。大多数 DAT 阳性的献血者看上去完全健康，大多数 DAT 阳性的患者也没有明显的溶血症状。然而，进一步的检查可能会发现有红细胞破坏增加的表现。最近的研究显示，健康供血者 DAT 阳性可能预示患恶性肿瘤的风险[5－6]。

表 17－1　导致 DAT 结果阳性的主要原因

导致 DAT 结果阳性的主要原因
红细胞固有抗原自身抗体
溶血性输血反应
胎儿及新生儿溶血性疾病
药物诱导的抗体
被动获得的同种抗体（例如：来自献血者血浆、衍生物或免疫球蛋白）
非特异性吸附的蛋白 （例如：高丙种球蛋白血症、大剂量静脉内注射丙种球蛋白或一些药物引起的红细胞膜改变）
由于细菌感染、自身抗体或同种抗体引起的补体激活
过客淋巴细胞产生的抗体（例如：器官或者造血干细胞移植）

DAT 阳性可能是诊断免疫性溶血性贫血最直接的证据之一。但是，在非免疫介导的溶血性贫血症患者中也可能出现 DAT 阳性。相反，也有一些免疫性溶血性贫血的患者却可能是 DAT 阴性（见后面 DAT－阴性 AIHA 部分）。

在镰状细胞疾病、地中海贫血、肾脏疾病、多发性骨髓瘤、自身免疫性疾病、AIDS 及与高球蛋白血症或血液尿素氮水平增高相关的疾病患者中也可能出现 DAT 阳性，这些疾病所致的贫血与 IgG 或补体关系不大[7-9]。DAT 阳性结果的解释需要综合考虑患者的疾病史、临床资料以及其他实验室检查结果。

输血不良反应调查应该包括输血后标本的 DAT 检测。存在免疫介导的溶血反应，DAT 可能为阳性（被致敏的红细胞未完全破坏）也可能为阴性（致敏的红细胞已经溶血或快速清除）。诊断溶血性输血反应时，需要继续制备红细胞的放散液。即使 DAT 是弱阳性或阴性，放散液也非常必要。如果输血反应后的细胞 DAT 是阳性，应对输血前的标本进行 DAT 检测作为对比，并做出恰当的解释。

一、DAT 检测的原则

DAT 是基于 Coombs，Mourant 和 Race 等[10]发现的抗体吸附于红细胞表面而不产生直接凝集的现象设计的。这个试验（间接抗人球蛋白试验）最初是用于检测血清中的抗体，DAT 用于验证体内红细胞上包被的抗体和补体成分。

多数抗人球蛋白的反应是由重链（例如致敏抗体的 Fc 段）或补体成分介导，桥接相邻红细胞产生肉眼可见的凝集。观察到的凝集强度和结合蛋白的数量多少成正比。

DAT 是用含有抗－IgG 和（或）抗－C3d 的抗人球蛋白试剂直接检测洗涤后的红细胞。在美国，目前批准应用包括有多特异性的抗－IgG、抗－C3d，单特异性的抗－IgG、抗－C3d 和抗－C3b、抗－C3d。试验前需要洗涤红细胞以去除其中的血浆球蛋白和补体成分。否则，可能中和抗人球蛋白试剂，导致假阴性反应。用于洗涤红细胞的 0.9% 氯化钠溶液需是室温的；如用温盐水（如 37℃）洗涤红细胞则可能引起红细胞结合减少，IgG 亲和力降低。红细胞洗涤后需立即检测以避免出现 IgG 被放散引起的假阴性。

虽然任何红细胞都可以用于检测，但优先选择 EDTA 抗凝标本。钙离子是 C1 激活的必需因子，EDTA 可以通过与钙离子螯合避免补体成分的体外活化。如果未抗凝的红细胞 DAT 结果阳性且是由补体成分引起的，而这些结果如要用于诊断，那么就需新采集标本并保存在 37℃ 或 EDTA 抗凝标本中再次确认 DAT 结果。

DAT 应首先采用能够检测出 IgG 和 C3d 的多特异性的抗人球蛋白试剂（见方法 3－14）。如果实验结果阳性，需进一步采用单特异性的试剂（抗－IgG 或抗补体）明确抗体的免疫特异性。因为多特异性的试剂常为混合抗体，检测红细胞上 IgG 和 C3d 的最佳反应条件可能不同，部分实验室倾向于开始就分开采用抗－IgG 和抗－C3d 试剂进行 DAT。如果多特异性试剂是多克隆的，除 IgG 和 C3d 以外，IgM、IgA 及其他补体成分等也可被检出；然而，目前没有通过血清学方法鉴别其他蛋白的特异性试剂。如检测脐带血样本最好只采用抗 IgG 试剂，因为新生儿溶血病是由于胎儿的红细胞被来自母体的 IgG 抗体致敏，极少由补体激活导致[4]。

实验过程中应严格遵照试剂生产商说明书并发现试剂的局限性，这两点非常重要。如果洗涤后的红细胞在检测之前放置过久或延迟判读都可能导致假阴性或者弱阳性结果。相反，一些抗补体试剂在加入后放置一段时间再离心则会显示较强的反应。如果抗－IgG 和抗－C3 DAT 均为阳性，则需要采用同时做对照试验（如 6% 的白蛋白或 0.9% 氯化钠溶液）悬浮红细胞。对照试剂中红细胞凝集阴性可证实实验结果准确；如果对照试验是阳性，则之前的 DAT 结果是无效的[见后面温抗体自身免疫性溶血性贫血（warm autoimmune hemolytic anemia，WAIHA）和冷凝集素病（cold agglutinin disease，CAD）相关章节]。对照试验阳性反应提示由大量 IgG 包被或罕见的温反应性 IgM 引起的自发凝集，或表示洗涤没有去除 IgM 类冷凝集素。

二、DAT 阳性结果的解析

只有 DAT 阳性不能诊断溶血性贫血。理解 DAT 阳性结果的重要意义需要了解患者的诊断、近期用药史、妊娠史和输血史以及是否存在获得性或无法解释的溶血性贫血。与临床医生保持沟通非常重要。需要将患者的临床情况与实验室结果相结合，以明确 DAT 阳性结果的意义。

1. 病史

出现下列情况时，需要对 DAT 阳性结果做进一步分析：

(1)有体内溶血的证据(即红细胞破坏)。贫血患者 DAT 结果阳性，是体内有溶血的证据，那么就需要进行免疫血液学检查确定病因。网织红细胞增多；外周血涂片观察到球形红细胞；溶血；血红蛋白尿；血清结合珠蛋白减少；血清未结合(间接)胆红素或者乳酸脱氢酶(lactate dehydrogenase，LDH)水平增高，尤其是 LDH1 增加，可能与红细胞的破坏增加相关。这些结果均提示存在溶血性贫血，但不能证实为免疫性溶血性贫血。如果没有溶血性贫血的证据，就没有必要进行进一步的检测，除非患者需要输注红细胞而血清中有针对红细胞抗原的不完全抗体。检测放散液可有助于抗体鉴定(见下面“放散”部分和第 16 章)。

(2)近期输血史。当一个患者最近有输血史，DAT 阳性可能是出现免疫应答的第一个表现，抗体致敏输入的含有相应抗原的红细胞，使 DAT 结果变成阳性。但是抗体在血清中可能数量不足，血清中不易检出。抗体最早可能出现在输血后 7 ~ 10 天(初次免疫)，最早可能在输血后 1 ~ 2 天(再次免疫)[4, 11]。这些同种抗体可以缩短已经输注或后续输注的红细胞的存活时间。输血后的 DAT 结果可能为混合外观(即献血者红细胞凝集，患者的红细胞不凝集)，也可能不会出现混合外观。

(3)有可能引起溶血的相关药物的用药史。已经报道很多药物可能会引起 DAT 结果阳性和(或)溶血反应。但这类事件并不常见[12]。(见下面“药物诱导的免疫性溶血性贫血”部分)

(4)造血干细胞或器官移植史。供者来源的过客淋巴细胞产生针对受者红细胞上 ABO 或其他血型抗原的抗体，导致 DAT 结果阳性[4]。

(5)静脉注射免疫球蛋白(intravenous immunoglobulin，IVIG)或静脉注射抗 - D。IVIG 可能含有 ABO 抗体、抗 - D 或其他抗体[13]。Rh D 阳性患者通过静脉注射抗 - D 用于治疗免疫性血小板减少症(以前被称为“免疫性血小板减少性紫癜”)可引起 DAT 阳性结果。静脉注射抗 - D 也可能含其他抗体，包括 ABO 抗体[14]。

2. 血清学实验

以下三个检测方法有助于 DAT 阳性结果的解释：

(1)使用抗 - IgG 和抗 - C3d 试剂检测 DAT 阳性的红细胞以鉴别抗体性质。这将有助于免疫性溶血性贫血的分类。

(2)血清学实验有助于检出针对红细胞抗原有临床意义的抗体，有助于免疫性溶血性贫血的分类，同时存在自身抗体和同种抗体的检测的实验和操作流程，将在本章的后面部分描述。

(3)用试剂红细胞检测 DAT 阳性红细胞放散后的放散液，可以用于确定红细胞抗体特异性。当唯一的包被蛋白是补体，放散液可能是阴性反应。但是，如果临床表现支持抗体介导的溶血，输血后，仅有补体包被的红细胞放散液也应进行检测。制备放散液可以浓缩患者血浆中常规方法检测不到的低于血清检出限的少量 IgG。

实验室的结果、患者的病史和临床资料相结合，有助于将所涉及的问题分类。

3. 放散

下列情况应进行放散试验：

(1)存在免疫性溶血的临床症状和体征。

(2)有近期输血史的患者血清检测结果阴性或不确定。

(3)怀疑 HDFN，但母亲血浆中未检测到同种抗体。

不推荐对所有 DAT 阳性标本进行常规放散试验。大部分输血前 DAT 结果阳性的标本放散液却是阴性的，DAT 阳性通常与血清球蛋白增高有关[7-9]。

放散试验可以使抗体从致敏红细胞上解脱下来并恢复到有活性的状态。放散方法有多种[15]。许多实验室采用商品化的酸放散试剂，主要优点包括使用方便及减少暴露于有害的化学试剂的风险；大多数的抗体均可以通过酸放散收集。但有报道商品化酸放散试剂中低离子洗涤液会产生与高效价抗体相关的假阳性放散结果[16]。目前尚没有一种单一的放散方法适用于所有情况，当酸放散结果阴性与临床情况不一致时，另一种放散法(如有机溶剂)可在一些参比实验室中使用[17]。

表 17 - 2 列出了一些常规放散方法。多数情况下放散液仅在抗球蛋白相被检出。但如果检测可疑的 IgM 类抗体，需要 37℃孵育后离心再判读结果。放散法技术上的注意事项在第 16 章讨论。

表 17－2　抗体放散方法

方法	用途	特点
反复冻－融	ABO HDFN	快速；红细胞用量少；其他抗体难放散
热放散(56℃)	ABO HDFN；IgM 抗体	简单；IgG 性质同种和自身抗体难放散
酸放散试剂盒(商业)	温自身和同种抗体	简单；当高效价抗体存在时容易出现假阳性[16]
化学/有机溶剂	温自身和同种抗体	有化学危险性，如易燃、毒性、致癌性

HDFN，胎儿或新生儿溶血性疾病；IgM，免疫球蛋白 M

当发生溶血性输血反应或 HDFN 时，放散液中常常检测到特异性抗体(或多种抗体)，而在血清中可能检测不到。对于输血反应，新产生的抗体最先仅在放散液中被检测出，而 14～21 天后才在血清中被检出[18]。如果放散液结果是阴性的，而一个非 O 型患者输注了含有抗－A 或者抗－B 的血浆成分(如输注 O 型血小板)，且受血者出现了免疫性溶血反应症状，放散液应与 A1 细胞和(或)B 细胞进行反应，或使用最近输注的血的红细胞来检测放散液，这些红细胞可检测出导致免疫的罕见抗原。可疑 HDFN 时，如未检测出母源抗体，并且父亲的红细胞 ABO 血型与母体次测不相容，应用婴儿的红细胞放散液与父亲红细胞反应可以发现针对低频抗原的抗体。

如放散液与所有试剂红细胞反应，最大可能为自身抗体，尤其当患者没有近期输血史时。然而，如果患者最近输了血，则需要考虑为高频抗原的抗体。当血清中没有不规则抗体且患者没有近期输血史，没有必要针对自身抗体进行血清学检测，仅需要检测放散液即可。

血清学试验结果进行评估时需要评估患者完整病史，包括是否存在被动抗体。如果患者血清和放散液均无反应，而存在免疫性溶血临床表现且患者应用过可能引起药物性溶血的药物，则需要进行药物相关抗体的检测(见下面“药物诱导的免疫性溶血的实验室研究”部分)。

第二节　自身免疫性溶血性贫血

免疫介导的溶血是一类表现为红细胞寿命缩短的免疫反应。如果骨髓可以代偿，即使红细胞寿命缩短，也不会导致贫血。免疫介导的溶血只是溶血性贫血的原因之一，很多溶血的发生跟免疫无关。

输血科的血清学检查不能判断患者是否发生溶血性贫血，溶贫的诊断要依靠临床表现和实验室数据，如血红蛋白值、红细胞压积、网织红细胞计数、红细胞形态、胆红素、结合珠蛋白以及 LDH 值，有时候还需测定红细胞寿命。血清学结果可以协助判断溶血是否由免疫因素引起，以及免疫性溶血的类型，因为不同类型的溶血治疗方法不同。

有时候，红细胞破坏发生在血管内，大量的游离血红蛋白释放到血浆中。原因是经典补体级联反应激活导致红细胞破坏。这种溶血的特征为血红蛋白血症，当血红蛋白值超过肾阈值时，会引起血红蛋白尿。相反，血管外溶血相对常见，脾脏和肝脏中的巨噬细胞吞噬全部或部分红细胞(造成球形红细胞的形成)，或通过细胞毒性效应破坏红细胞，引起血清胆红素升高。当然，这种区分并不全面，因为当血管外溶血严重时，红细胞破坏产生的血红蛋白也会释放到血浆中。

自免溶贫可以用几种方法来分类。表 17－3 是一种分类方法。自身抗体免疫性溶贫主要分为以下几种：温抗体性自免性溶贫，冷凝集素病，混合型自免溶贫，阵发性冷性血红蛋白尿。不是所有的病例都适合这个分类，表 17－4 列出了典型自免溶贫的血清学特点。药物也有可能会引起免疫性溶血(见下面“药物引起的自免溶贫”部分)，药物诱导自身抗体的作用与温抗体性自免溶贫血清学表现无法区分。

一、温抗体型自身免疫性溶血性贫血

WAIHA 最常见的原因是由温反应性自身抗体引起的，它与红细胞的反应的最适温度是 37℃，通常是 IgG，也可能是 IgM 或 IgA。

表 17－3　免疫性溶贫的分类

自身免疫性溶血性贫血	同种免疫性溶血性贫血	药物诱导自身免疫性溶血性贫血
温抗体型自身免疫性溶血性贫血	溶血性输血反应	
冷凝集素病	胎儿和新生儿溶血病	
混合型自身免疫性溶血性贫血		
阵发性冷性血红蛋白尿症		

表 17－4　自身免疫溶血性贫血的血清学表现

	温抗体型自免溶贫	冷凝集素病	混合型自免溶贫	阵发性冷性血红蛋白尿
直抗（常规）	IgG IgG + C3 C3	仅有 C3	IgG + C3 C3	仅有 C3
抗体类型	IgG	IgM	IgG，IgM	IgG
放散液	抗 IgG 抗体	无反应	抗 IgG 抗体	无反应
血清实验	间接抗人球蛋白实验，20℃时，35% 会粘附在未经处理的红细胞上	IgM 类的凝集抗体，在 4℃效价≥1000（60%），在 30℃时具有活性	IgG 类有活性的抗体以及在 30℃有活性的 IgM 凝集抗体同时存在	常规间接抗人球蛋白实验阴性，在 Donath-Land 实验里 IgG 为双相溶血素
特异性	活性较广，据报道有多重特异性	常常为抗－I 抗体	常常不确定	抗－P 抗体

1. 血清学特点

67% 的 DAT 阳性见于 IgG 和补体同时存在，20% 只有 IgG，13% 只有补体。在初次诊断前或输血前检查放散液有助于判断吸附在患者红细胞表面的 IgG 是否为自身抗体。

典型的 WAIHA，放散液与几乎所有红细胞都呈阳性反应，应用酶处理红细胞，或加入 PEG 或用柱凝集和固相技术，都可以增强。但如果吸附在红细胞表面只是补体，放散液结果则为阴性。

如果在体内患者的自身抗体完全被红细胞吸附时，血清中可能检测不出游离抗体。只有当自身抗体的数量超过红细胞表面可以吸附的位点时，血清中才会有游离的自身抗体，这种情况下，DAT 强阳性。

血清中含有自身抗体时，间接抗人球蛋白试验阳性。约 60% 的 WAIHA 患者血清中的自身抗体可以在盐水介质中与未处理红细胞悬液反应。如果添加 PEG 或酶处理红细胞，或用柱凝集法和固相技术，90% 以上的血清会查出有自身抗体。

1/3 的 WAIHA 患者血清仅在室温下会出现凝集反应，冷凝集素在 4℃有反应而在 30℃或者 37℃时没有活性，因此这种冷凝集素没有临床意义，患者除了有温抗体性溶贫外没有冷凝集素病[4]。

有一种不常见的 WAIHA 类型是 IgM 凝集素，其在 37℃有反应[4, 19]。这种类型的 WAIHA 的特点是严重的溶血以及预后差，抗人球蛋白试验中，红细胞会自发性凝集。也就是说，洗涤红细胞与对照组所有试剂如 6% 的清蛋白均阳性反应。（见下面血清学问题部分）。红细胞表面通常检测出含有补体，可能没有 IgG 和 IgM。在抗人球蛋白试验之前，37℃孵育后检测，可以在放散液中检测 IgM 抗体。有些 IgM 温反应性凝集素一般很难检测到，有一些在清蛋白存在或降低 pH 时可增强。凝集素最佳反应温度有时候是在 20℃～30℃而不是 37℃。这些自身抗体在 4℃时效价较低，小于 1∶64。这类 IgM 温反应性自身抗体与冷凝集病的抗体容易区分。为了防止出现结果误判，应用不同温度下（37℃、30℃、室温、4℃）检测效价来避免漏检抗体[4, 19]。

2. 血清学问题

温反应性自身抗体在红细胞试验中可能鉴定困难。如红细胞表面粘附大量的 IgG 抗体或试剂里面含有增强剂如白蛋白，就有可能出现自发性凝集。

当使用蛋白含量高的 Rh 分型试剂时也会发生此现象。此时如果阴性对照试剂可以与这种抗血清反应的话，分型试验就无效。在低蛋白试剂作用下，IgG 不会引起红细胞自发性凝集（比如单克隆抗体血清），它的反应性比真正的凝集反应弱也更不稳定，6% 白蛋白的对照组可能阴性[20]。

温反应性 IgM 凝集素也会导致自发性凝集，导致 ABO 和 Rh 分型困难，导致抗人球蛋白试验，阴性对照发生阳性反应。在这种情况下，应用 DTT 或 2－ME 破坏 IgM 抗体（方法 2－18），可以更准确分型和解释抗人球蛋白试验结果。当自发性凝集被破坏，对照组试验即为阴性。

当 DAT 试验由于 IgG 原因呈阳性的时候，要首先去除粘附在红细胞上面的 IgG，否则不能使用抗球蛋白反应试剂（见方法 2－20、方法 2－21）。替代的办法是使用低蛋白的抗血清（如单克隆抗体试剂），这样就不需要进行 coombs 实验（参照检测自发性凝集反应的说明书）。了解患者红细胞表达缺失的抗原有助于预测患者已经产生或将来可能产生的有临床意义的同种抗体。自身红细胞上缺失的抗原是现在或将来同种抗体产生的目标抗原。

血浆中存在自身抗体增加了血清学检查的复杂性，需要花费大量时间去完善输血前检查。如果一个血浆中含有温反应性自身抗体的患者需要输血，判断他是否同时存在同种抗体非常重要。一些同种抗体在不同阶段比自身抗体反应强烈，但是常规实验可能查不出隐蔽的同种抗体[21－22]。

在温反应性自身抗体存在的情况下检测出同种抗体的办法是要先去除、减少或避开自身抗体。使用 PEG、酶、凝胶柱、固相吸附红细胞等方法可以增强自身抗体的检出效率。用低离子强度液或盐水试管法可能检测不出自身抗体，但可以检测出大部分有临床意义的同种抗体。其他的方式有吸附法，下面介绍两种最常用的吸附法。

3. 自身红细胞吸附

如果患者近期没有输血，在温反应性自身抗体存在的情况下检测同种抗体最好的办法就是自体红细胞的吸附（自体吸附，见方法 4－8）。只有将自身抗体去除，存在血清中的同种抗体才会被检测出。

自身吸附首先需要准备患者的红细胞。在 37℃时，体内吸附已经发生，红细胞表面所有抗原表位都可能被封闭。在 56℃，加热放散 3～5 min 可以破坏已经连接在红细胞表面的部分 IgG。用蛋白水解酶处理红细胞可以增加自身抗体的吸附能力。用 ZZAP 处理红细胞，将木瓜蛋白酶或无花果蛋白酶与 DTT 混合，两种操作同时进行。有人建议应用巯基试剂可以增加 IgG 对蛋白水解酶的敏感性，解离细胞表面的 IgG 抗体分子[23]。如果血清中含有高水平的自身抗体，需要多次连续的自身红细胞吸附。一旦自身抗体被去除，被吸附后的血清就可以用来检测同种抗体。

最近三个月内有输血史的患者不推荐自身红细胞吸附，因为患者血液中可能含有输入的红细胞，输入的红细胞会吸附同种抗体。红细胞寿命为 110～120 d。自免溶贫患者，自身红细胞或输入的红细胞寿命都会缩短。当然，对于需要反复输血的患者，判断输入体内的红细胞存活寿命并不容易。体外试验已经证实，很少一部分（＜10%）的抗原阳性的红细胞可以去除同种抗体[24]。所以，推荐输血后至少 3 个月才可以进行自体吸附。

4. 同种异体红细胞吸附

当患者最近接受了输血或自体可用红细胞不足时，可使用同种异体红细胞来吸附（同种异体吸附）。目的是除去自身抗体并将同种抗体保存在吸附的血清中。吸附的红细胞应不能表达同种抗体对应的抗原。但是因为同种抗体的特异性未知，常用不同表型的红细胞分别用于吸附患者的不同血清。

考虑到潜在同种抗体不同类型，选择用于吸附的红细胞非常重要。原则上，红细胞选择基于几种抗原，这些抗原是可以诱导产生临床意义的同种抗体。包括常见的 Rh 抗原（D，C，E，c 和 e），K，Fy^a 和 Fy^b，Jk^a 和 Jk^b，以及 S 和 s。在吸附试验（参见表 16－4）之前需要进行适当的预处理（例如，用酶或 ZZAP）以破坏部分抗原，使红细胞选择更容易。高频抗原抗体不能通过同种异体吸附排除，因为吸附的红细胞会表达高频抗原并同时吸附同种抗体和自身抗体。

当患者的表型未知时，应选择三种不同 Rh 表型（R_1R_1，R_2R_2 和 rr）的 O 型红细胞样品（参见方法 4－9）。一个样本应该缺少 Jk^a，另一个应缺少 Jk^b。如表 17－5 所示，ZZAP 或酶预处理吸附红细胞后，降低了表型需求。也可以使用未处理的红细胞，但是除了上述的 Rh 和 Kidd 系统要求外，吸附红细胞必须包括 S，s，Fy^a，Fy^b 和 K 抗原中至少一种阴性红细胞。

如果患者的表型是已知或可确定，则可使用单一红细胞吸附抗体。如果使用 ZZAP 处理，可以选择至少匹配 Rh 和 Kidd 表型的红细胞。例如，如果患者的表型是 E－K－S－Fy(a－)Jk(a－)，未处理的吸附红细胞需要缺少所有五个抗原，但酶处理红细胞仅需 E－K－Jk(a－)，以及 ZZAP 处理的红细胞仅需要是 E－Jk(a－)。在 PEG(方法见 4－10)或 LISS[25-26]存在下使用未处理的红细胞的吸附，可减少吸附的孵育时间并提高效率，这是一种改良方法。

5. 血清吸附试验

在一些情况下，血清需要吸附两次或三次以去除自身抗体。完全吸附的血清和已知表型不同的 Rh，MNS，Kell，Duffy 和 Kidd 的红细胞试剂(抗体检测细胞)进行反应测试。如果吸附的血清具有反应性，则应进一步测试该血清以鉴定抗体。用不同的红细胞样品吸附的血清提供了一组潜在的信息样本。例如，如果吸附有 Jk(a－)红细胞的血清样本与 Jk(a＋)红细胞反应，则可以确定推断同种抗－Jk^a的存在。

偶尔通过三次连续吸附不能去除自身抗体，可以进行额外吸附，但多次吸附可能稀释血清。如果吸附试验不能除去抗体，则自身抗体可能有不与红细胞反应的特异性。例如，具有 Kell，LW 或 En^aFS 特异性自身抗体可不被 ZZAP 处理的红细胞去除(参见表 16－4，由各种试剂改变的抗原列表)。当吸附试验不能有效去除抗体反应性，应该考虑到样品含有针对高频抗原的自身抗体或同种抗体。

自身抗体有时具有特定的反应性，表明同种抗体的存在。例如，D 抗原阴性患者的血清可能有抗 C 反应性。即使患者红细胞不表达 C 抗原，抗 C 反应性也可以表现为温自身抗体活性。在这种情况下，表现类似同种抗 C 的抗体也可以被自体和异体的 C 抗原阴性红细胞吸附。与真正的抗 C 同种抗体的反应不同，同种抗 C 仅被 C＋红细胞吸附。在一项研究中，自体红细胞吸附后的血清除了表现同种抗体的特点外，还常常保留了类同种抗体的自身抗体，而同种异体红细胞吸附的血清通常仅含有同种异体抗体[27]。这反映了自体吸附的低效率，其低效率主要是因为可去除所有自身抗体的自体红细胞的数量有限。

6. 自身抗体的特异性

在许多 WAIHA 的病例中，自身抗体没有显著的特异性。患者的血清与所有红细胞样品反应。如果用稀有 Rh 表型细胞(如 $D^{-/-}$ 或 Rh null)进行试验，一些自身抗体表现为弱反应性或无反应性，且自身抗体在 Rh 系统中表现出宽特异性。偶尔表现为针对 Rh 抗原(D，C，E，c 和 e)特异性，特别是在盐水或低渗盐水间接抗人球蛋白试验中。基于对某些表型的细胞的“相对”特异性也可能出现，在吸附后相对特异性也可能更明显。血清中的自身抗体特异性也比放散液更强。

表 17－5　同种异体红细胞吸附的选择

第 1 步：选择每种 Rh 表型的红细胞		
R_1R_1		
R_2R_2		
rr		
第 2 步：根据是否处理或不同处理方法的红细胞(见下)，在下表列出的各种抗原中，Rh 抗原分型的细胞至少有 1 种对应抗原为阴性		
ZZAP 处理的红细胞	酶处理的红细胞	未经处理的红细胞
Jk(a－)	Jk(a－)	Jk(a－)
Jk(b－)	Jk(b－)	Jk(b－)
	K－	K－
		Fy(a－)
		Fy(b－)
		S－
		s－

除了 Rh 血型抗体特异性外，其他特异性的温反应性自身抗体也有报道（如 LW，Kell，Kidd，Duffy 和 Diego 系统中的特异性）[28-29]。患者的 Kell，Rh，LW，Lu 和 Lan 系统的自身抗体特异性有相应抗原时表达降低，且 DAT 结果可以是阴性或弱阳性。在这些情况下，自身抗体可能最初认为是同种异体抗体。在抗体和溶血性贫血改善后，抗原强度恢复正常，并且存储的血清里面的抗体能与患者的红细胞反应，才能证实它是真正的自身抗体。

对罕见表型红细胞的检测和通过特殊技术对自身抗体特异性的鉴定，限制了实际应用。如果自身抗体与罕见 Rh 表型（如 Rh_{null}）之外的所有红细胞反应，则不太可能获得相容的献血者血液。这样的血液，如果有，应该保留用于那种罕见表型的同种异体免疫的患者输血。

7. 血液制品的选择

在选择用于输注的红细胞之前，最重要的是要排除是否存在有临床意义的同种异体抗体。多篇文献报告，血清中具有温反应性自身抗体的患者具有较高的同种异体免疫概率（12% ~40%，平均为 32%）[21, 30-33]。尽管鉴定这些患者存在血清学上的技术困难，但仍需要保护其避免发生溶血性输血反应。如果血清存在与所有试剂红细胞均反应的自身抗体，尽管有些反应比较弱，但都可能掩盖同种抗体的反应性（即红细胞与同种抗体和自身抗体同时作用的反应性可能不会比单独与自身抗体作用时强）[21-22]。

确定是否有新形成的同种异体抗体非常重要。由于仅存在自身抗体，所有交叉配血都不相容，不同于存在有临床意义的同种抗体，可以使用抗原阴性红细胞进行交叉配血。对于 AIHA 的患者，检查由同种异体抗体引起的红细胞破坏可能困难。这些患者自己的红细胞和输入的红细胞的寿命都会缩短。

如果在吸收后的血清中没有检测到同种异体抗体，则可以选择 ABO 和 Rh 同型的随机红细胞用于输血；如果存在有临床意义的同种异体抗体，输入的红细胞应缺乏对应的抗原。对于需要长期输血支持的患者，需要进一步检测患者的表型或基因型。然后考虑选择有临床意义的血型抗原相匹配的献血者进行血液输血，以避免产生同种异体免疫反应，也可以减少需要吸附红细胞的数量和输血前检查的复杂性。

如果自身抗体对单一抗原（如 e 抗原）有特异性，并且患者有进行性溶血，则应选择缺乏该抗原的红细胞成分。有证据表明，这种缺乏特异性抗原的红细胞比患者自身红细胞存活时间更长[4]。没有进行性溶血或输入的红细胞寿命缩短的证据时，自身抗体的特异性并不重要。但可以选择抗原阴性的血液制品，因为这可以简便地避免自身抗体作用于输入的红细胞且不用检测患者潜在的同种抗体。

如果自身抗体表现更广泛的反应性，即对所有细胞反应，但也表现出相对的特异性（例如，优先与具有 e 抗原的红细胞反应），那么是否输注缺乏相应抗原的血液尚有争议。仅为了改善与血清相容性检测结果，将患者暴露于自身缺乏的 Rh 抗原是不可取的，特别是缺乏 D 抗原的具有生育能力的女性。（例如，当 D 抗原阴性的患者具有抗 e 自身抗体时，输注 e 抗原阴性血液可能同时含有 D 抗原；D 抗原和 e 抗原都是阴性的血液极为罕见的。）建议进行基因分型以确定产生同种异体抗体或自身抗体的风险，将有助于对复杂病例作决策，并可能改善患者预后。

一些实验室使用吸附后血清进行抗体筛查和选择配合的血液制品（即所检测的血液制品中具有临床意义的同种抗体表现为阴性）。由于自身抗体的存在，输注的血液制品在体内都不相合，另外一些实验室对吸附的血清不进行交叉配血。发出的这袋血如果与吸附后血清相合，可以在一定程度上保证选择了正确的血液，并且避免了其他的抗体（如抗 -Wr^a）导致的不相合，但是这种做法会带给患者安全输血的错觉。

对体内存在温抗体型自身抗体的患者可输注抗原相匹配的红细胞，并结合标准吸收程序，已报道这一输血管理方案是可行的[34]。正如前面关于吸附试验中所讨论的，常见的具有临床意义的抗体（D，C，E，c，e，K，Fy^a，Fy^b，Jk^a，Jk^b 和 S 和 s）已经考虑在内。实施这种方案的能力取决于输血科的能力，但更多取决于血液供应方，需维持足够库存来满足抗原表型相匹配的需求。

近年来，分子生物学技术已经应用于温自身抗体患者的红细胞基因分型，以确定患者可以产生哪些同种抗体。检测 DNA 对于 DAT（IgG）阳性患者表型的预测具有突破性意义，因为血型血清学试验不能完全保证去除 IgG 抗体，并且一些红细胞抗原对 IgG 的清除很敏感[35-37]。近期的输血也不会干扰分子检测的结果。但是如果存在罕见或稀有的沉默突变，或是患者接受了干细胞移植，基因分型可能无法准确预测表型。

一些专家建议，当排除常见的具有临床意义的同种抗体外，对于含有自身抗体的患者也可以使用电子交叉配型[38-39]。这种方法不需要发放标记为“不相合”的血；然而，如上所述，这种做法也可能产生错误的安全感。

虽然解决这些患者的血清问题很重要，但为了寻找血清相合的血液而延迟输血，可能对患者产生更大的危险。只有依靠临床判断才能解决这个困境；保持与患者的医生进行沟通非常重要。

8. 存在温抗体型自身抗体的患者输血

体内有温反应自身抗体的患者可能没有明显的溶血，也可能有危及生命的贫血。没有明显溶血表现或者症状较轻的患者能很好地耐受输血。但由于输血前检查存在困难，这些患者的输血风险一定程度上稍有增加。输注的红细胞的存活时间与患者自身的红细胞大致相同。

输血可能会加重急性溶血期患者的溶血，输注的红细胞可能比患者自身的红细胞更快地被破坏。这与输血增加的红细胞数量以及红细胞损伤的动力学有关[4]。输注的红细胞的破坏可能加重血红蛋白血症和血红蛋白尿。输血后发生严重溶血的患者可能发生弥散性血管内凝血。

对自免溶贫患者输血是一种需要在风险和临床需求之间寻找平衡的临床决策。不应该仅因为血清学的不相容而拒绝输血。输血的量通常应该是维持氧供给所需的最小量，而不是一定要达到某一血红蛋白水平。在输血过程中应严密监测患者的情况。

9. DAT 阴性的 AIHA

已有临床和血液学证据证明 WAIHA 患者也可能表现为 DAT 阴性。引起 AIHA 患者 DAT 阴性最常见原因是红细胞结合的 IgG 低于抗球蛋白试验的检测阈值，常规 AHG 试剂检测不到红细胞结合的 IgM 和 IgA 抗体，另外低亲和力的 IgG 抗体在 DAT 的洗涤阶段解离了[4, 40]。

在这些情况下，可以应用一些非常规性检测方法。但是，这些检测方法需要标准化且大多数预测价值较低。比较简单的检测方法之一是检测低亲和力抗体。用冰盐水(如4℃)或 LISS 液来洗涤，有助于将抗体保留在细胞上；试验时，需要一个阴性对照组(如6%的白蛋白)来证实自身冷凝集素不会导致假阳性结果[4, 40]。补体结合抗体消耗试验，酶联抗球蛋白试验，放射性标记的抗 - IgG，流式细胞术，固相试验，直接 PEG 试验，聚凝胺试验，柱凝集法和浓缩放散液都可以用于检测结合于红细胞上水平较低的 IgG[40]。

抗 - IgG，抗 - C3d 和联合抗 - C3b、C3d 试剂是美国唯一许可用于人红细胞相关抗体检测的试剂。与 IgA 或 IgM 反应的 AHG 试剂可商购，但是在凝集试验中与红细胞一起使用的方法没有统一的标准，使用时需谨慎，使用前应对相关的血凝试验进行标化[4]。在其他国家，可以购买试管法或微柱凝集法检测 IgM 和 IgA 的 AHG 试剂。

二、冷凝集素疾病

冷凝集素疾病（cold agglutinin disease，CAD）不如 WAIHA 常见，最常见于寒冷的环境，与自身抗体相关的溶血性贫血。CAD 可以是急性或慢性的疾病。急性 CAD 通常继发于肺炎支原体感染；慢性 CAD 常见于老年患者，并且有时与淋巴瘤、慢性淋巴细胞性白血病或原发性巨球蛋白血症相关。在寒冷的环境中可能会出现手足发绀和血红蛋白尿。CAD 的特点是 EDTA 抗凝标本中的红细胞可在室温下聚集，有时红细胞可以聚集达到出现肉眼可见凝集的程度。

1. 血清学特点

在几乎所有的 CAD 病例中，补体是红细胞上唯一可被检测到的蛋白。如果标本较好的采集并在37℃下洗涤，则可去除红细胞上的免疫球蛋白，并且红细胞放散液也不会发生反应。如果检测到其他蛋白，则应进行 DAT 的阴性对照测试(如6%白蛋白或盐水)以排除自身冷凝集素引起假阳性结果。自身反应的冷凝集素通常是 IgM，其在较低温度下与外周血循环中的红细胞结合并导致补体成分附着于红细胞上。当红细胞循环到较热的部位时，IgM 就会解离下来，但补体仍附着在红细胞上。

与免疫性溶血相关的冷凝集素 IgM 通常在30℃有反应，60%的患者在4℃效价可达到1 000[4]。如果在检测系统中加入22%～30%的牛白蛋白，则病理性冷凝集素将在30℃或37℃反应[4]。有时，病理性冷凝集素效价较低(即<1 000)，但它们具有更大范围的反应温度(即无论是否加入白蛋白，冷凝集素在30℃都会反应)。抗体的反应温度范围比效价的意义更大。有时可以在20℃～25℃

发现未处理的红细胞的有溶血活性。但在有罕见 Pr 抗体特异性时，酶处理过的红细胞在足够的补体存在下都会发生溶血。

为了检测自身冷凝集素真实的反应温度或效价，收集的标本应严格控制在 37℃，血清和红细胞分离过程也保持 37℃，避免在体外发生自体吸附。也可以在 37℃下孵育 10～15 min（反复混合）EDTA 抗凝血，然后分离红细胞和血浆。该过程中自体吸附的抗体将释放入血浆。

在慢性 CAD 中，自身凝集素 IgM 通常是 κ 型轻链的单克隆蛋白。在支原体或病毒感染诱导的急性 CAD 中，多数有正常的 κ 型轻链和 λ 型轻链多克隆抗体 IgM。也有报道罕见的自身冷凝集素 IgA 和 IgG。

2. 血清学问题

CAD 患者 ABO 分型、Rh 分型和其他试验的问题并不少见。通常，只需将标本立即保温 37℃，并在检测前用 37℃温盐水洗涤红细胞。或将 EDTA 抗凝标本在 37℃孵育约 10 min，然后用温盐水洗涤红细胞。用 6% 牛白蛋白进行平行对照试验以确定是否有自身凝集干扰。如果平行对照试验为阴性，则抗 - A 和抗 - B 结果通常是有效的；如果平行对照仍为阳性，需要用巯基试剂处理红细胞。因为自身冷抗体主要是 IgM，巯基试剂可使 IgM 分子变性，所以可以使用巯基试剂（如 2 - ME 或 DTT）消除自身凝集（参见方法 2 - 18），也可以用 ZZAP 试剂处理准备吸附的红细胞（参见方法 4 - 8）。

当血清与 O 型试剂红细胞出现凝集时，ABO 反定型检测是无效的。需使用预热血清与 A1 型，B 型和 O 型红细胞重复试验，红细胞在 37℃下孵育 1h 后“沉降”（而非离心），通常能解决问题（参见方法 2 - 11）。通过避免离心步骤，可以避免自身冷抗体的干扰。一些患者血清中的弱抗 - A 和（或）抗 - B 在 37℃下可能不反应，可以选择吸附的血清（自体吸附的血清或同种异体 O 型红细胞吸附后的血清）。因为兔的血基质红细胞吸附后血清可能会去除抗 - B 和抗 - A1，因此吸附后血清不能用于 ABO 反定型[41-42]。

3. 在自身冷凝集素存在下检测同种异体抗体

如果在 37℃下进行血清学试验且将 IgG 单特异性试剂进行试验，多数自身冷抗体不会掩盖具有临床意义的同种异体抗体。因为会增加自身抗体的反应性，不推荐使用增效剂（如白蛋白或 PEG）。在极少数情况下，可能需要在 4℃进行自体吸附试验（参见方法 4 - 5）。要完全有效去除自身冷凝集素是非常耗时且不必要的。在吸附之前用酶或 ZZAP 处理患者的细胞可以更便捷的去除冷自身抗体。通过 1～2 次低温下自体吸附就可以充分去除自身抗体，在 37℃下检测到被冷自身抗体掩盖的同种异体抗体。WAIHA 的同种异体抗体的吸附过程也可在 4℃下进行。应当谨慎使用可以去除自身抗 - I 和自身抗 - IH 的兔血基质红细胞，原因是无论血型特异性如何，该方法都可以除去具有临床意义的同种抗体，如抗 - D，- E，- Vel 和 IgM 抗体[43-44]。

4. 自身抗体的特异性

CAD 中的自身特异性抗体最常见的是抗 - I，但通常只有学术意义。抗 - i 抗体不常见，它通常与传染性单核细胞增多症相关。在其他罕见的情况下，也可有其他特异性。

自身抗体特异性对 CAD 来说不具有诊断价值。健康个体及 CAD 患者中都可见自身抗 - I 抗体。然而，生理状态下自身抗体抗 - I 在 4℃和效价 64 以下时无反应，并且在室温下与 I 抗原阴性的红细胞（脐血 i 和成人血 i）不反应。但是，CAD 患者自身抗体可在室温下与 I 抗原阴性的红细胞发生相当剧烈的反应，并且与 I 抗原阳性的红细胞反应更强。自身抗体抗 - i 则相反，其与 I 抗原阴性的红细胞的反应比与 I 抗原阳性的红细胞的反应更强。抗 - I^T，最初认为是识别 i 向 I 转变的状态（名称为“I^T”），与脐带血红细胞反应强烈，与红细胞上正常的成人 I 抗原反应弱，与成人 i 抗原的反应最弱。在罕见的情况下，特异性冷凝集素可能是抗 - Pr，其与未处理的红细胞上的 I 或者 i 抗原都有较强反应，但不能与酶处理的红细胞反应。确定自身冷凝集素的效价和特异性的方法在方法 4 - 6 和方法 4 - 7 中已给出。自身冷凝集素的典型反应性模式见于方法 4 - 6 的表中。

三、混合型 AIHA

虽然大约 1/3 的 WAIHA 患者含有在室温下凝集的非病理性 IgM 抗体，但也有 WAIHA 患者的冷凝集素在 30℃或以上有反应。后者称为“混合型”“冷热联合型”AIHA，可以分为高效价，更宽反应温度的 IgM 冷凝集素（罕见的 WAIHA + 经典 CAD）和正常效价患者（4℃，<64），宽反应温度冷凝集素[45-47]。混合型 AIHA 患者在试验的所有阶段通

常都存在溶血和复杂的血清反应性。

1. 血清学特点

在混合型 AIHA 中，通常在患者的红细胞上可检测到 IgG 和 C3，也可以检出单独的 C3，IgG 或 IgA[4]。放散液含有温抗体型 IgG 自身抗体。血清中存在温抗体型 IgG 自身抗体和冷凝集素 IgM 自身抗体。这些自身抗体在试验的每个阶段，均与红细胞发生反应。凝集素 IgM 自身抗体≥30℃反应。如果通过吸收试验检测同种异体抗体，需要在 37℃和 4℃条件下分别进行。

2. 自身抗体的特异性

异常的 IgM 型冷自身抗体可能有典型的 CAD 的特异性(即抗－I 或抗－i)，但通常不具有明显的特异性[45－46]。IgG 型温自身抗体在血清学上通常与典型 WAIHA 中的自身抗体不同。

3. 混合型 AIHA 患者的输血

如果必须输血，在 WAIHA 和 CAD 引起的急性溶血的患者中，排除同种异体抗体以及选择输注的血液原则与上文相同。

四、阵发性冷性血红蛋白尿

阵发性冷性血红蛋白尿(paroxysmal cold hemoglobinuria，PCH)是 DAT 阳性 AIHA 最罕见的表现。从历史上看，PCH 与梅毒有关，但这种关联现在并不常见[48]。更常见的是，PCH 作为一种继发于病毒感染的急性一过性症状，尤其常见于幼儿。在这种情况下，只能在很短时间内检测到双相溶血。另外，PCH 还可能继发于老年人特发性慢性疾病。

1. 血清学特点

PCH 由冷反应性 IgG 抗体激发并结合补体引起。与冷反应性自身 IgM 抗体一样，在身体较冷区域(通常为四肢)中与红细胞发生反应，并引起补体 C3 与红细胞不可逆地结合。然后当血液循环到身体较温暖部分时，抗体与红细胞解离。进行常规的 DAT 试验的洗涤的红细胞通常只有补体包被，但是用冷盐水洗涤可以检测到红细胞表面结合的 IgG 抗体[4]。将检测体系维持在最佳结合温度，可使冷反应性 IgG 自身抗体一直附着在其抗原上。因为补体成分通常是红细胞表面上唯一结合的球蛋白，PCH 患者红细胞的放散液几乎是非反应性的。

PCH 中的 IgG 自身抗体通常被描述为双相溶血素，因为其与红细胞的结合发生在低温下，但是直到补体包被的红细胞加热至 37℃才发生溶血。这是该诊断试验的基础，如 Donath－Landsteiner 试验(见方法 4－11)。自身抗体可以在 4℃凝集正常红细胞，但需要效价＞64。因为抗体在 4℃以上少有反应，所以输血之前抗体检测试验通常为阴性，并且通过常规的交叉配血程序，血清通常与随机供体细胞相合。

2. 自身抗体的特异性

特异性抗 P 是 PCH 最常见的自身抗体。在 Donath-Landsteiner 试验中，自体抗体与所有的红细胞(包括患者自身的红细胞)反应，除了那些非常罕见的 p 或 P^k 表型。

3. PCH 患者的输血

对于成年 PCH 患者，除非溶血很严重，否则很少输血。在幼儿中，抗体反应的温度范围比成人宽得多，并且溶血通常更加活跃，因此可能需要输血用于抢救。尽管有一些证据表明表型为 p 的红细胞比表型为 P＋(P1＋或 P1－)的红细胞寿命更长，但是表型为 p 血液的概率大约为 1/200 000，并且当急需输血时我们没有机会找到这种罕见的血液。需要紧急输血的 PCH 患者不应被禁止输注一般的血液。对随机选择的红悬输注效果不好的患者，应该考虑输注 P 抗原阴性的红细胞[4]。

第三节　药物诱导的免疫溶血性贫血

药物极少导致溶血性贫血，其发生率约为 1/1 000 000[49]。但近年来，已证实有多种药物与溶血性贫血的发生有关(具体见附录 17－1 提供的列表)，在其他文献也有报道[12]。

药物有时会诱导产生一些针对抗药物本身或红细胞膜的抗体，或者针对药物和红细胞膜形成抗原产生抗体。这些抗体常导致 DAT 阳性或/和引起红细胞免疫性破坏[12, 40]。在某些情况下，DAT 结果呈阳性也可能是因为药物诱导一些非免疫性的蛋白吸附(nonimmunologic protein adsorption，NIPA)到红细胞上造成的[12]。

一、药物诱导抗体形成的理论机制

关于药物是如何诱导免疫反应有众多的学说，解释这些免疫反应如何导致 DAT 阳性并介导细胞破坏。公认的药物相关 DAT 阳性有四种机制：药物吸附(青霉素类)；免疫复合物形成；自身抗体形成以及 NIPA。这种分类虽然为血清学分类，但仍缺乏确凿的证据。同时，一些药物表现的血清活性可能涉及一种或者多种机制，“联合假说”机制可能提供更全面的线索。如图 17-1 所示。一种或多种类型的抗体可同时存在。另外，NIPA 作为一种不依赖于抗体的物质，也可能引起药物诱导的免疫性溶血性贫血。

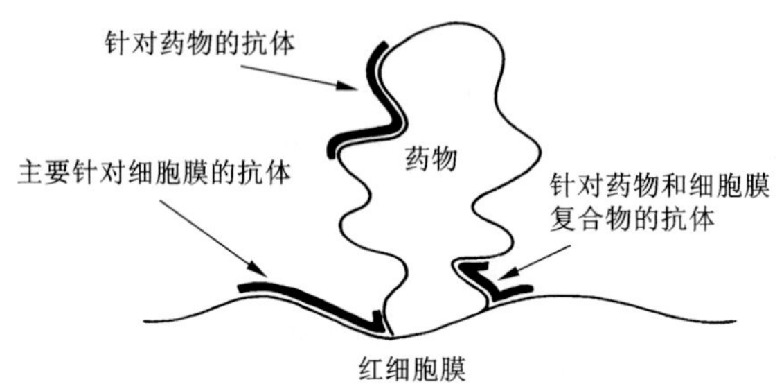

图 17-1　药物诱导抗体反应的统一理论

（基于 Garratty[28] 引用 Habibi 所作的模拟图）

注：细线代表药物诱导抗体 Fab 端与抗原结合的区域。药物（半抗原）与细胞膜疏松或牢固地结合后，抗体可能由以下原因诱导产生：①药物产生药物吸附（青霉素类）的典型体外免疫反应；②细胞膜成分或主要为细胞膜成分（产生自身抗体的典型体外免疫反应）；③部分药物，部分细胞膜成分（产生所谓免疫复合物机制的典型体外免疫反应）[28]

二、血清学分类

药物诱导的抗体可被分为两类：药物依赖性（指这些抗体必须在有药物存在的条件下才可被检出）和非药物依赖性（指这些抗体不需要在体外额外添加药物就可被检出）[4]。药物依赖性抗体又可再分为两类，一类是与药物处理的红细胞反应类（如青霉素、某些头孢菌素产生的抗体），另一类为在有可溶性药物情况下，可与未包被的红细胞发生反应类（如奎宁和头孢曲松产生的抗体）。药物非依赖性抗体（如甲基多巴和氟达拉滨诱导产生的抗体），即使免疫反应是由药物诱导产生的，在没有药物存在的情况下依然具有血清学活性，由于药物非依赖性抗体在检测时无需在检测系统中额外添加药物，因此，其反应特性的血清学特征与特发性温型自身抗体难以鉴别。

如果怀疑一个患者发生了药物诱导免疫性溶血性贫血（drug-induced immune hemolytic anemia，DIIHA），应立即停止使用这种药物。药物依赖性抗体可通过实验室进行检测，但非药物依赖性抗体或 NIPA 引起的 DIIHA 只能通过停用药物与溶血反应发生和缓解之间的关联来进行推测。

因为其他文献报告较多，有关青霉素和甲基多巴诱导产生抗体的历史细节不再赘述[4, 49]。由于静脉注射高剂量青霉素而导致 DIIHA 的病例已不多见。同时，可以诱导产生药物非依赖性抗体的甲基多巴，使用频率亦不如前。目前，与 DIIHA 发生相关性较大的药物有哌拉西林、头孢曲松和头孢替坦[50]。

1. 与药物处理的红细胞发生反应的药物依赖性抗体

一些药物（如青霉素、氨苄西林和大部分头孢菌素）可与红细胞共价结合，可在实验室条件添加药物获得“包被”的红细胞。因此，这些抗体可与红细胞包被的药物反应，而不与未包被的红细胞反应（除非这个患者本身就含有抗红细胞成分的自身抗体）。

青霉素和头孢菌素属 β-内酰胺酶类抗生素。之前大家公认可通过检测青霉素和头孢菌素抗体的方法，即与包被红细胞反应来检测任何一种青霉素和头孢菌素类抗生素诱导产生的抗体。但现在认为并非如此，人工合成青霉素和新型头孢菌素与青霉素和第一代头孢菌素致敏红细胞功能不同。头孢替坦（第二代头孢菌素）能很好包被红细胞，由其诱导产生的抗体可与包被红细胞反应而产生非常高的效价。而头孢曲松（第三代头孢菌素）却不易包被红细胞，导致抗体难以检测[50]。哌拉西林，一种半合成青霉素，在高 pH 时会包被红细胞。然而，大部分健康献血者和患者的血清均会与哌拉西林包被的红细胞反应。因此，不推荐这种方法检测哌拉西林抗体[51]。以下情况可通过使用药物包被的红细胞来检测抗体：

（1）对 IgG 单特异性 DAT 阳性，但也可能存在补体。

（2）血清与药物包被红细胞反应，与未包被红细胞不反应。

（3）患者红细胞放散液与药物包被红细胞反应、与未包被红细胞不反应。

多数情况下溶血是渐进性发展的，但如果未识别溶血病因或药物持续使用也会有威胁生命的危险。患者可能有或者没有用药史。但就头孢替坦而言，预防性使用剂量也可能引起严重的溶血。正常的血清也可能与一些药物包被的红细胞反应（如那些被头孢替坦[4]、哌拉西林[51]、奥沙利铂[52]包被的红细胞），这说明患者之前已经通过环境途径暴露于这些药物（接触药物刺激，产生了抗体）。

2. 在药物存在情况下可与未致敏红细胞发生反应的药物依赖性抗体

许多可造成免疫性溶血性贫血的药物抗体可以通过含有药物的血清与未包被红细胞反应进行检测，哌拉西林和第二代及第三代头孢菌素可以通过这种方式检测，抗头孢曲松抗体也可以通过在药物存在下血清与红细胞反应进行检测[49]。以下是其反应特性：

（1）补体可能是在红细胞上唯一可以容易的检测到的蛋白，但 IgG 也可能存在。

（2）血清中的抗体可能是 IgM，IgG 或 IgG 和 IgM。

（3）在体外检测时必须有药物（或其代谢物）存在，这些抗体可能造成溶血、凝血或/和红细胞对药物的高反应性。

（4）患者仅需服用小剂量药物（如单剂量）。

（5）通常表现为有血红蛋白尿和血红蛋白血症的急性血管内溶血。肾衰也较常见。

（6）一旦抗体形成，再次暴露于极少剂量的药物也会产生严重的溶血症状。

一旦发生，就如同患者血清中含有了一种“自身抗体”，在血清中有药物存在时就可发生反应，与真正的自身抗体不同的是，这些抗体的活性取决于循环系统中的药物或药物抗体复合物[50, 53]。在这种情况下，红细胞放散液与试剂红细胞呈阴性反应。然而，在一些可疑哌拉西林引起 DIIHA 的病例中，如患者持续服用哌拉西林，其放散液也可能有反应性，停药数天后红细胞放散液反应转为阴性。真正的温型自身抗体在患者红细胞放散液中是有活性的，并持续存在。因此，因哌拉西林导致的 DIIHA 可能被误诊为 WAIHA，特别是当放散液有反应时。但是，区别温型自身抗体和药物诱导抗体引起的自免溶贫具有重要临床意义[53]。

3. 非药物依赖性抗体：自身抗体的形成

一些药物诱导产生的抗体，在血清学上与温型自身抗体难以鉴别。红细胞被这些 IgG 抗体“包被”，即使药物不存在时，其红细胞放散液和血清几乎和所有细胞均反应。这种抗体在体外不需要药物。典型的药物是甲基多巴，目前使用量已大大减少。而氟达拉滨，作为一种治疗慢性淋巴细胞白血病的药物，是目前引起药物非依赖性抗体和 AIHA 的主要药物[49]。

4. 非免疫吸附蛋白

某些药物相关的 DAT 阳性是由于药物引起红细胞脂质膜改变而引起的，与抗体的产生无关。这类机制引起的溶血性贫血极为少见。

先锋霉素（初代头孢菌素类）可造成 DAT 结果阳性并与 NIPA 原发相关。在体外 pH 9.8 缓冲液中，头孢菌素“包被”红细胞，与正常的血浆共同孵育。包被后的红细胞可吸附白蛋白、IgA、IgG、IgM、C3 以及其他某些非免疫状态的蛋白。因此，这类药物与所有血浆的间接球蛋白试验几乎均为阳性。其他可导致 NIPA 的药物还有肌苷二醛、顺铂、奥沙利铂和 β－内酰胺酶抑制剂（如棒酸、舒巴坦、他唑巴坦）[12]。

当患者的血浆/血清以及正常的血浆/血清对药物包被红细胞的间接抗球蛋白试验为阳性而患者红细胞的放散液却为阴性时，就应考虑 NIPA。

三、药物诱导免疫性溶血的实验室检测

在血库中最常遇见的药物相关问题就是 DAT 阳性而放散液为阴性的情况。当怀疑有溶血发生时，近期的输血和（或）急性溶血可能导致 DAT 弱阳性。然而，免疫介导的溶血常常被忽略。同时，药物调整和溶血性贫血的时间关系，以及药物抗体的检测同样也应引起重视。

应使用常规方法进行不规则抗体的筛查，如果其血清与未包被的红细胞不发生反应，那么应与可疑药物再次进行检测。有些药物具有一些惰性成分（如片剂或胶囊），有些药物包含多种成分（如哌拉西林和他唑巴坦），虽然使用患者实际服用的药物来测试患者的血清看似合理，但事实上这些惰性成分将会干扰药物处理的红细胞，导致出现判读困难或结果模棱两可。因此，使用纯化的药物或使用不同的药物成分对血清进行检测更为有效。

如果某一种药物已有可造成溶血性贫血的报道，那么其抗体的检测方法一般会在报道中列出。由于多数情况下是使用在药物存在情况下的血清检测药物抗体。因此，当缺乏的某种药物抗体报告时，可制备一个药物浓度约为 1 mg/mL 的反应体系进行初筛。血清标本优于血浆；也可以向反应体系添加正常的血清以提供补体。这种添加补体可增加体外检测因补体引起的溶血的敏感性。

如果以上的检测仍不能得到明确的结果，就可通过使用药物包被正常红细胞再次检测。可检测患者的血清或红细胞放散液是否可与药物包被的红细胞反应(见方法 4 - 12)。这种方法一般用于可疑药物为头孢菌素类(除头孢曲松)引起 DIIHA 的筛选，当放散液与药物包被的红细胞发生反应，与未包被的红细胞不反应，而 DAT 阳性，可确定为药物诱导引起。

为了正确解释检测结果，药物包被红细胞需同时与盐水和正常血清(或血浆)反应作为阴性对照。在一些正常献血者或无溶血性贫血的患者血浆中也可以检测到一些与药物包被的红细胞(如 β - 内酰胺酶类)反应的抗体，这可能是由于既往暴露于这些药物。因此，可能由于患者血清具有反应性得出错误的结论[51-52]。

必要时可使用药物包被的红细胞作为阳性对照。如果患者的血清或放散液反应性为阴性，但缺乏阳性对照时，只应解释为该药物的抗体没有被检测到。这个药物可能没有被包被到红细胞上。

如果已知某种可疑药物可能引起 NIPA，那么这个患者的血清和阴阳性对照需稀释 1∶20 时再进行检测。正常的血清在这种稀释度下一般不再含有足够的蛋白而提升 NIPA 检出效率。

一些免疫反应可能由部分药物的代谢物而非药物本身引起。如果临床表现与免疫介导的溶血一致，然而缺乏实验室依据，检测患者的血清或尿液中的代谢物可能就有一定帮助作用[54]，一些非甾体类抗炎药的抗体就需在有其代谢物存在的体系中进行检测[55]。需要依赖药物的代谢过程及半衰期决定收集代谢产物的时机，这些药物的药代动力学信息，以及此类药物的检测报告都需一起进行综合考虑。

要点

1. DAT 用于检测红细胞在体内是否被免疫球蛋白或者补体致敏，或两种同时致敏。它主要用于研究溶血性输血反应、HDFN、AIHA 和药物诱导的免疫性溶血。
2. DAT 应用于确定溶血性贫血是否具有免疫学致病原。
3. DAT 结果阳性可能与溶血有关，也可能与溶血无关。
4. 对输血后的标本进行 DAT 是输血反应初步调查的一部分。如果已致敏的红细胞未被破坏，则 DAT 结果可能为阳性，或者如果发生溶血和红细胞被快速清除，则 DAT 结果可能为阴性。
5. 通过使用含有抗 - IgG 和抗 - C3d 的抗球蛋白试剂直接检测新鲜洗涤的红细胞来进行 DAT。如果洗涤后的红细胞在使用抗 - IgG 检测之前被放置或者延迟判读都可能导致假阴性或者弱阳性的结果。
6. 如果红细胞的抗 - IgG 和抗 - C3 DAT 均为阳性，则这些红细胞需要采用对照试剂(如 6% 的白蛋白或 0.9% 氯化钠溶液)检测。如果对照试验是有反应的，那么之前的 DAT 结果就是无效的，这可能是由于大量 IgG 包被或罕见的温反应性 IgM 引起的自发凝集，也可能是由常规洗涤没有解离的 IgM 类冷凝集素所致。
7. 单独的 DAT 阳性不能诊断溶血性贫血。对阳性结果意义的解释需要患者的特定信息。与患者的主治医生进行意见交换非常重要。患者临床资料与实验室数据结合可最大程度评估 DAT 阳性结果的意义。
8. 出现下列情况时，需要对 DAT 阳性结果做进一步分析：
   (1)体内红细胞破坏的证据。
   (2)近期输血史。
   (3)服用与免疫介导溶血相关的药物。
   (4)造血干细胞或器官移植史。
   (5)IVIG 或静脉注射抗 - D。
9. 放散使抗体从致敏红细胞上游离下来并恢复到有活性的结构。在某些情况下，放散具有一定作用，即检测自身抗体与血清中可能检测不到的特异性抗体，并可指导是否检测患者血清中的药物相关抗体。
10. AIHAs 主要细分为以下几种类型：WAIHA，CAD，混合型 AIHA 和 PCH。药物也可诱导免疫性溶血。

参考文献

[1] Kaplan HS, Garratty G. Predictive value of direct antiglobulin test results. Diagnostic Med 1985; 8: 29 - 32.

[2] Garratty G. The significance of IgG on the red cell surface. Transfus Med Rev 1987; 1: 47 - 57.

[3] Freedman J. The significance of complement on the red cell surface. Transfus Med Rev 1987; 1: 58 – 70.

[4] Petz LD, Garratty G. Immune hemolytic anemias. 2nd ed. Philadelphia: Churchill-Livingstone, 2004.

[5] Rottenberg Y, Yahalom V, Shinar E, et al. Blood donors with positive direct antiglobulin tests are at increased risk for cancer. Transfusion 2009; 49: 838 – 842.

[6] Hannon JL. Management of blood donors and blood donations from individuals found to have a positive direct antiglobulin test. Transfus Med Rev 2012; 26: 142 – 152.

[7] Toy PT, Chin CA, Reid ME, Burns MA. Factors associated with positive direct antiglobulin tests in pretransfusion patients: A case control study. Vox Sang 1985; 49: 215 – 220.

[8] Heddle NM, Kelton JG, Turchyn KL, Ali MAM. Hypergammaglobulinemia can be associated with a positive direct antiglobulin test, a nonreactive eluate, and no evidence of hemolysis. Transfusion 1988; 28: 29 – 33.

[9] Clark JA, Tanley PC, Wallas CH. Evaluation of patients with positive direct antiglobulin tests and nonreactive eluates discovered during pretransfusion testing. Immunohematology 1992; 8: 9 – 12.

[10] Coombs RRA, Mourant AE, Race RR. A new test for the detection of weak and "incomplete" Rh agglutinins. Br J Exp Pathol 1945; 26: 255 – 266.

[11] Heddle NM, Soutar RL, O'Hoski PL, et al. A prospective study to determine the frequency and clinical significance of alloimmunization post-transfusion. Br J Haematol 1995; 91: 1000 – 1005.

[12] Garratty G, Arndt PA. An update on drug-induced immune hemolytic anemia. Immunohematology 2007; 23: 105 – 119.

[13] Morgan S, Sorensen P, Vercellotti G, Zantek ND. Haemolysis after treatment with intravenous immunoglobulin due to anti – A. Transfus Med 2011; 21: 267 – 270.

[14] Rushin J, Rumsey DH, Ewing CA, Sandler SG. Detection of multiple passively acquired alloantibodies following infusions of IV Rh immune globulin. Transfusion 2000; 40: 551 – 554.

[15] Judd WJ. Elution-dissociation of antibody from red blood cells: Theoretical and practical considerations. Transfus Med Rev 1999; 13: 297 – 310.

[16] Leger RM, Arndt PA, Ciesielski DJ, Garratty G. False-positive eluate reactivity due to the lowionic wash solution used with commercial acid-elution kits. Transfusion 1998; 38: 565 – 572.

[17] Judd WJ, Johnson ST, Storry JR. Judd's methods in immunohematology. 3rd ed. Bethesda, MD: AABB Press, 2008.

[18] Judd WJ, Barnes BA, Steiner EA, et al. The evaluation of a positive direct antiglobulin test (autocontrol) in pretransfusion testing revisited. Transfusion 1986; 26: 220 – 224.

[19] Arndt PA, Leger RM, Garratty G. Serologic findings in autoimmune hemolytic anemia associated with immunoglobulin M warm autoantibodies. Transfusion 2009; 49: 235 – 242.

[20] Rodberg K, Tsuneta R, Garratty G. Discrepant Rh phenotyping results when testing IgG-sensitized RBCs with monoclonal Rh reagents (abstract). Transfusion 1995; 35(Suppl): 67S.

[21] Leger RM, Garratty G. Evaluation of methods for detecting alloantibodies underlying warm autoantibodies. Transfusion 1999; 39: 11 – 16.

[22] Church AT, Nance SJ, Kavitsky DM. Predicting the presence of a new alloantibody underlying a warm autoantibody (abstract). Transfusion 2000; 40(Suppl): 121S.

[23] Branch DR, Petz LD. A new reagent (ZZAP) having multiple applications in immunohematology. Am J Clin Pathol 1982; 78: 161 – 167.

[24] Laine EP, Leger RM, Arndt PA, et al. In vitro studies of the impact of transfusion on the detection of alloantibodies after autoadsorption. Transfusion 2000; 40: 1384 – 1387.

[25] Chiaroni J, Touinssi M, Mazet M et al. Adsorption of autoantibodies in the presence of LISS to detect alloantibodies underlying warm autoantibodies. Transfusion 2003; 43: 651 – 655.

[26] Magtoto-Jocom J, Hodam J, Leger RM, Garratty G. Adsorption to remove autoantibodies using allogeneic red cells in the presence of low ionic strength saline for detection of alloantibodies (abstract). Transfusion 2011; 51 (Suppl): 174A.

[27] Issitt PD, Combs MR, Bumgarner DJ, et al. Studies of antibodies in the sera of patients who have made red cell autoantibodies. Transfusion 1996; 36: 481 – 486.

[28] Garratty G. Target antigens for red-cell-bound autoantibodies. In Nance SJ, ed. Clinical and basic science aspects of immunohematology. Arlington, VA: AABB, 1991: 33 – 72.

[29] Garratty G. Specificity of autoantibodies reacting optimally at 37° C. Immunohematology 1999; 15: 24 – 40.

[30] Branch DR, Petz LD. Detecting alloantibodies in patients with autoantibodies (editorial). Transfusion 1999; 39: 6 – 10.

[31] Young PP, Uzieblo A, Trulock E, et al. Autoantibody formation after alloimmunization: Are blood transfusions a

risk factor for autoimmune hemolytic anemia? Transfusion 2004; 44: 67 – 72.

[32] Maley M, Bruce DG, Babb RG, et al. The incidence of red cell alloantibodies underlying panreactive warm autoantibodies. Immunohematology 2005; 21: 122 – 125.

[33] Ahrens N, Pruss A, K? hne A, et al. Coexistence of autoantibodies and alloantibodies to red blood cells due to blood transfusion. Transfusion 2007; 47: 813 – 816.

[34] Shirey RS, Boyd JS, Parwani AV, et al. Prophylactic antigen-matched donor blood for patients with warm autoantibodies: An algorithm for transfusion management. Transfusion 2002; 42: 1435 – 1441.

[35] Hillyer CD, Shaz BH, Winkler AM, Reid M. Integrating molecular technologies for red blood cell typing and compatibility testing into blood centers and transfusion services. Transfus Med Rev 2008; 22: 117 – 132.

[36] Anstee DJ. Red cell genotyping and the future of pretransfusion testing. Blood 2009; 114: 248 – 256.

[37] Reid ME, Denomme GA. DNA-based methods in the immunohematology reference laboratory. Transfus Apher Sci 2011; 44: 65 – 72.

[38] Lee E, Redman M, Burgess G, Win N. Do patients with autoantibodies or clinically insignificant alloantibodies require an indirect antiglobulin test crossmatch? Transfusion 2007; 47: 1290 – 1295.

[39] Richa EM, Stowers RE, Tauscher CD, et al. The safety of electronic crossmatch in patients with warm autoantibodies (letter). Vox Sang 2007; 93: 92.

[40] Leger RM, Co A, Hunt P, Garratty G. Attempts to support an immune etiology in 800 patients with direct antiglobulin test-negative hemolytic anemia. Immunohematology 2010; 26: 156 – 160.

[41] Waligora SK, Edwards JM. Use of rabbit red cells for adsorption of cold autoagglutinins. Transfusion 1983; 23: 328 – 330.

[42] Dzik WH, Yang R, Blank J. Rabbit erythrocyte stroma treatment of serum interferes with recognition of delayed hemolytic transfusion reaction (letter). Transfusion 1986; 26: 303 – 304.

[43] Mechanic SA, Maurer JL, Igoe MJ, et al. AntiVel reactivity diminished by adsorption with rabbit RBC stroma. Transfusion 2002; 42: 1180 – 1183.

[44] Storry JR, Olsson ML, Moulds JJ. Rabbit red blood cell stroma bind immunoglobulin M antibodies regardless of blood group specificity (letter). Transfusion 2006; 46: 1260 – 1261.

[45] Sokol RJ, Hewitt S, Stamps BK. Autoimmune haemolysis: An 18 – year study of 865 cases referred to a regional transfusion centre. Br Med J 1981; 282: 2023 – 2027.

[46] Shulman IA, Branch DR, Nelson JM, et al. Autoimmune hemolytic anemia with both cold and warm autoantibodies. JAMA 1985; 253: 1746 – 1748.

[47] Garratty G, Arndt PA, Leger RM. Serological findings in autoimmune hemolytic anemia (AIHA) associated with both warm and cold autoantibodies (abstract). Blood 2003; 102 (Suppl): 563a.

[48] Eder AF. Review: Acute Donath-Landsteiner hemolytic anemia. Immunohematology 2005; 21: 56 – 62.

[49] Garratty G. Immune hemolytic anemia associated with drug therapy. Blood Rev 2010; 24: 143 – 150.

[50] Arndt PA, Leger RM, Garratty G. Serologic characteristics of ceftriaxone antibodies in 25 patients with drug-induced immune hemolytic anemia. Transfusion 2012; 52: 602 – 612.

[51] Leger RM, Arndt PA, Garratty G. Serological studies of piperacillin antibodies. Transfusion 2008; 48: 2429 – 2434.

[52] Leger RM, Garratty G. Antibodies to oxaliplatin, a chemotherapeutic, are found in plasma of healthy blood donors. Transfusion 2011; 51: 1740 – 1744.

[53] Bandara M, Seder DB, Garratty G, et al. Piperacillin-induced immune hemolytic anemia in an adult with cystic fibrosis (article 10 161454). Case Report Med 2010.

[54] Salama A, Mueller-Eckhardt C, Kissel K, et al. Ex vivo antigen preparation for the serological detection of drug-dependent antibodies in immune haemolytic anaemias. Br J Haemat 1984; 58: 525 – 531.

[55] Johnson ST, Fueger JT, Gottschall JL. One center's experience: The serology and drugs associated with drug-induced immune hemolytic anemia – a new paradigm. Transfusion 2007; 47: 697 – 702.

附表 17 – 1　免疫性溶血相关的药物

药物	检测方法	
醋氯芬酸		+ Drug
对乙酰氨基酚		+ Drug
阿昔洛韦	DT	
氨基比林	DT	
阿莫西林	DT	
两性霉素 B		+ Drug

续上表

药物	检测方法			
氨苄西林		DT	+ Drug	
安他唑啉			+ Drug	
阿扎丙脲	AA	DT		
布噻嗪			+ Drug	
卡巴唑	AA	DT	+ Drug	
卡铂	AA	DT	+ Drug	NIPA
卡溴醛		DT		
头孢孟多		DT		
头孢唑啉		DT		
头孢克肟		DT	+ Drug	
头孢噻肟		DT	+ Drug	
头孢替坦	AA	DT	+ Drug	NIPA
头孢西丁	AA	DT	+ Drug	
头孢他啶	AA	DT	+ Drug	
头孢菌素		DT	+ Drug	
头孢曲松			+ Drug	
头孢呋辛		DT		
头孢氨苄		DT		
头孢噻吩		DT	+ Drug	NIPA
氯霉素	AA	DT		
氯代烃类	AA	DT	+ Drug	
氯丙嗪	AA		+ Drug	
氯丙酰胺			+ Drug	
西咪替丁		DT	+ Drug	
环丙沙星			+ Drug	
顺铂		DT	+ Drug	NIPA
克拉屈滨	AA			
克拉维酸盐				NIPA
氰醇	AA	DT	+ Drug	
环芬尼	AA		+ Drug	
环孢菌素		DT		
双氯芬酸	AA	DT	+ Drug	
己烯雌酚			+ Drug	
二缩甲醛				NIPA
二吡喃酮		DT	+ Drug	

续上表

药物	检测方法			
红霉素		DT		
依托度酸			+ Drug	
非诺洛芬	AA		+ Drug	
氟康唑		DT	+ Drug	
氟达拉滨	AA			
荧光素		DT	+ Drug	
氟尿嘧啶			+ Drug	
呋塞米			+ Drug	
肼苯哒嗪		DT		
氢氯噻嗪		DT	+ Drug	
氢化可的松		DT	+ Drug	
9－羟基甲基椭圆霉素			+ Drug	
布洛芬			+ Drug	
甲磺酸伊马替尼		DT		
胰岛素		DT		
异烟肼		DT	+ Drug	
左旋多巴	AA			
左氧氟沙星		DT	+ Drug	
甲芬那酸	AA			
甲氟喹		DT	+ Drug	
美法仑			+ Drug	
6－巯基嘌呤		DT		
美沙酮		DT		
氨甲喋呤	AA	DT	+ Drug	
甲基多巴	AA			
萘丁美酮			+ Drug	
萘西林		DT		
萘普生			+ Drug	
奥沙利铂		DT	+ Drug	NIPA
对氨基水杨酸			+ Drug	
青霉素 G		DT		
非那西丁			+ Drug	
苯妥英		DT		
哌拉西林		DT	+ Drug	

续上表

药物	检测方法			
丙磺舒			+ Drug	
普鲁卡因酰胺	AA			
丙基吩嗪			+ Drug	
吡嗪酰胺		DT	+ Drug	
乙胺嘧啶		DT		
奎尼丁		DT	+ Drug	
奎宁			+ Drug	
雷尼替丁		DT	+ Drug	
利福布丁			+ Drug	
利福平		DT	+ Drug	
戊硫醇/硫喷妥钠			+ Drug	
睇波芬			+ Drug	
链霉素	AA	DT	+ Drug	
舒巴坦钠				NIPA
磺胺甲恶唑			+ Drug	
柳氮磺胺吡啶			+ Drug	
磺胺异恶唑			+ Drug	
舒林酸	AA	DT	+ Drug	
舒洛芬	AA		+ Drug	
他唑巴坦				NIPA
替考拉宁	AA		+ Drug	
替尼泊苷	AA		+ Drug	
四环素		DT		
替卡西林	AA	DT		
甲苯磺丁脲		DT		
托美汀	AA		+ Drug	
氨苯蝶啶		DT	+ Drug	
甲氧苄啶			+ Drug	
万古霉素			+ Drug	
佐美酸	AA		+ Drug	

AA：药物非依赖性自身抗体；DT：用药物处理的红细胞进行检测；+ Drug：在药物存在的情况下进行检测；NIPA：非免疫性蛋白吸附

第 18 章

血小板和粒细胞的抗原和抗体

本章节主要探讨血小板抗原和粒细胞抗原，以及由于抗原致敏产生的抗体。这些抗原及其免疫应答在血小板和粒细胞相关的同种免疫、自身免疫和药物性免疫中都有重要意义。

第一节　血小板抗原和抗体

血小板表面表达了多种抗原，一类是血小板相关抗原，是血小板与其他细胞或组织共有的抗原，如 ABO 抗原和 HLA 抗原；而另一类是血小板特异性抗原，如人类血小板同种抗原（human platelet alloantigens，HPAs）。

一、HPAs

据报道，血小板在炎症、先天性、适应性和自身免疫性疾病、心血管疾病甚至癌症中均起重要作用[1-2]。但最为人所知的还是血小板参与止血凝血的功能。血小板的这些功能主要通过位于血小板细胞膜表面糖蛋白（glycoproteins，GPs）上的受体配体相互作用来实现。

血小板表面 GPs 的不同是由基因的单核苷酸多态性（polymorphisms，SNPs）引起的，这些 SNPs 造成氨基酸改变从而形成糖蛋白结构不同的抗原。在妊娠或输注血小板时，由于同种异体抗原的暴露，可刺激机体产生抗体。目前，已知的表达在 6 种不同的血小板糖蛋白膜（GPⅡb，GPⅢa，GPⅠbα，GPⅠbβ，GPⅠa 和 CD109）（表 18－1）[3]上的 HPAs 有 33 种，这些抗原通常被称为“血小板特异性抗原”。虽然在非血小板细胞（特别是白细胞和内皮细胞）上也发现了一些抗原，但它们在临床上的重要性主要还是与血小板相关。

12 个抗原分为 6 对等位基因（HPA－1，HPA－2，HPA－3，HPA－4，HPA－5，HPA－15）。HPA 是依照 HPA 发现的时间先后顺序来命名的，字母 a 和 b 分别表示基因表达频率高和频率低的抗原[4]，字母 w 表示两个对偶 HPA 抗原只检测到一种相应的抗体，如 HPA－6bw。

表 18－1　人类血小板抗原

抗原	表型频率＊	糖蛋白（GP）	氨基酸改变	编码基因	核苷酸改变
HPA－1a	72%　a/a	GPⅢa	Leu33Pro	ITGB3	176T>C
HPA－1b	26%　a/b 2%　b/b				
HPA－2a HPA－2b	85%　a/a 14%　a/b 1%　b/b	GPIbαa	Thr145Met	GPIBA	482C>T
HPA－3a	37%　a/a	GPⅡb	Ile847Ser	ITGA2B	2621T>G

续上表

抗原	表型频率 *	糖蛋白(GP)	氨基酸改变	编码基因	核苷酸改变
HPA-3b	48% a/b 15% b/b				
HPA-4a	>99.9% a/a	GPⅢa	Arg143Gln	ITGB3	506G>A
HPA-4b	<0.1% a/b <0.1% b/b				
HPA-5a	88% a/a	GPIa	Glu505Lys	ITGA2	1600G>A
HPA-5b	20% a/b 1% b/b				
HPA-6bw	<1% b/b	GPⅢa	Arg489Gln	ITGB3	1544G>A
HPA-7bw	<1% b/b	GPⅢa	Pro407Ala	ITGB3	1297C>G
HPA-8bw	<1% b/b	GPⅢa	Arg636Cys	ITGB3	1984C>T
HPA-9bw	<1% b/b	GPⅡb	Val837Met	ITGA2B	2602G>A
HPA-10bw	<1% b/b	GPⅢa	Arg62Gln	ITGB3	263G>A
HPA-11bw	<1% b/b	GPⅢa	Arg633His	ITGB3	1976G>A
HPA-12bw	<1% b/b	GPIbβ	Gly15Glu	GPIBB	119G>A
HPA-13bw	<1% b/b	GPIa	Met799Thr	ITGA2	2483C>T
HPA-14bw	<1% b/b	GPⅢa	Lys611del	ITGB3	1909_1911delAAG
HPA-15bw	35% a/a 42% a/b 23% b/b	CD109	Ser682Tyr	CD109	2108C>A
HPA-16bw	<1% b/b	GPⅢa	Thr140Ile	ITGB3	497C>T
HPA-17bw	<1% b/b	GPⅢa	Thr195Met	ITGB3	662C>T
HPA-18bw	<1% b/b	GPIa	Gln716His	ITGA2	2235G>T
HPA-19bw	<1% b/b	GPⅢa	Lys137Gln	ITGB3	487A>C
HPA-20bw	<1% b/b	GPⅡb	Thr619Met	ITGA2B	1949C>T
HPA-21bw	<1% b/b	GPⅢa	Glu628Lys	ITGB3	1960G>A
HPA-22bw	<1% b/b	GPⅡb	Lys164Thr	ITGA2B	584A>C
HPA-23bw	<1% b/b	GPⅢa	Arg622Trp	ITGB3	1942C>T
HPA-24bw	<1% b/b	GPⅡb	Ser472Asn	ITGA2B	1508G>A
HPA-25bw	<1% b/b	GPIa	Thr1087Met	ITGA2	3347C>T
HPA-26bw	<1% b/b	GPⅢa	Lys580Asn	ITGB3	1818G>T
HPA-27bw	<1% b/b	GPⅡb	Leu841Met	ITGA2B	2614C>A

* 表型频率适用于北美地区具有欧洲血统的人；其他种族或民族的人类血小板抗原频率分布情况可参见免疫多态性数据库[3]

1. GPⅡb/Ⅲa 上的血小板同种抗原

HPA－1a 抗原是最先被人们认识且最熟悉的血小板特异性抗原[5]。HPA－1a 最早被命名为"ZW[a]"，也称为"PI[A1]"，该抗原位于整合素 GPⅡb/GPⅢa（$\alpha2b/\beta3$）复合物的 β 亚单位－GPⅢa 上。

整合素是黏附分子家族中的一员，是由 α 和 β 两条链（或称亚单位）经非共价键连接组成的异源二聚体[6]。整合素作为一些配体的受体，比如纤维蛋白原、胶原蛋白、纤维连接蛋白、血管性血友病因子（von Willebrand factor，vWF）和其他细胞外基质蛋白，其对于血小板黏附和聚集功能非常重要。

GPⅡb/Ⅲa 结合纤维蛋白原使血小板聚集，导致"血小板血栓形成"以止血，其发挥止血功能的重要性在罕见的 Glanzmann 病的严重出血患者中已被证实，这些患者由于 ITGA2B 和（或）ITGB3 遗传突变而导致血小板 GPⅡb/Ⅲa 缺失或功能失调[7]。Glanzmann 病的患者在输注正常人的血小板后或怀孕期间可产生抗 GPⅡb/Ⅲa 同种抗体。

GPⅡb/Ⅲa 是血小板膜上表达最多的一种糖蛋白复合体（约 80 000 分子/血小板），这也使其具有较高的免疫原性。欧洲人中产生 HPA 特异的同种异体抗体绝大部分（>80%）是抗 HPA－1a 抗体。HPA－1a 抗体是通过 2% 的基因型为 HPA－1b/1b 的抗原刺激产生。HPA－1b 特异性抗体是输血后紫癜（posttransfusion purpura，PTP）的患者中常见的抗体。

33 个 HPAs 中有 20 个 HPA 位于血小板膜 GPⅡb（6）和 GPⅢa（14）上，如 HPA－1a/1b、HPA－4a/4b 位于 GPⅢa 上，它们可导致新生儿同种免疫性血小板减少症（fetal and neonatal alloimmune thrombocytopenia，FNAIT）、PTP 和血小板输注无效。基因型频率较低的 HPA－4b 抗原在日本和中国人群中更常见。

HPA－3a/3b 位于 GPⅡb 上，尽管这两种抗原在人群中不合率都较高，但很难检测到抗 HPA－3 抗体。一些 HPA－3 抗体很难通过单克隆抗体介导的抗原捕获试验检测到，如抗原捕获酶联免疫吸附技术（the modified antigen capture enzymelinked immunosorbent assay，MACE）和单克隆抗体特异性固定 HPA 分析技术（monoclonal antibody－specific immobilization of platelet antigens，MAIPA）。这些方法均先用洗涤剂使血小板上能被 HPA－3 抗体识别的抗原表位变性，然后再从这些血小板中提取 GPⅡb[8-9]。X 射线晶体学研究中不能确定 GPⅡb HPA－3 抗原结构域的定位，这可能是 HPA－3 抗体检测难度大的另一个原因[10]。

另外 17 种低频率表达的血小板抗原在血小板糖蛋白 GPⅡb 或 GPⅢa 上（表 18－1）。针对 FNAIT 病例中的抗原，孕妇血清中相应的特异性抗体只与父亲的 GPⅡb/Ⅲa 反应。这些抗原大多数都只存在于出现过该抗原的家庭成员中，除了 HPA－6bw 和 HPA－21bw，它们在日本人群中的基因频率分别为 1% 和 2%[11-14]。另外，HPA－9bw 在几例 FNAIT 中也有发现。

2. GPIb/V/IX 上的血小板同种抗原

GPIb/V/IX 复合物形成了血小板 vWF 受体，血小板约表达 25 000 个 GPIb/V/IX 复合物。血管损伤后，GPIb/V/IX 结合 vWF 促进血管内皮下血小板的粘附，启动血小板粘附的信号，促使血小板的活化、聚集和止血。GPIb 是由 α（GPIbα）和 β（GPIbβ）组成，同时与 GPIX 和 GPV 非共价连接。HPA－2a/2b 位于 GPIbα 上，HPA－12bw 位于 GPIbβ 上，抗 HPA－2a/2b、－12bw 抗体均可导致 FNAIT。

编码 GPIBA，GPIBB，或 GP9 的基因突变可导致 GPIb/V/IX 复合物缺乏，引起小儿巨大血小板综合征（Bernard Soulier syndrome，BSS）。BSS 以出血时间延长、血小板减少、血小板体积增大为特征，发病率约为 1/1 000 000[7, 15]。缺乏 GPIb/V/IX 复合物的 BSS 患者在输注正常人的血小板后或妊娠后可产生相应抗体。

3. GPIa/Ⅱa 上的血小板同种抗原

整合素 GPIa/Ⅱa，也叫整合素 $\alpha_2\beta_1$，是血小板的主要胶原蛋白受体。HPA－5a/5b 位于 GPIa 上。在 FNAIT 和 PTP 患者中，抗 HPA－1a 是最常见的抗体，抗 HPA－5 是其次常见的抗体。血小板上表达的 GPIa/Ⅱa 异源二聚体复合物有 3 000～5 000 个分子，其高表达与 GPIa 上 HPA－5b 和氨基酸 807 位的苏氨酸的出现有关[16]。一些可导致 FNAIT 的低频抗原 HPA－13bw，－18bw，－25bw 也表达在 GPIa 上。有趣的是，HPA－13bw 的多态性可引起血小板功能缺陷，导致胶原诱导的血小板聚集和展开反应减弱[4]。

4. CD109 上的血小板同种抗原

CD109 是一种糖基磷脂酰肌醇（glycosylphosphatidylinositol，GPI）相关的蛋白质，

也是 α_2 - 巨球蛋白/补体蛋白超家族成员。CD109 的功能现在还不完全清楚，有报道称它能结合并负调控生长因子 β 的转变信号。HPA - 15 抗原位于 CD109 上，而 CD109 可表达于活化的 T 细胞、CD34 + 造血细胞、和内皮细胞上。

由于血小板上只有约 1 000 分子的 CD109，所以 HPA - 15 抗体的临床意义还不能确定。有研究发现，HPA - 15 抗体存在于 0. 22% ~4% 的疑似 FNAIT 的孕妇血清中，另一项研究则发现 HPA - 15 抗体在免疫性血小板输注无效的患者血清中检出的频率更高[17-19]。

二、血小板上的其他抗原

1. ABO 血型抗原及其他血型抗原

大多数血小板上的 ABO 抗原位于主要的血小板糖蛋白上（表 18 - 2）。GPⅡb 和血小板内皮细胞粘附分子 1（PECAM - 1/CD31）上的 A 抗原和 B 抗原的数量最多[20]。血小板 A 抗原和 B 抗原水平在不同个体之间有差异，5% 到 10% 的非 O 型个体血小板上表达高水平的 A_1抗原或 B 抗原[20-21]。这些“高表达”可活化糖基转移酶，能更有效地吸附 A 抗原或 B 抗原[20]。

有趣的是，虽然 A2 亚群红细胞表型表达 A 抗原比 A1 亚群少，它们的血小板上仍检测不到 A 抗原的表达。因此，即使含高效价抗 - A，A2 的血小板也能安全输给 O 型患者[22]。

虽然输血小板时常常不必考虑 ABO 血型是否相容，但使用 ABO 不相合的血小板经常导致输血后的血小板回收率较低[23-24]。在某些情况下，O 型患者的高效价免疫球蛋白 G（IgG）A、B 抗体会与输注的血小板中大量的 A 或 B 抗原反应，导致血小板输注无效[21]。将 O 型血小板输注给 A 型受血者中也会影响血小板输注后的效果。献血者血浆中存在的抗 A 或抗 B 可能与受者血浆中的可溶性 A 或 B 通过 FcγRⅡa 结合输注（和自体）的血小板形成免疫复合物，从而影响所输注血小板的生存率[25]。对需要多次输注血小板的癌症患者分别输注 ABO 血型相合与不相合的血小板，比较其输注效果的发现，ABO 血型不相合的血小板输注组中血小板输注无效者明显高于 ABO 血型相合的血小板输注组[22, 25]。虽然其他红细胞抗原（例如 Lea，Leb，I，i，P，Pk，和 Cromer）也存在于血小板表面，但是没有研究显示这些抗原对体内血小板的存活率有显著影响[26-27]。

2. GPIV/CD36

表达 GPIV/CD36 的血细胞只有血小板、单核/巨噬细胞，有核红细胞（表 18 - 2）。GPIV 属于 B 类清道夫受体家族，可结合包括低密度脂蛋白胆固醇，凝血酶敏感蛋白，Ⅰ型和Ⅳ型胶原，疟疾感染的红细胞等多种不同的配体。在亚洲和非洲人群中，CD36 基因的突变可导致血小板和单核细胞表面无蛋白质的表达[28-30]。CD36 缺失的个体接触到正常血小板后可产生抗 - CD36，引起 FNAIT，PTP，和血小板输注无效[29, 31-32]。

表 18 - 2　其他血小板抗原

抗原	表型频率	糖蛋白（GP）*	氨基酸改变†	编码基因	核苷酸改变‡
ABO	与红细胞的相同	GPⅡb，Ⅲa，Ⅳ，Ⅰa/Ⅱa，GPIb/Ⅴ/Ⅸ，CD31	多种	ABO	多种
HLA - A，B，和 C	与白细胞的相同	HILA - 1 类	多种	MHC	多种
GPIV	90 ~97%（非洲人） 90 ~97%（亚洲人） 99.9%（高加索人）	CD36	Tyr325Thr * Pro90Ser *	CD36	1264T > G * 478C > T * Exons 1 - 3del
GPIV	N/A	GPIV	N/A	GP6/N/A	N/A

* ABO 相关糖类在糖基化过程中粘附到血小板的 GPs 上；†仅最为常见的改变才被列出；
‡仅最为常见的突变才被列出；N/A：不适用

3. GPVI

GPVI 是血小板表面主要的胶原受体，也是免疫球蛋白超家族的一员。GPVI 与细胞外基质暴露的胶原之间相互作用引起了血小板的活化和聚集。到目前为止，GPVI 上还没有发现 HPA，但有抗 GPVI 的血小板自身抗体导致的轻型自身免疫性血小板减少症的报道[33-34]。有趣的是，GPVI 自身抗体可引起血小板上 GPVI 的脱落，导致胶原结合的减少和临床显著的出血症状。

4. HLA

HLA 存在于所有有核细胞中(见第 19 章)。在全血中，血小板是 HLA-I 类抗原的主要来源[35]。大多数血小板上的 HLA-I 类抗原为完整的膜蛋白，少量是从血浆中吸收附着的成分。HLA-A、B 为主要的抗原，很少的血小板表达 HLA-C 抗原[36]。血小板表面几乎不表达 HLA-Ⅱ类抗原。

许多因素将影响输血后 HLA 抗体的产生，同时对于多次输注血小板的患者来说，致敏这一过程具有重要的临床意义。输血相关 HLA 免疫的发生可能与基础疾病、免疫抑制治疗、以及血液成分中是否包含大量白细胞这几个因素有关。随着去白血液成分的广泛应用，HLA 相关的同种免疫已大幅度减少。HLA 抗体通常出现在妊娠女性血清中，在妊娠次数≥4 次的妇女中，超过 32% 可检测到 HLA 抗体[37]。没有妊娠史或输血史的女性和无输血史的男性中有 1.7% 也可产生 HLA 抗体[37]。HLA 抗原的致敏应引起重视，特别是当某些患者产生 HLA 抗体引起所输注血小板的破坏，甚至出现血小板输注无效时。

三、免疫性血小板疾病

1. 血小板输注无效

反复多次输注血小板的血小板减少症患者中，约 20% ~70% 的人会出现血小板输注无效[38]，即血小板增值低于预期。恶性造血疾病接受治疗的患者更易出现血小板输注无效。血小板输注的疗效评价常常采用输血后 10 ~60min 计算校正血小板增加值(corrected platelet count increment, CCI)或血小板回收率(posttransfusion platelet recovery, PPR)，这两种方法都采用标准化输注后患者血容量和血小板剂量的变化来评价(见本书第 20 章，表 20-5)。大部分专家将连续两次输血后 1h CCI < 5 000 定义为血小板输注无效。

CCI 和 PPR 通常用于评估血小板输注疗效，但是这些计算也可能会有误差，特别是在小剂量的血小板输注中，如 LR 输血。因此，输血后血小板计数的绝对增量比 CCI 和 PPR 更准确[23]。

HLA 致敏是血小板免疫输注无效最常见的原因，其诊断可通过检测患者血清中 HLA-I 类抗体的水平来明确(详见第 19 章，HLA 抗体的检测)。其他免疫因素有抗 HPA 抗体、ABO 血型不合、先天性血小板糖蛋白缺乏症患者血清中的抗体(如 Glanzmann 血小板机能不全)。

虽然血小板同种免疫是导致血小板输注无效的原因之一，但是很多非免疫性因素也可以导致血小板计数达不到预期的增值，如败血症、弥散性血管内凝血和某些药物。需要强调的是，这些非免疫因素与血小板输注无效的关系比免疫因素更多见[39]。最常见的血小板输注无效非免疫因素见表 18-3。即使已确定血小板输注无效是免疫因素引起的，但往往同时存在非免疫因素。

表 18-3 引起血细胞输注无效的非免疫因素

引起血细胞输注无效的非免疫因素
大量失血
发热
败血症
脾肿大(脾切)
弥散性血管内凝血
同种异基因移植
输注前血小板保存不当
药物作用(可能包括免疫机制)
静脉注射两性霉素 B
血栓性血小板减少性紫癜
治疗方案(即全身辐照或化疗)
肝功能异常

2. 同种免疫性血小板输注无效的患者血小板输注选择

对于同种免疫性因素引起血小板输注无效的患者的血小板输注有以下几种选择。当患者体内存在 HLA 抗体时，常用的方法是输注与患者 HLA-I 相合的机采血小板。这种方法主要是采用分子生物学技术。输注 HLA 相合的血小板这一方法的缺点在于，要找到与某一特定患者 HLA 相合的足够的血小板，可能需要对 1 000 ~ 3 000 名甚至更多机采血小板的献血者进行 HLA 分型[40]。此外，依据 HLA 分型选择与受血者相合的血小板时，可能会排除一些虽然与受血者 HLA 不相合但依然适合输注的血小板。

根据 HLA 分型选择血小板的另外一个问题是，要求"相合"的血小板并不意味着接受 HLA 相同或完全匹配的血小板。重要的是了解可能提供血小板的匹配程度（表 18 – 4）。当需要 HLA 相合的血小板时，通常在时间和献血者可用性的条件下选择相合程度最高的血小板。一项研究表明，所提供的 HLA 相合的血小板中，43% 为相合度相对较差的 B 或 C 级[41]。在同种免疫性血小板输注无效的患者，输注 HLA 相合度为 A 级，B1U 级或 B2U 级的血小板后，患者 CCI 增值最理想，一些在血小板上弱表达的抗原（如 B44，45）不相合时，血小板的输注依然可以达到预计疗效。

血液中心和输血服务中心根据 AABB 标准，应对 HLA 相合的血小板进行辐照以防止输血相关性移植物抗宿主病（transfusion-associated graft-vs-host disease，TA-GVHD）[42]。所选择的 HLA 相合血小板，其不相合抗原数量应达到最低。由于受者的免疫系统可能无法识别血小板中的供者 T 淋巴细胞，所以比随机血小板等类型的血小板更容易导致 GVHD。应用 γ 射线辐照 HLA 相合的血小板可通过使供者血小板中的淋巴细胞不能增殖，而有效地消除 TA – GVHD 的风险。

另一种选择 HLA 相合输血的方法是确定患者 HLA 抗体的特异性，选择血小板缺乏相应抗原的供血者。该抗体特异性预测（antibody specificity prediction，ASP）方法与 HLA 匹配或血小板交叉配血同样有效，且优于随机血小板[43]。此外应用 ASP 的方法鉴定候选献血者的 HLA 分型比传统的 HLA 匹配更标准。ASP 方法包括通过流式细胞仪或液相芯片来检测抗体的特异性，这两种方法均为采用分散且可特异性结合抗体的微珠来代表各 HLAs[44]。患者的血清与特定的微珠群发生反应就可换算出抗体的特异性和滴度。与患者血清没有反应性的微珠群可用于鉴定抗原，以用来筛选献血者，而这些献血者在使用经典 HLA 配合时，供受者的 HLA 类型依然可能不相合。

由于缺乏相关信息，尚不清楚应该避免接受哪种特定 HLA 的献血者的血小板，因此，可使用 HLA 抗原表位匹配软件来分析可允许的 HLA 错配抗原[45]。这种被称为宽容性 HLA 抗原表位的识别模型来自另一种策略——为 HLA 致敏的肾移植患者选择潜在相合的供者移植肾[46]。这也是另一个扩大供体库的方式，它可为体内存在 HLA 抗体的患者提供相合的血小板。

对于同种免疫性血小板输注无效在输血前交叉配血也是一种有效的方式。应将每一个候选的血小板与患者的血清样本进行交叉配血。固相红细胞吸附法（solid – phase red cell adherence，SPRCA）是目前最常用的方法，其检测结果与输血后血小板计数有较好的相关性[47]。对比 HLA 匹配法，交叉配血更方便且更经济。它避免了排除 HLA 不匹配但输注有效的献血者，使存在特异性血小板抗体时血小板的选择更便捷。

表 18 – 4　HLA – 相容血小板的相合程度

相合度分级	描述	受体为 A1，3；B8，27 时供体的表型举例
A	4 个抗原匹配	A1，3；B8，27
B1U	1 个抗原未知或缺失	A1，–；B8，27
B1X	1 个配血实验有反应的组	A1，3；B8，7
B2UX	1 个抗原缺失和 1 个配血实验有反应的组	A1，–；B8，7
C	1 个错配抗原存在	A1，3；B8，35
D	2 个及以上错配抗原存在	A1，32；B8，35
R	随机	A2，28；B7，35

血小板交叉配血并不是永远能成功，特别是当患者高度致敏后，要找到足够数量的相容血小板成为主要问题。尽管血小板特异性抗体阳性不会导致大多数或全部血小板输注无效，但当交叉配血阳性或 HLA 配型失败时应引起重视。如果存在血小板特异性抗体，应检测献血者或家庭成员血小板抗原基因型。对 ABO 血型和 HLA 相合的血小板输注无效的患者应考虑进行血小板交叉配型或 HPA 基因分型。

3. 胎儿和新生儿同种免疫性血小板减少症

FNAIT(又称新生儿同种免疫血小板减少症，简称为“NATP”，“NAT”，“NAIT”，或“NIT”)是母亲抗体破坏胎儿血小板的免疫综合征，与胎儿和新生儿溶血病中红细胞的破坏相似。在妊娠期间，母亲可能被由父亲遗传的不相容的胎儿血小板抗原致敏。IgG 形式血小板抗原特异性抗体穿过胎盘，导致胎儿或者新生儿血小板减少。

FNAIT 是严重的胎儿/新生儿血小板减少症最常见的原因，主要导致出血的风险，尤其是颅内出血。所有的 HPA 都可导致 FNAIT，最常见的是 HPA－1a[48]。FNAIT 的血清学诊断可通过：①血小板抗体检测；②父母血小板基因分型[49]。FNAIT 通过检测母体血清中是否存在与父母的血小板抗原不相合的血小板特异性抗体来确诊。

新生儿急性 FNAIT 治疗包括新生儿静脉注射免疫球蛋白(intravenous immune globulin，IVIG)或联合输注抗原相合的血小板，输注的血小板可以是由母亲提供的洗涤血小板[50]。一旦 FNAIT 的诊断成立，随后的胎儿患 FNAIT 的风险将大大增高。产前 IVIG 联合或不联合激素治疗被证明是减少胎儿血小板减少和预防颅内出血的一种有效治疗方法[51](FNAIT 的详细内容，见 22 章)。

4. 输血后紫癜

PTP 是指输血后 5～10 天发生的急性、自限性的血小板减少综合征，患者常有妊娠或输血史[52]。血清中存在血小板特异性同种抗体与血小板减少症有关，患者血清中常检测到抗－HPA－1a 抗体。其他特异性抗体也可能出现；这些抗体相应的抗原几乎都位于 GPⅡb/Ⅲa 上。PTP 与红细胞抗体引起的输血反应不同，患者自身抗原阴性的血小板及输入的抗原阳性的血小板都会被破坏。PTP 中自身血小板被破坏的机理还不是完全清楚；然而越来越多的研究发现血小板自身抗体仅一过性升高，并与同种抗体一起破坏自身和输注的抗原阴性的血小板[52]。这些宽反应性的自身抗体与同种抗体的目标 HPA 抗原常常位于相同的糖蛋白膜上。

血小板抗体检测血清学结果常为抗 HPA－1a 抗体。基因型分型缺乏 HPA－1a 或其他血小板特异性抗原。血浆置换曾经是 PTP 的首选治疗方案，目前已基本被 IVIG 这种治疗方案取代。急性 PTP 发作时，输注抗原阴性的血小板可能是一种有效的治疗方法；然而，由于血小板自身抗体的破坏作用，这种血小板在体内的生存率会降低[53]。

血小板恢复后，应尽量输注 HPA－1a 阴性献血者的血小板。输注洗涤红细胞可有助于避免复发，但是这种方法存在争议，目前至少有一篇关于输冰冻去甘油红细胞后发生 PTP 的报道[54]。此外，最近来自输血严重危害报告的数据显示，应用去白细胞的血液成分可使 PTP 发生率降低[55]。尽管没有数据用于解释这种现象，使用去白细胞的产品仍可有效减少 PTP 发生的风险。

四、药物诱导血小板减少症(Drug-Induced Thrombocytopenia，DIT)

药物相关的血小板抗体导致的血小板减少属于药物治疗中的并发症。常见药物包括奎宁、磺胺类药物、万古霉素、GPⅡb/Ⅲa 拮抗剂和肝素[56-57]。产生的抗体包括药物依赖性和非药物依赖性。非药物依赖性抗体虽然也由药物刺激产生，但其与血小板之间的反应不需要药物持续存在，在血清学上与血小板自身抗体也没有区别。

虽然药物性抗体形成有几种假说机制，但临床上最常见的药物依赖性血小板抗体是来源于药物与血小板糖蛋白膜相互作用而导致药物依赖性抗体识别的结构变化[58-59]。这些抗体可迅速导致血小板减少，在停止服用药物 3～4 天内可好转。

在药物引起的血小板免疫反应中，由肝素导致血小板减少具有重要的临床价值，因为抗凝剂的广泛使用和致命性血栓并发症都与肝素诱导的血小板减少(heparin-induced thrombocytopenia，HIT)综合征有关[60]。HIT 发病率还未知，但据估计普通肝素治疗的患者 HIT 可达到 5%。而低分子量肝素导致 HIT 概率可能比普通肝素低。

一般发生在初次接触肝素 5～14 天后和最近 3 个月内，患者的血小板计数减少 30%～50%。血小板计数通常小于 100 000/μL，通常在停用肝素后 5

~7 天内恢复。超过 50% 的 HIT 患者会在动脉系统，静脉系统，或两个系统形成血栓[61]。患者可发生中风、心肌梗死、肢体缺血、深静脉血栓形成，或其他器官的缺血。血栓的并发症可导致截肢，甚至致命。由于 HIT 的血栓形成的发生率高，所以当患者考虑为 HIT 时停用肝素至关重要。此外，应重视使用另一种(无肝素)抗凝剂(如直接凝血酶抑制剂)来预防血栓形成[61]。

HIT 的机制包括肝素和血小板第四因子(platelet factor 4，PF4)之间形成一个复合物，该复合物是血小板 α 颗粒释放的四聚体蛋白。该复合物刺激机体产生抗体(IgG，IgA 和某些 IgM)，复合物中的 IgG 通过 Fc 段与血小板受体 FcγRⅡa 结合，导致血小板活化与随后凝血酶的生成。该抗体也可在其他细胞上的位点结合形成复合物，特别是内皮细胞与单核细胞。因此，HIT 可能不仅激活和损害血小板，也激活和损害内皮细胞和单核细胞/巨噬细胞，这导致血栓易感性增加。检测 HIT 抗体方法是酶联免疫吸附法(enzymelinked immunosorbent assay，ELISA)，该法是将 PF4 和肝素(或肝素样分子)复合物包被于微孔板中，而不是将血小板本身包被于微孔中[62]。

五、自身免疫性或免疫性血小板减少性紫癜

免疫性血小板减少性紫癜(Immune thrombocytopenia，ITP)是一种免疫性血小板疾病，由抗血小板抗原的自身抗体直接引起血小板破坏。慢性 ITP 常见于成年人，其特征性表现为：起病隐匿，同时伴有数月至数年的中度血小板减少。女性的 ITP 发病率是男性的两倍。

血小板减少性紫癜很难自行缓解，其治疗通常需要提高血小板计数。一线治疗包括类固醇或 IVIG，对于应答不良者需采取免疫抑制剂治疗或脾切除术。也有其他多种治疗方式用于不愿意接受脾切除术的患者，但其治疗效果各异。

慢性自身免疫性血小板减少症可能与特发性的或其他疾病有关，如人类免疫缺陷病毒感染、恶性肿瘤或其他自身免疫性疾病。急性 ITP 主要是一种儿童性疾病，常表现为急性起病的严重的血小板减少和出血症状，通常发生在病毒感染后。大多数急性 ITP 患者在发病 2 ~6 个月后可自愈。如果需要治疗，静脉注射免疫球蛋白或抗 D 免疫球蛋白输注给 D 阳性患者通常能有效提高血小板计数。类固醇应减少使用，因其对儿童有较严重的不良反应。如果采用脾切除术，一般是对于病情严重且持续发病时间超过 6 个月的儿童(类似于成人慢性 ITP 的治疗)。利妥昔单抗和各种血小板生成素受体激动剂目前主要用于急性 ITP 的二线治疗[63]。

从 ITP 患者中提取血清和洗涤血小板进行研究发现，许多 IgG、IgM、IgA 自身抗体可与血小板表面膜结构反应，最常见的是 GP 复合物 Ⅱb/Ⅲa，Ⅰa/Ⅱa，和Ⅷb/Ⅸ，但也包括 GPⅣ，GPⅤ，和 GPⅥ[64]。大多数患者的血小板相关自身抗体对两种或两种以上的血小板球蛋白存在效应[65]。尚无确凿证据显示患者体内自身抗体的特异性与患者疾病的严重程度或患者的治疗效果相关。

六、血小板抗原抗体检测

血小板抗体的实验室检测为免疫性血小板相关疾病的临床诊断提供了重要的证据。国际输血协会血小板免疫学研讨会明确指出：全面检测血小板抗体需要使用多种检测方法，包括糖蛋白特异性检测法，完整血小板抗原检测法与 HPA 基因分型法[66]。糖蛋白特异性试验对鉴定特异性 HPA 抗体最敏感且具有高度特异性(图 18 -1)。因为洗涤剂可以溶解血小板，且特定的单克隆抗体可以捕获 GP，进而破坏一些抗体特异性识别的 HPA 抗原表位，采用完整血小板进行测定的试验，可以检出糖蛋白特异性实验漏检的抗体。采用 HPA 基因分型法有助于明确抗体的 HPA 特异性和对疑似 FNAIT 的患儿进行产前分型。下面列举的检测方法包括了一些目前实验室使用的最先进的检测方法。为深入了解血小板抗体抗原检测方法，读者应查阅近期的相关综述[49, 67 -68]。

1. 使用完整血小板的检测法

固相红细胞吸附法(Solid-phase red cell adherence，SPRCA)广泛用于交叉配血中血小板的特异性抗体检测[47]。首先，完整的血小板被固定在一个微孔板的底部，然后与患者血清进行孵育，洗涤，加入抗人 - IgG 包被的红细胞，离心，再肉眼观察。该方法的主要局限性是结果判断有主观性且不能区分血小板特异性抗体和非特异性抗体。

流式细胞术常用完整血小板来进行血小板抗体免疫荧光检测[49]。用患者血清与血小板孵育后，再将人 IgG 或 IgM 特异性荧光标记的抗球蛋白试剂结合到血小板抗体上并检测。结果可以用患者血清

致敏的血小板与阴性对照血清孵育的血小板通道荧光平均值或中值之比来表示。血小板自身抗体包被的患者血小板也可通过流式细胞术检测[69]。

流式细胞术已被证明是一个对血小板抗体检测很灵敏的方法。对不稳定的抗原表位也具有特异性，用抗原捕获法(antigen capture assays，ACAs)不能完全检测的同种抗体可以利用流式细胞术来检测[8]。流式细胞仪不能区分血小板特异性抗体(即血小板糖蛋白/HPA)和非血小板特异性抗体(即HLAs或自身抗体)。在调查疑似 FNAIT 或 PTP 患者时，不足之处是与这些疾病症状相关性更高的血小板特异性抗体，可能被非血小板特异性抗体的反应所掩盖。

2. 抗原捕获法

血小板糖蛋白 ACAs 用来检测患者血清中血小板抗体所识别的 HPA。其检测方法包括 MACE 和 MAIPA(图 18－1)[49，70]。使用的单克隆抗体不仅可以识别目标抗原，而且不与患者体内的抗体竞争。这些检测方法主要是捕获患者血清致敏的，位于微孔板上的特异性血小板糖蛋白。而患者结合的抗体可以通过酶标记的抗人免疫球蛋白来检测。因为只有待测的糖蛋白被固定，非血小板特异性抗体，尤其是抗－HLA 所造成的干扰才能被消除。

3. 血小板基因分型

编码 HPA 基因上的 SNP 片段，可以通过任何适用的分子生物学方法进行基因分型。采用限制性片段长度多态性分析的聚合酶链反应(polymerase chain reaction，PCR)和等位基因特异性 PCR 法是两种较成功的方法[67]。这些方法可靠性高，但也费力费时。目前已经开发了更全面的方法，如实时 PCR 和等位基因特异性荧光探针法[67]。

4. 血小板自身抗体的检测

已经建立了多种 ITP 患者的血小板自身抗体检测方法。虽然许多方法相当敏感，特别是在检测细胞表面上血小板相关免疫球蛋白方面，但无论是在 ITP 患者的诊断还是治疗上，这些方法都缺乏足够的特异性。美国血液学 ITP 实践指南强调：如果患者临床表现与临床诊断是符合的，可以不必进行血清学试验。然而，当怀疑患有 ITP 的患者不具备免疫诱因时，血小板抗体检测试验将可能有助于评估患者。ITP 患者血清学试验的目的是为了检测结合到患者血小板上的自身抗体，以及患者的血浆中是否伴有相关反应。

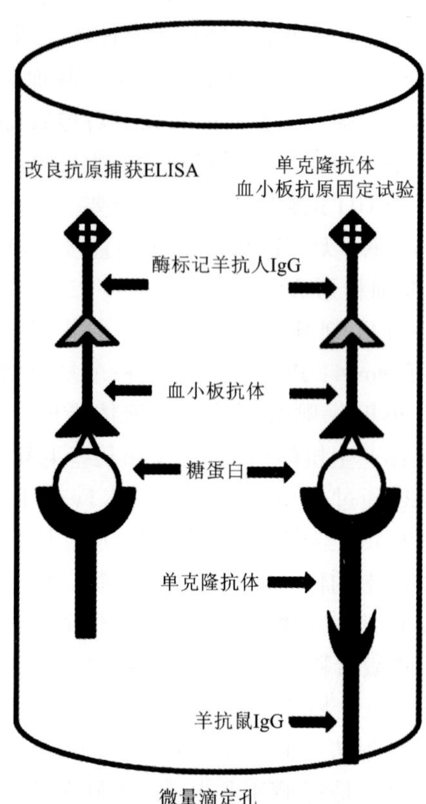

图 18－1 抗原捕获的酶联免疫吸附试验(ELISA)

注：改良版抗原捕获 ELISA(MACE)包括培养加入了靶血小板的患者血清，洗涤以及在非离子溶液中洗涤并裂解血小板，将裂解产物加入微孔板上并通过特异性的鼠免疫球蛋白(IgG)单克隆抗体(MoAb)来捕获血小板糖蛋白(GP)。患者血清中的血小板特异性抗体[人类血小板抗原(HPA)－Aby]会结合到 GP 上，并通过加入酶标记的羊抗人免疫球蛋白(Enz－AHG)来检测。单克隆抗体血小板抗原固定(MAIPA)试验与 MACE 类似，只是在洗涤和裂解血小板前先将患者血清和 MoAb 与血小板共同培养，同时 GP/HPA－Aby 复合物是由固定在微孔板上的羊抗鼠 IgG(G－AMIgG)来捕获的

已经设计了新的检测方法用来检测结合到血小板特异性抗原表位上[位于血小板 GPⅡb/Ⅲa，GPⅠa/ GpⅡa，和(或)GPⅠb/Ⅸ复合物上]的免疫球蛋白。这些固相状态的、具有 GP 特定性的试验提高了区分 ITP 和非免疫血小板减少症的特异性，但其灵敏度通常相对较低[65，72]。某一商品化试剂使用了洗涤患者血小板的放散液进行测试[65]。将其与一组单克隆抗体固化的血小板糖蛋白复合物进行对比检测，并通过酶标记的抗人免疫球蛋白检测血小板抗体。在试验的间接反应相时，采用患者的血浆与同样的血小板糖蛋白复合物进行对比。虽然自身抗体在放散液中检测出率高，但是偶尔也会在血

浆中检测到游离抗体(约占 17%)。ITP 患者可能存在针对一个或者多个 GP 靶位的抗体[61]。

5. 药物依赖性血小板抗体的检测

任何用于检测血小板结合的免疫球蛋白的血清学试验经过改进后，均可以用来检测血小板药物依赖性抗体。每个患者的血清或血浆样本在存在或不存在药物的情况下均应与正常血小板进行比对。此外，应设置至少一个正常对照血清标本作为对照组(存在或不存在药物)，以区分可能由于药物存在而导致的非特异性抗体吸附。对药物存在时阳性反应对照血清样品，应在存在或不存在药物的情况下再次进行测试以完成结果评估。阳性结果表明：相比于没有药物存在的血清，有药物存在的血清对于正常血小板呈现强阳性反应(或更强反应性)，且相对于正常血清对照组，药物没有造成假阳性结果。流式细胞技术是用于 IgG 和 IgM 药物依赖性抗体检测最敏感和最常用的方法[49, 73]。检测药物依赖性血小板抗体的局限性包括：①对于许多药物来说，最佳抗体检测的浓度不确定，且疏水性药物难以溶解；②非药物性抗体的存在可以掩盖药物依赖性抗体；③患者可能对药物的代谢物敏感，而非药物本身。肝素依赖性抗体的检测试验包括 PF4 ELISA，这种检测方法需要单独添加患者血清并按 1∶50 比例稀释和添加高剂量血清(100 U/mL)到肝素微孔板上，然后，PF4 结合物与肝素复合物或肝素样分子(如聚乙烯磺酸钠)粘附到微孔板上[62]。肝素依赖性抗体结合到复合物上，并通过酶标记的抗人免疫球蛋白进行检测。优选的密度值一般在 0.4 以上，PF4 - 肝素反应孔被大剂量肝素抑制的现象可证实肝素依赖性抗体的存在。虽然 IgG 抗体是临床相关性最高的抗体，但少数 HIT 患者仅出现 IgM 或 IgA 抗体。常用的 PF4 ELISA 试剂盒有两种形式：一种是那些可以检测但不区分 IgG、IgM 和 IgA 的肝素依赖性抗体试剂盒，另一种是那些只检测 IgG 试剂盒。

^{14}C 血清素释放试验(serotonin release assay, SRA)是一个功能性检测试验，通过使用洗涤血小板来检测肝素依赖性抗体。用^{14}C 血清素孵育正常的新鲜血小板，使血小板进入其致密颗粒中。然后，将孵育后的血小板加到含有低浓度(0.1 U / mL)和高浓度(100 U / mL)肝素患者血清中。低浓度肝素混合液中^{14}C 放射性至少为 20%，而高浓度肝素混合液中^{14}C 放射性被抑制为低于 20%，则可证实肝素依赖性抗体的存在。

其他用于检测肝素依赖性抗体的功能性试验包括肝素诱导的血小板聚集试验和肝素诱导的血小板活化试验。对于检测临床高度怀疑存在肝素依赖性抗体的患者的抗体中，PF4 ELISA 和 SRA 比血小板聚集试验更敏感且特异性更高。然而，对于接受肝素后无临床症状或未接受肝素药物的患者，两种方法都不能完全预测患者使用肝素时是否发生 HIT。

第二节　粒细胞抗原抗体

抗粒细胞(中性粒细胞)抗原的抗体常存在于以下临床疾病中：新生儿同种免疫性中性粒细胞减少症(neonatal alloimmune neutropenia, NAN)、输血相关的急性肺损伤(transfusion-related acute lung injury, TRALI)、HPC 移植后免疫性中性粒细胞减少症、粒细胞输注无效和良性的慢性自身免疫性中性粒细胞减少症(autoimmune neutropenia, AIN)。到目前为止，国际输血学会粒细胞抗原工作组已经定义了五种不同的糖蛋白所携带的九种中性粒细胞抗原并予以人类中性粒细胞同种抗原(human neutrophil alloantigen, HNA)命名(表 18 - 5)[76]。这个命名系统遵循类似于 HPA 命名所采用的原则。粒细胞表面的一些抗原为其他细胞所共有，而非粒细胞所特有。

一、HNA

1. FcγRⅢb 抗原

第一个被检测出的粒细胞特异性抗原是 NA1，后来命名为“HNA - 1a”。HNA - 1 的三个等位基因现在被定义为 HNA - 1a、HNA - 1b 和 HNA - 1c，且均位于 FcγRⅢb 蛋白上(CD16b)[77]。FcγRⅢb 是 IgG Fc 段的 GPI 偶联蛋白受体，且只存在于中性粒细胞表面。中性粒细胞可表达 100 000 ~ 200 000 个 FcγRⅢb 分子，但很少有人(约 0.1%)的中性粒细胞不表达 FcγRⅢb(CD16$^-$)，也很少有人因为输血或妊娠体内产生的抗 - FcγRⅢb[78 - 79]。HNA - 1a, HNA - 1b 抗体与 TRALI, NAN 和 AIN 有关[77]。

2. CD177 上的抗原

HNA - 2(以前被称为“NB1”)不属于同种抗原，因为 HNA - 2 抗体识别的是 CD177 蛋白上的共同抗原决定簇，而免疫个体的中性粒细胞缺乏这种共同抗原表位。大约 3% ~ 5% 的人的中性粒细胞表面不表达 CD177[77]。通常认为 CD177 抗原表达的缺失是由于信使核糖核酸剪接作用缺陷而导致截短的蛋白质不能表达所致。有趣的是，CD177 仅在 CD177 阳性患者的中性粒细胞亚群中表达[81]。中性粒细胞上的 CD177 表达率在 CD177 阳性人群为0% ~100%[82]。CD177 仅在中性粒细胞上表达且属于 Ly -6/uPAR /蛇毒素蛋白家族[81]。

最近的一份报告记录了 CD177 和内皮细胞膜蛋白 PECAM -1(CD31)之间的一种依赖阳离子的异嗜性相互作用，说明了 CD177 在中性粒细胞跨内皮迁移至感染部位的过程中发挥了作用[83]。抗 -HNA -2 的发现于 NAN、TRALI 和出现中性粒细胞减少的骨髓移植患者中[84-86]。

3. CTL2 上的抗原

HNA -3a 和 HNA -3b 由胆碱转运样蛋白 2(CTL2)携带，且基因 SLC44A2 上的 SNP 片段可以解释其多态性(表 18 -5)[87-88]。CTL2 也在 T 和 B 淋巴细胞上表达，且少量表达于血小板上。HNA -3a 抗体通常是凝集素。他们偶尔出现在孕妇中，且抗 HNA -3a 抗体是常见的 TRALI 死亡诱因[89]。HNA -3b 抗体很少被检出，但在筛查多次妊娠献血者的血清时发现了几例。

表 18 -5　人类中性粒细胞抗原

抗原	表型频率 *	糖蛋白(GP)	氨基酸改变	编码基因	核苷酸改变
HNA -1a	12% a/a	CD16b	Multiple†	FCGR3B	Multiple†
HNA -1b	54% a/b 46% b/b				
HNA -1c	5%				
HNA -2	97% CD177 + 3% CD177 -	CD177	N/A	CD177	N/A
HNA -3a	56% ~59% a/a	CTL2	Arg152Gln	SLC44A2	455G > A
HNA -3b	34% ~40% a/b 3% ~6% b/b				
HNA -4a	78.6% a/a	CD11b	Arg61His	ITGAM	230G > A
HNA -4b	19.3% a/b 2.1% b/b				
HNA -5a	54.3% a/a	CD11a	Arg766Thr	ITGAL	2466G > C
HNA -5bw	38.6% a/b 7.1% b/b				

	核苷酸改变						氨基酸改变					
	141	147	227	266	277	349	36	38	65	78	82	106
HNA -1a	G	C	A	C	G	G	Arg	Leu	Asn	Ala	Asp	Val
HNA -1b/d	C	T	G	C	A	A	Ser	Leu	Ser	Ala	Asn	lle
HNA -1c/b	C	T	G	A	A	A	Ser	Leu	Ser	Asp	Asn	lle

* 表型频率适用于居住在北美具有欧洲血统的人；†HNA -1 的氨基酸和核苷酸改变在表中的一个单独部分列出；HNA：人类中性粒细胞抗原；N/A：不适用

4. CD11a 和 CD11b 上抗原

HNA－4a 和 HNA－5a，常存在于单核细胞、淋巴细胞和粒细胞，是一种常见的抗原。HNA－4a 常表达在 CD11b/18 糖蛋白上（Mac－1，CR3，$\alpha_m\beta_2$）[77]。CD11b/8 在中性粒细胞粘附到内皮细胞以及调理 C3bi 吞噬微生物的过程中发挥作用。有一些证据表明：抗－HNA－4a 同种抗体会干扰 CD11b/18 依赖性中性粒细胞的粘附和增强中性粒细胞的呼吸爆发[90]。抗－HNA－4a 的出现与 NAN 相关，同时也可能涉及抗－CD11b/18[91－92]。

HAN－5a 存在于 CD11a/18 糖蛋白（LFA－1，$\alpha_l\beta_2$）上[93]。CD11a/18，如 CD11b/18 一样，在中性粒细胞与内皮细胞粘附中起作用。抗－HNA－5a 发现于长期接受输血的再生障碍性贫血患者体内，也有报道称其与 NAN 有关[94]。天然产生抗 HAN－5a 抗体的患者，进行 HLA 不相合的供者的皮肤移植后，可因 HAN－5a 抗体的存在使移植物的生存期延长[93]。

5. 其他的中性粒细胞抗原

中性粒细胞不表达 ABH 或其他红细胞血型抗原，但只在激活状态时表达少量Ⅰ类和Ⅱ类 HLA。

二、免疫性粒细胞疾病

1. 新生儿同种免疫性中性粒细胞减少症

NAN 是由于孕妇体内抗体与胎儿的中性粒细胞上的抗原发生反应的一种疾病；最常见的抗体是特异性抗－HNA－1a、－HNA－1b 和 HAN－2 抗体。NAN 也可能发生在缺乏 FcrRⅢb 蛋白的孕妇所生的孩子中。NAN 患者的粒细胞减少症偶尔会危及生命，因为增加了感染的易感性。应用抗生素、IVIG、粒细胞集落刺激因子和（或）血浆置换可能有帮助。

2. TRALI

TRALI 是一种急性、可能危及生命的不良反应，常表现为呼吸窘迫、低血压或高血压，以及输血 6h 内出现非心源性肺水肿[96]。10 多年前已证实 TRALI 是输血相关性死亡的最主要诱因[97]。TRALI 中的致病抗体最常发现在献血者的血浆中。当这些抗体通过血液输入患者体内后，会诱导某些患者肺部储留的嗜中性粒细胞的活化。激活的中性粒细胞氧化爆发，释放有毒物质，破坏肺内皮细胞，导致毛细血管渗漏与肺水肿。Ⅰ类和Ⅱ类 HLA 和 HNA 抗体都与 TRALI 有关。然而，在最近的一个关于 TRALI 的大型临床研究中，结果表明 HAN 和Ⅱ类 HLA 抗体与 TRALI 显著有关，而不是Ⅰ类 HLA 抗体[98]（有关 TRALI 的更深入的讨论见本书第 27 章）。

3. 自身免疫性中性粒细胞减少症

自身免疫性中性粒细胞减少症可能发生在成人或婴儿中。发生在成人中时，它可能是特发性或继发于类风湿关节炎、系统性红斑狼疮、细菌感染这类疾病[99]。婴儿自身免疫性中性粒细胞减少症通常发生在 6 个月～2 年的婴幼儿中，约 30% 的患者体内的自身抗体具有中性粒细胞的抗原特异性（通常是 HNA－1a 或 1b）。这种疾病一般为自限性疾病，通常在发病 7～24 个月后恢复，同时它是一种相对良性的，利用抗生素即可治愈的疾病[87]。

三、粒细胞抗体抗原的检测

粒细胞抗体检测操作复杂、工作量大。因为在室温、冷藏及冷冻保存条件下都无法保持粒细胞的完整性，因此要求在测试当天从新鲜血液中分离细胞。这就要求有现成的用于各种粒细胞抗原分型的供血者。由于Ⅰ类 HLA 抗体常存在于患者血清中，使得粒细胞抗体的检测和鉴定更为复杂。因此由经验丰富的实验室根据恰当的质控标准来检测粒细胞抗原抗体很重要。

1. 粒细胞凝集试验

这是起初用于检测粒细胞抗体的试验之一。主要操作是在微孔板中加入少量患者血清和分离的新鲜中性粒细胞，孵育过夜。然后在倒置相差显微镜下观察微孔板的中性粒细胞凝集或聚集现象。

2. 粒细胞免疫荧光试验

这个测试也需要孵育新鲜的靶细胞，通常是室温下孵育 30 min，并用 EDTA 和磷酸盐缓冲盐水洗涤。用异硫氰酸荧光素标记的抗人 IgG 或 IgM 与中性粒细胞结合的抗体反应，通过荧光显微镜或流式细胞仪来检测[89, 100]。将凝集试验和免疫荧光试验结合起来非常有效[79, 88]。其他方法包括化学发光、SPRCA 和单克隆粒细胞抗原抗体固定化法（monoclonal antibody-specific immobilization of granulocyte antigens，MAIGA），MAIGA 是一种类似于 MAIPA 技术，但使用的单克隆抗体捕获的是各种表达 HNA 的糖蛋白。MAIGA 试验被用来区分 HLA 特异性抗体和 HNA 特异性抗体。

3. HNA 分型

与 HPA 分型一样，HNA 分型常使用分子学方法检测抗原决定簇的等位基因突变体，来实现分型的目的。任何用于 HPA 分型的方法都可以经过简单改变其引物和探针序列来进行 HNA 分型。读者可以阅读关于这个主题的一些文献[101-102]。目前不确定剪接缺陷是否导致了 CD177 表达的不足，因此，需采用特异性单克隆抗体和粒细胞免疫荧光法来检测新鲜分离的中性粒细胞上的 CD177，由此对 HPA-2/CD 177 进行分型。

要点

1. 血小板表面表达多种抗原标记物。部分抗原如 ABH 和 HLA，也表达于其他细胞，而 HPAs 基本上是血小板特异性抗原。目前共发现有 33 个 HPAs 存在于六个血小板糖蛋白上。
2. HLA 抗体是血小板输注无效最常见的免疫因素，可通过检测患者血清中高水平的 HLA-I 类抗体来诊断。当证实存在抗 HLA 抗体时，主要治疗方法包括提供与患者 I 类 HLA 相似的献血者的单采血小板。HLA 相合的血小板应进行辐照以预防输血相关的 GVHD。
3. 对比为血小板输注无效患者选择相合的 HLA，交叉配血既方便又经济。它避免了排除 HLA 不匹配但相合的供体，并且具有检测血小板特异性抗体，而非只有抗 HLA 抗体这一额外的优点。
4. 虽然血型抗体(抗-A 和抗-B)和血小板特异性抗体可能导致血小板输注不良反应，但其导致的血小板输注无效远远少于抗-HLA。
5. HPA 致敏是 FNIT 最常见的原因，它是一种母源抗体对胎儿血小板进行破坏的免疫综合征。血小板特异性抗体也参与 PTP 的发生，这是一种罕见的综合征，其特征为严重血小板减少症，发生于输血后 5~10 天。这两种情况最常见的抗体均是抗-HPA-1a，使用抗原捕获试验结合 HPA 基因分型以及对完整血小板进行血清学检测来证实这两种诊断。
6. 血小板抗原的自身抗体可能导致 ITP。慢性 ITP 最常见于成人，特征是可能在诊断前数月至数年隐匿性发病且存在中度血小板减少。女性发病率是男性的两倍。ITP 血清学检测的目的是检测结合在患者自己的血小板上的自身抗体。
7. 粒细胞(中性粒细胞)抗原与以下临床疾病相关：NAN、TRALI、造血干细胞移植后免疫性中性粒细胞减少症、粒细胞输注无效和良性的慢性自身免疫性中性粒细胞减少症。

参考文献

[1] Leslie M. Cell biology. Beyond clotting: The powers of platelets. Science 2010; 328: 562-564.

[2] Semple JW, Italiano JE Jr, Freedman J. Platelets and the immune continuum. Nat Rev Immunol 2011; 11: 264-274.

[3] PD-immuno polymorphism database. Hinxton, United Kingdom: European Bioinformatics Institute, 2013. [Available at http://www.ebi.ac.uk/ipd/hpa/table2.html (accessed November 21, 2013).]

[4] Metcalfe P, Watkins NA, Ouwehand WH, et al. Nomenclature of human platelet antigens. Vox Sang 2003; 85: 240-245.

[5] Aster RH, Newman PJ. HPA-1a/b(PlA1/ A2, Zwa/b): The odyssey of an alloantigen system. Immunohematol 2007; 23: 2-8.

[6] Bennett JS, Berger BW, Billings PC. The structure and function of platelet integrins. J Thromb Haemost 2009; 7 (Suppl 1): 200-205.

[7] Nurden AT, Freson K, Seligsohn U. Inherited platelet disorders. Haemophilia 2012; 18(Suppl 4): 154-160.

[8] Harrison CR, Curtis BR, McFarland JG, et al. Severe neonatal alloimmune thrombocytopenia caused by antibodies to human platelet antigen 3a (Baka) detectable only in whole platelet assays. Transfusion 2003; 43: 1398-1402.

[9] Socher I, Zwingel C, Santoso S, Kroll H. Heterogeneity of HPA-3 alloantibodies: Consequences for the diagnosis of alloimmune thrombocytopenic syndromes. Transfusion 2008; 48: 463-472.

[10] Zhu J, Luo BH, Xiao T, et al. Structure of a complete integrin ectodomain in a physiologic resting state and activation and deactivation by applied forces. Mol Cell 2008; 32: 849-861.

[11] Koh Y, Ishii H, Amakishi E, et al. The first two cases of neonatal alloimmune thrombocytopenia associated with the low-frequency platelet antigen HPA-21bw (Nos) in Japan. Transfusion 2012; 52: 1468-1475.

[12] Peterson JA, Pechauer SM, Gitter ML, et al. The human platelet antigen-21bw is relatively common among Asians and is a potential trigger for neonatal alloimmune thrombo-

cytopenia. Transfusion 2012; 52: 915 - 916.

[13] Peterson JA, Balthazor SM, Curtis BR, et al. Maternal alloimmunization against the rare platelet-specific antigen HPA - 9b (Maxa) is an important cause of neonatal alloimmune thrombocytopenia. Transfusion 2005; 45: 1487 - 1495.

[14] Kaplan C, Porcelijn L, Vanlieferinghen P, et al. Anti-HPA - 9bw (Maxa) fetomaternal alloimmunization, a clinically severe neonatal thrombocytopenia: Difficulties in diagnosis and therapy and report on eight families. Transfusion 2005; 45: 1799 - 1803.

[15] Nurden P, Nurden AT. Congenital disorders associated with platelet dysfunctions. Thromb Haemost 2008; 99: 253 - 263.

[16] Corral J, Rivera J, Gonzalez-Conejero R, Vicente V. The number of platelet glycoprotein Ia molecules is associated with the genetically linked 807 C/T and HPA - 5 polymorphisms. Transfusion1999; 39: 372 - 378.

[17] Ertel K, Al-Tawil M, Santoso S, Kroll H. Relevance of the HPA - 15 (Gov) polymorphism on CD109 in alloimmune thrombocytopenic syndromes. Transfusion 2005; 45: 366 - 373.

[18] Mandelbaum M, Koren D, Eichelberger B, et al. Frequencies of maternal platelet alloantibodies and autoantibodies in suspected fetal/ neonatal alloimmune thrombocytopenia, with emphasis on human platelet antigen - 5 alloimmunization. Vox Sang 2005; 89: 39 - 43.

[19] Berry JE, Murphy CM, Smith GA, et al. Detection of Gov system antibodies by MAIPA reveals an immunogenicity similar to the HPA - 5 alloantigens. Br J Haematol 2000; 110: 735 - 742.

[20] Curtis BR, Edwards JT, Hessner MJ, et al. Blood group A and B antigens are strongly expressed on platelets of some individuals. Blood 2000; 96: 1574 - 1581.

[21] Ogasawara K, Ueki J, Takenaka M, Furihata K. Study on the expression of ABH antigens on platelets. Blood 1993; 82: 993 - 999.

[22] Rossebo Hansen B, Husebekk A, Havnes T, Hannestad K. Minimal expression of blood group A antigen on thrombocytes from A2 individuals. Transfusion 1988; 28: 456 - 459.

[23] Slichter SJ, Davis K, Enright H, et al. Factors affecting posttransfusion platelet increments, platelet refractoriness, and platelet transfusion intervals in thrombocytopenic patients. Blood 2005; 105: 4106 - 4114.

[24] Julmy F, Ammann RA, Taleghani BM, et al. Transfusion efficacy of ABO majormismatched platelets (PLTs) in children is inferior to that of ABO-identical PLTs. Transfusion 2009; 49: 21 - 33.

[25] Heal JM, Rowe JM, Blumberg N. ABO and platelet transfusion revisited. Ann Hematol 1993; 66: 309 - 314.

[26] Dunstan RA, Simpson MB. Heterogeneous distribution of antigens on human platelets demonstrated by fluorescence flow cytometry. Br J Haematol 1985; 61: 603 - 609.

[27] Spring FA, Judson PA, Daniels GL, et al. A human cell-surface glycoprotein that carries Cromer-related blood group antigens on erythrocytes and is also expressed on leucocytes and platelets. Immunology 1987; 62: 30713.

[28] Aitman TJ, Cooper LD, Norsworthy PJ, et al. Malaria susceptibility and CD36 mutation. Nature 2000; 405: 1015 - 1016.

[29] Curtis BR, Ali S, Glazier AM, et al. Isoimmunization against CD36 (glycoprotein Ⅳ): Description of four cases of neonatal isoimmune thrombocytopenia and brief review of the literature. Transfusion 2002; 42: 1173 - 1179.

[30] Rac ME, Safranow K, Poncyljusz W. Molecular basis of human CD36 gene mutations. Mol Med 2007; 13: 288 - 96.

[31] Bierling P, Godeau B, Fromont P, et al. Posttransfusion purpura-like syndrome associated with CD36 (Naka) isoimmunization. Transfusion 1995; 35: 777 - 782.

[32] Ikeda H, Mitani T, Ohnuma M, et al. A new platelet-specific antigen, Naka, involved in the refractoriness of HLA-matched platelet transfusion. Vox Sang 1989; 57: 213 - 217.

[33] Boylan B, Chen H, Rathore V, et al. Anti-GPVI-associated ITP: An acquired platelet disorder caused by autoantibody-mediated clearance of the GPVI/FcRγ -chain complex from the human platelet surface. Blood 2004; 104: 1350 - 1355.

[34] Akiyama M, Kashiwagi H, Todo K, et al. Presence of platelet-associated anti-glycoprotein (GP) VI autoantibodies and restoration of GPVI expression in patients with GP-VI deficiency. J Thromb Haemost 2009; 7: 1373 - 1383.

[35] Bialek JW, Bodmer W, Bodmer J, Payne R. Distribution and quantity of leukocyte antigens in the formed elements of the blood. Transfusion 1966; 6: 193 - 204.

[36] Saito S, Ota S, Seshimo H, et al. Platelet transfusion refractoriness caused by a mismatch in HLA-C antigens. Transfusion 2002; 42: 302 - 308.

[37] Triulzi DJ, Kleinman S, Kakaiya RM, et al. The effect of previous pregnancy and transfusion on HLA alloimmunization in blood donors: Implications for a transfusion-related acute lung injury risk reduction strategy. Transfusion 2009;

49: 1825 - 1835.

[38]Triulzi D, Dzik W. Leukocyte-reduced blood components: Laboratory and clinical aspects. In: Simon TL, Snyder EL, Solheim BG, et al, eds. Rossi's principles of transfusion medicine. 4th ed. Bethesda, MD: AABB Press, 2009: 228 - 246.

[39]Hod E, Schwartz J. Platelet transfusion refractoriness. Br J Haematol 2008; 142: 348 - 360.

[40]Bolgiano DC, Larson EB, Slichter SJ. A model to determine required pool size for HLA-typed community donor apheresis programs. Transfusion 1989; 29: 306 - 310.

[41]Dahlke MB, Weiss KL. Platelet transfusion from donors mismatched for crossreactive HLA antigens. Transfusion 1984; 24: 299 - 302.

[42]Levitt J, ed. Standards for blood banks and transfusion services. 29th ed. Bethesda, MD: AABB, 2014.

[43]Petz LD, Garratty G, Calhoun L, et al. Selecting donors of platelets for refractory patients on the basis of HLA antibody specificity. Transfusion 2000; 40: 1446 - 1456.

[44]Tait BD, Hudson F, Cantwell L, et al. Review article: Luminex technology for HLA antibody detection in organ transplantation. Nephrology (Carlton) 2009; 14: 247 - 254.

[45]Duquesnoy RJ, Marrari M. HLA Matchmakerbased definition of structural human leukocyte antigen epitopes detected by alloantibodies. Curr Opin Organ Transplant 2009; 14: 403 - 409.

[46]Bray RA, Nolen JD, Larsen C, et al. Transplanting the highly sensitized patient: The Emory algorithm. Am J Transplant 2006; 6: 2307 - 2315.

[47]Rachel JM, Summers TC, Sinor LT, Plapp FV. Use of a solid phase red blood cell adherence method for pretransfusion platelet compatibility testing. Am J Clin Pathol 1988; 90: 63 - 68.

[48]Davoren A, Curtis BR, Aster RH, McFarland JG. Human platelet antigen-specific alloantibodies implicated in 1162 cases of neonatal alloimmune thrombocytopenia. Transfusion 2004; 44: 1220 - 1225.

[49]Curtis B, McFarland J. Detection and identification of platelet antibodies and antigens in the clinical laboratory. Immunohematol 2009; 25: 125 - 135.

[50]Peterson JA, McFarland JG, Curtis BR, Aster RH. Neonatal alloimmune thrombocytopenia: Pathogenesis, diagnosis and management. Br J Haematol 2013; 161: 3 - 14.

[51]Pacheco LD, Berkowitz RL, Moise KJ Jr, et al. Fetal and neonatal alloimmune thrombocytopenia: A management algorithm based on risk stratification. Obstet Gynecol 2011; 118: 1157 - 1163.

[52]McFarland JG. Posttransfusion purpura. In: Popovsky MA, ed. Transfusion reactions. 4th ed. Bethesda, MD: AABB Press; 2012: 263 - 87.

[53]Brecher ME, Moore SB, Letendre L. Posttransfusion purpura: The therapeutic value of Pl A1 negative platelets. Transfusion 1990; 30: 433 - 435.

[54]Godeau B, Fromont P, Bettaieb A, et al. [Posttransfusion purpura. An unknown cause of acute immune thrombocytopenia. 4 new cases]. Presse Med 1990; 19: 1974 - 1977.

[55]Bolton-Maggs PHB, Cohen H, Serious Hazards of Transfusion (SHOT) Steering Group. The 2011 annual SHOT report. Manchester, UK: SHOT, 2012. [Available at http://www. sho tuk. org/wp-content/uploads/2012/07/SHOT-ANNUAL-REPORT_FinalWebVersionBook marked_ 2012_ 06_22. pdf (accessed November 21, 2013).]

[56]George JN. Drug-induced immune thrombocytopenia: Results of the testing for drug-dependent platelet-reactive antibodies by the BloodCenter of Wisconsin. Oklahoma City, OK: Platelets on the Web, 2013. [Available at http: //www. ouhsc. edu/platelets/Internet PostingLab7 _ 7 _ 10Frames. htm (accessed November 21, 2013).]

[57]Reese JA, Li X, Hauben M, et al. Identifying drugs that cause acute thrombocytopenia: An analysis using 3 distinct methods. Blood 23 2010; 116: 2127 - 2133.

[58]Aster RH, Bougie DW. Drug-induced immune thrombocytopenia. N Engl J Med 2007; 357: 580 - 587.

[59]Bougie DW, Wilker PR, Aster RH. Patients with quinine-induced immune thrombocytopenia have both "drug-dependent" and "drug-specific" antibodies. Blood 2006; 108: 922 - 927.

[60]Davoren A, Aster RH. Heparin-induced thrombocytopenia and thrombosis. Am J Hematol 2006; 81: 36 - 44.

[61]Linkins LA, Dans AL, Moores LK, et al. Treatment and prevention of heparin-induced thrombocytopenia: Antithrombotic therapy and prevention of thrombosis. 9th ed. American College of Chest Physicians evidencebased clinical practice guidelines. Chest 2012; 141(Suppl 2): e495S - 530S.

[62]McFarland J, Lochowicz A, Aster R, et al. Improving the specificity of the PF4 ELISA in diagnosing heparin-induced thrombocytopenia. Am J Hematol 2012; 87: 776 - 781.

[63]Ghanima W, Godeau B, Cines DB, Bussel JB. How I treat immune thrombocytopenia: The choice between splenectomy or a medical therapy as a second-line treatment. Blood 2012; 120: 960 - 969.

[64]McMillan R. Antiplatelet antibodies in chronic immune

thrombocytopenia and their role in platelet destruction and defective platelet production. Hematol Oncol Clin North Am 2009; 23: 1163 - 1175.

[65] Davoren A, Bussel J, Curtis BR, et al. Prospective evaluation of a new platelet glycoprotein (GP)-specific assay (PakAuto) in the diagnosis of autoimmune thrombocytopenia (AITP). Am J Hematol 2005; 78: 193 - 197.

[66] Wu GG, Kaplan C, Curtis BR, Pearson HA. Report on the 14th International Society of Blood Transfusion Platelet Immunology Workshop. Vox Sang 2010; 99: 375 - 381.

[67] Curtis BR. Genotyping for human platelet alloantigen polymorphisms: Applications in the diagnosis of alloimmune platelet disorders. Semin Thromb Hemost 2008; 34: 539 - 48.

[68] Hurd CM, Cavanagh G, Schuh A, et al. Genotyping for platelet-specific antigens: Techniques for the detection of single nucleotide polymorphisms. Vox Sang 2002; 83: 1 - 12.

[69] Christopoulos CG, Kelsey HC, Machin SJ. A flow-cytometric approach to quantitative estimation of platelet surface immunoglobulin G. Vox Sang 1993; 64: 106 - 115.

[70] Kiefel V, Santoso S, Weisheit M, Mueller-Eckhardt C. Monoclonal antibody-specific immobilization of platelet antigens (MAIPA): A new tool for the identification of platelet-reactive antibodies. Blood 1987; 70: 1722 - 1726.

[71] Neunert C, Lim W, Crowther M, et al. The American Society of Hematology 2011 evidence-based practice guideline for immune thrombocytopenia. Blood 2011; 117: 4190 - 4207.

[72] McMillan R, Tani P, Millard F, et al. Platelet-associated and plasma anti-glycoprotein autoantibodies in chronic ITP. Blood 1987; 70: 1040 - 1045.

[73] Curtis BR, McFarland JG, Wu GG, et al. Antibodies in sulfonamide-induced immune thrombocytopenia recognize calcium-dependent epitopes on the glycoprotein IIb/IIIa complex. Blood 1994; 84: 176 - 183.

[74] Sheridan D, Carter C, Kelton JG. A diagnostic test for heparin-induced thrombocytopenia. Blood 1986; 67: 27 - 30.

[75] Warkentin TE. Laboratory testing for heparininduced thrombocytopenia. J Thromb Thrombolysis 2000; 10(Suppl 1): 35 - 45.

[76] Bux J. Nomenclature of granulocyte alloantigens. ISBT Working Party on Platelet and Granulocyte Serology, Granulocyte Antigen Working Party, International Society of Blood Transfusion. Transfusion 1999; 39: 662 - 663.

[77] Bux J. Human neutrophil alloantigens. Vox Sang 2008; 94: 277 - 285.

[78] de Haas M, Kleijer M, van Zwieten R, et al. Neutrophil Fc gamma RIIIb deficiency, nature, and clinical consequences: A study of 21 individuals from 14 families. Blood 1995; 86: 2403 - 413.

[79] Stroncek DF, Skubitz KM, Plachta LB, et al. Alloimmune neonatal neutropenia due to an antibody to the neutrophil Fc -γ receptor III with maternal deficiency of CD16 antigen. Blood 1991; 77: 1572 - 1580.

[80] Wolff J, Brendel C, Fink L, et al. Lack of NB1 GP (CD177/HNA - 2a) gene transcription in NB1 GP-neutrophils from NB1 GP-expressing individuals and association of low expression with NB1 gene polymorphisms. Blood 2003; 102: 731 - 733.

[81] Kissel K, Scheffler S, Kerowgan M, Bux J. Molecular basis of NB1 (HNA - 2a, CD177) deficiency. Blood 2002; 99: 4231 - 4233.

[82] Matsuo K, Lin A, Procter JL, et al. Variations in the expression of granulocyte antigen NB1. Transfusion 2000; 40: 654 - 662.

[83] Sachs UJ, Andrei-Selmer CL, Maniar A, et al. The neutrophil-specific antigen CD177 is a counter-receptor for platelet endothelial cell adhesion molecule - 1 (CD31). J Biol Chem 2007; 282: 23603 - 23612.

[84] Lalezari P, Murphy GB, Allen FH Jr. NB1, a new neutrophil-specific antigen involved in the pathogenesis of neonatal neutropenia. J Clin Invest 1971; 50: 1108 - 1115.

[85] Bux J, Becker F, Seeger W, et al. Transfusion-related acute lung injury due to HLA - A2 - specific antibodies in recipient and NB1 - specific antibodies in donor blood. Br J Haematol 1996; 93: 707 - 713.

[86] Stroncek DF, Shapiro RS, Filipovich AH, et al. Prolonged neutropenia resulting from antibodies to neutrophil-specific antigen NB1 following marrow transplantation. Transfusion 1993; 33: 158 - 163.

[87] Curtis BR, Cox NJ, Sullivan MJ, et al. The neutrophil alloantigen HNA - 3a (5b) is located on choline transporter-like protein 2 and appears to be encoded by an R > Q154 amino acid substitution. Blood 2010; 115: 2073 - 2076.

[88] Greinacher A, Wesche J, Hammer E, et al. Characterization of the human neutrophil alloantigen - 3a. Nat Med 2010; 16: 45 - 48.

[89] Reil A, Keller-Stanislawski B, Gunay S, Bux J. Specificities of leucocyte alloantibodies in transfusion-related acute lung injury and results of leucocyte antibody screening of blood donors. Vox Sang 2008; 95: 313 - 317.

[90] Sachs UJ, Chavakis T, Fung L, et al. Human alloantibody

anti-Mart interferes with Mac - 1dependent leukocyte adhesion. Blood 2004; 104: 727 - 734.

[91] Fung YL, Pitcher LA, Willett JE, et al. Alloimmune neonatal neutropenia linked to antiHNA - 4a. Transfus Med 2003; 13: 49 - 52.

[92] Hartman KR, Wright DG. Identification of autoantibodies specific for the neutrophil adhesion glycoproteins CD11b/CD18 in patients with autoimmune neutropenia. Blood 1991; 78: 1096 - 1104.

[93] Simsek S, van der Schoot CE, Daams M, et al. Molecular characterization of antigenic polymorphisms (Ond(a) and Mart(a)) of the beta 2 family recognized by human leukocyte alloantisera. Blood 1996; 88: 1350 - 1358.

[94] Porcelijn L, Abbink F, Terraneo L, et al. Neonatal alloimmune neutropenia due to immunoglobulin G antibodies against human neutrophil antigen - 5a. Transfusion 2011; 51: 574 - 757.

[95] Davoren A, Saving K, McFarland JG, et al. Neonatal neutropenia and bacterial sepsis associated with placental transfer of maternal neutrophil-specific autoantibodies. Transfusion 2004; 44: 1041 - 1046.

[96] Kleinman S, Caulfield T, Chan P, et al. Toward an understanding of transfusion-related acute lung injury: Statement of a consensus panel. Transfusion 2004; 44: 1774 - 1789.

[97] Fatalities reported to FDA following blood collection and transfusion. Annual summary for fiscal year 2012. Silver Spring, MD: CBER Office of Communication, Outreach, and Development, 2013. [Available at http://www.fda.gov/BiologicsBloodVaccines/SafetyAvailability/ReportaProblem/TransfusionDonationFatalities/ucm346639. htm (accessed September 2, 2013).]

[98] Toy P, Gajic O, Bacchetti P, et al. Transfusionrelated acute lung injury: Incidence and risk factors. Blood 2012; 119: 1757 - 1767.

[99] Akhtari M, Curtis B, Waller EK. Autoimmune neutropenia in adults. Autoimmun Rev 2009; 9: 62 - 66.

[100] Curtis BR, Reno C, Aster RH. Neonatal alloimmune neutropenia attributed to maternal immunoglobulin G antibodies against the neutrophil alloantigen HNA - 1c (SH): A report of five cases. Transfusion 2005; 45: 1308 - 1313.

[101] Stroncek DF, Fadeyi E, Adams S. Leukocyte antigen and antibody detection assays: Tools for assessing and preventing pulmonary transfusion reactions. Transfus Med Rev 2007; 21: 273 - 286.

[102] Bux J. Molecular genetics of granulocyte polymorphisms. Vox Sang 2000; 78(Suppl 2): 125 - 130.

第 19 章

HLA 系统

人类白细胞抗原(human leucocyte antigen, HLA)系统由6号染色体短臂上人类主要组织相容性复合体(major histocompatibility complex, MHC)中一群紧密连锁的基因座位所组成。HLA 基因的蛋白产物为 HLA 抗原，参与机体识别“自我”与“非我”、抗原诱导免疫应答和维持细胞及体液免疫平衡。

HLA 抗原是细胞表面糖蛋白，可根据编码基因位点、功能、组织分布和生化特性分为 HLA Ⅰ类分子和 HLA Ⅱ类分子。HLA Ⅰ类分子是由重链(一条完整的细胞膜蛋白)和轻链(β_2微球蛋白，由位于15号染色体上的β_2微球蛋白基因编码)经非共价键连接成的异二聚体。HLA Ⅱ类分子由 α 链和 β 链组成，两条链均为完整的膜蛋白。Ⅰ类分子分布于血小板和几乎体内所有的有核细胞表面。成熟红细胞表面 HLA 抗原表达量很少，常规方法通常检测不到，而有核幼红细胞表面则有 HLA 抗原表达。MHC Ⅱ类抗原仅表达于少数细胞表面，包括 B 淋巴细胞、单核细胞、巨噬细胞、树突细胞和活化的 T 淋巴细胞。

HLA 分子在抗原提呈和启动免疫应答反应中具有重要作用。在实体器官移植的生存影响因素中，HLA 系统的重要性通常被视为仅次于 ABO 血型抗原系统。在造血祖细胞(hematopoietic progenitor cell, HPC)移植中，HLA 系统被认为是与移植排斥和移植物抗宿主病(graft-versus-host disease, GVHD)有关的最重要因素。HLA 抗原和抗体在输血不良反应中同样具有重要作用，如血小板输注无效、非溶血性发热反应(febrile non-hemolytic transfusion reactions, FNHTRs)、输血相关急性肺损伤(transfusion-related acute lung injury, TRALI)和输血相关移植物抗宿主病(transfusion associated GVHD, TA-GVHD)。

MHC 基因的生物学作用仍需进一步阐明(输血和移植都涉及免疫应答)，目前对 HLA 基因多态性研究应用已经不仅仅局限于移植领域。随着 HLA Ⅰ类抗原血清学分型技术的发展，开始有研究发现 HLA 多态性与疾病易感性及疾病抵抗力之间存在关联。此前，HLA 抗原分型技术主要应用于亲子鉴定和法医调查中，然而这些技术已经被各种检测其他基因位点的分子学方法所替代。过去采用混合淋巴细胞培养(mixed lymphocyte culture, MLC)技术检测细胞免疫应答功能，该技术被用来为造血干/祖细胞移植选择匹配的供者-受者，然而目前 HLA 抗原和等位基因的分型已经被基于 DNA 的检测技术所取代。研究 HLA 等位基因多态性和 HLA 分子抗原提呈作用之间的关系，可提供高效疫苗研制中需要的肽结合限制性参数，同样还为人类学研究提供了更为准确的研究方法。由于 MHC 的复杂性和 HLA 等位基因丰富的多态性，由此衍生出(并在不断改进中)一套复杂的命名方法，即根据每个等位基因的蛋白序列和相应抗原所具有的血清学特异性之间的关联，来定义每一个特定的等位基因序列[1-2]。

第一节　MHC 的遗传学

HLA Ⅰ类和Ⅱ类抗原均为细胞表面糖蛋白，是6号染色体短臂上 p21.3 区域中紧密连锁的基因产物(图 19-1)。基因组区域被称为“MHC”，通常以单体型形式遗传，每个位点都有来自每条染色体上的多个共显性表达等位基因。HLA 系统是人类基因多态性最丰富的遗传系统。

HLA－A、HLA－B 和 HLA－C 基因编码相应的 HLA Ⅰ类 A 抗原、B 抗原和 C 抗原。HLA－DRB1，－DRB3，－DRB4，－DRB5；HLA－DQA1，－DQB1 和 HLA－DPA1，－DPB1 基因编码相应的 HLA Ⅱ类抗原。位于 HLA Ⅰ类Ⅱ类基因之间有一组非－HLA 基因群，编码补体蛋白 C2，Bf，C4A 和 C4B，类固醇酶(21－羟化酶)和细胞因子(肿瘤坏死因子)以及参与免疫应答的其他基因。这个非－HLA 区域通常被称为"MHC Ⅲ类基因区"，尽管它不包含任何 HLA 基因。

一、HLA 基因区域的组成

除了经典基因 HLA－A、HLA－B 和 HLA－C 外，HLA Ⅰ类区域还包含其他的等位基因位点，如 HLA－E、HLA－F、HLA－G、HLA－H、HFE、HLA－J、HLA－K、HLA－L、MICA 和 MICB 等非经典 HLA 基因，编码非经典 HLA 分子或Ⅰb 类、HLA 蛋白，其多态性较低且表达水平低，仅有少量组织表达[4]。一些Ⅰb 类基因表达非功能性蛋白质或不表达任何蛋白质。不能表达功能蛋白质产物的基因称为"假基因"，可能代表着进化的终点。相比之下，其他表达的非经典 HLA 蛋白质具有多种功能。例如，HLA－E 与自然杀伤细胞 1 个亚群的监视系统有关，滋养细胞表达的 HLA－G 可能参了母胎免疫耐受。一种铁沉积疾病，遗传性血色素沉着症(Hereditary hemochromatosis，HH)，因 HFE 基因突变所引起，此基因在北欧血统人群中有 10% 的携带率，HH 与类－Ⅰ类基因两个部位的错义突变相关[5]。引起 HH 的基因最初被命名为"HLA－H"；然而现在 HLA－H 已经被世界卫生组织(WHO)命名委员会归为 HLA Ⅰ类假基因[6]。HH 的致病基因现在被称为"HFE"。其他的基因，如编码 CD1 分子的类－Ⅰ类基因，同样位于 MHC 区域之外。这些分子提呈非蛋白抗原(如脂质)给 T 细胞。

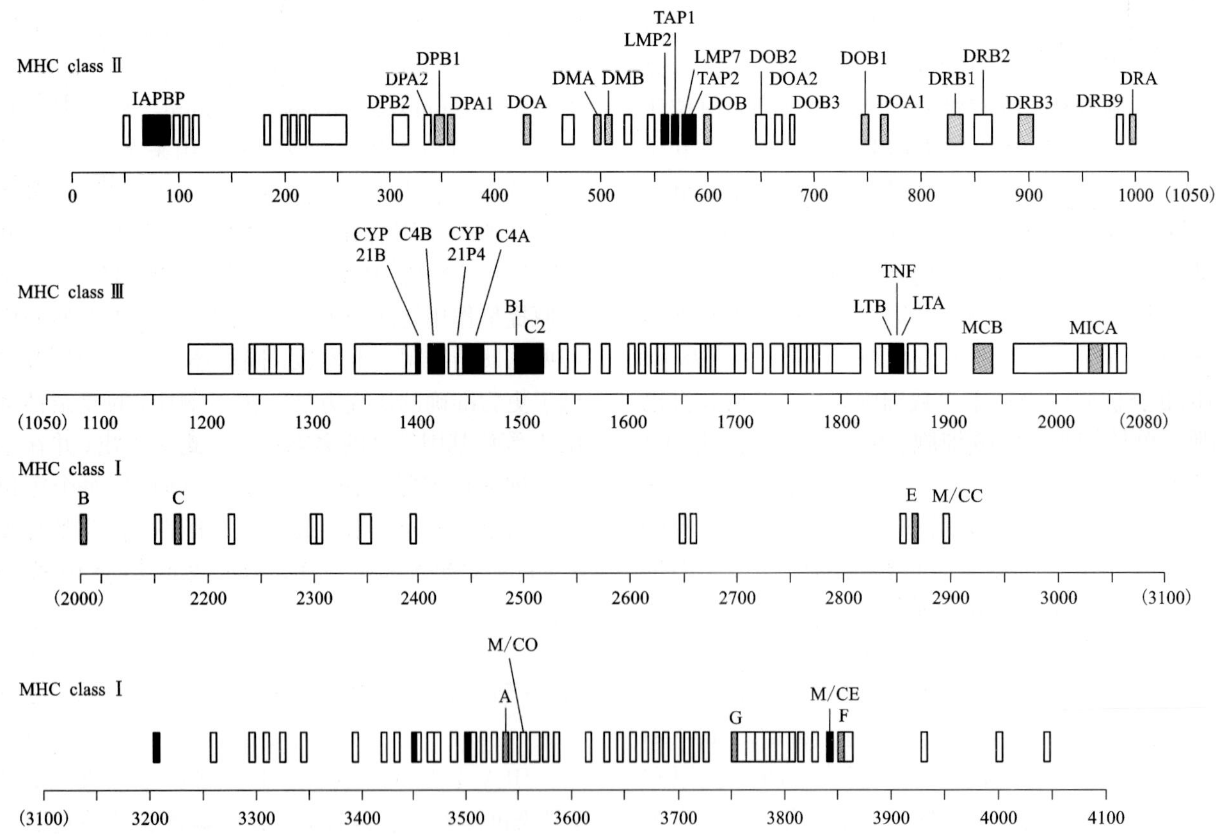

图 19－1　HLA 复合体定位于 6 号染色体的短臂上；着丝粒在图的左上方，端粒在右下方；此图显示了Ⅰ类、Ⅱ类和Ⅲ类基因区域的组成

MHC Ⅱ类(HLA－D)区域的基因组成更为复杂。一个MHC Ⅱ类分子是由两条结构相似的链(α链和β链)组成的非共价复合体。这两条链均由MHC区域基因编码。α链和β链的差异导致了HLA Ⅱ类分子的多态性，其多态性取决于Ⅱ类分子的异构体。例如HLA－DR，其α链基本上是单一型的，但β链多态性十分丰富。多个位点编码MHC Ⅱ类蛋白的α链和β链。

不同的单体型具有不同数量的Ⅱ类基因和假基因。DRA1和DRB1编码的蛋白质产物为抗原HLA－DR1到HLA－DR18。DRA1和DRB3(假如存在)表达HLA－DR52；DRA1和DRB4(假如存在)表达HLA－DR53；DRA1和DRB5(假如存在)表达HLA－DR51。糖蛋白上表达的HLA－DQ1到HLA－DQ9抗原由DQ基因簇中的DQA1和DQB1编码。DQ基因簇中的许多其他基因可能为假基因。HLA－DP基因簇中也发现有类似的组成。

通常认为MHC Ⅲ类区域不是HLA系统的一部分，其区域内包含4个补体基因，补体等位基因通常以1个单元的形式一起遗传，称为“补体型”。人类遗传下来的补体型至少超过10种。Ⅲ类基因中的两个基因C4A和C4B，编码不同的C4表型和Chido/Rodgers血型系统抗原。C4不同的表型具有不同的蛋白质结构和功能，C4A分子(假如存在)携带Rg抗原，C4B分子(假如存在)携带Ch抗原。这两种抗原均被吸附到携带这些基因的个体的红细胞上。

二、遗传模式

尽管MHC的组成十分复杂，其遗传方式仍遵循孟德尔遗传法则。每个个体都有2条不同的6号染色体，拥有2条HLA单体型，分别来自父亲和母亲。表达的基因产物构成表型，可由HLA抗原或等位基因分型进行鉴定。由于HLA基因为常染色体共显性遗传，表型是两个单体型共同表达的结果。然而，为了确定单体型，父母(可能还有其他家庭成员)也应当进行表型鉴定，以确认哪些等位基因是一起遗传的。图19－2阐述了单体型的遗传方式。

1. 寻找HLA相同的同胞

孩子分别从父母各遗传了1条6号染色体，因此，MHC单体型分别来自父亲和母亲。由于每个父亲、母亲都有两条不同的6号染色体，子女会出现4种不同单体型的组合(假设没有发生重组)。遗传模式对预测家庭成员是否适合于作为移植供者十分重要。两个同胞兄弟姐妹的HLA基因型相同的概率为25%。任何1个患者与“n”个同胞兄弟姐妹中至少1个人HLA相同概率是$1-(3/4)^n$。有两个同胞兄弟姐妹时HLA相同的概率为44%，有3个同胞兄弟姐妹时概率达到58%，同卵兄弟姐妹间HLA相同。此外，每对1个新的同胞兄弟姐妹进行检测，不管之前已检测过多少同胞兄弟姐妹，新受检者都有(只有)25%的机会与患者相匹配。

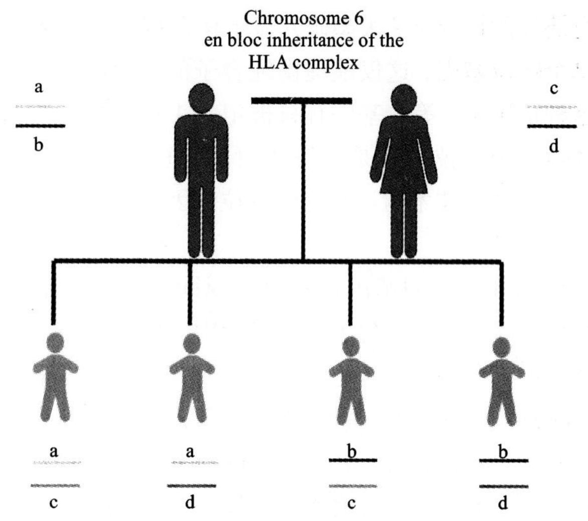

图19－2 a/b和c/d分别表示父系和母系HLA单体型。除了交叉互换外，HLA复合体是由父代遗传给子代的

2. 抗原缺失

在以分子生物学为基础的HLA分型技术出现之前，血清学表型分型结果中抗原的缺失常被认为是纯合性位点(例如均从双亲处遗传了A1，但由于血清学分型技术的限制性只检测出1个明显的抗原缺失)或1个无效(不表达)等位基因。随着DNA测序技术和其他HLA分子生物学分型技术的发展，纯合子可以被推测出来，且具有更高可信度。然而纯合子的确认仍然只能通过家系研究或利用半合子分型的方法来证实(如单体型分型)。无效等位基因的特征为：基因编码区的内部或外部有1处或多处DNA序列的改变，阻止了功能蛋白在细胞表面的表达。基因的失活可由核苷酸替换、缺失或插入引起，并最终导致蛋白的合成过早中止。在家系研究缺失的情况下，表型研究显示任何位点上只表达单个等位基因，这仅能提供纯合子的推测证据，在这种情况下，等位基因宜只被记录 1 次，因为尚不知道这个等位基因是否表达两次(真正的纯合子)或存在现有技术检测不到的等位基因。

3. 交换

HLA 区域的基因偶尔会出现同源染色体的交换，在减数分裂或配子形成过程中，带有连锁遗传物质的片段在两条染色体之间进行交叉互换，重组染色体随后作为新单体型遗传给下一代。交换频率与基因之间的物理距离相关，同时与特异性 A、B、DR 抗原对重组的抵抗和易感性也部分相关(见下文)。HLA - A、HLA - B 和 HLA - DR 位点距离十分接近，A 位点和 B 位点之间有 0.8% 的交换概率，B 和 DR 位点之间有 0.5% 的交换概率。HLA - B 和 HLA - C 位点之间或 HLA - DR 和 HLA - DQ 位点之间的交换极其罕见，然而 DQ 和 DP 基因座之间的交叉互换则相对较常见[7-8]。在家系研究和亲缘关系评估中，宜考虑到位点基因重组的可能性。

4. 连锁不平衡

MHC 系统多态性极为丰富，理论上独特 HLA 表型的数量比全球人口还要多。此外，新的 HLA 等位基因还在不断被发现和鉴定。截至 2014 年 3 月，已有 2 579 个 HLA - A 等位基因，3 285 个 HLA - B 等位基因，1 512 个 DRB1 等位基因和 509 个 DQB1 等位基因被鉴定[9]。然而，由于 HLA 基因以全染色体遗传，实际上，如果 HLA 基因分布是随机的，则许多 HLA 单体型的表达数量将超出预期。连锁不平衡的现象是导致预期和观察到的 HLA 单体型频率不一致的原因。

HLA 单体型的预期频率由每个等位基因的频率相乘计算得出。例如，在欧洲人群中，编码 HLA - A1 的基因频率是 0.15，HLA - B8 是 0.10；因此，如果单体型是随机分布，欧洲种族人群中同时编码 HLA - A1 和 HLA - B8 单体型预期频率为 1.5% (0.15 ×0.10)。但 A1 和 B8 单体型组合在人群中的实际频率为 7% ~8%。

某些等位基因组合在不同种族中频率出现增加，并且在这些人群中构成常见的单体型，这些常见的单体型被称为“祖先单体型”，因为他们似乎从同一个共同祖先遗传或由于抗重组能力或生存优势在人口中保守分布。北欧人种中最常见的祖先单体型是 ancestry - A1，B8，DR17 (DRB1*03：01)，DQ2，包含了Ⅰ类和Ⅱ类区域。

一些具有明显连锁不平衡的单体型可能代表着相对年轻的单体型，因其没有足够的时间进行重组，而一些古老的单体型由于自然选择或物理限制具备了抗重组能力。例如，A1、B8、DRB1*03：01 单体型似乎对重组具有抵抗力，由于补体基因 C4A 有缺失，导致其 DNA 序列与大多数其他类似序列长度不同。HLA 系统的连锁不平衡在亲缘关系的研究中十分重要，因为单体型频率在相关人群中更有可能让某些重组基因得到遗传。连锁不平衡同样也可能会影响找到合适的非亲缘关系供者来捐献 HLA 配合血小板和捐献 HPC 用于骨髓移植。

第二节 生化特性、组织分布及结构

一、Ⅰ类抗原和Ⅱ类抗原的特征

Ⅰ类抗原(HLA - A，- B，和 - C)的分子量约为 57 kDa，由两条蛋白链组成：6 号染色体短臂上基因编码的糖蛋白重链(45 kDa)和 15 号染色体上基因编码的轻链 β_2 微球蛋白分子(12 kDa)。重链穿插于细胞膜中，而 β_2 微球蛋白不通过细胞膜，更确切地说，β_2 微球蛋白与重链通过后者的非可变($\alpha3$)域相连(非共价键)(图 19 - 3)。重链的胞外部分由 3 个氨基酸结构域($\alpha1$、$\alpha2$ 和 $\alpha3$)构成，其中最外层的 $\alpha1$ 和 $\alpha2$ 结构域包含了大部分多态区域，并赋予 HLA 抗原的血清学特异性。

Ⅰ类分子存在于血小板和绝大多数有核细胞上，但也有一些例外，如神经元、角膜上皮细胞、滋养层细胞和生发细胞。成熟红细胞上仍有一些残留分子，某些同种异型分子有更高的表达。这些残留的Ⅰ类抗原可作为红细胞抗原用血清学方法鉴定出来，其被命名为“Bennett-Goodspeed”(Bg)抗原。被特异性命名的“Bg^a”“Bg^b”和“Bg^c”实际上分别是 HLA - B7、HLA - B17 (B57 或 B58) 和 HLA - A28 (A68 或 A69)。血小板主要表达 HLA - A 抗原和 HLA - B 抗原，HLA - C 抗原表达量很少，通常无Ⅱ类抗原表达。

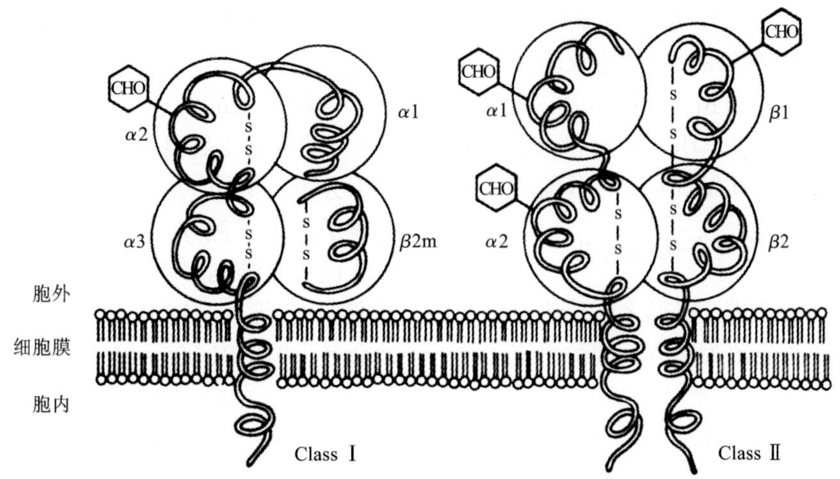

图19－3 Ⅰ类和Ⅱ类主要组织相容性复合体分子结构图上显示了β和α多肽和它们的结构域，及碳水化合物基团

Ⅱ类抗原(HLA－DR、－DQ和－DP)的分子量约为63 kDa，由两条结构类似的糖蛋白链(α链和β链)组成，这两种链均跨膜(图19－3)。每条链的胞外部分均有两个氨基酸域，最外层的域中包含Ⅱ类等位基因的可变区。Ⅱ类抗原的表达分布不及Ⅰ类抗原广泛。Ⅱ类抗原主要表达于B淋巴细胞、单核细胞、巨噬细胞、树突细胞、肠道上皮细胞和早期造血细胞上。一些内皮细胞上同样有Ⅱ类抗原的组分表达，特别是微脉管系统中的内皮细胞。然而，一般来说，尽管Ⅱ类抗原的表达很容易被诱导(例如，免疫活化中的γ－干扰素诱导)，但内皮，尤其大血管内皮，并无Ⅱ类抗原的表达。静息性T淋巴细胞一般情况下不表达Ⅱ类抗原，但活化时可以表达。

可溶性HLAⅠ类和Ⅱ类抗原从细胞脱落下来进入血液和体液中，可能在调节免疫应答中发挥作用[10]。可溶性HLA的量在感染［如人类免疫缺陷病毒(HIV)感染时］、炎性疾病和移植排斥反应发生时增加，但可溶性HLA水平与恶性肿瘤的进展成反比[11]。血液制品中可溶性HLA的水平与供者白细胞数量和存储损伤呈正比，血制品中可溶性HLA可能参与了输血中免疫调节作用。

二、分子结构

可通过x射线晶体分析纯化HLA抗原得到Ⅰ类和Ⅱ类分子典型的三维结构(图19－4)。胞外结构域含有氨基酸的可变区和抗原表位，形成一个结构称作“抗原结合槽”。HLA基因序列中具有多态性的等位基因编码特定的氨基酸序列，从而形成独特的结合凹槽，每一个凹槽都能够结合具有不同序列的抗原肽。抗原结合槽对HLA分子的功能十分关键(详见下面的“生物学功能”部分)。

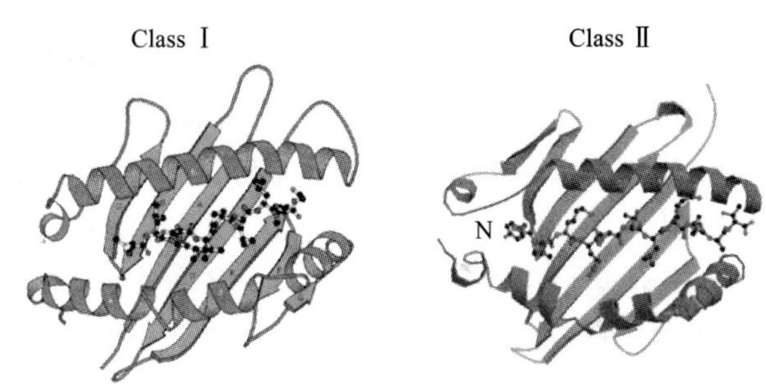

图19－4 HLAⅠ类和Ⅱ类分子3D图

注：每个肽槽中的肽分子都有标注

三、HLA抗原命名

世界卫生组织(World Health Organization，WHO)HLA命名委员会制定了HLA系统的命名方法，这个命名系统定期更新，以纳入新发现的HLA等位基因[2]。命名法规定HLA抗原系统由字母＋数字表示(如HLA－A1和HLA－B8)。此前，没有完全确认抗原特异性的HLA分子暂时带1个前缀“w”(如HLA－Aw33)，当抗原的特性确定以后，WHO HLA命名委员会会去掉前缀“w”(委员会定期开会更新新发现的特异性或基因位点的命名)。现在，“w”前缀不再这样使用，仅用于以下几种情况：①Bw4和Bw6，用于“共有”抗原(参照下面的“共有抗原”部分)与其他B位点等位基因的区分；

②所有血清上确定为C位点特异性的抗原，避免与补体系统成分混淆；③根据混合白细胞反应确定的Dw特异性，但目前已知是由HLA-DR、HLA-DQ、HLA-DP多态性引起。HLA-A和HLA-B特异性的数字编号是根据其发现顺序来分配的。

四、HLA抗原特异性分解与交叉反应组

血清学试验技术的改进，使得之前被认为是单一特性的抗原被进一步分解为具有不同的血清学特性的抗原（并且后来基因检测结果也显示不同）。单个抗原的命名从早期鉴定的抗原中被分解出来，通常括号内表示来自母抗原的数字[如HLA-B44（12）]。

除了“分解”的抗原，某些明确不同的HLA抗原之间也可能拥有一些共同表位，在血清学检测中与共同表位反应的抗体常会引起交叉反应。具有这种交叉反应特性的HLA抗原被称为“交叉反应组”（cross-reactive epitope group，CREG）。

五、“共有”抗原

除了分解和CREGs，许多具有不同特异性的HLA蛋白之间也存在相同反应性，被称为“共有”抗原，HLA分子上这些共有的氨基酸序列具有极少的可变区。两个已知的共有抗原HLA-Bw4和HLA-Bw6几乎存在于所有HLA-B分子上[12]。HLA-A位点分子A23，A24，A25和A32也同样具有类Bw4抗原表位。

共有抗原具有重要临床意义，患者通过妊娠、输血或移植途径受到共有抗原刺激，使不表达抗原表位的患者产生针对这些抗原的抗体。一个针对共有抗原的单一抗体，可以跟多种同种抗体具有相似特性，这对移植和血小板输注寻找合适的供者具有重要影响。

六、HLA等位基因命名

DNA测序技术已经普遍取代了血清学方法被用于HLA系统的研究，越来越多的HLA等位基因被发现及鉴定，原先具有同一血清学特异性的抗原往往被发现可被多个不同的等位基因所编码。命名1个新的等位基因至少需要检测HLA Ⅰ类分子的第2、3外显子和HLA Ⅱ类分子的第2外显子的核苷酸序列。这些外显子编码可变氨基酸，并赋予HLA抗原的特异性和HLA分子的各种生物学功能。

目前采用的统一命名法考虑了等位基因的位点、主要血清学特性和由分子分型技术确定的等位基因分组。例如，尽管之前许多等位基因仅对第2外显子进行了测序，但截至2014年3月，HLA-DR4的核苷酸测序就至少有165个独特的氨基酸序列变异体（等位基因）。第1个HLA-DR4变异体被命名为“DRB1*04：01”，表示位点（DR）、蛋白质（β1链）、主要血清学特性（04为HLA-DR4）和“序列2的变异体”等位基因数目（变异体01）。星号（*）表示后面跟的是等位基因的名称（由基因分型确定）。

Ⅰ类等位基因的命名采取了类似方式。位点的名称，例如“HLA-B”后为*，随后紧跟的几个数字用冒号（：）分开，在大多数情况下，开头的两位数字表示相应抗原的血清学特异性，接下来的数字表示第2、3外显子编码的独特的氨基酸序列代码，数字的顺序代表DNA测序鉴定的先后。因此，B*27：04代表HLA-B位点，具有B27的血清学特性，是这个家族中第4个对第2、3外显子进行测序的等位基因（表19-1）。等位基因名称中第3个“部分”的唯一差异为Ⅰ类第2，3外显子和Ⅱ类第2外显子上核苷酸的同义（“沉默”）替换。例如，A*01：01：02与A*01：01：01唯一的不同之处在于，异亮氨酸第142位的密码子为ATT而不是ATC。等位基因名称中第4个“部分”的差异为内含子或3′、5′端非翻译区序列的差异。最后，命名系统建议无效、低表达或其他特征的等位基因，分别添加1个“N”、“L”或其他字母在等位基因名称的最末尾。此外，其他基因表达修饰符有：S（分泌型，不在细胞表面）、Q（尚存疑问的表达水平），A（未知但异常的表达，可能无效）和C（仅表达于胞浆中）。最后两个后缀修饰符至今还没有被使用过。

七、生物学功能

HLA系统的重要功能是自我/非我识别，这个过程是通过T淋巴细胞与HLA提呈的抗原肽之间的相互作用完成的。T淋巴细胞上的T细胞受体（TCR）在识别HLA分子所提呈的抗原肽时，不仅识别抗原肽，而且还要识别HLA分子类型，这种限制称为“MHC限制”[13]。

表 19－1　2013 年 HLA 命名

种类	位点	抗原相同	等位基因	沉默突变	内含子突变	表达修饰
HLA	DRB1*	04：	01：	01：	02	N，L，S，Q
例子：						
DR4				—血清学		
DRB1*04：xx				—血清学相同		
DRB1*04：02				—等位基因		
DRB1*04：01：01；DRB1*04：01：02				—沉默突变		
A*02：15N；DRB4*01：03：01：02N				—无效等位基因(外显子，内含子)		
A*24：02：01：02L				表达修饰符		
B*44：02：01：02				表达修饰符		
B*32：11Q				表达修饰符		

在胸腺中，T 细胞表面 TCRs 因结合自身 HLA 分子而被选择性保留(阳性选择)，T 细胞表面 TCRs 因结合自身抗原肽而被选择性清除（阴性选择）。一些自身反应性 T 细胞逃避了阴性选择，如果没有功能性失活(例如通过免疫失能的机制)，这种自身反应性 T 细胞可能参与了自身免疫应答过程。

八、I 类分子的作用

I 类分子的合成以及抗原肽与抗原结合槽的结合均在内质网上进行。与 I 类抗原结合槽结合的抗原肽长度为 8～9 个氨基酸，通常为来自细胞的蛋白质(内源性蛋白质)，如来自正常的自身蛋白、变异的自身蛋白(如来源于肿瘤细胞)、病毒蛋白(如来源于病毒感染细胞)，这些内源性蛋白质在胞浆中被大型多功能蛋白酶（large multifunctional protease，LMP）降解并被抗原加工转运蛋白(transporter associated with antigen processing，TAP)运送到内质网。LMP 和 TAP 基因均定位于 MHC 区域。

I 类分子被运送到细胞表面，在此处与 $CD8^+$T 淋巴细胞进行相互作用。$CD8^+$T 细胞的 TCR 与 I 类分子提呈的抗原肽结合可激活 T 细胞的细胞毒性，从而攻击靶细胞，诱导特异性炎症反应。I 类分子的抗原提呈作用在宿主防御病毒性病原体及恶性转化中具有重要意义。肿瘤细胞不表达 I 类抗原以逃避这种形式的免疫监视。

九、II 类分子的作用

与 I 类分子一样，II 类分子在内质网上合成，但是抗原肽不插入抗原结合槽，有 1 段恒定链(invariant chain，Ii)作为占位体插入抗原结合槽。随着 II 类－恒定链复合体被运送到内涵体上，恒定链被称为“DM”的特异性 II 类分子移除，DM 位点同样定位于 MHC 区域。

II 类抗原肽随后插入到抗原肽结合槽中，适合 II 类抗原结合槽的多肽抗原长度通常为 12～25 个氨基酸，来源于内吞作用消化的蛋白质(外源性蛋白质)。外源性蛋白质，可以是正常的自身蛋白或来自病原体的蛋白，如通过溶酶体途径降解成肽的细菌蛋白。II 类分子随后被转运至细胞膜表面，在此处与 $CD4^+$T 淋巴细胞进行相互作用，活化的 T 细胞分泌免疫刺激性细胞因子，该机制对于抗体的产生尤为重要。

第三节　HLA 抗原和等位基因的鉴定

鉴定 HLA 抗原和等位基因的方法分为两类：①分子生物学方法(基于 DNA)；②血清学方法(基于抗体)，过去还曾使用过基于细胞的分型方法。

美国组织相容性和免疫遗传学协会编制的 ASHI 实验室手册提供了常用的详细的实验方法[14]。可根据临床实际情况选择一种特定的 HLA 抗原/等位基因检测或分型方法(表 19－2)。

表 19－2　HLA 分型方法和应用范围

方法	临床应用	分辨率
微量淋巴细胞毒试验	实体器官移植，血小板输注无效评估，血小板受体和血小板供者的 HLA 分型(仅Ⅰ类)	血清学特异性
SSP(PCR)	实体器官移植，亲缘和非亲缘 HPC 移植	血清学到等位基因水平，大量引物使得分辨率提高
正向 SSOP 杂交	实体器官移植和 HPC 移植(可适应大容量检测)	血清学到等位基因水平
反向 SSOP 杂交	实体器官移植，亲缘和非亲缘 HPC 移植	血清学，探针数量更多使得分辨率更高
DNA 测序	非亲缘 HPC 移植，解决其他分型方法难解问题，新等位基因的特征	等位基因水平

SSP，序列特异性引物；PCR，聚合酶链式反应；HPC，造血祖细胞；SSOP，序列特异性寡核苷酸探针

一、以 DNA 为基础的检测

与血清学方法比较，基于 DNA 的分型技术具有以下优势：①高灵敏度和特异性；②样本量小；③不需要细胞表面抗原表达或细胞活性。血清学方法可以鉴定数量有限的 HLA 特异性，而基于 DNA 的分型技术具有高分辨率，具有能够检测所有已知的等位基因的潜在能力。

1. 聚合酶链反应检测

聚合酶链式反应(Polymerase chain reaction，PCR)技术能够特异性扩增大量基因组 DNA 靶片段。低到中分辨率的分型检测与 HLA 血清学检测相比较而言，其准确率更高(例如，可将 DR15 与 DR16 区分开来)，而高分辨率分型可以区分个体等位基因(如可区分 DRB1*01：01：01 和 DRB1*01：02：01)。目前已有多种基于 PCR 的分型技术，以下介绍三种常见的方法。

(1)寡核苷酸探针

该方法先建立 HLA 基因型特异性寡核苷酸探针阵列，分别吸附于固相基质上，例如，每个探针附着在不同的微珠上或酶联免疫吸附试验(ELISA)板上。采用特异性引物对目的 DNA 进行扩增，然后将 PCR 扩展产物与已知序列的特异性探针进行杂交。微珠阵列分析是一种序列特异性寡核苷酸探针，可用于对 HLAⅠ类和Ⅱ类分子进行低到高分辨率的以 DNA 为基础的组织分型。这种方法检测通量高，样品处理时间短[15]。

(2)序列特异引物

第二个主要的技术是序列特异性引物(SSP)，能够靶向扩增特定的 DNA 序列[16]。序列特异性方法需要进行多次 PCR 试验，每次反应针对特定的等位基因或一组等位基因，扩增后基因产物可通过琼脂糖凝胶电泳直接观察到。由于 SSPs 具有特异性靶点，扩增结果能够表明存在等位基因或等位基因具有此段序列。阳性和阴性的 PCR 扩增结果说明实际的 HLA 等位基因是否存在。引物对可以商品化购买，可以鉴定全部 HLA－A，－B，－C，－DR，－DQA1，－DQB1 和－DPB1 等位基因表型。

(3)基于测序的分型技术

HLA 基因的高分辨率的核酸测序法可区分等位基因序列。测序分型(SBT)可用来对新的等位基因进行测序区分。尽管 SBT 被公认为是 HLA 分型的“金标准”，但在同一位置出现两个不同的碱基对时经常难以分辨，有可能得到两种不同的等位基因组合结果。这些模棱两可的结果之所以会出现，是因为 SBT 同时评估父系和母系来源的 HLA 基因(单体型)，哪一条单体型被分配某个碱基对常常不能确定。新的高分辨率 SBT 技术在测序前就已经分离了 HLA 单体，从而避免这种模棱两可的情况发生。

二、血清学(淋巴细胞毒)试验

微量淋巴细胞毒试验可用于检测 HLA－A，－B，－C，－DR 和－DQ 抗原。选择淋巴细胞用于检测，是由于淋巴细胞很容易从外周血中获得，且作为靶细胞比粒细胞更可靠，也可使用从淋巴结和脾脏中获得的淋巴细胞。HLA 分型血清主要从有多次孕产史的妇女获得，也有商品化鼠抗人 HLA 单克隆抗血清可购买。

将已知不同特异性的 HLA 血清加入微孔板不同的孔中，然后每个孔中再加入淋巴细胞悬液，加入兔补体，当淋巴细胞表面 HLA 抗原与分型血清

特异性相对应时，淋巴细胞上的抗原与抗体结合形成抗原抗体复合物，在补体的参与下激活补体级联途径，最终形成攻膜复合物损伤淋巴细胞膜，导致淋巴细胞毒性。细胞膜的损伤可通过染料染色检测到，当无抗原抗体结合、活化补体或膜损伤时，染料均不能进入细胞，只有膜受损时染料才可进入细胞，在相差显微镜下观察细胞染色情况，如果有荧光显微镜，可以使用荧光染料对细胞进行染色。

由于HLA Ⅱ类抗原（DR、DQ和DP）表达在B细胞而不表达在静止性T细胞上，所以通常需要在试验开始之前对初始淋巴细胞进行激活以便能够产生大量的B细胞。

血清学反应判读需要一定的技能和经验。HLA系统丰富的多态性、不同种族人群间抗原频率的差异、依赖生物抗血清和活性靶细胞、分裂引起的复杂性、CREGs和"共有"抗原等一系列特性，使得HLA抗原准确分型的难度加大。由于这些问题的存在，大多数美国的实验室现在主要依靠基于DNA方法对HLA进行分型。然而，尽管较常见的"无效等位基因"如DRB4*01：03：01：02N和C*04：09N现在可以通过常规的分子学方法进行鉴定，罕见的无效等位基因可能较难鉴别。关注表达和非表达HLA多态性数据的更新十分重要。国际免疫遗传学项目下的IMGT / HLA数据库是非常有用的资源[2, 9]。

三、细胞学检测

在此前，混合淋巴细胞培养（mixed lymphocyte cultivate，MLC）和致敏淋巴细胞分型（primed lymphocyte typing，PLT）试验用于检测Ⅱ类区域中的遗传差异性。在MLC中，1个个体的细胞群（应答者）识别另一个个体的细胞群（靶细胞）的HLA-D（包括DR、DQ和DP）抗原/等位基因作为非我成分，通过检测应答细胞的增殖来判读结果。在PLT中，事先用特异性Ⅱ类不配合淋巴细胞刺激处理后作为试剂细胞，如果待检细胞与预致敏淋巴细胞预先识别的抗原相同，预致敏淋巴细胞会迅速增殖。

这些经典的细胞学检测方法已经很大程度上被HLA抗原分子生物学分型方法取代。然而，这些检测方法仍在一些实验室中用于监测免疫功能，评估相对功能相容性，或为HPC移植选择部分不匹配的无关供者。

第四节　交叉配型和HLA抗体检测

一、血清学检测

用于HLA血清学分型的微量淋巴细胞毒检测技术，可用来检测待测血清样本中针对靶细胞产生的抗体。这种类型的检测被称为"淋巴细胞交叉配型"。交叉配型包括用受者的血清与候选供者的淋巴细胞（未分群或分为T和B淋巴细胞）进行共孵育。在微量淋巴细胞毒试验中使用抗球蛋白试剂可增加试验的敏感性。流式细胞技术则是另外一种比抗球蛋白增强的交叉配型敏感性更高的检测方式。

过去曾用含30～60种（或更多）不同的靶细胞谱与患者血清反应用来检测HLA同种免疫源性，靶细胞死亡判读为阳性结果，与细胞毒性抗体反应后死亡的谱细胞百分比作为待测患者的"群体反应性抗体（PRA）"水平。细胞毒性PRA检测是（可能仍然会是）用于等待接受死亡供者实体器官的移植患者追踪的有效技术，还可检测患者的血小板输注无效、调查FNHTR或TRALI病例。基于PRA的"HLA抗体筛查"不仅检测已存在的HLA抗体细胞毒性，而且还能识别这些抗体的特异性。

尽管这些方法长期以来一直是抗体鉴定的金标准，但补体依赖的细胞毒试验目前并非最佳选择，因为它们的敏感性和特异性不高，更重要的是，在80%或更多的谱细胞具有与Ⅱ类抗体具有反应性的高度致敏的患者中，大多数细胞毒试验不能识别所有可能的HLA抗体特异性。

二、固相检测

当前鉴定HLA抗体（特别是高敏感性器官移植等候者）依赖微珠或微粒（即固相方法）的使用，微珠或微粒上包被有HLA Ⅰ类和Ⅱ类抗原簇（即HLA表型）或是包被重组表达的个体纯化HLA抗原（单一抗原微珠）[17]，通过荧光标记的抗人球蛋白（antihuman globulin，AHG）检测抗体是否结合。可使用流式细胞术，微阵列法或者酶联免疫吸附法（enzyme-linked immunosorbent assay，ELISA）来检测抗体的存在。流式细胞术和微阵列法检测IgG抗体时比淋巴细胞毒方法更为敏感。单一抗原微珠检测方法的使用对高致敏患者十分重要，对于这种具有多种HLA抗体特异性的患者，应用HLA分子簇的细胞毒性检测和固相方法检测得出的结果并不可靠。

应用更加敏感的固相检测手段能够检测出低表达水平抗体，这些抗体不足以造成细胞毒反应和流式细胞技术检测阳性结果，这些低表达水平抗体是否具有的临床意义尚存争议。新的固相检测技术的应用可以确定这些抗体是否结合了补体，然而，这种方法的使用同样存在争议的，因为非补体结合抗体的意义同样未知。

第五节 HLA 系统与输血

HLA 系统抗原抗体在一系列输血不良反应中具有重要作用，包括血小板输注无效、FNHTRs、TRALI 和 TA－GVHD。HLA 抗原具有强免疫原性，由妊娠、输血、移植等途径免疫个体后，更容易产生 HLA 抗体。

一、血小板输注无效

接受多次输血患者的 HLA 同种免疫和血小板输注无效的发生率为 20% ～71%[18]。当受血者输注质量合格的血小板后血小板计数没有升高时，说明存在输注无效。导致血小板输注无效的可能原因有脓毒症、高烧、弥散性血管内凝血、药物、脾机能亢进、补体介导的破坏或这些因素的综合影响，排除这些因素后，则可能为免疫因素引起的。

1. 抗体的产生

针对 HLA Ⅰ类抗原的抗体产生是免疫性血小板输注无效的常见原因，但血小板特异性抗体或 ABH 血型系统抗原也可能参与其中。HLA 同种免疫可由妊娠、输血和器官移植刺激导致，外源性抗原的性质为供者 MHC 抗原。一个常见的例子是尽管血小板只表达Ⅰ类抗原，但血小板输注后可产生针对Ⅰ类和Ⅱ类抗原的 HLA 抗体，这有可能是血小板中的供者白细胞(上面有Ⅰ类和Ⅱ类抗原)诱导了同种免疫，所以去白血液制品的输注可以减少(但不能消除)HLA 同种免疫的发生。

诱导 HLA 同种免疫应答所需的白细胞阈值仍不清楚，很可能在不同的受者中具有差异性，研究表明每次输注白细胞达 5×10^6 可能诱发免疫反应。在已经通过移植、妊娠或输血途径致敏的患者中，更低数量的同种异体细胞就会引起抗体的回忆反应。

2. 相容供者的鉴定

受血者的 HLA 抗体应答可直接针对供者的特异性或共有同种抗原。而精确的特异性鉴定比较困难，最好应用“固相检测”部分描述的单个抗原固相检测方法进行检测。血小板输注无效患者具有广泛的抗体反应，很难找到合适的血小板进行输注。HLA 配合的血小板对部分(不是全部)血小板输注无效的患者十分有效。与受血者四种Ⅰ类抗原(HLA－A 和 HLA－B 位点上各有两个等位基因)表型全部配合的供者是很难找到的，且找到 HLA 相合血小板的策略不尽相同。目前认为可以选择部分匹配的供者(基于血清学 CREGs 方法)血小板进行输注，这样的供者可能不足以诱发受血者体内的输血反应。

另一种选择供者的方法为对免疫原性表位进行配合，即匹兹堡大学开发的“HLA matchmaker”项目，HLA matchmaker 用于对所有患者的 HLA Ⅰ类(如果表达Ⅱ类)分子的抗原表位进行鉴定，而不考虑其等位基因。HLA matchmaker 是用来预测特定的供者与受者之间相容性的一个很好的工具，但该方法的预测成功率尚达不到 100%。使用单一抗原微珠或微阵列来确定 HLA 抗体特异性，也有助于提高可接受非配合型抗原供者的入选成功率[19]。

诸如 HLA matchmaker 的这类方法可以称为“牵引式”方法，这是一个供者被选择(或被纳入)的过程。相比之下，抗体特异性鉴定方法可以被认为是“推动式”方法，其可排除(剔除)不匹配的供者。这两种方法的作用相似：选择能够最大程度提升输注后血小板计数的供者。

用患者血清和供者血小板进行的血小板抗体交叉配型是另一种选择，交叉配合实验技术可以检测 HLA 和血小板特异性抗体的相容性[20]。在第 18 章会进一步讨论组织相容性血小板成分。

二、非溶血性发热反应

HLA、粒细胞和血小板特异性抗体是引起 FNHTRs 的原因，受血者的抗体与血制品中的抗原反应，诱导细胞因子(如 IL－1)的释放，从而引起发热反应。如果进行血清学检查，可能需要使用多种试验技术和来自许多不同的供者的靶细胞(见本书第 27 章)。

三、输血相关急性肺损伤

TRALI(一种潜在的发生率逐年增加的致死性

输血反应），是由输血诱发的急性非心源性肺水肿（见 27 章）。TRALI 的发生说明供者血液中存在 HLA 或中性粒细胞抗体，研究表明多达三分之一的血液制品可中含有 HLA 抗体[21]。如果存在 HLA 抗体，其可与受血者粒细胞结合并固定补体进行反应，导致严重的毛细管渗漏和肺水肿，而受血者的 HLA 抗体极少与输入的供血者白细胞反应。

已报道的 TRALI 病例报告基本上都是由针对受者Ⅰ类、Ⅱ类抗原的供者抗体引起的。由于Ⅱ类抗原不表达于静止中性粒细胞上，也就是说在这些病例中，中性粒细胞是被激活的。一种观点认为受血者肺巨噬细胞上的Ⅱ类抗原是供血者补体激活抗体的靶抗原，随后释放细胞因子和趋化因子，引起肺内中性粒细胞的聚集和活化[22]。另外一种观点认为，在患者炎性应答中，表达 HLAⅡ类抗原的活化中性粒细胞可与供血者的抗 HLAⅡ类抗体结合，进一步活化中性粒细胞，从而导致 TRALI 发生。

四、嵌合现象和 TA－GVHD

嵌合是指 1 个个体内存在两种细胞群体，例如输血后或移植了供者细胞的受者。输血后持续嵌合现象可能导致受者 TA－GVHD 的发生，TA－GVHD 的发生取决于以下因素：1）受血者免疫力低下的程度；2）血制品中淋巴细胞的数量和活性；3）供者和受者间 HLA 的相近度。亲缘关系之间输注新鲜血液制品导致 TA－GVHD 的发生充分说明了 HLA 系统的作用。

图 19－5 说明了导致 TA－GVHD 风险增加的因素，双亲通常有 1 套共同的 HLA 单体型，因此，每个孩子有四分之一的机会遗传与父亲或母亲相同的单体型，孩子 1 为纯合子，获得了双亲共有的的 HLA 单体型。1 个无亲缘关系且 HLA 单体型不相同的受血者接受了孩子 1 的血液不会发生 TA－GVHD。然而，如果孩子 1 作为供血者供给有 1 条单体型与自己相同的杂合子亲属（例如，双亲之一或者孩子 3），受血者的机体将无法识别供血者淋巴细胞携带的外来抗原，而不会清除它们。供血者的细胞则能识别受血者细胞中与自己不同的那条单倍体作为外来抗原，从而被激活、增殖进而攻击受血者。

为了避免这种情况发生，建议所有来自有亲缘关系的血细胞制品在输注前进行辐照。其他特定的供者成分，如 HLA 配合型血小板，也会有较高的发生 TA－GVHD 的风险。TA－GVHD 极少发生在接受无亲缘关系供血者血液的受血者，除非是在遗传多样性相对有限的人群中，如日本人。

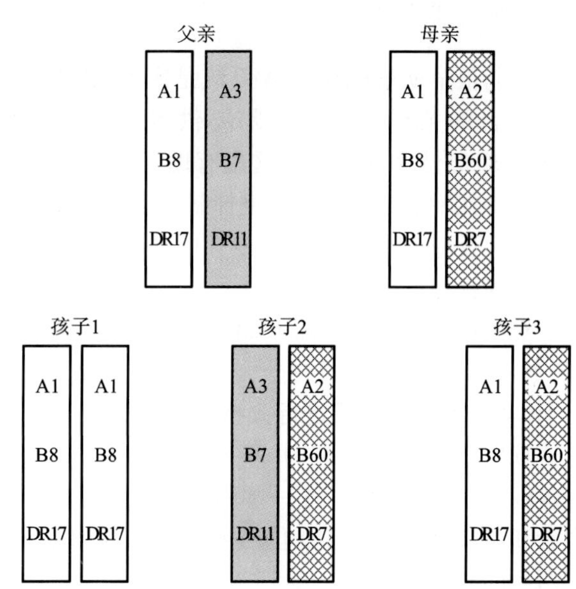

图 19－5　存在输血相关性移植物宿主病（GVHD）风险家系的 HLA 单体型图

注：与图 19－2 所示的家系形成对比，父母双方拥有 1 个相同的 HLA 单体型，HLA－A1，B8，DR17。孩子 1 为纯合单体型，其父母和孩子 3 均携带有这一单体型。如果孩子 1 的血液输入到其父母或孩子 3 体内，其淋巴细胞可能会产生免疫反应引起输血后 GVHD

嵌合现象的提出是基于一些器官移植受者体内，同时存在免疫耐受现象和 HLA 致敏现象[23－24]。有人推测硬皮病是一种由嵌合细胞引起的 GVHD，这种嵌合细胞来自孕期通过胎盘的胚胎细胞[25]。此外，实体器官移植物种供者淋巴细胞的存在可引起受者致死性 GVHD[26]。

五、溶血性输血反应

HLA 不相容性很少与患者的红细胞存活时间缩短相关，这些红细胞表面携带抗某些 HLA 抗原的抗体，如 Bg^a（B7），Bg^b（B17－B57 或 B58）和 Bg^c（A28－A68 或 A69）。红细胞上这些抗原表达虽然较弱，但仍存在，传统的输血前检测可能无法检测到这种不相容性。

第六节　HLA 检测和移植

HLA 检测是实体器官和 HPC 移植前不可或缺的部分。检测的范围根据移植的类型而定（见本书第 29 章和第 30 章）。

一、造血祖细胞移植

人们很早就认识到 HLA 系统是影响 HPC 移植成功与否的关键[27]。移植需要供者与受者之间 HLA 的相似性和相容性，这也有助于预防 GVHD 的发生。然而，尽管处于免疫抑制状态下，某种程度的排斥反应或 GVHD 的发生在同种异体 HPC 受者中普遍存在。

对候选供者和受者的 HLA－A，－B，－C，－DR 和－DQ 等位基因进行分型，在某些情况下，也对 HLA－DP 等位基因进行分型。HLA 分型的目的是使预期供者与受者在 HLA－A，－B，－C 和－DRB1 位点完全匹配[28]，一些移植项目还需要匹配供者和受者的 HLA－DQ 位点或 HLA－DP 位点或者两者同时匹配。

尽管 HLA 相同的同胞供者仍然是 HPC 移植的最佳选择，但非亲缘供者却呈不断增长趋势，国家骨髓捐赠项目或其他国际项目注册在列的 HPC 供者人数目前已经超过 1 000 万。对脐血 HPC 和来自不匹配供者 HPC 移植物进行 T 细胞清除处理，使得不匹配的供体移植成为可能[29－30]。

二、肾移植

ABO 相容性是决定肾脏移植预后的最重要因素。由于 ABH 抗原以不同的数量表达在机体几乎所有的细胞上，移植 ABO 不相容的组织将与受者的 ABO 血型抗体持续接触。由于移植中血管是一种常见的排斥靶点，血管内皮细胞上表达的 ABH 抗原显得尤为重要，目前，对于抗－A 抗体滴度较低的 B 型和 O 型受者可以使用非 A1 型的 A 型器官[31－32]。事实上，已经有数例移植手术采用具有较高抗－A 滴度的 ABO 不相容供者，联合使用利妥昔单抗、脾切除和静注丙球的方式来去除受者体内预先存在的抗体，以提高移植器官的相容性。

对受者和供者常规进行 ABO 血型抗原、HLA－A，－B 和－DR 抗原分型，通常也会对 HLA－C 和－DQ 进行分型。在手术之前，必须进行受者血清和供者淋巴细胞之间的交叉配型试验。认证实验室的 ASHI 标准要求交叉配型试验应使用比常规微量淋巴细胞毒试验更敏感的方法，如延长孵育时间、洗涤时间、使用 AHG 试剂或流式细胞术[33]。流式细胞术是目前最敏感的方法，对早期急性排斥反应和移植物功能延迟恢复有预测价值，而两种临床表现都是慢性排斥反应（如果结果阳性）和同种异体移植物长期存活的（如果结果阴性）强有力预测因素[34]。

在对患者接受死亡供体肾移植的研究中发现，采用阴性 T 细胞流式细胞术交叉配型方法与采用死亡供者肾脏移植方法相比，移植物的 7 年存活率无明显差异（68％ vs72％），但显著优于采用抗球蛋白淋巴细胞毒交叉配型试验方法选择供者肾脏的移植物生存率（45％）[35]。

由于 HLA 抗体应答是动态的，致敏潜在受者手术 48 小时获得的用于交叉配型试验的血清需冷冻保存以备后续试验的需要。与未分离淋巴细胞或 T 淋巴细胞不相容的交叉配型通常是肾脏移植的禁忌。B 细胞交叉配型试验结果阳性对供体特异性 HLA Ⅰ类或Ⅱ类抗体引起的移植排斥反应具有重要意义。

对等待接受死亡供者肾移植手术的患者的血清定期进行同种免疫应答程度的检测，包括确定 PRA 百分比和检测目标抗体的特异性。如果受者被检测出有明确 HLA 特异性的抗体，常见的做法是避免选择表达相应 HLA 抗原的供者，这种抗原被认为是“不可接受的”。目前最新的一种方法是使用固相试验检测 HLA 抗体和“不可接受”抗原，然后使用一个超过 12 000 名供者 HLA 基因型的数据库计算患者的 PRA（cPRA）[36]。通常隔一段时间即抽取保存患者冷冻血清样本用于周期性 PRA 测试，这样除了术前样本，具有最高 PRA 的保存样本也可用于术前交叉配型。

没有检测出 HLA 抗体的受者，通常不需要做预交叉配型试验（即 cPRA＝0％）。通过减少冷缺血时间，可能比预交叉配型更有利于提高同种异体肾移植成功率，前提是：1）已经使用了非常敏感的抗体检测方法如流式细胞术或芯片分析；2）确定患者没有额外的致敏发生（即在术前 2 周有免疫史或输血史或者血清已经检测后的任何时间）[37]。

活体供者肾移植的方法不尽相同。在过去，当几个候选活体供者被纳入考虑范围后，有时会对受者和供者进行 MLC 检测，但是在现在几乎不这么做。受者与供者肾脏（包括活体和死亡供者）的 HLA 配型可减少慢性排斥反应的发生，这有助于同种异体移植物的长期存活。根据移植受者科学注册机构的数据显示，近年活体和死亡供者的移植物 1 年存活率分别为 96.5％ 和 91.7％，活体和死亡供者移植肾半寿期分别为是 21.6 年和 13.8 年[38]。

即使活体供者与受者完全无亲缘关系，活体同种异型肾移植受者移植肾的存活率要明显高于死者肾，加上死者肾的数量不足催生了一个相对较新颖的方式，肾脏配对捐献(KPD)[39]。最近，KPDs 已经通过当地和国家系统注册，允许 ABO 或 HLA 不匹配的供受者之间进行供体配对交换。举 1 个简单的例子，1 个 A 型肾移植受者有 1 个 B 型活体供者，其可与拥有 A 型活体供者资源的 B 型移植受者进行供者交换。拥有 HLA 不匹配供者的患者在供者交换上有相似的可能性，多个“供受者对”可以形成一个持续交换(链)过程。

无偿捐献者(即捐献肾脏的个人没有特定目标的受者)概念的引入可以极大地扩大 KPD 的选择范围。简单地说，无偿捐献者将肾捐赠给原来具有不匹配供者的受者，而这位受者原来的供者通过 KPD 这条链找到另 1 个有不匹配供者的受者，启动 1 条“链”需要大量的活体供者，最近报道了 1 条达成 10 项移植手术的“链”[40]。目前，已有组织建立了国家级 KPD 项目。

三、其他实体器官移植

对于肝脏、心脏、肺、心肺联合移植来说，ABO 血型相容性仍然是选择供者要考虑的主要免疫性因素，必须在移植前对 ABO 血型相容性进行确定。然而，有研究表明，ABO 血型同种抗体滴度较低的小儿心脏或肝脏移植受者成功接受了 ABO 不相容器官[41-42]。尽管不是必要条件，仍推荐以上提到过的器官移植受者进行 HLA 分型。此外，除非在紧急情况下，或当受者被证实已经致敏的情况下，否则宜在移植前进行交叉配型试验。尽管一定程度的 HLA 相容性与心脏、肺、小肠和肝脏移植后移植物的存活率相关，但这些移植通常并不进行 HLA 的预配型[43]。胰腺移植一般遵循与肾移植相同的原则。

四、亲缘关系和其他法医学检测

HLA 分型(尤其是基因分型)是法医学检测中的重要工具，现在很少用于亲缘关系检测，仅 HLA 基因分型技术就可以排除 90% 以上受到错误犯罪指控的男性对象。由于 HLA 系统的连锁不平衡太普遍，计算中使用单体型频率而不是基因频率。然而重要的是，在计算中宜考虑 HLA 单体型的种族差异和重组事件发生的可能性。

DNA 检测广泛应用于亲缘关系鉴定和法医学中个体间多态性检测，通过测量变化短串联重复序列数量的多态性差异，用于评估其他多态性、非 HLA 遗传区域和单核苷酸多态性(SNPs)。包括 HLA 分型在内的基因检测，能够通过极其少量的液体或组织样品，如头发、上皮细胞或精液鉴定个体身份。

第七节　HLA 其他重要临床意义

在某些条件下，HLA 表型与临床疾病，尤其是与自身免疫性疾病的发生和抵抗之间存在关联(表 19-3)[43-46]。HLA 相关疾病易感性有数个共同的特征，已知或怀疑疾病易感性是可遗传的，临床症状表现为急性加重和缓解，通常有自身免疫性疾病的特征。此外，其确切病因往往是未知的。

表 19-3　HLA 相关的疾病

疾病	HLA	RR
乳糜泻	DQ2	>250
强直性脊柱炎	B27	>150
嗜睡症	DQ6	>38
亚急性甲状腺炎	B35	14
1 型糖尿病	DQ8	14
多发性硬化症	DR15，DQ6	12
风湿性关节炎	DR4	9
幼年型类风湿关节炎	DR8	8
毒性弥漫性甲状腺肿	DR17	4

注：RR，相对危险度

多年种研究表明在大多数疾病易感性病例中，是疾病 HLA 分子而不是相关基因起作用。1 个导致 HLA 表型和疾病之间有关联的可能机制，是由 1 个特定的等位基因编码的Ⅰ类或Ⅱ类异二聚体优先提呈自身抗原给 TCR。“连锁不平衡”部分讨论的祖先单体型 HLA-A1、B8、DR17(DRB1*03:01)、DQ2 与 1 型糖尿病、系统性红斑狼疮、乳糜泻、免疫缺陷病、IgA 缺乏和重症肌无力的疾病易感性相关[47]。这种单体型同样与艾滋病毒引起的感染加速期有关，加速期为多基因作用引发。

然而，由于不完全相关性，HLA 分型在评估大多数疾病的风险中意义不大。HLA - B27 和欧洲人群中强直性脊柱炎具有高度关联，采用高敏感度检测方法，超过 90% 的强直性脊柱炎患者携带 HLA - B27 抗原。相反，采用低特异性方法，仅有 20% 携带 B27 抗原的患者发展为强直性脊柱炎。第二种情况，嗜睡症与 HLA 等位基因 DQB1*06：02 高度相关[48]，就如 HLA - B27 和强直性脊柱炎，超过 90% 的嗜眠症患者 HLA - DQB1*06：02 阳性，但携带此等位基因的人群仅有少数发病。对于一些自身免疫性疾病，已经初步确认了可能诱发自身免疫应答的特异性抗原：与乳糜泻相关的谷蛋白肽、醇溶蛋白；与类风湿性关节炎相关的环瓜氨酸化蛋白；与 1 型糖尿病相关的来源于肽谷氨酸脱羧酶的肽[49-51]。针对特定疟疾抗原肽的强细胞毒性 T 细胞应答似乎可以抵抗脑型疟疾，两种特异 HLA 分子对这种疟疾抗原肽具有限制性（即能嵌入抗原结合槽）[52]。

在疫苗制备时，具有类似肽结合特异性十分重要。例如，研制 1 种针对黑色素瘤加强免疫反应的疫苗，由于 HLA - A *02：01 几乎是所有人群中最常见的等位基因，仅需要选择与个体细胞 HLA - A*02：01 结合的黑色素瘤特异性肽作为靶点[53]。

HLA 分型在药物基因组学中也有重要应用，例如，某些 HLA 等位基因的存在，会增加机体针对某些药物高敏反应的风险，如：HLA - B*57：01 与阿巴卡韦，HLA - B*15：02 与卡马西平，HLA - B*58：01 与别嘌呤醇[54-55]。

HLA 基因型和疾病之间的关联程度可用相对危险度（RR）描述，这是衡量携带一种特异 HLA 的个体与不携带个体之间相应疾病发病率增加的倍数。RR 的计算通常是基于 1 个 2×2 列联表的乘积率。然而，由于 HLA 系统具有高度多态性，HLA 抗原和疾病之间的关联仅仅出于偶然的可能性在增加。因此，计算 HLA 疾病关联性的 RRs 更为复杂，通常是使用通过 Haldane 修改后的 Woolf 公式计算完成[56-57]。表 19 - 3 列出了一些与 HLA 基因型相关疾病的 RR 值。

第八节 结论

总之，HLA 系统是 1 个复杂的、具有高度多态性的 1 组基因，参与机体免疫应答的各个方面。目前开发的分子生物学工具开拓了 HLA 遗传学新大陆，将为我们提供更多的信息，比如阐明未确认的 HLA 复合体的多态性（如单个核苷酸多态性，single nucleotide polymorphisms，SNPs）。在将来，HLA 基本信息的翻译破解无疑将给移植、自身免疫性疾病、疫苗开发、药物基因组学和感染性疾病研究带来新的临床应用。

要点

1. MHC（人 MHC 为 HLA）基因编码产物是免疫系统的重要成分，在机体识别“自我”和“非我”中具有重要作用。
2. HLA 基因定位于 6 号染色体上，具有多个等位基因位点，每个位点都具有极为丰富的多态性
3. HLA 基因编码多个Ⅰ类（如 HLA - A、- B 和 - C）和Ⅱ类（如 HLA - DR、DQ 和 DP）细胞表面蛋白产物。
4. Ⅰ类蛋白表达分布广泛，Ⅱ类蛋白组织分布有限。
5. 每个个体都从其双亲遗传了 1 套 HLA 基因，被分别称为“母系单体型”和“父系单体型”。
6. 总之，母系单体型和父系单体型都可称为基因型，HLA 基因编码的细胞表面蛋白称作“表型”。
7. HLA Ⅰ类和Ⅱ类蛋白分子具有很强的免疫原性，能诱导免疫应答，例如产生 HLA 抗体。
8. 抗供者 HLA 抗体与移植物功能障碍和/或丧失有关。
9. 固相检测技术（如流式细胞术和 Luminex）已经成为检测和鉴定 HLA 抗体的金标准。
10. 抗供者 HLA 抗体的鉴定可用于虚拟（电子）交叉配型。

参考文献

[1] Holdsworth R, Hurley CK, Marsh SG, et al. The HLA dictionary 2008：A summary of HLA - A，- B，- C，- DRB1/3/4/5，and - DQB1 alleles and their association with serologically defined HLA - A，- B，- C，- DR，and - DQ antigens. Tissue Antigens 2009；73：95 - 170.

[2] HLA - DRB protein sequence alignments. Hampstead，United Kingdom：Anthony Nolan Research Institute，2013. [Available at http：// hla. alleles. org/data/txt/drb_prot. txt (accessed November 22，2013).]

[3] Janeway CA, Travers P, Walport M, et al. The immune system in health and disease. 5th ed. New York: Garland Science, 2001.

[4] Braud VM, Allan DSJ, McMichael AJ. Functions of non-classical MHC and non-MHC-encoded class I molecules. Curr Opin Immunol 1999; 11: 100 - 108.

[5] Feder JN, Gnirke A, Thomas W, et al. A novel MHC class I - like gene is mutated in patients with hereditary haemochromatosis. Nat Genet 1996; 13: 399 - 408.

[6] Bodmer JG, Parham P, Albert ED, Marsh SG. Putting a hold on "HLA - H." Nat Genet 1997; 15: 234 - 235.

[7] Termijtelen A, Meera Khan P, Shaw S, van Rood JJ. Mapping SB in relation to HLA and GLO1 using cells from first-cousin marriage offspring. Immunogenetics 1983; 18: 503 - 512.

[8] Buchler T, Gallardo D, Rodriguez-Luaces M, et al. Frequency of HLA-DPB1 disparities detected by reference strand-mediated conformation analysis in HLA - A, - B, and - DRB1 matched siblings. Hum Immunol 2002; 63: 139 - 142.

[9] IMGT/HLA database. [Available at http://www.ebi.ac.uk/ipd/imgt/hla/stats.html (accessed March 31, 2014).]

[10] McDonald JC, Adamashvili I. Soluble HLA: A review of the literature. Hum Immunol 1998; 59: 387 - 403.

[11] Ghio M, Contini P, Mazzei C, et al. Soluble HLA class 1, HLA class II, and Fas ligand in blood components: A possible key to explain the immunomodulatory effects of allogeneic blood transfusion. Blood 1999; 93: 1770 - 1777.

[12] Voorter CE, van der Vlies S, Kik M, van den Berg-Loonen EM. Unexpected Bw4 and Bw6 reactivity patterns in new alleles. Tissue Antigens 2000; 56: 363 - 370.

[13] Zinkernagel RM, Doherty PC. The discovery of MHC restriction. Immunol Today 1997; 18: 1417.

[14] Phelan DL, Mickelson EM, Noreen HS, et al, eds. ASHI laboratory manual. 4th ed. Mt. Laurel, NJ: American Society for Histocompatibility and Immunogenetics, 2001.

[15] Petrik J. Microarray technology: The future of blood testing? Vox Sang 2001; 80: 1 - 11.

[16] Welsh K, Bunce M. Molecular typing for the MHC with PCR-SSP. Rev Immunogenet 1999; 1: 157 - 176.

[17] Bray RA, Gebel HM. Strategies for human leukocyte antigen antibody detection. CurrOpin Organ Transplant 2009; 14: 392 - 397.

[18] Triulzi DJ, Dzik WH. Leukocyte-reduced blood components: Laboratory and clinical aspects. In: Simon TL, Snyder EL, Solheim BG, et al, eds. Rossi's principles of transfusion medicine. 4th ed. Bethesda, MD: AABB Press, 2009: 228 - 246.

[19] Duquesnoy R. Structural epitope matching for HLA-alloimmunized thrombocytopenic patients: A new strategy to provide more effective platelet transfusion support. Transfusion 2008; 48: 221 - 227.

[20] Friedberg RC. Independent roles for platelet crossmatching and HLA in the selection of platelets for alloimmunized patients. Transfusion 1994; 34: 215 - 220.

[21] Bray RA, Harris, SB, Josephson CD, et al. Unappreciated risk factors for transplant patients: HLA antibodies in blood components. Hum Immunol 2004; 65: 240 - 244.

[22] Kopko PM, Popovsky MA, MacKenzie MR, et al. HLA class II antibodies in transfusion-related acute lung injury. Transfusion 2001; 41: 1244 - 1248.

[23] Starzl TE, Demetris AJ, Murase N, et al. Chimerism after organ transplantation. CurrOpinNephrolHypertens1997; 6: 292 - 298.

[24] Sivasai KSR, Jendrisak M, Duffy BF, et al. Chimerism in peripheral blood of sensitized patients waiting for renal transplantation. Transplantation 2000; 69: 538 - 544.

[25] Artlett CM, Smith JB, Jimenez SA. Identification of fetal DNA and cells in skin lesions from women with system sclerosis. N Engl J Med 1998; 338: 1186 - 1191.

[26] Pollack MS, Speeg KV, Callander NS, et al. Severe, late-onset graft vs. host disease in a liver transplant recipient documented by chimerism analysis. Hum Immunol 2005; 66: 28 - 31.

[27] Thomas ED. Bone marrow transplantation: A review. SeminHematol1999; 36: 95 - 103.

[28] Mickelson EM, Petersdorf E, Anasetti PM, et al. HLA matching in hematopoietic cell transplantation. Hum Immunol 2000; 61: 92 - 100.

[29] Kurtzberg J, Laughlin M, Graham ML, et al. Placental blood as a source of hematopoietic stem cells for transplantation into unrelated recipients. N Engl J Med 1996; 335: 157 - 166.

[30] Aversa F, Tabilio A, Velardi A. Treatment of high-risk acute leukemia with T cell depleted stem cells from related donors with one fully mismatched HLA haplotype. N Engl J Med 1998; 339: 1186 - 1193.

[31] Bryan CF, Winklhofer FT, Murillo D, et al. Improving access to kidney transplantation without decreasing graft survival: Long-term outcomes of blood group A2/A2B deceased donor kidneys in B recipients. Transplantation 2005; 80: 75 - 80.

[32] Tyden G, Donauer J, Wadstrom J, et al. Implementation of a protocol for ABO-incompatible kidney transplantation—a three-center experience with 60 consecutive transplantations. Transplantation 2007; 83: 1153 - 1155.

[33] Standards for accredited laboratories. Mt Laurel, NJ: American Society for Histocompatibility and Immunogenetics, 2009.

[34] Bryan CF, Baier KA, Nelson PW, et al. Longterm graft survival is improved in cadaveric renal retransplantation by flow cytometric crossmatching. Transplantation 2000; 66: 1827 - 1832.

[35] Taylor CJ, Smith SI, Morgan CH, et al. Selective omission of the donor crossmatch before renal transplantation: Efficacy, safety, and effects of cold storage time. Transplantation 2000; 69: 719 - 723.

[36] Cecka JM. Calculated PRA (CPRA): The new measure of sensitization for transplant candidates. Am J Transplant 2010; 10: 26 - 29.

[37] Gebel HM, Bray RA. Sensitization and sensitivity: Defining the unsensitized patient. Transplantation 2000; 69: 1370 - 1374.

[38] Scientific Registry of Transplant Recipients. Minneapolis, MN: SRTR, 2013. [Available at www. ustransplant. org (accessed November 22, 2013).]

[39] Terasaki PI, Cecka JM, Gjertson DW, Takemoto S. High survival rates of kidney transplants from spousal and living unrelated donors. N Engl J Med 1995; 333: 333 - 336.

[40] Rees MA, Kopke JE, Pelletier RP, et al. A nonsimultaneous, extended, altruistic-donor chain. NEngl J Med 2009; 360: 1096 - 1101.

[41] Daebritz SH, Schmoeckel M, Mair H, et al. Blood type incompatible cardiac transplantation in young infants. Eur J Cardiothorac Surg 2007; 31: 339 - 343.

[42] Heffron T, Welch D, Pillen T, et al. Successful ABO-incompatible pediatric liver transplantation utilizing standard immunosuppression with selective postoperative plasmapheresis. Liver Transpl2006; 12: 972 - 978.

[43] Ketheesan N, Tay GK, Witt CS, et al. The significance of HLA matching in cardiac transplantation. J Heart Lung Transplant 1999; 18: 226 - 230.

[44] Thorsby E. Invited anniversary review: HLA associated diseases. Hum Immunol 1997; 53: 1 - 11.

[45] Pile KS. HLA and disease associations. Pathology 1999; 31: 202 - 212.

[46] Howell WM, Jones DB. The role of human leukocyte antigen genes in the development of malignant disease. J Clin Pathol Mol Pathol1995; 48: 302 - 306.

[47] Price P, Witt C, Allcock R, et al. The genetic basis for the association of the 8. 1 ancestral haplotype (A1, B8, DR3) with multiple immunopathological diseases. Immunol Rev 1999; 167: 257 - 274.

[48] Pelin Z, Guilleminault C, Risch N, et al. HLADQB1* 0602 homozygosity increases relative risk for narcolepsy but not for disease severity in two ethnic groups. US Modafinil in Narcolepsy Multicenter Study Group. TissueAntigens1998; 51: 96 - 100.

[49] Cinova J, Palova-Jelinkova L, Smythies LE, et al. Gliadin peptides activate blood monocytes from patients with celiac disease. J Clin Immunol 2007; 27: 201 - 209.

[50] Van Gaalen FA, van Aken J, Huizinga TW, et al. Association between HLA class II genes and autoantibodies to cyclic citrullinated peptides (CCPs) influences the severity of rheumatoid arthritis. Arthritis Rheum 2004; 50: 2113 - 2121.

[51] Mayr A, Schlosser M, Grober N, et al. GAD autoantibody affinity and epitope specificity identify distinct immunization profiles in children at risk for type 1 diabetes. Diabetes 2007; 56: 1527 - 1533.

[52] Hill AV. The immunogenetics of resistance to malaria. Proc Assoc Am Physicians 1999; 111: 272 - 277.

[53] Slingluff CL Jr, Yamshchikov G, Neese P, et al. Phase I trial of a melanoma vaccine with gp100(280 - 288) peptide and tetanus helper peptide in adjuvant: Immunologic and clinical outcomes. Clin Cancer Res 2001; 7: 3012 - 3024.

[54] Hughes DA, Vilar FJ, Ward CC, et al. Cost-effectiveness analysis of HLA B*5701 genotyping in preventing abacavir hypersensitivity. Pharmacogenetics 2004; 14: 335 - 342.

[55] Chung W - H, Hung S - I, Chen YT. Human leukocyte antigens and drug hypersensitivity. Curr Opin Allergy Clin Immunol 2007; 7: 317 - 323.

[56] Haldane JBS. The estimation and significance of the logarithm of a ratio of frequencies. Ann Hum Genet 1955; 20: 309 - 311.

[57] Woolf B. On estimating the relation between blood groups and disease. Ann Hum Genet 1955; 19: 251 - 253.

第 20 章

血液治疗决策及其效果

与其他医疗干预手段一样，对于每位患者的输血治疗应权衡其输血的益处与风险，防止“一刀切”的输血指南，医学文献中大量的数据可以帮助临床医生制定血液治疗决策。

本章回顾了近期关于成分血输注的适应证和效果的文献。医疗卫生机构结合此章节的数据和其他技术手册中关于成分血输注及其风险的相关信息，可制定关于血液治疗的循证决策。

第一节　红细胞输注

输注红细胞的决策看起来很容易。例如，急性贫血患者需输注红细胞来恢复机体的平衡状态；多发伤患者如果不输血就会死亡；由多种原因引起的重症贫血患者，有充分的理由，通过输血来维持组织适当的氧贮存。

然而近十年，输注红细胞悬液的决策变得更加复杂，大量数据表明，红细胞输注可能对一些患者造成伤害。例如，在 1999 年的定点监测中，随机指定重症患者(输注红细胞悬液的频率最高)采用限制性和宽松输血策略(血红蛋白的阈值分别是 70 g/L 和 100 g/L)[1]。较低的输注阈值显著地降低了发病率和死亡率，但与患者延长生命、心脏疾病的发病率、长期依赖呼吸机等无关。作者得出结论，可能存在不稳定血流动力学的患者除外，70 g/L 的血红蛋白阈值适用于所有的重症患者。另一份来自 2008 年系统性回顾的重症护理文献显示，队列研究中的 272 586 例患者，红细胞输注是导致其死亡、感染、多脏器功能障碍、急性呼吸道窘迫综合征的独立预测指标[2]。

至今，大多数随机对照试验(randomized controlled trials，RCTs)数据显示，红细胞限制性输血策略效果并不比宽松输血策略差。近期的 1 项随机对照试验对严重的上消化道出血患者的输血策略进行了评估，结果显示，对于肝硬化或肝功能分级 A/B 的患者，限制性输血的效果更优[3]。基于以上证据，现在许多研究在比较贫血与输血的风险，以及两者的风险对临床效果的影响程度。

适当的红细胞输注阈值成为了讨论的焦点。个别患者的血红蛋白水平只代表 1 个指标，并未反映出机体应对贫血的代偿机制。可通过增加心输出量(依赖于冠状动脉的扩张能力)和增加氧气摄取来维持组织的氧饱和度，降低静脉血的含氧量[4]。在决定输血之前，临床医生应通过合适的方式监测患者对贫血的耐受。同时，医院临床输血管理委员会需制定患者输血的最低血红蛋白阈值。

迄今为止，类似的随机对照试验观察到，因宗教信仰拒绝输血的无心血管疾病患者，择期手术中，其血红蛋白值低至 60 ~ 70 g/L 时仍可耐受，且围手术期死亡风险也极少提高[5]。

虽然许多健康成人可以耐受相当于自身红细胞总量减少一半的重度贫血，但是并发症的存在会限制他们的血液储备能力。急性贫血的红细胞输注的适应证该如何确定？最近一份对于 19 项随机对照试验的汇总分析，评价了 1956 年至 2011 年期间，不同红细胞输注阈值对临床输血效果的影响。关于红细胞限制性和宽松输注的标准各不相同[6-7]。研究中涉及的 6 264 名患者中绝大多数是外科手术或重症监护患者，使用较低的输血阈值(血红蛋白为 70 ~ 100 g/L，大多数是 70 ~ 80 g/L)并不比较高的输血阈值(血红蛋白为 90 ~ 133 g/L，大多数为 95 ~ 100 g/L)的疗效差。在较低输血阈值组中，较少剂量的红细胞输注并未对患者的死亡率，发病率和机体恢复时间产生不利影响。而且其主要并发症的发病率也无差异，比如中风、急性肺水肿或感染。因一些高危人群(如急性脑损伤或肾功能衰竭患者)未能明确其反应，以上结论应用于所有患者时必须谨慎。

虽然限制性输血策略适用于大多数稳定的住院患者，但对于冠状动脉粥样硬化性心脏病患者，许多临床医生仍不考虑采用限制性输血。过去，关于红细胞输注阈值是更高有利还是更低有利，大量的观察性研究得出了互相矛盾的结果[8-10]。最近，1 项名为“FOCUS”的随机对照研究观察了 2 016 例需要接受髋关节手术的患者(平均年龄为 82 岁)，这些患者存在心血管疾病的危险因素或病史[11]。结果显示，综合考虑死亡率，发病率或机体功能，限制性输血策略(血红蛋白 <80 g/L)并不比宽松输血策略(血红蛋白 <100 g/L)差。死亡或 60 天内无法独立在房间内行走，这两种主要的结局在两个对照组中结果相似(限制性 34.7%，宽松 35.2%)。在院心脏疾病事件发生率、死亡率以及其他并发症的发生率亦相似。

1999 年，1 项多中心的重症监护室输血要求(Transfusion Re quirements in Critical Care，TRICC)试验，包括 838 名重症患者，其中 326 名为非急性血流动力学不稳定的动脉粥样硬化患者。对患者采用两种输血策略(血红蛋白分别是 <70 g/L 和 <100 g/L)，将心脏疾病作为主要或次要诊断进行分组。结果显示，两组患者在 30 天内的死亡率无差异[1]。心脏相关的不良反应(肺水肿和心肌梗死)在宽松输血对照组中发生率更高，然而在患者死亡前的 48 h 内，两组患者中这些不良反应的发生率无显著差异。该分析结果显示，如果患者有缺血性心脏病，输血后的死亡率会出现升高的趋势，因此调查者建议对于急性冠脉综合征患者，需要将输血阈值提高到 70 g/L 以上。

在对冠心病患者采用限制性和宽松输血策略后的心肌梗死风险的分析中，FOCUS 和 TRICC 的试验数据占了可用数据的 60%。通过对这些试验和 6 个小型试验的数据进行分析发现，采用限制性输血策略并不会增加心肌梗死的风险[风险率(RR) = 0.88；95% 置信区间(CI) = 0.38，2.04][12]。统计力度可以分析中等至中等以上的心肌梗死风险的差异，但是这些分析结果有时也会遗漏限制性输血患者心肌梗死的高风险。鉴于现有数据，AABB 的临床输血医学委员会出版的指南建议，既往存在心血管疾病的住院患者，根据其临床症状或血红蛋白水平降至 80 g/L 或以下时应考虑输血[12]。

对于急性冠脉综合征患者，现没有比较限制性与宽松输血策略的临床试验，因此很难根据血红蛋白水平提供输血意见。

最恰当的输血方式是根据特殊患者的具体情况和参数指标来决定输血阈值。血红蛋白水平低于 60 g/L 通常需要输血，高于 100 g/L 通常不需要输血。虽然大多数患者的血红蛋白水平在 60 g/L ~ 100 g/L 范围内，但有些患者因存在并发症，会影响他们对贫血的耐受，因此需要经验与理论知识相结合来决定是否输血。除了临床症状，还要连续监测一些指标，如反应患者能否耐受贫血的静脉血氧饱和度[13]。

一、失血性休克患者的输血

回顾过去 40 年间的研究，对于失血性休克患者输血，治疗方案需要有所改变[14]。这类患者占所有外伤患者的 2% ~3%，其临床表现包括心动过速、低血压、呼吸频率加快和精神状态的改变(表 20 - 1)。若不能尽快纠正这些临床症状，则死亡率高达 40% ~70%。

表 20 - 1　急性失血的症状和表现

急性失血的症状和表现
心动过速
心悸
肢端冰凉
苍白
低血压
动脉压下降
中心静脉压下降(颈静脉)
酸中毒
呼吸速率增加
尿量减少
精神状态改变

1995 年以前，常规治疗方案是使用晶体液和红细胞成分进行复苏。20 世纪 90 年代末，创伤外科医生意识到输注太多的晶体液可能增加急性呼吸窘迫综合征、多功能脏器衰竭与腹腔间隙综合征的风

险。之后，总结伊拉克和阿富汗战争军方的伤亡人员治疗数据发现 1 种新的治疗失血性休克和损伤控制性复苏（damage control resuscitation，DCR）的方法，即早期输注红细胞的同时输注血浆和血小板，从而将晶体液的输注量降到最低。此外还需要重视患者复苏早期致死三联征（酸中毒、低体温和凝血功能障碍）。

2007 年发表的 1 项涉及 252 例战争伤亡人员的重要研究发现，增加血浆或血小板与红细胞的比例，将红细胞和血浆的输注比例调节至接近 1∶1 可提高治疗效果[15]。现许多医院也使用此方案。2012 年，1 项前瞻性、多中心的大量输血研究评价了 10 个 I 级美国平民创伤中心的 905 例入院后至少存活 30 min 的患者，在最初的 6 h 内输注了至少 1 个单位的红细胞，入院后 24 h 内输注了至少 3 种其他的血液制品[16]。增加血浆或血小板与红细胞的比例与提高 6 h 存活率无关。此外，最初的 6 h 内，输注血浆与红细胞比例小于 1∶2 与比例为 1∶1 或更高的输注比例相比，患者死亡率要增加 3 倍至 4 倍。

军队的外科医生制定了 1 项临床输血方案，新鲜冰冻血浆、血小板和红细胞悬液的比例是 1∶1∶1，若患者在战争中受伤需要大量输血时，在输注 6 个单位红细胞悬液后，应输注 6 个单位全血分离的血小板或 1 袋机采血小板。此方案旨在纠正大量输血患者复苏早期的凝血功能障碍，建议通过评估凝血功能结果提供最适合的输血治疗支持[17]。此输血方案中没有强调使用冷沉淀来纠正低纤维蛋白水平，但这种方法也应当建立起来[18]。

二、慢性贫血患者的输血

与急性贫血患者相比，持续了数周或数月的贫血患者通常很少需要输血，这是因为患者体内的代偿机制已经起效。长期贫血患者的最佳治疗方案是解决病因，如减少自身免疫性溶血，或通过营养支持来纠正营养不良引起的贫血（如缺铁性贫血）。先天性血红蛋白病，如镰刀形红细胞贫血症，应根据与疾病相关的方案进行治疗，而不需要首先考虑携氧。化疗患者或终末期肾病患者继发的低增生性贫血，通常使用骨髓刺激剂治疗，如重组促红细胞生成素。与治疗潜在病因相比，患者如果需要快速改善症状时，这些疾病都有可能需要输血，但是输血只能作为最后的治疗手段。

有些患者由于无法产生和维持足够的红细胞数量，会产生输血依赖性。这些患者在疾病得到较好的控制时，有时也需要输血。慢性贫血患者的临床表现往往与实验室结果不一致，但随着时间的推移，他们个体化的临床表现与实验室结果相一致。

三、临床用血的选择

1. 全血的使用

全血能够提高携氧能力，提供稳定的凝血因子（Ⅴ因子和Ⅷ因子含量在贮存期间会减少）和扩充血容量。全血对于红细胞减少和血容量不足的患者是有用的，如急性失血的患者和因消耗凝血因子引起凝血功能障碍的患者[19]。然而，现在全血很少用于异体输血。成分输血作为 1 种改良的方法，其发展扩大了血液成分的应用范围，满足临床的血液需求。全血现在在美国主要应用于自体输血。输注全血时，ABO 血型必须与受血者一致。

2. 贮存期限

红细胞的 2，3 - DPG 因贮存含量会迅速下降，血红蛋白的氧亲和力随之升高，因此患者输注保存超过 2 周的红细胞后，在输注后 12 到 24 h 内，输注的红细胞将可能无法为组织提供预期增加的氧容量[20-21]。红细胞保存超过 10 天，血红蛋白 P_{50} 从 27 mmHg 下降到 16 mmHg，氧解离曲线左移。

在贮存过程中，红细胞会发生“贮存损害”，包括形状的改变，如红细胞的变形能力下降；三磷酸腺苷下降。另外，红细胞采集后的数小时内一氧化氮会丢失[22]。这些红细胞改变的临床意义尚不清楚。

这就涉及 1 个重要的有争议的问题，血液的保存期限是否与临床输注效果有关。最近 1 项观察性研究和随机对照试验的统计分析显示，输注保存超过 21 天的红细胞悬液，会显著增加患者的死亡风险（OR = 1.16，95% CI = 1.07，1.24）。这份分析报告中大部分是观察性研究，仅 3 项随机对照试验分析了一小部分的患者。因此，输注陈旧成分血会增加患者死亡率的结论，在观察性研究中会出现混杂偏倚和偶然性偏差[23-24]。早前的同类研究结果表明[5]，现有数据无法证明输注陈旧血液成分会导致患者致病率和死亡率增加[26]。

3 项样本量更大的随机对照试验阐明了上述问题。红细胞保存时间对早产儿的影响试验，该实验还包括了 377 名极低体重早产儿的输血。将新生儿输血分为输注新鲜红细胞（平均采集时间为 5.1 天）与标准红细胞（平均采集时间为 14.6 天）两组，比较了新生儿主要疾病的发病率和院内感染率。研究结果显示两组对比没有临床意义，结果也没有统计学上的显著差异[27]。另外 1 项研究为年龄大于 12 周岁、需要接受复杂心脏手术的患者。在围手术期内，将患者输血分为输注小于 11 天的红细胞或大于 20 天的红细胞两组，用多器官功能障碍评分来评估临床输注效果[28]。还有 1 项正在进行的关于血液保存期评估研究的随机对照试验，比较了患者输注保存期小于 8 天的红细胞和标准红细胞后，患者输血后 90 天内全因死亡率[29]。

如果红细胞的贮存损伤对患者是有影响的，就需研究明确为什么对有些患者的影响会比较大。红细胞是来源于人类的资源，其安全性和供应之间存在着微妙的平衡，患者成分血输注量不足，反而比输注库存血危害更大。因此，需发明更好的方法贮存红细胞，以避免红细胞的贮存损害。关于红细胞贮存的方法一直在改进，以防止细胞受损，更好的维持 2，3 - DPG 含量[30]。

3. ABO 血型配合

输血时，患者与献血者的 ABO 血型应相匹配，以确保血液的相容性，但是出于库存的考虑，ABO 相容性输注比 ABO 血型完全一致输注或更适合(表 20 - 2)。相容性而非一致性红细胞输注时，血液中会存在针对受血者的 A 或/和 B 抗原的同种凝集素，但是因添加剂或浓缩红细胞(或甚至是多位献血员红细胞)中血浆量较少，不足以引起溶血反应。

如果血制品含大量的血浆，如血小板(参考下文)或者是全血，其血浆中存在的同种凝集素会增加溶血反应的风险。因此使用全血时，应输注与受血者 ABO 血型一致的全血。按原有的制度规定，对于 ABO 血型不相合心脏移植手术的婴儿，临床要求输血机构提供少浆红细胞或洗涤红细胞，而并非因不相容的 ABO 同种凝集素会损害新的移植物[31]。

表 20 - 2　ABO 血型相合的红细胞

受血者血型	相容的红细胞*
A	A，O
B	B，O
AB	A，B，O，AB
O	O

* 红细胞按照添加剂系统或者按照“袋装”准备

4. 少白细胞的血制品

使用去白细胞的血液制品是否最恰当，仍然存在争议。是否应该从全血中去除白细胞是争论的焦点[32]。在一些欧洲国家，虽然最初去除白细胞是为了减少朊病毒的传播，但最主要的目的还是为了降低术后感染的风险，提高患者输血后生存率，减少输血相关免疫调节(transfusion-related immunomodulation，TRIM)。

对于那些多次输血或者移植的患者，输注少白细胞血液制品的好处在于降低被白细胞免疫的概率，降低血小板输注无效和发热反应的可能[33-36]。然而，对于那些容易发生反应的人群，使用少白细胞血制品可能无法减少输血发热反应的发生率[37]。使用少白细胞血制品的临床意义已经较难明确，并且大样本量的前瞻性随机对照试验结果表明，使用少白细胞血制品的作用并不明显[38]。甚至在心脏手术的前瞻性研究的同一实验组中，使用少白细胞血制品起到了相反的结果[39-42]。许多回顾性分析经常受到干扰因素的影响，得出了使用少白细胞血制品有好处的结论[43-44]。一些有力论据认为，使用少白细胞血制品能缩短住院时间、降低感染率、提高疗效[45-46]。血液成分中白细胞的存在会产生其他相关的潜在问题，如增加红细胞的黏附性能[47]。这就需要对此类复杂的问题做 1 个全面研究，读者们可以参考一些优秀的 meta 分析和其他论文[48-51]。

许多研究认为使用少白细胞血制品可以减少 TRIM 的发生率，但其实结果却恰恰相反[50]。有 1 个假说是使用少白细胞血制品能够减少因白细胞产生的免疫调节，但在大型前瞻性随机对照试验中这个结果并不明显[42]。一些国家持续提供少白细胞的血液制品，是否需要去除白细胞仍然存在争议[43]。

有证据表明去白细胞能够预防巨细胞病毒(cytomegalovirus，CMV)传染[52-53]。聚合酶链反应(polymerase chain reaction，PCR)的研究表明，新感染 CMV 献血员的传播风险最高，并非是既往感染的献血员[54-55]。这些信息很有意义，但难以指导实际操作。CMV 血清学阴性或去白细胞的血液成分还是有 1% 到 2% 的传染风险，因此在 CMV 感染的高危情况下，应使用抗原检测或反转录 PCR 技术监测[56]。

白细胞含量因血液成分不同而异(表 20 - 3)[57-58]。现行的联邦指导方针和关于血库和输血服务的AABB标准，将少白细胞血液成分定义为每单位血液制品(包括RBCs，单采血小板和混合血小板)中残留的献血者白细胞计数小于5×10^{6}[59-60]。AABB标准要求每单位浓缩血小板中残留的白细胞计数应$<8.3\times10^{5}$，以及混合少白血小板中残留的白细胞计数应$<5\times10^{6}$[60]。FDA建议的质量控制指出，在95%的置信区间中至少95%的血液应满足这些标准[59]。相比之下，欧洲指南定义每单位少白细胞血液成分的残留白细胞计数应为$<1\times10^{6}$，并且要求在去除白细胞的过程中失败率不得高于10%[61]。

表20-3 血液成分(每单位)中的白细胞含量

血液类型	白细胞含量
全血	10^{9}
红细胞	10^{8}
洗涤红细胞	10^{7}
去甘油红细胞	$10^{6}\sim10^{7}$
去白红细胞(过滤)*	$<5\times10^{6}$
机采血小板	$10^{6}\sim10^{8}$
机采血小板，去白	$<5\times10^{6}$
血小板†	10^{7}
去白血小板	$<8.3\times10^{6}$
混合去白血小板	$<5\times10^{6}$
冰冻血浆融化	$0.6\times10^{6}\sim1.5\times10^{7}$

*使用第3代白细胞吸附滤器去白细胞；

†从1单位全血中通过富含血小板血浆程序分离得到

5. 患者目标血红蛋白与配血量

对于成人患者，输血首先考虑是否需要输注或何时输注红细胞，很少具体考虑输多少血量。虽然儿科医生通常根据患儿的体重决定血液用量，但是成人红细胞输注基本剂量为2个单位，通常不考虑患者体型，不考虑是否能达到预期的血红蛋白值。此外，也不考虑每单位红细胞制剂的血红蛋白含量[62]。

1种更为符合生理学的方法是根据期望达到的血红蛋白值，患者目前的血红蛋白值、持续的失血量和估算出的血容量来确定输血量(即血红蛋白量)。1项试验研究表明使用这种方法使得患者所输血量减少，且有利于血液库存以及献血者暴露管理(donor exposure rates)[63]。使用该方法存在如下问题：

(1)该方法是否可以在1个机构所有患者中得以成功实施。

(2)采血机构能否提供所需的所有RBC制品的血红蛋白含量。

(3)当大部分血制品为具有标准化血红蛋白含量的单采制品时，该方法是否可以维持一段时间。

6. 紧急输血

意外的大量红细胞输注可能需要启动替代程序。这些患者直接发放未交叉配血的O型或者抗原阴性红细胞，因为等待完成常规的输血前检查可导致贫血发病率升高(见本书第15章)。

为能够快速提供大量RBC，需要完善血液紧急发放流程，以便满足急性出血患者的需求。此类血液发放流程包括事先完成多袋血液的发血单和预发放血液，以便这些血液制品能够直接输送给患者。1个流程的必要性和组成取决于不同类型的医疗机构所服务的患者种类和血液发放的路径。临床医生(特别是外科医生，麻醉师和急救医生)需要有1个能够使大量红细胞快速出库的流程，以便满足他们的要求。在评估这些临床需要时，不仅要关注红细胞从采供血机构到医疗机构实验室的所需时间，而且要关注血液制品输注给患者的时间。

7. 不相合的红细胞输注

少数情况下，当患者有必要输注红细胞时，但没有与患者血清学相合的红细胞。这种情况通常发生在那些存在自身抗体的患者，该患者血清会与所有献血者红细胞发生反应，只要可以排除意外抗体，输注的红细胞应该能和自身红细胞存活一样的时间。

确保输血安全有效的关键点在于排除同种抗体的存在。由于交叉配血困难，以及输血的有利效果暂时有限，因此自身免疫性溶血性贫血患者通常采用保守的输血策略。输血前患者的表型测定简化了后续同种抗体的检测(具体讨论见第15~17章)。

出现交叉配血不相合的其他情况，主要包括存在高频抗原的同种抗体和/或多特异性抗体。如果血清学检测不能解决问题，或没有足够的时间来获得匹配的血制品，输血科医生和患者主治医生应该一起权衡输血的风险，考虑合适的替代疗法。如果确实迫切需要输血，可能需要输注ABO血型相容但交叉配血不合的红细胞。

根据同种抗体的特异性和尚未排除的抗体特异性，输注不相合的红细胞并不总是发生急性溶血，若不相合的细胞可以在患者血液循环中存活足够长的时间，也是有益于患者的治疗的[64]。

如果时间允许，以及有可用的设备，用放射性同位素标记红细胞可以发现不相容部分。这超出了大多数实验室的能力，故很少被应用。1 项体内交叉配血试验可通过谨慎地输 25～50 mL 的不相合红细胞，观察患者的临床反应，输血 30 min 后检测患者血红蛋白以及观察标本血清的颜色。这样的评估虽不能确定正常红细胞的存活情况，但可以提示是否发生急性溶血。如果没有观察到任何不良症状或溶血现象，剩余血液可以缓慢输注，并密切观察。如果病情已危及患者生命，必须立即输血，有时无需检测，直接提供相应红细胞，医护人员必须准备应对任何可能出现的反应。

8. 红细胞替代品

各种手段已经被用于探索提高非红细胞血红蛋白的携氧能力。目前，已经可以高效利用红细胞裂解液中，经过一个或多个化学修饰以优化 O_2 解离的血红蛋白溶液，并防止肾损伤。利用游离血红蛋白两个最大的挑战是其血管收缩性能差和在血管循环中的半衰期短。FDA 认为很难找到 1 个替代献血者红细胞并且安全有效的血红蛋白产品[65-66]。

第二节　血小板输注

一、预防性与治疗性输血

在血小板治疗出现之前，相较于感染，出血是急性白血病患者最常见的死亡原因。最严重的血小板减少症患者进行预防性输注血小板浓缩物，防止发生严重出血。现今，大约 80% 血小板用于低增生性血小板减少的患者。

然而，这种方法的可行性从来没有被明确记录。早期的研究结果不确定或统计学方法不严谨的[67-68]。事实上，1 个针对儿童白血病患者白细胞减少前的随机对照实验表明，在化疗开始前预防性输注血小板会增加出血的可能性，这是由于预防性输注，患者对血小板输注产生了耐受[67]。

血小板资源偏向用于出血患者的策略可能是 1 个更明智和更有效利用有限资源的方法[69]。事实上最近发表的 Cochrane 协作网综述显示：总体而言，治疗性血小板输注策略重要性可能不亚于预防性策略，但证据尚不足[67]。大多数的研究都在 20 世纪 70 年代进行，而且这些结论没有考虑到医疗实践过程中的差异。

总体而言，预防性血小板输注如何预防和控制血小板减少性患者出血的作用机制目前尚不清楚。当血小板减少症患者确定有出血风险时，除了血小板计数外，还应考虑其他一些因素，包括先天性或获得性血小板功能的改变，以及凝血系统的止血缺陷。疾病过程本身也必须考虑。如在急性白血病患者血液循环中，高原始细胞数量相比于低血小板计数是颅内出血的高风险因素[70]。白血病原始细胞可能导致毛细血管细胞沉积和出血性脑梗死，尤其是在伴随获得性凝血障碍的情况下。

二、输注阈值

如果对低增生性血小板减少的患者进行预防性血小板输注，输血最合适的阈值是多少？已有研究尝试通过观察和分类出血以及探讨血小板计数与出血的风险间的关系，来界定 1 个有效的阈值[71]。但是研究人员无法确定血小板计数低于该阈值后出血风险将增加多大。但这项研究认为，血小板计数应保持在 $20 \times 10^9/L$。在 20 世纪 60 年代的 1 项研究中，阿司匹林常规用于中性粒细胞减少症患者的发热、疼痛、输液反应的治疗，而忽略血小板计数。目前，已知阿司匹林会导致血小板功能障碍并与血液流变相关，使得 20 世纪 60 年代的这项研究结果不适用于现今(表 20－4)[73]。

在过去的 10 年中，几个前瞻性研究利用住院患者进行历史或随机对照研究，以血小板计数 $10 \times 10^9/L$ 作为预防性输注的阈值都取得了较好的效果[67, 74-76]。这些结果均发现在血小板计数下降到约 $5 \times 10^9/L$ 之前，消化道出血不会加快[77]。目前，许多机构将血小板计数为 $10 \times 10^9/L$ 作为血小板输注的阈值以预防出血，但也有机构选择将实验室数据与患者的临床症状相结合，来确定最合适的血小板输注阈值(表 20－4)[72]。此外，由于血小板吸附循环中的血小板生成素(TPO)，以及高血小板计数与较低水平的游离 TPO 相关的原因[78]，维持患者血小板计数在一个较低水平，以缩短血小板减少症的输血间隔时间，这也是意料之外的益处。

表 20－4　目前预防性血小板输注阈值

患者	血小板输注阈值
所有患者	$10\times10^9/L$
－或者－	
稳定患者	$5\times10^9/L$
发热或近期出血的患者	$10\times10^9/L$
凝血紊乱，服用肝素或组织损伤导致的出血患者[72]	$20\times10^9/L$

注：这些阈值多数情况下适用于住院患者，特殊临床诊断时可以按需调整输注阈值

对已经或即将发生出血的患者（如外科手术）进行止血的挑战在于需要保持血小板计数在 $50\times10^9/L$ 左右[79]。虽然没有试验证明，但已公认血小板计数在 $50\times10^9/L$ 是最合适的水平，[80]。对脑、肺、眼出血患者，血小板计数需要达到 $100\times10^9/L$。这是提供一个更大的"保护"，以确保上述重要和易感器官，即使血小板计数下降也能够得到充分止血。因为大量输血患者或弥散性血管内凝血（disseminated intravas-cular coagulation，DIC）患者的血小板计数可能会迅速下降，可采用更高的血小板输注阈值。

预防或治疗出血时，需考虑患者贫血的影响。在 2001 年的 1 项对健康志愿者的研究中，红细胞压积从 41% 减少到 35%，导致了出血时间几乎延长 1 倍，而血小板计数减少 1/3 却没有影响出血时间[81]。传统意义认为，这一结果归因于血液的流变特性。由于红细胞具有较大的体积和较高的密度，往往占据血流的中央（轴流）部分，将血小板推到血管壁的周边。因为血小板只有靠近血管壁的内皮细胞才能发挥止血作用。

最近的研究主要集中在阐明红细胞和血小板相互作用的机制，这也可解释较高的血细胞比容如何起到止血作用。这些新的研究显示，如红细胞膜增强凝血酶生成[82]，从红细胞释放二磷酸腺苷可能作为化学信使活化血小板[83]，红细胞磷脂酰丝氨酸的表达可能是凝血酶生成的另一种途径。无论何种假设机制，改善贫血对预防出血都有所裨益，特别是对于血小板减少症患者来说。对尿毒症患者输血或使用促红细胞生成素，能增加红细胞压积，相当于促进止血[84]。因此，虽然患者的心血管系统可能耐受化疗相关贫血（或出血）、凝血系统却不能耐受[85]。

三、输注以改善凝血功能

患者的血小板不能完成激活、颗粒释放和聚集所需的所有复杂的代谢过程，这会增加出血和/或无法响应出血的可能性。这些异常情况可能是先天性的（如血小板无力症）或后天疾病（如脊髓发育不良）或药物治疗（如阿司匹林或糖蛋白Ⅱb/Ⅲa 受体拮抗剂）所导致的。此外，那些近期进行过体外循环的患者（如心脏搭桥手术）可能血小板数量足够止血，但事实上，因血小板长时间接触转动泵和外界表面，会导致其部分活化和脱颗粒而出现功能失调[86]。

在各种情形下，患者的血小板输注决策可能需要根据患者症状，而非血小板计数来制定。虽然临床医生认为，患者服用阿司匹林会增加输血量，术前摄入阿司匹林的患者术中出血量不一定会超过其他患者[87－92]。心脏手术后预防性输注血小板（血浆）已被证明是不必要、也无益的。对于失血过多的患者，在患者肝素水平逆转后，血小板计数检测前，输注一个剂量的血小板会改善其凝血功能。在患者进行心脏导管插入术或直接心脏手术时，使用不可逆的血小板拮抗剂治疗（如氯吡格雷）会使自身血小板失去功能，患者可能需要输注 1 个或多个剂量的血小板（同时增加红细胞输注）[93－94]。即便是对于急诊手术的患者，在导管手术中，持续进行抗血小板治疗能够改善预后[95]。这些药物的作用可以通过药物干预而拮抗，包括使用去氨加压素醋酸盐[96]。

由于各种原因，服用阿司匹林的患者比例较高，经常会遇到因服用阿司匹林而导致的出血。虽然每日服用 81 mg 阿司匹林预防心肌梗死，一般不会导致止血困难，有些患者对阿司匹林高度敏感，会导致出血时间延长。临床偶尔会要求通过输注血小板改善阿司匹林的不良反应。在这种情况下，其实只有一小部分（约 20%）的循环血小板需要改善功能[97]。因此大多数患者血小板计数不需要达到 $50\times10^9/L$，或者不需要输注 1 个完全治疗剂量的血小板。

严重肾脏疾病（即肌酐水平超过 30 mg/L）的患者，由于尿毒症也可能导致血小板功能障碍。这些患者输注血小板是无意义的，因为输入的血小板很快会由于代谢紊乱而被破坏。通常推荐使用去氨加压素醋酸盐（1－脱氨－8－D－精氨酸加压素醋酸，或去氨加压素）来提高输入血小板的反应性[98]。另外，如果患者对高剂量去氨加压素醋酸盐快速耐药，

可以使用冷沉淀增加患者血管性血友病因子(vWF)，以此激活血小板[99]。临床上经常会使用透析来改善尿毒症症状，该治疗能使血小板功能保持最佳状态。

四、剂量

治疗性血小板输注的剂量目前尚未确定，但最近有研究试图阐明这个问题[100]。早期研究中输注的血小板计数比现在低。不论是通过成分制备分离的，还是全血提取的，早期血小板的分离效率显著低于改进后的分离效率。因此，现今许多血液中心报告，20%~40% 以上的产品，每单位从全血分离制备的血小板最低含量为 5.5×10^{10}。因此，获得相同剂量的血小板制剂所需汇合的血小板袋数越来越少。同时，那些血小板计数低下，需要输注血小板的患者，输注剂量从 10 单位减少至 8 单位、6 单位，甚至 4 单位。

血小板也可以通过单采收集。每单位标准机采血小板量为 3×10^{11}，早期设备也可以单采血小板，但是献血员需要忍受很长的捐献时间，这些单采血小板的剂量相当于 6 ~8 个单位全血分离的浓缩血小板。如今，机采设备效率能够提高 2 ~3 倍的采集量。血液中心将机采血小板采集作为 1 个重要的经济来源，但是输注更大剂量血小板，患者是否获益有待确定。

研究从多方面提及最佳血小板剂量的问题。当患者达到输血阈值时，可通过 1 个数学模型来计算患者所需要输注的最小血小板剂量，以判断达到预期目标时是否输入了足量的血小板[101]。这些分析提倡患者需要更频繁地输注小剂量血小板治疗。尽管在临床研究中，输注剂量较大的血小板可以延长输血间隔时间，但是这个间隔时间的暂时延长与血小板输注剂量增加不成正比[102]。对骨髓移植患者配型的研究中，输注剂量较大的血小板可以延长输血间隔时间，意外的是，输注较大剂量的血小板的患者，其血小板计数增量和校正计数增量(corrected count increments，CCIs)也高于输注剂量较小的[103]。

血小板输注研究策略是 1 项多中心、前瞻性随机对照试验[104]，该研究表明低剂量预防性输注血小板的效果不比输注标准剂量的差；特别是对 WHO 定义的 2 级出血(或以上)患者。该试验包括造血干细胞移植患者和化疗引起血小板减少的非移植患者。实验组接受低剂量预防性血小板输注(每次输注 $(1.5\sim2.9)\times10^{11}$/L 血小板，定义为半标准剂量)，对照组接受标准剂量[每次输注 $(3.0\sim6.0)\times10^{11}$/L 血小板]。虽然经过计算，每个治疗组约需要 270 例患者，但由于两个研究组中 4 级出血的累积发生率超过了 5%，该研究根据预先设定的安全阈值只纳入了进行血小板输注的 130 例患者。本研究不支持如下假设：血小板减少症的患者输注低剂量血小板后只能维持较短时间。

最近，另 1 个多中心、前瞻性的随机对照试验——血小板剂量(the platelet dose，PLADO)研究即将完成[105]。再生障碍性贫血合并血小板减少症患者进行恶性血液病化疗或进行自体或同种异体干细胞移植后，被随机分为 3 组，给予不同剂量的预防性血小板输注，剂量分别为 $1.1\times10^{11}/m^2$(低剂量)，$2.2\times10^{11}/m^2$(中剂量)或 $4.4\times10^{11}/m^2$(高剂量)。若患者清晨血小板计数低于 10×10^9/L，则预防性输注以上剂量的血小板。活动性出血患者或将进行侵入性操作的患者可给予额外的血小板输注。实验主要终点是每组至少发生过 1 次 WHO 定义的 2 级及以上出血事件的患者的百分比。1 272 名患者至少接受过 1 次血小板输注，其中低剂量组达主要终点的患者为 71%，中剂量组为 69%，高剂量组为 70%，无统计学差异。但低剂量组平均每人多输注 1 次血小板。

血小板减少症患者输入的血小板寿命通常较短，自体血小板通常可保存 5 ~7 天，回输后可在体内生存大于 5 天，但有严重血小板减少症患者的血小板寿命大约只有 2 天。血小板寿命缩短主要是因为在每天的血液循环中，为维持正常凝血功能需消耗大约 7.1×10^9/L 的血小板[106]。当患者血小板计数很低时，每天仍有一定数量的血小板衰老，这个损失占了循环血小板的绝大部分，因此，虽然此类患者血小板输注效果良好，但仍需每 2 ~3 天需输注 1 次血小板[107]。为得出血小板的最佳止血剂量，我们需要进行更多类似的随机对照试验。

正如成人输注红细胞，患者的体型(及其脾脏大小)也未被列入血小板剂量选择的考虑范围。上述剂量研究之一也试图根据患者体重来计算所需血小板的剂量，这两个研究成果将有益于确定该策略的临床意义。通常通过 CCI 值来评估患者体型和血小板单位含量对输血效果的影响(表 20 -5)。基于患者体型和血容量计算血小板输注后回收率的方法，可作为衡量是否需要特殊处理的标准，如选择抗原阴性血小板以预防抗同种抗体免疫。

表 20－5　血小板输注疗效的测定

CCI

CCI = CI(/L) × BSA(m^2) × 105/每单位含量

血小板回收率

血小板回收率(%) = CI(/L) × 总血量(L，约 75 mL/kg) × 100%/每单位含量

计算举例

患者体重：80 kg，总血量 = 80 kg × 75 mL/kg = 6000 mL = 6 L
患者体表面积 BSA：2.0 m^2(查表格或诺曼图，许多书中可以获得)

输注前血小板计数：5×10^9/L
输注后血小板计数：25×10^9/L　→CI = 20×10^9/L

每单位血小板计数：15×10^{11}/L
单位体积:267 mL　→每袋血小板含量 = 4.0×10^{11}

CCI = 20×10^9/L × 2.0 m^2 × 10^5/4.0×10^{11} = 10000
成功输注：≥7500
无效患者：2 次以上输注后 CCI < 7500

回收率 = (20×10^9/L × 6 L × 100%)/(4.0×10^{11}) = 30%
有脾脏患者最大回收效率：65% ~70%

CCI，校正计数增高指数；CI，计数增高数；BSA，体表面积。

五、类型与保存期

常规的血小板输注类型因机构而异。在美国，目前使用的血小板 90% 是机采血小板，且机采血小板使用量在过去 20 年中呈线性稳步上升[109]。这可能与地方定价政策和输血的优先政策有关(表 20－6)。一些体外实验显示，富含血小板血浆(the platelet-rich plasma，PRP)与单采血小板相比存在较大的贮存损伤[110]，1 项配对再输注研究也证实了这个现象[111]。然而，用放射性同位素标记自体血小板，检测 7 天后其恢复率和存活率，未发现两种血小板有明显差异[112－113]。从全血白膜层分离的血小板，因缺少离心过程，很少被激活，但美国目前已取消该制备方式。从输注效果来看，3 种方式制备的血小板均有较好的临床疗效。

所有血小板制剂随时间延长均会出现贮存损伤，导致其对生理性激活剂不敏感。通常，血小板有活化标记，但这些标记不能用于输血后恢复或生存的预测[114－117]。研究放射性同位素标记血小板在贮存期内的输注，通常需要有 FDA 认证的血小板采集或储存新技术的执照。随着储存时间的延长，放射性同位素标记的血小板生存期变短。可能由于样本量有限，且输血后结果的检测是在不同的时间点，并非所有的临床试验显示随着储存时间的延长，CCI 值都会变小[118－119]。因此，许多机构的血小板输注策略通常是要求在有效期内尽快高效地输注，而不是到临近过期再输注。一些患者似乎对贮存损伤特别敏感，因此需要输注相对新鲜的血小板，这只能由医生根据经验来判断。

表 20－6　美国许可的血小板制剂特性

血小板特性	全血来源		单采
	个体来源	输注前混合*	
制备成本	低		高
细菌检测难易	低	高	高
去白难易	低	高	高
医院需求	更多	更少	更少
献血源暴露	更多		更少
HLA 选择	否		是
血小板含量明确	否		是

* FDA 要求储存超过 4 h 的混合血小板需要进行细菌培养检测。

六、非同型输注

血小板是否需要 ABO 同型输注，这是 1 个尚未解决的问题。有以下几点需要考虑：1)血小板上的 ABH 抗原可能与受者体内抗体发生凝集[120]；2)血小板中的血浆可能与受者红细胞反应，发生溶血反应；3)不相容输注可能产生免疫学反应，影响患

者的预后。因为供受 ABO 血型不合的血小板制剂中红细胞含量非常低，通常不认为有意义。

最新综述显示[121]，ABO 相合和 ABO 相容的血小板输注（如 A 型血小板输给 AB 型的受者），其 CCI 值比 ABO 不相容（如 O 型血小板输给非 O 型的受者）的要高。

评估输注 ABO 血型相同或相容的血小板是否有效，可观察患者临床出血症状是否改善，或输血指征是否不再明显。有数据表明，含高滴度同种凝集素（isoagglutinins），特别是含抗 - A 的受者，输注 ABH 抗原高表达的血小板后效果欠佳，尤其是血小板是来自 A_1 型的献血者[122-126]。输注效果欠佳的原因除同型输血原因外，也可能是由于受者高滴度的同种凝集素刺激[127]。未能实现预期的血小板数量增加时，提示需进行 ABO 同型输注，尤其是对于未被血小板特异性抗原或 HLA 抗原同种免疫的患者（图 20 - 1）[128]。

血小板非同型输注，如 O 型输给 A 型受者，将输入约 300 mL 含对应受者红细胞上相应抗原的同种凝集素的血浆。此类做法虽然不是标准操作，但在血小板输注中也是较为常见的[80]。许多患者输入后无症状，但是大多数患者会出现短暂的直接抗人球蛋白试验阳性，或者至少会出现免疫血液学方面的紊乱[129]。

含高滴度同种凝集素的血小板可引起受体红细胞溶血，临床症状较明显，甚至可能导致死亡。此类情况较易出现在体型较小患者（因输入的体积占受者血浆容量的比例较大），及输注单采血小板患者（所有的血浆均来自同一献血员，不能被低滴度同种凝集素的血浆稀释或不能被 ABO 可溶性抗原中和）和多次输注血小板患者[130]。输注单采血小板发生溶血的风险为 1∶3 000 至 1∶10 000[131-132]。当输注 ABO 相容但非同型血浆时，还需考虑存在循环免疫复合物的风险[133]。

预防不相容血小板输注引起的急性溶血反应有以下几种方法：第 1 种是通过离心去除大部分血浆以限制血浆总量的输入（方法 6 - 13），减少潜在的溶血反应发生，但此法同时也会损失一部分血小板；第 2 种是通过使用血小板添加剂达到类似的目的，用电解质溶液代替 65% 的血浆，以减少不相容的同种凝集素；第 3 种方法是避免输注含高滴度同种凝集素的血小板，此法需检测抗 - A 的效价，通常应避免高于 200 的效价。但这种方法缺乏有力的依据，方法不同结果也不尽相同[134]，且并没有检测所有可能存在危险的血小板[135]。避免输注非同型血浆或减少血浆体积对儿童受血者尤为重要，因为对其来说，输入量很大，另外，对于高胆红素血症的新生儿，输注非同型血浆后果亦不佳。

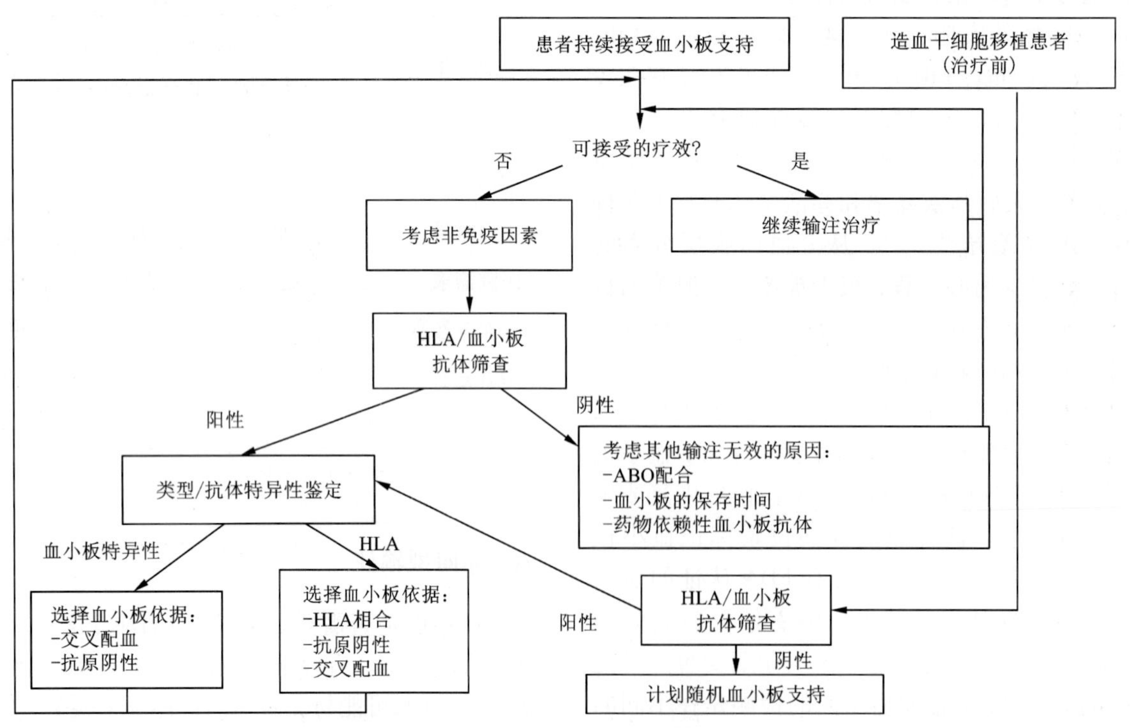

图 20 - 1　血小板减少症患者的管理路径

输注不相容血浆后由于循环免疫复合物的形成，可能对于受者免疫系统产生非速发型的不良影响[133]。例如，在1项对于骨髓移植患者的回顾性研究中发现，减少不相容血浆输注后可以提高骨髓移植患者的存活率[135]。而另1项回顾性研究显示，同样的策略可以降低约2/3心脏手术后的住院死亡率[136]。但是这个发现在随后的大量研究中却未能被证实[137]。ABO不相容血小板输注可能加速同种免疫引起的血小板减少[138]，降低骨髓移植患者的存活率[139]。

输注不相容血小板引起的迟发型免疫反应机制仍有待充分阐明，但是从临床治疗角度出发，与不输注血小板相比，输注不相容的血小板风险更低。

七、Rh配型

血小板表面本身不表达Rh抗原。尽管单采及全血分离技术不断提高，仍会有少量的具有免疫原性的红细胞残留在血小板制剂中，全血中分离的血小板比单采血小板，红细胞残留的风险更高。1项研究利用流式细胞仪进行质量控制检测发现，全血分离的血小板中平均红细胞含量约为0.036 mL，单采血小板中平均红细胞含量约为0.00 043 mL[138]。

血小板输注后D抗原的同种免疫风险还与其他血小板因素(如是否ABO同型和是否去白细胞)及受者的因素(如性别，免疫状态，患者是否需要大量输血及是否合并发热性输血反应)有关。许多观察和回顾性研究进行了抗-D抗体产生的研究[140-142]。

但是，这个问题远低于我们的预期，大多数患者接受血小板输注后出现严重的免疫抑制，对D或其他红细胞抗原的刺激却鲜有反应[140-142]。此外，抗-D的产生对于大多数患者的后续血液病治疗影响甚小。对于育龄期女性，抗-D的形成将对其将来的妊娠产生严重的影响。因此，虽然血小板不表达Rh抗原，但是Rh阴性的女性受者仍需输注Rh阴性的血小板。当Rh阴性受者必须输注Rh阳性的血小板时，可通过注射Rh免疫球蛋白预防Rh(D)的同种免疫。

许多地方只将Rh免疫球蛋白提供给绝经前期的女性。免疫球蛋白的半衰期为3周，1次剂量可保护2~4周内的多次输血，直至抗-D抗体被检出。因为受者可能合并血小板减少症，静脉注射免疫球蛋白可避免血肿，尤其是血小板持续低于50×10^9/L的患者[143]。

八、同种免疫：预防和应答

多次输注血小板的患者，其免疫应答常被潜在的疾病或治疗所抑制，但其对血小板的抗原仍可产生免疫应答，主要产生HLA-I类抗体，也可产生血小板特异性抗体。前者与献血者的淋巴细胞抗原有关，降低血小板和红细胞中的白细胞含量可显著减少HLA同种免疫[33]。如果患者已经被以下情况致敏：妊娠、输注非去白细胞的血液、输注含I类抗原的血小板，可引起记忆反应并导致血小板输注无效。

对于需要多次输注血小板的患者，如接受造血干细胞移植，应及时了解其同种免疫的状态，以便于血液服务机构提供特殊的血小板。若血小板输注后效果不佳，且不能用其他如脾肿大、脓毒血症等非免疫因素解释，可怀疑患者产生了同种免疫。可使用酶联免疫分析法或其他简便的方法，检测HLA抗体和血小板特异性抗体，以期在短时间内为临床提供有意义的信息。多个HLA抗体特异性的鉴定需进行淋巴细胞毒试验。

预防血小板输注无效需进行血小板HLA配型[144-145]。尽管有大量的献血者血库，仍无法找到HLA完全匹配的献血者。许多HLA相容的血小板实际上仍携带着针对患者存在抗体的抗原(血清学交叉反应阻止了某些外来抗原的识别，同时减少了真正相合的血小板的检出)。另外，还可以进行血小板交叉配血，利用体外反应筛选真正体内相合的血小板。极少有采供血机构会检测献血者的抗原表型，因此血小板交叉配血还可应用于已产生同种免疫的患者。然而，没有1种方法可保证结果有50~80%的有效率，但好的HLA配型(A或BU级)输血效果良好[146]。另1种方法与红细胞抗原同种免疫的患者的方法相似，需选择血小板上缺乏该抗原的献血者进行交叉配血(图20-1)[147]。

药物抗体也可引起血小板减少症[148]。这些药物依赖性血小板抗体(drug-dependent platelet antibodies，DDPAs)可引起不同程度的血小板减少症，导致血小板输注无效[149]。许多药物可刺激患者产生DDPAs，在某项研究中显示，大约10%的患者在接受庆大霉素治疗后血小板计数减少，其中一半的患者(约5.9%)产生了庆大霉素依赖性血小板抗体[150]。在发生血小板输注无效，且不能用患者的病情或血小板 HLA 抗原免疫解释的情况下，可考虑存在 DDPAs。

九、血小板输注无效的处理

血小板输注疗效通常以输注后 1 h CCI 值表示(表 20－5)[151]。但输血后 10 min 的 CCI 也可得到相似结果且较易获得[152]。CCI 值的计算是基于血小板计数的增加(计数增加＝输血后血小板计数－输血前血小板计数)，血小板含量(表示为具体数值 $\times 10^{11}$)和患者的大小[以患者的体表面积(body sur-face area，BSA)表示，m^2]。若 1 个成人的体表面积为 2.0 m^2，输注含 4.0×10^{11} 的血小板后，其血小板计数从 5×10^9/L 上升至 25×10^9/L，其纠正 CCI 值为：(增加的血小板数量 × BSA)/血小板单位含量＝(20/L × 2.0 m^2)/4.0 × 1 000＝10 000。

报告时通常省略单位。CCI 值大于 7500 认为血小板输注有效；两次输注血小板，其 1 h CCI 值都小于 7500 认为血小板输注无效。另 1 种类似的方法是比较血小板的恢复率是否达到预期的比率[108]。

对于血小板输注无效的患者，进行各种努力后仍无配合的血小板可以输注的，可尝试使用其他方法阻止出血，如抗纤溶试剂——H－氨基己酸(α－氨基己酸)，使用静脉注射，也适用于牙龈出血[108]。

然而对于自身免疫性血小板减少性紫癜，静脉注射免疫球蛋白后效果一般。输血后静脉注射免疫球蛋白可使血小板计数短暂升高，但效果不持久，24 h 后又降至其基础值[108]。某些说法认为血小板因聚集在出血点而未能在循环中检测到其计数增加，但这些说法尚未被证实且可能不太真实[108, 153－155]。某些专家提倡血小板缓慢输注，将其治疗剂量进行等分，于 4～12 h 内输注。此法可让临床医生知道输血治疗一直在进行并可减少其输血需求。但是要想达到患者预期的治疗效果主要还是基于临床经验。

十、血小板输注的禁忌证

特发性(自身免疫性)血小板减少性紫癜(Idiopathic thrombocytopenia，ITP)可导致血小板计数严重减少，但自身免疫性 ITP 的患者(尤其是儿童)很少发生出血[156－157]。输注血小板对稳定的、无出血的 ITP 患者无益，因为血小板很快会被循环抗体清除。患者出血时临床医生不得不采取措施进行止血，包括使用抗纤溶药物和进行血小板输注。通常输注血小板并不能有效止血，但 1/2～2/3 的患者出血可能会减慢或停止，说明输血是可行的，尤其是对于严重出血的患者[158]。

血栓性血小板减少性紫癜(Thrombotic thrombocytopenic purpura，TTP)历来被认为是血小板输注的禁忌证[159－160]。TTP 患者因血小板被活化与消耗，在无辅酶因子的作用下形成大量 vWF 多聚体，刺激血小板非正常活化，形成血栓而导致血小板减少[161]。血小板减少可能对 TTP 患者起到一定的保护作用，以减缓病理性血栓的形成。有病例描述了血小板输注与昏迷的时间关系，提示血小板输注可能对血栓的形成起到“火上浇油”的作用。但最近 1 项前瞻性研究结果显示：54 例 TTP 患者进行血小板输注后，其神经事件的发生率或死亡率并未增加[154]。另外，需设计更加精细的实验来证明 TTP 是血小板输注的禁忌证。

肝素诱导的血小板减少症(heparin-induced thrombocytopenia，HIT)也是血小板输注禁忌证，尤其是免疫型(Ⅱ型)，以防止下肢和危及生命的血栓形成[162]。

十一、血小板的其他用途

自体或异体血小板还可应用于外科修复。PRP 中的血小板源生长因子或血小板凝胶被认为可刺激血管生成，促进组织修复[163－164]。近年来关于 PRP 的随机对照试验得出结论：PRP 可减少血液成分的输注，平均每位患者可减少 247 mL，但因存在某些不良反应如低血压等，成人的择期手术中常规应用 PRP 被视为是不合理的。而其他血液保护技术(如降低输血阈值或使用抗纤溶药物)则有更好的证据支持[165]。

第三节　血浆输注

一、血浆输注适应证

关于血浆输注的指南性文件因数据有限或数据质量太低，未能提供有力依据[166]。专家组基于现有数据制定了输注血浆潜在益处与危害的指南文件[167]。血浆输注的适应证包括大量输血和逆转华法林抗凝的颅内出血。但对于其他无大量出血的手术或无颅内出血的华法林抗凝等情况，由于数据量不足，该小组未给出建议。急性胰腺炎或危重的非手术非心脏患者，其不存在凝血功能障碍或出血，不建议进行预防性血浆输注，其肺损伤的风险和死亡率较高[165]。最近的研究结论是预防性血浆输注没有益处[168]。

二、支持输血的常见临床症状及检测项目局限性

很多研究表明，异常的凝血实验结果并不会增加出血风险[169]。一部分原因是因为标准的凝血筛查实验结果对凝血因子轻微的减少过于敏感[170]，从而导致因凝血因子缺乏的实验结果与临床出血并无关联。另 1 个因素来源于这些研究中的阈值不同，有些是参考范围上限的 1.3 倍，有些是参考范围中间值的 1.5 倍（数值通常相等），而国际标准化比值（international normalized ratio，INR）为 1.5～2.0。

由于口服抗凝药常规上控制 INR 在 2.0～3.0，因此一些临床医生认为 INR 接近 2.0 的患者术前需要改善凝血功能。先天性高凝或获得性凝血异常（如人工心瓣膜）的患者，INR 2.0 时血液凝固风险较低，但是这并不意味着正常的生理性凝血系统激活，不会引发血栓问题。这一区别对于凝血功能轻微异常的患者是否需要改善功能是很重要的。美国麻醉医师学会和美国病理学会等多个学术团体在血浆输注指南中建议，INR 1.5～2.0 的患者在手术前需要输注血浆以改善异常的凝血功能[171－172]。

英国血液学标准委员会在改善轻微的凝血异常时，也同样限制使用血浆[173]。英国血液学标准委员会以及美国胸科医师学会[174]（表 20－7）在改善过度抗凝的指南中，指出除非 INR 严重异常或出现出血，否则不可使用血浆来替代维生素 K。使用维生素 K 可以快速（6～24 h）纠正华法林作用，以恢复正常的抗凝水平[175]。

凝血酶原复合物（Prothrombin complex concentrates，PCCs）也能用于快速纠正华法林[176]。联合使用 2U 的血浆和 3－因子 PCCs 或单独使用 4－因子 PCC 已经取得成效[177]。这将在下面的“PCC”部分详细讨论。

表 20－7　纠正口服过量抗凝剂指南

临床表现	指南
INR > 治疗阈值但 < 5，无明显出血	降低抗凝剂计量
	如果需要，暂停药物
9 > INR > 5，无明显出血	降低 1～2 剂量，监测 INR。当 INR 在治疗阈值范围内时恢复口服抗凝，或患者出血风险增加时，降低 1 剂量并给予 1～2.5 mg 维生素 K_1 口服
	紧急手术前需要快速逆转：口服 2～4 mg 维生素 K_1，如果 INR 仍然升高，可在 24 h 重复 1～2 mg 剂量
INR > 9，无明显出血	停用华法林，给予 5～10 mg 维生素 K_1 口服
	密切监测 INR；如果需要给予额外的维生素 K_1
	如果 INR 在治疗范围内，恢复低剂量华法林
严重出血，无论 INR 如何升高	停用华法林
	给予 10 mg 维生素 K_1 缓慢静滴
	依据纠正的紧迫程度，提供血浆或浓缩凝血酶原复合物
	维生素 K_1 输注可以每 12 h 重复
威胁生命的出血	停用华法林
	缓慢静滴浓缩凝血酶原复合物 + 10 mg 维生素 K_1
	依据 INR，按需重复给药

INR = international normalized ratio 国际标准化比值；

改编自美国胸科医师学会的指南[174]（the American College of Chest Physicians）

随着作用于凝血系统不同位点的新型抗凝药的批准使用，当遇到紧急手术或出血时如何逆转抗凝作用的问题也随之出现。凝血酶抑制剂和Ⅹa 因子抑制剂优势在于半衰期短，停止用药后，通过正常的肾脏功能代谢后，可在 24 h 左右回到基础水平。然而，到目前为止还没有通过批准使用的逆转剂。有个案报道指出，出血的患者使用血浆时并未有效止血，而更多证据表明有必要使用 PCCs，提前进行止血治疗[178]。循环药物的剂量仍在研究中。

肝硬化患者往往因为合成障碍而导致凝血功能异常。也常常由于门静脉高压而导致消化道出血。但是临床上仅仅通过凝血酶原时间（prothrombin times，PTs）对这类患者做出容易出血和凝血功能低下的判断。在体外实验体系中，加入血栓调节蛋白激活蛋白 C，证明了肝硬化患者血浆中生成的凝血酶量与健康个体一样多[179]。这也是为什么有的肝硬化患者并没有出现异常出血，且复杂的抗凝和促凝系统仍然处于平衡的原因。

随着肝脏合成功能减弱，血浆中的凝血因子减少，同时，抗凝物质也减少，如蛋白 C。肝硬化患者的凝血和抗凝功能同时下降[179]。在这类患者中，PT 和 APTT 并不能反应凝血酶生成，也不能预测出血的风险。在更有效的预测实验出现之前，输血科医生的职责之一就是不断帮助其他临床医生理解为什么不需要（或通过输注血浆）完全纠正严重肝病患者的凝血指标。

尝试纠正患者 PT，会发生什么？答案往往是“毫无作用”。1 项研究显示，输注一单位血浆只能使 INR 下降 0.03[180]。另 1 项研究表明，只有 1% PT 轻微异常的患者输注血浆后能降至正常范围，仅 14.5% 的患者输注血浆后，其 PT 上限值与参考范围上限值的差异降低了一半[181]。PT 平均值仅缩短了 0.2 秒，且 PT 异常与此后红细胞的输注量也无相关性。同时，该研究指出，尽管患者的管床医生认为纠正 PT 有重要的临床意义，但只有 1/10 的患者在输注血浆 8 h 内会复查 PT，且与预想中的 PT 相比降低不多，PT/INR 的微小变化表明其与循环中的凝血因子并不是线性关系，而是指数关系（图 20－2）。

当出现急性出血时，采用更积极的方式可能是有效的。大量出血时机体会出现一系列的变化，例如，稀释性凝血障碍、凝血因子消耗、纤溶激活等[182]。当出现凝血障碍的临床特征时，纠正它会

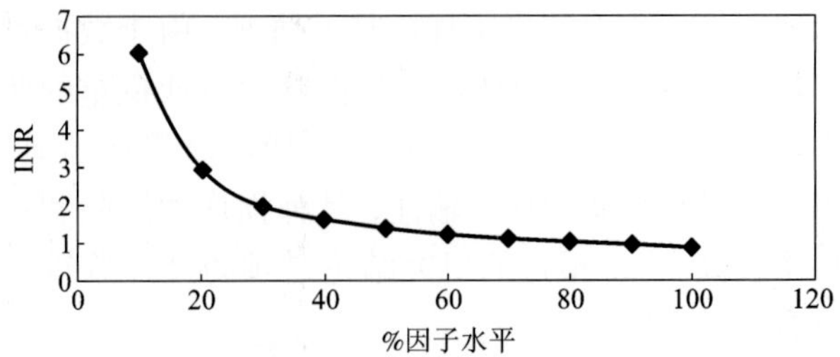

图 20－2　INR 与%因子水平的指数关系（经过休斯顿卫理公会医院 Wayne L. Chandler，MD 允许）

变得更加困难，可能还需要输注其他的血液成分。虽然早期使用非红细胞成分能降低死亡风险[16]，但这并不适用于每个患者的实际情况；在这些复杂、快速变化的情况下，输血专家的介入能提供最好的血液治疗方案。此外还需考虑其他重要因素，例如，降低患者的体温和处理酸中毒，以显著减少凝血系统的体内活化[183]。

很多中心实验室已将快速全血测试纳入大出血患者的输血策略中。常见的弹力凝血实验（viscoelastic coagulation testing，VCT）包括血栓弹力图和旋转血栓弹力测定法。这些项目检测的是凝块形成的速度和强度。其优势在于 15～20 min 内就可以得到初始的结果，还可以用于评估纤溶。然而目前的挑战在于结果无法标准化，与常规凝血实验缺少相关性，对结果分析能力的培训还不足等[184]。

最近一篇以 TEG 为基础的大量输血随机对照 meta 分析包括了 9 篇心脏手术和 1 篇肝移植手术，共纳入 776 例患者[185]。作者发现 TEG 指导输血和常规输血的两组患者死亡率没有差别。TEG 指导输血组用血量发现，患者使用新鲜冰冻血浆、血小板的用量减少；然而由于研究对象的异质性导致作者无法得出最终的结论。VCT 在创伤时使用，似乎可以用来预测是否需要大量输血和死亡风险；但是，这些数据大多来源于观察研究，这需要更多的随机对照数据予以支持[186]。

三、血浆输注剂量与时机

虽然正常凝血因子水平变化很大，为循环中凝血因子活性的 50%～150%，但许多研究表明，凝血因子在极度低下的情况下仍能形成凝块[187]。例如Ⅷ因子或Ⅸ因子等单因子缺陷，通常 30% 的活性就可以完成止血。而创伤等导致多因子缺乏的患者，也许需要接近 40% 的因子水平才可以完成止血（图 20－2 和表 20－8）。另外，患者的凝血因子活

性离正常范围越远，就更容易引起 PT 的变化，这是因为 PT 与凝血因子呈指数关系而非线性关系[179-188]。

表 20-8　凝血因子半衰期

因子	体内半衰期	凝血需求%
Ⅰ	3~6 天	12~50
Ⅱ	2~5 天	10~25
Ⅴ	5~36 h	10~30
Ⅶ	2~5 h	>10
Ⅷ	8~12 h	30~40
Ⅸ	18~24 h	15~40
Ⅹ	20~42 h	10~40
Ⅺ	40~80 h	20~30
ⅩⅢ	12 天	<5

血浆常规的输注剂量为 10~20 mL/kg，按这种剂量输注后可以立即提升 20% 的凝血因子水平。目前还无法准确预测需要输注多少的血浆量来纠正某种特定的凝血疾病。因此，必须多次检测输血后的凝血功能[179-181]。

当尝试使用血浆来纠正凝血疾病时，就必须考虑凝血因子的生物半衰期。在体内，Ⅶ因子的半衰期最短(约 5 h)。例如，如果 1 次输血使该因子活性从 30% 提升至 45%，5 h 后那么该因子活性将回归到 1 个稳定的状态(达到 37%)。如果尝试改变凝血因子的浓度，就需要输入更多的血浆扩大血容量，大量血浆输注会导致体液负荷过大而引起肺水肿。另外，在大手术等情况下确实需要提前纠正凝血功能时，就必须在手术前输注血浆，以此来及时应对出血。

四、血浆种类

血浆有很多种，在大多数情况下，它们都可以替换使用。“FFP”在采集的 8 h 内必须冰冻，并在融化后的 24 h 内使用，从而能保证大多数的不稳定凝血因子(如Ⅴ因子和Ⅷ因子)的活性。但是，先天性Ⅴ因子缺乏是很少见的。因为Ⅷ因子是急性时相反应蛋白，因此大部分需要输注血浆的患者Ⅷ因子含量已有所增高。因此，全血采集之后 24 h 内分离出来的冰冻血浆(PF24)在纠正大多数凝血病中的效果与 FFP 是一致的[189-190]。

新鲜冰冻血浆和普通冰冻血浆融化后可以在冰箱中保存 5 天，因为 5 天内大多数凝血因子还有止血功能[191-192]。我们在前面讨论过，在同时执行医嘱的情况下，使用解冻后的血浆可以减少血浆的浪费。

五、血浆输注的其他适应证

根据不同的原理，输注血浆还有其他一些临床适应证。治疗性血浆置换是部分或全部替换患者血浆，这可能需要频繁地不定期地进行(如每天)，从而以比消耗更快的补充速度，补充凝血因子。但是，大多数患者并不需要如此频繁地进行血浆置换，且使用血浆来补充凝血因子也并不多见。但是血小板减少性紫癜例外，血浆中的 ADAMTS-13 具有治疗作用，某些患者由于自身抗体或先天性缺少的 ADAMTS-13，可以通过输注血浆来进行治疗[161]。

先天性凝血因子缺乏需要预防性或治疗性输注血浆来补充，但是这类患者比较少见。C_1酯酶抑制剂缺陷会导致补体激活紊乱，从而导致遗传性血管神经水肿[191]。治疗这种疾病可能需要输注来源于人类血浆的 1 种 C_1酯酶抑制剂[191]。Ⅺ因子缺乏虽然不会引起自发出血，但通常会导致术后大量出血[191]。在紧急情况下，当没有该产品浓缩物时，可以输注血浆以补充缺少的凝血因子[193-194]。

第四节　冷沉淀输注

4℃条件下溶解新鲜冰冻血浆后，离心去除上清液所得到的蛋白浓缩物，最初被证实可有效治疗 A 型血友病(凝血Ⅷ因子先天性缺乏)，这类蛋白在凝血系统中起关键作用。冷沉淀抗血友病因子被称为“冷沉淀物”，目前正在被其他一些简单安全的制剂所取代。但是冷沉淀仍然是当代输血治疗的 1 种不可或缺的成分。

虽然美国法规对冷沉淀的规定是以Ⅷ因子的含量为基础(不低于 80 U/单位)，但通常应用的目的是补充纤维蛋白原。当纤维蛋白原消耗(如 DIC)或丢失(如大出血)时，就需要外源性加以补充以维持血浆的凝血能力。维持止血功能需要 0.5~1 g/L 的纤维蛋白原。然而，当检测时发现，低纤维蛋白原血症患者纤维蛋白原含量低于 1g/L 时，常常表现为凝血功能异常。因此需维持纤维蛋白原含量在这一水平以上。当 DIC 或大出血所致纤维蛋白原含量降至接近 1 g/L(如 1.2 g/L 左右)时，最好输注冷沉淀(至少备好冷沉淀)。

冷沉淀的剂量通常以 10 的数量级表示(如 10，

20, 30 单位)，以便于计算其所需剂量。计算公式是以纤维蛋白原基础浓度和目标浓度(通常 2 g/L)的差值为基础。患者的血容量通过公式[(1 - 红细胞压) × 70 mL/kg × 体重，若体重未知，以 3 L 表示]推算得出，常规冷沉淀中的纤维蛋白原含量为 250 mg/单位：

剂量(单位) = [纤维蛋白原差(g/L) × 0.01 × 血容量]/250mg/单位。

虽然冷沉淀体积小(5 ~ 15 mL)，可快速解冻，但是混合(通常包括擦干净外包装的水，使其达到最大程度复原)会浪费时间。如果患者需要大量输血，可提前准备，快速供应，协助患者治疗。有些机构在冰冻之前选择使用无菌技术来混合冷沉淀，这类产品纤维蛋白原含量更高，需要时更短时间内可以发出。

异常纤维蛋白原血症是 1 种罕见的先天性疾病，引起纤维蛋白原分子功能紊乱。尽管可能没有临床症状，但是这些纤维蛋白原分子会增加血栓或出血的风险[195]。患者可能需要输注注冷沉淀来纠正此分子缺陷。纤维蛋白原在受损或再生的肝脏和新生儿中会有一定程度的功能失调，但是一般无需输注普通的纤维蛋白原[196]。

由于前列腺层、膀胱上皮或唾液腺会产生纤维蛋白原激活剂，因此在手术过程中破坏这些组织会引起局部纤维蛋白溶解。在这些情况下，无论是否进行抗纤溶治疗，冷沉淀输注都可以达到止血目的。注意尿道出血是抗纤溶治疗的相对禁忌证。某些疾病如大范围的淀粉样变性，或治疗急性淋巴细胞白血病所使用的左旋门冬酰胺酶都会造成系统性的纤维蛋白溶解。

由于浓缩血浆可制备纯化的Ⅷ因子和 vWF，现已不再常规使用冷沉淀，但在治疗血管性血友病(von Willebrand disease, vWD)时，冷沉淀仍被作为 vWF 的来源之一。最常见的 1 型 vWD，是由 1 种常见的蛋白缺陷造成，1 型 vWD 通常可以用去氨加压素有效治疗。2 型和 3 型 vWD 患者出血则需要外源性补充 vWF 来完成止血。治疗 vWD 的常规替代因子使用指南见表 20 - 9。

当缝合无法有效止血，血凝块形成较慢时，冷沉淀也可应用于表面局部止血，如外伤性肝损伤创面[199]。当联合使用钙离子和凝血酶(通常使用两个注射器)后，就会在创面快速形成 1 个厚凝胶状的物质，达到止血效果。这种方法也可用于连接组织手术，如内耳手术。由于冻干血浆和凝血酶原都已商品化，因此在目前的输血治疗中，冷沉淀已不常用[20]。还有更易储存(冻干)和包装好的病毒灭活纤维蛋白原可供使用(详见下文)[201]。

表 20 - 9　血友病 A 和血管性血液病的常规因子治疗指南

适应证	因子水平最小需求(%)	VⅢ因子剂量(IU/kg)	Ⅸ因子剂量(IU/kg)	持续(天)
血友病*				
严重鼻出血，口腔黏膜出血†	20 ~ 30	10 ~ 15	20 ~ 30	1 ~ 2
关节积血，血肿，血尿‡，消化道出血，腹膜后出血	30 ~ 50	15 ~ 25	30 ~ 50	1 ~ 3
无明显出血的创伤，舌/咽部出血†	40 ~ 50	20 ~ 25	40 ~ 50	2 ~ 4
伴有出血的损伤，手术，颅内出血§	100	50	100	10 ~ 14
血管性血友病?				
大手术	50	40 ~ 60 每天		
小手术	30	30 ~ 50 每天或隔天		
拔牙	30	20 ~ 30 单次		12 h
自发性出血	30	20 ~ 30 单次		

* 数据来自美国药典(US Pharmacopeia)[197]。给药间隔依据Ⅷ因子半衰期 8 ~ 12 h(2 ~ 3 次/天)和Ⅸ因子半衰期 18 ~ 24 h(1 ~ 2 次/天)。次给药方式可能维持剂量为初始剂量的一半(所示)。这种给药频率依据出血的严重程度，在严重出血时可以更频繁用药(不是口服)。

†除了抗纤溶药物外。

‡ 无痛的自发性血尿往往不需要处理。需要增加口服或静滴液体量以维持肾脏排出量。

§ 因子可能需要连续使用。在初次给药后，以 3IU/kg/h 持续输注。随后的剂量调整依据血浆因子水平的测定。

? 以血管性血友病因子/瑞斯西丁素因子的比值标记。推荐成人剂量，输注次数和目标血浆水平与Ⅷ因子相同[198]。

第五节　粒细胞输注

几十年前，单采技术的发展使粒细胞(中性粒细胞)制品可以输给中性粒细胞减少和严重感染的患者。由于骨髓生成障碍(如化疗导致)，大多数患者无法有效应答。这种疗法也可用于治疗先天性中性粒细胞功能不全的患者[如慢性肉芽肿病(chronic granulomatous disease，CGD)]。但并不对所有患者都有效，事实上在大多数治疗中只有一部分得到了改善[202-206]。粒细胞输注治疗的综述已有文章发表[207-208]。

随着强效抗生素药物和有效细胞因子(能够更快速地使骨髓恢复粒细胞的产生、分化及功能)的发展[如粒细胞集落刺激因子(granulocyte colonystimulating factor，G-CSF)和粒细胞/巨噬细胞集落刺激因子]，临床上已很少输注粒细胞[209-210]。从 1 个献血者体内采集粒细胞，即使采集前使用糖皮质激素，大约也只能采集到 1×10^{10}/L，为 1 个正常人每天对抗严重感染所产生的粒细胞的 1%～10%，这也是粒细胞使用率低的原因之一。关于粒细胞输注成功的报道，基本上都是输注大量的粒细胞，但这一大剂量很难获得。

近来，输注成分更多、更有效的粒细胞重新引起了大家的关注。对于严格化疗，尤其是终末进行造血干细胞移植的患者和严重的 T 细胞缺乏从而进行异基因造血干细胞移植的患者，尽管有新型抗生素的有效应用，但是感染仍然是普遍存在的问题。通常是由于酵母菌和真菌所导致的严重的致命的感染率增加[211-212]。真菌感染的慢性肉芽肿移植患者，经有效治疗的成功案例，又重新引起了大家对粒细胞输注的关注[213-214]。

已有报道称，献血者单采前 8～16 h 口服 8 mg 地塞米松和皮下注射 5 μg/kg G-CSF 可以采到 10^{11}/L 或以上的粒细胞[215]。美国国家心、肺和血液研究所的输血医学止血临床试验组设计的临床试验证实了粒细胞输注的有效性。使用 G-CSF 还没有得到 FDA 的批准，操作前需取得献血者的知情同意。另外，因为使用糖皮质激素可能会导致白内障，所以很多临床医生不会对献血者注射地塞米松，这使得采集量下降了 1/4[216]。再次考虑到剂量因素，粒细胞预防性输注是否有效，到目前为止仍不清楚[217]。

早产儿和长时间的胎膜早破使发生细菌性脓毒血症的风险增加。这些患者的中性粒细胞减少，其骨髓暂时限制中性粒细胞生成而优先产生红细胞。部分患者通过输注单采或来源于全血白膜层的粒细胞进行治疗，后者能提供的细胞有限，且临床上的效果不如单采粒细胞[218]。如今，新生儿中使用强效抗生素比输注粒细胞更常见。尽管静脉注射免疫球蛋白可能会增加其他潜在的致命传染病风险，但因为早产儿可能会有低丙种球蛋白血症，因此临床可能还会采用免疫球蛋白治疗[219-220]。

对于中性粒细胞严重减少的患者(中性粒细胞绝对值 $<0.5\times10^9$/L)，正确使用抗生素后仍无法控制感染，而且中性粒细胞低下是临时的(意味着几天之内可能会恢复)，就需要考虑接受中性粒细胞治疗。慢性肉芽肿病患者如果出现深部脓肿或真菌感染，使用抗生素治疗无效时，通常考虑输注粒细胞。

如果粒细胞制剂中红细胞含量大于等于 2 mL(较为常见)，就需要 ABO 血型相容输注。因为该制剂中无法去除淋巴细胞，如果患者需要减少 CMV 感染的风险，献血者就必须为 CMV 血清学阴性。如果受者对 HLA 抗原产生同种免疫，就必须找到 HLA 相合的献血者，否则输入的细胞可能会被快速清除，并可能导致不良反应而无法达到预期目的。如果患者存在移植物抗宿主病的风险(中性粒细胞减少患者较为常见)，输注的血制品就需要接受辐照。

经 ABO/Rh 血型鉴定后，献血者在捐献前接受刺激以达到快速释放血液成分时，通常需要进行传染性疾病检测。粒细胞制品需存储于室温，不能振荡，储存的时间越短越好，并通过常规的血制品输血器(如 170 μm)输注。最好避免在输注粒细胞的前后 12 h 内，使用已知会影响粒细胞的药物，如两性霉素等。一天输注 1 次，如果剂量小，也可以增加输注频率，直到患者感染好转或中性粒细胞功能恢复。

第六节　血浆衍生物输注

血浆蛋白可从血浆中分离，也可从献血者全血中分离，收集的血浆蛋白可以制作血浆衍生物。在美国，每年大约有 600 万升血浆和 250 万单位的全血用于制作血浆衍生物。终产品至少需要 1 次病毒灭活。可实施核酸扩增检测技术(如甲肝病毒或者细小病毒),增加产品的额外安全性。

变异克罗伊茨费尔特－雅各布病相关的朊病毒,通过多次分离,已成功去除,以至于残留的病毒超出了检测下限。输注血浆蛋白衍生物,均未见感染疯牛病和变异疯牛病的报道[221]。

病原体灭活技术的应用,在血液传染病方面取得了卓越的成就。在美国,大部分血友病患者更倾向于输注通过重组 DNA 技术生产出来的凝血因子Ⅷ或者凝血因子Ⅸ制剂,并且尽可能不使用任何人源蛋白来生产。

由于生产工艺和/或其中和抗体特性,通常认为免疫球蛋白制剂是没有传染风险的。有大量因输注免疫球蛋白制剂而感染丙型肝炎感染的病例,因其输注的血液制剂是来源于不合格献血员,或制备方法不合格,但大家对上述说法仍颇为质疑[222－225]。

一、白蛋白

白蛋白是现代第 1 个经血浆分离的血浆衍生物。白蛋白以胶体形式应用,浓度为 5%,用于扩充血浆容量,半衰期大约为 16 h[226]。正常情况下,白蛋白通过 60℃、10 h 的巴斯德消毒法处理后,可以阻止病毒或者细菌传播。

白蛋白有多种用途,可以替代晶体、胶体液,维持不敏感的患者血容量;特别是用来治疗胰腺严重坏死的患者,腹泻患者(白蛋白 >2 L/日),短链肽产品无效的低白蛋白血症患者(白蛋白 <20 d/L),或血浆置换患者[227]。恶性疾病或者慢性低白蛋白血症患者,输注白蛋白以提高含量是不合理的,也是无效的,但在治疗急性低白蛋白血症的并发症时,如果白蛋白浓度能够达到 30 g/L 时,则说明治疗是有效的[228]。

大部分低血容量患者治疗时,考虑到晶体液的有效性,实用性和价格,通常会选择使用晶体液来扩充血容量。最近的 RCTS 通过 Meta 分析发现,与使用晶体液相比,危重患者使用胶体液并没有减少患者死亡率,使用白蛋白和晶体液无明显差异[229]。胶体液(其他非人类来源的制剂),譬如羟乙基淀粉和右旋糖酐,在临床应用及血浆置换中同样有效,因为一天内使用剂量有限,输注后并不改变患者凝血功能[230]。但少数患者使用此类替代品后,出现过敏反应。输注几周后,出现的皮肤瘙痒综合征也可能与此有关[231]。

二、凝血因子浓缩物

血友病 A(凝血因子Ⅷ缺乏)和血友病 B(因子Ⅸ缺乏)的完整治疗方案不在本文进行讨论。血友病 A 的首选治疗方法是输注冷沉淀,中度缺乏(Ⅷ因子活性在 1% ~5%)或者严重缺乏(Ⅷ因子活性 <1%)的患者可通过输注冻干浓缩制剂进行治疗。Ⅸ因子缺乏伴 X 隐性遗传的患者也应用该方法进行治疗。

患者所需的凝血因子剂量,能够简单地通过计算患者的血容量[体重 kg×70 mL/kg×(1－红细胞压积)]乘以所需增加的凝血因子的活化水平得到。因此,1 个 70 kg 的男性(红细胞压积为 40%)凝血因子的活性为 1%,如果想要把凝血因子活性提高到 99%(0.99 IU/mL)至 100%(1 IU/mL),将需要大约 2900 IU 的Ⅷ因子。因为Ⅷ因子的半衰期仅为 8~12 h,为确保外科手术或出血期(通常大于 10 天)患者凝血功能良好(活化 >30%),需重复输注,见表 20－9。

凝血因子活性恢复因血液制剂及患者情况不同而不同,需对患者凝血因子活性进行随访,经常进行凝血因子检测来评价凝血活性的变化。患者可以通过常规输注预防剂量的Ⅷ因子来减少自发性出血,维持正常的凝血功能,但是该法的应用效果很难通过一些小规模的实验来证实[232－233]。尽管如此,预防性输注依然被广泛推荐。

大约 1/3 的 A 型血友病患者可能会对凝血因子Ⅷ产生抗体,因为这些患者本身不产生Ⅷ因子或者产生的Ⅷ因子结构不完整,所以这些患者非常难治疗。这些患者需要非常大的剂量来抑制这些Ⅷ因子抗体,以便达到止血作用。目前已经尝试过各种治疗方法,包括高剂量的脱敏疗法、免疫抑制、血浆置换快速降低抑制剂效价等。重组Ⅶa 因子的出现,可以使血友病治疗避开Ⅷ因子活性的通路,减少并发症和出血的发生。

三、凝血酶原复合物

促凝剂需要维生素 K 参与,帮助羧化和活化凝血因子(凝血酶原)Ⅱ,Ⅶ,Ⅸ和Ⅹ,这类因子被称为“维生素 K 依赖因子”。已知可应用简单的化学方法将它们从血浆中分离,并以Ⅸ因子复合浓缩物或 PCC 的形式应用。上述制剂不能用来治疗 B 型血友病患者，应与Ⅸ浓缩物区别。Ⅸ因子现以重组制剂形式应用，仅包含Ⅸ因子。

第一代PCC制剂激活了相当大比例的促凝剂，易发生意外血栓。因此它不能常规使用。但是在某些A型血友病患者中，该制剂可以避开Ⅷ抑制剂的效应。PCC复合物活化形式具有Ⅷ抑制剂旁路活性。后续的PCC最大限度地降低了凝血因子的激活，得以广泛应用，尤其是作为华法林过量的解毒剂[175]。

含有4个凝血因子的PCCs在欧洲已应用多年，并被证实能够快速纠正凝血状态。2013年，凝血因子PCCS制剂已通过FDA认证，可用于治疗服用维生素K拮抗剂而导致急性大出血的患者[234]。因该制剂包含丰富的Ⅱ、Ⅶ、Ⅸ、Ⅹ因子，患者不需输注血浆进行止血。截稿为止，该制剂的应用经验仍有限，其主要是直接逆转凝血酶抑制或者抗Xa抑制的功能还不清楚。

PCCs制剂在其他情况下也需权衡使用(例如，未使用华法林的大出血或者突发肝功能衰竭导致的颅内压增高)，虽然输注的PCCs未被激活，但是凝血因子浓度超过了人体的生理浓度，因此需要考虑输注后的血栓风险。通过FDA认证的临床试验不包括下述患者：急性血栓、心肌梗死、DIC、中风、不稳定的心绞痛或者在3个月内经过严重血管手术的患者。因此，产品说明也指出该制剂可能不适用于在前3个月内发生过血栓的患者。有HIT病史的患者，当随后的酶联免疫吸附测定结果显示阴性时，认为HIT抗体消失，肝素能起效，所以输注PCCS制剂是安全的。然而如果患者正处于HIT，使用该制剂是不恰当的。该制剂会减少肝脏硬化患者清除凝血级联反应中循环副产物的能力，譬如清除D-二聚体的能力，从而会导致DIC或者凝血功能紊乱。因此，在肝病患者中使用PCCS依然是有风险的[173]。

四、重组Ⅶa因子

凝血因子Ⅶ的活化形式，重组Ⅶa因子(recombinant Factor Ⅶa，rFⅦa)制剂已经解决了各种出血性疾病。该制剂在A型血友病患者中已经被批准使用，以此来避免Ⅷ因子抗体，不需提高Ⅷ因子水平，从而完成止血。通常也可以用来处理Ⅶ因子缺陷的患者[235]。

除了血友病相关患者，或因Ⅶ因子缺乏而导致难控制的出血并危及患者生命的情况外，rFⅦa在其他情况下也得以广泛运用。例如，rFⅦa通过替代非活化的凝血因子(因维生素K拮抗剂作用)，用于拮抗华法林作用，并能迅速激活下游促凝反应，生成纤维蛋白[236]。rFⅦa在凝血因子缺乏，难以纠正，难以止血的外伤治疗、肝移植、大量输血的临床实践中也得以广泛应用[237-238]。但是，rFⅦa应用于严重的酸中毒或者低体温患者，效果较差。

rFⅦa使用的不良事件报道显示，rFⅦa的使用是造成患者死亡的原因之一[239]。纵观35项涉及4 468例患者的安慰剂对照试验，使用rFⅦa动脉血栓形成风险增加，而静脉血栓形成风险无差异[240]。最近1项Cochrane分析包括了由4 290患者组成的29个RCTs，这些患者临床表现各异，但都服用了rFⅦa。Meta分析包括16个独立的预防性药物分析和13个治疗性药物分析，作者发现预防组药物使用并没有增加死亡率，而在治疗组药物使用时，死亡率还有降低的趋势。出血和输血率的统计数据，支持rFⅦa的使用，但这些研究样本偏少，效果并不能完全确定。令人担心的是，治疗组的血栓发生事件有增加的趋势。分析所有的数据发现，治疗组中动脉血栓事件明显增加(RR 1.45；95% CI 1.02～2.05)[241]。考虑到可能出现意外血栓或血栓倾向等不良事件，对于有意外血栓风险的患者，包括动脉粥样硬化患者，需谨慎输注rFⅦa。

rFⅦa费用昂贵使其难以大量推广使用。如果使用rFⅦa能够有效地减少出血或发病率，那么使用rFⅦa可能就会很有价值。另外一种方法是采用标准用量，而不是根据体重质量进行治疗，这样能够减少药物的花费，可能也能够获得相似的临床效果[242]。对于这种药物的使用，临床医生可以咨询输血医学的专家，相信一定会获益良多[243]。

五、纤维蛋白原浓缩物

纤维蛋白原浓缩物最初是从血浆中提取出来的，且提取量少，经FDA认证，其能够用于治疗纤维蛋白原异常血症，或者纠正纤维蛋白原缺乏。在创伤和手术中凝血病的发病机制已比较清楚，目前正在研究如何在这些情况下使用纤维蛋白原浓缩物[182]。尽管冷沉淀可替代纤维蛋白原，但纤维蛋白原浓缩物无需冷藏和融化，更便于使用。

一项系统性回顾研究比对了有出血风险的患者使用纤维蛋白原浓缩物和血浆的结果，发现：1)出血减少；2）输血需求减少；3）输注纤维蛋白原浓缩物的不良事件发生率低。而在血浆治疗患者组中，其出血和输注需求的结果是不一致的[201]。各项研究的异质性使得一些 Meta 分析无法进行，但是从整体的趋势来说，在早期治疗中使用纤维蛋白原浓缩物是有益的。

六、丙种免疫球蛋白

血浆免疫球蛋白浓缩物已用于治疗先天性免疫球蛋白缺陷，或用于病毒感染的支持治疗。由于免疫球蛋白在分离和提纯时容易聚集，免疫球蛋白最初是通过肌内注射的，以此来避免严重的低血压和/或过敏反应。随着化学修饰方法的发展，使得 IVIG 的制备过程中，聚集比例降低。因此可以在很短的时间内输注大量的免疫球蛋白达到更显著的临床效果。

最初进行丙种免疫球蛋白注射，其目的是为了减少免疫缺陷患者的感染。目前，注射免疫球蛋白的最佳剂量仍在讨论中，但是临床使用范围已不仅仅局限于这个原因（表 20－10）[244]。Durabi 团队对丙种免疫球蛋白使用做了全面的回顾性分析[245]。当治疗低丙种球蛋白血症患者时，成人注射的剂量应为 600mg/kg，儿童 4 周注射 800mg/kg，并不是常规剂量（成人 300mg/kg，儿童 4 周注射 400mg/kg），这是因为常规剂量对减少原发性免疫缺陷病患者的感染频率和感染时间收效甚微[246]，但是增加剂量的成本－效益比低，反而会增加给药频率。

表 20－10　静脉注射免疫球蛋白的应用

原发性免疫缺陷
低/无丙种球蛋白血症
选择性抗体缺失
免疫球蛋白类型/亚型的缺失伴有反复感染
继发性（获得性）获得性免疫缺陷
慢性淋巴细胞性白血病
多发性骨髓瘤
预防造血干细胞移植后的巨细胞病毒性肺炎
降低获得性免疫缺陷综合征儿童的细菌感染
免疫性血细胞减少
（自身）免疫性血小板减少性紫癜（ITP，idiopathic thrombocytopeni）*
单纯红细胞再生障碍
其他血细胞减少，新生儿同种免疫性血小板减少症，移植后紫癜，温自身抗体导致的溶血性贫血
人类免疫缺陷病毒相关自发性血小板减少症
（疑似）自身免疫系统紊乱
川崎病
格林－巴利综合征
多发性硬化
重症肌无力
皮肌炎
系统性血管炎
Ⅷ因子抑制物缺乏（先天性/获得性血友病）

续上表

预防/治疗感染
造血干细胞移植后
实体器官移植后免疫抑制
细小病毒感染
新生儿脓毒血症
其他(疑似)免疫学症状
反复自发性流产
移植物抗宿主病
哮喘
心肌炎
炎症性肠病
史蒂文斯-约翰逊综合征
其他症状
阿尔茨海默症
遗传性动脉粥样硬化
孤独症
慢性疲劳综合征
多发性运动神经病变
Rh 预防(如果患者不能接受肌肉注射产品)

认可的适应证以**加粗**表示。普遍被接受的适应证以*斜体*表示。

* 通常只在慢性 ITP 中使用，因为大多数急性 ITP 病因具有自限性(许多潜在影响 ITP 的其他因子正在陆续被发现)[244]。

临床上，除适应证以外的患者也有使用丙种免疫球蛋白，使产品的使用剂量越来越大。在美国，为 50 000 个先天性低丙种免疫球蛋白患者提供足够的治疗剂量已成为 1 个新的挑战。使用丙种免疫球蛋白的适应证中仅仅只有 30% 是经过 FDA 认证的。除此之外，使用丙种免疫球蛋白可能缺少科学依据。但在发达国家，目前的使用率正在以大约每年 10% 的速度增长。各个地方使用剂量均不同(在澳大利亚，每个患者使用量少于 0.03 g，而美国和加拿大每个患者使用量超过 0.06 g)，虽然没有因为剂量关系而产生不同的结果，但是还是应该仔细地研究一下怎么才能真正地利用好这些产品。

丙种免疫球蛋白的管理与复杂的不良事件有关(表 20-11)。其中一些原因可能是由于特定患者使用特定的药物配伍所引起的。因此需全面考虑输注 IVIG 的优点，并以患者耐受的状态给药[247]。缓慢地输注，结合抗组胺药和类固醇药物的使用通常能够预防患者的不良反应。临床上发生急性不良反应的患者，通常是没有早期处理并已经感染的低丙球蛋白血症患者。在某些制剂中可能含有足量的 IgA 抗体，可诱发敏感的患者发生抗 IgA 反应。

表 20-11　静脉注射免疫球蛋白的不良反应

输注相关	
发热	胸闷
寒战	呼吸困难
面部潮红	喘息
心动过速	低血压
心悸	焦虑
腹痛	恶心
头痛	呕吐
腰痛	荨麻疹

续表 20－11

其他可能的不良反应
容量超负荷
动脉血栓(心肌梗死，中风)
静脉血栓栓塞
弥散性血管内凝血(DIC)
溶血(同种抗体/同种凝集素)
肾毒性
中性粒细胞减少症

丙种球蛋白制剂内的抗体特异性存在等级，这与献血者免疫球蛋白浓度有很大的关联，因此，针对特定病原体的保护可能有差异。生产厂商在制造时，将多名献血者的免疫球蛋白进行混合，来减少产品之间的差异。超免疫球蛋白是从拥有更高浓度梯度的活性免疫球蛋白的献血者体内采集出来的，用于治疗甲肝或者乙肝病毒、破伤风、狂犬病、水痘带状疱疹病毒或者巨细胞病毒等疾病，但是通常只能通过肌肉注射的形式给药。

丙种球蛋白制剂可能偶尔会存在同种凝集素或者红细胞特异性抗体(通常是抗－D)，会导致患者直接抗人球蛋白实验阳性，但是使用这些产品后，鲜见有临床意义的溶血发生[248]。如果携带抗－D的超免疫球蛋白输注给 Rh 阳性的 ITP 患者，可能会导致患者有生命危险或者出现致命的急性溶血，产品说明书上需要提示内科医生其可能发生的禁忌证，以及潜在的后果。

七、抗凝血酶

抗凝血酶在血浆中循环，作为丝氨酸蛋白酶抑制剂，共价结合凝血因子的丝氨酸活性部位，灭活凝血系统中的丝氨酸蛋白酶，包括凝血酶和Ⅸa、Ⅹa、Ⅺa 和Ⅻa 因子[249]。抗凝血酶可以通过肝素加快这个抑制反应，会诱导多肽构造的改变；这就是抗凝血酶被称为肝素的辅因子的原因。

患者先天性缺乏抗凝血酶会增加血栓的风险[250]。患者继发性抗凝血酶缺乏的原因有：抗凝血酶合成产生减少(肝脏疾病)，抗凝血酶丢失增加(肾脏疾病)，抗凝血酶破坏增加(如左旋天冬酰胺酶治疗)或者抗凝血酶消耗(如 DIC、创伤或者外科手术)。肝素的应用也会加快抗凝血酶的新陈代谢，导致相对的抗肝素作用。

虽然抗凝血酶在冰冻或者融化的血浆中是稳定的，但是抗凝血酶的缺乏通常通过输注抗凝血酶浓缩物来治疗。先天的抗凝血酶缺陷患者很罕见，在经过肝素治疗但是没有达到预期效果的患者，通常会使用抗凝血酶治疗脓毒血症和 DIC，以此阻止血栓的形成及并发症的发生。

八、活化蛋白 C

蛋白 C 是 1 种丝氨酸蛋白酶，以蛋白 S 形式来水解灭活 Va 和Ⅷa 因子，因此它具有抗血栓的功能。蛋白 C 在凝血时，会自然地激活一系列的血栓溶解，从而控制血凝块形成。当给脓毒血症患者输注活化的重组蛋白 C 浓缩制剂 96 h 后，可以减少 19% 的死亡率，但是出血的风险也是未使用前的 2 倍[251]。

九、a_1－抗胰蛋白酶

a_1－抗胰蛋白酶(也称做 a_1－蛋白酶抑制剂)，通过激活中性分叶核粒细胞，能够天然抑制胰蛋白酶。在美国，早期有 100 000 患者缺乏 a_1－抗胰蛋白酶，如果将含有未被抑制活性的胰蛋白酶制剂输注给先天性缺乏 a_1－抗胰蛋白酶患者，会出现肺实质过度损坏，产生肺部感染，导致致死性的肺气肿，也有可能会发生肝脏硬化。

这种情况直到血浆衍生物的出现才有所改善[252]。只要先天性缺陷患者避免快速治疗而导致的呼吸道感染，就能够阻止组织破坏。在先天性免疫缺陷患者中，定期的(通常为每个星期)输注 a_1－抗胰蛋白酶能够预防性地阻止肺部损伤。

要点

1. 患者体内有自身抗体时，选择交叉配血阴性血液，排除同种抗体，输血能够拯救生命。
2. 近几年，红细胞输注指南的数据支撑越来越强，而输注血浆的数据支撑显然太弱。
3. 与健康人群的循环血小板和凝血因子相比，完成止血所需的血小板和凝血因子数量非常少。当进行成分输血时，输血的目的是达到止血所需的水平，而不是达到正常人的水平。
4. 现今用于指导成分输血治疗的实验室检测数据，与患者个体生理反应和止血状态无关。

5. 输注血液成分或凝血因子浓缩物，来纠正新型抗血小板和抗凝血因子抗体的数据非常有限。
6. 治疗出血性休克患者，目前的数据支持早期复苏时，使用血小板、血浆和冷沉淀。在一些大数据的前瞻性研究和一系列的回顾性分析中发现，血浆、血小板、红细胞输注达到 1∶1∶1 时，死亡率有所降低。
7. 患者没有潜在的心脏疾病，数据支持输注红细胞的阈值为血红蛋白 70 ~ 80 g/L。患者如果有潜在的心脏疾病，目前指南推荐，血红蛋白不应低于 80 g/L。目前，对于急性冠状动脉综合征的患者，输血数据相对欠缺。是否决定输注红细胞还需要考虑患者的临床症状和对贫血的生理耐受。
8. 患者发育不全时，预防性输注血小板是常见的处理方法，但是还不能确定预防性输注和治疗性输注这两个方法哪个是最佳的。
9. 最常见的预防性血小板输注阈值是 10×10^9/L。目前成人标准的预防性输注剂量是(3 ~ 4) × 10^{11}/L，可能可以减少一半的出血风险。
10. 当输注不同型血小板时，血小板计数可能提高不大。当血小板中的血浆包含抗 - A 或者抗 - B，与受血者红细胞发生反应时，可能会发生溶血，且发生血小板聚集的风险为 1/10 000 ~ 1/3 000。在时间允许情况下，特别是对于小儿科患者，往往采取措施来限制不同型血浆输注或者避免高效价的抗体输入。
11. 有同种免疫血小板抗体的患者，需要对献血者分型或者进行供受者 HLA 配型，输注缺少相应表位和表现型的血小板。
12. 除了在维生素 K 拮抗剂的抗凝作用下导致颅内出血，或者大量输血时，其他情况下，很少有数据证明输注血浆是有益的。

参考文献

[1] Hebert PC, Wells G, Blajchman MA, et al. A multicenter, randomized, controlled clinical trial of transfusion requirements in critical care. N Engl J Med 1999; 340: 409 – 417.

[2] Marik PE, Corwin HL. Efficacy of red blood cell transfusion in the critically ill: A systematic review of the literature. Crit Care Med 2008; 36: 2667 – 2674.

[3] Villaneuva C, Colomo A, Bosch A, et al. Transfusion strategies for acute upper gastrointestinal bleeding. N Engl J Med 2013; 368: 11 – 21.

[4] Wang JK, Klein HG. Red blood cell transfusion in the treatment and management of anaemia: The search for the elusive transfusion trigger. Vox Sang 2010; 98: 2 – 11.

[5] Carson JL, Duff A, Poses RM, et al. Effect of anaemia and cardiovascular disease on surgical mortality and morbidity. Lancet 1996; 348: 1055 – 1060.

[6] Carson JL, Carless PA, Hebert PC. Transfusion thresholds and other strategies for guiding allogeneic transfusion. Cochrane Database Syst Rev 2012; 4: CD002042.

[7] Carson JL, Carless PA, Hebert PC. Outcomes using lower vs higher hemoglobin thresholds for red blood cell transfusion. JAMA 2013; 309: 83 – 84.

[8] Wu WC, Rathmore SS, Wang Y, et al. Blood transfusion in elderly patients with myocardial infarction. N Engl J Med 2001; 345: 1230 – 1236.

[9] Rao SV, Jollis JG, Harrington RA, et al. Relationship of blood transfusion and clinical outcomes in patients with acute coronary syndromes. JAMA 2004; 292: 1555 – 1562.

[10] Rao SV, Harrington RA, Calif RM, Stamler JS. Blood transfusion in patients with acute coronary syndromes. JAMA 2005; 293: 673 – 674.

[11] Carson JL, Terrin ML, Noveck H, et al. Liberal or restrictive transfusion in high-risk patients after hip surgery. N Engl J Med 2011; 365: 2453 – 2462.

[12] Carson JL, Grossman BJ, Kleinman S, et al. Red blood cell transfusion: A clinical practice guideline from the AABB. Ann Intern Med 2012; 157: 49 – 58.

[13] Vallet B, Robin E, Lebuffe G. Venous oxygen saturation as a physiologic transfusion trigger. Crit Care 2010; 14: 213.

[14] Holcomb JB. Optimal use of blood products in severely injured patients. Hematology Am Soc Hematol Educ Program 2010; 465 – 469.

[15] Borgman MA, Spinella PC, Perkins JG. The ratio of blood products transfused affects mortality in patients receiving massive transfusions at a combat support hospital. J Trauma 2007; 63: 805 – 813.

[16] Holcomb JB, del Junco DJ, Fox EE, et al. The PRospective, Observational, Multicenter, Major Trauma Transfusion (PROMMTT) study. JAMA Surg 2013; 148: 127 – 136.

[17] Chandler WL, Ferrell C, Trimble S, Moody S. Development of a rapid emergency hemorrhage panel. Transfusion 2010; 50: 2547 – 2552.

[18] Shaz BH, Dente CJ, Nicholas J, et al. Increased number of coagulation products in relationship to red blood cell products transfused improves mortality in trauma patients. Transfusion 2010; 50: 493 – 500.

[19] Laine E, Steadman R, Calhoun L, Blackall D, et al. Comparison of RBCs and FFP with whole blood during liver transplant surgery. Transfusion 2003; 43: 322 - 327.

[20] Heaton A, Keegan T, Holme S. In vivo regeneration of red cell 2, 3 - diphosphoglycerate following transfusion of DPG-depleted AS - 1, AS - 3, and CPDA - 1 red cells. Br J Haematol 1989; 71; 121 - 126.

[21] Marik PE, Sibbald WJ. Effect of stored blood transfusion on oxygen delivery in patients with sepsis. JAMA 1993; 269: 3024 - 3029.

[22] Reynolds JD, Ahearn GS, Angelo M, et al. S-nitroso hemoglobin deficiency: A mechanism for loss of physiological activity in banked blood. Proc Natl Acad Sci U S A 2007; 104: 17058 - 17062.

[23] Wang D, Sun J, Solomon SB et al. Transfusion of older stored blood and risk of death: A meta-analysis. Transfusion 2012; 52: 1184 - 1195.

[24] van de Watering L. Pitfalls in the current published observational literature on the effects of red blood cell storage. Transfusion 2011; 51: 1847 - 1854.

[25] Koch CG, Li L, Sessler DI, et al. Duration of red cell storage and complications after cardiac surgery. N Engl J Med 2008; 358: 1229 - 1239.

[26] Vamvakas EC. Meta-analysis of clinical studies of the purported deleterious effects of "old" (versus "fresh") red blood cells: Are we at equipoise Transfusion 2010; 50: 600 - 610.

[27] Fergusson DA, Hebert P, Hogan DL et al. Age of red blood cells in premature infants. JAMA 2012; 308: 1443 - 1451.

[28] Steiner ME, Assmann SF, Levy JH, et al. Addressing the question of the effect of RBC storage on clinical outcomes: The Red Cell Storage Duration Study (RECESS) (Section 7). Transfus Apher Sci 2010; 43: 107 - 116.

[29] Lacroix J, Hebert P, Fergusson D, et al. Age of Blood Evaluation (ABLE). Transfus Med Rev 2011; 25: 197 - 205.

[30] Hogman CF, Lof H, Meryman HT. Storage of red blood cells with improved maintenance of 2, 3 - bisphosphoglycerate. Transfusion 2006; 46: 1543 - 1552.

[31] West LJ, Pollock-Barziv SM, Dipchand AI, et al. ABO incompatible heart transplantation in infants. N Engl J Med 2001; 344: 793 - 800.

[32] Vamvakas EC. Deleterious clinical effects of transfusion immunomodulation: Proven beyond a reasonable doubt. Transfusion 2006; 46: 492 - 494.

[33] Leukocyte-reduction and ultraviolet Birradiation of platelets to prevent alloimmunization and refractoriness to platelet transfusions. The Trial to Reduce Alloimmunization to Platelets Trial Study Group. N Engl J Med 1997; 337: 1861 - 1869.

[34] Blackall DP. Leukocyte reduction reduces the rate of febrile nonhemolytic transfusion reactions to platelets and red blood cells. Curr Hematol Rep 2004; 3: 435 - 436.

[35] King KE, Shirey RS, Thoman SK, et al. Universal leukoreduction decreases the incidence of febrile nonhemolytic transfusion reactions to RBCs. Transfusion 2004; 44: 25 - 29.

[36] Paglino JC, Pomper GJ, Fisch GS, et al. Reduction of febrile but not allergic reactions to RBCs and platelets after conversion to universal prestorage leukoreduction. Transfusion 2004; 44: 16 - 24.

[37] Uhlmann EJ, Isriggs E, Wallhermfechtel M, Goodnough LT. Prestorage universal WBC re duction of RBC units does not affect the incidence of transfusion reactions. Transfusion 2001; 41: 997 - 1000.

[38] Dzik WH, Anderson JK, O'Neill EM, et al. A prospective, randomized clinical trial of universal WBC reduction. Transfusion 2002; 42: 1114 - 1122.

[39] Wallis JP, Chapman CE, Orr KE, et al. Effect of WBC reduction of transfused RBCs on postoperative infection rates in cardiac surgery. Transfusion 2002; 42: 1127 - 1134.

[40] van de Watering LM, Hermans J, Houbiers JG, et al. Beneficial effects of leukocyte depletion of transfused blood on postoperative complications in patients undergoing cardiac surgery: A randomized clinical trial. Circulation 1998; 97: 562 - 568.

[41] Bilgin YM, van de Watering LM, Eijsman L, et al. Double-blind, randomized controlled trial on the effect of leukocyte-depleted erythrocyte transfusions in cardiac valve surgery. Circulation 2004; 109: 2755 - 2760.

[42] Bracey A, Radovancevic R, Nussmeier N, et al. Leukocyte-reduced blood in open heart surgery patients: Effects on outcome (abstract). Transfusion 2002; 42: 5S.

[43] Hébert PC, Fergusson D, Blajchman MA, et al. Clinical outcomes following institution of the Canadian universal leukoreduction program for red cell transfusions. JAMA 2003; 289: 1941 - 1949.

[44] Corwin HL, AuBuchon JP. Is leukoreduction of blood components for everyone JAMA 2003; 289: 1993 - 1995.

[45] Llewelyn CA, Taylor RS, Todd AA, et al. The effect of universal leukoreduction on post-operative infections and length of stay in elective orthopedic and cardiac surgery. Transfusion 2004; 44: 489 - 500.

[46] Fung MK, Rao N, Rice J, et al. Leukoreduction in the setting of open heart surgery: A prospective cohort-controlled study. Transfusion 2004; 44: 30 - 35.

[47] Anniss AM, Sparrow RL. Storage duration and white blood cell content of red blood cell (RBC) products increases adhesion of stored RBCs to endothelium under flow conditions. Transfusion 2006; 46: 1561 - 1567.

[48] Ratko TA, Cummings JP, Oberman HA, et al. Evidence-based recommendations for the use of WBC-reduced cellular blood components. Transfusion 2001; 41: 1310 - 1319.

[49] Vamvakas EC. WBC-containing allogeneic blood transfusion and mortality: A meta-anal ysis of randomized controlled trials. Transfusion 2005; 43: 963 - 973.

[50] Vamvakas EC, Blajchman MA. Deleterious clinical effects of transfusion-associated immunomodulation: Fact or fiction Blood 2001; 97: 1180 - 1195.

[51] Dzik S, AuBuchon J, Jeffries L, et al. Leukocyte reduction of blood components: Public policy and new technology. Transfus Med Rev 2000; 14: 34 - 52.

[52] Preiksaitis J. The cytomegalovirus-"safe" blood product: Is leukoreduction equivalent to antibody screening Transfus Med Rev 2000; 14: 112 - 136.

[53] Pamphilon DH, Rider JR, Barbara JA, Williamson LM. Prevention of transfusion-transmitted cytomegalovirus infection. Transfus Med 1999; 9: 115 - 123.

[54] Ziemann M, Krueger S, Maler AB, et al. High prevalence of cytomegalovirus DNA in plasma samples of blood donors in connection with seroconversion. Blood 2007; 47: 1972 - 1983.

[55] Drew WL, Tegtmeier G, Alter HJ, et al. Frequency and duration of plasma CMV viremia in seroconverting blood donors and recipients. Blood 2003; 43: 309 - 313.

[56] Nichols WG, Price TH, Gooley T, et al. Transfusion-transmitted CMV infection after receipt of leukoreduced blood products. Blood 2003; 101: 4195 - 4200.

[57] Stringham JC, Bull DA, Fuller TC, et al. Avoidance of cellular blood product transfusions in LVAD recipients does not prevent HLA allosensitization. J Heart Lung Transplant 1999; 18: 160 - 165.

[58] Gresens CJ, Paglieroni TG, Moss CB, et al. WBC populations in thawed fresh frozen plasma (abstract). Transfusion 1999; 39: 99S.

[59] Food and Drug Administration. Guidance for industry: Prestorage leukocyte reduction with whole blood and blood components intended for transfusion. (September 2012). Silver Spring, MD: CBER Office of Communication, Outreach and Development, 2013. [Available at http://www.fda.gov/BiologicsBloodVac cines/GuidanceComplianceRegulatoryInfor mation/Guidances/Blood/ucm320636.htm (accessed November 25, 2013).]

[60] Levitt J, ed. Standards for blood banks and transfusion services. 29th ed. Bethesda, MD: AABB, 2014.

[61] European Commission. Commission directive 2004/33/EC. EUR-Lex 2004; L91: 25 - 39. [Available at: http://eur-lex.europa.eu/LexUriServ/LexUriServ.do? uri = OJ: L: 2004: 091: 0025: 0039: EN: PDF (Accessed November 25, 2013).]

[62] Högman CF, Meryman HT. Red blood cells intended for transfusion: Quality criteria revisited. Transfusion 2006; 46: 137 - 142.

[63] Arslan O. Toprak S, Arat M, Kayalak Y. Hb content-based transfusion policy successfully reduces the number of RBC units transfused. Transfusion 2004; 44: 485 - 488.

[64] Klein HG, Anstee DJ. Red cell incompatibility in vivo. In: Mollison's blood transfusion in clinical medicine. 12th ed. Oxford: Wiley-Blackwell, 2014: 411 - 457.

[65] Natanson C, Kern SJ, Lurie P, et al. Cell free hemoglobin based blood substitutes and risk of myocardial infarction and death: A meta-analysis. JAMA 2008; 299: 2304 - 2312.

[66] Winslow RM. Current status of oxygencarriers ("blood substitutes"): 2006. Vox Sang 2006; 91: 102 - 10.

[67] Estcourt L, Stanworth S, Doree C, et al. Prophylactic platelet transfusion for prevention of bleeding in patients with haematological disorders after chemotherapy and stem cell transplantation. Cochrane Database Syst Rev 2012; 5: CD004269.

[68] Patten E. Controversies in transfusion medicine. Prophylactic platelet transfusion therapy: Con. Transfusion 1992; 32: 381 - 385.

[69] Callum J, Dzik WH. The use of blood components prior to invasive bedside procedures: A critical appraisal. In: Mintz PD, ed. Transfusion therapy: Clinical principles and practice. 3rd ed. Bethesda, MD: AABB Press, 2011: 1 - 35.

[70] Slichter S. Relationship between platelet count and bleeding risk in thrombocytopenic patients. Transfus Med Rev 2004; 18: 153 - 167.

[71] Gaydos LA, Freireich EJ, Mantel N. Thequantitative relation between platelet count and hemorrhage in patients with acute leukemia. N Engl J Med 1962; 266: 905 - 909.

[72] Gmur J, Burger J, Schanz U, et al. Safety of a stringent prophylactic platelet transfusion policy for patients with a-

cute leukemia. Lancet 1991; 338: 1223 – 1226.

[73] Beutler E. Platelettransfusions: The20, 000/μL trigger. Blood 1993; 81: 1411 – 1413.

[74] Lawrence JB, Yomtovian RA, Hammons T, et al. Lowering the prophylactic platelet transfusion threshold: A prospective analysis. Leuk Lymphoma 2001; 41: 67 – 76.

[75] Roy AJ, Jaffe N, Djerassi I. Prophylactic platelet transfusions in children with acute leukemia. A dose response study. Transfusion 1973; 13: 283 – 291.

[76] Wandt H, Frank M, Ehninger G, et al. Safety and cost effectiveness of a 10 × 109/L trigger for prophylactic platelet transfusions compared with the traditional 20 × 109/L trigger: A prospective comparative trial in 105 patients with acute myeloid leukemia. Blood 1998; 91: 3601 – 3606.

[77] Slichter SJ, Harker LA. Thrombocytopenia: Mechanisms and management of defects in platelet production. Clin Haematol 1978; 7: 523 – 539.

[78] Deutsch VR, Tomer A. Megakaryocyte development and platelet production. Br J Haematol 2006; 134: 453 – 66.

[79] Nuttall GA, Oliver WC, Ereth MH, Santrach PJ. Coagulation tests predict bleeding after cardiopulmonary bypass. J Cardiothorac Vasc Anesth 1997; 11: 815 – 23.

[80] National Institutes of Health consensus development conference. Platelet transfusion therapy. Transfus Med Rev 1987; 1: 195 – 200.

[81] Valeri CR, Cassidy G, Pivacek LE, Ret al. Anemia-induced increase in the bleeding time: Implications for treatment of nonsurgical blood loss. Transfusion 2001; 41: 977 – 983.

[82] Whelihan MF, Mann KG. The role of red cell membrane in thrombin generation. Thromb Res 2013; 131: 377 – 382.

[83] Andrews DA, Low PS. Role of red blood cells in thrombosis. Curr Opin Hematol 1999; 6: 76 – 82

[84] Moia M, Mannucci PM, Vizzotto L, et al. Improvement in the hemostatic defect of uraemia after treatment with recombinant human erythropoietin. Lancet 1987; ii: 1227 – 1229.

[85] Escolar G, Garrido M, Mazzara R, et al. Experimental basis for the use of red cell transfusion in the management of anemic-thrombocytopenic patients. Transfusion 1988; 28: 406 – 411.

[86] Hartmann M, Sucker C, Boehm O, et al. Effects of cardiac surgery on hemostasis. Transfus Med Rev 2006; 20: 230 – 241.

[87] Tuman KJ, McCarthy RJ, O'Connor CJ, et al. Aspirin does not increase allogeneic blood transfusion in reoperative coronary artery surgery. Anesth Analg 1996; 83: 1178 – 1184.

[88] Korinth MC, Gilsbach JM, Weinzierl MR. Low-dose aspirin before spinal surgery: Results on a survey among neurosurgeons in Germany. Eur Spine J 2007; 16: 365 – 372.

[89] Foss NB, Kehlet H. Hidden blood loss after surgery for hip fracture. J Bone Joint Surg Br 2006; 88: 1053 – 1059.

[90] Kennedy MT, Roche S, Fleming SM, et al. The association between aspirin and blood loss in hip fracture patients. Acta Orthoped Belg 1006; 72: 29 – 33.

[91] Liu G, McNicol PL, Macall P, et al. The effect of preoperative aspirin and/or heparin therapy on coagulation and postoperative blood loss after coronary artery bypass surgery. Crit Care Resusc 1999; 1: 139.

[92] Slichter SJ. Platelet refractoriness and alloimmunization. Leukemia 1998; 12(Suppl 1): S51 – 3.

[93] Englberger L, Faeh B, Berdat PA, et al. Impact of clopidogrel in coronary artery bypass grafting. Eur J Cardiothorac Surg 2004; 26: 96 – 101.

[94] Mehta RH, Roe MT, Mulgund J, et al. Acute clopidogrel use and outcomes in patients with non-ST-segment elevation acute coronary syndromes undergoing coronary artery bypass surgery. J Am Coll Cardiol 2006; 48: 281 – 286.

[95] Nguyen CM, Harrington RA. Glycoprotein IIb/ IIIa receptor antagonists; A comparative review of their use in percutaneous coronary intervention. Am J Cardiovasc Drugs 2003; 3: 423 – 436.

[96] Reiter R, Jilma-Stohlawetz P, Horvath M, Jilma B. Additive effects between platelet concentrates and desmopressin in antagonizing the platelet glycoprotein IIb/IIIa inhibitor eptifibatide. Transfusion 2005; 45: 420 – 426.

[97] Stuart MJ, Murphy S, Oski FA, et al. Platelet function in recipients of platelets from donors ingesting aspirin. N Engl J Med 1972; 287: 1105 – 1109.

[98] Watson AJS, Keogj JAB. Effectof1-deamino – 8 – D-arginine vasopressin on the prolonged bleeding time in chronic renal failure. Nephron 1982; 32: 49 – 52.

[99] Galbusera M, Remuzzi G, Boccardo P. Treatment of bleeding in dialysis patients. Semin Dial 2009; 22: 279 – 286.

[100] Slichter SJ. Background, rationale, and design of a clinical trial to assess the effects of platelet dose on bleeding risk in thrombocytopenic patients. J Clin Apher 2006; 21: 78 – 84.

[101] Hersh JK, Hom EG, Brecher ME. Mathematical modeling of platelet survival with implications for optimal transfusion practice in the chronically platelet transfusion-dependent patient. Transfusion 1998; 38: 637 – 644.

[102] Norol F, Bierling P, Roudot-Thoraval F, et al. Platelet transfusion: A dose-response study. Blood 1998; 92: 1448 - 1453.

[103] Klumpp TR, Herman JH, Gaughan JP, et al. Clinical consequences of alterations in platelet transfusion dose: A prospective, randomized, double-blind trial. Transfusion 1999; 39: 674 - 681

[104] Heddle NM, Cook RJ, Tinmouth A, et al. A randomized controlled trial comparing standard and low dose strategies for transfusion of platelets (SToP) to patients with thrombocytopenia. Blood 2009; 113: 1564 - 1573.

[105] Slichter SJ, Kaufman RM, Assman SF, et al. Dose of prophylactic platelet transfusion and prevention of hemorrhage. N Engl J Med 2010; 362: 600 - 613.

[106] Hanson SR, Slichter SJ. Platelet kinetics in patients with bone marrow hypoplasia: Evidence for a fixed platelet requirement. Blood 1985; 66: 1105 - 1109.

[107] Murphy S. Radiolabeling of PLTs to assess viability: A proposal for a standard. Transfusion 2004: 44: 131 - 133.

[108] Slichter SJ. Mechanisms and management of platelet refractoriness. In: Nance SJ, ed. Transfusion medicine in the 1990's. Arlington, VA: American Association of Blood Banks, 1990: 95 - 179.

[109] US Department of Health and Human Services. The 2011 national blood collection and utilization survey report. Washington, DC: DHHS, 2013: 19.

[110] Murphy S, Heaton WAL, Rebulla P, BESTWorking Party of the International Society of Blood Transfusion. Platelet production in the Old World—and the New. Transfusion 1996; 36: 751 - 754.

[111] Arnold DM, Heddle NM, Kulczycky M, et al. In vivo recovery and survival of apheresis and whole blood-derived platelets: A paired comparison in healthy volunteers. Transfusion 2006; 46: 257 - 264.

[112] Dumont LJ, AuBuchon JP, Whitley P, et al. Seven-day storage of single-donor platelets: Recovery and survival in an autologous transfusion study. Transfusion 2002; 42: 847 - 853.

[113] AuBuchon JP, Taylor H, Holme S, Nelson E. In vitro and in vivo evaluation of leukoreduced platelets stored for 7 days in CLX containers. Transfusion 2005; 45: 1356 - 1361.

[114] Holme S, Moroff G, Murphy S, BEST Working Party of the International Society of Blood Transfusion. A multi-laboratory evaluation of in vitro platelet assays: The tests for extent of shape change and response to hypotonic shock. Transfusion 1998; 38: 31 - 40.

[115] Murphy S, Rebulla P, Bertolini F, et al. In vitro assessment of the quality of stored platelet concentrates. The BEST (Biomedical Excellence for Safer Transfusion) Task Force of the International Society of Blood Transfusion. Transfus Med Rev 1994; 8: 29 - 36.

[116] Rinder HM, Smith BR. In vitro evaluation of stored platelets. Is there hope for predicting posttransfusion platelet survival and function? Transfusion 2003; 43: 2 - 6.

[117] Murphy S, Rinder HM, Smith BR. Utility of in vitro tests in predicting the in vivo viability of stored PLTs. Transfusion 2004; 44: 618 - 619.

[118] Peter-Salonen K, Bucher U, Nydegger UE. Comparison of post-transfusion recoveries achieved with either fresh or stored platelet concentrates. Blut 1987; 54: 207 - 212.

[119] Leach MF, AuBuchon JP. The effect of platelet storage time on clinical response in marrow transplant recipients. Transfusion 1993; 33: 661 - 664.

[120] Dunstan RA, Simpson MB, Knowles RW, Rosse WF. The origin of ABH antigens on human platelets. Blood 1985; 65: 615 - 619.

[121] Shehata N, Tinmouth A, Naglie G, et al. ABO-identical versus nonidentical platelet transfusion: A systematic review. Transfusion 2009; 49: 2442 - 2453.

[122] Julmy F, Achermann F, Schulzki T, et al. PLTs of blood group A1 donors express increased surface A antigen owing to apheresis and prolonged storage. Transfusion 2003; 43: 1378 - 1385.

[123] Hou M, Stockelberg D, Rydberg L, et al. Blood group A antigen expression in platelets is predominantly associated with glycoprotein Ib and Ib: Evidence for an A1/A2 difference. Transfus Med 1996; 6: 51 - 59.

[124] Curtis BR, Edwards JT, Hessner MJ, et al. Blood group A and B antigens are strongly expressed on platelets of some individuals. Blood 2000; 96: 1574 - 1581.

[125] Duquesnoy RJ, Anderson AJ, Tomasulo PA, Aster RH. ABO compatibility and platelet transfusions to refractory patients. Blood 1987; 70: 23 - 30.

[126] Heal JM, Rowe JM, McMican A, et al. The role of ABO matching in platelet transfusion. Eur J Haematol 1993; 50: 100 - 107.

[127] Lee EJ, Schiffer CA. ABO compatibility can influence the results of platelet transfusion: Results of a randomized trial. Transfusion 1989; 29: 384 - 389.

[128] Heal JM, Blumberg N, Masel D. An evaluation of crossmatching, HLA, and ABO matching for platelet transfusions to refractory patients. Blood 1987; 70: 23

-30.

[129]Shanwell A, Ringden O, Wiechel B, et al. A study of the effect of ABO incompatible plasma in platelet concentrates transfused to bone marrow transplant recipients. Vox Sang 1991; 60: 23-27.

[130]Sadnai DT, Urbaniak SJ, Bruce M, Tighe JE. Repeat ABO-incompatible platelet transfusions leading to haemolytic transfusion reaction. Transfus Med 2006; 16: 375-379.

[131]Larson LG, Welsh VJ, Ladd DJ. Acute intravascular hemolysis secondary to out-of-group platelet transfusion. Transfusion 2000; 40: 902-906

[132]Mair B, Benson K. Evaluation of changes in hemoglobin levels associated with ABO-incompatible plasma in apheresis platelets. Transfusion 1998; 38: 51-55.

[133]Shanwell A, Andersson TM, Rostgaard K, et al. Post-transfusion mortality among recipients of ABO-compatible but non-identical plasma. Vox Sang 2009; 96: 316-323.

[134]AuBuchon JP, de Wildt-Eggen J, Dumont L. Reducing the variation in performance of antibody titrations. Vox Sang 2008; 95: 57-65.

[135]Fauzie D, Shirey RS, Thoman S, et al. The risk of hemolytic transfusion reactions due to passively acquired ABO antibodies: A retrospective study of non-group O adult recipients of group O plateletpheresis transfusions (abstract). Transfusion 2004; 44(Suppl): 36A.

[136]Blumberg N, Heal JM, Kicks GL Jr, Risher WH. Association of ABO-mismatched platelet transfusions with morbidity and mortality in cardiac surgery. Transfusion 2001; 41: 790-793.

[137]Lin Y, Callum JL, Coovadia AS, Murphy PM. Transfusion of ABO-nonidentical platelets is not associated with adverse clinical outcomes in cardiovascular surgery patients. Transfusion 2002; 42: 166-172.

[138]Carr R, Hutton JL, Jenkins JA, et al. Transfusion of ABO-mismatched platelets leads to early platelet refractoriness. Br J Haematol 1990; 75: 408-413.

[139]Benjamin RB, Antin JH. ABO-incompatible bone marrow transplantation: the transfusion of incompatible plasma may exacerbate regimen-related toxicity. Transfusion 1999; 39: 1273-1274.

[140]Cid J, Carbassé G, Pereira A, et al. Platelet transfusions from D+ donors to D- patients: A 10-year follow-up study of 1014 patients. Transfusion 2011; 51: 1163-1169.

[141]Molnar R, Johnson R, Sweat LT, Geiger TL. Absence of D alloimmunization in D - pediatric oncology patients receiving D-incompatible single-donor platelets. Transfusion 2002; 42: 177-182.

[142]Shaz BH, Hillyer CD. Residual risk of D alloimmunization: Is it time to feel safe about platelets from D+ donors Transfusion 2011; 51: 1163-119.

[143]Ewing CA, Rumsey DH, Langberg AF, Sandler SG. Immunoprophylaxis using intravenous Rh immune globulin should be standard practice when selected D-negative patients are transfused with D-positive random donor platelets. Immunohematol 1998; 14: 133-137.

[144]Herzig RH, Herzig GP, Bull MI, et al. Correction of poor platelet transfusion responses with leukocyte-poor HLA-matched platelet concentrates. Blood 1975; 46: 743-750.

[145]Yankee RA, Grumet FC, Rogentine GN. Platelet transfusion therapy: The selection of compatible platelet donors for refractory patients by lymphocyte HLA matching. N Engl J Med 1969; 281: 1208.

[146]Moroff G, Garratty G, Heal JM, et al. Selection of platelets for refractory patients by HLA matching and prospective crossmatching. Transfusion 1992; 32: 633-640.

[147]Petz LD, Garratty G, Calhoun L, et al. Selecting donors of platelets for refractory patients on the basis of HLA antibody specificity. Transfusion 2000; 40: 144614-56.

[148]AuBuchon JP, Leach MF. Investigating the possibility of drug-dependent platelet antibodies. Immunohematology 2009; 25: 136-140.

[149]Leach MF, Cooper LK, AuBuchon JP. Detection of drug-dependent, platelet-reactive antibodies by solid-phase red cell adherence assays. Br J Haematol 1997; 97: 755-761.

[150]Leach MF, AuBuchon JP. Coincidence of gentamycin induced drug-dependent platelet antibodies (abstract). Transfusion 1998; 38(Suppl): 29S.

[151]Daly PA, Schiffer CA, Aisner J, Wiernik PH. Platelet transfusion therapy: One-hour posttransfusion increments are valuable in predicting the need for HLA-matched preparations. JAMA 1980; 243: 435-438.

[152]O'Connell B, Lee EJ, Schiffer CA. The value of 10-minute posttransfusion platelet counts. Transfusion 1988; 28: 66-67.

[153]Hirsch EO, Gardner FH. The transfusion of human blood platelets. J Lab Clin Med 1952; 39: 556-569.

[154]McFarland JG, Anderson AJ, Slichter SJ. Factors influencing the transfusion response to HLA-selected apheresis donor platelets in patients refractory to random platelet concentrates. Br J Haematol 1989; 73: 380-386.

[155] Parker RD, Yamamoto LA, Miller WR. Interaction effects analysis of platelet transfusion data. Transfusion 1974; 14: 567 –573.

[156] Nakhoul IN, Kozuch P, Varma M. Management of adult idiopathic thrombocytopenic purpura. Clin Adv Hematol Oncol 2006; 4: 136 –144.

[157] Tarantino M. Recent advances in the treatment of childhood immune thrombocytopenic purpura. Semin Hematol 2006; 43(Suppl 5): S11 –17.

[158] Carr JM, Kruskall MS, Kaye JA, Robinson SH. Efficacy of platelet transfusions in immune thrombocytopenia. Am J Med 1986; 80: 1051 –1054.

[159] Fontana S, Kremer Hovinga JA, Lammle B, Mansouri Taleghani B. Treatment of thrombotic thombocytopenic purpura. Vox Sang 2006; 90: 245 –254.

[160] Swisher KK, Terrell DR, Vesely SK, et al. Clinical outcomes after platelet transfusions in patients with thrombotic thrombocytopenic purpura. Transfusion 2009; 49: 873 –887.

[161] George JN. Clinical practice: Thrombotic thrombocytopenic purpura. N Engl J Med 2006; 354: 1927 –35.

[162] Warkentin TE. Heparin-iinduced thrombocytopenia: Diagnosis and management. Circulation 2004; 110: e454 –458.

[163] Leitner GC, Gruber R, Neumiller J, et al. Platelet content and growth factor release in platelet-rich plasma: A comparison of four different systems. Vox Sang 2006; 91: 135 –138.

[164] Everts PA, Knape JT, Weibrich G, et al. Platelet rich plasma and platelet gel: A review. J Extra Corpor Technol 2006; 38: 174 –187.

[165] Carless PA, Rubens FD, Anthony DM, et al. Platelet-rich-plasmapheresis for minimizing perioperative allogeneic blood transfusion. Cochrane Database Syst Rev 2011; (3): CD004172.

[166] Murad MH, Stubbs JR, Gandhi MJ, et al. The effect of plasma transfusion on morbidity and mortality: A systematic review and meta-analysis. Transfusion 2010; 50: 1370 –1383.

[167] Roback JD, Caldwell S, Carson J, et al. Evidence-based practice guidelines for plasma transfusion. Transfusion 2010; 50: 1227 –1239.

[168] Desborough M, Stanworth S. Plasma transfusion for bedside, radiologically guided, and operating room invasive procedures. Transfusion 2012; 52: 20S –9S.

[169] Segal JB, Dzik WH, Transfusion Medicine/Hemostasis Clinical Trials Network. Paucity of studies to support that abnormal coagulation test results predict bleeding in the setting of invasive procedures: An evidence-based review. Transfusion 2005; 45: 1413 –1425.

[170] Burns ER, Goldberg SN, Wenz B. Paradoxic effect of multiple mild coagulation factor deficiencies on the prothrombin time and activated partial thromboplastic time. Am J Clin Pathol 1993; 100: 94 –98.

[171] American Society of Anesthesiologists Task Force on Perioperative Blood Transfusion and Adjuvant Therapies. Practice guidelines for perioperative blood transfusion and adjuvant therapies: An updated report by the American Society of Anesthesiologists Task Force on Perioperative Blood Transfusion and Adjuvant Therapies. Anesthesiology 2006; 105: 198 –208.

[172] Peterson P, Hayes TE, Arkin CF, et al. The preoperative bleeding time test lacks clinical benefit: College of American Pathologists' and American Society of Clinical Pathologists' position article. Arch Surg 1998; 133: 134 –139.

[173] O'Shaughnessy DF, Atterbury C, Bolton Maggs P, et al, British Committee for Standards in Haematology, Blood Transfusion Task Force. Guidelines for the use of fresh-frozen plasma, cryoprecipitate and cryosupernatant. Br J Haematol 2004; 126: 11 –28.

[174] Ansell J, Hirsh J, Poller L, et al. Thepharmacology and management of the vitamin K antagonists: The Seventh ACCP Conference on Antithrombotic and Thrombolytic Therapy. Chest 2004; 126(Suppl 3): 204S –233S.

[175] Watson HG, Baglin T, Laidlaw SL, et al. A comparison of the efficacy and rate of response to oral and intravenous vitamin K in reversal of over-anticoagulation with warfarin. Br J Haematol 2001; 115: 145 –149.

[176] Lankiewicz MW, Hays J, Friedman KD, et al. Urgent reversal of warfarin with prothrombin complex concentrate. J Thromb Haemost 2006; 4: 967 –970.

[177] Holland L, Warkentin TE, Refaai M, et al. Suboptimal effect of a three-factor prothrombin complex concentrate (Profilnine-SD) in correcting supratherapeutic international normalized ratio due to warfarin overdose. Transfusion 2009; 49: 1171 –1177.

[178] Siegal DM, Cuker A. Reversal of novel oral anticoagulants in patients with major bleeding. J Thromb Thrombolysis 2013; 35: 391 –398.

[179] Tripodi A, Mannucci PM. The coagulopathy of chronic liver disease. N Engl J Med 2011; 365: 147 –156.

[180] Holland LL, Foster TM, Marlar RA, Brooks JP. Fresh frozen plasma is ineffective for correcting minimally ele-

vated international normalized ratios. Transfusion 2005; 45: 1234 - 1235.

[181] Abdel-Wahab OI, Healy B, Dzik WH. Effect of fresh-frozen plasma transfusion on prothrombin time and bleeding in patients with mild coagulation abnormalities. Transfusion 2006; 46: 1279 - 1285.

[182] Callum JL, Rizoli S. Assessment and management of massive bleeding: Coagulation assessment, pharmacologic strategies, and transfusion management. Hematology Am Soc Hematol Educ Program 2012; 2012: 522 - 528.

[183] Sorensen B, Fries D. Emerging treatment strategies for trauma-induced coagulopathy. Br J Surg 2012; 99(Suppl 1): 40 - 50.

[184] Bolliger D, Seeberger MD, Tanaka KA. Principles and practice of thromboelastography in clinical coagulation management and transfusion practice. Transfus Med Rev 2012; 26: 1 - 13.

[185] Afshari A, Wikkels A, Brok J, et al. Thrombelastography (TEG) or thromboelastometry (ROTEM) to monitor haemotherapy versus usual care in patients with massive transfusion. Cochrane Database Syst Rev 2011; (3): CD007871.

[186] Holcomb JB, Minei KM, Scerbo ML, et al. Admission rapid thrombelastography can replace conventional coagulation tests in the emergency department: Experience with 1974 consecutive trauma patients. Ann Surg 2012; 256: 476 - 486.

[187] Suchman AL, Griner PF. Diagnostic uses of the activated partial thromboplastin time and prothrombin time. Ann Intern Med 1986; 104: 810.

[188] Orlin JB, Berkman EM. Partial plasma exchange using albumin replacement: Removal and recovery of normal plasma constituents. Blood 1980; 56: 1055 - 1059.

[189] Smith JF, Ness PM, Moroff G, Luban NL. Retention of coagulation factors in plasma frozen after extended holding at 1 - 6 degrees C. Vox Sang 2000; 78: 28 - 30.

[190] O'Neill EM, Rowley J, Hannson-Wicher M, et al. Effect of 24 - hour whole-blood storage on clotting factors. Transfusion 1999; 39: 488 - 491.

[191] Scott E, Puca K, Hearly J, et al. Evaluation and comparison of coagulation factor activity in fresh-frozen plasma and 24 - hour plasma at thaw and after 120 hours of 1 to 6 degrees C storage. Transfusion 2009; 49: 1584 - 1591.

[192] Sidhu RS, Le T, Brimhall B, Thompson H. Study of coagulation factor activities in apheresed thawed fresh frozen plasma at 1 - 6 degrees C for five days. J Clin Apher 2006; 21: 224 - 226.

[193] Craig T, Pursun EA, Bork K, et al. WAO guideline for the management of hereditary angioedema. World Allergy Organ J 2012; 5: 182 - 199.

[194] Bolton-Maggs PHB. The rare inherited coagulation disorder. Pediatr Blood Cancer 2013; 60: S37 - 40.

[195] Cunningham MT, Brandt JT, Laposata M, Olson JD. Laboratory diagnosis of dysfibrinoginemia. Arch Pathol Lab Med 2002; 126: 149 - 155.

[196] Martinez J. Disorders of fibrinogen. In: Hoffman R, Benz EJ, Shattil SJ, et al, eds. Hematology: Basic principles and practice. 3rd ed. New York: Churchill Livingston, 2000: 1924 - 1936.

[197] United States Pharmacopoeial Convention. Hemophilia managment. Transfus Med Rev 1998; 12: 128 - 140.

[198] Mannucci PM. How I treat patients with von Willebrand disease. Blood 2001; 97: 1915 - 1919.

[199] Lupinetti FM, Stoney WS, Alford WC Jr, et al. Cryoprecipitate-topical thrombin glue. Initial experience in patients undergoing cardiac operations. J Thorac Cardiovasc Surg 1985; 90: 502 - 505.

[200] Tisseel package insert. Westlake Village, CA: Baxter Healthcare Corporation, 2013.

[201] Kozek-Langeneker S, Sorensen B, Hess J, Spahn DR. Clinical effectiveness of fresh frozen plasma compared with fibrinogen concentrate: A systematic review. Crit Care 2011; 15: R239.

[202] Graw RG Jr, Herzig G, Perry S, Henderson IS. Normal granulocyte transfusion therapy. N Engl J Med 1972; 287: 367 - 376.

[203] Fortuny IE, Bloomfield CD, Hadlock DC, et al. Granulocyte transfusion: A controlled study in patients with acute non-lymphocytic leukemia. Transfusion 1975; 15: 548 - 558.

[204] Higby DJ, Yates JW, Henderson ES, Holland JF. Filtration leukapheresis for granulocyte transfusion therapy. N Engl J Med 1975; 292: 761 - 767.

[205] Vogler WR, Winton EF. A controlled study of the efficacy of granulocyte transfusions in patients with neutropenia. Am J Med 1977; 63: 548 - 555.

[206] Herzig RH, Herzig GP, Graw RG Jr, et al. Successful granulocyte therapy for gram-negative septicemia. N Engl J Med 1977; 296: 701 - 705.

[207] Strauss RG. Granulocyte (neutrophil) transfusion therapy. In: Mintz PD, ed. Transfusion therapy: Clinical principles and practice. 3rd ed. Bethesda, MD: AABB Press, 2011: 433 - 447.

[208] Price TH. Granulocyte transfusion therapy. Transfusion

2006; 46: 1 -5.

[209] Gabrilove J. The development of granulocyte colony-stimulating factor and its various clinical applications. Blood 1992; 80: 1382 - 1387.

[210] Anderlini P, Przepiorka D, Champlin R, Körbling M. Biologic and clinical effects of granulocyte colony-stimulating factor in normal individuals. Blood 1996; 88: 2819 - 2825.

[211] Pirsch JD, Maki DG. Infectious complications in adults with bone marrow transplantation and T-cell depletion of donor marrow. Ann Intern Med 1986; 104: 619 -632.

[212] Morrison VA, Hakke RJ, Weisdorf DJ. Non Candida fungal infections after bone marrow transplantation: Risk factors and outcomes. Am J Med 1994; 96: 497 -503.

[213] Ozsahin H, von Planta M, Muller I, et al. Successful treatment of invasive aspergillosis in chronic granulomatous disease by bone marrow transplantation, granulocyte colony-stimulating factor-mobilized granulocytes, and liposomal amphotericin-B. Blood 1998; 92: 271924.

[214] Bielorai B, Toren A, Wolach B, et al. Successful treatment of invasive aspergillosis in chronic granulomatous disease by granulocyte transfusions followed by peripheral blood stem cell transplantation. Bone Marrow Transplant 2000; 26: 1025 -1028.

[215] Liles WC, Rodger E, Dale DC. Combined administration of G-CSF and dexamethasone for the mobilization of granulocytes in normal donors: Optimization of dosing. Transfusion 2000; 40: 642 -644.

[216] Ghodsi Z, Straus RG. Cataracts in neutrophil donors stimulated with adrenal corticosteroids. Transfusion 2001; 41: 1464 - 1468.

[217] Vamvakas EC, Pineda AA. Determinants of the efficacy of prophylactic granulocyte transfusions: A meta-analysis. J Clin Apher 1997; 12: 74 -81.

[218] Vamvakas EC, Pineda AA. Meta-analysis of clinical studies of the efficacy of granulocyte transfusions in the treatment of bacterial sepsis. J Clin Apheresis 1996; 11: 1 -9.

[219] Jenson HB, Pollock BH. The role of intravenous immunoglobulin for the prevention and treatment of neonatal sepsis. Semin Perinatol 1998; 22: 50 -63.

[220] Weisman LE, Weisman E, Lorenzetti PM. High intravenous doses of human immune globulin suppress neonatal Group B streptococcal immunity in rats. J Pediatr 1989; 115: 445 -449.

[221] Foster PR. Prions and blood products. Ann Med 2000; 32: 501 -513.

[222] Berger A, Doerr HW, Scharrer I, Weber B. Follow-up of four HIV-infected individuals after administration of hepatitis C virus and GBVC/hepatitis G virus-contaminated intravenous immunoglobulin: evidence for HCV but not GBH-C. HGV transmission. J Med Virol 1997; 53: 25 -30.

[223] Report of the tribunal of inquiry into the Blood Transfusion Service Board. Ireland: Government Publications, 1996.

[224] Power JP, Davidson F, O'Riordan J, et al. Hepatitis C infection from anti-D immunoglobulin. Lancet 1995; 346: 372 -373.

[225] Yap PL. Intravenous immunoglobulin and hepatitis C virus: An overview of transmission episodes with emphasis on manufacturing data. Clin Ther 1996; 18 (Suppl B): 43: 58.

[226] Doweiko JP, Nompleggi DJ. The role of albumin in human physiology and pathophysiology. Part III: Albumin and disease states. J Parenter Enteral Nutr 1991; 15: 476 -483.

[227] Vermeulen LC Jr, Ratko TA, Erstad BL, et al. A paradigm for consensus: The University Hospital consortium guidelines for the use of albumin, nonprotein colloid and crystalloid solutions. Arch Intern Med 1995; 155: 373 -379.

[228] Vincent JL, Dubois MJ, Navickis RJ, Wilkes MM. Hypoalbuminemia in acute illness: Is there a rationale for intervention A metaanalysis of cohort controlled trials. Ann Surg 2003; 237: 319 -334.

[229] Perel P, Roberts I, Ker K. Colloids versus crys-talloids for fluid resuscitation in critically illpatients. Cochrane Database Syst Rev 2012; 6: CD000567.

[230] Brecher ME, Owen HG, Bandarenko N. Alternatives to albumin: Starch replacements for plasma exchange. J Clin Apher 1997; 12: 146 -153.

[231] Bork K. Pruritis precipitated by hydroxyethyl starch: A review. Br J Dermatol 2005; 152: 3 - 12.

[232] Manco-Johnson MJ, Abshire TC, Brown D, et al. Initial results of a randomized, prospective trial of prophylaxis to prevent joint disease in young children with factor VIII (FVIII) deficiency (abstract). Blood 2005; 106 (Suppl): 6a.

[233] Stobart K, Iorio A, Wu JK. Clotting factor concentrates given to prevent bleeding and bleeding-related complications in people with hemophilia A or B. Cochrane Database Syst Rev 2006; 19: CD003429.

[234] KCentra package insert. Kankakee, IL: CSL Behring Gm-

bH, 2013.

[235] Mariana G, Testa MG, Di Paolantonio T, et al, ad hoc study group. Use of recombinant, activated factor VII in the treatment of congenital factor VII deficiencies. Vox Sang 1999; 77: 131 - 136.

[236] Deveras RA, Kessler CM. Reversal of warfarininduced excessive anticoagulation with recombinant human factor VIIa concentrate. Ann Intern Med 2002; 137: 884 - 888.

[237] Levy M, Peters M, Buller HR. Efficacy and safety of recombinant factor VIIa for treatment of severe bleeding. Crit Care Med 2005; 33: 883 - 890.

[238] Niemann CU, Behrends M, Quan D, et al. Recombinant factor VIIa reduces the transfusion requirements in liver transplant patients with high MELD scores. Transfus Med 2006; 16: 93 - 100.

[239] O'Connell KA, Wood SS, Wise RP, et al. Thromboembolic adverse events after use of recombinant human factor VIIa. JAMA 2006; 295: 293 - 298.

[240] Levi M, Levy JH, Andersen HF, Truloff D. Safety of recombinant activated factor VII in randomized clinical trials. N Engl J Med 2010; 363: 1791 - 1800.

[241] Simpson E, Lin Y, Stanworth S, et al. Recombinant factor VIIa for the prevention and treatment of bleeding in patients without haemophilia. Cochrane Database Syst Rev 2012; 3: CD005011.

[242] Goodnough LT, Lublin DM, Zhang L, et al. Transfusion medicine service policies for recombinant factor VIIa administration. Transfusion 2004; 44: 1325 - 1331.

[243] Mathew P, Simon TL, Hunt KE, Crookston KP. How we manage requests for recombinant factor VIIa (NovoSeven). Transfusion 2007; 47: 8 - 14

[244] Bromberg ME. Immune thrombocytopenic purpura: The changing therapeutic landscape. N Engl J Med 2006; 355: 164 - 165.

[245] 245. Durabi K, Abdel-Wahab O, Dzik WH. Current usage of intravenous immune globulin and the rationale behind it: Massachusetts General Hospital data and a review of the literature. Transfusion 2006; 46: 741 - 753.

[246] Eijkhout HW, van Der Meer JW, Kallenberg CG, et al for the Inter-University Working Party for the Study of Immune Deficiencies. The effect of two different dosages of intravenous immunoglobulin on the incidence of recurrent infections in patients with primary hypogamma globulinemia: A randomized, doubleblind, multicenter crossover trial. Ann Intern Med 2001; 135: 165 - 174.

[247] Nydegger UE. Immunoglobulins. In: Simon TL, Snyder EL, Solheim BG, et al, eds. Rossi's principles of transfusion medicine. 4th ed. Bethesda, MD: AABB Press, 2009: 260 - 272.

[248] Schwartz J, Spitalnik S, Grima KM. Severe hemolysis following administration of Rho(D) immune globulin in an ITP patient associated with anti-C. Blood 2006; 107: 2585.

[249] Griffin JH. Control of coagulation reactions. In: Beutler E, Lichtman MA, Coller BS, et al, eds. Williams' hematology. 6th ed. New York: McGraw-Hill, 2001: 1435 - 1449.

[250] 250. Bucur SJ, Levy JH, Despotis GJ, et al. Uses of antithrombin III concentrate in congenital and acquired deficiency states. Transfusion 1998; 38: 481 - 498.

[251] 251. White B, Perry D. Acquired antithrombin deficiency in sepsis. Br J Haematol 2001; 112: 26 - 31. 252.

[252] Kolarich D, Turecek PL, Weber A, et al. Biochemical, molecular characterization, and glycoproteomic analyses of proteinase inhibitor products used for replacement therapy. Transfusion 2006; 46: 1959 - 1977.

第 21 章

血液成分输注

血液和血液成分的安全输注要求临床和辅助服务科室与临床医生共同开展多学科协作。医疗机构宜制定安全输血管理制度和程序，将血液输注实施人员、输血服务人员、外科医生、麻醉医生、家庭/社区医生和血液运送人员作为安全输血过程的输入。血液输注实施人员是在患者输血前发现差错的最后一道关卡。所有参与输血准备、血液发放和输注的人员均宜接受适宜的培训，以确保为患者提供尽可能安全的输血服务。

第一节　血液成分发放前的注意事项

每次输血前均宜周密考虑、计划和准备。

一、受血者知情同意

AABB《血库和输血服务机构标准》（以下简称《AABB 标准》）规定，“血库或输血科的医疗主任应参与受血者输血治疗知情同意书相关政策、过程和程序的制定”[1]。在知情同意书中宜明确告知输血适应证、风险、收益和可能的不良反应以及异体血液成分输注的替代方案等事项。一些州的法律还规定了患者输血治疗知情同意的其他要求。

受血者有权接受或拒绝输血，在表示同意前应当有机会向精通输血的专业人员提问。法规要求输血治疗知情同意书应当归入患者病历档案。有的医疗机构要求患者签署经医疗机构批准的知情同意书，以表明知情同意过程已得到执行，责任医生已与患者或其法定代理人讨论输血利弊。医疗机构宜制定输血治疗知情同意制度，明确准许履行患者输血治疗知情同意职责的医务人员、知情同意书的有效时间，以及在病程记录中记录患者拒绝接受输血的过程。

法规要求，对于具备能力做出输血决定的患者，医疗机构应当获得患者对输血治疗知情同意的表示。当患者没有能力表示知情同意时，根据地方和州法律的规定，可由患者的法律授权人或代理人表示知情同意。当患者需要紧急输血，但无人可表示知情同意时，可基于默示知情同意原则实施输血。各州和地方法律对默示知情同意的要求可能不尽相同，但宜在病程记录中详细记录紧急输血理由[2]。

二、患者教育和病史采集

血液输注实施人员宜教会患者如何报告可能提示输血反应的症状，告知其输血过程需要多长时间，并在输血开始前解答患者提出的所有问题。输血申请前对患者病史，包括输血史和输血反应史的采集对于患者是否可能出现输血反应的评估非常重要。如果患者曾发生输血反应，医疗团队宜确定患者是否需要在输血前用药，或需要输注经特殊加工的血液成分，以降低输血反应风险。

三、受血者基础状态评估

患者的生理基础评估宜包括生命体征。许多医疗机构也常规测定患者的血氧饱和度。患者生理基础评估宜包括输血前症状，如气短、皮疹、瘙痒、气喘及畏冷等，以作为输血开始后的对照基础。例如，肾脏或心肺疾病患者需降低输注速度以防止循环超负荷发生。

受血者体温升高可使血细胞成分破坏加速[3]。而且，如果患者在输血前存在体温升高，在输血后就难以判断体温升高是否由输血反应所致。对于输血前存在体温升高的患者，宜考虑使用解热药物。

四、血液成分申请及输注

1. 血液成分

具有执照的医务人员书面下达 2 份输血医嘱：①为患者准备相容性血液，并注明特殊加工要求；②向血液输注实施人员说明血液成分如何输注，包括输注速度。这 2 份医嘱宜具体写明：

(1)患者姓名和其他独立标识(如出生日期或病历号)；

(2)血液成分(如红细胞或单采血小板)的准备或输注；

(3)特殊加工要求(如去白细胞、辐照或洗涤)；

(4)拟输注血液成分的单位数或容量；

(5)输注日期和时间；

(6)血液成分输注速度或时长。

注：经医疗机构的医疗主管批准的输血制度宜包括输血速度和时长(例如从输血器插入血袋到输血结束不超过 4 h)[4]。

2. 实验室检测

输血科收到具有执照的医务人员提交的输血申请后，应当确保发放相容的血液成分。法规要求，为了向患者发放相容性血液成分，实验室应当采集患者输血前的血液标本，但需紧急输血的除外。通常采用输血前 3 天内采集的患者血液标本，标本采集当日为第 0 天[1]。医疗机构关于标本过期的规定不尽相同。如果患者在之前 3 个月内无输血或妊娠史，输血前 3 天以上采集的血液标本可作为相容性检测标本。

联合委员会(Joint Commission，JC)要求，应当在患者身边标识血液标本管[5]，应当至少有 2 个唯一性标识(如患者姓名、出生日期或标识号码等)，标本采集者和采集日期应当可追溯[1]。

受血者输血前检测(包括不规则抗体)详见本书第 15 章和第 16 章。从血液标本采集到血液成分发放的时间间隔差异较大，其原因有：①输血科血液成分库存的差异，某些血液成分可能需要从外部调入；②当输血前检测结果显示患者存在具有临床意义的不规则抗体时，查找相应抗原阴性或配血相合的血液成分需要额外的时间；有的血液成分在发放前需经解冻、汇集、重新打印标签或者其他准备工作。因此，实验室宜与输血相关人员及时沟通。例如，血液成分汇集或解冻后的效期将缩短(为 4 ~24 h)，血液输注实施人员宜注意到可用于完成这些血液成分输注的时间已经缩短[1]。

五、静脉通路

血液输注实施人员应当确定患者的静脉通路(中心静脉置管、外周静脉置管、经外周静脉置入中心静脉导管 PICC 等)是否适合血液成分输注。

可用于输注血液成分的静脉导管的规格为 22 ~14 号[6]。20 ~ 18 号静脉导管适用于一般成年人，流速适宜，不会因流速过快而使患者感到不适。24 ~22 号静脉导管可能适合婴幼儿输血，但需通过注射器输注(见本书第 23 章)[7]。根据导管大小可能需要调整输血流速。

采用手持式注射器和 23 号或更小的针头进行快速输注红细胞时可增加溶血的可能性[8]。采用口径较小的导管，将血液稀释和使用输液泵，有利于血液成分输注和防止流速减慢而导致静脉导管阻塞。悬浮在保存液中的血液成分通常不需要另外稀释。重要的是要保证当血液成分送达患者病床时有静脉通路可用于血液输注。

六、输血前预防用药

虽然以前常在输血前使用解热药(如对乙酰氨基酚)，以减少非溶血性发热反应，但目前对其用药适应证存在争议[9]。有的采用预防性用药，有的等到患者出现一次发热反应后才给药，有的则认为预防性用药可能掩盖输血反应引起的体温升高。

这些用药方式的支持证据皆有限[9-12]。有些专家建议，在缺乏循证研究证据支持的情况下，不宜鼓励输血前预防性用药[13]。

一篇关于输血前用药以预防输血过敏反应和非溶血性发热反应的 Cochrane 评价[14]指出，所纳入的 3 项 RCT 共 462 例患者的研究结果表明，没有一种输血前用药方案能够减少过敏反应和 FNHTRs 的发生率。作者进一步指出，没有证据表明输血前预防用药能够预防非溶血性输血反应。但这一结论仅根据 3 项试验的评价，且这 3 项试验的偏倚风险为中度，质量为差或中等。因此需要开展更有效力 RCT 以评价输血前用药在预防过敏反应和 FNHTRs 中的作用。

对于曾发生输血过敏反应的患者，可采用抗组胺药［苯海拉明和(或)H_2 阻滞药］进行预防。对于曾在输血期间出现严重寒战的受血者，必要时可提前使用哌替啶或糖皮质激素[15]。对于以前曾出现类似过敏性休克反应或反复出现 FNHTR 的受血者，可提前使用糖皮质激素。糖皮质激素的免疫抑制作用奏效很慢。输血前使用糖皮质激素的疗效尚未得到充分评估，其最佳用药时机和疗效尚不确定。然而在放射医学，糖皮质激素已被用于以前曾出现对碘化造影剂的类似过敏性休克反应的预防用药。碘化造影剂引起的类似过敏性休克反应与输血所致的类似。多篇公开发表的论文作者推荐，在准备放射造影前 13 ~ 24 h，重复使用糖皮质激素，常与 H_1 和 H_2 阻滞药联合用药[16-17]。

如果需要在输血前用药，宜在血液成分送达前用药。如果是口服给药，宜在输血开始前 30 min 用药。如果是静脉给药，建议在输血开始前 10 min 用药。

七、设备

1. 血液加温仪

低温的血液成分输注可致患者出现低体温和心脏并发症，使发病率及病死率增加[18]。从中心静脉置管输注的血液直接进入右心房，增加患者出现低体温的可能性。

常规输血很少需要将血液加温。需要快速输血特别是创伤或手术输血时，则需要将血液加温。新生儿低体温会引起严重不良反应，输血时最好加温。关于存在冷凝集素的患者输血时血液是否加温的临床实践存在较大差异[19-20]。

《AABB 标准》要求，加温仪应当具有温度传感装置和报警系统，能发现加温仪故障，防止血液或血液成分发生溶血或者受到损伤[1]。血液加温超过 42℃ 时可导致溶血[21]。输血科宜与血液加温仪使用科室协作，共同确保仅使用经 FDA 批准的血液加温仪。宜按照生产方的建议对加温仪进行验证、维护和报警测试。不宜使用微波炉、热源或热水或其他未经 FDA 批准专门用于血液加温装置进行血液成分加温。

2. 输血装置

输液泵或输液装置用于经临床可接受的途径输注液体、药物、血液和血液成分。这些输液装置能控制输注速度，因此能在计划时间内完成血液输注。输液装置带有报警系统，当出现输注不畅时能向临床人员发出报警信息。因此，使用输液泵或输液装置输血优于单纯依靠重力输注。但是，使用输液泵输血存在红细胞溶血的可能性。宜向输液泵生产方咨询，以确定其是否被批准用于输注血液成分。如果输液泵未经 FDA 批准用于输注血液成分，医疗机构宜制订验证计划，确认其用于输血时不会损害血液成分。许多经批准用于血液输注的电子机械泵要求使用具有标准在线滤器的输血器。使用输液泵经由 PICC 通路输血可能致导管内压力超过上限。因此医疗机构宜确保所使用的输液泵压力不超过导管生产方推荐的压力限值[22]。

3. 注射器输液泵

注射器输液泵可用于新生儿或儿科患者少量输血。使用时需将血液成分通过滤器吸入注射器。具体使用方法详见 23 章。

4. 加压装置

使用外部充气的血液加压装置，根据施加压力的大小，可使输注速度达 70 ~ 300 mL/min。血液加压装置宜具有压力监测表，对整个血袋均匀加压。压力超过 300 mmHg 时可能导致血袋接合处泄漏或破裂。使用血液加压装置时，需配套使用大号输注导管以防止溶血。

通过外部加压装置对血袋加压以实现加速红细胞输注的方式，对红细胞损伤较小，适合大多数患者安全使用[23]。但有报道称，使用加压输血仅使输注速度小幅增加。因此当需要快速输血时，采用大号静脉输注导管更能奏效。

5. 急救设备的准备

输血操作者宜能随时获得并使用紧急干预措施。宜做好以下应对输血反应的准备工作：

(1)以注射用 0.9% 氯化钠溶液和输液器开通静脉通路，以便随时可用；

(2)治疗输血反应的药物，以及输血反应所引发的其他并发症紧急治疗药物医嘱的下达机制；

(3)出现严重输血反应时紧急复苏措施的启动机制；

(4)辅助通气设施和氧源。

第二节　血液成分运送和发放

一、将血液成分送达病区

医疗机构应当制定血液成分发放制度和程序，确保及时将血液成分送达负责接收的血液输注实施人员（译者注：国内为医护人员到输血科或血库取血）。患者输血准备（包括静脉导管置入、血液输注实施人员准备开始输注）工作完成前，血液成分不宜离开温度受控环境。

输血科工作人员宜在发血前检查血液外观，如果发现外观异常（如颜色明显变化、浑浊、凝块、团块或血袋包装不完整等），血液不得使用[4]。医疗机构应当建立制度，确保在输血申请单上正确填写受血者身份和血液成分。宜对工作人员进行输血申请的培训，保证血液送达病区后继续在温度受控环境下保存。

可使用专人或自动传送系统（如气动传送系统、自动血液传送机器人或远程血液配送站点等）将血液成分运送至目的地。使用存放在病区的自动化红细胞取血系统（远程、自动化、计算机控制的血液储存与取血冰箱，如 BloodTrack HemoSafe）有助于避免血液运送延误。该系统采用电子发血流程，需要病区与中心血库双向连接的信息化基础设施。中心血库能通过该系统向远程储血点安全发放和从其取回血液[24]。自动红细胞取血系统投入使用之前，宜对工作人员进行培训，对系统进行验证，以确保系统安全有效[25]。

除紧急输血和大量输血外，输血科一般只允许每次发放 1 单位红细胞（译者注：AABB 规定由 450 mL 全血制备的红细胞悬液为 1 单位，我国规定由 200 mL 全血制备的红细胞悬液为 1 单位）。

1.《AABB 标准》要求，发血时应当对每袋血液成分的输血科工作记录进行最后的文字检查，核查内容应当包括拟接受输血患者身份的 2 个独立标识（姓名和出生日期、患者身份识别码和/或在采集交叉配血标本时赋予的唯一标识码）、ABO 和 Rh 血型[1]。

2. 献血标识码、献血者 ABO 血型，如有要求，包括献血者 Rh 血型。

3. 如有做交叉配血，交叉配血结论。

4. 特殊输血需求。

5. 血液成分有效日期，如果适用，还包括有效时间。

6. 发放日期和时间。

《AABB 标准》要求医疗机构应当制定程序，确认患者身份信息、工作记录、血液或血液成分与输血申请一致。如果存在不一致，在得到解决之前不得发放血液成分[1]。

二、输血延迟开始

当出现不可预计因素导致无法立即开始输血时，宜尽快将血液成分送回输血科适当储存。

血液不在温度受控环境保存超过时限后即不可重新发放。输血科可基于确认数据规定具体时限。如果血液保存温度适宜，血液成分可重新发放[1]。除非血液成分存储环境受控制和监测，否则不宜将血液成分存放在病区。经与输血科商定，创伤救治或手术室可配置温度受控的储血设备。如果运输途中的血液成分温度超出 1～10℃ 的范围，就不允许其再次发放[1]。

如果血袋已被穿刺（准备输注），可能不宜送回输血科再次发放。此类血液应当在 4 h 内输入完毕或者报废。

第三节 血液成分输注的注意事项

一、受血者和正确血液成分的确认

收到血液后应对其进行核查。有 2 种核查方式：①采用人工核查时，由授权即将执行血液成分输注的血液输注实施人员与另外一名授权从事患者身份核查工作的医务人员共同在受血者床边核查收到的血液成分[5]；②采用患者身份自动核查技术如条形码时，可由执行血液成分输注的血液输注实施人员单人核查。

输血前宜核查下列事项：

1. 核查血液外观：如果发现血液颜色改变、异常浑浊、凝块或团块或血袋完整性受损，宜将血液退回输血科；

2. 核查患者和血液：患者 2 项独立的标识（例如姓名和身份编号等）、血袋标签或附加标签、医嘱中的患者身份信息应当一致，应当符合医疗机构有关患者身份核查要求。例如，医疗机构常要求再次核查，确认拟输注的血液与患者血液标本交叉配血相合；

3. 核对医嘱：血液输注实施人员宜将拟输注的血液成分与医嘱中的输血申请（包括特殊加工要求）进行核对，两者应当一致。应当特别注意拟输注的血液已按申请要求经过去除白细胞或辐照处理；

4. 核对血型：患者 ABO 血型（如果有要求，包括 Rh 血型）宜与拟输注的血液成分相容。如果做过交叉配血试验，宜核对配血结论；

5. 核查献血者身份条码；

6. 核查血液成分的有效日期（如适用，包括有效时间）：如果血液成分超过有效期或有效时间则不宜输注。

在核查过程中发现任何不相符和异常情况时，宜停止输血。

在病床边对受血者身份进行严格核对是防止患者血液成分输注错误的最后一道关卡。虽然重点关注的是输血传播感染性病原体的可能性，但对于因医务人员疏忽而导致的不相容血液输注也应给予同样关注。患者输错血液的年发生率约为 1/19 000 单位红细胞，其所致急性溶血性输血反应的发生率约为 1/176 000 次输血，输错血液致急性溶血性输血反应患者死亡发生率为 1/180 万单位输注的红细胞[26]。

为了防止患者身份识别错误引发的可能致命后果，已经研发并上市了许多患者身份识别系统，包括具有条形码或无线射频识别装置的身份手环、生物识别扫描、防止将血液错误发放给其他患者的机械或电子锁，以及能够在患者床边实时将血液申请和输血数据传送至输血科信息系统的掌上电脑等。这些系统为医务人员提供了在输血操作过程中自我发现和纠正差错的机会[27-28]。研究表明，这些系统的使用能提高采用主动式核查受血者的执行率。但是，没有一个核查辅助系统不需要良好的质量管理，如制定与执行标准操作规程、开展定期培训和胜任度评估以及系统监控。

二、输血器

应当采用带有滤器（以去除凝块及颗粒）的输血专用静脉管路输注血液成分。标准输血器一般带有一个孔径为 170～260 μm 的滤器，但法规没有规定微孔的具体大小。输血器可用 0.9% 氯化钠溶液或血液成分预充。宜对输血器生产方提供的说明书进行评审，以保证使用适宜的输血器。静脉输液装置宜备有旁路，当出现输血反应时可立即开始输注 0.9% 氯化钠溶液。建议使用“Y”形三通管。

1. 微聚体滤器

微聚体滤器不是专为血液输注而设计的。在 20 世纪 70 年代，第 2 代微聚体滤器最初应用于白细胞去除或凝块筛查的补充或替代[29]，但如今已被高效去白细胞滤器取代[30]。滤器的滤过范围为 20～40 μm，可阻止纤维蛋白丝状物和死细胞团块通过。红细胞直径仅为 8 μm，能通过微聚体滤器。微聚体滤器常在术中或术后自体血液回输过程中使用。

2. 白细胞滤器

白细胞滤器设计用于去除白细胞，使每单位红细胞中白细胞计数小于 5×10^6，白细胞去除率大于 99.9%。经过白细胞过滤后，血液成分所致发热性输血反应、HLA 同种免疫反应和传播巨细胞病毒的风险明显降低（见第 6 章）[29-30]。白细胞滤器有不同类型，宜根据过滤时机即保存前过滤（在血液采集之后短时间内过滤）或床边过滤加以选用。

保存前过滤具有多项优点，其中之一就是能够监控白细胞去除效率，因此常优先选用。还有，床边过滤与一些患者突发性低血压相关。这类患者常无其他症状。该反应在服用血管紧张素转换酶抑制剂的患者较常见。使用血液中心或输血科在保存前过滤的血液成分，能够降低该反应的发生率[31]。如果发现受血者血压急剧下降宜立即停止输血。核对白细胞滤器适用的血液成分（红细胞或血小板）以及最大滤过血量至关重要。设计用于过滤红细胞或血小板的滤器可能不能交叉使用。宜遵循生产方要求预充和过滤血液成分，否则无法达到白细胞去除效果，或者可能产生气塞，使血液成分无法通过滤器。去白细胞滤器不应用于过滤粒细胞或造血祖细胞。

三、相容性静脉注射液

除静脉注射 0.9% 氯化钠溶液外，其他任何药物不得加入输血管路与血液成分一同输注。单纯含葡萄糖的溶液可能导致红细胞肿胀并溶解。乳酸林格氏液或其他高钙溶液可能拮抗血液保存液的抗凝作用，导致血液成分出现凝固[32]。《AABB 标准》所允许、不受上述限制的情形有：①FDA 批准的可与血液一起输注的药物或溶液；或 ②已有文件证明添加物是安全的，不会对血液或血液成分产生不良影响[1]。

符合这些条件有：ABO 相容性血浆、5% 白蛋白及血浆蛋白制品等。经 FDA 批准的药品说明书中明确与血液或血液成分相容的注射液有：Normosol-R pH 7.4、Plasma-Lyte-A 注射液和 Plasma-Lyte 148 注射液。数种 Plasma-Lyte 制剂为非等渗或含钙离子，应当核查说明书，确认其与血液成分相容。

第四节　输血操作

一、开始输注

血液成分和受血者核查无误后，应用无菌技术穿刺血袋，开始输血。通过 JC 认证的医疗机构应当符合其对血液输注实施人员的要求：“执行输血及静脉输液的操作人员应当接受相应的岗位培训，临床医生除外”[33]。

血液输注管路宜用注射 0.9% 氯化钠溶液或血液成分预充。如果输血管路曾用作除 0.9% 氯化钠溶液外的任何药物的输注，宜在输血前用 0.9% 氯化钠溶液冲洗输血管路。

输血开始时宜缓慢进行。最初 15 min 内的输注速度约为 2 mL/min，且血液输注实施人员宜在床边观察。输入 10 mL 血液后即可能出现严重输血反应。数种可能危及生命的输血反应常在输血开始后的 10～15 min 内出现[34]。

输注 15 min 后宜加快输注速度，以确保在 4 h 内输注完毕。较快输血(如 240 mL/h)的优点是能尽快改善受血者缺血状态和减少受血者输血和血液输注实施人员的监护时间，缺点是可能引起输血反应(如循环超负荷)或使输血反应加重(例如非溶血性发热输血反应、败血症或过敏反应等)。白细胞(使用非白细胞减少的细胞成分)的快速输入可能导致体温快速升高，这可能是非溶血性发热输血反应或者是细菌或过敏物质输入所致[35]。在输血的最初 15 min 内，许多非溶血性发热性输血反应、败血症、过敏反应甚至溶血反应的症状可能不明显。

如果经过 15 min 输注后无出现输血反应，可根据受血者体重、血容量及血流动力学等因素考虑将输血速度提高至规定速度(见表 21－1)。对于有心肺疾患的受血者，宜注意避免输血速度过快。

表 21－1　非急救情况下的血液成分输注

血液成分	建议成人输注速度		特殊注意事项	ABO 相容性	过滤器
	最初 15 min	15 min 后			
红细胞	1～2 mL/min (60～120 mL/h)	患者能耐受的最快速度；约 4 mL/min 或 240 mL/h	全部输注时间不超过 4 h；循环超负荷高危受血者可将流速调整至1 mL/kg/h	全血：ABO 同型；红细胞：与受血者血浆 ABO 相容；要求交叉配血	管道内置滤器(170～260 μm) 如果必要，使用去白细胞滤器
血小板	2～5 mL/min (120～300 mL/h)	300 mL/h 或患者能耐受的速度	通常在 1－2 h 输注完毕；循环超负荷高危受血者宜减慢速度(见上述红细胞输注)	不要求交叉配血；最好但不要求 ABO/Rh 相容；可能需要 HLA 配型	管道内置滤器(170～260 μm)；如果有指征，去白细胞
血浆	2～5 mL/min (120～300 mL/h)	患者能耐受的速度；约 300 mL/h	发放前需解冻；循环超负荷高危患者减慢速度(见上述红细胞输注)	不要求交叉配血；与受者红细胞 ABO 相容	管道内置滤器(170～260 μm)
粒细胞	1～2 mL/min (60～120 mL/h)	120－150 mL/h 或患者能耐受的速度	约超过 2 h；采集/发放后尽快输注 辐照。	要求交叉配血；要求 ABO/Rh 相容；可能需要 HLA 配型	管道内置滤器(170～260 μm) 不使用去白细胞或微聚体滤器
冷沉淀	患者能耐受的最快速度		解冻后尽快输注；汇集输注较好。	不要求交叉配血和 ABO 相容	管道内置滤器(170～260 μm)

二、输血监护

输血过程中不得去除血袋标识。

血液输注实施人员宜在输血过程中对患者进行全程监护，检查输血部位和输注速度。如果发现输血速度减慢，血液输注实施人员宜采取以下措施：①检查并确认静脉管路通畅，输血部位无肿胀；②尝试通过输液泵输注血液；③升高血袋位置；④检查滤器是否有空气、碎片或凝块；⑤如果红细胞过于黏稠，可考虑加入 0.9% 氯化钠溶液进行稀释。

在输血期间血液输注实施人员经常对患者进行观察，有助于及时发现和处理随时可能出现的输血反应。

在输血开始的最初 5 ~ 15 min 宜测量生命体征，随后的生命体征监测宜按照本机构规定执行。目前认为最佳的临床输血实践是在输血前、输血开始后不久和输血后的生命体征监测和比较[36]。《AABB 标准》要求病程记录应当包括输血前后生命体征[1]。发现受血者出现疑似输血反应或病情变化时宜立即监测生命体征。

血液输注实施人员者宜掌握输血反应的早期体征和症状以及紧急应对措施。血液输注实施人员通过目视观察和受血者报告发现输血后受血者出现了变化，作出可能出现了输血反应的判断（见第 27 章）。因为输血反应相关症状可能在生命体征变化之前出现。如果出现了疑似输血反应，宜立即停止输血，改为输注 0.9% 氯化钠溶液。应注意的是，宜在输血静脉穿刺位点邻近开通静脉通路，输注0.9% 氯化钠溶液，以避免将输血管路残留的血液成分继续输入患者体内。应重新核查红细胞标识信息，血液输注实施人员宜向患者经治医生报告任何疑似输血反应，必要时从经治医生取得疑似输血反应的紧急处理医嘱。医疗机构宜编写常见输血反应及其症状的立即对症处理要点，并方便血液输注实施人员获得这些信息。

患者病情稳定后，血液输注实施人员宜立即向输血科报告疑似输血反应，按照本机构关于输血反应调查的规定，将血袋退回和（或）申请实验室检查。

三、输血完成

输血完成时应评估患者状态，测量生命体征。如果输血过程平稳，可将血袋和输血管路废弃于医疗废物收集容器中。

受血者在输血后数小时乃至数天仍可能出现输血反应。临床医生宜在输血后 4 ~ 6 h 内继续密切观察受血者，以及时发现可能与输血相关的发热或肺部反应。如果临床医生不能直接对输血后受血者实施监护，宜向受血者及其照护人员提供需要向医生报告的有关体征或症状的书面说明，以及一旦出现不良反应发生后的联系方式。

宜在病程记录中记录输血相关事项。《AABB 标准》要求至少记录下列事项[1]：

(1) 输血医嘱；

(2) 受血者知情同意书；

(3) 血液成分名称；

(4) 献血者身份识别码；

(5) 输血日期和时间；

(6) 输血前后的生命体征；

(7) 输血容量；

(8) 血液输注实施人员；

(9) 输血相关不良事件。

如果计划输注多袋血液，宜遵照本机构指南和输血器生产方的规定，确定是否可以使用原有输血器继续输注后续血液成分。如果生产方没有禁止，医疗机构常允许继续使用原有输血器输注后续血液，但所有血液应在首袋血液输注开始后的 4 h 内全部输注完毕。因此，如果能在 4 h 内输注超过 1 单位的血液，则可使用同一输血器输注多袋血液成分。

第五节　特殊输血

儿科和新生儿输血请参阅本书第 23 章。

一、手术和创伤：快速输血

如果需要快速输血，采用加压输注、大口径输血器和 8Fr 静脉导管能缩短输注时间，且不至于引起溶血[37－38]。带有适宜滤器的专用输血器可用于快速输血。有报道称这种输血管路的流速达 10 ~ 25 mL/s（600 ~ 1 500 mL/min）。应注意的是，快速输注时宜采取加温措施以免患者出现低体温。还有，使用同一输血器输注多单位红细胞时可能导致输血速度减慢。

快速输血时患者常出现低钙血症，其持续时间通常较短，但取决于输入的枸橼酸盐剂量和速度。

可根据受血者血清离子钙水平及枸橼酸盐输入速度进行补钙[39]。已有关于快速输注红细胞时发生输血相关高血钾致心脏骤停的报告。即使红细胞快速输注量并不大，从 1 单位(新生儿)到 54 单位之间的情况下，由于高血钾、酸中毒、低血糖、低钙和低体温等因素的综合作用，也可能出现心脏骤停[40]。

输血科宜建立紧急发血流程，确保一旦有患者急需输血时，能够在获得输血前相容性检测结果前发放血液成分，以免出现输血延误，给患者带来损害。输血科接到经临床医生签署的患者需要在获得检测结果前紧急输血的申请后，立即发放未经交叉配血的血液。

如果创伤急救或手术室离输血科较远，可在这些科室存放 O 型红细胞。输血科应当确保这些卫星储血点的血液储存符合要求。

二、院外输血

医疗机构宜制订详细的院外输血方案，将输血相关的医疗条件进行整合，重点考虑输血安全相关事项[41-42]。出现输血反应发生时，门诊手术室、肿瘤诊所或透析中心可及时提供医疗救助。应当事先做好处理输血反应所需的医务人员、药品和设备的安排工作。

宜由富有院外输血经验的医务人员执行院外输血工作。

当患者居家开展输血时，医务人员与患者一对一，能够对患者进行密切监护。但其缺点是一旦出现严重不良反应时，没有经过培训的助手可以帮助。准备居家输血时宜考虑以下事项：

(1)有成年人能帮助识别患者身份并在需要时进行医疗呼救；

(2)能立即得到医疗会诊；

(3)紧急救护联系人员电话，容易呼叫到救护车；

(4)无输血反应史；

(5)医疗废物能得到妥善处理。

第六节　结论

血液成分输注和输血流程与制度的建立宜以患者为中心。遵循这些流程和制度，血液输注实施人员能够及时发现和报告疑似输血反应。密切监护和早期干预对患者结局具有非常关键的积极影响。输血科宜定期开展输血过程审核，以发现不符合项，分析其原因并实施纠正措施。

要点

1. 输血过程包括受血者知情同意和准备，医务人员为正确的受血者输注适宜的血液成分以及在输血期间和输血后对受血者实施密切监护，及时发现和处理输血反应。应当在患者病程记录中详细记录所有这些步骤的执行情况。
2. 执业医师启动输血申请时宜下达所需血液成分及其输注的医嘱。
3. 向受血者告知即将接受输血，并给予详细解释，使受血者能在对输血有充分理解的基础上表示同意输血。
4. 测量受血者生命体征基础数据，用作与输血后的对比。
5. 血液输注实施人员应当在输血前确认有适宜的静脉通路可用于血液输注，输血前预防性用药医嘱已执行，所需设施(如血液加温仪、输液泵、血液加压装置和急救设备)已准备就绪。
6. 医疗机构宜建立血液和血液成分的发放和运送机制，保证血液输注实施人员及时收到血液。
7. 输血科宜保证使其他科室知晓关于输血推迟后应将血液成分送回输血科的要求。
8. 宜在受血者床边实施受血者和血液成分核对，包括：①血液外观；②受血者身份和血液标识；③血型；④医嘱；⑤血液成分的有效日期/时间。
9. 应当使用输血器(必要时加用滤器)输注血液成分。除注射用 0.9% 氯化钠溶液外，不可使用输血管路输注其他药物。如果确实需要使用输血管理输注其他药物，应在输血前或输血后用注射 0.9% 氯化钠溶液充分冲洗。
10. 输血开始时宜缓慢，最初 15 min 内的输注速度宜约为 2 mL/min。血液输注实施人员宜在床边观察。如果无出现输血反应，可提高输注速度。血液输注实施人员应对受血者进行全程监护，一旦出现输血反应，应立即停止输血。
11. 血液应当在 4 h 内输注完毕。完成输血后，血液输注实施人员应测量受血者的生命体征。如果临床医生不能直接对输血后患者进行监护，宜向患者及其照护人员提供需要向医生报告的有关体征或症状的书面说明，以及一旦出现不良反应发生后的联系方式。

12. 应当在病程记录中至少记录以下输血事项：①输血医嘱；②患者输血治疗知情同意书；③血液成分名称；④献血编号；⑤输血日期和时间；⑥输血前后生命体征；⑦输血容量；⑧血液输注实施人员；⑨输血反应。

参考文献

[1] Levitt J, ed. Standards for blood banks and transfusion services. 29th ed. Bethesda, MD: AABB, 2014.

[2] Stowell CP, Sazama, K, eds. Informed consent in blood transfusion and cellular therapies: Patients, donors, and research subjects. Bethesda, MD: AABB Press, 2007.

[3] Klein H, Anstee D. Mollison's blood transfusion in clinical medicine. 12th ed. Oxford: Wiley-Blackwell, 2014.

[4] AABB, the American Red Cross, America's Blood Centers, and the Armed Services Blood Program. Circular of information for the use of human blood and blood components. Bethesda, MD: AABB, 2013. [Available at http: //www. aabb. org (accessed November 26, 2013).]

[5] The Joint Commission. National patient safety goals effective January 1, 2013. Oakbrook Terrace, IL: The Joint Commission, 2013. [Available at http: //www. jointcommission. org/as sets/1/18/NPSG_Chapter_Jan2013_HAP. pdf (accessed November 26, 2013).]

[6] De la Roche MR, Gauthier L. Rapid transfusion of packed red blood cells: Effects of dilution,
pressure, and catheter size. Ann Emerg Med 1993; 22: 1551 –1555.

[7] Barcelona SL, Vilich F, Cote CJ. A comparison of flow rates and warming capabilities of the level 1 and rapid infusion system with variousssize intravenous catheters. Anesth Analg 2003; 97: 358 –363.

[8] Miller MA, Schlueter AJ. Transfusions via hand-held syringes and small-gauge needles as risk factors for hyperkalemia, Transfusion 2004; 44: 373 –381.

[9] Kennedy LD, Case LD, Hurd DD, et al. A prospective, randomized, double-blind controlled trial of acetaminophen and diphenhydramine pretransfusion medication versus placebo for the prevention of transfusion reactions. Transfusion 2008; 48: 2285 –2291.

[10] Ezidiegwu CN, Lauenstein KJ, Rosales LG, et al. Febrile nonhemolytic transfusion reactions: Management by premedication and cost implications in adult patients. Arch Pathol Lab Med 2004; 128: 991 –995.

[11] Geiger TL, Howard SC. Acetaminophen and diphenhydramine premedication for allergic and febrile nonhemolytic transfusion reactions: Good prophylaxis or bad practice? Transfus Med Rev 2007; 21: 1 –12.

[12] Wang SE, Lara PN Jr, Lee-Ow A, et al. Acetaminophen and diphenhydramine as premedication for platelet transfusions: A prospective randomized double-blind placebo-controlled trial. Am J Hematol 2002; 70: 191 –194.

[13] Tobian AR, King K, Ness PM. Prevention of febrile nonhemolytic and allergic transfusion reactions with pretransfusion medication: Is this evidence-based medicine? Transfusion 2008; 48: 2274 –2276.

[14] Marti-Carvajal AJ, Sola I, Gonzalez LE, et al. Pharmacological interventions for the prevention of allergic and febrile non-haemolytic transfusion reactions. Cochrane Database Syst Rev 2010; (6): CD007539.

[15] Patterson BJ, Freedman J, Blanchette V, et al. Effect of premedication guidelines and leukoreduction on the rate of febrile nonhaemolytic platelet transfusion reactions. Transfus Med 2000; 10: 199 –206.

[16] Goss JE, Chambers CE, Heupler FA, et al. Systemic anaphylactoid reactions to iodinated contrast media during cardiac catheterization procedures: Guidelines for prevention, diagnosis, and treatment. Cath Cardiovasc Diagn 1995; 34: 99 –104.

[17] Tramer MR, von Elm E, Loubeyre P, Hauser C. Pharmacological prevention of serious anaphylactic reactions due to iodinated contrast media: Systematic review. Br Med J 2006; 333: 675 –681.

[18] Boyan CP, Howland WS. Cardiac arrest and temperature of bank blood. JAMA 1963; 183: 58 –60.

[19] Donham JA, Denning V. Cold agglutinin syndrome: Nursing management. Heart Lung 1985; 14: 59 –67.

[20] Iserson KV, Huestis DW. Blood warming: Current applications and techniques. Transfusion 1991; 31: 558 –571.

[21] Hirsch J, Menzebach A, Welters ID, et al. Indicators of erythrocyte damage after microwave warming of packed red blood cells. Clin Chem 2003; 49: 792 –799.

[22] Houck D, Whiteford J. Improving patient outcomes: Transfusion with infusion pump for peripherally inserted central catheters and other vascular access devices. J Infus Nurs 2007; 30: 341 –344.

[23] Frelich R, Ellis MH. The effect of external pressure, catheter gauge, and storage time on hemolysis in RBC transfusion. Transfusion 2001; 41: 799 –802.

[24] Wong KF. Virtual blood bank. J Pathol Inform 2011;

2: 6.

[25] Lum G, D'Amarino MJ. Use of Laboratory robots for transport and delivery of blood products. Lab Med 2009; 40: 517 - 522.

[26] Vamvakas EC, Blajchman MA. Transfusion related mortality: The ongoing risks of allogeneic blood transfusion and the available strategies for their prevention. Blood 2009; 113: 3406 - 3417.

[27] Pagliaro P, Rebulla P. Transfusion recipient identification. Vox Sang 2006; 91: 97 - 101.

[28] Koshy R. Navigating the information technology highway: Computer solutions to reduce errors and enhance patient safety. Transfusion 2005; 45(Suppl 4): 189S - 205S.

[29] Wortham ST, Ortolano GA, Wenz B. A brief history of blood filtration: Clot screens, microaggregate removal, and leukocyte reduction. Transfus Med Rev 2003; 17: 216 - 222.

[30] Lane TA. Leukocyte reduction of cellular blood components: Effectiveness, benefits, quality control, and costs. Arch Pathol Lab Med 1994; 118: 392 - 404.

[31] Zoon KC, Jacobson ED, Woodcock J. Hypotension and bedside leukocyte reduction filters. Int J Trauma Nurs 1999; 5: 121 - 122.

[32] Dickson DN, Gregory MA. Compatibility of blood with solutions containing calcium. S Afr Med J 1980; 57: 785 - 787.

[33] The Joint Commission. Comprehensive accreditation manual for hospitals. Oakbrook Terrace, IL: The Joint Commission, 2013.

[34] Bradbury M, Cruickshank JP. Blood transfusion: Crucial steps in maintaining safe practice. Br J Nurs 2000; 9: 134 - 138.

[35] Perkins HA, Payne R, Ferguson J, Wood M. Nonhemolytic febrile transfusion reactions: Quantitative effects of blood components with emphasis on isoantigenic incompatibility of leukocytes. Vox Sang 1966; 11: 578 - 600.

[36] Oldham J, Sinclair L, Hendry C. Right patient, right blood, right care: Safe transfusion practice. Br J Nurs 2009; 18: 312, 314, 316 - 320.

[37] Iserson KV, Knauf MA. Confirmation of high blood flow rates through 150 micron filter/highflow tubing. J Emerg Med 1990; 8: 689 - 691.

[38] Floccare DJ, Kelen GD, Altman RS, et al. Rapid infusion of additive red blood cells: Alternative techniques for massive hemorrhage. Ann Emerg Med 1990; 19: 129 - 133.

[39] Denlinger JK, Nahrwold ML, Gibbs PS, Lecky JH. Hypocalcaemia during rapid blood transfusion in anaesthetized man. Br J Anaesth 1976; 48: 995 - 1000.

[40] Smith HM, Farrow SJ, Ackerman JD, et al. Cardiac arrests associated with hyperkalemia during red blood cell transfusion: A case series. Anesth Analg 2008; 106: 1062 - 1069.

[41] Fridey JL. Practical aspects of out-of-hospital transfusion. Am J Clin Pathol 1997; 107 (Suppl 1): S64 - 71.

[42] Evans CS. Out-of-hospital transfusion. Transfusion 1997; 37: 756 - 767.

第 22 章

围产期的输血实践

胎儿新生儿溶血病(hemolytic disease of the fetus and newborn, HDFN)、胎儿新生儿同种免疫性血小板减少症(fetal/neonatal alloimmune thrombocytopenia, FNAIT)以及免疫性血小板减少症(immune thrombocytopenia, ITP, 既往称为“免疫性血小板减少性紫癜”)会对孕妇、胎儿和新生儿造成不良预后。血站和输血服务机构在这些疾病的诊断和治疗, 包括提供适当的 Rh 免疫球蛋白(Rh Immune Globulin, RhIG)中起着关键作用。

第一节 胎儿新生儿溶血病

HDFN 是由于母亲产生了针对胎儿父系来源红细胞抗原的同种抗体, 进而导致的胎儿和新生儿红细胞破坏。母亲的 IgG 抗体通过胎盘进入胎儿血液循环, 与相应的红细胞抗原结合, 最终致敏红细胞在胎儿脾脏被巨噬细胞吞噬破坏。胎儿造血系统最初表现为红细胞生成增加和新生成的红细胞以有核的前体细胞形式过早地释放至外周血, 即“胎儿骨髓成红细胞增多症”。随着贫血程度恶化, 红细胞生成过度并聚集在肝脾中, 引起肝脾肿大和门静脉压增高, 继而肝脏白蛋白合成减少, 导致血浆胶体渗透压降低、全身水肿、腹水和胎儿水肿。若胎儿水肿未及时处理, 可导致高排出量性心力衰竭, 致胎儿死亡。严重者在孕 18 ~ 20 周即可发生, 且随着妊娠的进展, 其严重程度增加。

一、母亲同种免疫

女性可因输血、移植、妊娠等发生红细胞同种免疫反应。胎母输血综合征(fetomaternal hemorrhage, FMH)可自发地出现在整个孕期, 其发生概率随孕周增加(妊娠早期 3%、妊娠中期 12%、妊娠晚期 45%)[1-2]。由于与胎儿红细胞的接触造成母体发生的同种免疫反应通常出现在妊娠晚期及分娩过程中, 因此首次妊娠时胎儿和新生儿很少受到此类影响, 而有外伤、羊膜穿刺、脐带穿刺和人工流产等既往史的女性, 患 FMH 的风险则较高[2]。

影响机体对红细胞抗原免疫应答能力的因素十分复杂。RhD 是免疫原性最强的红细胞抗原, 输注 200 mL 红细胞即可刺激约 85% 的 D 抗原阴性个体产生抗 - D(免疫抑制的个体除外), 在剩下的 15% 的个体中, 有大约一半的人即使反复输注 D 抗原阳性红细胞, 也无抗体产生。尽管仅 0.1 ~ 1 mL 的 D 抗原阳性红细胞即可刺激机体产生抗体, 但由于 FMH 进入母体的血量通常较小, 因而妊娠期间同种免疫的发生概率也相对较低。未经 RhD 免疫预防的情况下, D 抗原阴性的母亲因怀有 D 抗原阳性婴儿而被免疫的概率在 ABO 血型相容时为 16%, ABO 血型不相容时则为≤2%[3-5]。

除 RhD 外, 针对其他血型抗原的抗体同样可引起 HDFN, 这些抗原中最常见的是 K 和 c[6]。与抗 - D 所致 HDFN 不同, 抗 - K 所致的 HDFN 除了造成溶血外, 还可特征性地导致胎儿红系前体细胞被破坏[7-8]。其他抗体, 例如 - E、 - k、 - Kp^a、 - Kp^b、 - Ku、 - Js^a、 - Js^b、 - Jk^a、 - Fy^a、 - Fy^b、 - S、 - s 和 - U 所引起的中度到重度溶血则较少报道[8]。在极少数情况下, 有关于抗 - Ge 和抗 - M 导致胎儿红系前体细胞破坏的报道。

二、HDFN 的病理生理学

母体抗体与胎儿红细胞抗原结合, 再通过 Fc 受体与巨噬细胞结合, 导致在胎儿脾脏内产生溶血。溶血发生率和疾病严重程度由免疫球蛋白亚类、抗体数量和红细胞上抗原位点数量决定[9]。IgG1 和 IgG3 亚类比 IgG2 或 IgG4 更易导致溶血。从妊娠中期到分娩，IgG1 和 IgG3 可由 Fc 受体介导通过胎盘，由于 IgG1 通过胎盘比 IgG3 更早且数量更多，因此 IgG1 更易引起严重疾病[10]。分娩后，新生儿体内抗体的持续存在会导致红细胞继续破坏，出现进行性贫血和高胆红素血症，但由于来自母体抗体的半衰期约为 25 天，因此在接下来的 12 周时间里，抗体的效价逐渐下降。

在妊娠期间，胎儿红细胞的破坏会释放血红蛋白，血红蛋白被降解成为胆红素，进入母体循环并在母体肝脏中降解，以防止胆红素回流到胎儿体内。胎儿出生后与母体的联系被切断，胆红素（来自红细胞破坏）在新生儿血循环中潴留，由于婴儿的肝酶途径尚不成熟，间接胆红素的数量可升高至危险阈值，对大脑造成永久性伤害，即“核黄疸”[11]。

三、诊断

HDFN 的诊断和管理需要患者、产科医生以及血库或实验室人员的密切配合。在妊娠的前三个月，宜掌握其孕产史和输血史。异常妊娠史提示产科医生此次妊娠可能存在的危险[12]。

1. 实验室检测

在第一次产前检查中，宜对孕妇的 ABO 血型和 Rh 血型进行检测，并进行抗体筛检。如果 RhD 抗原阴性的女性初始抗体筛查结果为阴性，其应纳入 RhIG 管理候选人群（详见“RhIG”章节）。抗体筛查宜使用能检出 37℃ 发生反应的 IgG 抗体的技术，所使用的抗筛细胞应能检出全部有临床意义的特异性抗体，抗体筛查阳性标本应进行抗体鉴定。某些抗体在出生时尚未完全形成，如抗 - I，- P1，- Le^a 和 - Le^b，因此无论是 IgM 或 IgG，都可忽略不计。用二硫苏糖醇（DTT）处理母亲血浆有助于区分 IgM 类抗体与 IgG 抗体[13]。

鉴定出导致 HDFN 的抗体后，需对相应的父系红细胞抗原进行检测，以对胎儿进行风险分级。如果父亲是相应抗原的纯合子，其后代发生 HDFN 的风险为 100%。如果是父亲是相应抗原的杂合子，其后代发生 HDFN 的风险则为 50%。

对于妊娠期已被抗 - D 致敏，没有血清学方法可以确定父亲血型基因杂合性的情况下，可检测父亲的 DNA[14]。采集胎儿羊水细胞，直接检测胎儿红细胞基因型可预测红细胞表型。用聚合酶链式反应（PCR）检测 DNA 的敏感性和特异性分别为 98.7% 和 100%，假阴性率低（1 ~ 3%）[14]。胎儿 DNA 的分型也可以在妊娠中期采集孕妇血浆进行检测[15]。

对已产生抗体的孕妇，抗体效价检测有助于制定临床决策。AABB 推荐方法是将抗人球蛋白（AHG）在盐水中以 37℃ 温育 60 min（方法 5 - 3）。另外还可以使用白蛋白 AHG 或凝胶，但得到的抗体效价可能会比推荐方法高。产科医师宜结合临床表现和实验室数据对检测结果作出合理解释，从而避免对孕妇进行无必要的“高风险产科护理”。AHG 方法的抗 - D 临界效价（低于此效价时认为 HDFN 和胎儿水肿发生风险较低且不需要进行侵入性干预）为 16。除抗 - K 外，抗体效价为 8 或更低时，只需在怀孕期间动态监测抗体滴度即可。

Kell 血型系统抗原存在于红系前体细胞上，因此即使孕妇抗 - K 效价相对较低，也会引起红细胞无效生成和严重贫血。Kell 系统抗体的临界效价为 8[7]。由于效价的重复性较差，实验室宜对检测结果进行内部验证，同时保留检测标本，以便于后续的检测对比。此外，对抗体进行流式细胞术定量比检测抗体效价更准确[16]。

2. 孕期监测

产科护理通常包括对受影响的胎儿进行监测，并结合孕妇抗体效价和胎儿大脑中动脉的超声结果评估胎儿的贫血状况[12]。如在孕 16 周后抗体效价达到临界值，超声和彩色多普勒超声有助于评价疾病的严重程度。关于如何及何时对胎儿进行干预，决定于胎儿贫血程度和孕龄。

四、治疗

由溶血性疾病引起的严重胎儿贫血症，可进行胎儿宫内输血，用以治疗贫血和缓解胎儿红细胞生成抑制。宫内输血（IUT）需要在高分辨率彩色多普勒超声引导下将穿刺针插入脐静脉，采集胎儿输血前标本并进行血型鉴定、直接抗球蛋白试验（DAT）、抗原分型以及血红蛋白、红细胞压积、血小板计数、胆红素水平检测，也可检测 DNA 分型。脐带穿刺有 1% ~2% 的风险造成胎儿感染、出血、心动过缓和胎膜早破。由于脐带穿刺可引起 FMH，抗 - D 阴性女性在穿刺后宜进行 RhIG 免疫预防。

1. 血液制品选择和管理

对于 IUT，血制品宜：①进行辐照以防止免疫功能不成熟的胎儿发生输血相关移植物抗宿主病；②降低巨细胞病毒(CMV)感染风险(白细胞去除和/或巨细胞病毒检测阴性)；③确定其不存在血红蛋白 S，防止在低氧张力下发生镰刀样变形。输血时选择母亲抗体相对应的抗原为阴性的 O 型红细胞，与母亲血浆交叉配血相容即可输注。一般来说，首选在输血前 7 天内采集的红细胞。多个中心报道，采用与母亲红细胞表面抗原匹配的血液可降低 IUT 孕产妇继续致敏的风险[17]。

在极少数情况下，孕妇有针对高频抗原的抗体，无法获得相容的血液。此时，孕妇的洗涤或冷冻去甘油红细胞可用于胎儿 IUT，其兄弟姐妹或献血者(但相容性的概率很低)也是相容血液的来源。

血液输注量可通过公式进行计算：①超声估计的胎儿体重(g)(如 1 000 克)乘以 0.14 mL/g 为胎儿和胎盘的血液总量；②所得血液总量与输注后(根据需求)和输注前的红细胞压积之差(如 0.40 - 0.15 =0.25)相乘；③所得结果再除以输注的红细胞压积(如 0.85)。在本例中，即为[(1 000 g) × (0.14 mL/g) × (0.40 ~ 0.15)]/0.85，结果是 41.2 mL。

经脐带穿刺输血的输血量和输血频率宜根据胎儿的临床症状进行调整[18]。根据疾病的严重程度或预计红细胞压积每天下降 1% 者可以进行多次输血，维持胎儿红细胞压积在 30% 左右。

2. 其他治疗手段

母亲血浆置换和静脉注射免疫球蛋白(IVIG)用于妊娠早期暂时无法进行 IUT 的产妇，是胎儿宫内输血的替代疗法。血浆置换可以暂时性去除多达 75% 的抗体，其临床治疗效果在 IUT 被广泛应用之前就已经明确，它主要作为 IUT 治疗失败的二线治疗手段。由于临床证据较弱(2c 级)，美国单采治疗协会(ASFA)将血浆置换列为Ⅱ类治疗手段[19]。

静脉注射免疫球蛋白已被证明可以稳定抗 - D 效价，一项有 24 名患者参与的研究显示，在孕 28 周之前开始治疗预后最佳[20]。

3. 新生儿管理

由于核黄疸威胁新生儿尤其是早产儿的生命[21]，新生儿出生后的第 1 天需密切监测胆红素水平，并接受蓝绿光光疗，氧化体内升高的间接胆红素，氧化产物最终从尿液中排出。此外，IVIG 还有助于控制新生儿溶血从而控制胆红素的水平。对于光疗和静脉注射免疫球蛋白无反应的新生儿，两倍体积的换血治疗可以去除约 90% 的胎儿红细胞和 50% 的胆红素。一般情况下如果婴儿接受过 IUT 治疗就不必再进行换血治疗(参见第 23 章关于新生儿换血治疗的讨论)。

第二节　RhIG

RhIG 用于预防因 D 抗原引起的同种免疫反应的剂量为 300μg 和 500μg。如果治疗得当，D 抗原阴性的孕妇被 D 抗原阳性胎儿致敏的风险可以从 16% 减少至低于 0.1%[3-4]。

一、RhIG 的筛查和给药

1. 产前管理

当孕妇为 D 抗原阴性而丈夫是 D 抗原阳性时，胎儿就有可能是 D 抗原阳性，孕妇有被 D 抗原致敏的风险，成为 RhIG 预防疗法的候选者。怀有 D 抗原阴性胎儿的 D 抗原阴性孕妇、已经对 D 抗原产生免疫的孕妇和 D 抗原阳性的孕妇不在候选患者之列。D 抗原变异女性是否宜归为 D 抗原阳性仍存在争议。由于存在一些能够刺激机体产生抗 - D 的 D 变异型，因此对孕妇红细胞进行基因分型有助于决定是否进行 RhIG 治疗[22-23]。

美国妇产科学会(American College of Obstetricians and Gynecologists，ACOG)推荐在妊娠 28 周时进行 RhIG 治疗，因为 92% 的孕妇在 28 周或 28 周后开始产生抗 - D[3, 24]。产前 RhIG 治疗可以将同种免疫概率降至 0.1%，而产后 RhIG 治疗仅可将同种免疫概率降至 1.5%。此外，在羊膜穿刺术、脐带穿刺术、流产或腹部创伤后均应进行 RhIG 治疗。

2. 产后管理

没有产生抗 - D 的 D 抗原阴性孕妇宜在 D 抗原阳性婴儿娩出后接受 RhIG 治疗。产后宜采集血液标本筛查 FMH 以确定 RhIG 注射剂量。玫瑰花结试验对 10 mL 及 10 mL 以上的 FMH 敏感度为 99.5%，与抗 - D 孵育后，作为指示细胞的 D 抗原阳性红细胞与胎儿 D 抗原阳性红细胞形成凝集物(玫瑰花环)。弱 D 表型孕妇或胎儿可导致试验结果假阳性或假阴性。因此，玫瑰花结试验结果为阳性的 D 抗原阴性孕妇宜进行血清学弱 D 抗原检测或 RHD 分子检测。若玫瑰花结试验结果为阴性，给予 300 μg(英国采用 100 μg)RhIG，该剂量足以防止 15 mL(英国 5 mL)红细胞或 30 mL 全血引起的免疫，产前注射的 RhIG 并不具有保护作用。

玫瑰花结试验阳性表明 FMH 的血量较大，大约 0.3% 的孕妇大于 30 mL。当玫瑰花结试验是阳性时，可用定量检测如 Kleihauer-Betke 试验(胎儿血红蛋白酸洗脱试验)或流式细胞技术计算所需 RhIG 的剂量。流式细胞技术可以精确测量胎儿血红蛋白量和/或 D 抗原阳性红细胞，这两个指标避免了因母亲红细胞含有胎儿血红蛋白所造成的假阳性结果[25-26]。

由于技术性原因，Kleihauer-Betke 试验准确率远低于流式细胞术。Kleihauer-Betke 试验的原理是基于胎儿血红蛋白的抗酸性(方法 5-2)。将孕妇血液在玻片上进行薄涂片，经酸处理，冲洗，染色，显微镜下计数 2 000 个细胞。孕妇的细胞以影细胞形式存在，而胎儿细胞为粉红色。下面的公式用于计算胎儿出血：

(胎儿细胞数/总细胞数)×产妇血容量(mL)=胎儿出血量(mL)。

举例：(6 cells/2 000 cells)×5 000 mL=15 mL 胎儿全血。

如果 1 瓶 RhIG(300 μg)可抑制 30 mL 胎儿全血引起的同种免疫，该例中胎儿出血量是 15 mL，RhIG 用量应为 15 mL/30 mL=0.5 瓶。由于是粗略估计，如果计算的剂量小数点后部分大于 0.5，宜四舍五入至下一整数后再加 1，如果计算的剂量小数点后部分小于 0.5，宜四舍五入至上一整数后再加 1(表 22-1)。因此，上述举例中所需 RhIG 的数量应为 2 瓶。另外，示例如下：

计算得 1.6 瓶=2(四舍五入)+1(加 1)=3

计算得 1.4 瓶=1(四舍五入)+1(加 1)=2

产后 RhIG 注射时机宜为分娩后 72 h 以内。即使超过 72 h，ACOG 建议仍进行 RhIG 治疗。新生儿 D 抗原类型未知或未确定(如死产婴儿)时，也进行 RhIG 治疗。

根据准备情况，RhIG 可以肌内注射(IM)或静脉(IV)注射。如果使用肌内注射(IM)，多次给药应在 72 h 内的不同时间或不同部位进行注射。静脉注射的多次给药可根据产品说明书进行。

表 22-1　根据胎母出血量计算 RhIG 用量

胎儿细胞占总细胞的百分比(%)	瓶数	剂量	
		μg	IU
0.3~0.8	2	600	3000
0.9~1.4	3	900	4500
1.5~2.0	4	1200	6000
2.1~2.6	5	1500	7500

注：基于母亲血容量 5000 mL 计算；剂量计算标准为，出血量 15 mL 胎儿红细胞或 30 mL 全血需 1 瓶 RhIG(300 μg，1500 IU)

二、RhIG 血清学及作用机制

妊娠期间 RhIG 治疗的实施可能会使孕妇的抗体筛查出现阳性结果，但效价很少大于 4，因此不会对胎儿造成危害，偶尔可出现 DAT 结果阳性但新生儿并未发生溶血的情况。妊娠 28 周注射的 RhIG 有约 10% 可维持至分娩(IgG 的半衰期是 25 天)，此抗-D 不是主动免疫，因此若新生儿是 D 抗原阳性，产后宜继续注射 RhIG。

RhIG 均为 IgG，而主动免疫产生的抗体含有 IgM。因此，孕妇新产生的抗-D 常常可以在盐水介质中检测到，并且可完全或部分被 2-巯基乙醇或 DTT 灭活，而 RhIG 却不能。另外，被动获得的抗-D 效价很少能高于 4。抗体效价与 RhIG 的治疗效果和 FMH 血量并无关联。

RhIG 的作用机制尚未完全阐明。现有的证据表明 D 抗原阳性红细胞可经 RhIG 的调理作用被巨噬细胞清除，同时红细胞释放细胞因子促使免疫调节[27]。但已知的可预防同种免疫的 IgG 分子比红细胞上的 D 抗原位点少得多。

第三节　ABO 溶血病

RhIG 临床应用后，ABO 不相容成为导致 HDFN 的最常见原因。O 型血母亲天然存在的 IgG 类抗-A，B 可通过胎盘与胎儿红细胞表面的 A 或 B 抗原结合，导致 HDFN。但此类胎儿红细胞的破坏很少会导致严重的贫血，原因是胎儿 ABO 抗原发育尚不成熟且抗体可被组织和可溶性血型抗原中和；同时，ABO HDFN 没有补体介导的溶血机制。如果脐带血的 DAT 结果为阴性，即使母亲有相应的 ABO 血型抗体，发生 ABO HDFN 的可能性也不大。出生后，大部分高胆红素血症都可被光疗治愈，极少数情况下需要进行换血治疗。

在 O 型母亲的 A 型或 B 型婴儿发生 ABO HDFN 更为严重。欧洲裔或亚洲裔人群中，A 型婴儿最易发生 ABO HDFN；而非洲裔人群中，B 型婴儿最有可能受到影响。ABO 血型系统 HDFN 的发病率总体来说非洲比欧洲更高[8]。溶血情况较重时，DAT 结果几乎都是阳性[28]。

如果能够排除 ABO 血型系统 HDFN，宜怀疑有遗传自父亲的针对低频红细胞抗原的抗体。用抗人球蛋白技术检测脐带血放散液或母亲血清（如果 ABO 相容）与父亲的红细胞通常可以明确诊断。

第四节　免疫性血小板减少症

母体的血小板 IgG 抗体可以通过胎盘，引起严重的血小板减少症。免疫性血小板减少症可分为两类：FNAIT 和 ITP，二者的鉴别诊断对于治疗方案的选择十分重要。

一、胎儿新生儿同种免疫性血小板减少症

FNAIT 是由于母亲产生了针对于胎儿父系来源血小板抗原的抗体所引起。血小板抗原是特殊的多态性膜糖蛋白。约 80% 的 FNAIT 由人类血小板抗原 HPA－1a 引起，HPA－1a 存在于大约 98% 的美国人中[29]；大约 10% 由抗－HPA－5b 引起，4% 由抗－HPA－1b 引起，2% 由抗－HPA－3a 引起，6% 由其他抗体引起。FNAIT 在妊娠期间的发生率大约是 1/1 500 至 1/2 000[30]。

约 25% 的 FNAIT 为首次妊娠期间产生血小板抗体并影响胎儿。孕妇的抗体早在孕 17 周时即可检测到，胎儿可在怀孕 20 周的时候出现血小板减少。然而，FNAIT 往往直到出生时才被发现，新生儿可表现为出血点、瘀斑或颅内出血。FNAIT 中 10% ～30% 的婴儿和 50% 的胎儿会发生颅内出血[29]。当胎儿的血小板计数小于 50 000/μL 时发生出血的风险最高。胎儿造血系统对 FNAIT 的反应表现多样，可能出现代偿性骨髓增生；在极少数情况下，发生胎儿水肿；也可在无红细胞不相容的情况下发生胎儿贫血。

对有生产血小板减少症新生儿既往史的孕妇，产科医生需考虑潜在的风险。孕妇和父亲宜进行血小板抗原分型，且对孕妇进行同种抗体筛选。父亲的 DNA 分型可以确定相关抗原的纯/杂合性[31]。

胎儿的 DNA 基因分型可以早在妊娠 11 到 13 周时确定，如可能发生严重的血小板减少症或出血时，胎儿的评估宜在怀孕 20 周或更早开始。脐带穿刺术可用于检测血小板计数，宜选择经辐照、降低 CMV 感染风险处理、相关抗原阴性的血小板进行输注。

如有需要宜进行宫内血小板输注治疗血小板减少症，避免出血。因抗－1a 是最常见的血小板抗体，许多供血机构对 HPA－1a 阴性的供者进行区分，可以为 IUT 准备合适的血小板。如果母亲的相关血小板抗原是阴性，洗涤后血小板可用于宫内输注。在紧急情况下需要进行血小板输注，而母亲的血小板不能获得时，可以使用未经选择的血小板进行输注[32]。

在确定胎儿有患病风险时，需对母亲进行 IVIG 治疗，剂量通常是 1 g/kg 体重，每周使用一次。在一项回顾性研究中，单独使用 IVIG 治疗似乎与宫内输注血小板治疗在安全性及有效性上一致[33]。然而，IVIG 治疗可能失败，因此需要经脐带穿刺对胎儿血小板计数进行监测并进行宫内血小板输注[34]。输血和 IVIG 治疗的目的是为了避免出血。不推荐通过胎儿超声监测出血，因为一旦出现颅内出血通常导致永久性脑损伤。在阴道分娩前，胎儿血小板计数宜 >50 000/μL。

出生后几小时到几天内，婴儿的血小板计数可能减少，2～3 周后，随着抗体被清除，婴儿的血小板计数恢复正常。无论第一胎出现或不出现严重血小板减少症和颅内出血，都会影响下一次妊娠的结局[35]。

二、免疫性血小板减少症

针对血小板的自身抗体与母体自身、供血者或胎儿的血小板发生反应，是胎儿和新生儿血小板减少症的另一个病因。孕妇发生血小板减少症常见且很少与 ITP 相关，但如果发生 ITP 可同时引起母亲和胎儿的血小板减少。值得庆幸，只有 10% 患有 ITP 的新生儿血小板计数 <50 000/uL，并且只有 1% ～2% 的新生儿有高危出血风险[36]。

血小板减少的孕妇或者先前诊断为 ITP 的孕妇宜对血清血小板自身抗体进行检测。阴性结果通常可表明血小板减少是由其他因素引起，不会对胎儿或新生儿造成影响。相反，如果孕妇有严重的血小

板减少并且有瘀点或自身抗体引起出血的证据，宜对孕妇使用非妊娠妇女 ITP 的治疗方案进行治疗。

使用强的松 1 ~2 mg/kg 通常有效，然而，对于持续的孕妇血小板减少，要求 IVIG 使用 2 ~5 天，剂量为 1 g/kg/d。孕妇血小板计数与新生儿血小板计数并不相关[36]；通常也不推荐采集胎儿血液标本进行血小板计数，经脐带穿刺的发病和死亡风险等同于或高于宫内出血及分娩时出血的风险。如果已进行了胎儿血液样本采集，宜同时输注血小板。约 15% 的新生儿需要进行血小板输注[36]。

要点

1. HDFN 是由母体产生了针对父系红细胞抗原的同种抗体所致。母体 IgG 抗体可通过胎盘并破坏胎儿红细胞。
2. 某些抗体，如抗 - I，抗 - P1，抗 - Le^a 和抗 - Le^b，无临床意义，临床上最常见的重要抗体是抗 - D，- k 和 - c。
3. 在妊娠中期即可采集母体血浆对胎儿 DNA 进行分子分型。
4. 推荐的效价检测方法为经典抗人球蛋白方法(37℃温育 60 min)，其他方法，如白蛋白 AHG 法和凝胶法会造成抗体效价升高而导致产科医生误判。
5. 对于 IUT 的输血治疗，宜输注辐照、降低 CMV 感染风险处理、血红蛋白 S 阴性、O 型(大多数情况下)血液，并且采集时间小于 7 天。
6. 玫瑰花结试验对 10 mL 或 10 mL 以上的母胎出血是一种敏感检测方法，流式细胞术可以精确检测血红蛋白 F 和/或 D 抗原阳性的红细胞。
7. 计算 RhIG 的剂量时小数点后的数字宜四舍五入，并在该结果的基础上再加 1。
8. 尽管 ABO 血型系统发生 HDFN 较为普遍，但是很少发生严重贫血。出生后，可以单独使用光照疗法治疗高胆红素血症。
9. 胎儿/新生儿同种免疫性血小板减少症，首次妊娠 17 周时便可产生血小板抗体，妊娠 20 周即可发生胎儿血小板减少症。宜选择经辐照、降低 CMV 感染风险处理、相关抗原阴性的血小板，血小板输注治疗是有效的。

参考文献

[1] Bowman JM, Pollock JM, Penston LE. Fetomaternal transplacental hemorrhage during pregnancy and after delivery. Vox Sang 1986; 51: 117 -121.

[2] Sebring ES, Polesky HF. Fetomaternal hemorrhage: Incidence, risk factors, time of occurrence, and clinical effects. Transfusion 1990; 30: 344 -357.

[3] Bowman JM. The prevention of Rh immunization. Transfus Med Rev 1988; 2: 129 -150.

[4] Bowman JM. Controversies in Rh prophylaxis: Who needs Rh immune globulin and when should it be given? Am J Obstet Gynecol 1985; 151: 289 -294.

[5] Klein HG, Anstee DJ. The Rh blood group system. In: Mollison's blood transfusion in clinical medicine. 12th ed. Oxford: Wiley-Blackwell, 2014: 167 -213.

[6] van der Schoot CE, Martine Tax GH, et al. Prenatal typing of Rh and Kell blood group system antigens: The edge of a watershed. Transfus Med Rev 2003; 17: 31 -44.

[7] Vaughan JI, Manning M, Warwick RM, et al. Inhibition of erythroid progenitor cells by anti-Kell antibodies in fetal alloimmune anemia. N Engl J Med 1998; 338: 798 -803.

[8] Klein HG, Anstee DJ. Haemolytic disease of the fetus and newborn. In: Mollison's blood transfusion in clinical medicine. 12th ed. Oxford: Wiley-Blackwell, 2014: 499 -548.

[9] Pollock JM, Bowman JM. Anti-Rh(D) subclasses and severity of Rh hemolytic disease of the newborn. Vox Sang 1990; 59: 176 -179.

[10] Firan M, Rawdon R, Radu C, et al. The MHC class I-related receptor, FcRn, plays an essential role in the maternal transfer of gamma globulin in humans. Int Immunol 2001; 13: 993 -1002.

[11] Dennery PA, Seidman DS, Stevenson DK. Neonatal hyperbilirubinemia. N Engl J Med 2001; 344: 581 -590.

[12] Moise KJ Jr. Management of rhesus alloimmunization in pregnancy. ObstetGynecol2008; 112: 164 -176.

[13] Kanra T, Erdem G, Tekinalp G, et al. Further hemolytic disease of the newborn caused byanti-M. Am J Hematol1996; 53: 280 -281.

[14] Wagner FF, Flegel WA. RHD deletion occurred in the Rhesus box. Blood 2000; 95: 3662 -3668.

[15] Akolekar K, Finning K, Kuppusamy R, et al, Fetal RHD genotyping in maternal plasma at 11 - 13 weeks of gestation. Fetal Diagn Ther 2011; 29: 301 -306.

[16] Hilden JO, Backleman K, Nilsson J, Ernerudh J. Flow-cytometric quantitation of anti-D antibodies. Vox Sang

1997; 72: 172 - 176.

[17] Schonewille H, Klumper FJCM, Watering LMG, et al. High additional maternal red cell alloimmunization after Rhesus- and Kmatched intrauterine intravascular transfusions for hemolytic disease of the fetus. Am J ObstetGynecol2007; 196: 143. e1 - 6.

[18] Rodunovic N, Lockwood CJ, Alvarez M, et al. The severely anemic and hydropic isoimmune fetus: Changes in hematocrit associated with intrauterine death. Obstet Gynecol 1992; 79: 390 - 393.

[19] Schwartz J, Winters JL, Padmanabhan A, et al. Guidelines on the use of therapeutic apheresis in clinical practice—Evidence-based approach from the Writing Committee of the American Society for Apheresis. The Sixth Special Issue. J Clin Apher2013; 28: 145 - 284.

[20] Margulies M, Voto LS, Mathet E. High dose intravenous IgG for the treatment of severe Rhesus alloimmunization. Vox Sang 1991; 61: 181 - 189.

[21] American Academy of Pediatrics Subcommittee on Hyperbilirubinemia. Management of hyperbilirubinemia in the newborn 35 or more weeks gestation. Pediatrics 2004; 114: 297 - 316.

[22] Domen RE. Policies and procedures related to weak D phenotype testing and Rh immune globulin administration. Arch Pathol Lab Med 2000; 124: 1118 - 1121.

[23] Flegel, WA. How I manage patients and donors with weak D phenotype. Curr Opin Hematol 2006; 13: 476 - 483.

[24] Prevention of Rh D alloimmunization. ACOG practice bulletin #4. Washington, DC: American College of Obstetricians and Gynecologists, 1999.

[25] Radel DJ, Penz CS, Dietz AB, Gastineau DA. A combined flow cytometry-based method for fetomaternal hemorrhage and maternal D. Transfusion 2008; 48: 1886 - 1891.

[26] Sandler SG, Delaney M, Gottschall JL, College of American Pathologists Transfusion Medicine Resource Committee. Proficiency tests reveal the need to improve laboratory assays for fetomaternal hemorrhage for Rh immunoprophylaxis. Transfusion 2013; 53: 2098 - 2102.

[27] Branch DR, Shabani F, Lund N, Denomme GA. Antenatal administration of Rh-immune globulin causes significant increases in the immunomodulary cytokines transforming growthfactor -β and prostaglandin E2. Transfusion 2006; 48: 1316 - 1322.

[28] Herschel M, Karrison T, Wen M, et al. Isoimmunization is unlikely to be the cause of hemolysis in ABO-incompatible but direct antiglobulin test-negative neonates. Pediatrics 2002; 110: 127 - 1230.

[29] Davoren A, Curtis BR, Aster RH, McFarland JG. Human platelet antigen-specific alloantibodies implicated in 1162 cases of neonatal alloimmune thrombocytopenia. Transfusion 2004; 44: 1220 - 1225.

[30] Williamson LM, Hackett G, Rennie J, et al. The natural history of fetomaternal alloimmunization in the platelet-specific antigen HPA - 1a (PlA1, Zwa) as determined by antenatal screening. Blood 1998; 92: 2280 - 2287.

[31] Radder CM, Brand A, Kanhai HH. A less invasive treatment strategy to prevent intracranial hemorrhage in fetal and neonatal alloimmune thrombocytopenia. Am J Obstet-Gynecol2001; 185: 683 - 688.

[32] Kiefel V, Bassler D, Kroll H, et al. Antigen-positive platelet transfusion in neonatal alloimmune thrombocytopenia (NAIT). Blood 2006; 107: 3761 - 3763.

[33] Van den Akker ESA, Oepkes D, Lopriore E, et al. Noninvasive antenatal management of fetal and neonatal alloimmune thrombocytopenia: Safe and effective. Br J Obstet-Gynaecol2007; 114: 469 - 473.

[34] Silver RM, Porter TF, Branch DW, et al. Neonatal alloimmune thrombocytopenia: Antenatal management. Am J Obstet Gynecol 2000; 182: 1233 - 1238.

[35] Birchall JE, Murphy MF, Kroll H. European collaborative study of the antenatal management of feto-maternal alloimmune thrombocytopenia. Br J Haematol2003; 122: 275 - 288.

[36] Webert KE, Mittal R, Sigouin C, et al. A retrospective 11 - year analysis of patients with idiopathic thrombocytopenic purpura. Blood 2003; 102: 4306 - 4311.

第 23 章

新生儿和儿童输血实践

新生儿和儿童患者的输血实践不同于成人[1]。这些差异与胎儿到青少年过渡时期的生理变化有关。在新生儿和儿童这个多样化群体中，血容量、血液指标、免疫系统成熟度，以及血容量减少和缺氧导致的生理反应都是多变的，这也使得儿童的输血实践更为错综复杂。本章将讨论新生儿和儿童输血实践中的两个不同的时期：4 个月以下的婴儿以及 4 个月以上的幼儿和儿童。婴幼儿输血实践具体包括：①小容量血液成分的制备；②血液成分的输注指征；③输血和血液置换；④特殊疾病的输血支持治疗；⑤血液成分特殊处理的基本原理；⑥儿童大量输血方案（massive transfusion protocol，MTP）。

第一节　4 个月以下婴儿的输血

一、血液成分制备和输血治疗的注意事项

4 个月以下的患儿，血容量或血浆容量少且器官系统功能不成熟，需要特殊的方法进行成分输血。这一点对极低体重出生儿（<1500 g）和超低体重出生儿（<1000 g）尤其重要。

1. 胎儿和新生儿生理特点对输血的影响

健康足月新生儿脐带血平均血红蛋白（hemoglobin，Hb）水平为 169 ± 16 g/L，而早产儿为 159 ± 24 g/L。Hb 浓度通常在出生后的最初几周下跌，导致新生儿和早产儿的生理性贫血[2]。通常认为这两类贫血都是自限性，并不具有危害性。

Hb 下降速率与出生时的胎龄相关。出生后 4 到 8 周，体重在 1 000 ~ 1 500 g 的早产儿，其 Hb 可降至 80 g/L；出生时体重小于 1 000 g 的早产儿，其 Hb 可降至 70 g/L[3]。Hb 的生理性下降受以下几个因素影响：①促红细胞生成素（erythropoietin，EPO）减少导致红细胞生成减少；②胎儿红细胞存活率降低；③生长迅速导致血容量增加。由于肺血流量增加，动脉血氧分压（PaO_2）升高，以及红细胞 2，3 - DPG 及 HbA 增加，组织供氧增加，从而使 EPO 生成减少。

2. 婴儿体重及血容量与临床输血

婴幼儿患者的血容量随体重的变化而变化。一个足月新生儿的血容量约为 85 mL/kg，而早产儿则为 100 mL/kg。由于早产儿的血液总量小（100 mL 或更少），血库必须能够提供相应小容量的血液成分。

多种因素导致新生儿频繁输血，其中包括由于反复采血检查导致的医源性失血等。新生儿难以耐受低血容量，当血液丢失超过血容量的 10% 时左心室每搏量将下降，但心率却不随之增快，必须通过增加外周血管阻力代偿心输出量减少以维持体循环血压。最终，因组织血液灌注和氧合不足导致代谢性酸中毒[4]。

在某些临床情况下确实需要靠输血来维持 Hb 不低于目标值，但并非是失多少血就输多少血[5]。当患儿多次接受输血后，循环中胎儿的 Hb 会相应降低，成人的 Hb 则相应升高。

3. 红细胞生成

新生儿对 EPO 的反应不同于成人和年龄较大的儿童。在年龄较大的儿童中，肾脏的氧传感器可识别出氧供减少，随后释放 EPO 进入血液循环。胎儿这种氧传感器位于肝脏且不敏感，缺氧时 EPO 的生成量相对减少（低反应性）。这种低反应性可能是为了避免胎儿在宫内低氧环境中引发红细胞增多症。

尽管 EPO 的生产部位最终都会由肝脏转移至肾，无论贫血程度如何，大部分早产儿生产 EPO 的

量都极少[6]。研究证明，使用人类重组促红细胞生成素，作为输血的替代方案，能够减少早产儿的输血次数，从而降低输血风险和减轻贫血危害[7]。随着限制性输血策略的广泛应用，临床医生已经减少了极低体重患儿的采血次数，使得医源性贫血的发生率降低和输血次数减少。大多数情况下，这种减少采血次数的方法能够取得与EPO治疗相同的疗效(即减少输血次数)，既不需要昂贵的药物又避免了发生不良反应的风险。

4. 冷应激反应

低温可激发新生儿一系列反应，包括：①代谢率升高；②低血糖；③代谢性酸中毒；④可能会导致缺氧、低血压和心脏骤停的窒息事件。所有新生儿的换血治疗都需要用输液管加热的方式进行血液加温，以预防低体温的危害。由于有发生溶血的风险，应当避免使用辐射加热器给血液加温。此外，如新生儿在进行光疗，输血管路应尽量避免暴露在光疗灯下，防止溶血[8]。

5. 免疫状态

免疫系统不成熟易使婴幼儿发生感染性和非感染性的输血风险。事实上，由于其免疫系统不健全，大多数供早产儿和新生儿使用的血液成分需经特殊处理。胎儿的体液免疫(抗体保护)是以胎盘转移免疫球蛋白的方式由母亲自妊娠初期(大约12周)提供。妊娠20~33周时，由于胎盘选择性转运系统成熟，胎儿IgG水平明显升高。由于胎儿体内的IgG分解速度慢于母体，使其在新生儿时期得以保存经胎盘转移的母源性抗体。新生儿很少产生意外的红细胞同种抗体(无论是IgG类还是IgM类抗体)。这种红细胞同种抗体缺乏的原因目前尚不明确，已有假说认为这是由于辅助T细胞功能缺陷，抑制T细胞活性增强，或抗原提呈细胞功能低下造成的[9]。

细胞免疫应答在这一时期也未完全成熟，使婴儿易患输血相关性移植物抗宿主病(transfusion-associated graft-vs-host disease，TA-GVHD)。在确诊或疑似先天性免疫缺陷的新生儿中，TA-GVHD的病例最多。非免疫缺陷的婴儿发生TA-GVHD的病例大部分出现在进行宫内输血和新生儿换血后[10-11]。极度早产儿、新生儿同种免疫性血小板减少症患者以及行体外膜式氧合(extracorporeal membrane oxygenation，ECMO)治疗患儿与一些罕见的TA-GVHD病例相关[10,12]。一旦婴幼儿发生输血相关性移植物抗宿主病，其死亡率高于90%。输血前对含细胞的血液成分进行辐照可预防输血相关性移植物抗宿主病[12-13]。

6. 代谢问题

4个月以下的婴幼儿，大量输血即再造全血(悬浮红细胞和血浆按全血比例输注)过程中可能导致酸中毒和(或)低血钙，因其肝脏功能未健全，不能有效地代谢枸橼酸。婴幼儿的肾脏功能未健全也将引发这些并发症，与大龄幼儿和儿童相比，婴幼儿肾小球滤过率低，浓缩能力差，难以排泄过量的钾离子、酸性代谢产物和钙离子。

①钾：尽管悬浮红细胞的血钾水平较高，但小剂量缓慢输注悬浮红细胞对4个月以下婴儿的血清钾浓度几乎没有影响。在计算输入的钾离子量时，Strauss[13-14]发现在保存液中储存42天的1单位悬浮红细胞(血细胞比容为80%)，当以10 mL/kg的剂量输注时同时把2 mL含有0.1 mmol/L钾离子的血浆输入血液循环中。这一剂量的钾远远低于患儿每公斤体重2~3 mmol/L钾离子的日常需求。必须强调的是，此计算方法不适用于大量红细胞(>20 mL/kg)输注。大量输注红细胞时患儿的血钾可以迅速升高，尤其是在手术、换血或ECMO时，升高程度取决于血液中血浆钾的水平和输血前对血液成分的处理[15-16]。

采血时红细胞抗凝保存剂决定了钾渗漏量。例如，储存于AS溶液中的1单位红细胞(如AS-1、AS-3或AS-5)比储存在CPDA-1中的红细胞产生的细胞外钾要少[13,17]。此外，血液成分的特殊处理，如辐照，可以增加钾渗漏。如果辐照或其他处理后，血液成分储存时间超过24 h则可能需要在输注前洗涤，以去除多余的钾离子[12]。使用洗涤的红细胞得到了一些病例的支持，这些病例来自接受过中心静脉或心内输注陈旧红细胞或辐照红细胞(辐照后储存时间>1天后输注)的婴幼儿，他们出现了严重的不良反应包括心脏骤停和死亡[18-19]。然而是否使用洗涤的血液成分仍存在争议，有些医院仍使用未洗涤的、小剂量的AS储存的血液成分给新生儿输血，要求这些血液不超过一定的存储时间或在辐照后不超过规定的期限[20]。

②2，3-DPG：红细胞在储存1到2周后，其2，3-DPG的含量会迅速下降。2，3-DPG降低不会影响大龄儿童和成年患者，因为他们有能力代偿体内减少的2，3-DPG，并能通过增加心率来代偿

缺氧。而小于4个月的婴幼儿无法有效地做到这一点，因为他们细胞内2，3－DPG含量低，当发生呼吸窘迫综合征或脓毒性休克时细胞内2，3－DPG的水平甚至更低。因此，如果新生儿输注了大量2，3－DPG缺乏的血液，会导致Hb氧解离曲线移位，Hb的氧亲和力升高，氧释放困难，最终使组织氧供减少。

因此，建议新生儿换血治疗时使用新鲜红细胞，保存<14天，但可能因不同医院的规定不同而稍有变化。然而，用新鲜红细胞进行小剂量输血的临床需求尚未达成共识，有人认为小剂量输血是不必要的[5, 13, 16]。有必要进行一个前瞻性的随机对照试验，以评估新生儿输注长时间储存红细胞和短时间储存红细胞的疗效差异(参见"RBC储存时间"章节部分)[21]。

二、红细胞输注

患病的新生儿比其他任何年龄组的患儿更有可能需要输注红细胞，红细胞也是新生儿期最常输注的血液成分[5]。当患病新生儿丢失大约10%的血容量或发生有症状性贫血时应考虑进行红细胞输注。

1. 适应证

在过去的15年中，已经发布了几个有关新生儿红细胞输血适应证的指南[22－26]。这些指南大多数是从临床实践中获取的，而不是根据已经发表的证据。因此，迫切需要对这一领域进行临床研究[27]。表23－1列出了最近发布的指南[23, 26]。

2. 相容性检测

美国血库协会(AABB)标准允许对4个月以下的婴幼儿进行限定的输血前血清学检测[28]。首次检测必须包括对患儿红细胞进行ABO血型和RhD血型测定，以及筛查患儿或母亲血浆(血清)中的不规则红细胞抗体。在住院期间，只要满足以下所有标准，就不需要再进行交叉配血试验以及ABO血型、RhD血型的重复测定：①抗体筛查结果呈阴性时；②输注O型悬浮红细胞，或输注ABO血型完全一致的悬浮红细胞，或输注ABO血型相容的悬浮红细胞时；③所输红细胞为RhD抗原阴性或与患者RhD血型一致时。4个月以下的婴幼儿不必检测患儿抗－A和抗－B的反定型试验。但是，在没有做相关测试(RhD血型测试，交叉配血试验)的O型悬浮红细胞发出之前，检测患儿血浆或血清中被动获得的母源抗－A或－B是必要的，并应做抗人球蛋白试验。如果存在抗体，必须输注ABO血型相容的红细胞，直到检测不到该获得性抗体为止。如果在患儿或母亲的血标本中检测到意外的非ABO血型同种抗体，那么患儿只能输注缺乏相应抗原或交叉配血相合的红细胞。这种输血原则应该持续到在患儿的血浆或血清中检测不到母源性抗体为止。复查患儿抗体的频率由医院输血科的操作流程决定。4个月以下的婴幼儿由于免疫功能还不成熟，因此一旦获得抗体阴性的筛查结果，就不再需要交叉配血和使用抗原阴性的血液。

表23－1　4个月以下婴幼儿的红细胞输注指南[23, 26]

1. Hct<20%伴网织红细胞计数降低和贫血症状(心动过速，呼吸急促，喂食情况差)
2. Hct<30%并伴下列任意一项： (1)面罩吸氧，氧浓度<35%； (2)鼻导管吸氧； (3)持续正压通气和(或)间歇指令呼吸机通气，平均气道压力<6 cm水柱； (4)伴有严重心动过速或呼吸急促(心率>180次/分持续24 h，或呼吸频率>80次/分)； (5)伴有严重呼吸暂停或心动过缓(12 h内发作超过6次；或在接受甲基黄嘌呤治疗期间，需要气囊或面罩通气，24 h内发作≥2次)； (6)伴有体重增加迟缓(摄入量≥100千卡/kg·d，持续4天，体重增加值<10 g/天)
3. Hct<35%并符合下列指征中任意一项： (1)面罩吸氧，氧浓度>35%； (2)持续正压通气或间歇指令机械通气平均气道压力为6~8 cm水柱
4. Hct<45%并符合下列指征中任意一项： (1)正在进行体外膜式氧合治疗； (2)伴有紫绀型先天性心脏病

多项观察性研究表明，在新生儿期对红细胞抗原产生同种异体免疫是罕见的[9，29－30]。因此，虽然成人和超过 4 个月大的儿童需要反复的配型和筛查，但小于 4 个月的婴儿是不必要的，并有可能导致严重的医源性失血。此外，输血科应避免向受血者输注任何可能带有意外同种抗体或 ABO 血型不相容抗体的血液成分[31]。

3. 新生儿成分输血

随着新生儿学科的不断发展，通过使用表面活性剂疗法、一氧化氮疗法、高频通气法及遵从输血实践指南等，使极早产儿能够存活。这些进展实质上减少了婴幼儿红细胞输注量。目前大多数新生儿输血发生于极低出生体重儿（very low birthweight，VLBW）[32]。

4. 小剂量血的制备

制备小剂量血目的是限制输注更多异体血，防止循环超负荷，减少异体输血相关风险[33－37]。有几种技术方法可达到这些目标，并最大限度地减少血液成分的浪费[38]。

小剂量红细胞通常采用多联袋系统制成[38－39]。血液中心多使用四联袋的方法：将一单位全血采集到 1 个母袋，然后分离转移到 3 个与母袋相连的子袋中。在制备成分血时首先分离血浆并转移到其中一个子袋中，剩余的红细胞根据需要分别转移到不同的子袋中。由于多连袋系统是一个完整和“密闭”的系统，每小袋红细胞和母袋血液保质期相同。

医院输血科可以根据需要取下（通过热合机或金属夹子）每袋血用于输注。没有无菌接驳设备（图 23－1）的输血机构，可用此法将一单位全血分成 3 袋使用[38]。然而，当分袋血剂量大于患者所需输注剂量时，血液仍存在浪费可能。

医院输血科若有无菌接驳设备，则可以有更多选择来生产更小剂量的血液，如转移包[如 PEDI-PAK 系统（Genesis BPS，Hackensack，NJ）图 23－2]，小容量袋，或带连接管的注射器[38]。注射器装置（图 23－3）能准确获得根据体重计算出的所需输血量[38]。有些注射器装置带有 150 微米管道内置过滤器用于分装血液，经过滤分装的血液发出后，可直接将含有血液的注射器安放在输液泵上输注，无需再进一步过滤。此过程省去了护士在床旁用注射器将血液从血袋中抽取出后再经输液泵输注的步骤，从而降低了污染、贴错标签、损伤血袋和血液溢出等风险[38]。

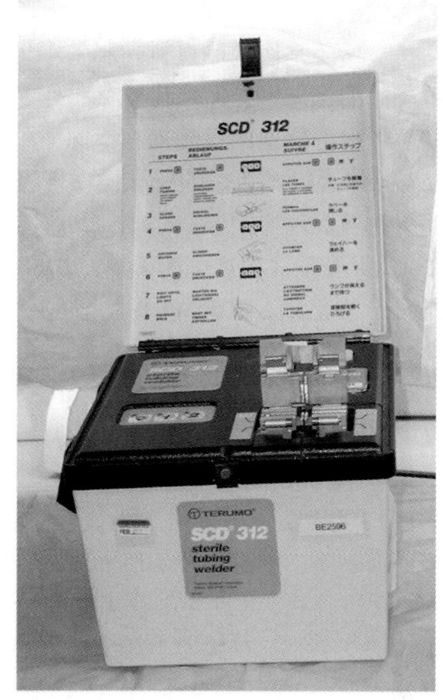

图 23－1　无菌接驳装置（Terumo Medical Corp.，Somerset，NJ）

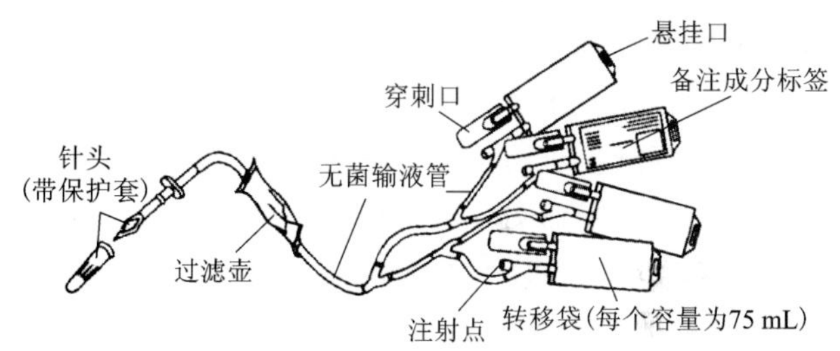

图 23－2　PEDI-PAK 系统（Genesis BPS，Hackensack，NJ）

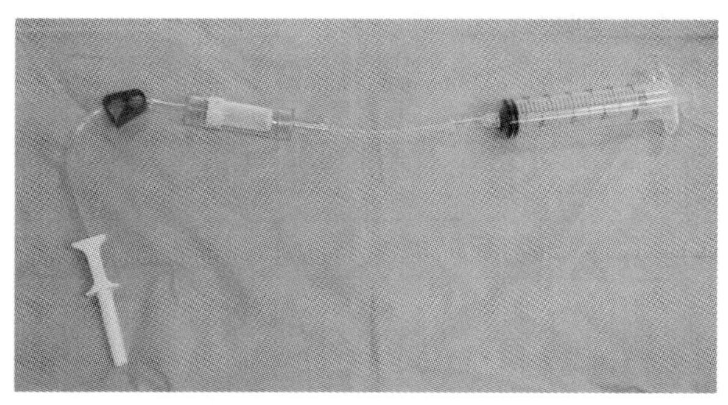

图 23－3　内置过滤器的注射器装置（Charter Medical，Ltd，Winston-Salem，NC）

此技术实现了受血者能够从一单位血中多次小剂量输血，可有效降低献血者暴露次数，前提是血液始终处在保质期内[40－41]。许多医院输血科根据患儿体重将 1 单位红细胞分别发放给一个或多个婴幼儿[34-40]。

无论是血站还是医院输血科在制备小袋血时必须标明每袋血的保质期，并对其来源和处置做好相应记录。小剂量分袋血的保质期在不同的单位会有差别，应当始终遵循本单位的标准操作规程。

5. 红细胞添加液

过去，给儿童输注的红细胞都用 CPDA-1 作为抗凝保护剂[40]。然而，随着 AS 保存液（见第六章）的改进并延长了红细胞的保质期，许多专家质疑 AS 保存液对新生儿的安全性。值得注意的是 AS 保存液中含有大量腺嘌呤和甘露醇，以及其和肾脏毒性的相关性。此外，甘露醇是一种强有力的利尿剂，对血流动力学有影响，可导致早产儿脑血流不稳定。

许多证据表明，小剂量（5~15 mL/kg）输注含有 AS 保存液的血液，对新生儿患者是安全的。以 AS-1 和 AS-3 为例，在接受小剂量输血的新生儿中未观察到有害影响[40-42]。输注含 AS 保存液的红细胞与输注 CPDA-1 保存液的红细胞在提高受血者 Hb 水平上疗效相同。Luban 及其同事针对各种临床情况进行计算，证明小剂量输入含有红细胞保存液的红细胞不存在重大风险[43]。

然而，对于肝肾功能不全的婴幼儿，建议去除红细胞保存液再进行输注，特别是当需要用同一单位血进行多次输血时。肝肾功能不全的婴幼儿在外伤大量输血时、心脏手术或换血治疗时，输注添加 AS 保存液的红细胞的安全性尚未可知。因此，在这些情况时使用添加 AS 保存液的红细胞应谨慎[21, 42-45]。

6. 红细胞储存时间

尽管临床上对红细胞储存时间与患者预后的相关性存在争议，但这个问题已经引起人们的关注。加拿大进行了一项关于"早产儿的红细胞储存时间（Age of Red Blood Cells in Premature Infants, ARIPI）"的随机对照试验，一组给需要输血的低出生体重婴儿随机使用保存小于等于 7 天的红细胞（平均保存时间为 5.1 天，n=188），另一组是保存时间 2~42 天的标准红细胞（平均保存时间为 14.6 天，n=189）[46]。主要复合终点指标包括坏死性小肠结肠炎（necrotizing enterocolitis, NEC）、脑室出血（intraventricular hemorrhage, IVH）和肺支气管发育不良。ARIPI 研究发现两组间的主要终点指标无显著差异，表明在早产儿人群中红细胞的储存时间对常见并发症发生率没有影响。

ARIPI 试验结论的可靠性受到质疑，因为该试验采用宽松输血策略、使用 SAG-M 保存的悬浮红细胞和用平均血液保存时间来计算结果，而该试验中所采用的输血方法，红细胞保存液和储存时间并不能代表美国大多数医院的通常做法[47]。因此，尚不能确定早产儿并发症发病率是否与输陈旧红细胞之间存在因果关系[47]。

7. 红细胞输注的特殊适应证

有症状的贫血是新生儿单纯输血的主要指征。具体而言，在出生后 24 h 内，患儿静脉 Hb<130 g/L 时考虑输注红细胞[48]。当患儿被采集或丢失约 10% 的血容量时亦应考虑输注红细胞。新生儿按 10 mL/kg 的剂量输注 Hct>80% 的红细胞时，约能提升 Hb 值 30 g/L。添加了 AS 保存液的红细胞 Hct 约为 65%，输入相同剂量此种红细胞后 Hb 增加值 <30 g/L（见表 23-2 的血液成分用量推荐和预期结果）[49]。

表 23-2　婴幼儿血液成分输注及剂量[49]

成分	剂量	预期增加值
红细胞	10~15 mL/kg	Hb 增加 20~30 g/L*
新鲜冰冻血浆	10~15 mL/kg	凝血因子增加 15%~20%（假设 100% 回收率）
血小板[浓缩或单采]	5~10 mL/kg	血小板计数增加 50 000/uL（假设 100% 回收率）†
抗血友病因子冷沉淀物	1~2 单位/10 kg	纤维蛋白原增加 60~100 mg/dL（假设 100% 回收率）

*预期增加值取决于使用的抗凝保存液：使用 CPD 和 CPDA-1 可提高 30 g/L；使用 AS-1，AS-3 和 AS-5 可增加 20 g/L。†假定 50 mL 血浆（源自全血采集）中 PLT≥5.5×10^{10}，250~300 mL 血浆（单采）中 PLT≥3.0×10^{11}。CPD，柠檬酸盐-磷酸盐-葡萄糖；CPDA-1，柠檬酸盐-磷酸盐-葡萄糖-腺嘌呤-1；AS，红细胞添加剂

两项针对需要输血的早产儿(Premature Infants in Need of Transfusion, PINT)及其预后随访的随机对照研究(The follow-up of the Premature Infants in Need of Transfusion study, PINTOS)与爱荷华州大学的一项研究，比较了对极低体重患儿采取限制性红细胞输注策略(Hb = 70 g/L)与开放式输注策略(Hb = 100 g/L)的疗效差异[50-52]。爱荷华州大学研究结果显示，与宽松输血相比，采取限制性输血策略患者的输血不良反应事件发生率更低(3.3 vs 5.2; P = 0.025)[52]。但采取限制性输血的婴儿脑室周白质软化和死亡发生率较高。PINT 研究(输血指征与爱荷华州大学研究一致)两组间无显著差异，其研究观察终点包括：死亡、肺支气管发育不良、早产儿视网膜病变(Ⅲ期以上)或脑损伤(室周白质软化、颅内出血 4 级或脑室扩大)[50, 52]。PINTOS 的研究表明，在出生后 18 ~ 24 个月，PINT 研究中采取限制性输血组的婴儿比宽松输血组的婴儿更易发生神经发育损伤[50-51]。

总之，这些研究表明，维持低出生体重新生儿较高的 Hb 水平，可以为其提供长期的神经系统保护[50-52]。然而，对于早产儿应采取限制性输血策略还是宽松输血策略还无定论，需要进一步的前瞻性随机对照研究。目前，美国正在进行一项名为"早产儿输血研究"(the Transfusion of Premature Infants Study, TOPS)[53]。

8. 高胆红素血症的换血治疗

新生儿换血治疗需置换相当 1 ~ 2 倍全身血容量的血液。换血治疗的主要目的是去除血液中过多的未结合胆红素（高胆红素血症）。高浓度胆红素可通过血脑屏障，聚集在早产儿和足月婴儿的基底节和小脑，并对中枢神经系统造成不可逆的损害，称为"核黄疸"。早产儿和足月婴儿易患高胆红素血症，因为他们肝脏处理胆红素的能力不足以及血脑屏障发育不完善，胆红素容易通过。光疗(使用荧光紫外灯)是目前治疗高胆红素血症的首选方案，换血治疗则作为光疗失败患儿的替代疗法。

换血治疗的两个关键目标是去除大量的未结合胆红素和最大限度地使残留胆红素与白蛋白结合。此外，在抗体介导的溶血反应中，换血疗法可以去除游离抗体以及和抗体结合的红细胞，再将其替换为抗原阴性的红细胞。

换血应在核黄疸出现之前进行。足月婴儿当胆红素水平低于 25 mg/dL 时很少发生核黄疸。然而，患病的 VLBW 婴儿当胆红素水平高于 8 mg/dL 时就可能发生核黄疸。

双倍血容量换血(足月儿根据 85 mL/kg 进行两次换血，VLBW 婴儿根据 100 mL/kg 进行两次换血)去除了 70% ~ 90% 的循环红细胞和约 50% 的总胆红素[55]。然而，在第一次换血后，因为血管外组织和血浆中胆红素的重新分布，血浆胆红素水平可能再次升高，需要再次换血治疗[56]。

换血疗法有时被用于去除母亲临产前因用药而聚集的毒素、药物和化学物质。婴儿因早产和(或)先天性代谢不全而导致体内有害代谢产物蓄积，或药物中毒时也可进行换血疗法[57-58]。

9. 换血

①血液成分选择及其生理作用：通常用红细胞和 ABO 血型相容的新鲜冷冻血浆(Fresh Frozen Plasma, FFP)混合进行换血。目前尚无最佳的混合血液成分的方法。常用保存时间少于 7 天且保存液为 CPDA - 1 的红细胞，可以避免高钾血症和尽可能延长红细胞在患儿体内的存活时间[59]。当使用 AS 保存液的红细胞时，某些医院会去除含保存液的血浆以减少输血量。

大多数输血科提供 HbS 阴性，巨细胞病毒(cytomegalovirus, CMV)感染风险低（去除白细胞或血清 CMV 反应阴性)，且经过辐照后的红细胞。辐照后应立即进行换血，以防止高钾血症。有专家建议洗涤红细胞或去除已辐照红细胞的上清液，以防高血钾导致心律失常[60]。

在某些情况下，换血治疗时输入的葡萄糖量过大，会刺激婴儿胰腺释放胰岛素，导致反弹性低血糖。因此，在换血开始的几个小时内应监测婴儿血糖水平。

②血容量和红细胞压积的计算：当进行新生儿双倍血容量置换时，很少需要输注超过 1 单位的红细胞。用于置换的血液 Hct 为 45% ~ 60%，且有可提供凝血因子的足够的血浆(根据估计的血容量)[60]。如果新生儿病情需要换血后维持较高 Hct，换血开始时可以输注小剂量红细胞或使用高 Hct 的红细胞。用于置换的血液成分应充分混合，从而使整个血液交换过程中 Hct 维持在恒定水平。可以通过去除的最后一份血来检测婴儿的 Hct 和胆红素水平。

③血管通路：脐静脉留置管可用于早产儿和足月婴儿出生后的换血。当不能用脐静脉留置管时，可用小隐静脉留置管代替。

④技术：通常采用两种换血技术：等容法和手动反复抽注法。在等容法换血中，用两个相同口径的导管连接两条血管通路，由同一个微量泵调节置换量，达到出入平衡。通常脐静脉用于输入，脐动脉用于抽出。手动反复抽注法是通过一条血管通路（常用脐静脉）完成，需要一个三通连接。三通分别连接到血袋、患儿和一个带刻度的废液容器。换血时推荐使用标准的过滤器和输血管路加温器。

这两种方法每次抽出和注入的绝对最大血容量取决于婴儿的体重和血流动力学状态。通常，在3～5min一个循环内，去除和输入的血容量不超过5mL/kg或全血容量的5%[59]。换血速度不宜太快，因为突然的血液动力学变化可能影响脑血流并改变颅内压，从而造成脑室出血[61]。完成一次双倍血容量换血治疗通常需要90～120min[59]。

三、血小板输注

轻度、中度血小板减少症（血小板计数<150×10^9/L）是患病早产儿和婴儿中最常见的凝血异常。新生儿监护病房里有约20%的婴儿会发生此类情况[62]。血小板减少的原因包括血小板生成减少、血小板破坏增加、血小板分布异常和（或）大量输血后的血小板稀释。血小板的破坏增加是最常见原因，通常与患儿各种自限性疾病相关。

1. 适应证

血小板计数<50×10^9/L，并伴有活动性出血，是大多数早产儿和足月儿输注血小板的指征[63]。

此血小板预防输注指征存在争议（见表23－3输血适应证和阈值）[27, 64]。成年患者除非血小板计数降到10×10^9/L以下，否则很少出现严重出血并发症。与成年患者不同，合并其他疾病的早产儿可能会在较高的血小板计数时发生出血。导致早产儿出血风险增加的可能因素包括：①凝血因子浓度较低；②循环中的抗凝剂抑制凝血酶；③容易发生血小板功能紊乱；④血管脆性增加[63]。

早产儿的常见严重并发症是IVH，大约40%的早产儿在出生后72h内会发生IVH。虽然预防性血小板输注可能增加血小板计数和缩短出血时间，但不会降低IVH的发病率。当IVH>2级，血小板减少症与IVH发病率无关[62, 65]。此时是否需要输注血小板及输注量仍存在争议。输注血小板后15～60 min查血小板计数可以帮助评估血小板的存活率，但血小板计数并不能预测其止血效果。

2. 成分和剂量

以5～10 mL/kg的剂量输注浓缩血小板可提高新生儿血小板计数（50～100）×10^9/L（取决于输注的血小板浓度）。单采血小板的输注剂量与此相同。对于超重儿童（>10 kg），每10 kg输1单位（浓缩）血小板约提高血小板计数50×10^9/L。

血小板应当ABO同型/相容性输注，且不含有临床意义的红细胞不规则抗体。儿童特别是婴幼儿，因血容量少，应避免输入ABO血型不符的血浆。如果需要给婴儿输入ABO血型不相容的血小板，可以通过洗涤去除血浆（见方法6－14）。去血浆后，血小板可能在0.9%氯化钠溶液或血型相容的血浆中重新悬浮。但是，应避免用常规离心法去除血小板制剂中的血浆，既没必要也会损伤血小板[62－63]。

表23－3　婴幼儿血小板输注指南[23, 26]

伴有血小板减少症	不伴有血小板减少症
1. 血小板计数在（5～10）×10^9/L伴血小板生成障碍	1. 与血小板功能异常相关的活动性出血
2. 新生儿血小板计数<30×10^9/L伴血小板生成障碍	2. 进行体外循环手术患者发生不明原因的失血过多
3. 稳定早产儿血小板计数<50 ×10^9/L：	3. 进行ECMO治疗的患者：
（1）伴活动性出血；	（1）血小板计数值<100×10^9/L；
（2）在有创性操作之前伴血小板生成障碍	（2）血小板计数较高但有出血
4. 患病早产儿血小板计数<100×10^9/L：	
（1）伴活动性出血；	
（2）DIC患者在进行有创性操作前	

DIC，弥散性血管内凝血；ECMO，体外膜肺氧合

此外，当血小板储存于注射器中时，pH 值会迅速降低，对已存在酸中毒的患儿，可能会使病情加重[68-70]。因此，当将血小板制剂放入注射器中后，应尽早输注，在注射器中储存不应超过 4 h。

四、血浆输注

由于大多数凝血因子不能从胎盘转运给胎儿，婴儿必须自己合成凝血因子。但出生后早期的婴儿无法合成正常水平的凝血因子。

生理上的原因，婴儿低水平的维生素 k 依赖性因子（Ⅱ因子，Ⅶ因子，Ⅸ因子和Ⅹ因子）和接触因子［Ⅺ因子，Ⅻ因子，前激肽释放酶（PK），高分子激肽原（HMWK）］使他们的凝血试验结果与较大儿童或成人不同（见表 23－4）[71-72]。此外，天然产生的维生素 K 依赖性抗凝剂（蛋白 C 和蛋白 S）和非维生素 K 依赖性抗凝血酶蛋白在出生时处于低水平。尽管凝血和抗凝系统均处于低水平，但健康新生儿的凝血和抗凝系统通常是保持平衡的，很少出现自发性出血和血栓形成（见表 23－4）[72]。然而，这两个系统的储备代偿能力有限。在出生后第 1 周，患病早产儿可能会发生严重出血。输冷沉淀和 FFP 可以治疗出血或凝血并发症如弥散性血管内凝血（disseminated intravascular coagulation，DIC）[73-74]。

1. 新鲜冰冻血浆

FFP 常用来补充早产儿和婴儿的凝血因子，特别是当存在多种凝血因子缺乏时，如新生儿出血性疾病或维生素 K 缺乏症（表 23－5）。FFP 的常规剂量是 10～15 mL/kg，除非有明显的凝血因子消耗，此剂量可使所有凝血因子活性和水平提高 15%～20%。

为了减少每位受血者的献血者暴露，最大限度地减少血浆浪费，可以用多连袋将分离后的血浆直接冰冻成多个分袋血浆[26]。解冻后，这些分袋血浆可以分别发给多个患儿，在 24 h 内输注完毕。

婴儿 FFP 必须 ABO 血型相同或相容性输注，并不含有临床意义的不规则抗体。因为婴幼儿血容量小，随血浆输入的抗体可以达到很高浓度。一些医院常用 AB 型 FFP，将一个单位的 FFP 分装成多个小包装，发放给多个婴幼儿。

2. 冷沉淀凝血因子

冷沉淀输注主要治疗因纤维蛋白原数量减少或功能低下（先天性或后天性）或凝血因子ⅩⅢ缺乏所致的疾病。冷沉淀通常与血小板和 FFP 联合治疗新生儿 DIC。通常，1 单位冷沉淀足以达到婴儿的止血效果。

冷沉淀首选 ABO 血型相容输注，因为大量输注 ABO 血型不符的冷沉淀可能导致 DAT 阳性，在极端情况下会导致轻度溶血[75-76]。

血友病 A 患者不推荐输注冷沉淀，因为血友病 A 的标准治疗是使用重组凝血因子Ⅷ制品或病毒灭活的单克隆抗体纯化的血浆Ⅷ制品[73,77]。此外，冷沉淀仅在没有 vWF 浓缩制品时用于治疗血管性血友病。有关冷沉淀使用的其他指南，请参见表 23－5。

表 23－4　止凝血的实验室筛查：新生儿 vs. 成人（经许可转载）[71]

	早产儿 vs. 足月儿	新生儿 vs. 较大儿童/成人	达到成人水平时的年龄
aPTT	延长	延长	16 岁
PT	延长	相同或延长	16 岁
INR	增高	相同或增高	16 岁
TT	延长	相同或延长	5 岁
BT	延长	缩短	1 个月
PFA－100	延长	缩短	1 个月
血栓弹力图			
R 值	相同	缩短	3 个月
K 值	相同	缩短	3 个月
G 值	更强	更强	3 个月

aPTT，活化部分凝血活酶时间；PT：凝血酶原时间；INR，国际标准化比值；TT，凝血酶时间；BT，出血时间；R 值，凝血时间；K 值，血块形成时间；G 值，最大血块强度

表 23-5 婴幼儿血浆输注指南[23, 26]

新鲜冰冻血浆
1. 弥散性血管内凝血的支持治疗。 2. 血浆置换治疗： (1)当缺乏单一凝血因子浓缩剂时，如抗凝血酶缺乏，蛋白酶 C 或 S 缺乏，以及凝血因子Ⅱ、Ⅴ、Ⅹ和Ⅺ缺乏，但不仅限于这些凝血因子； (2)需要用 FFP 进行治疗性血浆置换时(可选用去冷沉淀血浆，即从 FFP 中去除了冷沉淀后的血浆)。 3. 紧急情况下用于逆转华法林作用，如在有创性操作前有活动出血者。 注：扩容或加速伤口愈合不是 FFP 的适应证。
冷沉淀凝血因子
1. 低纤维蛋白原血症或纤维蛋白原异常血症，伴活动性出血。 2. 低纤维蛋白原血症或纤维蛋白原异常血症，同时接受有创性操作者。 3. 凝血因子ⅩⅢ缺乏伴活动性出血或进行有创性操作，无浓缩凝血因子ⅩⅢ可用时。 4. 血友病 A 患儿发生出血但固定捐献者的冷沉淀不足时(当重组因子Ⅷ或凝血因子Ⅷ浓缩剂无法获得时)。 5. 制备纤维蛋白粘合剂。 6. 血管性血友病伴活动性出血，但需要同时符合以下两种情况时： (1)禁用去氨加压素(Deamino-D-arginine vasopressin, DDAVP)、无 DDAVP 或 DDAVP 无效时； (2)凝血因子Ⅷ浓缩剂(含有血管性血友病因子)无法获得时。

五、粒细胞输注

1. 适应证

粒细胞输注治疗新生儿脓毒血症疗效不明确，很少使用。在输注粒细胞前，必须确认如下事项：①有细菌或真菌脓毒血症的有力证据；②中性粒细胞计数绝对值低于 500/μL(0.5×10^9/L)，伴慢性肉芽肿性疾病，或白细胞黏附力减弱；③储存池减少(如骨髓中 7% 的有核细胞是晚幼粒或更成熟的粒细胞)[15, 78-79]。粒细胞输注指南见表 23-6。

2. 成分和剂量

浓缩粒细胞是由标准的单采技术或通过全血离心后的白膜层制成。婴儿常用剂量是 10~15 mL/kg 体重，其数量为每公斤体重 1×10^9 ~ 2×10^9 个中性粒细胞[15, 78]。治疗应每日进行，直至中性粒细胞计数达到正常和(或)患儿的临床症状改善。

根据 AABB 标准，当患儿有发生 TA-GVHD 风险时血液成分必须进行辐照，而且如果受血者 CMV 血清反应阴性则必须输来自 CMV 血清反应阴性的献血者的血液成分以防止病毒传播[28]。由于粒细胞制剂中含有大量红细胞内物质，因此，粒细胞必须与婴儿受血者红细胞 ABO 血型相容。有医院还提供 D 抗原相容的粒细胞以减少 Rh 血型同种异体免疫。

静脉注射免疫球蛋白在新生儿早期脓毒血症治疗中也有研究，但在婴幼儿患者中常规应用尚未达成共识。

表 23-6 婴幼儿粒细胞输注指南[23, 26]

1. 患中性粒细胞减少或功能障碍的婴幼儿，发生脓毒血症，同时标准治疗无效
2. 患粒细胞减少症的婴幼儿发生了真菌感染，同时标准治疗无效

六、输血过程

1. 静脉通路

对于 4 个月以下的患儿，建立静脉通路是输血过程中最困难的事情，特别是需要长期或持续静脉输液的早产儿。新生儿最常用脐静脉置管进行输液和输血，以及监测中心静脉压[86]。如果恒速输注，24G 和 25G 留置静脉管可以安全用于红细胞输注，而不致溶血。使用更小的留置针或留置管输血的疗效尚不清楚。

2. 输液泵输血和血液加温

当输血速度慢时，小剂量输血通常不需要给血液加温，控制输血速度和输血量非常重要。输液泵可以恒定的速度输送血液，并能精准控制速度。输液泵几乎不引起溶血，甚至可与去白细胞过滤器一起使用。已有几种设备可以用于输血，但是用于输注血液的输液泵其机械系统需要进行测试和安全验证。

3. 滤器和输血器

所有血液成分都需要通过标准滤器(150~260 微米)输注，即使血液成分在储存前或在床旁进行了白细胞去除[75]。微聚体滤器(20~40 微米)因为输注速度慢偶尔用于简单的输血。然而，如果在用滤器输注库存红细胞时使用负压，可能发生溶血。

输血器的塑料管路会显著增加无效腔容量，在计算输血量时应该考虑在内。用于输血小板和其他小剂量血液成分的儿童输血装置比标准输血装置死腔量小。

4. 输注速度

由于缺乏与新生儿输血相关的临床研究和实践证据，因此，不同医院在输血速度和输血器使用方面存在差异。红细胞和其他血液成分的输注速度应取决于患儿的病情需要。尽管儿科专家担心快速输血可能会发生循环超负荷和电解质紊乱，但无明确证据表明会导致患儿发生 IVH 的风险增加。因此，非紧急情况下，单纯输血在 2~4 h 内完成。然而，在休克或严重出血时，通常需要快速输血。

七、新生儿特殊疗法和病情

1. 红细胞增多症

新生儿红细胞增多症的定义是出生后 1 周内任何时间的静脉血 Hct >65% 或 Hb >220 g/L。约有 5% 的新生儿患有红细胞增多症，在孕龄不足的新生儿和糖尿病母亲中发生率更高。一旦 HCT 升高到 65% 以上时，血液黏度增加，氧供减少。然而，当 HCT 低至 40% 时新生儿的血液黏度会呈指数增加[90]。由于婴儿通过增加心输出量来代偿血液黏度增加的能力有限，从而引发充血性心力衰竭。组织灌注不足可能导致中枢神经系统异常，肺功能衰竭，肾衰竭和新生儿坏死性小肠炎。

部分换血疗法可使 Hct 维持在 55%~60% 之间，改善组织灌注，同时维持血容量。这种“换血”是通过去除全血并用 0.9% 氯化钠溶液或其他晶体溶液来替代。据报道 NEC 是输注血浆导致的并发症，所以不能用血浆做置换溶液[91]。

下面公式可用于计算部分换血疗法所需要的置换液量和去除的全血量：换液量 = [血容量 ×(Hct 实测值 - Hct 期望值)]/Hct 实测值

2. 体外膜肺氧合

ECMO 是将血液从患者较大的静脉引出，通过 ECMO 机器排除 CO_2 和补充 O_2，然后再输回患者体内，是一种持续时间较长的治疗方法。20 世纪 80 年代初，ECMO 已经成功替代患者的肺来提供气体交换。有创呼吸机支持疗法会导致气压伤和永久性肺部损伤，ECMO 能使患者无需在侵入性呼吸机的支持下康复，适用于心脏手术或其他治疗措施失败时维持循环和氧合[92-93]。在婴幼儿群体，ECMO 已成为挽救生命的先进技术，用于救治胎粪吸入综合征、新生儿持续性肺动脉高压，先天性膈疝和脓毒血症导致的呼吸衰竭。它还用于心脏手术后的支持治疗。

由于 ECMO 过程中输血的标准指南尚未建立，不同医院会建立自己的实践准则。表 23-7 为 ECMO 输血提供了指导方案[94]。ECMO 治疗期间常发生出血并发症，原因可能是：①全身肝素化；②血小板功能紊乱；③血小板减少症；④其他凝血障碍，⑤人造的 ECMO 管路对血液的干扰。医院输血科一定要与 ECMO 工作小组密切沟通，遵守医院的 ECMO 操作规程，确保治疗安全、高效和一致。

表 23-7 ECMO 用血指南

临床状况	紧急性	血液成分	血型	储存
心脏骤停	5~10 min	2 单位 RBCs	O 型 Rh^- 红细胞	<14 天，AS
ECMO 意外	5~10 min	2 单位 RBCs	O 型 Rh^- 红细胞	<14 天，AS
急进性感染性休克(非新生儿)	30 min	2 单位 RBCs	O 型 Rh^- 红细胞或同型输注	<10 天，任何保存液
新生儿拟行 ECMO	1~2h	2 单位 RBCs 1 单位 FFP 1 单位血小板	O 型 Rh^- 红细胞 AB 型血浆	<10 天，CPD 或 CPDA
心脏 ICU	30~60 min	2 单位 RBCs	同型输注	<7 天，AS
进展性呼吸衰竭或心力衰竭呼吸支持	数小时至数天	2 单位 RBCs	同型输注	<10 天，CPD

ECMO，体外膜肺氧合；RBCs，红细胞；AS，红细胞添加剂；FFP，新鲜冰冻血浆；CPD，柠檬酸盐-磷酸盐-葡萄糖；CPDA，柠檬酸盐-磷酸盐-葡萄糖-腺嘌呤；ICU，重症监护室。

通常 ECMO 需要 1 ~ 2 单位红细胞预充管路，要求 ABO 血型和 Rh 血型相同和交叉配型相合。此外，应给 ECMO 患者发放 1 单位同型 FFP。红细胞通常要求 HbS 阴性、新鲜（储存期 <5 ~ 7 天），并经过辐照，CMV 血清反应阴性的和（或）去除白细胞[43]。由于 ECMO 循环过程消耗血小板，因此需要维持较高的血小板计数。

第二节 4 个月以上的婴幼儿输血

一、红细胞输注

4 个月以上婴幼儿红细胞输注与成人相似。4 个月以上婴幼儿和成人之间最显著的差别是：①血容量；②耐受失血的能力；③Hb 和 Hct。4 个月以上婴幼儿群体中，红细胞输注适应证最常用于治疗或预防因红细胞减少引起的组织缺氧，主要是由于手术，慢性疾病性贫血或血液恶性肿瘤引起的红细胞减少。镰状细胞病（sickle cell disease，SCD）或地中海贫血症儿童的首选治疗方法是输注红细胞，需要慢性输注，既用于缓解组织缺氧，亦能抑制内源性 Hb 的产生。表 23 - 8 是 4 个月以上婴幼儿输血指南。

在接受任何红细胞制剂前，所有 4 个月以上患儿都需要进行 ABO 血型和 Rh 血型的检测以及筛查有临床意义的抗体。血型相容性检测应根据 AABB 标准进行[28]。

1. 镰状细胞病

慢性输血治疗可以降低 SCD 患者中风风险，主要是通过降低含血红蛋白 S（hemoglobin S，HbS）的红细胞比例，减少镰状红细胞，并防止血液黏度增加[95-98]。如果 Hb 水平维持在 80 ~ 90 g/L 之间，且 HbS 水平 <30%，慢性输血可以将中风的复发性风险降低到 <10%。

每隔 3 ~ 4 周接受简单输血或部分换血疗法。红细胞单采分离术也可用于预防 SCD 患者的铁超载。有关 SCD 的并发症及简单或慢性红细胞输注指南，请参见表 23 - 8。

SCD 患者须接受不定期的慢性输血治疗，因为一旦停止红细胞输注会导致中风[95-96]。目前正在进行羟基脲与慢性输血在预防 SCD 患者发生脑卒中作用的对比研究[99]。需要指出的是，SCD 患者输注的红细胞应 HbS 阴性并且去除白细胞，以防止 HLA 同种异体免疫，降低为准备干细胞移植时血小板输注无效发生率。

①SCD 患者中的红细胞异体免疫：SCD 患者异体免疫发生率最高[100-102]。这些抗体是针对 Rh，Kell，Duffy 和 Kidd 系统抗原而产生的。在开始输血前，许多 SCD 治疗中心会对患者红细胞进行深入的表型分析。根据分型结果优先选择表型类似的红细胞来帮助降低异体免疫发生率[96, 103-104]。然而，对于尚未发生异体免疫的患者，表型相合的红细胞可能很难获得，因此此种分型处理仍存在争议[95, 104]。

表 23 - 8　4 个月以上婴幼儿患者红细胞输注指南

1. 拟施急诊手术的术后重度贫血患者
2. 其他措施治疗无效的术前贫血
3. 术中失血 > 总血容量的 15%
4. Hct <24%，同时： （1）围手术期有贫血的症状和体征；（2）正在接受化疗或放疗；（3）有症状的慢性（先天性或获得性）贫血
5. 急性失血并伴有不能纠正的低血压
6. Hct <40%，同时： （1）合并严重的肺疾病；（2）正在实施体外膜式氧合治疗
7. 镰状细胞病，同时伴有： （1）脑血管意外；（2）急性胸痛综合征；（3）脾肿大；（4）再生障碍性贫血危象；（5）复发性阴茎异常勃起；（6）需全身麻醉的术前患者（Hb 目标水平为 100 g/L）
8. 为红细胞生成障碍患者提供慢性长期输血（例如：治疗无效的 β - 地中海贫血和单纯红细胞再生障碍综合征患者）

在美国和加拿大的学术机构，对于尚未发生异体免疫的SCD患者最常见的治疗方案是在输血前进行表型配型，匹配C、E、K抗原[105]。一旦患者产生红细胞抗体后，匹配额外的红细胞抗原(Fy, Jk, S)有利于防止进一步异体免疫反应[106]。一项回顾性研究发现，SCD患儿接受配型相同的骨髓移植后，移植期间输注红细胞抗原表型匹配的悬浮红细胞，结果能减少红细胞输注量[107]。对费城儿童医院的SCD患者进行的最近的回顾性分析表明，尽管血液来源于Rh各抗原匹配的少数献血者，输血后患儿还是会发生Rh抗原的异体免疫反应，87%的同种免疫患者Rh基因分型确诊为有Rh变异等位基因。此研究结果表明SCD患者和少数献血者的基因分型对异体免疫反应的发生率的影响有待研究[108]。方法2-23可用于近期输血的SCD患者自体红细胞的表型分析。

防止SCD患者发生异体免疫的另一个方法是招募特定的非洲裔献血者，减少欧洲裔献血者不同抗原的红细胞输入。去白细胞能否防止红细胞抗原异体免疫作用仍存在争议[109-110]。然而，发生红细胞异体免疫反应的SCD患者更容易发生HLA异体免疫反应[111]。

②SCD患者输注红细胞的其他不良反应：SCD患者输血治疗时需权衡利弊，如铁超载、红细胞低频抗原的免疫作用，以及红细胞去除治疗时献血者暴露的风险。有研究者提出临床输血成功的案例应是先维持HbS水平在<30%，几年后可以过渡到更为保守的输血方案，即HbS达到40%～50%才输血，以降低铁超载的风险。SCD患者还存在延迟性溶血性输血反应等危及生命的输血风险。

如果输血后患者Hb水平降低，提示患者可能发生了高溶血综合征。这种原因不明的现象主要以输血后患者自体红细胞以及输注的红细胞破坏为特征。如果怀疑发生高溶血综合征，应立即停止输血，给予糖皮质激素联合丙种球蛋白治疗[112-113]。这类患者也应密切监测自身抗体的形成[114]。

2. 地中海贫血

地中海贫血患者，当重度贫血时必须通过输注红细胞改善组织氧供和抑制髓外(肝、脾、骨髓)红细胞的生成。输血会降低地中海贫血患者的并发症。维持目标Hb水平在80～90 g/L即能够保证患者的正常生长和发育。有些患者需要维持更高Hb目标水平(110～120 g/L)，然而铁超载是其无法预防的红细胞输注不良反应，必须在儿童早期开始螯合疗法治疗[115-116]。

二、血小板和血浆输注

4个月以上婴幼儿血小板和血浆输注指征与成年人相似。表23-3和表23-5提供了血小板、新鲜冰冻血浆和冷沉淀输注指征。最近一项研究表明，研究对象是重症ICU的831例患儿，结果发现血浆输注是新增或者进展性多器官功能衰竭、医源性感染、住院时间延长的独立危险因素[117]。此种情况，血浆输注应当谨慎。

4个月以上婴幼儿，在接受化疗时常会进行血小板的预防性输注。对于这些患儿，血小板输注指征通常是血小板计数在10 000～20 000/μL[(10～20)×10^9/L]之间，尽管血小板计数并不是血小板输注的唯一决定因素。在预防性血小板输注剂量的研究(the Prophylactic Platelet Dose, PLADO)中，Slichter等依据世界卫生组织的2级出血标准为观察终点，选取1 351个再生障碍性贫血引起的血小板减少的患儿，随机给予低、中、高剂量的血小板输注治疗方案。结果发现，预防性血小板输注的剂量对2级出血的发生率无影响[118]。对PLADO研究中的一个亚组分析，198名0～18岁儿童关于血小板预防性输注的亚组研究显示：与成人相比，相同的血小板计数范围内，儿童出血风险更高[118-119]。因此，以10 000/μL作为血小板输注阀值进行预防性血小板输注时，不同剂量的血小板对成年人和儿童的出血风险似乎没有影响。儿童输注血小板时，选择ABO血型相容血小板输注临床效果更佳[3, 120-122]。

三、粒细胞输注

4个月以上婴幼儿粒细胞输注指征与4个月以下一致，即顽固性粒细胞减少症和粒细胞功能障碍合并细菌和(或)真菌感染。对于年龄较大的儿童和成年人，粒细胞最小治疗量是1×10^{10}个细胞/kg[23, 78]。

粒细胞制剂需经过辐照处理，ABO血型相容，巨细胞病毒血清阴性(如果受血者是CMV血清阴性)，与受血者交叉配血相合，同时最好是在采集后24h内输注。为了让更多患儿获得更大剂量的粒细胞，献血者可以使用类固醇，生长因子(例如，粒细胞集落刺激因子(G-CSF))或两者联合来动员粒细胞生成。联合动员的方式比只用类固醇动员，献血者能提高 3 ~4 倍粒细胞的采集量。

国家心肺和血液研究所开展了一项研究：大剂量粒细胞输注用于治疗中性粒细胞减少性感染。该研究比较粒细胞输注联合标准抗微生物治疗与单纯用标准抗微生物治疗对中性粒细胞减少症和严重感染患者的疗效，以及联合应用粒细胞集落生长因子(granulocyte colony-stimulating factor, G－CSF)和类固醇对献血者粒细胞产量的促进效果。

第三节　婴幼儿输血不良反应的预防

一、巨细胞病毒感染的预防

新生儿感染巨细胞病毒主要由以下几个途径：通过胎盘感染；分娩过程中感染；母乳传播；与母亲或医护工作人员直接接触而感染；输血传播。当前由输血导致的 CMV 感染风险为 1% ~3%[123]。

新生儿感染巨细胞病毒后的临床表现各异，可表现可以从无症状的血清学改变直至死亡。有研究显示因输血导致的婴儿有症状的 CMV 感染率低于 CMV 血清学检测阳性的成人，而成人中 CMV 血清学检测阳性率很高。此外，CMV 血清检测阳性的母亲产下的新生儿，即便感染 CMV 也很少有症状[124]。

CMV 血清检测阴性的母亲产下的低体重新生儿(< 1200 g)经多次输血感染 CMV 的风险更高[13, 123, 125]。因此，这些婴儿应当只输注低 CMV 感染风险的血液。例如，使用 CMV 阴性的献血者的血。

二、去除白细胞血液

新生儿输注去除白细胞的血液成分可降低经输血传播 CMV 的风险[13, 126－127]。最近加拿大的一项针对全国范围内开始使用去除白细胞的血液成分前后早产儿(体重 < 1250 g)临床结果的评估研究显示，早产儿的死亡率和菌血症率均无明显降低。然而，早产儿视网膜病变率，肺发育不良率和早产儿住院天数均减少[128]。输注去除白细胞的血液成分的优点还包括预防非溶血性发热输血反应和 HLA 同种免疫。

三、辐照血

辐照的血液成分主要用于免疫功能低下的受血者，以预防输血相关性移植物抗宿主病(见表 23－9)。不同专家对此方案意见不尽相同。因此，具体使用方案应根据患者人群，设备条件，以及可行性来决定。辐照处理过程，辐照血质量控制和质量保证的具体内容详见第 1 章和第 9 章。

表 23－9　婴幼儿输注细胞性血液成分辐照指南

1. 出生时体重低于 1200 g 的早产儿
2. 有以下情况的患儿： (1)已知或疑为细胞免疫缺陷者； (2)由于化疗或放疗导致的严重免疫抑制者
3. 接受以下血液成分的患儿： (1)来自亲属的血液； (2)HLA 相合或交叉相合的血小板成分

四、减容和洗涤

肾缺血或心脏功能受损的早产儿输血时，通常需减少血浆容量。1993 年，AABB 儿科血液治疗委员会规定，需限制液体量的婴儿输注浓缩血小板时应该减少容量[63]。血小板减容方法已出版(见方法 6－13)[129]。然而，最佳离心速率和制备方法仍需进一步明确。与其他血小板改良处理一样，血小板减容可能导致血小板总数减少和活化[130]。

盐水清洗的红细胞制剂和血小板主要用于减少血浆中某些成分引起不良反应的风险，包括抗凝防腐液和高浓度的钾离子。婴儿不能输注来自母亲的未经洗涤过的红细胞或血小板制剂[26]。当新生儿出现溶血病和同种免疫性血小板减少症需要输注母亲的红细胞和血小板时，母亲的血细胞必须经过洗涤。

五、儿科患者大量输血

创伤是导致婴儿、儿童和青年(1 ~21 岁)死亡的主要原因。虽然创伤很少导致失血性休克，甚至需要大量输血，但创伤后复苏是极具挑战性的。

目前支持小儿 MTP 的证据有限，但仍有几个儿童医院使用 MTPs 以改善创伤患儿的预后。红细胞与血浆和血小板的比例还尚无合适的标准(如 1∶1∶1或 2∶1∶1)。然而，研究表明，小儿 MTP 的应用是可行，不仅可提供快速和比例合理的血液成分支持，而且可降低血栓栓塞的风险[131－133]。此外，Hendrickson 等研究了 102 名小儿创伤患者及其创伤性凝血病的影响，发现患儿急诊入院时的异常凝血酶原时间，活化部分凝血酶原时间和血小板计数与死亡率密切相关（P = 0.005，0.001，< 0.0001）[134]。但并没有研究 MTP 复苏对凝血功能和死亡率的影响，而这可能会进一步优化 MTPs。研究已证明成人实施 MTP 是有益的，但在儿科患者中 MTP 的作用和血液成分的最佳比例仍有待明确[131-133]。

要点

1. 红细胞是儿科患者最常用的血液成分。频繁失血，包括反复采血导致的医源性失血，导致新生儿对红细胞的需求增大。
2. 有症状的贫血和（或）目标 Hb 值是新生儿红细胞输注的指征，而不是失多少血就输多少血。
3. 足月新生儿的血容量约 85 mL/kg，而早产儿总血容量为 100 mL/kg。
4. 4 个月以下的婴儿患者首次检测血型必须包括红细胞的 ABO 血型和 RhD 型，并使用婴儿或母亲的血浆或血清筛查不规则抗体。只要满足以下所有条件，可省去交叉配血和重复的红细胞 ABO 血型和 RhD 型鉴定：抗体筛查阴性；输注的红细胞是 O 型、ABO 血型相同或 ABO 血型相容；输注的细胞为 RhD 阴性或与患者 D 型相同。婴儿不必做反定型。
5. 4 个月以下的婴儿，小剂量红细胞制剂（不论储存溶液种类）缓慢输注对婴儿血清钾浓度影响不大。
6. 在血液制备过程中，如果血液从母袋分装到小袋时使用无菌接驳装置（封闭系统），分装后的小袋血有效期与母袋血相同。
7. 新生儿输注添加剂为 AS-1、AS-3 和 AS-5 的红细胞，剂量不应超过 10~15 mL/kg。
8. 儿科患者，尤其是婴幼儿应避免输注 ABO 不相容的血浆，因为他们的血容量和血浆容量小。如果必须输注 ABO 血型不相容的血小板，血浆成分可以通过减容或洗涤的方法去除。
9. 慢性红细胞输注疗法可减少镰状细胞病患儿中风的风险，主要是降低红细胞中 HbS 的百分比来减少镰形细胞和防止血液黏度增加。Hb 水平应维持在 80~90 g/L 之间，同时使 HbS <30%。
10. 镰状细胞病患者最容易产生同种免疫。最常见的是对 Rh，Kell，Duffy，和 Kidd 抗原系统产生抗体。许多镰状细胞治疗中心试图通过输注与受血者抗原表型匹配的红细胞来预防同种免疫。此方法在各治疗中心存在差异并有争议，因为获取足够的表型相同的红细胞十分困难。
11. 目前建议 CMV 血清检测阴性的母亲产下的低体重儿应当输注低 CMV 风险的血液成分。这些血液成分可来源于 CMV 血清检测阴性献血者或 CMV 阳性但进行了白细胞去除。

参考文献

[1] Hillyer CD, Mondoro T, Josephson CD, et al. Pediatric transfusion medicine: Development of a critical mass. Transfusion 2009; 49: 596-601

[2] Blanchette V, Doyle J, Schmidt B, Zipursky A. Hematology. In: Avery GB, Fletcher MA, Mac-Donald MG, eds. Neonatology: Pathophysiology and management of the newborn. 4th ed. Philadelphia: JB Lippincott, 1994: 952-999.

[3] Brugnara C, Platt OS. The neonatal erythrocyte and its disorders. In: Nathan DG, Orkin SH, eds. Nathan and Oski's hematology of infancy and childhood. 7th ed. Philadelphia: WB Saunders, 2009: 21-66

[4] Wallgren G, Hanson JS, Lind J. Quantitative studies of the human neonatal circulation. Acta Paediatr Scand , 1967; 179(Suppl): 43-54.

[5] Hume H, Bard H. Small volume red blood cell transfusions for neonatal patients. Transfus Med Rev 1995; 9: 187-199.

[6] Ohls RK. Evaluation and treatment of anemia in the neonate. In: Christensen RD, ed. Hematologic problems of the neonate. Philadelphia: WB Saunders, 2000: 137-169.

[7] Ohls RK. Erythropoietin to prevent and treat the anemia of prematurity. Curr Opin Pediatr 1999; 11: 108-114.

[8] Luban NLC, Mikesell G, Sacher RA. Techniques for warming red blood cells packaged in different containers for neonatal use. Clin Pediatr 1985; 24: 642-645.

[9] DePalma L. Red cell antibody formation in the neonate and infant: Considerations for current immunohematologic practice. Immunohematology 1992; 8: 33-37.

[10] Sanders MR, Graeber JE. Posttransfusion graft-versus-host disease in infancy. J Pediatr 1990; 117: 159-163.

[11] Heiko R, Bein G, Sachs U. Transfusion-associated graft-versus-host disease. Transfusion 2009; 23: 62-71.

[12] Ohto H, Anderson KC. Posttransfusion graft-versus-host

disease in Japanese newborns. Transfusion 1996; 36: 117 -123.

[13] Strauss RG. Data-driven blood banking practices for neonatal RBC transfusions. Transfusion 2000; 40: 1528 -1540.

[14] Strauss RG. Transfusion therapy in neonates. Am J Dis Child 1991; 145: 904 -911.

[15] Strauss RG. Neonatal transfusion. In: Anderson KC, Ness PN, eds. Scientific basis of transfusion medicine: Implications for clinical practice. 2nd ed. Philadelphia: WB Saunders, 2000: 321 -326.

[16] Strauss RG. Routinely washing irradiated red cells before transfusion seems unwarranted. Transfusion 1990; 30: 675 -677.

[17] McDonald TB, Berkowitz RA. Massive transfusion in children. In: Jefferies LC, Brecher ME, eds. Massive transfusion. Bethesda, MD: AABB, 1994: 97 -119.

[18] Harris B, Lumadue J, Luban NLC, Pollack M. Transfusion-related hyperkalemic arrest from irradiated packed red blood cells (abstract). Transfusion 1998; 38 (Suppl): 69S.

[19] Hall TL, Barnes A, Miller JR, et al. Neonatal mortality following transfusion of red cells with high plasma potassium levels. Transfusion 1993; 33: 606 -609.

[20] Fung, MK, Roseff, SD, Vermoch, KL. Blood component preferences of transfusion services supporting infant transfusions: A University HealthSystem Consortium benchmarking study. Transfusion 2010; 50: 1921 -1925.

[21] Strauss RG. 2008 Emily Cooley Memorial Lecture: Lessons learned from pediatric medicine clinical trials … a little child shall lead them. Transfusion 2009; 49: 1996 -2004.

[22] Batton DG, Goodrow D, Walker RH. Reducing neonatal transfusion. J Perinatol 1992; 12: 152 -155.

[23] Roseff SD, Luban NLC, Manno CS. Guidelines for assessing appropriateness of pediatric transfusion. Transfusion 2002; 42: 1398 -1413.

[24] Warwick R, Modi N. Guidelines for the administration of blood products. Arch Dis Child 1995; 72: 379 -381.

[25] Voak D, Cann R, Finney RD, et al. Guidelines for administration of blood products: Transfusion of infants and neonates. British Committee for Standards in Haematology Blood Transfusion Task Force. Transfus Med 1994; 4: 63 -69.

[26] Wong EC, Paul W. Intrauterine, neonatal, and pediatric transfusion. In: Mintz PD, ed. Transfusion therapy: Clinical principles and practice. 3rd ed. Bethesda, MD: AABB Press, 2010: 209 -251.

[27] New HV, Standworth SJ, Engelfriet, CP, et al. Neonatal transfusions. International Forum. Vox Sang 2008; 14: 2304 -2310.

[28] Levitt J, ed. Standards for blood banks and transfusion services. 29th ed. Bethesda, MD: AABB, 2014: 39.

[29] Strauss RG. Selection of white cell-reduced blood components for transfusions during infancy. Transfusion 1993; 33: 352 -357.

[30] Ludvigsen C, Swanson JL, Thompson TR, Mc-Cullough J. The failure of neonates to form red cell alloantibodies in response to multiple transfusions. Am J Clin Pathol 1987; 87: 250 -251.

[31] Josephson CD, Castillejo MI, Grima K, Hillyer CD. ABO-mismatched platelet transfusions: Strategies to mitigate patient exposure to naturally occurring hemolytic antibodies. Transfus Apher Sci 2010; 42: 83 -88.

[32] Winess, JA. Treatment and prevention of neonatal anemia. Neoreviews 2008; 9: 526 -533.

[33] Strauss RG, Burmeister LF, Johnson K, et al. AS -1 red cells for neonatal transfusions: A randomized trial assessing donor exposure and safety. Transfusion 1996; 36: 873 -878.

[34] Wang-Rodriguez J, Mannino FL, Liu E, et al. A novel strategy to limit blood donor exposure and blood waste in multiply transfused premature infants. Transfusion 1996; 36: 64 -70.

[35] Liu EA, Mannino FL, Lane TA. Prospective randomized trial of the safety and efficacy of a limited donor exposure transfusion program for premature neonates. J Pediatr 1994; 125: 92 -96.

[36] Bednarek FJ, Weisberger S, Richardson DK, et al. Variations in blood transfusions among newborn intensive care units. J Pediatr 1998; 133: 601 -607.

[37] Maier RF, Sonntag J, Walka MW, et al. Changing practices of red blood cell transfusions in infants with birth weights less than 1000 g. J Pediatr 2000; 136: 220 -224.

[38] Roseff SD. Pediatric blood collection and transfusion technology. In: Herman JK, Manno CS, eds. Pediatric transfusion therapy. Bethesda, MD: AABB Press, 2002: 217 -247.

[39] Levy GJ, Strauss RG, Hume H, et al. National survey of neonatal transfusion practices: I. Red blood cell therapy. Pediatrics 1993; 91: 523 -529.

[40] Strauss RG, Burmeister LF, Johnson K, et al. Feasibility and safety of AS -3 red blood cells for neonatal transfusions. J Pediatr 2000; 136: 215 -219.

[41] Goodstein MH, Herman JH, Smith JF, et al. Metabolic

consequences in very low birth weight infants transfused with older AS - 1 preserved erythrocytes. Pediatr Pathol Lab Med 1999; 18: 173 - 185.

[42] Rock G, Poon A, Haddad R, et al. Nutricel as an additive solution for neonatal transfusion. Transfus Sci 1999; 31: 229 - 235.

[43] Luban NLC, Strauss RG, Hume HA. Commentary on the safety of red cells preserved in extended-storage media for neonatal transfusions. Transfusion 1991; 31: 229 - 235.

[44] Tuchschid P, Mieth D, Burger R, et al. Potential hazard of hypoalbuminemia in newborn babies after exchange transfusion with Adsol red blood cell concentrates (letter). Pediatrics 1990; 85: 234 - 235.

[45] Brecher ME, ed. Collected questions and answers. 6th ed. Bethesda, MD: AABB, 2000: 73 - 75.

[46] Fergusson, DA, Hebert, P, Hogan, DL, et al. Effect of fresh red blood cell transfusions on clinical outcomes in premature, very-low-birth-weight infants: The ARIPI randomized trial. JAMA 2012; 308: 1443 - 1451.

[47] Patel, R, Josephson, C. Storage of red blood cells for transfusion of premature infants. JAMA 2013; 309: 544 - 545.

[48] Pridjian G. Fetomaternal interactions: Placental physiology, the in-utero environment, and fetal determinants of adult disease. In: Mac-Donald MG, Seshia MM, Mullett MD, eds. Avery's neonatology: Pathophysiology and management of the newborn. 6th ed. Philadelphia: Lippincott Williams Wilkins, 2005: 149 - 165.

[49] Wong E, Roseff SD, eds. Pediatric hemotherapy data card. Bethesda, MD: AABB, 2009.

[50] Kirpalani H, Whyte RK, Andersen C, et al. The Premature Infants in Need of Transfusion (PINT) study: A randomized, controlled trial of a restrictive (low) versus liberal (high) transfusion threshold for extremely low birth weight infants. J Pediatr 2006; 149: 301 - 307.

[51] Whyte RK, Kirpalani H, Asztalos EV, et al. Neurodevelopmental outcome of extremely low birth weight infants randomly assigned to restrictive or liberal hemoglobin thresholds for blood transfusion. Pediatrics 2009; 123: 207 - 213.

[52] Bell EF, Strauss RG, Widness JA, et al. Randomized trial of liberal versus restrictive guidelines for red blood cell transfusion in preterm infants. Pediatrics 2005; 115: 1685 - 1691.

[53] National Institute of Child Health and Human Development. Transfusion of prematures (TOP) trial. Bethesda, MD: NICHD, 2012. [Available at https: //www. nichd. nih. gov/ about/Documents/TOP_protocal. pdf (accessed December 12, 2013).]

[54] Kleigman RM, Behrman RE, Jenson HB, eds. Nelson's textbook of pediatrics. 18th ed. Philadelphia: WB Saunders, 2007.

[55] Vales T. Bilirubin distribution and dynamics of bilirubin removal by exchange transfusion. Acta Paediatr Scand 1963; 52S: 149.

[56] Koenig JM. Evaluation and treatment of erythroblastosis fetalis in the neonate. In: Christensen RD, ed. Hematologic problems of the neonate. Philadelphia: WB Saunders, 2000: 185 - 207.

[57] Ballard RA, Vincour B, Reynolds JW, et al. Transient hyperammonemia of the preterm infant. N Engl J Med 1978; 299: 920 - 925.

[58] Leonard JV. The early detection and management of inborn errors presenting acutely in the neonatal period. Eur J Pediatr 1985; 143: 253 - 257.

[59] Wong EC, Pisciotto PT. Technical considerations/ mechanical devices. In: Hillyer CD, Strauss RG, Luban NLC, eds. Handbook of pediatric transfusion medicine. London, UK: Elsevier Academic Press, 2004: 121 - 128.

[60] Luban NLC. Massive transfusion in the neonate. Transfus Med Rev 1995; 9: 200 - 214.

[61] Bada HS, Chua C, Salmon JH, Hajjar W. Changes in intracranial pressure during exchange transfusion. J Pediatr 1979; 94: 129 - 132.

[62] Blanchette VS, Kuhne T, Hume H, Hellman J. Platelet transfusion therapy in newborn infants. Transfus Med Rev 1995; 9: 215 - 230.

[63] Andrew M, Vegh P, Caco C, et al. A randomized, controlled trial of platelet transfusions in thrombocytopenic premature infants. J Pediatr 1993; 123: 285 - 291.

[64] Poterjoy BS and Josephson CD. Platelets, frozen plasma, cryoprecipitate: What is the clinical evidence for their use in the neonatal intensive care unit? Semin Perionatol 2009; 33: 66 - 74.

[65] von Lindern JS, van den Bruele T, Lopriore E, Walther FJ. Thrombocytopenia in neonates and the risk of intraventricular hemorrhage: A retrospective cohort study. BMC Pediatrics 2011; 11: 16.

[66] Josephson C, Su L, Christensen R, et al. Platelet transfusion practices among neonatologists in the United States and Canada: Results of a survey. Pediatrics 2009; 123: 278 - 285.

[67] Roseff, SD, Luban, NL, Manno, CS. Guidelines for assessing appropriateness of pediatric transfusion. Transfusion

2002; 42: 1398 - 1413.

[68] Strauss RG, Levy GJ, Sotelo-Avila C, et al. National survey of neonatal transfusion practices: II. Blood component therapy. Pediatrics 1993; 91: 530 - 536.

[69] Pisciotto P, Snyder EL, Snyder JA, et al. In vitro characteristics of leukocyte-reduced single unit platelet concentrates stored in syringes. Transfusion 1994; 34: 407 - 411.

[70] Diab Y, Wong E, Criss VR, et al. Storage of aliquots of apheresis platelets for neonatal use in syringes with and without agitation. Transfusion 2011; 51: 2642 - 2646.

[71] Revel-Vilk S. The conundrum of neonatal coagulopathy. Hematology Am Soc Hematol Educ Program 2012; 2012: 450 - 454.

[72] Andrew M, Paes B, Johnston M. Development of the hemostatic system in the neonate andyoung infant. Am J Pediatr Hematol Oncol 1990; 12: 95 - 104.

[73] Andrew M. Transfusion in the newborn: Plasma products. In: Kennedy M, Wilson S, Kelton J, eds. Perinatal transfusion medicine. Arlington, VA: AABB, 1990: 145 - 177.

[74] Goldenberg NA, Manco-Johnson MJ. Pediatric hemostasis and use of plasma components. Best Pract Res Clin Haematol 2006; 19: 143 - 155.

[75] AABB, America's Blood Centers, American Red Cross, Armed Services Blood Program. Circular of information for the use of human blood and blood components. Bethesda, MD: AABB, 2013.

[76] Bandarenko N, King K, eds. Blood transfusion therapy: A physician's handbook. 11th ed. Bethesda, MD: AABB, 2014 (in press).

[77] Pressey JG, Manno CS. Therapy for hemophilia and von Willebrand disease. In: Herman JK, Manno CS, eds. Pediatric transfusion therapy. Bethesda, MD: AABB Press, 2002: 355 - 382.

[78] Price TH. The current prospects for neutrophil transfusion for the treatment of granulocytopenic infected patients. Transfus Med Rev 2000; 14: 2 - 11.

[79] Marfin AA, Price TH. Granulocyte transfusion therapy. J Intensive Care Med 2013 (in press).

[80] Christensen RD, Bradley PP, Rothstein G. The leukocyte left shift in clinical and experimental neonatal sepsis. J Pediatr 1981; 98: 101 - 105.

[81] Sweetman RW, Cairo MS. Blood component and immunotherapy in neonatal sepsis. Transfus Med Rev 1995; 9: 251 - 258.

[82] Rosenthal J, Cairo MS. Neonatal myelopoiesis and immunomodulation of host defenses. In: Petz LD, Swisher SN, Kleinman S, et al, eds. Clinical practice of transfusion medicine. 3rd ed. New York: Churchill Livingstone, 1996: 685 - 703.

[83] Jenson HB, Pollack BH. The role of intravenous immunoglobulins for the prevention and treatment of neonatal sepsis. Semin Perinatol 1998; 22: 5063.

[84] Sandberg K, Fasth A, Berger A, et al. Preterm infants with low immunoglobulin G levels have increased risk of neonatal sepsis but do not benefit from prophylactic immunoglobulin G. J Pediatr 2000; 137: 623 - 628.

[85] Hill HR. Additional confirmation of the lack of effect of intravenous immunoglobulin in prevention of neonatal infection (editorial). J Pediatr 2000; 137: 595 - 597.

[86] Ehrenkranz RA. The newborn intensive care unit. In: Oski FA, ed. Principles and practice of pediatrics. 2nd ed. Philadelphia: J. B. Lippincott, 1994; 19: 322.

[87] Burch KJ, Phelps SJ, Constance TD. Effect of an infusion device on the integrity of whole blood and packed red blood cells. Am J Hosp Pharm 1991; 48: 92 - 97.

[88] Criss VR, DePalma L, Luban NLC. Analysis of a linear peristaltic infusion device for the transfusion of red cells to pediatric patients. Transfusion 1993; 33: 842 - 844.

[89] Longhurst DM, Gooch W, Castillo RA. In vitro evaluation of a pediatric microaggregate blood filter. Transfusion 1983; 23: 170 - 172.

[90] Lindemann R, Haga P. Evaluation and treatment of polycythemia in the neonate. In: Christiansen RD, ed. Hematologic problems of the neonate. Philadelphia: WB Saunders, 2000: 171 - 183.

[91] Black VD, Rumack CM, Lubchenco LD, Koops BL. Gastrointestinal injury in polycythemic infants. Pediatrics 1985; 76: 225 - 231.

[92] Kevy SV. Extracorporeal therapy for infants and children. In: Petz LD, Swisher SN, Kleinman S, et al, eds. Clinical practice of transfusion medicine. 3rd ed. New York: Churchill Livingstone, 1996: 733 - 755.

[93] Bartlett RH, Andrews AF, Toomasian JM, et al. Extracorporeal membrane oxygenation for newborn respiratory failure: Forty-five cases. Surgery 1982; 92: 425 - 433.

[94] Friedman DF, Montenegro LM. Extracorporeal membrane oxygenation and cardiopulmonary bypass. In: Hillyer CD, Strauss RG, Luban NLC. Handbook of pediatric transfusion medicine. London, United Kingdom: Elsevier Academic Press, 2004: 181 - 189.

[95] Sharon BI. Management of congenital hemolytic anemias. In: Simon TL, Dzik WH, Snyder ES, et al, eds. Rossi's principles of transfusion medicine. 4th ed. Bethesda, MD:

AABB/Wiley-Blackwell, 2009: 448 -469.

[96] Cohen AR, Norris CF, Smith-Whitley K. Transfusion therapy for sickle cell disease. In: Capon SM, Chambers LA, eds. New directions in pediatric hematology. Bethesda, MD: AABB, 1996: 39 -88.

[97] Adams DM, Schultz WH, Ware RF, Kinney TR. Erythrocytapheresis can reduce iron overload and prevent the need for chelation therapy in chronically transfused pediatric patients. J Pediatr Hematol Oncol 1996; 18: 3 -7.

[98] Adams RJ, McKie VC, Hsu L, et al. Prevention of a first stroke by transfusions in children with sickle cell anemia and abnormal results ontranscranial Doppler ultrasonography. N Engl J Med 1998; 339: 5 -11.

[99] Aygun, B, Wruck, LM, Schultz, WH, et al. Chronic transfusion practices for prevention of primary stroke in children with sickle cell anemia and abnormal TCD velocities. Am J Hematol 2012; 87: 428 -430.

[100] Rosse WF, Gallagher D, Kinney TR, et al. Transfusion and alloimmunization in sickle cell disease. Blood 1990; 76: 1431 -1437.

[101] Spanos T, Karageorge M, Ladis V, et al. Red cell alloantibodies in patients with thalassemia. Vox Sang 1990; 58: 50 -55.

[102] Rosse WF, Telen M, Ware RE. Transfusion support for patients with sickle cell disease. Bethesda, MD: AABB Press, 1998.

[103] Smith-Whitley K. Alloimmunization in patients with sickle cell disease. In: Herman JK, Manno CS, eds. Pediatric transfusion therapy. Bethesda, MD: AABB Press, 2002: 240 -282.

[104] Hillyer KL, Hare VW, Josephson CD, et al. Partners for Life: The transfusion program for patients with sickle cell disease. Immunohematol 2006; 22: 108 -111.

[105] Afenyi-Annan A, Brecher ME. Pre-transfusion phenotype matching for sickle cell disease patients (letter). Transfusion 2004; 44: 619 -620.

[106] Tahan HR, Holbrook CT, Braddy LR, et al. Antigen-matched donor blood in the transfusion management of patients with sickle cell disease. Transfusion 1994; 34: 562 -569.

[107] McPherson M, Anderson AR, Haight AE, et al. Transfusion management of HLA-matched sibling bone marrow transplant (BMT) recipients with sickle cell disease (SCD). Transfusion 2009; 49: 1977 -1986.

[108] Chou ST, Jackson, T, Vege S, et al. High prevalence of red blood cell alloimmunization in sickle cell disease despite transfusion from Rhmatched minority donors. Blood 2013; 122: 1062 -1071.

[109] Blumberg N, Heal JM, Gettings KF. Leukoreduction of red cell transfusions is associated with a decreased incidence of red cell alloimmunization. Transfusion 2003; 43: 945 -952.

[110] Van de Watering L, Jermans J, Witvliet M, et al. HLA and RBC immunization after filtered and buffy coat-dependent blood transfusion in cardiac surgery: A randomized controlled trial. Transfusion 2003; 43: 765 -771.

[111] McPherson M, Anderson A, Jessup P, et al. HLA Alloimmunization in pediatric sickle cell disease patients: Potential impact for transfusion management. Pediatr Blood Cancer 2010; 54: 552 -558.

[112] Petz LD, Calhoun L, Shulman IA, et al. The sickle cell hemolytic transfusion reaction syndrome. Transfusion 1997; 37: 382 -388.

[113] Win N, Doughty H, Telfer P, et al. Hyperhemolytic transfusion reaction in sickle cell disease. Transfusion 2001; 41: 323 -328.

[114] Garratty G. Autoantibodies induced by blood transfusion (editorial). Transfusion 2004; 44: 5 -9.

[115] Hoffbrand AV, Al-Refaie F, Davis B, et al. Longterm trial of deferiprone in 51 transfusiondependent iron overload patients. Blood 1998; 91: 295 -300.

[116] Oliveri NF, Brittenham GM. Iron-chelating therapy and the treatment of thalassemia. Blood 1997; 89: 739 -761.

[117] Karan O, Lacroix J, Robitaille N, et al. Association between plasma transfusions and clinical outcome in critically ill children: A prospective observational study. Vox Sang 2013; 104: 342 -349.

[118] Slichter SJ, Kaufman RM, Assmann SF, et al. Dose of prophylactic platelet transfusions and prevention of hemorrhage. New Engl J Med 2010; 362: 600 -613.

[119] Josephson CD, Granger S, Assmann SF, et al. Bleeding risks are higher in children versus adults given prophylactic platelet transfusions for treatment-induced hyoproliferative thrombocytopenia. Blood 2011; 120: 748 -760.

[120] Larsson LG, Welsh VJ, Ladd DJ. Acute intravascular hemolysis to out-of-group platelet transfusion. Transfusion 2000; 40: 902 -906.

[121] Heal JM, Blumberg N. The second century of ABO: And now for something completely different. Transfusion 1999; 39: 1155 -1159.

[122] Blumberg N, Heal JM, Hicks GL, Risher WH. Association of ABO-mismatch platelet transfusions with morbidity and mortality in cardiac surgery. Transfusion 2001; 41: 790 -793.

[123] Bowden RA, Slichter SJ, Sayers M, et al. A comparison of filtered leukocyte-reduced and cytomegalovirus (CMV) seronegative blood products for the prevention of transfusion-associated CMV infection after marrow transplant. Blood 1995; 86: 3598 – 3603.

[124] Mussi-Pinhata MM, Yamamoto AY, Rego MAC, et al. Perinatal or early-postnatal cytomegalovirus infection in preterm infants under 34 weeks gestation born to CMV-seropositive mothers within a high-seroprevalence population. J Pediatr 2004; 145: 685 – 688.

[125] Bradley MT, Milam JD, Anderson DC. Use of deglycerolized red blood cells to prevent posttransfusion infection with cytomegalovirus in neonates. J Infect Dis 1984; 150: 334 – 339.

[126] Gilbert GL, Hayes K, Hudson H, et al. Prevention of transfusion-associated cytomegalovirus infection in infants by blood filtration to remove leukocytes. Lancet 1989; i: 1228 – 1231.

[127] Strauss RG. Selection of white cell-reduced blood components for transfusions during early infancy. Transfusion 1993; 33: 352 – 357.

[128] Fergusson D, Hebert PC, Lee SK, et al. Clinical outcomes following institution of universal leukoreduction of blood transfusions in premature infants. JAMA 2003; 289: 1950 – 1956.

[129] Moroff G, Friedman A, Robkin-Kline L, et al. Reduction of the volume of stored platelet concentrates for use in neonatal patients. Transfusion 1984; 24: 144 – 146.

[130] Schoenfeld H, Muhn M, Doepfmer UR, et al. The functional integrity of platelets in volumereduced platelet concentrates. Anesth Analg 2005; 100: 78 – 81.

[131] Dehmer JJ, Adamson MD. Massive transfusion and blood product use in the pediatric trauma patient. Semin Pediatr Surg 2010; 19: 286 – 291.

[132] Hendrickson JE, Shaz BH, Pereira G, et al. Implementation of a pediatric trauma massive transfusion protocol: One institution's experience. Transfusion 2011; 52: 1228 – 1236.

[133] Chidester SJ, Williams N, Wang W, Groner JI. A pediatric massive transfusion protocol. J Trauma Acute Care Surg; 73: 1273 – 1277.

[134] Hendrickson JE, Shaz BH, Pereira G, et al. Coagulopathy is prevalent and associated with adverse outcomes in transfused pediatric trauma patients. J Pediatr 2012; 160: 204 – 209.

第 24 章

患者血液管理

输血在临床治疗中至关重要。2011 年，美国各级医院患者共输注超过 1 350 万单位红细胞，预计花费约一百亿美元[1-2]。在美国，输血是患者住院治疗期间最常见的治疗手段[3]。

输血可以挽救生命，但也存在相关风险。经输血传播疾病虽不常见，却不容忽视。而且越来越多的研究表明，输血和患者不良预后相关。

随着对输血的利弊更深入理解以及控制医疗成本的需求，许多机构开始关注如何改善血液成分的质量、管理及使用。各专业协会、联邦机构、医院系统以及其他利益相关方正在寻找最佳解决方案，其中包括无输血医学[4-8]。

第一节　患者血液管理的定义和范畴

PBM 是一种基于循证医学的多学科方法，旨在优化可能需要输血患者的治疗过程，改善患者预后。循证输血和让医务人员掌握输血最佳实践是 PBM 的重要组成部分。在患者的治疗中，联合应用药理学、外科和内科的方法保护血液亦非常重要。

“患者血液管理”虽然是较新的术语，但其理念却一直随着医学的进步而同步发展着。本章不对其发展史做全面探讨，有 2 个例子表明，输血和 PBM 有着共同的驱动因素。

第一是战伤的影响。20 世纪初，血型的发现、交叉配血和血液保存技术的成熟，使用库存血液来治疗战伤失血成为可能。但血液运送较为困难，战地外科医生开发了多种无输血技术来救治伤员。第二是耶和华见证者的影响，耶和华见证者引用圣经作为拒绝输血治疗的依据。20 世纪中叶，输血已经成为常用的治疗手段并被普遍接受，而耶和华见证者患者不得不就诊于少数能提供无输血医疗的医生和医院。这些能提供无输血医疗的外科医师和医院越来越受到耶和华见证者和其他患者的青睐，血液保护项目开始蓬勃发展。血液保护项目强调个体化策略和以患者为中心的方法，便发展成了当今的患者血液管理。

尽管 PBM 通常关注于外科领域，实际上 PBM 涵盖了患者在住院期间的整个过程。包括：

(1) 在治疗前，明确患者是否存在贫血和出血风险并给予治疗；

(2) 应用减少出血的外科手术技术和自体血液回收技术；

(3) 应用辅助措施降低患者在 ICU 及术后的输血需求；

(4) 临床用血审核及反馈；

(5) 对参与患者治疗的所有医务人员进行 PBM 培训。

PBM 范畴将在“患者血液管理项目的基本组成”这一节中详细讨论。

第二节　患者血液管理基本原理

远在人们认识到输血的风险和不良反应之前，输血已经成为为一种主流的治疗方法并被广泛接受。实施 PBM 的主要驱动因素包括输血错误的风险、患者身份识别风险、新型经输血传播病原体的威胁，以及越来越多的证据表明输血与患者的不良预后相关。PBM 的其他驱动因素包括患者不断增加的对改善医疗质量的需求，预计无偿献血减少以及医保费用的持续增加[9-10]。

一、输血的风险

输血的传染性风险在 20 世纪后期广为人知，现其虽已少见，新发病原体仍是血液安全的隐忧。献血者筛查的改进、检测能力的进步以及病原体灭活技术的研究，在降低已知经输血传染病风险方面都发挥了重要作用。目前，丙型肝炎病毒或人类免疫缺陷病毒的传播风险低于百万分之一，乙型肝炎病毒传播的风险低于三十万分之一[11]。

此外，非感染性不良事件，如输血相关急性肺损伤、输血相关循环超负荷、输错血和溶血性输血反应、过敏反应等，其比传染性风险更为常见，但却经常被低估。本书第 27 章，非传染性输血不良反应，将详细讨论这些输血不良反应的诊断、病因、治疗及预防。

新的系列证据表明，输血治疗可能无法达到临床医生及患者长期以来所期望的结果。对于病情稳定、无出血的患者尤其如此[12]。随机对照试验表明，对非出血患者实施限制性输血策略无不良结果，甚至可改善某些患者的预后[8, 13-16]。

近期研究发现，异体输血与患者不良预后之间存在关联。尽管这些研究多是观察性的，但他们在不同的专业领域纳入了大量患者(例如，心脏病、外科手术、ICU 和胃肠道疾病患者)。此类研究不断地得到相似的结论，即红细胞输注与患者不良预后之间密切相关[5, 8-9, 17]。

几项研究显示，在 ICU、外科手术及创伤患者中，输血患者的院内感染风险比非输血患者高 2 ~4 倍[5]；且其风险呈剂量依赖性(即患者输血越多，其风险越大)[18-19]。此外，输注 RBC 可增加癌症复发、脑卒中、心肌梗死、肾脏并发症、急性肺损伤和呼吸骤停的发生率，延长 ICU 与住院时间，增加住院死亡率和长期(5 年)病死率，且呈剂量相关性[5, 17, 20-24]。

当然，上述不良临床预后并非仅仅与输注异体红细胞相关。一项 800 多例危重症患者的单中心研究表明：①输血是急性肺损伤的独立风险因素；②输注富含血浆的血液成分(血小板和血浆)比输注红细胞的风险更高[25]。危重症患者输注血浆并无获益，且与患者不良预后相关[26-27]。

因此，越来越多的研究显示，非出血患者输血带来的不可预知风险与不良预后远大于其获益。降低风险的唯一方式是转变传统输血方式(输血通常为默认选项)，实施 PBM，即输血决定是在充分考虑患者的风险、获益和替代治疗方案后做出的选择)。

二、患者视角

尽管血液的安全性不断提高，但患者仍对输血存在担忧[28-29]。可能是由于患病、医患沟通不充分或者是医生的行为举止，许多患者都相信输血是医生从他们的最佳利益出发而做出的最佳医疗决策。在输血前，患者通常不会询问，也不会被告知替代输血治疗选择的相关信息[28]。

异体输血是一种治疗性干预措施，同其他医疗措施一样均要求患者签署知情同意书[30-31]。为了使患者得到充分知情权，知情同意书需要包括输血的风险和获益，除了输血选项外，还应包括替代输血的治疗方案以及是否拒绝输血等[32]。PBM 策略涵盖了所有输血和替代输血的选项，为开放式交流、联合治疗，并最终改善患者预后与满意度，提供了绝佳的途径。

PBM 策略对于那些因医疗条件，文化影响，宗教信仰或没有可用的血液等原因而无法输血的患者尤为必要。以患者视角来看，PBM 的理念是为了获得更多的知情和选择权，得到更高质量的治疗，并最大限度降低风险。

三、医生视角

在“不伤害原则”前提下，医生的基本职责是确保治疗有效且风险最小。临床医生会为他们的患者做最优的治疗，但他们常常将输血视为理所当然，并自认为输血会令患者获益且风险非常小。

医学院的课程设置是用最少的时间讲输血的风险、适应证及其替代输血的方案[33-34]。临床医生通常根据多年前制定的输血规范与标准进行输血实践。对他们而言，紧跟其从事的专业最新研究进展和最佳实践已经很难，再让他们跟上输血医学的发展则更为困难。

研究表明输血实践存在较大的差异。患者是否接受输血常受患者所住医院及负责治疗的医生的影响，而不是基于患者本身的临床状况[3, 35-38]。

实施循证输血，并通过电子“展板”宣传输血和患者预后相关的最佳实践经验，可以改进医生的输血决定。为医生提供其与同事的输血数据对比情况，可帮助其改进输血决策。

对临床输血的审核和评估以及对用血数据的分

析，都是确定最佳输血实践的工具。医院可通过这些工具，以及指南、规则和流程，帮助不同区域医生达到同质化，进而改进患者的治疗质量。

因此，PBM措施既有利于患者，也有利于临床医生。实施以患者为中心的PBM措施，临床医生会因其更好的患者预后、更短的住院时间和更低的医疗费用而赢得声誉。部分医院，将用血数据记录在医生的积分卡中，以确保医生的输血实践符合医院的指南。

四、医院视角

1. 经济压力

目前多数医院面临着经济压力，预计2020年将有近1/3的医院面临倒闭或重组为不同类型的医疗保健服务中心[39]。医院管理者迫切寻求降低成本的机会，包括减少用血。

红细胞的购买成本只是医院使用红细胞总成本中的一小部分。Shander[2]等报道，根据作业成本模型估算，外科手术患者每输注1单位红细胞，包含血液及输血相关医疗费用在内约花费522～1 183美元。他们还发现医院每年的血液总支出与输血率相关，而与手术量无关。认为降低输血患者比例和减少每位患者红细胞输注量是医院节约成本的重要策略。

Zilberberg和Shorr[40]应用此模型进行模拟计算，结果显示如果美国所有医院的ICU患者皆采用限制性输血策略（Hb <7 g/dL），每年将节省近10亿美元。更重要的是，模拟结果表明此策略可防止近4万例输血不良反应发生，进一步提高医疗质量，改善患者预后。

最近，美国一项有464家医院参与的用血调研明确了能大幅降低用血及相关费用的因素[3]。而PBM项目中的几个要素正是医院管理者需要考虑的重要措施。

因为医疗费用上涨超过了医疗保险的支付能力，给税收造成巨大压力。医院越来越重视控制医疗服务费用的报销比例，其中包括血液和输血相关的费用。美国医疗保险和医疗救助中心（CMS）的门诊报销结构表明，2013年多次输血的报销比例有所降低[41]。理解输血总费用的构成因素（包括报销部分）对医院发展至关重要。经济压力可以成为减少不必要输血和提高输血治疗效率的另一种驱动力。

2. 评审要求

美国医疗机构评审委员会提出了与医院血液管理相关的几项标准，要求医院对临床用血进行审核，并对临床用血进行监控，促使其不断改进[42]。评审委员会还制定了PBM实施效果评估方法，其包括7个需要改进的领域[43]。尽管这些评估方法并非普遍适用，但有助于医院对临床用血进行监控。

AABB和美国病理学会（College of American Pathologists，CAP）均发布了输血科实验室标准。这些标准涉及了保障实验室检测质量和临床用血中的患者安全等更具体和技术上的问题[44-45]。通常来说，输血科有责任确保自己的工作符合这些标准的要求，即便这些要求所涉及的内容超出实验室人员的职责权限。

例如，CAP标准，TRM. 41025 - Transfusionist Training Phase Ⅱ，要求所有执行输血的人员都应接受如何正确识别受血者身份的培训。AABB的《血站和输血服务机构标准》要求建立一个同行评议项目以监控并处理所有输血治疗[45(p91)]。上面提到的两种做法都需要医院其他部门的通力合作才可实现。通过多学科、团队导向的PBM策略，可增加团队的依从性，同时更容易接受和实施纠正过后的措施，以及持续流程改进，使医院更加受益。

五、社会视角

限制血液使用的举措可为真正需要输血的患者提供安全充足的血液供应，从而造福社会。随着社会老龄化和献血者数量的减少，血液供应会受到极大影响。未来10～20年内，在美国，65岁以上的人口增长将快于16～64岁人口的增长，将占总人口的20%[46-47]。

最近针对“健康与退休研究”数据的分析显示，在65岁以上的美国人中，有31%的人在10年内至少接受过一次输血[48]。虽然数据有限，据估计年龄65岁及以上的患者输注了红细胞总量的55%～60%[47]。预计德国也会出现类似的人口统计数据，至2020年其血液供应缺口将达47%。

此外，献血者筛查策略和血液库存时限的改变也会影响血液供应。

随着对定期献血者体内铁缺乏情况的掌握，关于是否提高献血者血红蛋白标准以及延长献血间隔的探讨已受到关注[50-51]。如果目前正在进行的临床研究能证实血液储存期限与成人重症患者输血后发病率和病死率升高有关，则血液的储存期限将会发生改变[52-56]。缩短红细胞储存有效期将加剧血液供应压力，即使努力招募献血者也可能于事无补[57]。

实施 PBM 以降低对异体血的需求，同时确保严格掌握输血指征和剂量，是保证血液供应的 2 种重要措施。

第三节　PBM 的基本要素

在 PBM 定义和范畴这一节中，实施 PBM 策略可减少异体输血量，这些措施涵盖患者评估和临床管理的各个方面。PBM 适用于择期手术患者的术前、术中和术后治疗各个阶段，本节将对 PBM 基本要素进行概述，见表 24－1[58]。PBM 策略也同样适用于内科患者。尽管单独使用任何一种 PBM 策略即可减少异体血用量，但对于具体的患者来说，联合使用 PBM 策略并结合个体化方案则更加有效[59]。

一、术前 PBM 措施

患者术前评估与治疗是 PBM 项目至关重要的第一步。详细的病史采集及体格检查，并特别关注自发性或术后出血及贫血的家族史与个人史，尤其是识别出血高危患者和支持治疗。同时也应该评估可能影响凝血的药物。结构化的问卷有助于患者评估，并要在手术前足够长的时间(如 30 天前)进行，必要时进一步诊断和治疗[60]。

表 24－1　患者血液管理概览

非手术或术前	术中	ICU 及术后	用血审核	医学教育
(1)贫血筛查及治疗 —铁剂治疗 —谨慎使用 EPO (2)出血风险筛查和凝血功能优化 —停用抗凝及抗血小板药物 —停用中药、维生素类 —治疗凝血异常 (3)急性失血时减少晶体液使用 (4)减少医源性出血 (5)术前自体血采集	(1)补充血容量的液体选择 —晶体液 —胶体液 (2)手术技术 —精细缝合 —超声刀 —控制负压吸引的压力，防止血液破坏 —盐水洗血纱布回收红细胞 (3)急性等容性血液稀释 (4)术中自体血液回收 (5)止血剂 —局部凝血酶 —纤维蛋白粘合剂 —血小板凝胶 (6)床旁检测(凝血等) (7)急性出血监测及凝血功能管理 (8)限制性红细胞输注 (9)避免低体温 (10)控制性低血压 (11)调整体位减少术野出血	(1)补充血容量的液体选择 —晶体液 —胶体液 (2)减少医源性失血 (3)限制性红细胞输注 (4)监测出血 (5)伤口引流 (6)铁剂治疗 (7)氧疗 (8)床旁检测(凝血等)	(1)临床用血指南执行情况 —适应证 —输血指征 —限制性策略 (2)临床用血/输血委员会 (3)审核 —输血前 —输血中 —输血后 (4)患者血液管理协调员或输血管理人员职责	(1)医疗机构内 —大查房 —学术会议 —提示性宣传材料(海报、数据卡等) —相关文献分享 (2)继续教育 —资格认证制度 —CME/CE 学分 —在线工具(网络研讨会、互动模块) (3)医学及护理教育课程

注：经 Becker J，Shaz B 授权修改[58]。

ICU，重症监护室；EPO，促红细胞生成素；CME，继续医学教育；CE，继续教育

1. 贫血的评估及治疗

内科及术前患者贫血的诊断与治疗是 PBM 的核心内容。世界卫生组织（World Health Organization，WHO）将贫血定义为男性 Hb 水平低于 130 g/L，绝经前非妊娠女性 Hb 水平低于 120 g/L[61]。当红细胞携氧能力无法满足自身组织的氧需求时，贫血的临床体征和症状（心动过速、胸痛、气短、眩晕、头痛、抑郁、手足冰冷、皮肤苍白、疲劳及认知功能下降）将会显现。

贫血是常见的疾病或状态，其发生率可高达 75%，受患者的基础疾病、手术原因及贫血定义等影响，贫血发生率有很大差别[62-63]。贫血是骨关节置换手术和心脏手术患者围手术期病死率和发病率增加的独立危险因素[62, 64]。一项 65 岁以上非心脏手术患者的回顾性研究发现，血细胞比容每下降 1%，术后 30 天病死率和心血管事件发生率将增加 1.6%[65]。甚至于轻度贫血也是结肠手术患者不良预后的一个独立危险因素[66]。

如果发现贫血，初步检测结果或许可提示其可能病因[67]。进一步检查如肌酐、网织红细胞计数、铁及总铁结合力、铁蛋白、维生素 B_{12} 以及叶酸等有助于诊断。关于如何制定内科和术前患者贫血的诊治方案，已有 PBM 指南可供参考[67-70]。如果可能，对拟施出血量较大的择期手术的贫血患者，应推迟手术，在贫血得到适当治疗后再行手术。

治疗贫血的药物包括铁剂（口服及静脉内制剂）、叶酸、维生素 B_{12} 及促红细胞生成药物（见附录 24-1）。应据患者贫血的潜在病因、伴随疾病及术前治疗时间等来选择贫血治疗药物。

使用蔗糖铁、葡萄糖醛酸铁或右旋糖酐铁等静脉补铁药物可快速纠正缺铁性贫血，且优于口服铁剂，是术前或术后补铁的首选方法。越来越多的研究证明，静脉注射铁剂治疗贫血可减少手术患者异体输血。如果体内存在足够的铁储备，促红细胞生成药物（erythropoietic stimulating agents，ESAs）也能有效提高血红蛋白水平。已证实促红细胞生成药物的使用可降低择期手术及骨科手术患者的输血率[71]。但由于 ESAs 存在增加血栓栓塞事件、肿瘤复发及死亡等风险，美国食品药品监督管理局（Food and Drug Administration，FDA）已限制了它的使用，建议使用更保守的剂量并进行严格监控[72]。

2. 降低出血风险

PBM 的第二个重要方面是尽可能降低出血风险。结合手术种类、复杂程度并结合贫血和凝血功能来评估患者的出血风险。有助于制定个体化治疗方案。建立抗血小板及抗凝药物停用或剂量调整方案，非常重要，也是术前准备的重要内容。已发布的指南，如胸外科学会、美国胸科医师学会制定的指南，可为这些方案的制定提供参考。制定方案可以帮助临床医生在择期手术前优化患者止凝血功能，同时降低血栓事件风险。

中药制剂如大蒜、银杏和人参等，可增加出血风险。应询问患者的使用情况，并在术前停用。可参考关于中药制剂对凝血功能影响的文献综述[76-77]。

3. 储存式自体输血

过去认为，储存式自体输血（preoperative autologous blood donation，PAD）是减少异体输血的主要手段。PAD 常在术前 4～6 周进行自体血采集。术前自体采血的目的是刺激患者红细胞再生，并使患者血红蛋白在术前能恢复至采血前水平。

在美国，随着血液安全性提高，术前自体采血量在下降[1, 78]。导致自体血采集量下降的因素还包括 PAD 采集的血液浪费严重（弃用率达 45% 及以上）[79-80]、自体采血后患者术前贫血风险较高[80-81]、制备和处理自体血过程发生差错[83-84]以及自体血采集成本的增加。

此外，系统性回顾显示，与未进行术前 PAD 的患者相比，接受术前自体血采集的患者因其血红蛋白在手术前无法完全恢复，故其接受异体输血和（或）自体输血的可能性更高[82]。因此，PAD 患者因其较高的输血率而导致其整体医疗风险更高。

尽管如此，对于稀有血型、存在多种红细胞抗体或拒绝同种异体血液输注的患者，PAD 可能是 1 种合理的选择。在这些情况下，实行 PAD 前做好计划和患者评估至关重要。为减轻自体采血引起的贫血，血液采集至少在术前 4～6 周进行（如有血液冻存能力，可更早进行采集），从而为患者红细胞的恢复预留更充足的时间[85]。

二、术中 PBM 策略

1. 急性等容性血液稀释

急性等容性血液稀释（acute normovolemic hemodilution，ANH）是指在手术开始前后的短时间内采集患者全血用标准抗凝剂保存，同时输注晶体液和（或）胶体液以维持患者循环血容量。ANH 能降低患者的血细胞比容，提高血液流动性，并增加心排出量与器官血流量，可弥补因血液稀释而导致的氧含量下降[86]。ANH 后患者术中所失血液是已稀释且红细胞含量较低的血液，红细胞丢失相对减少。

ANH 采集的全血通常在室温下储存（最多达 8 h），通常在手术快结束或患者需要输血时回输[87(p22)]。ANH 的额外优势是室温保存可保证血小板及凝血因子的活性。尽管 ANH 相对安全，但其临床疗效和获益的报道喜忧参半[88]。某些研究显示应用 ANH 可降低异体输血率、减少输血量和并发症[89-90]，而其他研究却无法显示任何获益[91-92]。

ANH 适用于预计术中失血量大（≥1 500 mL）且术前 Hb 水平≥12 g/dL 的患者很可能是受益的。ANH 的禁忌证包括：急性心肌缺血、限制性或阻塞性肺疾病、肾衰竭、溶血相关的血红蛋白疾病及凝血异常等[93]。外科手术团队相互协作可提高 ANH 的有效性。

2. 术中自体血液回收

术中自体血液回收也是常用的 PBM 策略。对实施心胸外科、骨科、神经外科及血管和创伤等失血量大的手术患者，自体血液回收有效。据报道，术中血液回收减少了 38% 的异体红细胞输注，平均节省 0.68 单位的异体红细胞[94]。术中自体血液回收包括收集手术部位流出的血液、离心、0.9% 氯化钠溶液洗涤。在离心和洗涤过程中，去除血浆、血小板、红细胞碎片、污染物以及抗凝剂等。将洗涤后的红细胞转移至保存袋中，然后回输给同一患者。理想情况下，洗涤回收的血液血细胞比容至少应达 45% ~55% 。

对自体血液回收的安全性担忧主要针对其在恶性肿瘤、产科手术中的应用。担心来自手术部位的有害物质（如肿瘤细胞、细菌和羊水）最终可能存在于洗涤后的血液中并回输给患者。但是，双吸引装置及去白细胞滤器的使用降低了这些风险[95-96]。最新的文献综述不支持术中血液回收会导致羊水栓塞或肿瘤复发风险增加的理论性担心，尽管这些研究的质量存在争议[97-98]。需要更多的前瞻性和有说服力的研究来探讨术中血液回收在恶性肿瘤和产科手术中应用的风险与获益。

最近，一种新型的、用于体外循环（cardiopulmonary bypass，CPB）手术的术中自体血液回收方式称为 Hemobag，是一种改良的超滤装置（Global Blood Resources，LLC，Somers，CT）。在撤除 CPB 后，将 CPB 机器内余血超滤并浓缩，去除多余的液体和炎性产物，最终可得到血细胞比容约 50% 的全血约 2000 mL。相对于洗涤回收的血液，此种超滤装置处理的血液保留了血小板、血浆蛋白和凝血因子[99-100]。从理论上讲，这种装置的使用比洗涤回收血液更能减少异体血液尤其是血浆和血小板的输注。但到目前为止，此项新技术的相关临床影响仍然未知。

术中自体血液回收得到的自体血液的质量控制与管理程序尚不完善，也未在更多的医院开展和普及。目前，输血科、手术科室、麻醉和体外循环科及护理等部门在医院内协作开展术中自体血液回收的时机已经成熟。在《AABB 围手术期自体血采集及管理标准》和其他 AABB 出版物中提供了如何建立、改进和保证自体输血的质量和安全性的指南以及管理要求[58, 87, 101-103]。

3. 麻醉和外科技术

最大限度减少术中出血对减少异体输血至关重要。减少术中出血的有效措施包括精湛的外科技术及快速、严格的止血。调整患者在合适的体位能减少失血，掌握 2 个基本原则：抬高手术部位至心脏水平以上和避免手术部位静脉回流受阻[104]。在特定患者中使用控制性降压，又称为“控制性低血压”可减少失血，但需要关注器官缺血的潜在风险[59, 105]。

保持患者正常体温对维持理想的止血凝血状态非常重要。使用温的静脉注射液体、保暖毯及手术部位保暖来维持患者体温，有助于避免患者发生低体温并减少手术失血。优化液体管理，包括输液的选择、用量及输注时机，也会影响术中失血以及异体血用量。用于组织解剖的现代设备如超声刀等可使组织损伤最小化并使切口更易止血。其他影响术中失血的举措包括止血带、直接止血技术、机械通气模式的选择和麻醉方式选择等[59, 104-106]。

4. 床旁检测和输血指导模式

相比于常规实验室检测，床旁检测（point-of-care testing，POCT）具有以下优点：①随时可用；②用时少；③标本量小。POCT 的应用可为输血决策提供最及时的信息，同时避免医源性贫血。有多种能够提供凝血信息、血小板功能及血凝块稳定性的 POCT 仪器可供选择，常用于手术及重症监护室[107-108]。

根据观察临床出血与失血量来指导输血的模式高度依赖于临床经验并存在较大差异；而基于POCT结果的输血模式则可快速鉴别出血原因，区分是凝血异常还是外科因素导致的出血，提高出血治疗效率，即目标导向的输血治疗。

在心血管外科手术患者中，应用基于血栓弹力图的输血方案可减少异体输血，尤其血浆和血小板，且与传统根据临床医生经验指导的和(或)基于标准实验室检测的输血模式相比可减少失血量[109-111]。一项单中心、小样本的前瞻性研究发现，基于血栓粘弹性的POCT结果来指导输血与基于传统实验室检测结果相比，能减少合并凝血异常的复杂心脏手术患者的异体红细胞用量[112]。作者认为检测时间缩短以及通过POCT结果评估凝血功能是其优于传统凝血检测的原因。需要指出的是，各医疗机构应当基于其可用的凝血检测来确定其输血指导模式及治疗方案。

血栓弹力图指导输血的模式已常规应用于肝移植手术，然而，目前证实其是否能减少异体输血需求的证据有限[113]。目前血栓弹力图也已用于创伤患者。最近的研究表明血栓弹力图相较于传统实验室检测能更早期发现创伤后的凝血异常和纤溶，从而实施目标导向的输血治疗[114-115]，但其减少异体输血的有效性需进一步研究和评估。

5. 止血药

止血药如抗纤溶药物、去氨加压素及局部止血药物等，可改善术中凝血从而减少输血需求。氨基己酸与TXA均可抑制纤溶活性并防止血凝块过早溶解，研究显示这两种药物可降低术中失血及红细胞用量，且安全、有效[166]。局部止血药如止血剂、密封剂及粘合剂等可通过诱导凝血、密封血管及粘合组织而降低出血量，在术中止血的作用越来越重要。已有较多关于局部止血药或其他药物的相关综述[117-119]。有助于减少出血和/或预防输血的几种药物的简述见附录24-1。

三、术后PBM策略

1. 术后自体血液回收

术后自体血液回收是指收集术后引流管和(或)伤口的血液，然后回输。通常需要采集和处理足够量的血液才能达到效果，其主要应用于心脏及骨科手术，由于此类手术术后失血量较大(≥500 mL)。术后回收血液时可不洗涤或洗涤。不洗涤方法，需要通过回收装置收集并过滤，直到收集的血液达到一定量后再把血液转移到输血袋内用于回输。洗涤的方法是一次性收集足量的血液后进行洗涤处理，之后转移至输血袋内用于回输。

过去，关节置换手术常把回输未洗涤的术后引流血液作为一种血液保护方法。最近，越来越多血液管理策略特别是抗纤溶药物的使用，减少了手术出血进而无需再应用术后血液回输[116]。此外，因未洗涤血液的血细胞比容约为20%~30%，且其含有活化的凝血和补体、炎症介质、细胞因子及脂肪颗粒等增加发热反应风险，故不太可取[120-121]。

术后大量失血的患者，收集术后出血，经过洗涤和浓缩可获得质量和安全性均较高的自体血液(如去除了污染物，血细胞比容为60%~80%)。对某些医院而言，维持一个能胜任血液回收的员工团队以及血液回收设备的高成本，存在困难。然而，与异体输血相比，在关节置换术后使用洗涤方式回收血液在成本方面更有优势[122]。

2. 限制医源性失血

最大程度降低实验室检查采血导致的医源性贫血是降低异体输血的关键性策略。与常规实验室检查相关的医源性贫血较为常见。在1项对145个西欧ICU患者的研究中，发现患者每天平均医源性失血达41.1 mL[123]。这将导致患者在1~2周的ICU住院期间丢失近500 mL的血液。美国的1项纳入17 000多例入院时无贫血的急性心肌梗死患者的回顾性研究发现，结果在住院期间发生中度至重度贫血的患者的医源性失血比非贫血患者多100 mL[124]。在一项关于长期入住ICU患者的单中心回顾性研究中，21天后患者的输血率与医源性失血量独立相关[125]。

减少实验室检查项目和频次是减少医源性失血量的合理举措。例行检查是常见的做法。实验室检查应当在临床评估且其结果可能会改变临床决策的情况下进行。申请时应尽量将检测项目合并以减少患者采血量。另一种方法是采用儿科或小容量的试管采集血样，此策略可降低约70%由实验室检查而导致的失血[126-127]。床旁检测设备需要的样本量较少，通常小于0.5 mL。

采血过程也是造成失血的重要原因。放置有创性动脉或中心静脉置管患者的采血量比无导管患者高出3倍。血样本易于获得且每次经导管采血时要求弃去起始采集的几毫升血液(最多达 10 mL),都增加患者失血量[128]。因此,当不再需要留置导管时应立即撤除。经导管采集血样本应尽量合并以降低额外丢弃的起始采集的血液量。即便是在实施限制性输血的实践中,加用一种装置用来回输起始采血量,而不是丢弃,能减少平均采血量 50%,同时患者的 Hb 水平更高,红细胞输注减少[127-128]。

3. 增加贫血耐受性及输血指征

患者对贫血的反应个体差异很大,并取决于其氧供给能力。对贫血的耐受性取决于患者的血容量状态、生理储备能力(包括心、肺和肾功能)及贫血的变化趋势。患者对贫血的耐受性是影响输血决策的最重要因素之一[129-130]。

慢性肾功能衰竭或胃肠道慢性出血导致的慢性贫血患者通常可通过增加心排出量、心率及每搏量以适应较低的 Hb 水平。手术或创伤引起的快速失血通常表现为患者血流动力学不稳定、休克及其他症状,需尽快补充血容量。

提高患者对贫血耐受性的措施包括增加氧供或降低氧耗,进而减少红细胞输注。优化患者血液动力学状态和氧合的措施包括静脉输液维持正常血容量、适当使用血管升压药物、辅助供氧或机械通气、充分止痛和(或)镇静、维持正常体温以及预防并及时治疗感染[131]。

执行循证输血方案可进一步降低不必要的输血。以前,将 Hb≤100 g/L 作为输红细胞的指征。近几年关于输血指征的研究,分别针对非出血的危重患者、心脏手术后患者、髋骨骨折合并心脏疾病的老年患者及上消化道出血患者进行了多项随机对照试验,确立了循证输血指征。研究结果表明,执行限制性输血指征(如 Hb<70~80 g/L)可在不增加发病率及病死率的情况下降低异体输血率和输血量[8, 132]。此外,Hb 值并非输血的唯一参考指征。输血决策应该个体化,除了参考 Hb 值,还应依据患者贫血的临床症状和体征、对贫血的耐受性及代偿能力[133]。

通常,临床医生一次申请 2 单位红细胞,却无明确理论依据,1 单位红细胞对 Hb 及血细胞比容有差异性,主要取决于患者总血容量与体液交换情况。提倡对需要输血的非出血患者,先输注 1 单位红细胞后再进行临床评估[134-135]。通常,1 单位红细胞足以提高患者 Hb 水平并缓解其症状。实施 1 单位输血策略意义重大。依据 Hb<80 g/L 的输血指征及采用 1 单位的输血策略,至少可节省 0.5 单位红细胞[136]。与限制性输血策略联合应用时,1 单位输血策略可产生更为巨大的影响。

第四节　临床用血审核和改变医生输血实践

若想改变医生固有的传统输血实践和习惯极其困难。改变医生原有的输血实践所需的元素包括:①变革的愿望;②提供新的输血方案;③能直接体验新的输血实践方案的安全性;④掌握新的输血实践主导权[119]。

越来越多的医院管理者认识到,不必要的输血可能恶化患者转归,且增加成本。因此,人们开始寻求变革。恰当的输血实践培训、提供可靠的输血替代方案、以及与行业内有威望的专家和 PBM 优胜者进行交流与反馈等策略是实现输血实践变革的基本要素。建立一个由利益相关者以及有成功经验的专家组成的团队,对于输血实践的变革至关重要,也是 PBM 能否成功的关键因素。

多项研究证实有几种措施在改变输血实践中发挥重要作用。虽然研究并未发现某一措施明显优于其他措施,但作者认为即便是简单的措施也具有效力[137]。这些有效措施可大致分为:①培训;②应用循证医学指南;③提醒标识;④临床用血审核与反馈。

培训可采取会议形式或一对一教学模式。对医生的一对一培训虽然费时,但可产生更持久的效果。培训内容需依据循证医学证据,由权威同行或专家提供,并持续进行。如在医院网站上提供重复性课程及易于获取的培训内容,当医生有改变其输血实践的意愿时,能提供帮助。

循证输血指南是改进输血实践的基石。使用新的指南需与培训、海报以及便携式手册等提示相结合。如只为医生提供输血指南文件但无后续的培训和落实,通常不能降低血液用量[138]。当计算机辅助医嘱录入(computerized provider order entry, CPOE)系统与输血指南一起使用时可增强其效果。使用具有临床决策支持(clinical decision support, CDS)功能的 CPOE 系统,并且当超指征输血时要求医生做具体说明,有助于改善输血实践[139-140]。

改变输血实践的措施与临床输血审核评价密切相关。在输血申请时或输血后 24 h 内对临床输血指征和剂量等进行审核并结合相关知识培训,对改变临床医生的输血习惯有帮助[141]。发血前的人工审核耗时耗力。CPOE 的运用可有效评价每份输血申请。第 28 章对临床用血审核进行了详细讨论。

临床用血公示和以持续质量改进为目标的比对评价是改变临床医生输血实践的强有力工具。为医生提供其手术患者转归与输血量相关数据，以及其与同事或同行的比较数据可激发其改变输血实践的意愿。为医生定期提供输血数据报告有助于其主动实施有效方法以降低异体输血[142]。

最近在尝试新的改善临床输血实践的方式，包括雇佣输血安全管理员或患者血液管理协调员。作为临床输血实践的变革者为所有参与输血人员提供定期培训，以提高 PBM 的意识并掌握 PBM 的关键技术。组建医务人员和专家团队以推行最佳的输血实践，PBM 协调员与当地 PBM 专家合作，有助于改变输血文化和思维并降低异体输血[143]。

医学培训

培训是所有 PBM 方案的固有组成部分。由于输血实践行为的改变并非易事，通常需要不断重复及强化。PBM 是多学科协作的系统工程，不同听众对培训的反响并不统一。

培训方式包括读书俱乐部、大查房、在线研讨会、在线课程、特约讲师、会议、一对一教学、自学以及临床用血审核反馈。为参与者提供培训的继续教育学分可激发参与人员的兴趣。

不仅医生及护理人员需要充分理解和掌握 PBM，医院其他工作人员也可从培训中获益。例如，信息技术及财务人员虽然无需了解 PBM 的技术性细节，但需要知道 PBM 的目的、具体获益以及实施后效果等，从而有助于 PBM 工作的开展。

第五节　如何开展 PBM 项目

成功实施 PBM 需要进行规划、培训以及团队合作。首要的是分析和掌握目前医院的输血实践状态。通过评估了解医院输血实践状态以及输血文化是否为输血实践的变革做好准备。

充分展示 PBM 项目的临床受益及降低医疗成本的潜力非常重要，有助于 PBN 项目得到支持和认可。尽管医院管理者也许更关注降低成本，应当确保临床人员能理解 PBM 项目的主要目的是改善患者转归。

不同的医院 PBM 的具体措施可不相同，由项目实施的执行管理团队来决定。各专业组织和学术团体制定了 PBM 指南。血液管理促进协会(The Society for the Advancement of Blood Management)提供了《患者血液管理项目管理与临床标准》(Administrative and Clinical Standards for PatientBlood Management Programs)，概述了规范的、综合的、在医院层面实施 PBM 项目相关的 12 条标准[144]。《AABB 患者血液管理标准》(Standards for a Patient BloodManagement Program)将 PBM 项目划定为一级、二级、三级[145(pp2-3)]。每个级别措施的监督及监测职责见附录 24-2。

医院层面的 PBM 项目需要多学科合作才能行之有效，包括管理部门、医疗护理领导层、实验室、输血科、伦理部门、挂号室、外科、财务以及技术人员的投入和参与。善于发现那些充分理解 PBM 原理并愿意为 PBM 代言人的优胜者，对于 PBM 项目的启动和推进非常关键。PBM 项目实施的一般策略已总结在表 24-2 中，也可参考对 PBM 实施程序的更详细的描述[146-147]。

表 24-2　实施 PBM 项目的一般策略

1. 教育培训 a. 一个知识渊博的倡导者 b. 执行领导 c. 核心团队(输血科、药房和护理) d. 参与 PBM 的所有部门(申请医生、财政、信息技术)
2. 行政支持 a. "C"系列(CEO、COO、CFO、CMO) b. 医疗执行委员会 c. 医院临床用血/输血委员会 d. 外科委员会

续表 24－2

3. 项目倡议书 a. 背景/目前环境 b. 项目描述 c. 资金支持 d. 风险/获益分析 e. 总结/结论
4. 团队合作 a. 广泛的 PBM 利益相关者群体（强调多学科协作，明确关切的问题、细节、资金支持） b. 小规模的执行委员会（实施 PBM 前的数据、实施计划、实施步骤、时间表、措施审查、监测进度检查） c. 高效率会议 d. 取得关键进展时的庆祝活动
5. 评估 a. 取得的进步/该吸取的教训 b. 分析基础/转归数据 c. 项目成功的分析/报告 d. 项目推广的可能性

要点

1. PBM 是基于循证医学的多学科方法，旨在优化可能需要输血患者的医疗行为。
2. PBM 的驱动因素包括输血风险、改善医疗质量、推广循证医学实践、经济压力、血液的过度使用以及可预计的血液供应短缺等。
3. PBM 的要素包括：①实施治疗前（如术前）对贫血及出血风险的评估和治疗；②术中血液回收、减少失血的外科技术；③ICU 及术后策略以减少输血的措施；④临床用血审核和评价；⑤对医护人员的培训。
4. 内科及外科患者皆可受益于 PBM。
5. 术前贫血较常见，诊断与治疗术前贫血是 PBM 的基本要素之一。
6. PBM 不仅仅是避免输血，还涉及使用药物、自体血液回收技术、手术止血设备、减少医源性失血、遵守输血指征以及医学培训等内容。
7. 拥有一流的多学科团队对于 PBM 的成功实施至关重要。
8. 应用比对方式评价临床输血及强调患者预后与输血的相关性，是 PBM 成功与否的关键因素。

参考文献

[1] US Department of Health and Human Services. The 2011 national blood collection and utilization survey report. Washington, DC: DHHS, 2013.

[2] Shander A, Hofmann A, Ozawa S, et al. Activity-based costs of blood transfusions in surgical patients at four hospitals. Transfusion 2010; 50: 753－765.

[3] Best practices in blood utilization. Charlotte, NC: Premier Healthcare Alliance, 2012. [Available at: https://www.premierinc.com/about/news/12－oct/blood_white_paper_207pm_10032012.pdf (accessed March 26, 2014).]

[4] Glance LG, Dick AW, Mukamel DB, et al. Association between intraoperative blood transfusion and mortality and morbidity in patients undergoing noncardiac surgery. Anesthesiology 2011; 114: 283－292.

[5] Marik PE, Corwin HL. Efficacy of red blood cell transfusion in the critically ill: A systematic review of the literature. Crit Care Med 2008; 36: 2667－2674.

[6] Shander A, Spence RK, Adams D, et al. Timing and incidence of postoperative infections associated with blood transfusion: Analysis of 1, 489 orthopedic and cardiac surgery patients. Surg Infect 2009; 10: 277－283.

[7] Campbell DA, Henderson WG, Englesbe MJ, et al. Surgical site infection prevention: The importance of operative duration and blood transfusion. Results of the First American College of Surgeons National Surgical Quality Improve-

ment Program Best Practices Initiative. J Am Coll Surg 2008; 207: 810 - 820.

[8] Villaneuva C, Colomo A, Bosch A, et al. Transfusion strategies for acute upper gastrointestinal bleeding. N Engl J Med 2013; 368: 11 - 21.

[9] Isbister JP, Shander A, Spahn DR, et al. Adverse blood transfusion outcomes: Establishing causation. Transfus Med Rev 2011; 25: 89 - 101.

[10] Hofmann A, Farmer S, Shander A. Five drivers shifting the paradigm from product-focused transfusion practice to patient blood management. The Oncologist 2011; 16(Suppl3): 3 - 11.

[11] Zou S, Stramer SL, Dodd RY. Donor testing and risk: Current prevalence, incidence, and residual risk of transfusion-transmissible agents in US allogeneic donations. Transfus Med Rev 2012; 26: 119 - 128.

[12] Shander A, Fink A, Javidroozi M, et al. Appropriateness of allogeneic red blood cell transfusion: The International Consensus Conference on Transfusion Outcomes. Transfus Med Rev 2011; 25: 232 - 246.

[13] Hebert PC, Wells G, Blajchman MA, et al. A multicenter, randomized, controlled clinical trial of transfusion requirements in critical care. N Engl J Med 1999; 340: 409 - 17.

[14] Lacroix J, Hebert PC, Hutchison JS, et al. Transfusion strategies for patients in pediatric intensive care units. N Engl J Med 2007; 356: 1609 - 1619.

[15] Carson JL, Terrin ML, Noveck H, et al. Liberal or restrictive transfusion in high-risk patients with hip surgery. N Engl J Med 2011; 365; 2453 - 2462.

[16] Venkatesh V, Khan R, Curley A, et al. The safety and efficacy of red cell transfusions in neonates: A systematic review of randomized controlled trials. Br J Haematol2012; 158: 370 - 385.

[17] Acheson AG, Broodes MJ, Spahn DR. Effects of allogeneic red blood cell transfusions on clinical outcomes in patients undergoing colorectal cancer surgery: A systematic review and meta-analysis. Ann Surg 2012; 256: 235 - 244.

[18] Shorr AF, Jackson WL, Kelly KM, et al. Transfusion practice and blood stream infections in critically ill patients. Chest 2005; 127: 1722 - 1728.

[19] Taylor RW, Manganaro L, O'Brien J, et al. Impact of allogeneic packed red blood cell transfusion on nosocomial infection rates in the critically ill patient. Crit Care Med 2002; 30: 2249 - 2254.

[20] Amato A, Pescatori M. Perioperative blood transfusions for the recurrence of colorectal cancer. Cochrane Database Syst Rev 2008; (1): CD005033.

[21] Leal-Noval SR, Munoz-Gomez M, Jimenez- Sanchez M, et al. Red blood cell transfusion in non-bleeding critically ill patients with moderate anemia: Is there a benefit? Intensive Care Med 2013; 39: 445 - 453.

[22] Murphy GJ, Reeves BC, Rogers CA, et al. Increased mortality, postoperative morbidity, and cost after red blood cell transfusion in patients having cardiac surgery. Circulation 2007; 116: 2544 - 2552.

[23] Malone DL, Dunne J, Tracy JK, et al. Blood transfusion, independent of shock severity, isassociated with worse outcome in trauma. J Trauma 2003; 54: 898 - 905.

[24] Engoren MC, Habib RH, Zacharias A, et al. Effect of blood transfusion on long-term survival after cardiac operation. Ann Thorac Surg 2002; 74: 1180 - 1186.

[25] Khan H, Belsher J, Yilmaz M, et al. Fresh-frozen plasma and platelet transfusions are associated with development of acute lung injury in critically ill medical patients. Chest 2007; 131: 1308 - 1314.

[26] Dara SI, Rana R, Afessa B, et al. Fresh frozen plasma transfusion in critically ill medicine patient with coagulopathy. Crit Care Med 2005; 33: 2667 - 2671.

[27] Murad MH, Stubbs JR, Gandhi MJ, et al. The effect of plasma transfusion on morbidity and mortality: A systematic review and meta-analysis. Transfusion 2010; 50: 1370 - 1383.

[28] Weiss Adams K, Tolich D. Blood transfusion: The patient's experience. Am J Nursing 2011; 111: 24 - 30.

[29] Lee D. Perception of blood transfusion risk. Transfus Med Rev 2006; 20: 141 - 148.

[30] Holland PV. Consent for transfusion: Is it informed? Transfus Med Rev 1997; 11: 274 - 285.

[31] Killion DF, Schiff PD, Lipton KS. Informed consent: Working toward a meaningful dialogue. Transfusion 2007; 47: 557 - 558.

[32] Sazama K. The ethics of blood management. Vox Sang 2007; 92: 95 - 102.

[33] Karp JK, Weston CM, King KE. Transfusion medicine in American undergraduate medical education. Transfusion 2011; 51: 2470 - 2479.

[34] O'Brien KL, Champeaux AL, Sundell ZE, et al. Transfusion medicine knowledge in postgraduate year 1 residents. Transfusion 2010; 50: 1649 - 1653.

[35] Stover EP, Siegel LC, Body SC, et al. Institutional variability in red blood cell conservation practices for coronary artery bypass graft surgery. Institutions of the Multi Center

Study of Perioperative Ischemia Research Group. J Cardio-thoracVascAnesth2000; 14: 171 - 176.

[36] Bennett-Guerrero E, Zhao Y, O'Brien SM, et al. Variation in use of blood transfusion in coronary artery bypass graft surgery. JAMA 2010; 304: 1568 - 1575.

[37] Qian F, Osler TM, Eaton MP, et al. Variation in blood transfusion in patients undergoing major noncardiac surgery. Ann Surg 2013; 257: 266 - 278.

[38] Jin R, Zelinka ES, McDonald J, et al. Effect of hospital culture on blood transfusion in cardiac procedures. Ann Thorac Surg 2013; 95: 1269 - 1274.

[39] Houle D, Fleece J. Why one-third of hospitals will close by 2020. Policy blog post. March 14, 2012. [Available at: http: //www. kevinmd. com (accessed March 24, 2014).]

[40] Zilberberg MD, Shorr AF. Effect of a restrictive transfusion strategy on transfusion-attributable severe acute complications and costs inthe US ICUs: A model simulation. BMC Health Services Research 2007; 7: 138. [Available at: http: //www. biomedcentral. com/1472 - 6963/ 7/ 138 (accessed March 24, 2014).]

[41] Centers for Medicare and Medicaid Services. 2013 hospital outpatient prospective payment system rule. Baltimore, MD: CMS, 2012. [Available at http: //www. cms. gov/ Medicare/Medicare-Fee-for-Service-Payment/HospitalOut patientPPS/Hospital-Outpatient-Regulations- and-Notices-Items/CMS - 1589 - FC. html (accessed December 22, 2012).]

[42] Rhamy JF. Synergies between blood center and hospital quality systems. Transfusion 2010; 50: 2793 - 2797.

[43] Patient blood management performance measures project. Oakbrook Terrace, IL: The Joint Commission, 2011. [Available at: http: //www. jointcommission. org/patient_blood_management_performance_measures_project/ (accessed April 3, 2014).]

[44] Transfusion Medicine Checklist CAP Accreditation Program. College of American Pathologists. Northfield, IL: CAP, 2013.

[45] Levitt J, ed. Standards for blood banks and transfusion services. 29th ed. Bethesda, MD: AABB, 2014.

[46] US Census Bureau. The next four decades. The older population in the United States: 2010 to 2050. Washington, DC: US Department of Commerce, 2010. [Available at: http: //www. census. gov/prod/2010pubs/p25 - 1138. pdf (accessed December 23, 2012).]

[47] Benjamin RJ, Whitaker BJ. Boomorbust? Estimating blood demand and supply as the baby boomers age (editorial). Transfusion 2011; 51: 670 - 673.

[48] Rogers MAM, Blumberg N, Heal JM, Langa KM. Utilization of blood transfusion among older adults in the United States. Transfusion 2011; 51: 710 - 718.

[49] Greinacher A, Fendrich K, Brzenska R, et al. Implications of demographics on future blood supply: A population-based cross-sectional study. Transfusion 2011; 51: 702 - 709.

[50] Cable RG, Glynn SA, Kiss JE, et al. Iron deficiency in blood donors: The REDS - II Donor Iron Status Evaluation (RISE) study. Transfusion 2012; 52: 702 - 711.

[51] Popovsky MA. Anemia, iron depletion, and the blood donor: It's time to work on the donor's behalf (editorial). Transfusion 2012; 52: 688 - 692.

[52] Lacroix J. The Age of Blood Evaluation (ABLE) study - International Standard Randomized Controlled Trial Number Register (ISBCTN). 2008. [Available at: http: // www. controlled- trials. com/isrctn/pf/44878718 (accessed December 21, 2012).]

[53] Koch C. The red cell storage duration and outcomes in cardiac surgery study. 2009. [Available at: http: //clinical-trials. gov/ (accessed December 21, 2012).]

[54] Assmann SF. The red cell storage duration study (RECESS). 2010. [Available at: http: // clinical trials. gov/ (accessed December 21, 2012).]

[55] Cooper DJ. Standard issue transfusion versus fresher red cell use in intensive care - a randomized control trial (Transfuse). 2012. [Available at: http: //clinicaltrials. gov (accessed December 21, 2012).]

[56] Fontainie MJ, Chung YT, Erhun F, Goodnough LT. Age of blood as a limitation for transfusion: Potential impact on blood inventory and availability. Transfusion 2010; 50: 2233 - 2239.

[57] Sayers M, CentilliJ. What if shelf life becomes a consideration in ordering red blood cells? (editorial). Transfusion 2012; 52: 201 - 206.

[58] Becker J, Shaz B, for the Clinical Transfusion Medicine Committee and the Transfusion Section Coordinating Committee. Guidelines for patient blood management and blood utilization. Bethesda, MD: AABB, 2011.

[59] Goodnough LT, Shander A, Spence R. Bloodless medicine: Clinical care without allogeneic blood transfusion. Transfusion 2003; 43: 668 - 676.

[60] Liumbruna GM, Bennardello F, LattanzioA, et al for the Italian Society of Transfusion Medicine and Immunohaematology (SIMTI) Working Party. Recommendations for the transfusion management of patients in the perioperative

period. I. The preoperative period. Blood Transfus2011；9：19 –40.

[61] World Health Organization. Haemoglobin concentrations for the diagnosis of anaemia and assessment of severity. WHO/NMH/ NHD/MNM/11. 1. Geneva, Switzerland：WHO, 2011. [Available at：http：//www. who. int/vm nis/indicators/haemoglobin. pdf (accessed March 24, 2014).]

[62] Spahn DR. Anemia and patient blood management in hip and knee surgery：A systematic review of the literature. Anesthesiology 2010；113：482 –495.

[63] Shander A, Knight K, Thurer R, et al. Prevalence and outcomes of anemia in surgery：A systematic review of the literature. Am J Med2004；116(Suppl 7A)：58S –69S.

[64] Karkouti K, Wijeysundera DN, Beattie WS. Risk associated with preoperative anemia in cardiac surgery：A multicenter cohort study. Circulation 2008；117：478 –484.

[65] Wu WC, Schifftner TL, Henderson WG, et al. Preoperative hematocrit levels and postoperative outcomes in older patients undergoing noncardiac sugery. JAMA 2007；297：2481 –2488.

[66] Leichtle SW, Mouawad NJ, Lampman R, et al. Does preoperative anemia adversely affect colon and rectal surgery outcomes? J Am Coll Surg 2011；212：187 –194.

[67] Titus K. Pathologist at helm of anemia program. CAP Today, December 2011. [Available at http：//www. cap. org/apps/cap. portal? _nfpb = true&_pageLabel = reference (accessed March 24, 2014).]

[68] Goodnough LT, Shander A, Spivak JL, et al. Detection, evaluation, and management of anemia in the elective surgical patient. AnesthAnalg2005；101：1858 –1861.

[69] Goodnough LT, Maniatis A, Earnshaw P, et al. Detection, evaluation, and management of preoperative anemia in the elective orthopaedic surgical patient：NATA guidelines. Br J Anaesthesia2011；106：13 –22.

[70] Patel MA, Carson JL. Anemia in the preoperative patient. Med Clin North Am 2009；93：1095 –1104.

[71] Weber EW, Slappendel R, Hemon Y, et al. Effects of epoetin alfa on blood transfusions and postoperative recovery in orthopaedic surgery：The European Epoetin Alfa Surgery Trial (EEST). Eur J Anaesthesiol2005；22：249 –257.

[72] Food and Drug Administration. FDA drug safety communication：Erythropoiesis-stimulating agents (ESAs) Procrit, Epogen, and Aranesp. Silver Spring, MD：FDA, 2010. [Available at：http：//www. fda. gov/Drugs/DrugSafety/ Post market Drug Safety Information for Patients and Providers/ucm200297. htm (accessed March 24, 2014).]

[73] Holbrook A, Schulman S, Witt DM, et al. Antithrombotic Therapy and Prevention of Thrombosis. 9th ed. American College of Chest Physicians Evidence-Based Clinical Practice Guidelines. Chest 2012；141(2)(Sup- pl)：e152S – e184S.

[74] Ferraris VA, Brown JR, Despotis GJ, et al. 2011 update to the Society of Thoracic Surgeons and the Society of Cardiovascular Anesthesiologists blood conservation clinical practice guidelines. Ann Thorac Surg 2011；91：944 –982.

[75] Ferraris VA, Saha SF, Oesterich JH. 2012 update to the Society of Thoracic Surgeons guidelines on use of antiplatelet drugs in patients having cardiac and noncardiac operations. Ann Thorac Surg 2012；94：1761 –1781.

[76] Ang-Lee MK, Moss J, Yuan CS. Herbal medicines and perioperative care. JAMA 2001；286：208 –216.

[77] Cordier W, Steenkamp V. Herbal remedies affecting coagulation：A review. Pharm Biol2012；50：443 –452.

[78] Yazer M, Triulzi D. Messages from national blood collection reports (editorial). Transfusion 2007；47：366 –368.

[79] Bierbaum BE, Callaghan JJ, Galante JO, et al. An analysis of blood management in patients having a total hip or knee arthroplasty. J Bone Joint Surg 1999；81 – A：2 –10.

[80] Rock G, Berger R, Bormanis J, et al. A review of nearly two decades in an autologous blood programme：The rise and fall of activity. Transfus Med 2006；16：307 –311.

[81] Lee GC, Cushner FD. The effects of preoperative autologous donations on perioperative blood levels. J Knee Surg 2007；20：205 –209.

[82] Carless P, Moxey A, O'Connell D, Henry D. Autologous transfusion techniques：A systematic review of their efficacy. Transfus Med 2004；14：123 –144.

[83] Goldman M, Remy-Prince S, Trepanier A, Decary F. Autologous donation error ratein Canada. Transfusion 1997；37：523 –527.

[84] Domen RE. Adverse reactions associated with autologous blood transfusion：Evaluation and incidence at a large academic hospital. Transfusion 1998；38：301 –306.

[85] Singbartl G. Preoperative autologus blood donation – part I. Only two clinical parameters determine efficacy of the autologous predeposit. Minerva Anestesiol2007；73：143 –151.

[86] Messmer K, Kreimeier U, Intaglietta M. Present state of intentional hemodilution. Eur Surg Res 1986；18：254

-263.

[87] PucaKE, ed. Standards for Perioperative autologous blood collection and administration. 5th ed. Bethesda, MD: AABB, 2013.

[88] Segal JB, Blasco-Colmenares E, Norris EJ, Guallar E. Preoperative acute normovolemic hemodilution: A meta-analysis. Transfusion 2004; 44: 632-644.

[89] Jarnagin WR, Gonen M, Maithel MD, et al. A prospective randomized trial of acute normovolemic hemodilution compared to standard intraoperative management in patients undergoing major hepatic resection. Ann Surg 2008; 248: 360-369.

[90] Bennett J, Haynes S, Torella F, et al. Acute normovolemic hemodilution in moderate blood loss surgery: A randomized controlled trial. Transfusion 2006; 48: 1097-1103.

[91] Sanders G, Mellor N, Rickards K, et al. Prospective randomized controlled trial of acute normovolaemic haemodilution in major gastrointestinal surgery. Br J Anaesth2004; 93: 775-781.

[92] Fischer M, Matsuo K, GonenM, et al. Relationship between intraoperative fluid administration and perioperative outcome after pancreaticoduodenectomy. Ann Surg 2010; 252: 952-958.

[93] Shander A, Rijhwani TS. Acute normovolemic hemodilution. Transfusion 2004; 44: 26S-34S.

[94] Carless PA, Henry DA, Moxey AJ, etal. Cellsalvage for minimising perioperative allogeneic blood transfusion. Cochrane Database Syst Rev 2010; (4): CD001888.

[95] Esper SA, Waters JH. Intra-operative cell salvage: A fresh look at the indications and contraindications. Blood Transfusion 2011; 9: 139-147.

[96] Waters JH. The future of blood management. Clin Lab Med 2010; 30: 453-465.

[97] Liumbruna GM, Liumbruna C, Rafanelli D. Intraoperative cell salvage in obstetrics: Is it a real therapeutic option? Transfusion 2011; 51: 2244-2256.

[98] Waters JH, Yazer M, Chen YF, Kloke J. Blood salvage and cancer surgery: A meta analysis of available studies. Transfusion 2012; 52: 2167-2173.

[99] Colli A, Balduzzi S, Ruyra X. The Hemobag: The modern ultrafiltration system for patients undergoing cardiac surgery. J Cardiothorac Surg 2012; 7: 55.

[100] Beckmann S, Lynn P, Miller S, et al. Evaluation of coagulation factors and platelet function from an off-line modified ultrafiltration technique for post-cardiopulmonary bypass circuit blood recovery. Perfusion 2013; 28: 214-222.

[101] Waters JH, ShanderA, eds. Perioperative blood management: A physician's handbook. 3rd ed. Bethesda, MD: AABB, 2014.

[102] Waters JH, Dyga RM, Yazer MH. Guidelines for blood recovery and reinfusion in surgery and trauma. Bethesda, MD: AABB, 2010.

[103] Berte L. Quality manual preparation workbook for perioperative autologous collection andadministration. Bethesda, MD: AABB Press, 2007.

[104] Anesthesia- more than sleeping. In: Seeber P, Shander A. Basics of blood management, 1sted. Malden, MA: Wiley-Blackwell, 2007: 191-199.

[105] Nuttall GA, Oliver WC. Ancillary techniques. In: Waters JH, ed. Blood management: Options for better patient care. Bethesda, MD: AABBPress, 2008: 281-299.

[106] Gombotz H. Patient blood management a patient-orientated approach to blood replacement with the goal of reducing anemia, blood loss and the need for blood transfusion in elective surgery. Transfus Med Hemother 2012; 39: 67-72.

[107] Enriquez LJ, Shore-Lesserson L. Point-of-care coagulation testing and transfusion algorithms. Br J Anaesth 2009; 103(Suppl 1): i14-22.

[108] Perry DJ, Fitzmaurice DA, Kitchen S, et al. Point-of-care testing in haemostasis. Br J Hae- matol2010; 150: 501-514.

[109] RonaldA, DunningJ. Can the use of thromboelastography predict and decrease bleeding and blood and blood product requirements in adult patients undergoing cardiac surgery? Interact CardioVascThorac Surg 2005; 4: 456-463.

[110] Ak K, Isbir CS, Tetik S, etal. Thromboelastography-based transfusion algorithm reduces blood product use after elective CABG: A prospective randomized study. J Card Surg 2009; 24: 401-410.

[111] Girdauskas E, Kempfert J, Kuntze T, et al. Thromboelastometrically guided transfusion protocol during aortic surgery with circulatory arrest: A prospective, randomized trial. J Thorac Cardiovasc Surg 2010; 140: 1117-1124.

[112] Weber CF, Gorlinger K, Meininger D, et al. Point-of-care: A prospective, randomized clinical trial of efficacy in coagulopathic cardiac surgery patients. Anesthesiology 2012; 117: 531-547.

[113] Gurusamy KS, Pissanou T, Pikhart H, et al. Methods to decrease blood loss and transfusion requirements for liver

transplantation. Cochrane Database Syst Rev 2011; (12): CD009052.

[114] Holcomb JB, Minei KM, Scerbo ML, et al. Admission rapid thromboelastography can replace conventional coagulation tests in the emergency department: Experience with 1974 consecutive trauma patients. Ann Surg 2012; 256: 476 -486.

[115] Kashuk JL, Moore EE, Wohlauer M, et al. Initial experiences with point-of-care rapid thromboelastography for management of life-threatening postinjury coagulopathy. Transfusion 2012; 52: 23 -33.

[116] Henry DA, Carless PA, Moxey AJ, et al. Anti-fibrinolytic use for minimising perioperative allogeneic blood transfusion. Cochrane Database Syst Rev 2011; (3): CD001886.

[117] Goodnough LT, Shander A. Current status of pharmacologic therapies in patient blood management. Anesth-Analg2013; 116: 15 -34.

[118] Spotnitz W, Burks S. Hemostats, sealants, and adhesives: Components of the surgical toolbox. Transfusion 2008; 48: 1502 - 1516.

[119] Spotnitz W, Burks S. State of the art review: Hemostats, sealants, and adhesives II: Update as well as how and when to use the components of the surgical toolbox. Clin Appl ThrombHemost2010; 16: 497 -514.

[120] Munoz M, Garcia-Vallejo JJ, Ruiz MD, et al. Transfusion of postoperative shed blood: Laboratory characteristics and clinical utility. Eur Spine J 2004; 13(Suppl 1): 5107 -5113.

[121] Sinardi D, Marino A, Chillemi S, et al. Composition of the blood sampled from surgical drainage after joint arthroplasty: Quality of return. Transfusion 2005; 45: 202 -207.

[122] Rao VK, Dyga R, Bartels C, Waters JH. A cost study of postoperative cell salvage in the setting of elective primary hip and knee arthroplasty. Transfusion 2012; 52: 1750 - 1760.

[123] Vincent JL, Baron JF, Reinhart K, et al. Anemia and blood transfusion in critically ill patients. JAMA 2002; 288: 1499 - 1507.

[124] Salisbury AC, Reid KJ, Alexander KP, et al. Diagnostic blood loss from phlebotomy and hospital-acquired anemia during acute myocardial infarction. Arch Intern Med 2011; 171: 1646 - 1653.

[125] Chant C, Wilson G, Friedrich JO. Anemia, transfusion, and phlebotomy practices in critically ill patients with prolonged ICU length of stay: A cohort study. Crit Care 2006; 10: R140.

[126] Sanchez-GironF, Alvarez-Mora F. Reduction of blood loss from laboratory testing in hospitalized adult patients using small-volume (pediatric) tubes. Arch Pathol Lab Med 2008; 132: 1916 - 1919.

[127] Fowler RA, Berenson M. Blood conservationin the intensive care unit. Crit Care Med 2003; 31(Suppl): S715 - S720.

[128] Mukhopadhyay A, Yip HS, Prabhuswamy D, et al. The use of a blood conservation device to reduce red blood cell transfusion requirements: A before and after study. Crit Care 2010; 14: R7.

[129] Lelubre C, Vincet JL. Red blood cell transfusion in the critically ill patient. Ann Intensive Care 2011; 1: 43.

[130] Madjdpour C, Sphan DR, Weiskopf RB. Anemia and perioperative red blood cell transfusion: A matter of tolerance. Crit Care Med 2006; 34(Suppl): S102 - S108.

[131] Physiology of anemia and oxygen transport. In: Seeber P, Shander A. Basics of blood management. 1st ed. Malden, MA: Wiley-Blackwell, 2007: 9 -20.

[132] Carson JL, Carless PA, Hebert PC. Transfusion thresholds and other strategies for guiding allogeneic red blood cell transfusion. Cochrane Database Syst Rev 2012; (4): CD002042.

[133] Carson J, Grossman BJ, Kleinman S, et al. Red blood cell transfusion: A clinical practice guideline from the AABB. Ann Intern Med 2012; 157: 49 -58.

[134] Administrative and clinical standards for patient blood management programs. Englewood, NJ: Society for the Advancement of Blood Management, 2010.

[135] Napolitano LM, Kurek S, Luchette FA, et al. Clinical practice guideline: Red cell transfusion in adult trauma and critical care. Crit Care Med 2009; 37: 3124 -3157.

[136] Ma M, Eckert K, Ralley F, Chin-Yee I. A retrospective study evaluating single-unit red blood cell transfusions in reducing allogeneic blood exposure. Transfus Med 2005; 15: 307 -312.

[137] Tinmouth A. Reducing the amount of blood transfused by changing clinicians' transfusion practices. Transfusion 2007; 47: 132S - 136S.

[138] Tinmouth A, MacDougal lL, Fergusson D, etal. Reducing the amount of blood transfused. A systematic review of behavioral interventions to change physicians' transfusion practices. Arch Intern Med 2005; 165: 845 -852.

[139] Lam H-TC, Schweitzer SO, Petz MH, et al. Effectiveness of a prospective physician self-audit transfusion-monitoring system. Transfusion 1997; 37: 577 -584.

[140] Fernandez Perez ER, Winters JL, Gajic O. The addition of decision support into computerized physician order entry reduces red blood cell transfusion resource utilization in the intensive care unit. Am J Hematol2007; 82: 631-633.

[141] Damiani G, Pinnarelli L, Sommella L, et al. Appropriateness of fresh-frozen plasma usage in hospital settings: A meta-analysis of the impact of organization interventions. Transfusion 2010; 50: 139-144.

[142] Toy P. Effectiveness of transfusion audits and practice guidelines. Arch Pathol Lab Med 1994; 118: 435-437.

[143] Brevig J, McDonald J, Zelinka ES, et al. Blood transfusion reduction in cardiac surgery: Multidisciplinary approach at community hospital. Ann Thorac Surg 2009; 87: 532-539.

[144] Freedman J, Luke K, Escobar M, et al. Experience of a network of transfusion coordinators for blood conservation [Ontario Transfusion Coordinators (OnTraC)]. Transfusion 2008; 48: 237-250.

[145] Holcomb J, ed. Standards for a patient blood management program. Bethesda, MD: AABB, 2014.

[146] Thomas J. Building a business case. In: Puca K, Johnson ST, eds. Transfusion medicine's emerging positions: Transfusion safety officers and patient blood management coordinators. Bethesda, MD: AABB Press, 2013: 77-90.

[147] Ozawa S, Thorpe E, Valenti J, Waters JH. Development of a blood management program. In: Waters JH, ed. Blood management: Options for better patient care. Bethesda, MD: AABB Press, 2008: 33-82.

附录 24-1　支持患者血液管理的药物治疗*

药物制剂	具体药物	主要用途	作用机制	注意事项
静脉注射(Ⅳ)铁剂治疗	高分子量右旋糖酐铁；低分子量右旋糖酐铁；葡萄糖醛酸铁；蔗糖铁；羧甲基葡聚糖铁	用于治疗铁缺乏和缺铁性贫血	铁是合成血红蛋白的基本元素及氧结合位点，有助于组织的氧气输送。 证据显示在多种慢性疾病中静脉注射铁剂能有效治疗缺铁性贫血	失血是导致铁缺乏的重要原因。 口服铁剂对于患者来说无法较好吸收，胃肠道(GI)疾病患者更难以吸收口服铁[1]。 静脉补铁同时给予 ESAs 疗效要高于口服铁剂，对某些患者群体可降低 ESA 剂量[1]。 高分子量右旋糖酐铁不良反应严重[1]
红细胞生成素刺激剂(ESAs)	促红细胞生成素 α：达贝泊汀 α	批准用于治疗由于慢性肾衰竭、化疗及人体免疫缺陷病毒等治疗引起的贫血，并可减少特定的择期非心血管手术术中及术后的输血量(血红蛋白 >100 g/L 但 <130 g/L)	ESAs 能刺激干细胞分化为未成熟的红细胞；增加有丝分裂和网织红细胞释放至血液循环的速度；诱导血红蛋白形成。 ESAs 是产生于肾脏的糖蛋白激素，是骨髓中红细胞前体的生长因子。 合成的促红细胞生成素由 DNA 重组技术生产	对铁充足患者，5 至 7 天即可见效。 至第 7 天即可增加相当于 1 单位的血细胞量；第 28 天可增加至 3~5 单位。 达贝泊汀是肾脏及肿瘤疾病的替代治疗药物[2-3]。 胸外协会 2011 年指南指出：对于术前贫血但拒绝输血(如耶和华见证者)或术后贫血的高风险患者，在心脏手术术前几天应用促红细胞生成素加铁剂进行治疗是合理的[4]。 由于增加死亡、心肌梗死、脑卒中、静脉血栓、血管栓塞及肿瘤进展或复发的风险，应给予黑框警告[5]

续上表

药物制剂	具体药物	主要用途	作用机制	注意事项
抗纤溶药物	ε－氨基己酸(EACA) 氨甲环酸(TA)[6](与EACA类似，但药效增加10倍)	改善纤溶亢进患者的止血功能。 常用于心脏、骨科手术，血液系统疾病相关的血小板减少以及严重创伤患者等发生纤溶亢进时。 功能失调性子宫出血，与宫内节育器相关的月经过多，宫颈锥形切除术，产后/产前出血，子宫/阴道手术。 口腔出血，血友病、血管性血友病(vWD)或血小板减少症患者拔牙后出血	抑制纤溶酶原激活为纤溶酶，阻止纤维蛋白溶解，其中纤溶酶的作用为限制及溶解血块。 TXA的抗纤溶作用是EACA的10倍，且肾清除时间较长(为6~8 h而EACA <3 h)[7]	降低心脏及关节置换手术中的失血量与输血需求[8]。 避免快速静脉给药，因其可引起低血压、心动过缓和(或)心律失常。 除非获益大于风险，对来源于上尿路的血尿患者应谨慎使用。 DIC患者禁用。 研究显示长时间使用可导致肌肉纤维坏死伴肌无力[9]。 肾功能损伤患者应当遵循肾脏病患者剂量。 不良反应：恶心，呕吐，腹泻，眩晕，色觉紊乱，理论上有血栓形成的风险[9]
逆转药物	维生素 K	逆转华法林的抗凝作用	维生素K对于肝脏合成凝血因子(因子Ⅱ，Ⅶ，Ⅸ和Ⅹ)和抗凝蛋白(蛋白C和S)是必需的。	有关维生素K拮抗剂的用药、监测及并发症治疗的循证医学处理可参见临床实践指南[10-11]。
	鱼精蛋白	心脏手术后中和肝素。 纠正过量肝素抗凝相关的出血并发症	与肝素结合，取代肝素－抗凝血酶复合物中的抗凝血酶[12]	相关不良事件包括低血压、肺水肿及过敏反应。 过量应用鱼精蛋白会产生抗凝作用。 心脏手术中，床旁检测有助于确定合适的药物剂量并减少术后出血[12]。 可用于逆转低分子量肝素，但效果较差[13]
凝血因子浓缩制剂	凝血酶原复合物浓缩制剂(PCC)	3因子PCCs仅被批准用于预防和控制血友病B相关的出血。 4因子PCCs被批准用于危及生命出血时紧急逆转维生素K拮抗剂(华法林)[14]	PCCs来源于人类血浆。 3因子PCCs含有三种维生素K依赖性凝血因子(因子Ⅱ，Ⅸ和Ⅹ)及少量因子Ⅶ。 4因子PCCs除含有因子Ⅱ，Ⅸ和Ⅸ外，还有治疗水平的因子Ⅶ	3因子PCCs不能有效降低国际标准化比值(INR)；加入少量新鲜冰冻血浆(平均2单位)降低INR的效果较好[15]。 4因子PCCs含有肝素，禁用于肝素过敏或肝素诱导的血小板减少症患者[14]。 3因子PCCs或4因子PCCs用于新型口服抗凝剂(如达比加群，利伐沙班，阿哌沙班，依度沙班，edoxaban)导致的严重或危及生命出血患者中的效果和安全性尚不清楚[16]

续上表

药物制剂	具体药物	主要用途	作用机制	注意事项
	重组因子Ⅶa（rFⅦa）	经美国食品药品监督管理局（FDA）批准用于治疗具有抑制剂的血友病 A 及血友病 B。 可用于患有先天性因子Ⅶ缺乏症的患者和具有糖蛋白Ⅱb/Ⅲa 抗体的血小板无力症患者	增加血管损伤部位凝血酶的产生	2005 年发布了关于动脉血栓栓塞并发症风险的黑框警告。 rFⅦa 作为一般止血药物的疗效有待证实。研究结果显示动脉血栓栓塞的风险增加。rFⅦa 适应证以外的应用目前仅限于临床试验[17]
凝血因子浓缩制剂	纤维蛋白原浓缩制剂	FDA 批准其仅用于先天性纤维蛋白原缺乏患者出血的治疗[18]	来源于人类血浆库。为纤维蛋白前体；凝血酶将纤维蛋白原转化成纤维蛋白，然后形成可溶性纤维蛋白凝块，继而通过活化的凝血因子Ⅷ使其稳定	不良反应包括过敏及超敏反应[18]。 血栓栓塞事件已有报道[18]。 已有报道其在产科出血及心脏手术中使用，但被认为是超适应证的，有待进一步研究以证明其疗效[12]
其他有助于止血的制剂	去氨加压素（DDAVP）血管加压素的合成类似物[19]	用于轻度血友病 A 或 I 型 vWD 患者（DDAVP 在 2B 型和血小板型 vWD 中禁用）。 可能对尿毒症及肝硬化患者有效；这些患者由于复合性止血功能紊乱而使出血时间延长	升高循环因子Ⅷ和 vWF 水平；对血小板和内皮作用不明确。 天然垂体激素 8-精氨酸加压素的合成类似物，具有抗利尿作用	轻度血友病 A 及 1 型 vWD 患者中对 DDAVP 的反应性常需要试验用于证实。 对如囊性纤维化等体液及电解质失衡患者应谨慎使用，患者可发展为低钠血症。 可受益于 DDAVP 的患者包括： -接受长时间体外循环手术的患者[20]； -术后大出血患者或出血高风险患者[21-23]； -服用血小板抑制药物的患者[24]； -慢性肾衰竭或肝功能不全患者
	结合型雌激素	功能失调性子宫出血。 尿毒症	具体作用机制未知。可影响血管壁粘多糖含量；增加内细胞皮 vWF 合成[12]	用于冷沉淀或去氨加压素的替代或辅助治疗，治疗肾衰竭相关出血。 对尿毒症患者的效果不一致

续上表

药物制剂	具体药物	主要用途	作用机制	注意事项
局部止血剂	机械止血剂（猪明胶，牛胶原，氧化再生纤维素）；生物活性止血剂（牛凝血酶，人凝血酶，重组人凝血酶）；纤维蛋白密封剂，聚乙二醇聚合物密封剂；合成性粘合剂	止血剂，密封剂和粘合剂主要应用于术中，当结扎、缝合、压迫或烧灼无效时协助止血。可应用局部止血剂的出血类型包括：弥漫性原发浅表出血，渗出性静脉出血，骨出血和针孔出血	一般通过压迫出血血管，活化/聚集血小板和（或）为凝块形成提供支持来发挥作用。有些制剂含凝血酶可加速血凝块的形成	局部止血剂作用高效，但须谨慎使用以避免全身性反应[1]。 各种局部止血剂的详细描述与使用见参考文献[25]
主要用于控制产科出血的药物	催产素	产科出血。 治疗宫缩无力。	刺激子宫收缩。	催产素是产后出血的标准治疗[26-28]
	甲基麦角新碱	产科出血。 治疗宫缩无力。	增加子宫收缩的强度、持续时间及频率。	禁用：高血压及毒血症[26-28]
	卡前列素	产科出血。 FDA 批准可用于对常规治疗无效的宫缩无力。	刺激子宫收缩。	禁用于患有心、肺、肾脏及肝脏疾病患者。 哮喘为相对禁忌证[26,28]
	米索前列醇	产科出血。 治疗宫缩无力	合成前列腺素	与本表所列其他药物配合使用时更为有效（协同作用）[26-27]
其他有助于止血的制剂	质子泵抑制剂	消化性溃疡。 上消化道出血	通过升高 pH 至 4 以上（是形成稳定的凝血块必要条件），降低硬化治疗后上消化道再出血发生率。	质子泵抑制剂相对于 H_2 拮抗剂在预防消化性溃疡持续性及复发性出血方面更为有效，对无辅助硬化治疗患者更为明显[29]
	奥曲肽	静脉曲张出血。 急性非静脉曲张上消化道出血	天然生长抑素的药理学模拟八肽。生长抑素的长效类似物（半衰期 90 min，而生长抑素为 2～3 min）。 通过多因素作用机制降低内脏血流量。 与硬化治疗结合时最有效。 消除血管加压素并发的血管痉挛	奥曲肽及生长抑素在治疗静脉曲张出血中至少与常规血管活性药物及气囊压迫等效，且具有不良反应较少的优势[30]

＊截至 2014 年 4 月在美国批准使用的药物。该表旨在提供一般信息，寻求更多专业信息或医疗建议应咨询专业认证医师。

参考文献

[1] Goodnough LT, Shander A. Current status of pharmacologic therapies in patient blood management. AnesthAnalg2013; 116: 15-34.

[2] Goodnough LT, Monk TG, Andriole GL. Erythropoietin therapy. N Engl J Med 1997; 336: 933-938.

[3] Ross SD, Allen IE, Henry DH, et al. Clinical benefits and risk associated with epoetin and darbepoetin in patient with

chemotherapy-induced anemia: A systematic review of the literature. Clin Ther2006; 28: 801 -831.

[4] Ferraris VA, Brown JR, Despotis GJ, et al. Society of Thoracic Surgeons Blood Conservation Guideline Task Force; Society of Cardiovascular Anesthesiologists Special Task Force on Blood Transfusion; International Consortium for Evidence Based Perfusion. 2011 update to the Society of Thoracic Surgeons and the Society of Cardiovascular Anesthesiologists blood conservation clinical practice guidelines. AnnThorac Surg 2011; 91: 944 -982.

[5] Epogen (epoetin alfa) injection for intravenous or subcutaneous use package insert. Thousand Oaks, CA: Amgen, 2012. [Available at: http: //pi. amgen. com/united_states/epogen/epogen_pi_hcp_english. pdf (accessed on March 10, 2013).]

[6] Cyklokapron tranexamic acid tablets and tranexamic acid injection package insert. New York, NY: Pfizer, 2014.

[7] Use of desmopressin, antifibrinolytics, and conjugated estrogens in hemostasis. In: Goodnight SH, Hathaway WE. Disorders of hemostasis and thrombosis a clinical guide. 2nd ed. New York: McGraw-Hill, 2001: 528 -542.

[8] Henry DA, Carless PA, Moxey AJ, et al. Anti-fibrinolytic use for minimising perioperative allogeneic blood transfusion. Cochrane Database Syst Rev 2011; (3): CD001886.

[9] Ipema HJ, Tanzi M. Use of topical tranexamic acid or aminocaproic acid to prevent bleeding after major surgical procedures. Ann Pharmacother2012; 46: 97 -107.

[10] Holbrook A, Schulman S, Witt DM, et al. Evidence-based management of anticoagulant therapy. Antithrombotic therapy and prevention of thrombosis. 9th ed. American College of Chest Physicians evidence-based clinical practice guidelines. Chest 2012; 141 (Suppl): e152S -e184S.

[11] Patriquin C, Crowther M. Treatment of warfarin-associated coagulopathy with Vitamin K. Expert Rev Hematol 2011; 4(6): 657 -667.

[12] Bolan CD, Klein HG. Blood component and pharmacologic therapy for hemostatic disorders. In: Kitchens CS, Kessler CM, Konkle BA, eds. Consultative hemostasis and thrombosis. 3rd ed. Philadelphia: Elsevier Saunders, 2013: 496 -525.

[13] Garcia DA, Baglin TP, Weitz JI, et al. Parenteral anticoagulants. Antithrombotic therapy and prevention of thrombosis. 9th ed. American College of Chest Physicians evidence-based clinical practice guidelines. Chest 2012; 141 (Suppl): e24S -e43S.

[14] Kcentra (Prothrombin Complex Concentrate, Human). Silver Spring, MD: Food and Drug Administration, 2013. [Available at: http: //www. fda. gov/BiologicsBloodVaccines/BloodBloodProducts/ApprovedProducts/LicensedProductsBLAs/FractionatedPlasmaProducts/ucm350130. htm (accessed April 1, 2014).]

[15] Holland L, Warkentin TE, Refaai M, et al. Suboptimal effect of a three-factor prothrombin complex concentrate (Profilnine-SD) in correcting supratherapeutic international normalized ratio due to warfarin overdose. Transfusion 2009; 49: 1171 -1177.

[16] Siegal DM, Garcia DA, Crowther MA. How I treat target-specific oral anticoagulant-associated bleeding. Blood 2014; 123: 1153 -1158.

[17] Simpson E, Lin Y, Stanworth S, et al. Recombinant factor VIIa for the prevention and treatment of bleeding in patients without haemophilia. Cochrane Database Syst Rev 2012; (3): CD005011.

[18] RiaSTAP, Fibrinogen Concentrate (Human) for Intravenous Use, Lyophilized Powder for Reconstitution. Package insert. Kankakee, IL: CSL Behring, 2011. [Available at http: //labeling. cslbehring. com/PI/US/Ri-aSTAP/EN/RiaSTAP-Prescribing-Information. pdf (accessed on April 6, 2014).]

[19] Desmopressin acetate injection package insert. Irvine, CA: Sicor Pharmaceuticals, 2014.

[20] Salzman EW, Weinstein MJ, Weintraub RM, et al. Treatment with desmopressin acetate to reduce blood loss after cardiac surgery: A double-blind randomized trial. N Engl J Med 1986; 314: 1402 -1406.

[21] Cattaneo M, Harris AS, Stromberg U, et al. The effect of desmopressin on reducing blood loss in cardiac surgery: A meta-analysis of double-blind, placebo-controlled trials. ThrombHaemost1995; 74: 1064 -1070.

[22] Crescenzi G, Landoni G, Biondi-Zoccai G, et al. Desmopressin reduces transfusion needs after surgery: A meta-analysis of randomized clinical trials. Anesthesiology 2008; 109: 1063 -1076.

[23] Mongan PD, Hosking MP. The role of desmopressin acetate in patients undergoing coronary artery bypass surgery: A controlled clinical trial with thromboelastographic risk stratification. Anesthesiology1992; 77: 38 -46.

[24] Laupacis A, Fergusson D. Drugs to minimize perioperative blood loss in cardiac surgery: Meta-analyses using perioperative blood transfusion as the outcome. The International Study of Peri-operative Transfusion (ISPOT) investigators. AnesthAnalg1997; 85: 1258 -1267.

[25] Spotnitz WD. Hemostats, sealant, and adhesives: A prac-

tical guide for the surgeon. The American Surgeon 2012; 78: 1305 – 1321.

[26] Esler MD, Douglas J M. Planning for hemorrhage: Steps an anesthesiologist can take to limit and treat hemorrhage in the obstetric patient. Anesthesiol Clin North Am 2003; 21: 127 – 144.

[27] Soltani H, Hutchon DR, Poulose TA. Timing of prophylactic uterotonics for the third stage of labour after vaginal birth. Cochrane Database Syst Rev 2010; (8): CD006173.

[28] Shields L. Uterotonic agents fact sheet. Obstetric hemorrhage toolkit. Stanford, CA: California Maternal Quality Care Collaborative, 2010. [Available at http: //www.cmqcc. org/resources/934/download (accessed January 1, 2013).]

[29] Gisbert JP, Gonza? lez L, Calvert X, et al. Proton pump inhibitors versus H2 – antagonists: A meta-analysis of their efficacy in treating bleeding peptic ulcers. Aliment PharmacolTher2001; 15: 917 – 926.

[30] Abid S, Jafri W, Hamid S, et al. Terlipressin vs. octreotide in bleeding oesophageal varices as an adjuvant therapy with endoscopic band ligation: A randomized double-blind placebo-controlled trial. Am J Gastroenterol 2009; 104: 617 – 623.

附录 24 – 2　1/2/3 级 PBM 项目活动职责*

序号	职责	1 级活动	2 级活动	3 级活动
1	在医院管理层对患者血液管理项目制度支持的证据。	×	×	×
2	输血相关的患者预后。	×	×	×
3	执行 PBM 标准所需的临床预算。	×	×	×
4	输血前患者检验与评估。	×	×	×
5	评估血液使用的潜在需求。	×	×	×
6	用血申请，包括申请前完成血型鉴定与抗体筛查，并制定抗体阳性患者的输血方案。	×	×	×
7	推荐进行血型鉴定与抗体筛查或血型检测与交叉配血的择期手术之前进行贫血患者的识别及治疗。	×	×	×
8	在操作前优化患者的凝血功能，包括停用影响凝血功能的药物及中药制剂。	×	×	×
9	血液成分浪费百分比及成分类型(如普通红细胞、稀有血型红细胞、普通血小板、配型的血小板、血浆、AB 型血浆、冷沉淀以及粒细胞等)及浪费原因(申请错误、操作不当、发血不及时、库存过期等)。	×	×	×
10	减少实验室检测采血量。	×	×	×
11	未确定身份患者的鉴定流程。应用标准 6.2.3。	×	×	×
12	能够在入院前或入院时识别出拒绝输血的患者的流程。	×	×	×
13	输血相关不良事件。	×	×	×
14	有助于快速处理贫血和凝血管理的流程和(或)设备。	×	×	N/A
15	每个环节减少围手术期失血的方案。	×	×	N/A
16	非手术患者减少失血及治疗贫血和凝血障碍的措施。	×	×	N/A
17	大出血治疗(大量输血)，包括及时输注比例适当的血液成分。	×	×	N/A
18	根据《AABB 围手术期自体血液采集与管理标准》应用围术期相关技术。	×	N/A	N/A
19	结合循证医学与临床医师反馈以确保输血符合指南的活动方案。	×	N/A	N/A
20	对拒绝输血或血液衍生品患者的规范化流程。	×	N/A	N/A

* Holcomb J, ed. Standards for a patient blood management program. Bethesda, MD: AABB, 2014: 2 – 3.

第 25 章

造血干细胞移植患者的输血治疗

血库和输血科正面临一系列特殊患者输血需求相关的“挑战”，其中主要来自异基因造血干细胞移植（hematopoietic stem cell transplant，HSCT）这类患者的输血。当 HSCT 患者输血时，不仅需考虑患者复杂性的生理状态，还应考虑其他问题，如受者自身抗体、供体过客淋巴细胞和血型系统问题等。在过去的 20 年间，HSCT 的应用显著增长。而且，现如今更多的患者选择在社区医院接受移植后护理。因此，与 HSCT 患者输血治疗相关的复杂问题不再仅与大型专业医疗机构有关。

由于从亲缘和非亲缘供体接受 HSCT 的患者数量增加，且许多临床疾病都采用这种治疗手段，输血医学专家面对上述患者输血治疗所带来的相关挑战应当有更加充分的措施以积极应对[1]。本章总结了最新的输血科医生及其他医务人员在给予 HSCT 患者输血治疗时所面临的常见重要问题。

第一节　ABO 或非 ABO 血型不合移植对输血的影响

ABO 血型抗原系统不合并不影响造血干细胞的植活。ABO 相合对于实体器官移植可能是必要的（译者注：ABO 血型不合并不是实施实体脏器移植的影响因素）。然而由于多能的早期造血祖细胞（Hematopoietic progenitor cells，HPCs）缺乏 ABO 抗原，因此即使循环中存在 ABO 抗体，HPCs 移植也不会受抑制。尽管如此，供者和受者之间的 ABO 血型和非 ABO 血型抗原不符仍是 HSCT 患者输血治疗的主要影响因素，其在移植中的重要性不言而喻。

异基因移植可根据供者与受者 ABO 血型的关系分为四类：全相合；主侧不相合；次侧不相合和双向不相合[2-4]。表 25－1 列出了供者和受者可能的 ABO 组合，并指出其是否相合。25%～50% 的供者/受者配对组合存在 ABO 不相合，因此有必要谨慎选择合适的血液成分[2,4-6]。“主侧”、“次侧”与“双向均不相合”等常用于描述 ABO 血型系统，但亦可用于描述供者和（或）受者血浆中存在其他红细胞同种抗体，如抗－K 与抗－D。

一、主侧 ABO 血型不相合

ABO 血型主侧不相合存在 2 大挑战：①供者移植物中残留的 ABO 血型不相合的红细胞输注到具有高效价 ABO 血型抗－A 和（或）抗－B 的受者体内后，可能引起急性血管内溶血反应；②（宿主）受体免疫细胞可直接持续地产生针对来自移植 HPCs 的红系祖细胞和成熟红细胞的 ABO 抗体。第 1 个问题通常在 HPCs 的收集和（或）处理阶段解决，例如减少骨髓移植物中残留的红细胞，以尽量减少 HPC 输注期间的溶血风险。某些 HPC 输注物（包括所有脐带血细胞）在输注前冷冻保存，不相合的供者红细胞在冷冻/复融过程中可能会溶解。对于成人不相合的红细胞“安全输注的量”缺乏一般共识；可接受的输注量范围为不相合的红细胞容量不超过 20 mL。根据 Staley 等[5]建议，受者抗体效价亦可用于指导红细胞输注[2]。在没有去除红细胞或冷冻保存的情况下，对受者立即进行治疗性血浆置换（therapeutic plasma exchange，TPE），有利于在造血干细胞移植物输注之前降低血浆 ABO 抗体的效价。

表 25 - 1　造血干细胞移植供者与受者 ABO 血型相合性*

受者 ABO 血型	供者 ABO 血型			
	O	A	B	AB
O	一致	主侧*	主侧*	主侧*
A	次侧	一致	双向(主侧/次侧)‡	主侧*
B	次侧†	双向(主侧/次侧)‡	一致	主侧*
AB	次侧†	次侧†	次侧†	一致

* 主侧不相合是由于受者产生 1 种或多种天然抗体(如供者为 A 型，受者为 O 型，受者自然产生抗 - A)；

† 次侧不相合是由于供者移植物产生 1 种或多种天然抗体(如供者为 O 型，自然产生抗 - A，受者为 A 型)；

‡ 双向不相合是由于供者和受者均产生天然抗体(如供者为 A 型，受者为 B 型)

第 2 个问题是，抗移植物供体红细胞和红系前体细胞的 A 和(或)B 抗原的抗体可在 HPC 输注后持续 3 ~4 个月。因此，造血干细胞移植后血细胞生成延迟；红细胞系统重建时间超过 40 天。若采用降低强度或非清髓性预处理方案，红细胞系统重建会进一步延迟[5,7]。某些极端情况下，受者甚至发生纯红细胞再生障碍性贫血(pure red cell aplasia，PRCA)[5]。综上所述，主侧 ABO 血型不相合的 HSCT 可根据移植后患者情况决定是否输血。主侧血型不相合一般不会影响早期干细胞移植成活率及其他髓系细胞的生成。

二、次侧 ABO 血型不相合

与主侧血型不相合移植的红细胞去除类似，去除次侧血型不相合移植物中的血浆可显著降低供者的同种抗体。然而，即使同种凝集素抗体没有被完全去除，由此产生的溶血通常为轻度且具有自限性[4]。次侧血型不相合 HSCT 导致供者淋巴细胞快速产生抗受者红细胞 A 和(或)B 抗原的抗体则更严重，即“过客淋巴细胞综合征(passenger lymphocyte syndrome，PLS)”，PLS 约在输注 HPC 后 5 ~16 天发生。患者可能表现为免疫介导的急性溶血反应，该反应可引起患者死亡。然而在大多数情况下，溶血反应严重程度较小，最终随着受者红细胞的清除而消退[4]。若诱发危及患者生命安全的严重溶血，可采取治疗性红细胞置换术，用供者相合的红细胞置换受者不相合的红细胞，尤其是高风险的过客淋巴细胞综合征患者(通常基于移植后免疫抑制类型)，可在移植前行预防性红细胞置换[8]。

三、双向 ABO 血型均不相合

当双向 ABO 血型均不相合时，主侧与次侧 ABO 血型均不相合的 HSCT 会引起患者出现相关的并发症。对 HPC 移植物进行处理，包括减少红细胞和血浆含量，可有效地预防上述并发症的发生。移植后几天或几周可能出现溶血(次侧 ABO 血型不合的 HSCT)，红细胞系统重建延迟；某些情况下可出现 PRCA(主侧 ABO 血型不合的 HSCT 时也可能出现)。

四、非 ABO 抗原不相合

其他血型系统红细胞抗原也可能出现与 ABO 血型不相合移植时的类似问题。总的来说，此种类型不合通常较少发生，但是在受者(更常见)和(或)供者(较不常见)体内存在红细胞抗体，应给予与前述 ABO 血型不相合移植同等的关注及适当处理。对同种异体免疫患者，采用降低强度或非清髓性预处理方案时，可能亦需要着重考虑移植物供体的选择，宜尽量避免供者同种移植抗原与受者同种抗体配对。

第二节　血液成分注意事项

一、血液成分的选择

对于同种异体 HSCT 患者，选择合适的血液成分输注仍然是一个问题。血库或输血科收到异基因 HSCT 患者的输血申请，应保留患者详细的检测记录，如移植前的 ABO 血型、受者 ABO 抗体效价以及供者 ABO 血型。此外，患者所处的移植阶段[如准备期、移植初期、无受体红细胞和(或)抗体检出的造血重建期] 亦要求血液成分选择有所不同[9]。表 25-2 列出了在移植过程的每个阶段选择最佳血液成分的建议。对于 RhD 血型，只要 HSCT 供者和受者匹配，受者可以在移植前输注同型血液成分。然而，如果受者为 Rh 阴性，而供者为 Rh 阳性，则只宜输入若干单位的 Rh 阴性红细胞，以防止发生 D 抗原的同种免疫，反之亦然。由于 Rh 阳性血小板中含有的红细胞引起 D 同种异体免疫的风险很小，不强制要求输注 Rh 阴性血小板[10]。由于 Rh 阳性血小板中含有红细胞，仍有引起 D 同种异体免疫的较低风险，若条件允许应输注 Rh 阴性血小板。然而，部分专家建议应重新评估上述输注方式及方法[10]。

二、红细胞输注

无论供者与受者是否相合或血型抗原是否匹配，多数 HSCT 患者均需要在移植期间接受输血，症状性贫血是 HSCT 患者需行红细胞输注最为常见的适应证之一。若患者没有出现症状性贫血，可依据患者的状态及共存疾病来确定有无必要输注红细胞。由于缺乏 HSCT 患者人群的特定红细胞输注"阈值"，临床医生可参考相关红细胞输注指南。例如，70g/L 的血红蛋白阈值可能适用于大多数稳定、非手术的成人 HSCT 患者；超过 80g/L 的血红蛋白阈值则可能适用于有心脏病史的、有终末期器官损伤风险的成年患者，或移植后期的 HSCT 患者[11-12]。

事实上 HSCT 患者发生贫血和机体依赖红细胞输注的机制十分特殊，因此需进一步探讨。经高强度化疗后促红细胞生成素（erythropoietin，EPO）水平迅速升高，并在第一周达到其峰值水平[13, 15]。虽然自体 HSCT 受者在整个移植后期能保持足够的 EPO 水平，但异基因 HSCT 患者则不能[16-20]。由于异基因 HSCT 受者内源性 EPO 水平长时间低下，因此需要长期输注红细胞。某些纳入移植后接受重组 EPO 治疗的同种异体 HSCT 患者人群的研究，结果好坏参半[13-20]，若要明确 EPO 是否能够降低红细胞输注风险和预防 HSCT 并发症（如 PRCA），需要更大样本人群的临床研究。值得注意的是，美国 FDA 最近增加了 EPO 使用的警告，因为有研究表明，EPO 对某些癌症患者有不利影响[如降低生存率和（或）促进肿瘤进展][16]。虽然没有研究将 EPO 与 HSCT 患者的不良反应联系起来，但临床医生宜注意 EPO 使用的潜在风险。

表 25-2　处于不同移植阶段 HSCT 受者 ABO 血型不相合的输血治疗

不相合的类型	移植阶段	ABO 血型的选择		
		红细胞	血小板	血浆
主侧不相合	准备阶段	受者	供者	供者
	移植阶段	受者	供者	供者
	检测到受者抗体阶段	受者	供者	供者
	不再检测到受者抗体阶段	供者	供者	供者
次侧不相合	准备阶段	供者	受者	受者
	移植阶段	供者	受者	受者
	检测到受者血型阶段	供者	受者	受者
	不再检测到受者血型	供者	供者	供者
双向不相合	准备阶段	O 型	AB 型	AB 型
	移植阶段	O 型	AB 型	AB 型
	检测到受者抗体/受者血型	O 型	AB 型	AB 型
	不再检测到受者抗体/受者血型	供者	供者	供者

* 由于 AB 型血小板的保质期短，且库存短缺，可能并不总是能按照表中的推荐提供 ABO 完全相合的血小板成分；因此，血库和输血科可考虑每天提供有限量单位的 ABO 不相合的血小板；或者其血小板已通过缩减容量来减少血浆含量；或者其血小板检测显示抗-A 或抗-B 效价较低的 ABO 不相合的血小板输血科（血库）可考虑提供小体积以减少血浆含量的 ABO 不相合的血小板。

三、血小板输注

异基因 HSCT 患者的血小板恢复情况已被广泛研究。研究表明几个独立因素与患者血小板输注依赖性密切相关，包括：①供者与受者之间的关系（例如是否有亲缘关系）；②预处理方案；③移植物抗宿主病（GVHD）或巨细胞病毒（CMV）感染；④HPC $CD34^+$ 细胞来源及剂量[17-23]。总的来说，若干研究结果表明，接受来自较高 GVHD 风险的无亲缘关系供者移植物的患者，或在输注前有病毒感染的患者，其血小板重建较慢[17-20]。还有更多的证据表明根据异基因移植物的来源（如脐带血 HPCs 与单采 HPC）可预测血小板重建的时间。有研究表明，接受脐带血干细胞患者的血小板重建中位时间比接受单采或骨髓干细胞的患者显著延长[20-23]。因此，上述类别患者可能更需要长期依赖血小板输注。

HSCT 患者血小板输注的主要注意事项之一是相合性。血浆（或血小板中包含的血浆）含有不同效价的抗 - A 和（或）抗 - B 不同量的凝集素。虽在常规输血时输入的 ABO 不相合的血浆与血小板往往比较有限，但仍需谨慎应用于异基因 HSCT 患者[24]。在 ABO 不相合的 HSCT 中，输注的血浆成分宜尽可能保证供体和受体相合。表 25 - 2 中更全面地介绍了血液成分选择的建议。

除溶血风险之外，研究人员发现存在其他与 ABO 不相合的血小板输血相关的不良反应。例如，1 项儿科研究表明，ABO 不同血型的血小板输注联合使用美法仑药物治疗与肝小静脉闭塞症的发展相关，这可能是由于抗体与肝内皮细胞表面表达的 A 和（或）B 抗原的结合[25]。因此，某些医疗中心规定，仅将 ABO 相合的红细胞和血小板输注给 HSCT 患者；为数不多的研究小组注意到这一策略可能与改善患者生存有关[26]。显然还需要进一步采用前瞻性研究来解决此类问题。

HSCT 患者进行血小板输注应对以下 4 个方面进行更深入及广泛的讨论：①预防性与治疗性输注；②输注阈值；③合适的输注剂量；④HLA 或血小板抗体。

1. 预防性与治疗性血小板输注

血小板输注一般用于预防 HSCT 患者出血，而不是治疗急性出血。最近的若干项研究则质疑了上述传统经验性做法的效果和临床获益。Wandt 及其研究小组发表的两项研究报告[27-28]检验了以下假设：自体移植患者的血小板预防性输注可被治疗性输注代替。研究人员还发现，有 2 项研究表明，以治疗性输注方案作为处理手段的移植患者虽发生了出血，但出血并不足以危及生命。此外，治疗性输注可明显减少血小板用量。然而，Stanworth[29] 等研究则得出预防性血小板输注对于预防恶性血液肿瘤患者出血比对照组更有效。综上所述，血小板减少的上述患者采用适当的、基于循证医学证据的预防性输注策略仍然存在一定争议，是待解决的问题。目前开展的研究和未来临床试验将有助于指导 HSCT 患者预防性血小板输注的临床实践[30]。

2. 血小板输注阈值

关于预防性血小板输注可接受的阈值的研究已超过 20 年。最早确立的用于预防自发性出血的阈值之一，是进行化疗/HSCT 的患者的血小板计数低于 $20 \times 10^9/L$[31]。随着时间的推移和临床试验数据的累积，多项研究结果表明，对于无并发症的血小板减少症的患者（即未合并如发烧、出血或菌血症/败血症的患者），合理的输注阈值是血小板计数低于 $10 \times 10^9/L$，可用于预防出血或出血相关疾病的发生[30,32-35]。然而，Nevo 及其同事的一项研究[36]则提出对该阈值的质疑。该研究显示 1 个研究小组报道称，与血小板计数低于 $20 \times 10^9/L$ 时输注血小板的 HSCT 患者相比，受者低于 $10 \times 10^9/L$ 时输注血小板的患者非出血性死亡率显著升高且生存率降低。然而，并不能仅依据这一项研究结果改变血小板传统输注的阈值（$10 \times 10^9/L$）。我们应当继续收集更多数据，以明确该血小板计数（阈值）的适当性，及预防性血小板输注参考血小板计数水平是否必要[30]。

3. 血小板输注剂量

另一个常见问题是如何确定每次血小板输注的最佳剂量。迄今为止，3 项大型临床试验研究已将血小板输注剂量作为其重点研究方向[37-39]。来自上述 3 项研究数据的 Meta 分析结果显示，将这些单独的试验研究结果汇总，经过统计方法的荟萃分析，结果显示，和标准血小板剂量输注相比，低血小板剂量输注没有显著增加出血风险[30]。值得注意的是，血小板剂量（Platelet Dosing，PLADO）试验结果表明根据身体表面积来确定患者的血小板输注剂量，可能是导致较低血小板剂量的关键因素。但是，低血小板剂量方案的缺点可能包括输注后血小板增加较少，而且伴随时间的推移，患者的血小板输注总剂量可能会更大[30-39]。显然，随着更多数据的收集，较低的血小板输注剂量可能会做为HSCT患者的常规临床实践。

4. 具有HLA和(或)HPA抗体的HSCT患者

一些计划行HSCT的患者体内有HLA与HPA抗体；上述2种类型抗体都可能降低血小板输注的疗效，导致校正血小板增加值（corrected count increments，CCIs）偏低[40]。HLA和HPA抗体所致免疫介导的血小板输注无效，其评估与治疗需要有更加全面的讨论，参见第18和19章。除了血小板输注导致的潜在问题，受者针对HPA或HLA的同种抗体可以降低血小板或白细胞的移植成活率，与主侧ABO不合移植红系发生的情况类似。考虑到供者/受者之间的HPA(作为次要组织相容性抗原)不合可能增加GVHD的发生风险，多个研究小组提出HSCT供者与受者HPA和HLA匹配的问题，尽管已有两项研究发现其实不然[41-42]。

四、血浆、冷沉淀和凝血因子浓缩物等成分的输注

HSCT患者输注血浆、冷沉淀或凝血因子浓缩物等成分并无具体推荐；因此，输注以上血液成分建议遵守现有的指南和(或)专家推荐[43]。见表25-2，血浆输注最为重要的问题是受者和移植细胞的ABO血型。

HSCT并发GVHD的患者是否可以使用重组因子浓缩物治疗出血并发症已引发明显的关注。众所周知，止血调节异常是GVHD的并发症。已有研究围绕重组活化因子Ⅶ(诺其，诺和诺德，苏黎世，瑞士)(1种有效促凝剂)的治疗效果展开。还有一项多中心随机对照试验发现，HSCT条件下的GVHD相关的出血，3种不同剂量(40、80或160 μg/kg)Ⅶa因子应用后，与对照组相比出血评分均无差异[44]。该试验的结果表明，重组因子Ⅶa作为GVHD相关出血的一线治疗很可能是无效的[44]。然而，因子Ⅶa用作难治性出血患者的最后治疗手段可能仍然是有效的。

另一种止血疗法的判断基础是GVHD所致ⅩⅢ因子消耗常增加胃肠道的出血风险及严重程度[45]。冷沉淀含有高浓度的ⅩⅢ因子，是治疗GVHD相关出血可能有效的方法。然而还需要系统研究明确上述治疗方法的疗效。

五、自体移植患者的输血支持

由于接受自体移植的患者不会暴露于供者来源的外来移植物，所以几乎所有关于主侧/次侧不合的问题及其对输血支持的影响都不适用于该类患者。在HSCT前期、中期和后期，患者宜根据实际需要选择不同类型的血液成分，以及标准输血方案。然而，由于患者自身处于免疫抑制状态，自体HSCT受体可能需要特定的血液成分，包括一些特殊的处理步骤。以下将更详细地讨论这些问题和关注点(适用于自体和异基因移植患者)。

第三节　抗生素治疗无效的粒细胞减少症并发感染的患者治疗

传统上，新鲜粒细胞的输注主要用于治疗粒细胞绝对值低于0.5×10^9/L的严重的、抗生素治疗无效的细菌或真菌感染患者[46-47]。(关于粒细胞治疗的更深入的讨论参照本书第18章)。有一项研究表明，粒细胞输注可有效治疗粒细胞减少症伴有感染的HSCT患者；然而，相关的Ⅰ/Ⅱ期临床试验仅纳入了11名参与者[48]。目前进行的一项多中心随机对照试验正围绕评估HSCT患者粒细胞输注疗效展开[49]。该研究结果将有助于了解重症HSCT患者粒细胞输注的疗效与风险。

第四节　HSCT患者输注血液成分的特殊处理

利用射线辐照血液成分(如红细胞、血小板及粒细胞)，主要目的是抑制供者淋巴细胞的增殖，从而达到预防输血相关GVHD的发生，GVHD反应常常是致命的[9,50]。现代医学普遍接受HSCT患者应输注辐照血液的观点，一般限定在围移植期及移植后至少1年内的时间段，但上述患者此时间段后是否继续选择输注辐照血液成分仍不清楚。尽管无证据表明，在上述时间段过后继续接受辐照血液的输注，但为数众多的医疗机构仍然无限期地向HSCT受者提供辐照血液成分，考虑到与HSCT相关的终身免疫抑制和患者最初进行HSCT治疗的恶性肿瘤复发的可能性，这可能是一个谨慎的策略。

血液中心和输血科应当严格保证HSCT患者输注辐照的血液成分。然而，值得提醒临床医生的是

还需制定系统性策略，以明确 HSCT 受者是否需要输注辐照血制品。有利于降低将非辐照血制品输给 HSCT 患者可能性的方式是，对所选择的血液成分全部进行辐照。例如，某些医疗机构则对所有从该地区血液中心接收的血小板制品均进行辐照。尽管此种策略对于其他血液成分（如红细胞）可能并不适用；另一个方法是，对发放给血液科、肿瘤科门诊及病房的所有血液成分均进行辐照。

对于与 HSCT 患者高发病率和病死率相关的病原体 CMV 而言，其复杂性与上述情况一致[9]。普遍认为，输注储存前去白细胞血液成分和输注无 CMV 抗体的献血者（CMV－血清阴性献血者）来源的血液成分对降低 CMV 感染率同样有效[9]。然而，前期的 1 项荟萃分析评估了 HSCT 受者的输血疗效，829 例患者输注 CMV 血清阴性血液成分，878 例患者输注去白细胞的血液成分，结果显示，输注后感染 CMV 的风险分别为 1.63% 和 3.01%[51]。由于 CMV 也可来源于社区，所以对此问题进行研究确实存在一定困难。

CMV 阴性血制品的主要缺点包括其难以获得以及供者处于检测“窗口期”（血清学显示 CMV 阴性）。在无大量 CMV 阴性血液制品供应或缺乏抗原测试结果的情况下，去白细胞血制品则被认为可以“降低 CMV 风险”。为了更好地界定 CMV 阴性制品的需求，受者与供者的 CMV 状态均宜纳入考虑。尽管去白细胞血液成分可能同样有效，但某些医院仍为 CMV 阴性的受者提供 CMV 阴性血液制品，并接受 CMV 阴性供者的移植[52]。

反复发生常见的输血反应的 HSCT 受者可能也需要对输注血液成分进行特殊处理[50]。例如，HSCT 受者可能会产生过敏症状，如瘙痒、荨麻疹或哮喘；上述症状的严重程度可能随时间的增加而增加。预防反复过敏反应的一种方法是使用红细胞自动化方法或血小板离心、盐水重悬以洗涤血液成分等方式去除血浆。此类处理配合及时输血前预防用药，有助于降低反复过敏性或发热性输血反应的风险和严重程度。

第五节　儿童 HSCT 患者输血的特别注意事项

一般来说，儿童 HSCT 患者输血支持的注意事项与成人类似[53]。然而，移植适应证、干细胞来源和献血者选择在儿童中可能略有不同。例如，具有遗传性疾病（如镰状细胞贫血或地中海贫血）的儿童比成人接受 HSCT 治疗可能性更大。此外，自体干细胞联合大剂量化疗更多地应用于治疗儿童恶性肿瘤（包括晚期神经母细胞瘤），而不是成人恶性肿瘤。并且，考虑到体型较小，脐带血输血足以用于治疗儿童患者的某些疾病。（例如，由于儿童通常体型较小，脐带血干细胞输注对于儿童而言剂量足够，但对于成人则剂量明显不足）。

在移植前与围移植期，对于患有镰状细胞病的儿童或成人，其移植应有某些必要的特殊考虑。首先，干细胞供者的选择和血液成分的处理需考虑供者红细胞表型，以预防受者抗供者细胞的同种异体免疫反应。若可能，宜筛选干细胞供者，使其与受者同种抗体相对应的红细胞抗原为阴性[54]。上述策略对于降低化疗强度或非清髓性预处理方案尤其重要，该方案可诱导长期混合嵌合体生成[54]。若使用抗原阳性供体，则推荐少红细胞的干细胞制品（即使不存在 ABO 血型不相合），以避免干细胞输注期间的输注反应。

其次，由于红细胞成分与 HLA/HPA 同种异体免疫之间的相关性，对镰状细胞病的患者宜考虑移植前进行 HLA/HPA 抗体筛查[55-57]。移植后的血小板输注，如果已完成上述筛选流程，则有利于维持患者的血小板计数超过 $50 \times 10^9/L$，以防止脑出血等情况的发生[58-59]。上述筛选结果在非 HLA 匹配的和非清髓性移植的 HPC 供者选择中也很重要。在移植前进行红细胞置换时也应考虑筛选结果，目标是使血红蛋白 S 维持在小于30%~45% 的范围内，以降低粒细胞集落刺激因子引起的血管闭塞事件[60]。

β－地中海贫血与重度再生障碍性贫血的患者，在儿童期可能通过同胞兄弟姐妹相合的 HSCT 治愈，但其输血史可能会对移植成活率和预后随后的输注结局产生不利影响[61-63]。上述关联可能的原因尚不明确，可能包括对输注抗原（无论它们是否被定义或是其他次要组织相关性抗原）的体液免疫、细胞免疫所影响，还包括铁超载或其他原因。符合条件的患者早期移植可能有更好的预后。

符合条件的患者早期移植排斥的风险可能降低，建议在移植时注意铁的状态。预处理方案的强度也可能是 β－地中海贫血与重度再生障碍性贫血患者 HSCT 结局的关键因素，应认真考虑长期风险与获益的平衡。

第六节 HSCT 患者治疗信息的传递与共享

许多患者常常在非居住地医疗中心接受 HSCT，那么在移植开展之前，承担患者移植的医疗机构宜获取患者的所有输血史，以及相关的检测结果，包括红细胞、血小板或白细胞同种抗体检测史。最终上述患者可能返回其居住地，并在居住地的初级或社区医疗机构接受后续相关医疗服务，对上述患者提供输血治疗则可能是一个相当严峻的挑战。

一般来说，从实施移植的医疗中心将患者移植期间的信息资料传递回患者居住地的医疗机构，此种信息资料的传递很不完善，特别是某些与患者后续护理相关的关键信息可能在传递中会被遗漏忽视。某些机构已经制定了处理上述情况的流程。例如，可以通过访问美国全国退伍军人事务部医疗中心数据库，以获得患者是否被检测到存在任何 ABO 血型或 Rh 血型不合，并确定特定患者是否曾在另一家联网医院检测到同种抗体。若确有相互连接的实验室信息系统，那么该数据库系统就可被用于收集移植患者的相关信息。

上述互联信息系统可用性暂且不论，输血科或血库亦宜考虑与血液科及肿瘤科等共同制定制度，以确保在非本单位接受 HSCT 的患者能有效地在医疗机构间传递完整的相关信息资料。该制度宜要求患者从异地移植机构返回本地之后，将以下重要信息传递给患者的本地常规医疗机构：此外，患者从异地移植机构返回本地之后，以下重要信息需传递到本地机构：①自体移植还是异基因移植；②若是异基因移植，需要供者的 ABO 血型，以及在该机构护理期间患者有无发现任何自身抗体或同种抗体等信息。在某些情况下，若上述信息出现传递遗漏，输血科或血库可在患者移植后第一次就诊时与移植中心联系并获取所需信息；此外，还宜向 HSCT 患者提供方便记录数据的便携式工作表。

要点

1. 异基因 HSCT 受者由于其机体受到免疫抑制、原有疾病及其血型系统表达变化的改变，这些因素使输血面临着显著的挑战。
2. 虽然在选择潜在的 HSCT 供者方面，ABO 相合性并不重要，因为多能和早期的 HPCs 缺乏 ABO 抗原。但是，ABO 不相合会影响移植期间的输血决策。
3. 异基因造血干细胞移植中，25% ~50% 的供者/受者 ABO 血型不相合，其 ABO 血型不合分为 3 类：①主侧 ABO 血型不合；②次侧 ABO 血型不合；③主侧与次侧 ABO 血型均不合。主侧、次侧和双向不相合。此种不相合有产生急性溶血的可能，并且在主侧不相合的情况下，可产生持续的血管内溶血和纯红细胞再障。在输注前可以通过去除移植物的红细胞和(或)血浆来使其部分缓解。
4. 成人和儿童 HSCT 患者的输血管理方法类似；但是移植的适应证、干细胞来源和献血者选择可能略有不同。
5. 当异基因 HSCT 患者有输血需求时，血库或输血科保留受者移植前的 ABO 血型和供者 ABO 血型的详细记录至关重要。确定移植的阶段也十分重要。
6. HSCT 受者输注浓缩血小板，最常用于预防急性出血。血小板计数 $10 \times 10^9/L$ 被广泛认为是异基因造血干细胞移植患者单纯血小板减少的安全输注阈值。
7. 辐照血液成分可抑制供者淋巴细胞的增殖，从而防止输血相关移植物抗宿主病。某些输血机构无限期地向 HSCT 患者提供辐照血液成分。
8. 储存前去白细胞的红细胞和血小板成分，在评估 CMV 传播风险方面，通常被认为其效果等同于 CMV 血清阴性的血液成分。然而，某些研究认为，CMV 阴性血液制品可能更安全。

参考文献

[1] Copeland EA. Hematopoietic stem-cell transplantation. N Engl J Med 2006; 354: 1813 - 1826.

[2] Stussi G, Halter J, Schanz U, Seebach JD. ABO histoblood group incompatibility in hematopoietic stem cell and solid organ transplantation. Transfus Apher Sci 2006; 35: 59 - 69.

[3] Kaufman RM, Sloan SR. Transfusion to bone marrow or solid organ transplant recipients. In: Hillyer C, Silberstein LE, Ness PM, et al, eds. Blood banking and transfusion medicine: Basic principles and practice. 2nd ed. Philadel-

phia: Churchill Livingstone/Elsevier, 2007: 539 – 550.

[4] Worel N, Kalhs P. ABO incompatible allogeneic hematopoietic stem cell transplantation. Haematologica2008; 93: 1605 – 1607.

[5] Bolan CD, Leitman SF, Griffith LM, et al. Delayed donor RBCs chimerism and pure RBCs aplasia following major ABO-incompatible nonmyeloablative hematopoietic stem cell transplantation. Blood 2001; 98: 1687 – 1694.

[6] Kim JG, Sohn SK, Kim DH, et al. Impact of ABO incompatibility on outcome after allogeneic peripheral blood stem cell transplantation. Bone Marrow Transplant 2005; 35: 489 – 495.

[7] Dahl D, Hahn A, Koenecke C, et al. Prolonged isolated red blood cell transfusion requirement after allogeneic blood stem cell transplantation: Identification of patients at risk. Transfusion 2010; 50: 649 – 655.

[8] Worel N, Greinix HT, Supper V, et al. Prophylactic red blood cell exchange for prevention of severe immune hemolysis in minor ABO-mismatched allogeneic peripheral blood progenitor cell transplantation after reduced-intensity conditioning. Transfusion 2007; 47: 1494 – 1502.

[9] Tormey CA, Snyder EL. Transfusion support for the oncology patient. In: Simon TL, Snyder EL, Stowell CP, et al, eds. Rossi's principles of transfusion medicine. 4th ed. Bethesda, MD: AABB, 2009: 482 – 497.

[10] Shaz BH, Hillyer CD. Residual risk of D alloimmunization: Is it time to feel safe about platelets from D + donors? Transfusion 2011; 51: 1132 – 1135.

[11] Carson JL, Grossman BJ, Kleinman S, et al, Clinical Transfusion Medicine Committee of the AABB. Red blood cell transfusion: A clinical practice guideline from the AABB. Ann Intern Med 2012; 157: 49 – 58.

[12] Carson JL, Carless PA, Hebert PC. Transfusion thresholds and other strategies for guiding allogeneic red blood cell transfusion. Cochrane Database Syst Rev 2012; 4: CD002042.

[13] Fox CP, Pacey S, Das-Gupta EP, et al. Low dose erythropoietin is effective in reducing transfusion requirements following allogeneic HSCT. Transfus Med 2005; 15: 475 – 480.

[14] Gaya A, Urbano-Ispizua A, Fernández-Avilés F, et al. Anemia associated with impaired erythropoietin secretion after allogeneic stem cell transplantation: Incidence, risk factors, and response to treatment. Biol Blood Marrow Transplant 2008; 14: 880 – 887.

[15] Helbig G, Stella-Holowiecka B, Wojnar J, et al. Pure red-cell aplasia following major and bidirectional ABO-incompatible allogeneic stem-cell transplantation: Recovery of donor derived erythropoiesis after long-term treatment using different therapeutic strategies. Ann Hematol2007; 86: 677 – 683.

[16] Blau C. Erythropoietin in cancer: Presumption of innocence. Stem Cells 2007; 25: 2094 – 2097.

[17] Chang YJ, Xu LP, Liu DH, et al. The impact of CD34 + cell dose on platelet engraftment in pediatric patients following unmanipulated haploidentical blood and marrow transplantation. Pediatr Blood Cancer 2009; 53: 1100 – 1106.

[18] Pulsipher MA, Chitphakdithai P, Logan BR, et al. Donor, recipient, and transplant characteristics as risk factors after unrelated donor PBSC transplantation: Beneficial effects of higher CD34 + cell dose. Blood 2009; 114: 2606 – 2616.

[19] Jansen J, Hanks SG, Akard LP, et al. Slow platelet recovery after PBPC transplantation from unrelated donors. Bone Marrow Transplant 2009; 43: 499 – 505.

[20] Dominietto A, Raiola AM, van Lint MT, et al. Factors influencing haematological recovery after allogeneic haemopoietic stem cell transplants: Graft-versus-host disease, donor type, cytomegalovirus infections and cell dose. Br J Haematol2001; 112: 219 – 227.

[21] Pulanic D, Lozier JN, Pavletic SZ. Thrombocytopenia and hemostatic disorders in chronic graft versus host disease. Bone Marrow Transplant 2009; 44: 393 – 403.

[22] Kurtzberg J, Prasad VK, Carter SL, et al, COBLT Steering Committee. Results of the Cord Blood Transplantation Study (COBLT): Clinical outcomes of unrelated donor umbilical cord blood transplantation in pediatric patients with hematologic malignancies. Blood 2008; 112: 4318 – 4327.

[23] Cornetta K, Laughlin M, Carter S, et al. Umbilical cord blood transplantation in adults: Results of the prospective Cord Blood Transplantation (COBLT). Biol Blood Marrow Transplant 2005; 11: 149 – 160.

[24] Sadani DT, Urbaniak SJ, Bruce M, Tighe JE. Repeat ABO-incompatible platelet transfusions leading to haemolytic transfusion reaction. Transfus Med 2006; 16: 375 – 379.

[25] Lapierre V, Mahe C, Auperin A, et al. Platelet transfusion containing ABO-incompatible plasma and hepatic veno-occlusive disease after hematopoietic transplantation in young children. Transplantation 2005; 80: 314 – 319.

[26] Heal JM, Liesveld JL, Phillips GL, Blumberg N. What would Karl Landsteiner do The ABO blood group and stem

cell transplantation. Bone Marrow Transplant 2005; 36: 747 - 755.

[27] Wandt H, Schaefer-Eckart K, Frank M, et al. A therapeutic platelet transfusion strategy is safe and feasible in patients after autologous peripheral blood stem cell transplantation. Bone Marrow Transplant 2006; 37: 387 - 392.

[28] Wandt H, Schaefer-Eckart K, Wendelin K, et al, Study Alliance Leukemia. Therapeutic platelet transfusion versus routine prophylactic transfusion in patients with haematological malignancies: An open-label, multicentre, randomised study. Lancet 2012; 380: 1309 - 1316.

[29] Stanworth SJ, Estcourt LJ, Powter G, et al, TOPPS Investigators. A no-prophylaxis platelet- transfusion strategy for hematologic cancers. N Engl J Med 2013; 368: 1771 - 1780.

[30] Estcourt L, Stanworth S, Doree C, et al. Prophylactic platelet transfusion for prevention of bleeding in patients with haematological disorders after chemotherapy and stem cell transplantation. Cochrane Database Syst Rev 2012; 5: CD004269.

[31] Beutler E. Platelet transfusions: The 20, 000/μL trigger. Blood 1993; 81: 1411 - 1413.

[32] Heckman KD, Weiner GJ, Davis CS, et al. Randomized study of prophylactic platelet transfusion threshold during induction therapy for adult acute leukemia: 10, 000/μL versus 20, 000/μL. J Clin Oncol 1997; 15: 1143 - 1149.

[33] Wandt H, Frank M, Ehninger G, et al. Safety and cost effectiveness of a 10 × 109/L trigger for prophylactic platelet transfusions compared with the traditional 20 × 109/L trigger: A prospective comparative trial in 105 patients with acute myeloid leukemia. Blood 1998; 91: 3601 - 3606.

[34] Zumberg MS, del Rosario ML, Nejame CF, et al. A prospective randomized trial of prophylactic platelet transfusion and bleeding incidence in hematopoietic stem cell transplant recipients: 10, 000/μL versus 20, 000/μL trigger. Biol Blood Marrow Transplant 2002; 8: 569 - 576.

[35] Diedrich B, Remberger M, Shanwell A, et al. A prospective randomized trial of a prophylactic platelet transfusion trigger of 10 × 109 per L versus 30 × 109 per L in allogeneic hematopoietic progenitor cell transplant recipients. Transfusion 2005; 45: 1064 - 1072.

[36] Nevo S, Fuller AK, Zahurak ML, et al. Profound thrombocytopenia and survival of hematopoietic stem cell transplant patients without clinically significant bleeding, using prophylactic platelet transfusion triggers of 10 × 109 or 20 × 109 per L. Transfusion 2007; 47: 1700 - 1709.

[37] Tinmouth A, Tannock IF, Crump M, et al. Lowdose prophylactic platelet transfusions in recipients of an autologous peripheral blood progenitor cell transplant and patients with acute leukemia: A randomized controlled trial with a sequential Bayesian design. Transfusion 2004; 44: 1711 - 1719.

[38] Heddle NM, Cook RJ, Tinmouth A, et al, SToP Study Investigators of the BEST Collaborative. A randomized controlled trial comparing standard- and low-dose strategies for transfusion of platelets (SToP) to patients with thrombocytopenia. Blood 2009; 113: 1564 - 1573.

[39] Slichter SJ, Kaufman RM, Assmann SF, et al. Dose of prophylactic platelet transfusions and prevention of hemorrhage. N Engl J Med 2010; 362: 600 - 613.

[40] Balduini CL, Salvaneschi L, Klersy C, et al. Factors influencing post-transfusional platelet increment in pediatric patients given hematopoietic stem cell transplantation. Leukemia 2001; 15: 1885 - 1891.

[41] Leitner GC, Tanzmann A, Stiegler G, et al. Influence of human platelet antigen match on the success of stem cell transplantation after myeloablative conditioning. Bone Marrow Transplant 2003; 32: 821 - 824.

[42] Garcia-Malo MD, Corral J, Gonzalez M, et al. Human platelet antigen systems in allogeneic peripheral blood progenitor cell transplantation: Effect of human platelet antigen mismatch on platelet engraftment and graft-versus-host disease. Transfusion 2004; 44: 771 - 776.

[43] Roback JD, Caldwell S, Carson J, et al. Evidence- based practice guidelines for plasma transfusion. Transfusion 2010; 50: 1227 - 1239.

[44] Pihusch M, Bacigalupo A, Szer J, et al, F7BMT - 1360 trial investigators. Recombinant activated Factor VII in treatment of bleeding complications following hematopoietic stem cell transplantation. J ThrombHaemost2005; 3: 1935 - 1944.

[45] Pihusch M. Bleeding complications after hematopoietic stem cell transplantation. Semin Hematol 2004; 41 (Suppl 1): 93 - 100.

[46] Hubel K, Carter RA, Liles WC, et al. Granulocyte transfusion therapy for infections in candidates and recipients of HPC transplantation: A comparative analysis of feasibility and outcome for community donors versus related donors. Transfusion 2002; 42: 1414 - 1421.

[47] Grigull L, Pulver N, Goudeva L, et al. G-CSF mobilised granulocyte transfusions in 32 paediatric patients with neu-

tropenic sepsis. Support Care Cancer 2006; 14: 910 -916.

[48] Price TH, Bowden RA, Boeckh M, et al. Phase I/II trial of neutrophil transfusions from donors stimulated with G-CSF and dexamethasone for treatment of patients with infections in hematopoietic stem cell transplantation. Blood 2000; 95: 3302 -3309.

[49] Safety and effectiveness of granulocyte transfusions in resolving infection in people with neutropenia (The RING Study). Bethesda, MD: National Institutes of Health, 2013. [Available at http: //clinicaltrials. gov/show/NCT00 627393 (accessed December 2, 2013).]

[50] Torres R, Kenney B, Tormey CA. Diagnosis, treatment, and reporting of adverse effects of transfusion. Lab Med 2012; 43: 217 -231.

[51] Vamvakas EC. Is white blood cell reduction equivalent to antibody screening in preventing transmission of cytomegalovirus by transfusion A review of the literature and meta analysis. Transfus Med Rev 2005; 19: 181 -199.

[52] Nash T, Hoffmann S, Butch S, et al. Safety of leukoreduced, cytomegalovirus CMV)-untested components in CMV-negative allogeneic human progenitor cell transplant recipients. Transfusion 2012; 52: 2270 -2272.

[53] Luban NL, McBride E, Ford JC, Gupta S. Transfusion medicine problems and solutions for the pediatric hematologist/oncologist. Pediatr Blood Cancer 2012; 58: 1106 -1111.

[54] Petz LD. Immune hemolysis associated with transplantation. SeminHematol2005; 42: 145 -55.

[55] McPherson ME, Anderson AR, Haight AE, et al. HLA alloimmunization is associated with RBC antibodies in multiply transfused patients with sickle cell disease. Pediatr Blood Cancer 2010; 54: 552 -558.

[56] Buetens O, Shirey RS, Goble-Lee M, et al. Prevalence of HLA antibodies in transfused patients with and without red cell antibodies. Transfusion 2006; 46: 754 -756.

[57] Lo SC, Chang JS, Lin SW, Lin DT. Platelet alloimmunization after long-term red cell transfusion in transfusion-dependent thalassemia patients. Transfusion 2005; 45: 761 -765.

[58] Walters MC, Sullivan KM, Bernaudin F, et al. Neurologic complications after allogeneic marrow transplantation for sickle cell anemia. Blood 1995; 85: 879 -884.

[59] McPherson ME, Anderson AR, Haight AE, et al. Transfusion management of sickle cell patients during bone marrow transplantation with matched sibling donor. Transfusion 2009; 49: 1977 -1986.

[60] Tormey CA, Snyder EL, Cooper DL. Mobilization, collection, and transplantation of peripheral blood hematopoietic progenitor cells in a patient with multiple myeloma and hemoglobin SC disease. Transfusion 2008; 48: 1930 -1933.

[61] Lucarelli G, Gaziev J. Advances in the allogeneic transplantation for thalassemia. Blood Rev 2008; 22: 53 -63.

[62] Lucarelli G, Clift RA, Galimberti M, et al. Marrow transplantation for patients with halassemia: Results in class 3 patients. Blood 1996; 87: 2082 -2088.

[63] McCann SR, Bacigalupo A, Gluckman E, et al. Graft rejection and second bone marrow transplants for acquired aplastic anaemia: A report from the Aplastic Anaemia Working Party of the European Bone Marrow Transplant Group. Bone Marrow Transplant 1994; 13: 233 -237.

第 26 章

治疗性单采

治疗性单采是通过清除或体外处理血液成分或特定血液物质以治疗疾病的一种措施。它与第 7 章提到血液成分单采截然不同。AABB 及美国单采协会(American Society for Apheresis, ASFA)颁布了治疗性单采的临床应用标准和指南[1-4]。

第一节 原理和形式

治疗性单采的目的是从血液中清除病理性成分，或者通过体外光分离置换疗法(表 26-1)等处理来调节细胞功能，同时替换或不替换清除的成分。单采术可以手工进行，但是自动化技术会更加快速和高效。治疗性血浆置换(therapeutic plasma exchange, TPE)中，单次治疗通常处理 1.0 倍或者 1.5 倍的患者血浆容量。更大体积的置换可能会增加患者凝血功能障碍、枸橼酸中毒或电解质失衡的风险，这取决于置换液的种类和容量。血浆置换能清除血液中的病理物质，它的有效性取决于物质在血液中的浓度、处理血液的容量，以及机体对该物质在血管内外分布的平衡。置换开始阶段效率最高，因为清除物质随着时间呈指数下降(图 26-1)。病理性物质持续产生或者从血管外进入血管内等因素，将会使被清除物质的去除量低于预期值。如病理性物质不从血管外大量转移至血管内，则 1.0 倍血浆容量的血浆置换通常可以清除该物质总量的 2/3。

连续式离心设备：其有 1 个旋转的管路设计，可以在某个位置收集全血，随后血液成分在该管路的流动过程中根据密度不同而得到分离，由此可以选择性地分离血浆、血小板、白细胞和红细胞。这种血液成分分离机将清除的血液成分分离到收集袋中，剩下的血液成分与置换液混合后回输给患者。该设备可以控制血液的离心速度，回收血液、抗凝剂和置换液的输注流速，从而达到最佳分离效果。

表 26-1 治疗性单采的类型

程序	去除的血液成分	标准适应证	置换液*
治疗性血浆置换	血浆	去除异常的血浆蛋白(如自身抗体)	白蛋白或血浆
红细胞置换	红细胞	镰状细胞疾病相关的并发症	红细胞
白细胞去除	白膜层	白血病产生白细胞瘀滞时	根据需要
机采血小板	富血小板血浆	血小板增多症	根据需要
红细胞去除	红细胞	红细胞增多症	无
体外光分离置换	白膜层(回输)	慢性移植物抗宿主病	无
选择性吸附	特定血浆蛋白	高胆固醇血症	无
改善血液流变学参数的血液净化	高分子量血浆蛋白	年龄相关性黄斑变性	无

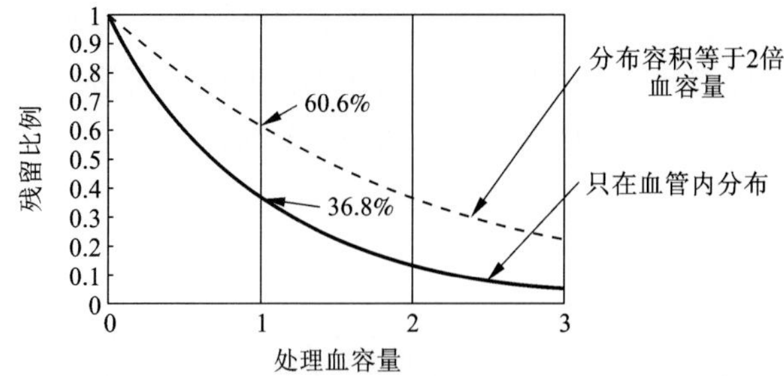

图 26－1　通过单采某一物质的理论去除量

注：对于完全存在于血管内的物质，1.0 倍血浆容量置换后有 36.8% 的残留；但是如果该物质也存在于血管外且总分布容积等于 2 倍的血浆容量，1.0 倍血浆容量的处理后仍有 60.6% 的残留

间歇式离心设备：将一定容量的全血采集至离心杯中，通常采集和血液离心同步进行，当离心仓血液充满，仪器停止采血，接下来的步骤与连续式单采设备类似，选择性地将某些成分分离至废液袋中，剩余血液与置换液混合后回输至患者体内。此过程可以重复数个循环，其治疗血容量为每循环采集血容量乘以循环次数。尽管引入了一种连续流动性体外光分离置换疗法（extracorporeal photopheresis，ECP）设备，但是间歇式离心在 ECP 应用中仍最为广泛[5]。

血液滤过设备：属于血液连续流动装置。抗凝全血通过 1 个微孔滤器，只允许血浆通过，而不允许血细胞通过。将分离出来的血浆分装至废液袋中，或者在选择性吸附的情况下，进一步处理后再回输给患者。这种类型的设备不能分离细胞成分。该技术的改良操作可进行血液净化，改善血液流变学参数，或称双重滤过血浆置换，因为特定大小的分子—主要是纤维蛋白原、低密度脂蛋白（low-density lipoprotein，LDL）、纤维连接蛋白和血管性血友病因子（von Willebrand Factor，vWF）等，被清除掉，降低了血液黏度。

选择性吸附：是全血或血浆通过针对特定成分具有高亲和力的色谱柱，特定成分包括免疫球蛋白 G（immune globulin G，IgG）或者低密度脂蛋白（low-density lipoprotein，LDL），再将滤过液回输给患者。这有利于病理性成分的高度特异性去除，但因亲和吸附剂存在的利弊，在美国只在极少的情况下允许使用，而此技术在美国以外地区则使用广泛。

第二节　适应证

虽然很多病例报道显示通过血浆置换成功治疗多种疾病，但是高质量的临床试验研究非常少。ASFA 已发布了按适应证分类的临床指南，适用于 78 种疾病单采治疗。

（1）Ⅰ类：不管是作为单独治疗还是和其他治疗方法结合，单采治疗作为一线治疗方案的疾病。

（2）Ⅱ类：不管是作为单独治疗还是和其他治疗方法结合，单采治疗作为二线治疗方案的疾病。

（3）Ⅲ类：单采治疗最佳作用尚未确定，选择应该个体化。

（4）Ⅳ类：有证据证明或提示单采是无效的或是有害的疾病，这些情况下采用单采治疗必须经机构审查委员会批准。

一、治疗性血浆置换

TPE 的目的是从血浆中清除病理性分子、蛋白或高分子量复合物。除此之外，TPE 还可用于补充某些缺乏的正常物质，如酶或者是凝血因子。表 26－2 为推荐使用 TPE 治疗的适应证。尽管实验室检查对某些适应证有提示意义，但多数情况下应由临床症状判断该治疗的使用频率和持续时间。

表 26－3 列出了 TPE 的不同置换液之间的比较。对于大部分适应证来说，白蛋白是最佳置换液，因为其渗透压与血液一致，且副作用较小，与血浆相比发生输血感染的风险更低。血浆适用于血栓性血小板减少性紫癜（thrombotic thrombocytopenic purpura，TTP）或者其他涉及凝血功能障碍的疾病。对于某些年幼的患者（如体重 10～20 kg），体外容量可能超过患者血容量的 15%，可用红细胞预冲管道。

带有靶向致病性自身抗体的疾病包括急性和慢性炎性脱髓鞘性多发性神经病、抗肾小球基底膜抗体病和重症肌无力。在预致敏的肾移植和抗体介导的器官移植排斥反应等情况下，置换目的是清除有问题的同种抗体。

在多发性骨髓瘤伴高粘血症的患者中，机体可能表现出与高黏滞相关的不良反应，血浆置换目的是清除过量的病变蛋白（M 蛋白）。在某些患者中血浆黏度检测并不能很好的指导治疗，因为血浆黏度高低与症状严重程度无法量化。正常血浆黏度在

1.4～1.8 厘泊(cP)之间。某些患者血浆黏度达到4.0 cP 或5.0 cP 时才会开始出现症状，轻度增高的患者未出现症状可能不需要治疗。通常来说当 M 蛋白过量，并表现为 IgM 浓度达到 30 g/L、IgG 浓度达到 40 g/L、IgA 浓度达到 60 g/L 时，需要注意关注高黏血症的发生[6]。IgM 骨髓瘤接受利妥昔单抗(抗－CD20)治疗的患者，M 蛋白可能会发生一过性增加，需对 IgM 浓度大于 5g/dL 的患者进行预处理，否则其极易发生症状性高黏血症[7]。

表 26－2　治疗性血浆置换适应证

适应证	应用条件	分类	标准疗程(治疗次数)
急性播散性脑膜炎		Ⅱ	QOD(3～6)
急性炎症性脱髓鞘性多神经病(吉兰－巴雷综合征)		Ⅰ	QOD(5～6)
	IVIG 后	Ⅲ	
急性肝衰竭		Ⅲ	QD(可变)
淀粉样变性，系统性		Ⅳ	
肌萎缩性脊髓侧索硬化症		Ⅳ	
ANCA 相关性快速进展性肾小球肾炎(肉芽肿伴多血管炎；韦格纳肉芽肿)	透析依赖	Ⅰ	QD 或 QOD(6～9)
	DAH	Ⅰ	
	透析非依赖	Ⅲ	
抗肾小球基底膜病(肺出血肾炎综合征)	透析依赖且无 DAH	Ⅲ	QD 或 QOD(7～10)
	DAH	Ⅰ	
	透析非依赖	Ⅰ	
再生障碍性贫血；纯红细胞再生障碍性贫血	再生障碍性贫血	Ⅲ	QD 或 QOD(可变)
	纯红细胞再生障碍性贫血	Ⅲ	
自身免疫性溶血性贫血：WAIHA；冷凝集素病	严重 WAIHA	Ⅲ	QD 或 QOD(可变)
	严重冷凝集素病	Ⅱ	
烧伤性休克复苏		Ⅲ	1 次
新生儿红斑狼疮心脏受累		Ⅲ	每周至每月 1 次
心脏移植	脱敏，供者特异性 HLA 抗体导致的交叉配血阳性	Ⅲ	QD 或 QOD(可变)
	抗体介导的排斥反应	Ⅲ	
灾难性抗磷脂综合征		Ⅱ	QD(3～5)
慢性局灶性脑膜炎(Rasmussen 脑炎)		Ⅲ	QOD(3～6)
慢性炎症性脱髓鞘性多神经根神经病		Ⅰ	2～3 次/周(可变)
凝血因子抑制剂	同种抗体	Ⅳ	QD(可变)
	自身抗体	Ⅲ	
冷球蛋白血症	症状性/严重	Ⅰ	QOD(3～8)
皮肌炎/多发性肌炎		Ⅳ	
扩张性心肌病，特发性	NYHA Ⅱ～Ⅳ级	Ⅲ	QOD(5)
家族性高胆固醇血症	小血容量的纯合子	Ⅱ	每周 1 次(不确定)

续上表

适应证	应用条件	分类	标准疗程(治疗次数)
局灶性节段性肾小球硬化症	移植肾复发	Ⅰ	QD 或 QOD(可变)
ABO 血型不相容的造血干细胞移植	主侧不相容——HPC，骨髓	Ⅱ	QD(可变)
	主侧不相容——HPC，单采	Ⅱ	
溶血性尿毒综合征，非典型	补体基因突变	Ⅱ	QD(可变)
	H 因子抗体	Ⅰ	
	MCP 突变	Ⅳ	
溶血性尿毒综合征，感染相关	志贺毒素相关	Ⅳ	QD(可变)
	S. pneumonae 相关	Ⅲ	
过敏性紫癜	新月形	Ⅲ	QOD(4～11)
	严重的肾脏外病变	Ⅲ	
肝素诱导的血小板减少	体外循环前	Ⅲ	QD 或 QOD(可变)
	血栓形成	Ⅲ	
高甘油三脂血症性胰腺炎		Ⅲ	QD(1～3)
单克隆免疫球蛋白增多症的高黏滞血症	症状性	Ⅰ	QD(1～3)
	利妥昔单抗预防治疗	Ⅰ	
免疫复合物快速进行性肾小球肾炎		Ⅲ	QOD(3～6)
免疫性血小板减少症	难治性	Ⅳ	
IgA 肾病	新月体	Ⅲ	QOD(6－9)
	慢性进行性	Ⅲ	
包涵体肌炎		Ⅳ	
肌无力综合征		Ⅱ	QD 或 QOD(可变性)
肝移植，ABO 不相容	脱敏治疗，活体供者	Ⅰ	QD 或 QOD(可变)
	脱敏治疗，死亡供者	Ⅲ	
	抗体介导的排斥	Ⅲ	
肺移植	抗体介导的排斥	Ⅲ	QD 或 QOD(可变)
多发性硬化	急性中枢神经系统炎症性脱髓鞘疾病	Ⅱ	QOD(5～7)
	慢性进行性	Ⅲ	每周 1 次(可变)
重症肌无力	中度/重度	Ⅰ	QOD(3～7)
	胸腺切除术前	Ⅰ	
骨髓瘤管型肾病		Ⅱ	QD 或 QOD(5～7)
肾性全身纤维化症		Ⅲ	QD 或 QOD(10～14)
视神经脊髓炎谱系疾病	急性	Ⅱ	QD 或 QOD(可变)
	维持	Ⅲ	每周一次(可变)

续上表

适应证	应用条件	分类	标准疗程(治疗次数)
药物过量，毒液螯入，中毒	蘑菇中毒	Ⅱ	QD(可变)
	毒液螯入	Ⅲ	
	药物过量/药物中毒	Ⅲ	
副肿瘤神经综合征		Ⅲ	QOD(5～6)
副蛋白血症脱髓鞘性神经病	IgG/IgA	Ⅰ	QOD(5～6)
	IgM	Ⅰ	
	多发性骨髓瘤	Ⅲ	
PANDAS；小舞蹈症	PANDAS 恶化	Ⅰ	QOD(5～6)
	小舞蹈症	Ⅰ	
寻常型天疱疮	重型	Ⅲ	QD 或 QOD(可变)
植烷酸贮积病(Refsum 病)		Ⅱ	QD 或 QOD(可变)
POEMS 综合征		Ⅳ	
输血后紫癜		Ⅲ	QD(可变)
银屑病		Ⅳ	
妊娠期红细胞同种免疫	IUT 前	Ⅲ	QD(可变)
肾移植，ABO 相容	抗体介导的排斥	Ⅰ	QD 或 QOD(5～6)
	脱敏，活体供者，供者特异性 HLA 抗体导致交叉配血阳性	Ⅰ	
	脱敏，高 PRA，死亡供者	Ⅲ	
肾移植，ABO 不相容	脱敏，活体供者	Ⅰ	QD 或 QOD(可变)
	抗体介导的排斥	Ⅱ	
	A_2/A_2B 供 B，死亡供者	Ⅳ	
精神分裂症		Ⅳ	
硬皮病(进行性系统性硬化症)		Ⅲ	每周 2 次(6)
脓毒症伴多器官功能衰竭		Ⅲ	QD(可变)
僵人综合征		Ⅲ	QOD(4～5)
突发性感音神经性耳聋		Ⅲ	QOD(3)
系统性红斑狼疮	重型	Ⅱ	QD 或 QOD(3～6)
	肾炎	Ⅳ	
血栓性微血管病，药物相关	噻氯吡啶	Ⅰ	QD(可变)
	氯吡格雷	Ⅲ	
	钙抑制剂	Ⅲ	
	吉西他滨	Ⅳ	
	奎宁	Ⅳ	
血栓性微血管病，造血干细胞移植相关	难治性	Ⅲ	QD(可变)

续上表

适应证	应用条件	分类	标准疗程(治疗次数)
血栓性血小板减少性紫癜		Ⅰ	QD(可变)
甲状腺危象		Ⅲ	QD(2~3)
中毒性表皮坏死松解症	难治性	Ⅲ	QD 或 QOD(可变)
电压门控性钾通道抗体		Ⅱ	QOD(5~7)
肝豆状核变性	暴发性	Ⅰ	QD 或 QOD(3~5)

注：QD，每天一次；QOD，隔日 1 次；IVIG，静脉注射免疫球蛋白；DAH，弥漫性肺泡出血；WAIHA，温抗体型自身免疫性溶血性贫血；NYHA，纽约心脏协会(class)；HSCT，造血干细胞移植；MCP，膜辅助蛋白；CNS，中枢神经系统；MCP，膜辅助蛋白；PML，进行性多灶性脑白质病；PANDAS，链球菌感染相关的小儿自身免疫性神经精神障碍；IUT，宫内输血。

表 25-3　置换液比较

置换液	优点	缺点
晶体液	成本低 不会引起过敏 无病毒感染风险	需要 2~3 倍体积 渗透压低 缺乏凝血因子和免疫球蛋白
白蛋白	等胶体渗透压 反应风险低	成本更高 缺乏凝血因子和免疫球蛋白
血浆	等渗透压 正常含量的凝血因子、免疫球蛋白和其他血浆蛋白	病毒传播风险 增加枸橼酸盐负荷 需要 ABO 相容 过敏反应风险更高
去冷沉淀血浆	等渗透压 高分子量血管性血友病因子和纤维蛋白原含量减少 正常含量的其他血浆蛋白	与血浆相同

目前对使用 TPE 治疗骨髓瘤患者急性肾衰竭的效果还存在争议。TPE 随机对照试验与传统治疗相比，是否 TPE 治疗对患者 6 个月生存率或者肾功能改变并没有明显差异[8]。但是在透析依赖的患者中，43% 的患者(TPE 组)肾功能恢复，对照组患者均未恢复。另一项临床随机实验结果表明，在综合死亡率、透析依赖性和肾小球滤过率等预后相关因素中[9]，TPE 并没有明显优势，但是本项实验中未行活检确诊患者肾功能。在 1 项回顾性队列研究中同样证明，TPE 在减少死亡率和保留肾功能方面并没有明显优势[10]。如果需要行 TPE，最好对管型肾病患者进行病理活检以明确诊断。

在某些疾病中，包括急进性肾小球肾炎、冷球蛋白血症和血管炎，免疫复合物可能具有致病性，可以通过血浆置换清除这些免疫复合物。TPE 的其他适应证包括清除蛋白结合药物、毒素或高浓度脂蛋白来治疗疾病。

在 TTP 中，血管性假血友病因子(von Willebrand factor，vWF)裂解金属蛋白酶 ADAMTS-13 完全缺乏或功能障碍可能会导致高分子量 vWF 多聚体的聚集，随后血管内血小板活化，在微血管中形成富血小板血栓。许多患者体内存在 ADAMTS-13 抑制剂。血浆置换是 TTP 的一线治疗方案，目的是清除抑制剂和大分子的 vWF 多聚体，同时补充缺失的酶。由系统性红斑狼疮、造血干细胞移植、化疗和免疫抑制药物引起的继发性微血管病性溶血性贫血(microangiopathic hemolytic anemia，MAHA)在临床上与先天性 TTP 难以鉴别[11]。但在多数情况下，MAHA 病例的 ADAMTS-13 活性正常或者只是轻微的下降，它们对血浆置换治疗的反应性很低。移植相关的微血管病性溶血性贫血对血浆置换治疗的反应性也很低，且可能表现为不同的疾病过程[12]。

TPE 治疗 TTP 通常需要每日 1 次，使血小板计数和乳酸脱氢酶水平达到正常，但是治疗的强度和持续时间应当根据患者个体情况决定。患者对 TPE 治疗有反应后，可以开始进行间断性血浆置换或者通过血浆输注替代 TPE 治疗，但是该方法对于预防 TTP 复发的有效性尚未确定[13]。TPE 治疗极大地提高了 TTP 患者的生存率，但是也有治疗失败的病例，其中不乏较多的复发或死亡病例[14]。

溶血性尿毒综合征(hemolytic uremic syndrome，HUS)是 1 种与 TTP 类似的疾病，在儿童中的发生率高于成人。HUS 可由大肠杆菌(0157：H7 株)或志贺杆菌分泌的毒素引起的腹泻感染诱发。与经典 TTP 患者相比，HUS 患者肾功能损害更严重，几乎没有显著的神经病学及血液学异常。大部分 HUS 患者体内不存在抗 - ADAMTS13，且此蛋白酶的活性正常。尽管腹泻相关的 HUS 几乎对 TPE 没有反应性，但是对由补体缺乏或者 H 因子自身抗体引起的非典型 HUS 可能会有反应。由膜辅因子蛋白突变引起的非典型 HUS 可能对 TPE 也没有反应性。抑制末端补体成分活化的依库珠单抗(一种针对补体 C5a 的单克隆抗体)可能在非典型 HUS(atypical HUS，aHUS)的治疗中发挥作用[15]。

TPE 在中枢神经系统的急性播散性脑脊髓炎治疗中的应用越来越广泛。使用 TPE 治疗慢性进行性多发性硬化的效果并不理想。但是一项对类固醇无效的急性中枢神经系统炎性脱髓鞘疾病的临床随机试验表明 TPE 是有效的[16]。早期开始 TPE 有利于患者疾病治疗，一些临床反应可能在之后的出院随访中才会显现(译者注：症状的缓解需要一段时间的观察期)[17]。文献显示，即使患者检测缺乏视神经脊髓炎(neuromyelitis optica，NMO)抗体，TPE 对部分 NMO 患者有效[18]。

在局灶节段性肾小球硬化(focal segmental glomerulosclerosis，FSGS)中，现已证实某种循环因子可以增加肾小球通透性而产生蛋白尿[19]。近期一项研究表明循环尿激酶受体可能参与该疾病的发病机理[20]。FSGS 经常在肾移植后复发，并导致移植失败。TPE 可有效清除渗透因子，降低肾移植后 FSGS 的复发率。疾病发生早期对 TPE 的反应尚未得到很好的研究。

TPE 可以作为免疫抑制的辅助疗法，治疗或预防实体器官移植中抗体介导的排斥反应(antibody-mediated rejection，AMR)[21]。在移植后早期出现的 AMR 对 TPE 的反应可能优于后期出现的 AMR。TPE 在 ABO 血型不相容肾移植中，可用于防止超急性排斥反应，移植后 TPE 通常用于治疗 AMR[22-23]。移植前采用 TPE 联合免疫调节疗法，如 IVIG，可以有效降低 HLA 同种免疫患者发生排斥反应的风险[24]。

二、细胞单采术

细胞单采的目的是清除过量的或者致病性的白细胞、血小板或者红细胞。除此之外，在红细胞置换中，献血者红细胞用于恢复携氧能力。表 26 - 4 列出了细胞去除的适应证。

表 26 - 4　细胞单采术适应证

适应证	治疗条件	治疗方法	类别
巴贝斯虫病	重度	红细胞置换术	Ⅰ
	高危人群	红细胞置换术	Ⅱ
皮肌炎或多肌炎		白细胞去除术	Ⅳ
造血干细胞移植，ABO 不合	次侧不相合——HPC，单采	红细胞置换术	Ⅲ
遗传性血色沉着病		红细胞去除术	Ⅰ
高白细胞血症	白细胞瘀滞	白细胞去除术	Ⅰ
	预防性	白细胞去除术	Ⅲ
包涵体肌炎		白细胞去除术	Ⅳ
炎症性肠病	溃疡性结肠炎	吸附性细胞单采术	Ⅲ/Ⅱ
	克罗恩病	吸附性细胞单采术	Ⅲ

续上表

适应证	治疗条件	治疗方法	类别
疟疾	重度	红细胞置换术	Ⅱ
服药过量	他克莫司	红细胞置换术	Ⅲ
真性红细胞增多症，红细胞增多症	真性红细胞增多症	红细胞去除术	Ⅰ
	继发性红细胞增多症	红细胞去除术	Ⅲ
银屑病	广泛脓疱	吸附性细胞单采术	Ⅲ
		淋巴细胞去除	Ⅲ
镰状细胞病，急性	急性中风	红细胞置换术	Ⅰ
	急性胸痛综合征，重度	红细胞置换术	Ⅱ
	阴茎异常勃起	红细胞置换术	Ⅲ
	多器官衰竭	红细胞置换术	Ⅲ
	脾脏/肝脏隔离：肝内胆汁淤积	红细胞置换术	Ⅲ
镰状细胞病，非急性	预防中风/预防铁过量	红细胞置换术	Ⅱ
	血管闭塞性疼痛危象	红细胞置换术	Ⅲ
	术前准备	红细胞置换术	Ⅲ
血小板增多症	症状性	血小板去除术	Ⅱ
	预防或者继发性	血小板去除术	Ⅲ

注：HPC，造血祖细胞。

在急性白血病中，白细胞计数过高(通常超过 $100\times10^9/L$)导致微血管瘀滞，从而引起头痛、精神状态改变、视觉障碍、呼吸困难。能够引起患者出现症状的白细胞计数不尽相同。通常情况下，急性或慢性淋巴细胞白血病患者比粒细胞白血病患者能耐受更高的细胞计数，并且可能不需要进行细胞去除。细胞去除治疗即便采集效果极佳，治疗后由于血管外细胞的动员和再平衡，导致疗效普遍低于预期。髓系白血病细胞密度通常高于淋巴细胞，难以从红细胞中分离。使用羟乙基淀粉促进红细胞形成缗钱样凝集，增强红细胞沉降，可提高急性髓性白血病的白细胞去除效率。严重的血小板增多症，尤其是血小板计数超过 $1\,000\times10^9/L$，发生于原发性血小板增多症、真性红细胞增多症，或仅是反应性升高。该类患者有血栓形成或出血的风险。因为来自脾脏的血小板向外周血动员，血小板去除后外周血小板计数减少一般低于预期值。

红细胞置换最常用于镰状细胞病(sickle cell disease，SCD)，目的是降低血红蛋白 S 的负荷，并提供含有血红蛋白 A 的献血者红细胞。急性胸部综合征是 SCD 的严重并发症，表现为呼吸困难、胸痛、咳嗽，常伴有发热、白细胞增多、红细胞压积降低、肺浸润。可发展为呼吸衰竭，死亡率约为 3%[25]。红细胞置换的适应证为常规治疗及单纯输血难以治愈的进行性浸润和低氧血症[26-27]。通常治疗目标是将血红蛋白 S 降低至 30% 以下，且最终红细胞压积小于 30%。红细胞置换的适应证也包括镰状细胞贫血的脑卒中预防。经颅多普勒成像显示脑血流速度加快的患者，输血可以降低卒中风险[28-29]。长期红细胞置换通常每 4～6 周 1 次，可有效恢复脑血流量，同时可最大限度地减少单纯输血引起的铁超负荷。红细胞置换可能在包括多器官功能衰竭、肝/脾隔离症、阴茎异常勃起和肝内胆汁淤积等其他镰状细胞综合征中也起作用。此外，该技术可用于预防铁超负荷，预防或治疗血管阻塞性疼痛危象疾病。

红细胞置换必须保证 ABO 血型相容，且不含已知的有临床意义的同种抗体。对于镰状细胞病，红细胞的 C、E 和 K 抗原都应尽可能地相匹配[30]。最好是使用相对较新鲜的血液制品，最大限度地提高输血后红细胞的存活率，使用枸橼酸盐－磷酸盐－葡萄糖－腺嘌呤－1（citrate-phosphate-dextrose-adenine－1，CPDA－1）或者添加剂（additive solutions，AS）保存红细胞，理想情况下，使用特定程序采集的红细胞（单采红细胞），其所含抗凝剂相同且红细胞压积一致。在镰状细胞病中，长期红细胞置换与单纯输血相比，同种免疫的风险可能更低[31]。

三、体外光分离置换

体外光分离置换（extracorporeal photopheresis，ECP）是一种特殊的血液处理程序，其从外周血中收集白膜层，用8－甲氧基补骨脂素和紫外线A光处理，并重新回输患者体内的治疗方法。该治疗方法使白细胞DNA交联，阻止其复制并诱导细胞凋亡。该方法最初是为了治疗皮肤T细胞淋巴瘤，现越来越多地用于其他适应证（表26－5）。ECP具有复杂的免疫调节作用，包括诱导单核细胞分化为树突状细胞、改变T细胞亚群以及改变细胞因子的生成情况[32]。ECP可能对急性和慢性皮肤移植物抗宿主病（graft-vs-host disease，GVHD）有效，对非皮肤GVHD的作用尚不明确[33]。

用于实体器官移植排斥反应的ECP已经在心脏和肺移植中得到很好的研究。在随机临床试验中，预防性ECP与上一代免疫抑制（不包括钙调神经磷酸酶抑制剂或吗替麦考酚酯）相结合可减少患者的排斥反应、HLA抗体和冠状动脉内膜厚度。但心脏和肺移植中实体器官移植排斥反应的首次发作时间，血液动力学风险以及6个月或12个月的生存情况无差异[34－35]。在复发性心脏排斥反应中，ECP可降低排斥反应的严重程度，并减少免疫抑制剂的使用剂量[36]。ECP可能对血流动力学受损的心脏排斥反应和肺移植术后闭塞性细支气管炎综合征状态有利[37－38]。

四、选择性吸附

目前，血浆蛋白质选择性吸附的适应证很少（表26－6），FDA批准的设备也较少。

表26－5　光分离置换疗法适应证[2]

适应证	治疗条件	类别
心脏移植	预防排斥反应	Ⅱ
	首次细胞排斥反应或复发	Ⅱ
皮肤T细胞淋巴瘤；蕈样霉菌病；Sézary综合征	红皮病型	Ⅰ
	非红皮病型	Ⅲ
移植物抗宿主病	皮肤病（慢性）	Ⅱ
	皮肤病（急性）	Ⅱ
	非皮肤病（急性/慢性）	Ⅲ
炎性性肠病	克罗恩病	Ⅲ
肺同种异体移植物排斥反应	闭塞性细支气管炎综合征	Ⅱ
肾性系统性纤维化		Ⅲ
寻常型天疱疮	重型	Ⅲ
银屑病		Ⅲ
硬皮病（系统性硬化症）		Ⅲ

表26－6　选择性吸附术的适应证[2]

适应证	治疗条件	治疗方式	类别
年龄相关性黄斑变性，干性		改善血液流变学参数的血液净化疗法	Ⅰ
慢性局灶性脑炎(Rasmussen 脑炎)		IA	Ⅲ
凝血因子抑制剂	同种抗体	IA	Ⅲ
	自身抗体	IA	Ⅲ
冷球蛋白血症	症状性/重型	IA	Ⅱ
扩张性心肌病，特发性	NYHA Ⅱ～Ⅳ级	IA	Ⅱ
家族性高胆固醇血症	纯合子	LDL 单采	Ⅰ
	杂合子	LDL 单采	Ⅱ
局灶性节段性肾小球硬化症	初发，治疗耐药	LDL 单采	*
	肾移植后复发	LDL 单采	
免疫性血小板减少症	难治性	IA	Ⅲ
脂蛋白(a)高脂蛋白血症		LDL 单采	Ⅱ
多发性硬化症	急性中枢神经系统炎性脱髓鞘病变	IA	Ⅲ
副肿瘤性神经综合征		IA	Ⅲ
副蛋白血症脱髓鞘性神经病	IgG/lgA/IgM	IA	Ⅲ
寻常型天疱疮	重型	IA	Ⅲ
周围血管病变		LDL 单采	Ⅲ
植烷酸贮积病(Refsum 病)		LDL 单采	Ⅱ
突发感音神经性耳聋		LDL 单采	Ⅲ
		改善血液流变学参数的血液净化疗法	Ⅲ

*FDA 已批准，但 ASFS 尚未对其分类；IA，免疫吸附；LDL，低密度脂蛋白；CNS，中枢神经系统。

脂质单采治疗需要将血浆肝素化，通过吸附柱选择性去除 LDL。吸附柱内含有硫酸葡聚糖柱或涂有阴离子聚丙烯酸酯配体的珠粒，通过结合酸化血浆中沉淀出来的肝素－LDL 复合物。由于 LDL 持续产生，脂质单采治疗必须重复进行，通常以 2 周为间隔，无次数上限。有证据表明 LDL 单采降低了主要冠状动脉事件和脑卒中的发生率[39]。此外，一些患者治疗后动脉粥样硬化斑块消退，机体状态好转[40]。其他脂质单采的有利因素包括 C 反应蛋白、纤维蛋白原、组织因子和可溶性粘附分子水平的降低[41－42]。脂质单采也可用于治疗原发性或复发性 FSGS，但作用机制尚未明确[43]。

免疫吸附可以选择性去除 IgG，当血浆通过结合二氧化硅的葡萄球菌蛋白 A 柱时发生吸附。普遍认为其作用机制是去除病理性自身抗体或免疫复合物，但在治疗 ITP 中存在另外一种机制[44]。葡萄球菌蛋白 A 吸附处理可以人工手动操作或与自动化 TPE 联合应用。含有抗－IgG 或 ABO 血型物质的亲和柱已完成临床试验，但目前在美国尚未批准使用。

第三节　抗凝作用

枸橼酸－枸橼酸钠－葡萄糖 A(Acid-citrate-dextrose solution A，ACD－A)是最常用的抗凝剂，但有时也会联合使用肝素，特别是在单采分离白细胞的造血干细胞采集过程中。当前的自动分离装置通过控制枸橼酸盐的流速以实现抗凝，同时将低钙血症的风险降到最低。LDL 单采中必须使用肝素抗凝，肝素抗凝对于容易发生低钙血症的 TPE 患者可能效果更好，如儿童、严重的代谢性碱中毒或肾功能衰竭的患者。虽然监测离子钙有助于特定的患者血液指标判定，但枸橼酸盐抗凝通常不需要进行凝血监测。肝功能正常的患者，进入血液中的枸橼酸盐会迅速代谢，很少引起全身抗凝反应（译者注：因枸橼酸盐通过肝脏代谢）。

第四节　不良反应

虽然治疗性单采非常安全，但也有并发症发生，其不良反应发生率约为 4%（表 26－7），多数为轻度反应[45－46]。回输含枸橼酸盐的血液出现低钙血症是血浆置换最常见的不良反应，口周和手指感觉异常是低钙最常见的症状，也可出现恶心或其他消化道症状，而手足抽搐、心律失常等非常罕见，但应慎重监测已有低钙血症或心电图显示 QT 间期显著延长的患者。补充钙可以缓解枸橼酸盐毒性症状，标准的补充剂量是每输注 1 L 白蛋白补充 10% 葡萄糖酸钙 10 mL。枸橼酸盐还能够螯合镁离子，因此有时也可能发生低镁血症。然而，一项随机临床试验显示，在白细胞去除过程中连续静脉补充钙剂的情况下，补充镁没有任何益处[47]。枸橼酸代谢会导致轻度代谢性碱中毒，可能加剧低钙血症，并可能引起低钾血症[48]。

表 26－7　单采过程中不良反应的发生频率*

不良反应	频率（%）
感觉异常	1.30
低血压	0.91
荨麻疹	0.63
恶心	0.39
寒战	0.29
皮肤潮红	0.16
呼吸困难	0.15
眩晕	0.17
心律失常	0.11
腹痛	0.12
过敏反应	0.02
合计	4.25

*改编自 Matsuzaki[40]

过敏反应是血浆置换过程中最常见的不良反应，输注白蛋白也可能发生。大多数反应为轻度，临床表现为荨麻疹或皮肤潮红。较严重的反应包括气道反应、呼吸困难、哮喘和喘鸣（很少）。大多数过敏反应对静脉注射苯海拉明反应良好。变态反应非常罕见，但也可能发生。输注大量血浆的血栓性血小板减少性紫癜（thrombotic thrombocytopenic purpura，TTP）患者最容易发生过敏反应。血浆置换前无需常规使用抗组胺药物或类固醇药物，但可预防性用于反复或以前发生过严重过敏反应的患者。

在血浆置换过程中或随后出现呼吸困难可能有许多原因，如肺水肿、肺栓塞、空气栓塞、肺微血管阻塞、变态反应和输血相关急性肺损伤（transfusion-related acute lung injury，TRALI）[49]。中心静脉置管引起血管损伤造成胸腔积血或心包积血比较罕见，一旦发生这种情况，通常不易察觉，但可能是致命的[50]。由容量超负荷或心力衰竭引起的肺水肿通常伴有呼吸困难、舒张压升高和特征性胸部影像学表现。急性肺水肿也可能由继发于免疫反应的肺泡毛细血管膜损伤以及血浆中或人血浆制备的胶体溶液中的血管活性物质引起。当患者对用于一次性塑料分离装置消毒的环氧乙烷气体过敏时，主要出现眼部反应（眶周水肿、结膜肿胀和流泪）[51－52]。

血液分离过程中的低血压可能是枸橼酸盐中毒、血容量不足、血管迷走神经反应、过敏、药物反应或输血反应的征兆。当仅用盐溶液预冲单采管路时，体型较小的患者在治疗早期会发生血容量不足。血管迷走反应的特征是心动过缓和低血压。该反应通常经过大剂量输液和将患者置于屈氏体位的处理而得到有效的缓解。

当血浆或红细胞置换期间发生低血压时，应考虑如 TRALI、急性溶血、细菌污染或抗－IgA 相关性过敏反应等潜在的输血反应（译者注：因异体血液进入体内）。低血压在儿童、老年人、神经疾病患者、贫血患者以及使用体外容量较大的间断式单采设备治疗的患者中更为常见。连续式单采设备通常体外容量不大，但是如果发生操作失误或设备故障导致回输液转移至废液袋时，可能导致患者血容量不足。低血容量也可能继发于容量不足或蛋白质替代治疗。在所有的程序中，必须仔细和连续的记录已去除和回输的液体量。

当血浆暴露于塑料管或滤过装置的表面时，可以激活激肽系统，从而产生缓激肽。输注含有缓激肽的血浆可引起突发的低血压。服用 ACE 抑制剂的患者更容易受到低血压的影响，因为药物会阻断酶对缓激肽的降解[53]。血浆与设备接触面积非常大，在选择性吸附过程中更易发生低血压反应。由于一些 ACE 抑制剂具有较长的作用时间，因此只在术前 1 天停用 ACE 抑制类药物可能不足以预防该反应的发生。

不以血浆为置换液的密集 TPE 会引起凝血因子的消耗。1 倍血浆体积的血浆置换通常会使凝血因子水平降低 25% ~50%，Ⅷ因子水平受影响较小[54]。纤维蛋白原是 1 种大分子，其水平减少约 66%。如果患者的肝合成功能正常，凝血因子水平通常在 2 天内恢复至接近正常水平。因此，许多患者可以在 1 周或 2 周内耐受隔日 1 次的 TPE，而不会发生血浆置换引起的显著的凝血功能障碍。

凝血因子消耗导致的出血比较罕见。对于有此风险的患者，可以在治疗程序将结束时使用血浆作为置换液。血浆置换还可引起血小板减少，特别是造血干细胞采集过程中。密集 TPE 可引起低丙种球蛋白血症。血清 IgG 和 IgM 水平在 48 h 后恢复到血浆置换前的 40% ~50%[54]。至于免疫球蛋白处于何种水平，患者是否会有感染的风险，目前尚不明确。

TPE 可去除白蛋白结合的药物。单采治疗后除非进行药物剂量调整，否则血药浓度可能达不到治疗需要水平。生物制剂如 IVIG、抗胸腺细胞球蛋白和单克隆抗体血管内半衰期较长，血浆置换很容易将其去除。应避免在使用这类药物后短时间内进行 TPE 治疗，因为 TPE 可能会严重影响其疗效。此外，密集血浆置换会降低潜在血浆诊断标记物的浓度，因此应在开始治疗前抽取血液标本进行检测。

管道塌陷或扭曲、夹管阀故障、管道安装不正确会破坏体外循环中的红细胞。有报告显示治疗性血浆置换中发生仪器相关的溶血概率为 0.06%[45]。使用不相容的血浆也会导致红细胞破坏，如 5% 右旋糖酐溶液（如用 D5W 稀释 25% 的白蛋白溶液）或 ABO 不相容的血浆。操作者应仔细观察血浆收集管道，出现粉红色提示溶血。其他类型的设备故障如密封问题、管路泄漏和滚轮泵故障，则较少导致红细胞破坏。

血浆置换期间的死亡非常罕见。已报告的死亡率为 0.006% ~0.09%[45, 55]。大多数死亡是由于潜在疾病问题。

第五节　血管通路

治疗性血浆置换需要良好的血管通路以达到足够的管路内血液流速。外周通路采血针头通常至少为 17 号，血液回输针头为 18 号。外周静脉条件不适合，或需要进行多次血浆置换的患者需要中心静脉置管（central venous catheters，CVCs）。用于血液采集的中心静脉导管必须具有刚性管壁，以抵抗在采血管路中产生的负压。外周静脉置入中心静脉导管（Peripherally inserted central catheters，PICC）通常不支持血浆置换要求的高流速，故置换时不应使用 PICC 为采血管。首选类似血液透析中使用的双腔导管，单腔导管可用于间断式程序。一些需要长期治疗的患者，如长期的红细胞置换，可以选择植入皮下输液港。

中心静脉导管放置位置的选择要根据预期的治疗持续时间来决定。对于持续长达数周的治疗性血浆置换，通常优选锁骨下或颈内静脉通路。股静脉通路只适合临时使用，因其感染风险较高。需要长期治疗的患者通常有隧道式 CVC 置管。只要护理得当，隧道式导管就可以长期使用。

良好的导管护理对于患者安全和保持 CVC 通畅非常重要。导管需要定期冲洗，每次使用后，通常用肝素或 4% 枸橼酸钠封管，以防止血凝块堵塞导管。如果导管端口有凝块，滴入纤维蛋白溶解剂如尿激酶或重组组织纤溶酶原激活剂可恢复通畅。日常敷料护理对于防止插入部位感染至关重要。动静脉（arteriovenous，AV）瘘管也可用于血浆置换，但是医护人员在使用 AV 瘘管之前，应进行适当的培训。

静脉通路装置引起的并发症有很多种，可能会引起血栓形成，气胸、心脏或大血管穿孔等严重并发症少见，其他并发症还包括动脉刺穿、深部血肿和动静脉瘘形成。细菌定殖可能导致导管相关性血流感染，特别是对于免疫抑制患者。导管意外断开可能导致出血或空气栓塞。

第六节　患者评估

在治疗开始之前，熟悉单采的医生应对所有患者进行评估。患者的医疗记录包括治疗指征、程序类型、治疗频率和次数，以及治疗目标或治疗终点。医生必须向患者解释治疗的性质、预期的获益、可能的风险和可用的替代方案，并且必须让患者在知情同意书上签字。单采治疗室必须有条件处理不良反应，包括相关的设备、药物以及能够处理严重不良事件（如过敏反应）的训练有素的医务人员。

针对单采治疗的评估应注意指征评估、可能影响患者耐受单采治疗的临床情况、血管通路、所服药物等。评估患者时需要考虑的要点包括以下内容。

（1）输血史：既往关于输血及其反应的记录，和对特殊血液成分的需求。

（2）神经状态：精神状态以及同意和配合治疗的能力。

（3）心肺功能：充分的通气和氧合能力，高血容量或血容量不足，心律失常。

（4）肾脏和代谢状态：体液平衡，碱中毒，电解质异常（包括低钙血症、低钾血症和低镁血症）。

（5）血液学状态：显著贫血或血小板减少症，凝血功能障碍，出血或血栓形成。

（6）用药：具有高白蛋白结合特性的药物及抗凝剂。

根据治疗性单采适应证、治疗程序类型和频率以及患者临床情况选择适当的实验室检测。一般情况下，在治疗开始前需要进行全血细胞计数、血型检测和抗体筛查及电解质评估。在第一次治疗前还应进行传染病、妊娠、ADAMTS－13 活性等检测，以及肾小球基底膜抗体或乙酰胆碱受体抗体等诊断性实验，特别是在使用血浆作为置换液的情况下。在经常重复使用白蛋白进行置换时，需要适当监测凝血功能。

要点

1. 治疗性单采通过去除或体外处理病理性血浆物质、白细胞、血小板或红细胞来治疗疾病，通过对血液进行连续离心、滤过、选择性吸附或光分离置换来实现治疗目的。
2. 单采患者的评估应侧重于适应证、治疗程序类型、治疗的频率、次数和时间、治疗目标，患者耐受力、血管通路、置换液和治疗期间用药情况。根据适应证、程序类型和频率、治疗时间以及患者临床情况确定适当的实验室检测指标。
3. 人血白蛋白（浓度 5%）是治疗性血浆置换最常用的置换液，但 TTP 或有凝血障碍的患者需要使用血浆作为置换液。
4. 单采治疗的血管通路可用外周静脉，但是一些患者需要中心静脉导管或 AV 瘘管来建立血管通路。
5. 通常使用枸橼酸盐抗凝，但在选择性吸附、造血干细胞采集和光分离置换中也可使用肝素抗凝。
6. 单采治疗过程中的不良反应通常较轻，包括症状性低钙血症、低血压、荨麻疹和恶心。单采治疗并发症包括凝血功能障碍、低丙种球蛋白血症、某些药物或生物制剂的去除。
7. 美国单采协会（American Society for Apheresis, ASFA）定期发布临床实践中使用治疗性单采的指南和建议。

参考文献

[1] Levitt J, ed. Standards for blood banks and transfusion services. 29th ed. Bethesda, MD: AABB, 2014.

[2] Schwartz J, Winters JL, Padmanabhan A, Balogun RA, et al. Guidelines on the use of therapeutic apheresis in clinical practice-evidencebased approach from the Writing Committee of the American Society for Apheresis: The sixth special issue. J Clin Apher 2013; 28: 145－284.

[3] American Society for Apheresis. Guidelines for therapeutic apheresis clinical privileges. J Clin Apher 2007; 22: 181－182.

[4] Guidelines for documentation of therapeutic apheresis procedures in the medical record by apheresis physicians. J Clin Apher 2007; 22: 183.

[5] Rangarajan HG, Punzalan RC, Camitta BM, Talano JA. The use of novel Therakos™ Cellex® for extracorporeal photopheresis in treatment of graft-versus-host disease in paediatric patients. Br J Haematol 2013; 163: 357－364.

[6] Somer T. Rheology of paraproteinaemias and the plasma hyperviscosity syndrome. Baillieres Clin Haematol 1987; 1: 695－723.

[7] Treon SP, Branagan AR, Hunter Z, et al. Paradoxical increases in serum IgM and viscosity levels following rituximab in Waldenström's macroglobulinemia. Ann Oncol 2004; 15: 1481－1483.

[8] Johnson WJ, Kyle RA, Pineda AA, et al. Treatment of renal failure associated with multiple myeloma. Plasmaphere-

sis, hemodialysis, and chemotherapy. Arch Intern Med 1990; 150: 863 - 869.

[9] Clark WF, Stewart AK, Rock GA, et al. Plasma exchange when myeloma presents as acute renal failure: A randomized, controlled trial. Ann Intern Med 2005; 143: 777 - 784.

[10] Movilli E, Guido J, Silvia T, et al. Plasma exchange in the treatment of acute renal failure of myeloma. Nephrol Dial Transplant 2007; 22: 1270 - 1271.

[11] Terrell DR, Williams LA, Vesely SK, et al. The incidence of thrombotic thrombocytopenic purpura-hemolytic uremic syndrome: All patients, idiopathic patients, and patients with severe ADAMTS - 13 deficiency. J Thromb Haemost 2005; 3: 1432 - 1436.

[12] George JN, Li X, McMinn JR, et al. Thrombotic thrombocytopenic purpura-hemolytic uremic syndrome following allogeneic HPC transplantation: A diagnostic dilemma. Transfusion 2004; 44: 294 - 304.

[13] Bandarenko N, Brecher ME. United States thrombotic thrombocytopenic purpura apheresis study group (US TTP ASG): Multicenter survey and retrospective analysis of current efficacy of therapeutic plasma exchange. J Clin Apher 1998; 13: 133 - 141.

[14] Howard MA, Williams LA, Terrell DR, et al. Complications of plasma exchange in patients treated for clinically suspected thrombotic thrombocytopenic purpura-hemolytic uremic syndrome. Transfusion 2006; 46: 154 - 156.

[15] Legendre CM, Licht C, Muus P, et al. Terminal complement inhibitor eculizumab in atypical hemolytic-uremic syndrome. N Engl J Med 2013; 368: 2169 - 2181.

[16] Weinshenker BG, O'Brien PC, Petterson TM, et al. A randomized trial of plasma exchange in
acute central nervous system inflammatory demyelinating disease. Ann Neurol 1999; 46: 878 - 886.

[17] Llufriu S, Castillo J, Blanco Y, et al. Plasma exchange for acute attacks of CNS demyelination: Predictors of improvement. Neurology 2009; 73: 949 - 953.

[18] Bonnan M, Valentino R, Olindo S, et al. Plasma exchange in severe spinal attacks associated with neuromyelitis optica spectrum disorder. Mult Scler 2009; 15: 487 - 492.

[19] Savin VJ, Sharma R, Sharma M, et al. Circulating factor associated with increased glomerular permeability to albumin in recurrent focal segmental glomerulosclerosis. N Engl J Med 1996; 334: 878 - 883.

[20] Wei C, El Hindi S, Li J, Fornoni A, et al. Circulating urokinase receptor as a cause of focal segmental glomerulosclerosis. Nat Med 2011; 17: 952 - 960

[21] Al - Badr W, Kallogjeri D, Madaraty K, et al. A retrospective review of the outcome of plasma exchange and aggressive medical therapy in antibody mediated rejection of renal allografts: A single center experience. J Clin Apher 2008; 23: 178 - 182.

[22] Sivakumaran P, Vo AA, Villicana R, et al. Therapeutic plasma exchange for desensitization before transplantation in ABO-incompatible renal allografts. J Clin Apher 2009; 24: 155 - 160.

[23] Tobian AAR, Shirey RS, Montgomery RA, et al. Therapeutic plasma exchange reduces ABO titers to permit ABO incompatible renal transplantation. Transfusion 2009; 49: 1248 - 1254.

[24] Padmanabhan A, Ratner LE, Jhang JS, et al. Comparative outcome analysis of ABO-incompatible and positive crossmatch renal transplantation: A single-center experience. Transplantation 2009; 87: 1889 - 1896.

[25] Vichinsky EP, Neumayr LD, Earles AN, et al. Causes and outcomes of the acute chest syndrome in sickle cell disease. National Acute Chest Syndrome Study Group. N Engl J Med 2000; 342: 1855 - 1865.

[26] Lawson SE, Oakley S, Smith NA, Bareford D. Red cell exchange in sickle cell disease. Clin Lab Haematol 1999; 21: 99 - 102.

[27] Stuart MJ, Setty BN. Sickle cell acute chest syndrome: Pathogenesis and rationale for treatment. Blood 1999; 94: 1555 - 1560.

[28] Adams RJ, McKie VC, Hsu L, et al. Prevention of a first stroke by transfusions in children with sickle cell anemia and abnormal results on transcranial Doppler ultrasonography. N Engl J Med 1998; 339: 5 - 11.

[29] Lee MT, Piomelli S, Granger S, et al. Stroke Prevention Trial in Sickle Cell Anemia (STOP): Extended follow-up and final results. Blood 2006; 108: 847 - 852.

[30] Vichinsky EP, Luban NLC, Wright E, et al. Prospective RBC phenotype matching in a strokeprevention trial in sickle cell anemia: A multicenter transfusion trial. Transfusion 2001; 41: 1086 - 1092.

[31] Wahl SK, Garcia A, Hagar W, et al. Lower alloimmunization rates in pediatric sickle cell patients on chronic erythrocytapheresis compared to chronic simple transfusions. Transfusion 2012; 52: 2671 - 2676.

[32] Bladon J, Taylor PC. Extracorporeal photopheresis: A focus on apoptosis and cytokines. J Dermatol Sci 2006; 43: 85 - 94.

[33] Del Fante C, Scudeller L, Viarengo G, et al. Response

and survival of patients with chronic graft-versus-host disease treated by extracorporeal photochemotherapy: A retrospective study according to classical and National Institutes of Health classifications. Transfusion 2012; 52: 2007 - 2015.

[34] Barr ML, Baker CJ, Schenkel FA, et al. Prophylactic photopheresis and chronic rejection: Effects on graft intimal hyperplasia in cardiac transplantation. Clin Transplant 2000; 14: 162 - 166.

[35] Barr ML, Meiser BM, Eisen HJ, et al. Photopheresis for the prevention of rejection in cardiac transplantation. Photopheresis Transplantation Study Group. N Engl J Med 1998; 339: 1744 - 1751.

[36] Dall'Amico R, Montini G, Murer L, et al. Extracorporeal photochemotherapy after cardiac transplantation: A new therapeutic approach to allograft rejection. Int J Artif Organs 2000; 23: 49 - 51.

[37] Kirklin JK, Brown RN, Huang ST, et al. Rejection with hemodynamic compromise: Objective evidence for efficacy of photopheresis. J Heart Lung Transplant 2006; 25: 283 - 288.

[38] Jaksch P, Scheed A, Keplinger M, et al. A prospective interventional study on the use of extracorporeal photopheresis in patients with bronchiolitis obliterans syndrome after lung transplantation. J Heart Lung Transplant 2012; 31: 950 - 957.

[39] Masaki N, Tatami R, Kumamoto T, et al. Ten year follow-up of familial hypercholesterolemia patients after intensive cholesterol-lowering therapy. Int Heart J 2005; 46: 833 - 843.

[40] Matsuzaki M, Hiramori K, Imaizumi T, et al. Intravascular ultrasound evaluation of coronary plaque regression by low density lipoprotein-apheresis in familial hypercholesterolemia: The Low Density Lipoprotein-Apheresis Coronary Morphology and Reserve Trial (LACMART). J Am Coll Cardiol 2002; 40: 220 - 227.

[41] Wang Y, Blessing F, Walli AK, et al. Effects of heparin-mediated extracorporeal low-density lipoprotein precipitation beyond lowering proatherogenic lipoproteins—reduction of circulating proinflammatory and procoagulatory markers. Atherosclerosis 2004; 175: 145 - 150.

[42] Kobayashi S, Oka M, Moriya H, et al. LDLapheresis reduces P-Selectin, CRP and fibrinogen-possible important implications for improving atherosclerosis. Ther Apher Dial 2006; 10: 219 - 223.

[43] Muso E, Mune M, Yorioka N, et al. Beneficial effect of low-density lipoprotein apheresis (LDL - A) on refractory nephrotic syndrome (NS) due to focal glomerulosclerosis (FGS). Clin Nephrol 2007; 67: 341 - 344.

[44] Silverman GJ, Goodyear CS, Siegel DL. On the mechanism of staphylococcal protein A immunomodulation. Transfusion 2005; 45: 274 - 280.

[45] McLeod BC, Sniecinski I, Ciavarella D, et al. Frequency of immediate adverse effects associated with therapeutic apheresis. Transfusion 1999; 39: 282 - 288.

[46] Norda R, Berseus O, Stegmayr B. Adverse events and problems in therapeutic hemapheresis. A report from the Swedish registry. Transfus Apher Sci 2001; 25: 33 - 41.

[47] Haddad S, Leitman SF, Wesley RA, et al. Placebo-controlled study of intravenous magnesium supplementation during large-volume leukapheresis in healthy allogeneic donors. Transfusion 2005; 45: 934 - 944.

[48] Marques MB, Huang ST. Patients with thrombotic thrombocytopenic purpura commonly develop metabolic alkalosis during therapeutic plasma exchange. J Clin Apher 2001; 16: 120 - 124.

[49] Askari S, Nollet K, Debol SM, et al. Transfusion-related acute lung injury during plasma exchange: Suspecting the unsuspected. J Clin Apher 2002; 17: 93 - 96.

[50] Duntley P, Siever J, Korwes ML, et al. Vascular erosion by central venous catheters. Clinical features and outcome. Chest 1992; 101: 1633 - 1638.

[51] Leitman SF, Boltansky H, Alter HJ, et al. Allergic reactions in healthy plateletpheresis donors caused by sensitization to ethylene oxide gas. N Engl J Med 1986; 315: 1192 - 1196.

[52] Purello D'Ambrosio F, Savica V, Gangemi S, et al. Ethylene oxide allergy in dialysis patients. Nephrol Dial Transplant 1997; 12: 1461 - 1463.

[53] Owen HG, Brecher ME. Atypical reactions associated with use of angiotensin-converting enzyme inhibitors and apheresis. Transfusion 1994; 34: 891 - 894.

[54] Orlin JB, Berkman EM. Partial plasma exchange using albumin replacement: Removal and recovery of normal plasma constituents. Blood 1980; 56: 1055 - 1059.

[55] Kiprov DD, Golden P, Rohe R, et al. Adverse reactions associated with mobile therapeutic apheresis: Analysis of 17, 940 procedures. J Clin Apher 2001; 16: 130 - 133.

第 27 章

非感染性输血不良反应

据统计，最严重的输血相关并发症和死亡风险源于非感染性不良反应。事实上，输血相关急性肺损伤（TRALI）、溶血性输血不良反应（hemolytic transfusion reactions，HTRs）以及输血相关循环超负荷（transfusionassociated circulatory overload，TACO）是3个最常见的报道的输血相关死亡原因[1]。本章节主要介绍这些非感染性输血不良反应。

第一节　血液安全监测

血液安全监测包括收集输血不良反应相关信息并分析这些数据，随后基于数据分析结果对输血实践进行改进。建立血液安全监测系统的主要目的之一是为了提高输血相关不良事件报告率。据信，严重的输血相关非感染性不良反应普遍被认识不足和低估。

美国生物警戒网由政府和非政府组织共同建立。该网络发展和加强了监测系统，这些监测系统的建立是为了追踪与血液采集、血液输注以及细胞、组织、器官移植相关的不良反应和不良事件。输血安全是该网络要解决的首要问题。

生物警戒的定义和分类在国家卫生安全网络生物警戒模块的操作指南附件中进行了详细概述，其旨在提高国家监测数据的质量[2]。疾病控制预防中心拟发布该系统的应用结果，以便可以建立其基准和最佳实践方案。

第二节　疑似输血反应的识别与评价

一、输血反应的识别

与许多必要的药物治疗一样，输血不良反应总是无法准确地预测或避免。输血医生在评估患者输血需要时，应意识到这些风险。输血知情同意书应该包括关于传染病风险与诸如 TRALI、HTRs 的严重非传染性并发症风险的讨论[3]。此外，输血医务人员应十分注意和了解疑似输血反应的症状和体征。他们应该有足够的能力来处理已经出现的输血反应，并对可能发生的类似反应做好预防。

许多常见的临床症状和体征与1种以上的不良反应有关（表 27－1）。早期识别、及时停止输血并进一步评估是获得良好预后的关键。作为输血反应指标的症状和体征包括下列内容：

（1）发热：一般定义为体温高于37℃者，其温度上升≥1℃（AHTR 最常见的体征）[4]。

（2）畏寒伴或不伴寒战。

（3）呼吸窘迫，包括喘息、咳嗽和呼吸困难。

（4）高血压或低血压。

（5）腹部、胸部、腰部或背部疼痛。

（6）输注部位疼痛。

（7）皮肤表现，包括荨麻疹、皮疹、潮红、瘙痒和局部水肿。

（8）黄疸或血红蛋白尿。

（9）恶心/呕吐。

（10）异常出血。

（11）少尿/无尿。

表 27－1　输血不良反应分类及处理

类型	发生率	病因	表现	实验室诊断	治疗/预防方法
急性输血不良反应（<24 h）——免疫性					
溶血	ABO/Rh 血型不合：发生概率为 1/40 000（下同） AHTR：1/76 000 致命性 HTR：1/1 800 000	红细胞不相容	寒战、发热、血红蛋白尿、低血压、伴少尿的肾功能衰竭、出血（DIC 表现）、背部疼痛、沿输注静脉走行的局部疼痛、焦虑	患者身份验证、DAT； 外观检查（游离 Hb）； 重新检测患者 ABO 血型（包括输血前及输血后标本）； 追加实验室检查，以分析是否存在红细胞不相容及确认溶血反应的检测（LDH、胆红素等）	停止输血； 补液及应用利尿剂，维持尿流率 >1 mL/（kg·h）； 镇痛药； 低血压患者应用升压药； 出血患者应输注血小板、冷沉淀或血浆
非溶血性发热	0.1% ~1% 伴随有白细胞减少	血小板制品中细胞因子的积聚 针对献血者白细胞的抗体	发热，畏寒寒战，头痛，呕吐	排除溶血反应（DAT，血红蛋白血症检测，复查患者 ABO 血型）； 排除细菌污染； HLA 抗体筛查$^{+}$	输注少白细胞血液成分； 输血前使用退热剂（对乙酰氨基酚，不用阿司匹林）； 症状严重的患者应输洗涤红细胞
荨麻疹	1:100 ~1:33 （1% ~3%）	针对献血者血浆蛋白的抗体	荨麻疹、瘙痒、发红、血管性水肿	无	抗组胺药； 有时需停止输血，经抗组胺药治疗后症状缓解，可继续缓慢输注
过敏性输血不良反应	1:20 000 ~1:50 000	通常为特发性、特异性反应 针对献血者血浆蛋白的抗体（极少见，包括 IgA，结合珠蛋白，C4）	低血压反应、荨麻疹、血管性水肿支气管痉挛、哮鸣音、腹痛	适宜条件下检测输血后血清中 IgA 与珠蛋白浓度、抗 IgA，IgE 浓度	停止输血； 静脉补液，肾上腺素（0.5 或 0.01 mg/kg），抗组胺药，糖皮质激素，β_2 受体激动剂； 血液成分特殊处理（如洗涤红细胞和血小板，SD 血浆），必要时输注去除 IgA 的血液成分
TRALI	1:1 200 ~1:190 000	献血者体内白细胞抗体（偶尔来源于受血者） 血液成分中的其他白细胞活化媒介	低氧血症、呼吸窘迫、低血压、发热、双侧肺水肿	排除溶血反应（DAT，血红蛋白血症检测，复查患者 ABO 血型）； 排除心源性肺水肿； HLA，HNA 分型； HLA 抗体、HNA 抗体筛查 胸部 X 线片	支持疗法，直至康复； 相关献血者应延期献血

续上表

类型	发生率	病因	表现	实验室诊断	治疗/预防方法
急性输血不良反应(<24 h)——非免疫性					
输血相关性脓毒血症	发生率因输注不同的血液成分而有所不同(见第 7 章传染性疾病筛选，关于血小板部分的论述)	细菌污染	发热、寒战、低血压	革兰染色； 血液成分培养； 患者血液培养； 排除溶血反应(DAT，血红蛋白血症检测，复查患者 ABO 血型)	广谱抗生素
ACEI 相关性低血压	取决于临床用药情况	使用的缓激肽(带负电荷的过滤装置)或者激肽释放酶原激活物抑制了缓激肽的代谢	潮红、低血压	排除溶血反应(DAT，血红蛋白血症检测，复测患者 ABO 血型)	停用 ACEI； 禁止补充白蛋白； 血浆置换； 禁止行床旁白细胞过滤
循环超负荷	1%	容量负荷过度	呼吸困难、端坐呼吸、咳嗽、心动过速、高血压、头痛	胸部 X 线片； 排除 TRALI	立位； 给氧； 静脉给予利尿剂； 放血疗法(250 mL 增量)
非免疫性溶血	罕见	血液的物理性或化学性破坏(加热、冰冻、血液中加入了溶血性药物或制剂)	血红蛋白尿、血红蛋白血症	排除患者溶血(DAT，血红蛋白血症检测，复查患者 ABO 血型)； 溶血的相关检测	识别并消除由血液成分管理不当导致溶血的因素
空气栓塞	罕见	空气经输血器管道进入患者体内	突发呼吸急促、急性发绀、疼痛、咳嗽、低血压、心律失常	X 线检测血管内空气	患者取左侧位，抬高双腿至高于胸部及头部
低钙血症(游离钙离子；枸橼酸盐中毒)	取决于临床情况	快速输注枸橼酸盐(大量输注含柠檬酸盐的血液、柠檬酸盐代谢延迟、血浆置换)	感觉异常、手足抽搐、心律失常	游离钙离子检测； 心电图上 Q－T 间期延长	停止输血或减慢输注速率； 补钙
低体温	取决于临床情况	快速输注冷藏血液	心律失常	中心体温测定	采用血液加温器
迟发性输血不良反应(>24 h)——免疫性					

续上表

类型	发生率	病因	表现	实验室诊断	治疗/预防方法
同种异体免疫 ——红细胞抗原	1:100(1%)	红细胞上外来抗原的免疫反应	血型抗体筛查阳性； 迟发性输血不良反应、溶血性输血不良反应，新生儿溶血病检测(孕产妇同种免疫)	抗体筛查； DAT	避免不必要输血
同种异体免疫 ——HLA 抗原	1:10(10%)	白细胞和血小板(HLA)	血小板输注无效	血小板抗体筛查； HLA 抗体筛查	避免不必要输血； 应用少白细胞血液
溶血	1:2 500 ~ 11 000	红细胞抗原的回忆反应	发热、血红蛋白降低、最近的抗体筛查出现阳性、轻度黄疸	抗体筛查； DAT； 溶血相关检查(根据临床提示肉眼观察血红蛋白血症，检测 LDH、胆红素、尿含铁血黄素)	抗体鉴定； 输注配血相合的红细胞
移植物抗宿主病	罕见	供体淋巴细胞灌注入受者体内，对宿主组织发起攻击	红皮病、呕吐、腹泻、肝炎、全血细胞减少、发热	皮肤活检； HLA 分型； 嵌合体分子检测	免疫抑制治疗； 对高危患者进行血液成分辐照(包括亲属捐献的血液及 HLA 筛选的血液成分)
输血后紫癜	罕见	受者血小板抗体(存在同种异体抗体，通常是 HPA－1a 抗体)破坏自身的血小板	血小板减少性紫癜、输血后 8 ~ 10 天出血	血小板抗体筛查和鉴定	IVIG HPA－1a 抗原阴性血小板 血浆置换
迟发性输血不良反应(>24 h)——非免疫性					
铁过载	输注红细胞 >20 单位	依赖输血的患者多次输血必然随之输入大量铁	糖尿病、肝硬化、心肌病	肝脏和心脏的铁浓度 血清铁蛋白 肝酶 内分泌功能检测	铁螯合剂

＊血小板输注无效见血小板和粒细胞抗原抗体章节；脓毒血症性输血不良反应见输血传播疾病章节；

＋ 血型抗体筛查试验；

AHTR，急性溶血性输血不良反应；HTR，溶血性输血不良反应；DIC，弥散性血管内凝血；DAT，直接抗人球蛋白试验；IV，静脉注射；Hb，血红蛋白；LDH，乳酸脱氢酶；WBCs，白细胞；SC，皮下注射；IM，肌肉注射；IgA，免疫球蛋白 A；ACE，血管紧张素转化酶；TRALI，输血相关急性肺损伤；RBCs，红细胞；SD 血浆，溶剂/去污剂处理的血浆；HNA，人嗜中性粒细胞抗原；IVIG，静脉注射丙种免疫球蛋白；HPA，人类血小板抗原；MRI，核磁共振成像

二、输血反应的临床评价与处理

疑似输血反应的评价涉及一项两方面的调查，该调查结合了患者的临床评估与实验室检验和测试结果。护士或输血技士必须在医生的指导下给予患者支持治疗，停止输入相关血液成分，并联系血站以确定调查方向。怀疑发生 AHTR 时，必须立即采取处理措施。

患者相关的处理步骤如下：

1. 立即停止输血，用 0.9% 氯化钠溶液维持静脉通道。

2. 复核记录患者与所输血液成分的文书。检查血袋标签、患者输血记录和身份识别信息以发现任何可识别的错误。输血机构可能要求采集新鲜血样重做 ABO 与 Rh 血型鉴定[5]（参照“输血反应的标准实验室检查”一节）。

3. 立即联系患者的经治医生以指导对患者的护理。

血液成分相关的处理步骤如下：

（1）联系输血科以指导调查 AHTR 的发生原因。大多数输血科采用标准化表格记录患者与血液成分的所有有效信息。

（2）获取回收剩余血液成分、相关静脉输液袋和导管的指示。

（3）确定适当的标本（血液和尿液）并送至实验室。

就 AHTR 发生与否，输血科决定是否需要将发生的 AHTR 通知血站。

三、输血反应的标准实验室检查

实验室收到疑似输血反应通知时，由技术人员进行下列几个步骤：

（1）文字记录复检血袋、标签、输血记录和患者标本。

（2）复测输血后标本的 ABO 血型鉴定。

（3）肉眼观察输血前后标本，确定有无溶血（若血红蛋白 <50mg/dL，肉眼可能无法分辨是否溶血）。

（4）对输血后标本进行直接抗球蛋白试验（direct antiglobulin test，DAT）。

（5）报告给血库负责人或医学主管，他们可能会要求追加进一步的检测，或者对来自同一供血者的血液成分进行隔离检疫。

输血科必须保留任何与输血反应有关、有临床意义的抗体或特殊输血要求的患者记录[5]。有关特殊制品的其他信息，如特殊患者所需的经辐照或洗涤的血液成分，也可由输血科保留。

当今社会流动性日渐增加，患者常就诊于不能获取该患者医疗记录的机构。只有当患者能提供完整的病史时，输血机构才能及时共享医疗信息。若无法获得医疗信息，对于体内存在多种同种抗体且抗体强度随时间而减少的患者，其医用警示腕带或能放入钱包的医疗证明卡片有一定的帮助作用。

四、某些反应的特定实验室检查

一些非溶血性输血反应，如严重过敏性输血反应、脓毒症或 TRALI，正如在各章节中所述，可能需要更多的实验室评价。

五、急性或速发型输血反应

急性或速发型输血反应发生于输注血液成分的 24 h 内，常在输血过程中发生。急性输血反应包括由免疫与非免疫因素介导的溶血、输血相关性脓毒症、TRALI、严重过敏反应、TACO、大量输血的并发症、空气栓塞、非溶血性发热反应（febrile nonhemolytic transfusion reactions，FNHTRs）和轻度过敏反应，如荨麻疹或皮疹。急性输血反应的临床意义并非仅由患者的临床病史、体征和症状决定，还需实验室评价加以确定。

六、急性溶血性输血不良反应（Acute Hemolytic Transfusion Reactions，AHTRs）

1. 临床表现

输入少至 10mL 不相容血液导致快速溶血后即可出现 AHTR 症状。最常见的症状是发热伴或不伴畏寒、寒战。轻度反应者可能出现腹部、胸部、腰部或背部疼痛，严重者可能出现低血压、呼吸困难和腰部疼痛，某些病例中，病情进一步发展为休克，伴或不伴有弥散性血管内凝血（disseminated intravascular coagulation，DIC）。发生血管内溶血的最早征象可能是红色尿或深色尿，尤其是麻醉或昏迷患者，他们也可能表现为少尿，在极少数病例中可表现为 DIC。临床症状的严重程度与不相容血液的输入量有关。及时识别该反应并立即停止输血可预防发生严重后果。

2. 鉴别诊断

由免疫因素介导的 AHTR，其许多症状和体征也发生在其他的急性输血反应中。输血相关性脓毒症和 TRALI 也可出现低血压、发热伴或不伴畏寒，但两者均不发生溶血，且不能立即检测出是否溶血。AHTR 通常不出现呼吸困难表现。急性溶血与脓毒症的紧急治疗措施相同，待明确诊断期间也可采取此措施，即停止输血，维持血流动力学稳定。

患者的基础疾病进程可使 AHTR 的诊断极为困难。葡萄糖－6－磷酸脱氢酶缺乏症、自身免疫性溶血性贫血或镰状细胞病患者出现发热、低血压等症状时，其病情变得十分复杂。这些患者的自身抗体和多种同种抗体延误 AHTR 的血清学诊断，且难以鉴别出主要致病抗体。正如后面“非免疫性溶血”一节所述，非免疫性机制也可导致急性溶血。

3. 病理生理

红细胞抗原与患者体内预存的抗体相互作用是 AHTRs 的免疫学基础。最严重的反应与输入 ABO 血型不合的红细胞有关，这将导致输入的红细胞在血管内发生急性破坏。输入 ABO 血型不相容的血浆和机采血小板也可能导致患者的红细胞破坏而发生溶血。尽管这种急性溶血通常不具有临床意义或典型的临床症状，但若献血者具有高滴度的 ABO 抗体，患者病情可较严重。此种溶血反应极少发生，其最常发生于具有高滴度抗－A 的 O 型血小板输入至 A 血型患者体内[6, 7]。

预先形成的 IgM 或 IgG 抗体识别相应红细胞抗原可激活补体，造成血管内溶血、血红蛋白血症，最后出现血红蛋白尿。IgM 抗体是强大的补体激活剂，而 IgG 抗体仅在与补体激活相关的 IgG 亚类浓度足够高时才具有补体激活能力。

补体激活过程包括 C3 裂解为产物 C3a 和 C3b，C3a 是一种过敏毒素，生成后释放于血浆中；C3b 结合于红细胞表面。若以 ABO 血型抗体介导的补体激活过程完成后，红细胞表面形成攻膜复合物，继而使红细胞在血管内发生溶解。C5a 是溶血过程中产生的一种过敏毒素，其效价比 C3a 高 100 倍。C3a 和 C5a 促进肥大细胞产生释放组胺和 5－羟色胺，导致血管扩张，平滑肌收缩，尤以支气管和肠道肌肉收缩明显。C3a 和 C5a 也可被许多其他类型的细胞识别，包括单核细胞、巨噬细胞、内皮细胞、血小板和平滑肌细胞，此外，C3a 和 C5a 也参与了细胞因子、白三烯、自由基和一氧化氮的产生与释放过程。最终出现喘息、潮红、胸痛或胸闷、胃肠道症状。抗原抗体复合物刺激引起缓激肽和去甲肾上腺素释放也可出现这些症状。

IgG 介导的红细胞吞噬过程可造成细胞因子的释放，这在急性溶血过程中起一定作用[8]。白细胞介素－8 可活化中性粒细胞，肿瘤坏死因子－α（tumor necrosis factor alpha，TNFα）可激活凝血级联反应，两者均可在不相容的 O 型全血与 A 型或 B 型红细胞的体外培养中被发现[9]。其他参与 AHTRs 发病机制的细胞因子包括 IL－1β、IL－6 和单核细胞趋化蛋白－1。在 HTR 的小鼠模型中，输入不相容的红细胞会导致血浆产生高水平的 MCP－1 和 IL－6，以及较低水平的 TNFα[10]。

若补体激活过程未能完成（通常发生于非 ABO 血型抗体系统），红细胞可发生血管外溶血，由吞噬细胞将表面包被有 C3b 和（或）IgG 的细胞迅速从循环中清除。在血管外溶血中，补体激活过程释放的过敏毒素和红细胞的调理作用仍可能引发不良反应。

多种机制导致 AHTRs 相关的凝血异常。抗原抗体相互作用激活凝血瀑布的内源性凝血途径，导致凝血因子Ⅻ被活化，即 Hageman 因子。活化的 Hageman 因子作用于激肽系统产生缓激肽，从而增加血管通透性，引起血管扩张，导致低血压。活化的补体、TNFα 和 IL－1 可能促进白细胞和内皮细胞表达组织因子，组织因子不仅可激活外源性凝血途径，还与 DIC 的进展有关。DIC 是一种常危及性命的消耗性凝血病，其特征包括缺血器官内的微血管血栓形成与组织损伤，血小板、纤维蛋白原和凝血因子消耗，以及纤溶系统激活所致的纤维蛋白降解产物增加。最终导致从渗血到失控性出血的不同程度凝血异常。

休克可能是 DIC 的一种表现。血管活性胺、激肽类和其他介质导致低血压，继而产生代偿性血管收缩反应，进一步加重器官和组织损伤。也可能发生肾功能衰竭，尽管游离血红蛋白可损害肾功能，但肾皮质供应受损被认为是肾功能衰竭的主要原因。此外，抗原抗体复合物沉积、血管收缩和血栓形成均会加重肾血管损伤。

4. 发病率

AHTRs 的发病率不易确定。以数个监测系统数据为依据撰写的综述，其作者根据临床或实验室证据评估，ABO 型 HTR 风险为 1∶80 000，致命的

ABO 型 HTR 风险为 1∶1 800 000[11]。据 FDA 报道，2007—2011 年，HTRs 所致死亡病例占输血相关性死亡的 23%（50 例）[1]。

5. 治疗

及时识别 AHTR，立即停止输血至关重要。余血应返回血库进行输血反应调查。输注 0.9% 氯化钠溶液以维持静脉通道，纠正低血压，维持肾血流量，以尿流率 >1 mL/kg/h 为目标。仅输注 0.9% 氯化钠溶液可能并不是恰当的治疗，必须严密监测尿量，以免引起患者容量超负荷。研究表明，小剂量多巴胺早期可改善肾功能，但无确切证据证明其可防止肾功能衰竭[12]。然而，剔除了 AHTRs 患者的研究显示，在急性期使用小剂量多巴胺可使尿量增加25%。因此，小剂量多巴胺（1 ~5 μg/kg/min）治疗 AHTR 的并发症仍可能有疗效，但从目前发表的文献资料中找不到使用多巴胺的支持证据。

加用利尿剂呋塞米（成人 40 ~80 mg 静脉注射，儿童 1 ~2 mg/kg）可促进尿量增多，进一步改善肾皮质血流量[13]。若输注 1000 mL 0.9% 氯化钠溶液后，患者尿量仍持续减少，则可能已发生急性肾小管坏死，患者可能有发生肺水肿的危险，此时应就患者的进一步医治咨询肾病科医生。少尿型肾功能衰竭可能并发高钾血症及高钾血症引起的心脏骤停，因此，应对患者进行追踪检测。代谢性酸中毒和尿毒症常需透析治疗。

DIC 也是 AHTR 的一种严重表现。DIC 极难治疗，它可能是无尿或麻醉患者发生溶血的最早表现。DIC 的传统治疗包括治疗或消除其根本病因，以及通过输入血小板、冰冻血浆和冷沉淀抗血友病因子（antihemophilic factor，AHF）来进行支持治疗。

使用肝素治疗 HTRs 所致的 DIC 饱受争议。首先，需要输血治疗的患者的基础疾病可能是肝素给药的禁忌证。例如，近期手术或存在活动性出血的患者，肝素可加重其出血。其次，有学者认为，DIC 这一突发事件受限于引起溶血的输血量，故肝素的给药风险不支持其使用。然而，支持肝素用药者指出，输入大量不相容血液的患者，其病情最不稳定（最严重的输血反应），最可能发展为 DIC[14]。在最坏的情况下，DIC 可发展为一种可自我维持的炎症与消耗性凝血病的恶性循环。

针对 DIC 优化疗法，近期一些研究评估了炎症和凝血级联反应中各种组分的靶向性。活化蛋白 C 对脓毒症和 DIC 患者有一定疗效，但近几年尚未开发治疗 AHTRs 所致 DIC 的新药物[15, 16]。

在发现昏迷或麻醉患者发生急性溶血前，患者可能已输入多个单位的不相容血液。由于 AHTR 的严重程度与不相容红细胞的输入量有关，故可考虑换血治疗。一些严重的输血反应，如仅输入 1 个单位的严重不相容血液，也可进行换血治疗。必须采用抗原阴性血进行换血治疗。由非 ABO 抗体导致的急性溶血，必须给予血库足够时间为后续只输注红细胞或计划性换血治疗找到适当的血液成分。同样地，应选择不引起溶血的血浆和血小板进行输注。

及时开始治疗，积极纠正低血压，维持肾血流量，防治 DIC，从而最大可能获得良好预后。此外，在治疗过程中及早咨询相关医学专家，以确保患者在需要时进行血液透析、心电监测和机械通气治疗。

6. 预防

造成错误血液成分输注的最常见因素就是实验室进行评估的事件。与核对患者、标本和血袋有关的笔误和人为差错是误输的最常见原因，从而导致了 AHTRs。幸免事件的风险为 1∶1 000，输错血的风险为 1∶15 000，ABO 血型不合输血的风险为 1∶40 000[11]。执行医院的规章制度与程序可降低此类错误发生的可能性，且纠正和预防性程序可持续减少此类错误发生的次数。然而，没有一种减少误输的方法是万无一失的。可有效增加患者安全的可用的措施，包括基于技术的解决方法，如射频识别芯片、手持式条码扫描仪，以及类似于药物制剂系统的“智能”冰箱。

对于体内存在 HLA 抗体的患者而言，预防输注 ABO 血型轻微不合的血小板后导致的溶血仍具有挑战性。多种预防措施可能有所帮助，包括血液成分的抗 -A、抗 -B 滴定，限制含不相容血浆的血小板输入量，以及减少血小板输入量。血小板添加剂不含有血浆中的 ABO 抗体和血浆蛋白，故使用血小板添加剂代替血浆同样有所帮助[17]。

七、非免疫性溶血

某些非免疫因素也可引起输血相关性溶血。输血前，不当的运输或贮藏温度，以及冰冻红细胞甘油去除不完全均可引起溶血。输血时，采用小孔径输液针头或快速压力输液器或滚压泵可引起机械性溶血。血液加温器使用不当，或使用微波炉、热水浴可引起温度相关的溶血。美国 FDA 指出，少数液体是可随红细胞制剂（Red Blood Cells，RBCs）同时输入的[5]。RBCs 与低渗液或某些药物制剂同时同管输入可能引起渗透性溶血，为做到安全输血，RBCs 与这些溶液或药物制剂应经不同静脉通道输入。极少数情况下，溶血由输入细菌污染的 RBC 成分引起。患者自身的基础疾病进程中也可发生溶血，这种情况并不少见。值得注意的是，尽管 DAT 阴性结果通常表明溶血并非由免疫因素介导，但输入的不相容红细胞被完全破坏可能导致 DAT 结果为阴性。

排除了免疫性与非免疫性因素所致溶血后，应考虑受血者自身红细胞膜缺陷或输入的血细胞缺陷的可能。如 G6PD 缺乏症，在特定压力下，这些缺陷细胞脆性增加，可能发生溶血。

1. 治疗

非免疫性溶血引起的症状的严重程度取决于溶血程度和输血量。在任何情况下，都应停止输血，并应给予适当护理（参照前面部分 AHTRs 治疗中关于纠正低血压与改善肾功能一节）。

2. 预防

为减轻各种类型的输血反应，应始终遵循血液成分生产和输注的各个环节的书面程序。及时识别非免疫性溶血，严谨分析其根本原因，可降低发病率[18]。

八、输血相关性脓毒血症

1. 临床表现

输血过程中或输血结束后不久出现发热（特别是体温≥38.5℃或 101F）、寒战和低血压是输血相关性脓毒血症最常见的临床症状，严重者可能发展为休克伴肾功能衰竭和 DIC。

2. 鉴别诊断

输血相关性脓毒血症的症状和体征，其严重程度和突发性可能与 AHTRs 非常相似，轻症者可能与 FNHTRs 混淆。诊断该病的关键是从患者和剩余血液成分中培养出同一微生物。肉眼观察疑似输血后脓毒血症病例的余血，应特别注意颜色变化，尤其是 RBC 制剂变棕或变紫，血小板制剂出现泡沫。未输完的血液成分应进行革兰氏染色。

3. 治疗

怀疑发生输血相关性脓毒血症时，应立即停止输血，及早开始支持治疗，可使用广谱抗生素。（详见第 8 章“输血的细菌污染”，包括发病率数据和预防措施）

九、非溶血性发热反应

1. 临床表现

FNHTR 一般定义为体温高于 37℃者，输血引起体温上升≥1℃，且排除其他原因引起发热的一种输血反应，可伴寒战、畏寒、呼吸频率增加、血压改变和焦虑。某些患者可无发热，但有一系列其他症状。症状通常发生于输血期间，也可发生于输血后 4 h 以内。大多数 FNHTR 是良性的，虽然它们可能引起显著的不适，甚至血液动力学或呼吸效应。

2. 鉴别诊断

FNHTR 相关的临床症状也可出现在其他几种类型的输血反应中，其中最严重的是 HTRs、脓毒症和 TRALI。其他输血反应的体征、症状和相关的实验室检查均有助于鉴别 FNHTR，识别 FNHTR 需采用排除性诊断。

患者的基础疾病常可引起发热。若患者在住院期间出现突发高热，则可能难以排除 FNHTR。由输血引起发热的患者，必须将伴有任何其他症状和体征的溶血情况排除在外。

3. 病理生理

受血者的白细胞抗体可引起发热性输血反应。血液成分中残留白细胞达 0.25×10^9/L，即可导致受血者体温升高。血液成分中蓄积的细胞因子也可引起 FNHTRs[19]。这种机制与输注血小板后出现输血反应尤为相关。一些 FNHTRs 与受血者抗体有关，特别是 HLA 抗体，可与输入的淋巴细胞、粒细胞和血小板上的抗原发生反应，这种发生在受血者体内的抗原抗体反应促使细胞因子的释放，从而引起严重的输血反应。无论起因是什么，细胞因子释放是导致 FNHTR 出现症状的常见因素。

4. 治疗

怀疑发生 FNHTR 时，应停止输血，并启动输血反应调查工作。给予退热药（如对乙酰氨基酚），一旦症状消退，患者可继续安全输血。严重寒战者，若无哌替啶使用禁忌证，必要时可使用哌替啶。

一般情况下，不再输入余血以及与该献血者相关的其他血液成分。很多时候，FNHTR 直到输血完成后才出现。若有未输完的血液成分，在恢复输血前，实验室必须完成排除溶血的检查，在可接受的时间内完成检查可能有一定难度。继续输注余血的情况极少，可见于以下情况：有一定量的血液成分是医学上公认的稀有血型并且剩余相当大体积的血液未被输注。该情况下，细菌污染可能是 FNHTR 的潜在原因，故在对患者继续谨慎输注余血之前，应咨询血库的医疗主任[20, 21]。

5. 预防

在血液成分保存前去除白细胞，尤其在采集过程中进行可显著降低 FNHTRs 发病率。输血前使用对乙酰氨基酚可能有助于降低 FNHTRs 发病率[22]，且并未显示对乙酰氨基酚会影响严重输血不良反应的诊断[21]。

十、过敏反应

1. 临床表现

大多数过敏性输血反应（allergic transfusion reactions，ATRs）病情轻微，其表现可从单纯的过敏反应（荨麻疹）至危及性命的严重过敏反应。症状一般出现于输血开始后数秒或数分钟内，极少数情况下出现于数小时后。若症状出现于 4 h 后，则此过敏反应可能与输血无关。ATR 的诊断同其他过敏反应的诊断方式一致。

ATR 最轻微的症状是荨麻疹，表现为皮肤表面突发肿胀、凸起、发红（丘疹），这是由患者对过敏原的不良反应所致。荨麻疹常可引起瘙痒，也可出现烧灼痛和钝痛。荨麻疹出现于全身各处，其风团大小不一，风团持续数小时至数天后消退，通常抗组胺药治疗迅速有效。病情严重者可能并发血管性水肿，其肿胀是由液体积聚于皮下组织所致。血管性水肿是一种深部肿胀，多发于眼周和唇周，持续时间长于荨麻疹，极少发生于咽喉、舌部和肺部，但这些部位一旦发生将导致呼吸窘迫。

更严重的过敏性输血反应多同时出现荨麻疹和血管性水肿[23]，也可出现严重低血压、休克和意识丧失。此外，常发生于呼吸系统导致患者呼吸困难、喘息和喘鸣。约 30% 患者发生胃肠道功能紊乱，如恶心、呕吐、腹泻和腹痛。心血管表现除低血压外，也可表现为心动过速、心律失常和心脏骤停。

2. 鉴别诊断

将严重过敏反应与以低血压、呼吸困难伴或不伴意识丧失为特征的其他输血反应进行鉴别很重要。最常与严重过敏反应混淆的是血管迷走神经反应，其特点为低血压、出汗、恶心/呕吐、乏力、心动过缓，甚至意识丧失。严重过敏反应可出现荨麻疹、血管性水肿、皮肤瘙痒和呼吸道症状，如喘息、喘鸣，而血管迷走神经反应无这些症状。急性哮喘发作或 TRALI 时可出现上述呼吸道症状，但不出现过敏反应的典型症状，包括荨麻疹、血管性水肿和皮肤瘙痒。HTR 和细菌污染的主要症状—发热，这并不是严重过敏反应的特征。

服用血管紧张素转换酶（angiotensinconverting enzyme，ACE）抑制剂并进行血浆置换的患者，在输注白蛋白时，有时会发生类似严重过敏反应的低血压表现。

3. 病理生理

ATRs 是受血者体内预存的 IgE 抗体与血液成分中的变应原相互作用引起的一种超敏反应。大多数情况下无法检测到致病的血浆蛋白或抗原。肥大细胞活化后脱颗粒释放过敏介质（I 型超敏反应），同时也产生和释放包括细胞因子和脂质介质等二级介质。近期研究表明，大多 ATRs 的机制尚未完全阐明。IgA、结合珠蛋白或 C4 缺陷的患病率愈高，输血反应的发病率愈高，这一数据支持 ATRs 病因与受血者、献血者和血液成分的综合性因素有关的说法。具有过敏体质的受血者，或输入过敏体质献血者的血小板，ATRs 发病率更高。进一步探索 ATRs 的潜在机制是加强预防的关键[24-25]。

体内缺乏 IgA 的 ATRs 患者，比荨麻疹进展更快。严重的过敏反应由患者体内的抗 - IgA 抗体引起。尽管目前 IgA 缺乏症在欧洲血统中约占 1∶700，但这些人中仅有一小部分会产生抗 - IgA。根据体内 IgA 水平和产生的抗体类型，将 IgA 缺乏症分为两种。体内 IgA 绝对缺乏者（<0.05 mg/dL）可能产生型特异性抗体，该抗体与严重过敏反应相关；体内 IgA 水平降低但数量可测，或 IgA 相对缺乏者，可产生亚型特异性抗体（如抗 - IgA1，抗 - IgA2），该抗体引起的过敏反应一般较前者轻[26]。

IgA 缺乏者输血时应采取预防措施，但必须谨记 ATRs 多由其他变应原而非 IgA 引起[26]。其他已知的触发因素包括患者针对结合珠蛋白[27]、青霉素和 C4 补体决定簇产生的抗体[28]。服用 ACE 抑制剂的患者出现输血反应，由缓激肽的双重作用所致：①通过 ACE 抑制剂抑制缓激肽代谢；②通过血浆蛋白分离中产生的低水平的前激肽释放酶活性的缓激肽抑制。

4. 发病率

ATRs 是很常见的输血反应，其发病率约为 1% -3% 血液成分，占全部输血反应的 12% - 33%[29-30]。荨麻疹相对常见，而严重过敏反应较少发生。严重过敏反应最常由输入血浆或血小板所致，发病率为 1:20 000 ~ 1:50 000[29, 31]。据美国 FDA 报道，2007—2011 年，严重过敏反应所致死亡病例占输血相关性死亡的 6%（12 例患者中）[1]。

5. 治疗

若患者仅表现为荨麻疹，经及时治疗后可恢复输血。当患者出现症状时，应暂停输血，给予抗组胺药治疗，通常为 25 ~ 50 mg 苯海拉明。一旦症状消退，可恢复输血且不需进行实验室检查[30]。

若出现严重荨麻疹或荨麻疹伴低血压时，或呼吸困难、明显水肿或胃肠道症状均不消退，则必须停止输血，积极进行治疗。严重荨麻疹需给予甲泼尼龙（125 mg 静脉注射）或强的松（25 mg 口服）治疗。一旦确诊为严重的输血反应或严重过敏反应进行性加重，应立即开始治疗，维持血氧饱和度，稳定血压。成人肌肉注射或皮下注射肾上腺素（1:1 000）0.2 ~ 0.5 mL，儿童剂量为 0.01 mL/kg。若症状持续，患者未出现心悸、极度焦虑和震颤，可每隔 5 ~ 15 min 重复给药，最多三次。若患者昏迷或休克，应将肾上腺素稀释到 1:10 000（100 μg/mL）静脉注射给药，且控制注射初速率为 1 μg/min。由于肾上腺素可能引发心律失常，患者最好进行心电监测。

补充供氧，保持气道通畅。低血压患者应保持 Trendelenburg 体位，输入晶体液以维持血容量。若发生支气管痉挛，仅肾上腺素治疗呼吸道症状疗效欠佳，需加用 β_2 受体激动剂或氨茶碱。经上述治疗，症状仍无改善，可能因患者使用过 β 受体阻滞剂或 ACEI 抑制剂，加用胰高血糖素 1 mg 静脉推注或连续静脉输入可能有一定作用[23, 32]。

6. 预防

有多次或严重荨麻疹输血反应史者，输血前 30 min 可用抗组胺药（25 ~ 50 mg 苯海拉明）进行有效预防。常规预防措施对需多次输血者（如血浆置换）有预防作用，但研究显示所有患者输血前常规服用抗组胺药并不能降低 ATR 风险[33]。若抗组胺药疗效不足，强的松（25 mg 口服）或肠外类固醇药可能有效。对于严重输血反应、难治疗且输血前用药无效的患者，可考虑输注洗涤红细胞或血小板。减少或替换血小板制品中的血浆成分也可能有效。此外，对于输入经 2 L 0.9% 氯化钠溶液洗涤过的 RBCs 后仍发生输血反应者，去甘油的 RBCs 制品可能有一定预防作用。

缺乏 IgA 且体内存在抗 - IgA 者，应输注缺乏 IgA（ <0.05 mg/dL）的献血者血浆。若当地血站无法提供这些血液成分，可通过美国稀有血型捐献者项目获得（方法 3 - 13）。其他细胞成分（RBCs 和血小板）可通过洗涤去除血浆蛋白。缺乏 IgA 但不存在抗 - IgA 或过敏反应史者，勿需输注缺乏 IgA 或去除血浆的血液成分。不同厂家的静脉注射免疫球蛋白（IVIG）产品含有不等量的 IgA，输血机构应联系厂家以获得同一产品和批号的详细信息[34]。缺乏 IgA 者康复后也可考虑自体献血。

十一、输血相关性急性肺损伤

1. 临床表现

TRALI 的临床症状与体征通常包括发热、寒战、呼吸困难、发绀、低血压和新发的双侧肺水肿[35]。血压升高后再次出现低血压，这种情况并不少见。TRALI 可危及生命或致人死亡。症状于输血 6h 内出现，多在输血结束后 1 ~ 2 h 内更趋明显。除了 TRALI 的常见症状与体征，越来越多学者认为，TRALI 与急剧性一过性中性粒细胞减少症或急剧性一过性白细胞减少症有关[36]。

所有含有血浆成分的血液成分，包括全血、RBCs、血小板、冷沉淀 AHF 和新鲜冰冻血浆（Fresh Frozen Plasma，FFP），均与 TRALI 有关。少至 15mL 的输血量即可引起 TRALI。

TRALI 是急性肺损伤（acute lung injury，ALI）的一种表现形式。欧美联席会议[37]将 ALI 定义为：急性低氧血症伴 $PaO_2/FiO_2 \leqslant 300$ mmHg，且胸片示双肺浸润影。加拿大联席会议[38]参照此定义来确定 TRALI 的诊断标准：①ALI 伴低氧血症 $PaO_2/FiO_2 \leqslant 300$ mmHg 或吸入空气条件下 $SpO_2 < 90\%$；②输血前不存在 ALI；③输血 6 h 内出现症状；④与 ALI 的其他危险因素没有时间上的关联。对于“可疑 TRALI”，此研究小组仍采用 TRALI 的诊断标准，但诊断“可疑 TRALI”无需符合上述第 4 点。

尽管 ALI 中肺损伤通常不可逆转，但 TRALI 常为暂时性肺损伤。近 80% 的 TRALI 患者，其肺损伤程度在 48 ~ 96 h 内得以改善。其余未迅速改善的20%患者，临床病程延长，甚至死亡。与TRALI有关的最大研究表明，100%的患者需氧气支持治疗，72%需行机械通气[39]。

2. 鉴别诊断

TRALI需与下列3种疾病鉴别：①严重过敏性输血反应；②TACO；③输血相关性脓毒症。严重过敏性输血反应的突出症状为支气管痉挛、喉头水肿、严重低血压、红斑（常融合成块状）和荨麻疹，但无发热和肺水肿。TACO的临床表现与TRALI极为相似，其最突出的症状为呼吸窘迫、呼吸急促和发绀。鉴别两者的关键在于，TACO为心源性肺水肿，而TRALI为非心源性肺水肿。高热伴低血压和血管损害是输血相关性脓毒血症的主要特征。这些输血反应通常不发生呼吸窘迫。突发呼吸窘迫时，除了TACO与TRALI，应考虑并发心肌梗死和肺栓塞以及导致ALI的其他可能原因。

3. 病理生理

TRALI发生肺损伤的确切机制尚未阐明。TRALI与输入针对白细胞抗原的抗体和生物反应调节剂（biologic response modifiers，BRMs）有关[39]，输入此类抗体和BRMs后可启动一系列反应，导致细胞活化，基底膜损伤。继而，富含蛋白的液体渗漏到肺泡间隙导致肺水肿。

BRM在保存过程中积累在一些细胞成分中。BRMs增强多核细胞的呼吸爆发，溶于氯仿，由溶血磷脂酰胆碱的混合物组成[40]。

针对HLA-Ⅰ类抗原、HLA-Ⅱ类抗原和人类粒细胞抗原（human neutrophil antigens，HNAs）的抗体与TRALI的发生有关。这些抗体通过怀孕、输血、移植接触外来抗原后产生。引起TRALI的抗体大多来自献血者，而非受血者。

假设TRALI的发病机制为一个2次打击模型[40]。在第1次打击中，生物活性物质活化肺血管内皮细胞和中性粒细胞，导致中性粒细胞在肺微血管中聚集。各种生理性刺激，包括脓毒症、手术和大量输血，可造成第1次打击。并且如果患者经历第2次打击，则使患者易于发展为TRALI。若受血者此时输入BRMs和抗体，也就属于发生第2次打击。这些刺激因子，通常不活化中性粒细胞，但可活化肺微血管内的中性粒细胞，引起肺内皮细胞损伤、毛细血管渗漏和肺水肿。

4. 发病率

尽管TRALI的确切发病率未知，但美国FDA报道，TRALI是导致输血相关性死亡的首要原因，仅2007年报道的病例就超过34例[41]。美国最近致力于减少来自女性献血者的血浆输入量，这似乎能降低TRALI死亡病例[1]。

据美国FDA报道，2006年，即众多血站采取减少血浆输入来降低TRALI发生风险这一措施的前1年，TRALI所致死亡共35例，其中22例与输入FFP有关。经过众多血站采取相关措施后，自2008年以来，美国FDA报道的TRALI相关死亡病例数以及与输入FFP相关的TRALI死亡病例数均逐年减少。

5. 治疗

TRALI的治疗包括呼吸和循环支持。根据临床表现加强对症治疗。几乎所有病例都需要补充供氧，必要时行机械通气。可给予升压药物以维持血压。由于TRALI与容量超负荷无关，故不必给予利尿剂治疗。皮质类固醇给药并不能改善TRALI或急性呼吸窘迫综合征的临床预后[42]。

6. 预防

众多因素使降低TRALI风险的预防措施复杂化。尽管约10%的捐献血液中含有HLA抗体和（或）HNA抗体，但TRALI发病率低于1：1000输注[39-40]。目前尚不能确定哪些患者有发生TRALI风险的机制。2013年，AABB在第29版《血站和输血机构标准》中提出了一项新标准：血浆制品和全血需来自男性献血者、从未怀孕的女性献血者，以及自上次怀孕后检查未发现HLA抗体的女性献血者[5]。

2014年，AABB发布《协会通报14-02》，就如何实施降低TRALI风险的新预防措施提供指导。本通报内，关于降低用于输血的血浆成分和全血所致TRALI风险的要求，AABB据此列出了若干事项[43]。

尽管AABB要求的和通报中描述的措施有望降低TRALI风险，但应认识到这并不能避免TRALI，因为这些措施并未降低输注RBCs、浓缩血小板或冷沉淀所致TRALI的风险。HLA抗体筛查仅能解决由HLA抗体所致TRALI的风险问题，尚无可筛查血液成分中的HNA抗体的实际性检测。此外，所有风险降低措施都不能解决由BRMs所致TRALI的风险问题。

十二、输血相关性循环超负荷

1. 临床表现

众所周知，输血容量负荷过重可诱发急性肺水肿，但直到最近这才被公认为是一种重要的输血不良反应。尽管从某种程度上来说所有患者都可能发生 TACO，但尤以婴儿和年龄大于70岁的患者风险最大[44]。输入大量血液成分和非血液成分与 TACO 紧密相关，仅输入少量和输血速度过快也可导致 TACO。

TACO 没有诊断性体征和症状。输血 1～2 h 内，患者可能出现下列任一或全部体征和症状：奔马律、颈静脉怒张、中心静脉压升高、呼吸困难、端坐呼吸、心电图上新发的 ST 段和 T 波变化、血清肌钙蛋白升高，以及心肌标志物脑钠肽（brain natriuretic peptide，BNP）升高[45]。血压升高伴脉压增大是 TACO 的特征，X 片示心胸比率增大。

2. 鉴别诊断

TACO 最难与 TRALI 鉴别，这是因为两者均可发生肺水肿。同一患者可能同时发生这两种输血反应。尽管两者症状出现时间及临床表现相似，但高血压是 TACO 的恒定表现，而 TRALI 较少出现高血压且多为暂时性血压升高。此外，使用利尿剂或正性肌力药可快速改善 TACO 症状。

充血性心力衰竭时，BNP 水平升高。多项研究表明，TACO 患者输血后与输血前相比，BNP 比值为 1.5，且输血后 BNP≥100 pg/mL，以此作为阈值获得的灵敏度和特异度均超过 80%[46]。然而，近期研究发现，重症监护病房患者的 BNP 值对鉴别 TACO 和 TRALI 意义不大[47]。突发呼吸窘迫时，除了 TACO 和 TRALI，也应考虑引起 ALI 的其他可能原因，如并发心肌梗死、肺栓塞等。

3. 发病率

TACO 的发病率未知，但有研究表明 TACO 较以前更为常见。在一般人群中，输入 RBCs 的受血者的发病率为 1：707，其中 20% 受血者仅输入 1 个单位 RBCs。研究发现，老年髋关节或膝关节置换者，TACO 发病率分别为 1% 和 8%[48-49]。魁北克血液安全监测网络上的一篇报道显示，输入血液成分后的发病率为 1∶5 000，其中 1.3% 的病例出现死亡[50]。重症监护病房的发病率为 1∶356 单位血液成分[51]。据美国 FDA 报道，2007—2011 年，TACO 所致死亡病例占输血相关性死亡的 15%（32 例）。

尽管 TACO 与 RBCs 最为相关，但近期一项前瞻性监测研究发现，FFP 也是该不良反应的一个常见原因[52]。在此研究中，4.8% 的患者发生 TACO，而 TACO 患病率为 1.5%。24 个 TACO 患者中有 14 个（58%）是在重症监护病房出现 TACO 的。

4. 治疗

一旦出现疑似 TACO 的症状，应立即停止输血。嘱患者取坐位、充分给氧、使用利尿剂减少血容量以对症治疗。若确诊为 TACO 且症状无改善，可加用另一利尿剂或以 250 mL 增幅进行放血治疗。

5. 预防

在无持续快速失血的情况下，应缓慢输血，尤其是存在 TACO 风险的患者（即儿科患者、严重贫血患者和充血性心力衰竭患者）。尽管缺乏适当输血速度的相关数据，但输血速度以 2～4 mL/min 或 1 mL/kg/h 的最为常用。必须监测液体总入量和总出量。

十三、大量输血的并发症

大量输血通常定义为受血者在 24 h 内输入超过 10 个单位的 RBC，其可能的并发症包括代谢和止血异常、免疫性溶血和空气栓塞。这些代谢异常均可抑制心室功能。冷藏血液成分所致的低体温，枸橼酸盐中毒，以及由低灌注和组织缺血所致的乳酸酸中毒，通常合并高钾血症，这些可加重心室功能抑制。虽然枸橼酸盐代谢可导致代谢性碱中毒，但不具有临床意义。快速失血患者可能预先存在或同时存在止血异常，或者在液体复苏过程中出现止血异常。止血异常包括稀释性凝血病、DIC 以及肝功能和血小板功能障碍。

1. 枸橼酸盐中毒

病理生理与临床表现：血浆、全血和血小板都以枸橼酸盐作为抗凝剂。快速大量输入这些血液成分时，尤其是肝病患者，其血浆枸橼酸盐水平可能升高，继而与钙离子形成螯合物，导致低钙血症。肝功能正常的患者，可快速代谢枸橼酸盐，因此低钙血症仅为一过性的[53]。低体温和休克患者更易发生低钙血症。

游离钙水平下降会增加神经元兴奋性，导致清醒患者出现口周和外周刺痛、发抖、头晕，继而出现弥散性振动觉、肌肉痉挛、肌束震颤、痉挛和恶心。在中枢神经系统中，低钙血症可增加呼吸中枢对二氧化碳的敏感性，导致过度通气。由于心肌收缩依赖于细胞内钙离子的流动，故低钙血症可抑制心脏功能[54]。

治疗与预防：在大量输血过程中，除了患者的基础疾病会阻碍枸橼酸盐代谢外，一般可通过减慢输血速度来预防由枸橼酸盐负荷过重所致的低钙血症。当钙离子浓度降至低于正常值的 50% 或低钙血症症状明显时，可考虑钙置换疗法[55]。

2. 高钾血症与低钾血症

病理生理：当 RBCs 保存于 1℃ ~6℃ 时，细胞内钾逐渐逸出至血浆上清或添加剂溶液中。尽管在上清液中的钾离子浓度高（见本书第 6 章），但其体积较小，在新鲜 RBCs 血液成分中，细胞外钾总负荷低于 0.5 mEq，过期单位血液成分中也仅为 5 ~7 mEq。这样浓度的钾极少导致受血者出现症状，因为快速稀释、分配至细胞以及排泄弱化了钾浓度。然而，对于肾功能衰竭、早产儿，以及需大量输血的新生儿，如心脏手术或换血，高钾血症可出现一系列症状。除外，高钾血症通常仅是超快速输血过程中的一种瞬时效应。

输血后，低钾血症比高钾血症更常发生，这是因为献血者去钾的红细胞将钾离子重新蓄积于细胞内，且枸橼酸盐代谢导致钾离子进一步进入细胞以弥补质子的消耗。大量输血时，儿茶酚胺的释放和醛固酮引起的尿丢失也可引发低钾血症[56]。

治疗与预防：若患者从需大量输血治疗的基础疾病中充分复苏，针对低钾血症与高钾血症的治疗与预防措施通常是没有必要的[57]。对于接受小剂量缓慢输血的婴儿，有效期内的血液成分可安全使用[58]。尽管洗涤红细胞会导致血钾水平过低，但无证据表明，即使是肾功能受损者，输入常规 RBC 制品会引起低钾血症[59]。

3. 大量输血所致的止血异常

病理生理：大量输血可导致凝血障碍，尤其当失去的血液最初由 RBCs 和晶胶液补充时。患者丢失有止血活性的血液引起血小板和凝血因子被稀释，中心体温低者未使用血液加温器引起酶活性下降，两者均与大量输血所致的凝血障碍有关。与止血异常相关的死亡率为 20% ~50%[60]，低体温、代谢酸中毒和凝血病导致了高死亡率[61]。

针对军事创伤和普通创伤患者的研究表明，随着输血量的增加，以微血管出血（microvascular bleeding，MVB）为特征的凝血病发病率也逐渐增加，且通常发生于置换 2 ~3 倍血容量后（20 ~30 个单位）[62-63]。与单一稀释模型不一样的是，尽管血小板计数、凝血参数、特定凝血参数的水平与输血量有关，但其关联呈现巨大差异性。此外，出血的临床证据与实验室评估常不一致。据称，血小板缺陷比凝血缺陷在导致出血中发挥着更重要的作用。

MVB 通常发生于血小板计数降至 50 000 ~60 000/uL，但患者的凝血试验结果与出血之间无确定的单一关系。出血的病因（择期手术与大面积创伤）也可起一定作用[64]。

随后的研究完善了这些观点。血小板功能障碍具有一定临床意义，这在大量输血患者中得以证实[65-66]。相比凝血酶原时间（prothrombin time，PT）、部分凝血活酶时间（partial thromboplastin time，PTT）升高而言，低水平的纤维蛋白原和血小板计数是预测止血无效更好的指标。这表明除了稀释因素外，消耗性凝血病是 MVB 的一个重要影响因素[63]。同样地，Harke 和 Rahman[67] 指出，血小板和凝血异常程度与患者低血压的时间长短相关，这表明休克是 DIC 的最重要原因。综上所述，Collins[68] 得出结论："大量输血患者发生凝血病是由于低灌注而非输血。"最近引进了更有效的止血检测项目，这可能会更好地预测血液成分应满足的要求[69]。

这些数据可能不适用于在手术室监护环境下进行大量输血的患者，因为手术室可预防由容量丢失引起的低血压。在此情况下，凝血因子水平与凝血病的相关性优于血小板。Murray 及其同事[64] 已证明，与凝血功能正常患者相比，输血超过 1 个单位（RBCs 和晶体液）的择期手术患者，其失血过多与 PT 和 PTT 延长程度一致。

治疗与预防：大量输血的凝血病稀释模型表明，基于 RBCs 和全血的输入量预防性替换为含止血成分的血液成分可防止出血倾向的发展。前瞻性研究未显示某一具体方案优于其他方案，这仍存在争议[70]。根据 AABB 指南，尚无足够数据推荐是否采用 1∶1 的 RBCs 与血浆比率进行大量输血[71]。

此前主要的观点是，大量输血的手术和外伤患者是否进行血小板和凝血因子置换治疗，应基于具体的异常检测值确定，如血小板计数、国际标准化比值、活化的 PTT 和纤维蛋白水平。频繁监测这些检测值，通过预测患者所需的具体血液成分，有助于避免过度输入血小板和血浆制品（FFP 和冷沉淀

AHF 制品)，同时避免稀释性凝血病。实验室必须尽快提供这些检测结果。术中和术后的实验室检测，如血栓弹力图，可能有一定作用。

大量输血的辅助疗法：重组因子Ⅶa(rFⅦa)，分子量为50kDa，是因子Ⅶa(FⅦa)的一种类似物，美国授权其可用于治疗血友病 A 或血友病 B 患者的出血症状。然而，推荐适应证之外使用 rFⅦa 的现象在数个领域日渐增多，包括用于治疗外伤出血和手术出血[72-73]。rFⅦa 通过以受损组织部位为靶点，结合组织因子发挥作用。rFⅦa 与组织因子结合形成的复合物激活 FⅩ为 FⅩa，最后激活产生 FⅨa。对于血友病患者，rFⅦa 在没有 FⅧ和 FⅨ的情况下，可激活损伤处活化的血小板表面的少量 FⅩ。有关 rFⅦa 疗效的研究结果不一致[74]。在无确切数据的情况下，输血服务中心应建立合理使用 rFⅦa 的指南。相反的是，抗纤维蛋白溶解剂可能对控制创伤大出血方面有一定作用。2010 年 CRASH-2 项目研究得出以下结论：创伤患者应尽早给予氨甲环酸治疗[75]。

4. 空气栓塞

如果在开放系统中加压输血，或者改变容器或输血装置时，空气进入中央导管，都可能发生空气栓塞。据报道，空气栓塞与术中和围手术期的血液回收系统有关，该系统可允许空气进入血袋内。成人发生致死性空气栓塞的最小体积约 100 mL[76]。症状包括咳嗽、呼吸困难、胸痛和休克。

怀疑发生空气栓塞时，应嘱患者取左侧卧位，降低头部位置使气泡远离肺动脉瓣。有时可尝试抽吸出空气。然而，正确使用与检查输注泵、血液回收与分离装置，以及管道连接，对于预防该并发症至关重要。

5. 低体温

可使用血液加温器预防低体温。必须遵循血液加温器的正确使用程序，这是因为过热可能会损伤或破坏红细胞，导致溶血和严重的输血反应，包括死亡。血液加温器必须具备温度监测和预警系统，以降低过热的风险[5]。

第三节　迟发性输血反应

迟发性输血反应一般发生在输血后数天至数月，甚至数年。相比急性输血反应，其后果虽然严重但是常常可以治愈。

一、DHTRs

1. 临床表现

在输注红细胞制品后的数天至数周内发生发热和贫血反应是 DHTR 的特征。DHTR 相关性溶血一般不严重，但有的患者可能会发生黄疸和白细胞升高。在 DHTR 中，由于溶血主要发生于血管外，所以即使个别患者出现了血红蛋白尿，急性肾衰和 DIC 也极少发生。在有些病例中，溶血的发生没有伴随临床症状，这些患者表现为不明原因的贫血以及输血后血红蛋白浓度不增高。

2. 鉴别诊断

在输注了被红细胞内寄生虫污染的血液成分后也容易发生发热伴溶血，如疟疾或巴贝虫病。而不伴溶血的发热可能指向的是移植物抗宿主病(graft-vs-host disease，GVHD)[将在后面部分的输血相关(transfusion-associated，TA)-GVHD 中进行描述]或是输血传播的病毒感染(本书第 8 章)。由于供者过客淋巴细胞产生的抗体而导致的溶血可能发生在次侧 ABO 不相容性器官移植后(例如：将 O 型供者的肝脏移植给 A 型患者)。

3. 病理生理

在输血、移植、或是妊娠后，患者可能会产生一些不针对自身红细胞抗原的抗体。当患者随后再次接受的血液表达与之对应的抗原后，就会发生迟发性输血反应。初次同种异体免疫反应可以发生在接受抗原阳性的红细胞后数天至数月的任何时候，这取决于抗原的免疫原性及剂量。

输注 1% ~1.6% 的红细胞将导致抗体的形成，其中还不包括 Rh 血型系统。因为一般 RhD 阴性的血液才输给 RhD 阴性的患者，因此由于输血而形成抗-RhD 的情况很少见。新形成的同种异体抗体在常规的输血前抗体筛查时可被检测出(见本书第 15 章和第 16 章)。近期输过血或有妊娠史的患者应在输血前 3 天之内抽取血液标本进行相容性测试，以发现可能新出现的同种异体抗体[5]。一个为期 5 年的同种异体免疫相关回顾性研究显示，2 932 个患者中有 11 人(0.4%)在输血后 3 天内形成了新抗体，包括抗-E，抗-K 和抗-JK[a][77]。

DHTRs 和迟发性血清学输血反应(delayed serologic transfusion reaction，DSTRs)(同种异体抗体迅速出现，同时缺乏实验室证据证实的溶血)几乎不发生于初次免疫时，如果发生，则与随后的再次输血相关。抗体的滴度在初次免疫发生后逐渐降低，在数月至数年后有 30% ~40% 的同种异体抗体不能被检测到。针对于某些血型系统抗原的相关抗体，如 Kidd 血型系统，就常常表现出这一特点。再次输注含有抗原阳性的血液时就会触发免疫回忆反应，表现为在输血后数天至数周内产生抗体。抗体的产生速度以及其诱导发生溶血的能力共同影响了临床表现。与 DHTRs/DSTRs 相关的血型抗体包括 Kidd，Duffy，Kell 和 MNS（以发生频率递减顺序列出）[78]。

在发生 DHTR/DSTR 时，血型抗体可能存在于血清中，或输注的红细胞中，或者两者中均存在，常规的抗体筛查和抗体鉴定一般都可以检测到。如果输注的红细胞依然存在于患者体内，DAT 结果就可能为阳性。当患者 DAT 检测结果为阳性时，应进行放散试验来进一步鉴定抗体。如果输注的血液有备份（辫子血），那么对其进行抗原分型有助于确诊。

4. 发生率

和 AHTRs 一样，DHTRs 发生率在不同研究报道之间有很大差异。有些差异可能是源于实践中将 DSTRs 和 DHTRs 归为了一类。当然，实验室技术的发展也使得有更多的 DSTRs 被检测出。目前认为这些反应相比 AHTRs 来说发生得更为频繁，任意一种迟发性反应的发生率大约接近 1∶2 500，是 AHTRs 的两倍[79]。实际上，这些 DHTRs 的发生率可能被大大低估了，因为大多数患者在输血后并没有进行红细胞抗体筛查[80]。

5. 治疗

DHTRs 的治疗包括对患者病情的监测以及为其提供合适的支持治疗。最为常用的疗法是按需输注抗原阴性的红细胞来纠正贫血。如果一个患者被实验室确诊为 DSTR，那么应告知其临床医生和输血科主任，以便对这种不能解释的溶血反应进行鉴定和治疗。

6. 预防

由已知的特异性抗体引起的 DHTRs/DSTRs 可以通过输注相应抗原阴性的红细胞来避免。获取患者以前的输血记录很重要，因为对于某些患者，先前被鉴定出的同种抗体也许不能被再次检测出，但同样需要输注相应抗原阴性的红细胞。多数医疗机构计划向镰状细胞贫血病患者和其他体内存在多种同种抗体的患者输注至少部分表型匹配的血液。镰状细胞贫血病患者可能会发生“镰状细胞性溶血性输血反应”，从而导致自体和异体细胞的破坏（本书第 23 章）。

二、血小板输注无效

详见本书第 18 章相关内容。

三、TA - GVHD

1. 临床表现

TA - GVHD 的临床表现普遍发生在输血后的第 8 ~10 天，但也有早在输血后第 3 天就发生，和迟至 30 天后才发生的。临床症状和体征主要包括斑丘疹、发热、伴腹泻的小肠结肠炎、肝功能指标升高以及全血细胞减少。皮疹一般始于躯干，后向四肢扩散，病情重者可能出现大疱[81]。

与异体骨髓移植后发生的 GVHD 不同，TA - GVHD 可能引起随后严重的骨髓抑制，导致的死亡率在 90% 以上。同时该病的病程十分迅速，在首次出现症状后 1 ~3 周内就可导致患者死亡。

2. 鉴别诊断

由于 TA - GVHD 的临床表现一般发生在输血后数天，因此临床上很难将患者的症状与输血联系起来，反而容易认为这些症状是由于其他的原因，如药物副反应或是病毒病引起。对 TA - GVHD 患者的皮肤进行活检，可发现外周血管周围淋巴细胞浸润、角质细胞坏死、致密性角化病，以及大疱形成。分子检测技术，包括 HLA 分型、细胞遗传学分析和嵌合性评估都可用于诊断 TA - GVHD[82]。

3. 病理生理

Billingham[83]认为患者发生 TA - GVHD 需要 3 个前提。首先，供受体表达的 HLA 抗原必须不同；其次，在输注的血液中必须含有免疫活性细胞；最后，受血者没有抵抗这些来自献血者免疫细胞的能力。

在发生 TA - GVHD 时，那些献血者血液来源的具有活性的淋巴细胞会攻击受血者的免疫系统。与 Billingham 所提出的观点一致，决定 TA - GVHD 发病风险的 3 个主要因素是：受血者免疫缺陷的程度，活性 T 淋巴细胞的数量，以及人群中遗传多样性的程度。发生 TA - GVHD 的危险因素包括：白血病、淋巴瘤、移植或清髓性化疗后使用免疫抑制剂、先天性免疫功能缺陷者以及新生儿[84, 85]。

输注血液中活性淋巴细胞的数量受血液成分保

存时间、去白细胞以及辐照情况的影响[86]。但不幸的是，至今仍不知道引起 TA - GVHD 的最少活性淋巴细胞数。虽然白细胞去除技术大大减少了血液成分中的淋巴细胞的数量，但这并不能完全消除发生 TA - GVHD 的风险。有明确的病例记载显示：有些患者输注去白血液成分后仍发生了 TA - GVHD[87]。

虽然免疫功能不全者容易发生 TA - GVHD，但也有免疫功能正常受血者发生该症的报道[82]。TA - GVHD 的发生可能是由于 1 个 HLA 基因为纯合子献血者来源的血液输注给 HLA 基因为杂合子的受血者(单向匹配)。在这种情况下，受血者的免疫系统不能把输注的 HLA 基因纯合子淋巴细胞识别为外来物。但相反，输注的淋巴细胞却把宿主细胞识别为外来物，并对其发动免疫攻击。

人群中的遗传多样性也影响了 TA - GVHD 的发病风险。例如：日本和法国的 TA - GVHD 发生率分别为 1∶874 和 1∶16 835[82]。造成这种差异的原因就在于相比法国，日本 HLA 抗原表达的遗传多样性更低。

4. 治疗

目前已经试图利用各种免疫抑制剂来治疗 TA - GVHD。然而，由于这种疾病往往是致命的，所以只有少数患者被成功治愈，且大多数成功案例中所采用的治疗方式为某种类型的干细胞移植。因此，对于 TA - GVHD，目前主要将重心放在预防上。

5. 预防

唯一可有效预防 TA - GVHD 的措施就是对细胞性血液成分进行辐照处理。AABB 标准要求对于储血容器中央部分的辐照剂量至少为 25Gy(2500cGy)，其余部分至少为 15Gy(1500cGy)。同时，AABB 标准要求在以下情况时也必须对细胞性血液成分进行辐照：①受血者是发生 TA - GVHD 的高危人群；②献血者是受血者有血缘关系的亲属；③献血者通过分型或者交叉配合试验进行 HLA 相容性筛选[5]。以上标准是进行细胞性血液成分辐照的最低要求。当然，医疗机构也可以选择将辐照后的血液成分输注给其他类型的患者(表 27 - 2)。

四、输血后紫癜

1. 临床表现

输血后紫癜(posttransfusion purpura, PTP)是一种相对罕见的输血不良反应，因此很难估计其实际发生率。但至少目前记录在案的 PTP 病例就有 200 例以上，且英国“输血严重不良反应”(Serious Hazard of Transfusion, SHOT)项目组所提供的数据表明：PTP 比我们此前所认为的更常见[87]。参与 SHOT 项目的医院在 8 年内就报道了 44 例 PTP 的发生。

患者平均在输血后第 9 天左右(1 ~ 24 天不等)出现典型的“湿紫癜”和血小板减少[88]。这种血小板减少一般较为严重，血小板计数 < 10 000/uL。常引起黏膜、胃肠道及泌尿道出血。其人群死亡率为 0% ~ 12.8%，大多是死于颅内出血[67, 68]。

PTP 常与红细胞或全血的输注有关；此外，其发生与血小板或血浆的输注也有一定的关系。

表 27 - 2　辐照血的临床适应证

具有明显适应证的情况	具有潜在适应证的情况	通常无适应证的情况
(1)宫内输血； (2)早产儿，低体重儿，新生儿胎儿成熟红细胞增多症； (3)先天性免疫缺陷病； (4)血液恶性肿瘤或实体肿瘤(神经母细胞瘤、肉瘤、霍奇金病)； (5)外周血干细胞或骨髓移植； (6)交叉配血相合、HLA 配型相合的血液成分或指定献血(来源于家属或其他亲属)； (7)氟达拉滨治疗； (8)粒细胞成分	(1)包括接受细胞毒性药物治疗的其他恶性肿瘤患者； (2)来自遗传基因同源性人群的供 - 受体	(1)人类免疫缺陷病毒患者； (2)足月儿； (3)非免疫抑制患者

2. 鉴别诊断

PTP 的鉴别诊断主要是排除其他可能引起血小板减少的疾病，如自身免疫性血小板减少性紫癜，血栓性血小板减少性紫癜，肝素诱导的血小板减少症，DIC，和药物诱导的血小板减少症。对于既往血小板数目正常又无其他疾病的患者来说，PTP 的诊断较为容易。但对于有多重疾病的患者来说，诊断 PTP 就比较困难了。血小板的血清学检查有助于诊断。

3. 病理生理

PTP 的发病机理与患者体内含有血小板特异性的同种抗体有关。这些患者曾因妊娠或输血而暴露于某些血小板抗原，继而产生了血小板抗体。发生 PTP 患者的女性与男性比例为 5∶1。在约 70% 的病例中可检测到针对血小板抗原 1a(HPA - 1a，位于糖蛋白Ⅲa 上)的抗体。同时，针对 HPA - 1b，其他血小板抗原以及 HLA 抗原的抗体也与 PTP 的发生有关[88]。

这种疾病伴随的自身血小板破坏的原因还不明确，目前主要提出了 3 种理论：①第 1 种理论认为，免疫复合物通过血小板上的 Fc 受体与其结合，从而导致了自身血小板的破坏[89]；②第 2 种理论认为，可能是患者自身的血小板吸附了来源于献血者血清中的可溶性血小板抗原，从而导致它们易受到免疫攻击；③第 3 种理论认为，血小板同种抗体具有当患者再次暴露于外来血小板特异性抗原时的自身反应性[88]。目前大家比较支持第 3 种理论。

使用白细胞过滤器可能有助于减少 PTP 的发生。在英国没有普及白细胞去除技术前的 3 年，每年发生 PTP 的例数为 10.3 例，而白细胞去除技术普及后，每年 PTP 的发生率降到了 2.3 例($P<0.001$)[87]。

4. 治疗

由于在未治疗患者中血小板减少症的病程约为 2 周，因此很难评估治疗对于 PTP 的疗效。类固醇，全血置换和血浆置换都曾被用于治疗 PTP。目前治疗 PTP 主要采取的是静脉注射丙种球蛋白[88]。患者平均在 4 天内就可出现疗效，有的甚至数小时内就有好转。

5. 预防

PTP 一般不会因随后的输血而复发。由于目前已知的 PTP 复发案例仍有 4 例，因此，此前有 PTP 史的患者，应尽力选择抗原相合献血者的血小板进行输注。当然，进行自体血液回输，或进行血小板抗原相合献血者/家属的指定献血也是可以的。由于在输注了解冻去甘油红细胞或洗涤红细胞后，PTP 也会发生，因此不推荐使用这些方法来预防 PTP[88]。

五、铁超载

1 个单位的红细胞制品大约含有 250 mg 的铁。铁排泄的平均值约为每天 1 mg。如果红细胞被破坏，其释放的大部分铁就无法排泄，并且会以含铁血黄素和铁蛋白的形式储存在体内。一个不伴有出血的患者输注 10 ~ 15 个单位的红细胞制品后，转铁蛋白就达到饱和了[90]。当铁在网状内皮组织系统、肝脏、心脏以及内分泌器官过度累积后就会造成组织损害，最终可能导致心衰、肝脏衰竭、糖尿病以及甲状腺功能减退症的发生。因患地中海贫血、镰状细胞贫血病或其他慢性贫血症而需要长期输血的患者较容易发生铁过载。通过使用铁螯合剂来减少体内的储存铁以避免毒性剂量的铁的堆积是非常重要的。累积输注超过 50 ~ 100 个单位的红细胞制品所造成的患病率和死亡率可能明显高于潜在贫血所造成的结果[91]。

在体内和组织中，铁螯合剂通过与铁结合来协助它通过尿液/粪便排泄。铁螯合剂的发展，如肠外去铁胺和口服去铁酮的问世，大大降低了长期输血患者发生铁过载的风险，改善了患者的生活质量。在减轻心肌铁沉着方面，去铁酮比去铁胺效果更佳[92]。

新一代铁螯合剂去铁斯若相比去铁胺有更长的半衰期，每天仅需口服 1 次。虽然该药的体外实验仍处于初级阶段，但已发现去铁斯若和去铁酮均可快速进入体外培养心肌细胞的铁储存部位[93]。同时，不像去铁酮有时会引起粒细胞缺乏症，去铁斯若最常见的副反应仅为短暂的胃肠道不适和轻微的肌酐值升高(这些都不会造成严重的临床后果)。使用去铁斯若治疗镰状细胞病的儿童和成人 2.7 年(中位值)后可见疗效，表现为患者的血清铁蛋白呈药物剂量依赖性降低，同时不伴有其他副反应的发生[94]。低剂量的去铁斯若还被用于减少非输血依赖患者的铁超载，且不良反应最小。

表 27－3　如何联系 FDA

方法	具体联系方式
电子邮箱	fatalities2@ fda. hhs. gov
电话/语音信箱	240－402－9160
传真	301－595－1304，Attn：CBER Fatality Program Manger
快递、邮件	US Food and Drug Administration CBER Office of Compliance and Biologics Quality Document Control Center 10903 New Hampshire Avenue WO71，G112 Silver Spring，MD 20993－0002

CBER，生物制品评估研究中心。

第四节　死亡报告要求

当输血反应或输血不良反应导致患者死亡时，现行的良好的制造规范要求进行交叉配血的机构向 FDA 报告死亡病例[95]。尽快通过电话、快递、传真或电子邮件通知 FDA 生物制品评价和研究中心的生物制品质量办公室主任，然后在 7 天之内提交书面报告。表 27－3 列出了 FDA 的联系方式。该报告应包含患者的医疗记录，以及检查报告，必要时还需要尸检结果。患者的潜在疾病可能使确定死亡原因变得困难。任何患者的死亡若临床上怀疑与输血相关，都应该对该可能性进行调查。大多数输血相关的死亡是由 AHTRs、TRALI、以及 TACO 反应引起。这些病例的调查必须要排除实验室、输血科失误、或血液输错[96]。

要点

1. 如今的血液供应比历史上任何时候都更安全。血液监测系统和血液管理程序降低了非传染性输血不良反应的风险。
2. 许多输血反应所表现的体征或症状存在于多种输血反应类型中。早期识别这些反应，及时停止输血，进一步评估是成功处理输血反应的关键。
3. 急性血管内溶血反应往往是由于标本或患者信息错误，因此在大多数情况下是可避免的。
4. 过敏反应的范围从荨麻疹（群）到过敏反应。发生严重反应的患者应检查 IgA 缺乏并予以相应输血。
5. 诊断 TRALI 需要鉴别诊断，排除其他情况。大多数患者经过支持治疗得以恢复。
6. TACO 和 TRALI 均可表现出肺水肿，因此两者常被混淆。对于非出血性患者和充血性心力衰竭患者，应怀疑是 TACO。
7. 大量输血最常见的并发症是凝血功能异常。每个机构应该制定自己的大量输血方案，并考虑到适当的实验室检查的可行性。
8. TA－GVHD 比骨髓或干细胞移植后的 GVHD 更加紧急和严重。超过 90% 的 TA－GVHD 是致命的，可以通过辐照血液成分来预防该反应。
9. PTP 是一种严重但罕见的输血不良反应，该类疾病患者体内的抗人血小板抗原的抗体引起自体和异体血小板的破坏。
10. 铁超载可能是输血最持久的长期不良反应。口服铁螯合剂大大提高了治疗的依从性。
11. 向 FDA 报告的输血相关死亡中，TRALI 是主要原因。
12. 一旦确认输血不良反应导致死亡，受血者的死亡事件必须由进行交叉配血的机构尽快报告给 FDA。

参考文献

[1] Fatalities reported to FDA following blood collection and transfusion：Annual summary for fiscal year 2012. Silver Spring，MD：CBER Office of Communication，Outreach，and Development，2013.［Available at http：//www. fda. gov/BiologicsBloodVaccines/SafetyAvailability/ReportaProblem/TransfusionDonationFa talities/ucm346639. htm（accessed March 17，2014）.］

[2] The National Healthcare Safety Network (NHSN) manual: Biovigilance component. (June 2011) Atlanta, GA: Centers for Disease Control and Prevention, 2011. [Available at http: //www. cdc. gov/nhsn/PDFs/Biovigi lance/BV-HV-protocol-current. pdf (accessed December 3, 2013).]

[3] Eder AF, Chambers LA. Noninfectious complications of blood transfusion. Arch Pathol Lab Med 2007; 131: 708 -718.

[4] Jenner PW, Holland PV. Diagnosis and management of transfusion reactions. In: Petz LD, ed. Clinical practice of transfusion medicine. 3rd ed. New York: Churchill Livingstone, 1996: 905 -929.

[5] Levitt J, ed. Standards for blood banks and transfusion services. 29th ed. Bethesda, MD: AABB, 2014.

[6] Josephson CD, Mullis NC, Van Demark C, et al. Significant numbers of apheresis-derived group O platelet units have "high-titer" anti-A/A, B: Implications for transfusion policy. Transfusion 2004; 44: 805 -808.

[7] Sapatnekar S, Sharma G, Downes KA, et al. AHTR in a pediatric patient following transfusion of apheresis platelets. J Clin Apher 2005; 20: 225 -229.

[8] Davenport RD. Hemolytic transfusion reactions. In: Popovsky MA, ed. Transfusion reactions. 4th ed. Bethesda, MD: AABB Press, 2012: 1 -51.

[9] Davenport RD, Strieter RN, Standiford TJ, et al. Interleukin -8 production in red cell incompatibility. Blood 1990; 76: 2439 -4242.

[10] Hod EA, Cadwell CM, Liepkalms JS, et al. Cytokine storm in a mouse model of IgG-mediated hemolytic transfusion reactions. Blood 2008; 112: 891 -894.

[11] Vamvakas EC, Blajchman MA. Transfusion-related mortality: The ongoing risks of allogeneic blood transfusion and the available strategies for their prevention. Blood 2009; 113: 3406 -3417.

[12] Friedrich JO, Adhikari N, Herridge MS, et al. Meta-analysis: Low-dose dopamine increases urine output but does not prevent renal dysfunction or death. Ann Intern Med 2005; 142: 510 -524.

[13] Ludens JH, Hook JB, Brody MJ, et al. Enhancement of renal blood flow by furosemide. J Pharmacol Exp Ther 1968; 163: 456 -460.

[14] Goldfinger D. Acute hemolytic transfusion reactions- A fresh look at pathogenesis and considerations regarding therapy. Transfusion 1977; 17: 85 -98.

[15] Toh CH, Dennis M. Disseminated intravascular coagulation: Old disease, new hope. BMJ 2003; 327: 974 -977.

[16] Norman KE. Alternative treatments for disseminated intravascular coagulation. Drug News Perspect 2004; 17: 243 -250.

[17] Fung MK, Downes KA, Shulman IA. Transfusion of platelets containing ABO-incompatibleplasma: A survey of 3156 North American laboratories. Arch Pathol Lab Med 2007; 131: 909 -916.

[18] Dubey A, Verma A, Sonker A, et al. Transfusion medicine illustrated. Sudden increased incidence of transfusion reactions reported from a ward: Root cause analysis. Transfusion 2009; 49: 409 -410.

[19] Brand A. Passenger leukocytes, cytokines, and transfusion reactions (editorial). N Engl J Med 1994; 331: 670 -671.

[20] Oberman HA. Controversies in transfusion medicine: Should a febrile transfusion response occasion the return of the blood component to the blood bank? Con. Transfusion 1994; 34: 353 -355.

[21] Ezidiegwu CN, Lauenstein KJ, Rosales LG, et al. Febrile nonhemolytic transfusion reactions. Management by premedication and cost implications in adult patients. Arch Pathol Lab Med 2004; 128: 991 -995.

[22] Wang, Rachel R. Effects of prestorage vs poststorage leukoreduction on the rate of febrile nonhemolytic transfusion reactions to platelets. AJCP 2012; 138: 255 -259.

[23] Tang AW. A practical guide to anaphylaxis. Am Fam Physician 2003; 68: 1325 -1332.

[24] Savage, WJ, Tobian AA, Fuller AK, et al. Allergic transfusion reactions to platelets are associated more with recipient and donor factors than with product attributes. Transfusion; 2011; 51: 1716 -1722.

[25] Savage WJ, Savage JH, Tobian AA, et al. Allergic agonists in apheresis platelet products are associated with allergic transfusion reactions. Transfusion 2012; 52: 575 -581

[26] Selective deficiency of IgA. Atlanta, GA: National Library of Medicine, 2007. [Available at http: //www. nlm. nih. gov/medlineplus/ency/ article/001476. htm (accessed December 3, 2013).]

[27] Shimada E, Odagiri M, Chaiwong K, et al. Detection of Hpdel among Thais, a deleted allele of the haptoglobin gene that causes congenital haptoglobin deficiency. Transfusion 2007; 47: 2315 -2321.

[28] Lambin P, Le Pennec PY, Hauptmann G, et al. Adverse transfusion reactions associated with a precipitating anti -C4 antibody of anti-Rodgers specificity. Vox Sang 1984; 47: 242 -249.

[29] Domen RE, Hoeltge GA. Allergic transfusion reactions: An

evaluation of 273 consecutive reactions. Arch Pathol Lab Med 2003; 127: 316 - 320.

[30] Vamvakas EC. Allergic and anaphylactic reactions. In: Popovsky MA, ed. Transfusion reactions. 4th ed. Bethesda, MD: AABB Press, 2012: 99 - 147.

[31] Stainsby D, Jones H, Asher D, et al. Serious hazards of transfusion: A decade of hemovigilance in the UK. Transfus Med Rev 2006; 20: 273 - 282.

[32] Brown SGA, Mullins RJ, Gold MS. 2. Anaphylaxis: Diagnosis and management. Med J Aust 2006; 185: 283 - 289.

[33] Kennedy LD, Case LD, Hurd DD, et al. A prospective, randomized, double-blind controlled trial of acetaminophen and diphenhydramine pretransfusion medication versus placebo for the prevention of transfusion reactions. Transfusion 2008; 48: 2285 - 2291.

[34] Sandler SG. How do I manage patients suspected of having had an IgA anaphylactic transfusion reaction? Transfusion 2006; 46: 10 - 13.

[35] Popovsky MA, Haley NR. Further characterization of transfusion-related acute lung injury: Demographics, clinical and laboratory features and morbidity. Immunohematology 2000; 16: 157 - 159.

[36] Nakagawa M, Toy P. Acute and transient decrease in neutrophil count in transfusion-related acute lung injury: Cases at one hospital. Transfusion 2004; 44: 1689 - 1694.

[37] Bernard GR, Artigas A, Brigham KL, et al. The American-European consensus conference on ARDS. Definitions, mechanisms, relevant outcomes, and clinical trial coordination. Am J Respir Crit Care Med 1994; 149: 818 - 824.

[38] Kleinman S, Caulfield T, Chan P, et al. Toward an understanding of transfusion-related acute lung injury: Statement of a consensus panel. Transfusion 2004; 44: 1774 - 1789.

[39] Popovsky MA, Moore SB. Diagnostic and pathogenetic considerations in transfusionrelated acute lung injury. Transfusion 1985; 25: 573 - 577.

[40] Silliman CC, Boshkov LK, Mehdizadehkashi Z, et al. Transfusion-related acute lung injury: Epidemiology and a prospective analysis of etiologic factors. Blood 2003; 101: 454 - 462.

[41] Kopko PM, Popovsky MA. Transfusion-related acute lung injury. In: Popovsky MA, ed. Transfusion reactions. 4th ed. Bethesda, MD: AABB Press, 2012: 191 - 215.

[42] Steinberg KP, Hudson LD, Goodman RB, et al. Efficacy and safety of corticosteroids for persistent acute respiratory distress syndrome. N Engl J Med 2006; 354: 1671 - 1684.

[43] TRALI risk mitigation for plasma and whole blood allogeneic transfusion. Association Bulletin #14 - 02. Bethesda, MD: AABB, 2014. [Available at http://www.aabb.org (accessed February 24, 2014).]

[44] Robillard P, Itaj NK, Chapdelaine A. Increasing incidence of transfusion-associated circulatory overload reported to the Quebec Hemovigilance System, 2000 - 2006. Transfusion 2008; 48 (Suppl): 204A.

[45] Pomper GJ. Febrile, allergic, and non-immune transfusion reactions. In: Simon TL, Snyder EL, Solheim BG, et al, eds. Rossi's principles of transfusion medicine. 4th ed. Bethesda, MD: AABB Press, 2009: 826 - 846.

[46] Zhou L, Giacherion D, Cooling L, et al. Use of B-natriuretic peptide as a diagnostic marker in the differential diagnosis of transfusion-associated circulatory overload. Transfusion 2005; 45: 1056 - 1063.

[47] Li G, Daniels CE, Kojicic M, et al. The accuracy of natriuretic peptides (brain natriuretic peptide and N terminal pro-brain natriuretic) in the differentiation between transfusion-related acute lung injury and transfusion-related circulatory overload in the critically ill. Transfusion 2009; 49: 13 - 20.

[48] Popovsky MA, Audet AM, Andrzejewski C. Transfusion-associated circulatory overload in orthopedic surgery patients: A multi-institutional study. Immunohematology 1996; 12: 87 - 89.

[49] Bierbaum BE, Callaghan JJ, Galante JO. An analysis of blood management in patients having a total hip or knee arthroplasty. J Bone Joint Surg Am 1999; 81: 2 - 10.

[50] Robillard P, Itaj KI, Chapdelaine AC. Incidence of TRALI and respiratory complications in the Quebec hemovigilance system. Vox Sang 2006; 91(Suppl 3): 229.

[51] Rana R, Fernandez-Perez E, Khan SA, et al. Transfusion-related acute lung injury and pulmonary edema in critically ill patients: A retrospective study. Transfusion 2006; 46: 1478 - 1483.

[52] Narick C, Triulzi DJ, and Yazer MH. Transfusion-associated circulatory overload after plasma transfusion. Transfusion 2012; 52: 160 - 165.

[53] Dzik WH, Kirkley SA. Citrate toxicity during massive blood transfusion. Transfus Med Rev 1988; 2: 76 - 94.

[54] Olinger GN, Hottenrott C, Mulder DG, et al. Acute clinical hypocalcemic myocardial depression during rapid transfusion and postoperative hemodialysis: A preventable complication. J Thorac Cardiovasc Surg 1976; 72: 503

-511.

[55] Dzik WH. Massive transfusion in the adult patient: Lessons from liver transplantation. In: Jeffries LC, Brecher ME, eds. Massive transfusion. Bethesda, MD: AABB, 1994: 65-93.

[56] Wilson RF, Binkley LE, Sabo FM, et al. Electrolyte and acid-base changes with massive transfusion. Am Surg 1992; 58: 535-544.

[57] Collins JA. Problems associated with the massive transfusion of stored blood. Surgery 1974; 174: 274-295.

[58] Liu EA, Manino FL, Lane TA. Prospective, randomized trial of the safety and efficacy of a limited donor exposure program for premature neonates. J Pediatr 1994; 125: 92-96.

[59] Bansal I, Calhoun BW, Joseph C, et al. A comparative study of reducing the extracellular potassium concentration in red blood cells by washing and by reduction of additive solutions. Transfusion 2007; 47: 248-250.

[60] Malone DL, Hess JR, Fingerhut A. Massive transfusion practices around the globe and a suggestion for a common massive transfusion protocol. J Trauma 2006; 60(Suppl): S91-96.

[61] Engstrom M, Schott U, Rommer B, Reinstrup P. Acidosis impairs the coagulation: A thromboelastographic study. J Trauma 2006; 61: 624-628.

[62] Miller RD, Robbins TO, Tong MJ, et al. Coagulation defects associated with massive blood transfusion. Ann Surg 1971; 174: 794-801.

[63] Counts RB, Haisch C, Simon TL, et al. Hemostasis in massively transfused trauma patients. Ann Surg 1979; 190: 91-99.

[64] Murray DJ, Pennell BJ, Weinstein SL, et al. Packed red cells in acute blood loss: Dilutional coagulopathy as a cause of surgical bleeding. Anesth Analg 1995; 80: 336-342.

[65] Lim RC, Olcott C, Robinson AJ, et al. Platelet response and coagulation changes following massive blood replacement. J Trauma 1973; 13: 577-582.

[66] Harrigan C, Lucas CE, Ledgerwood KAT, et al. Serial changes in primary hemostasis after massive transfusion. Surgery 1985; 98: 836-843.

[67] Harke H, Rahman S. Haemostatic disorders in massive transfusion. Bibl Haematol 1980; 46: 179-188.

[68] Collins JA. Recent developments in the area of massive transfusion. World J Surg 1987; 11: 75-81.

[69] Plotkin AJ, Wade CE, Jenkins DH, et al. A reduction in clot formation rate and strength assessed by thromboelastography is indicative oftransfusion requirements in patients with penetrating injuries. J Trauma 2008; 64: S64-68.

[70] Reed RI, Ciaverella D, Heimbach DM, et al. Prophylactic platelet administration during massive transfusion: A prospective, randomized double-blinded clinical study. Ann Surg 1986; 203: 40-48.

[71] Roback JD, Caldwell S, Carson J, et al. Evidence-base practice guidelines for plasma transfusion. Transfusion 2010; 50: 1227-1239.

[72] Hedner U, Erhardson E. Potential role for rFVIIa in transfusion medicine. Transfusion 2002; 42: 114-124.

[73] Meyer E, Uhl L, Complications of massive transfusion. In: Popovsky MA, ed. Transfusion reactions. 4th ed. Bethesda, MD: AABB Press, 2012: 439-470.

[74] Clark AD, Gordon WC, Walker ID, et al. "Lastditch" use of recombinant Factor VIIa in patients with massive hemorrhage is ineffective. Vox Sang 2006; 86: 120-124.

[75] The CRASH-2 collaborators. The importance of early treatment with tranexamic acid in bleeding trauma patients: An exploratory analysis for the CRASH-2 randomized controlled trial. Lancet 2011; 377: 1096-1101.

[76] O'Quin RJ, Lakshminarayan S. Venous air embolism. Arch Intern Med 1982; 142: 2173-2177.

[77] Schonewille H, van de Watering LMG, Loomans DSE, Brand A. Red blood cell alloantibodies after transfusion: Factors influencing incidence and specificity. Transfusion 2006; 46: 250-256.

[78] Mollison PL, Engelfriet CP, Contreras M. Blood transfusion in clinical medicine. 10th ed. Oxford, UK: Blackwell Science, 1997.

[79] Vamvakas EC, Pineda AA, Reisner R, et al. The differentiation of delayed hemolytic and delayed serologic transfusion reactions: Incidence and predictors of hemolysis. Transfusion 1995; 35: 26-32.

[80] Schonewille H, van de Watering LMG, Brand A. Additional red blood cell alloantibodies after blood transfusions in a nonhematologic alloimmunized patient cohort: Is it time to take precautionary measures? Transfusion 2006; 46: 630-634.

[81] Rühl H, Bein G, Sachs UJH. Transfusion-associated-graft-versus-host disease. Transfus Med Rev 2009; 23: 62-71.

[82] Jacobson CA, Anderson KC, Alyea EP. Transfusion-associated graft-versus-host disease. In: Popovsky MA, ed. Transfusion reactions. 4th ed. Bethesda, MD: AABB Press, 2012: 217-237.

[83] Billingham R. The biology of graft-versus-host reactions. In: The Harvey lecture series, 1966 – 1967. Vol 62. Orlando, FL: Academic Press, 1968; 21 – 78.

[84] Anderson KC, Weinstein HJ. Transfusion-associated graft-versus-host disease. N Engl J Med 1990; 323: 315 – 321.

[85] Leitman SF, Tisdale JF, Bolan CD, et al. Transfusion-associated GVHD after fludarabine therapy in a patient with systemic lupus erythematosus. Transfusion 2003; 43: 1667 – 1671.

[86] Klein HG. Transfusion-associated graft-versus-host disease: Less fresh blood and more gray (Gy) for an aging population. Transfusion 2006; 46: 878 – 880.

[87] Williamson LM, Stainsby D, Jones H, et al. The impact of universal leukodepletion of the blood supply on hemovigilance reports of posttransfusion purpura and transfusion-associated graft-versus-host disease. Transfusion 2007; 47: 1455 – 1467.

[88] McFarland JG. Posttransfusion purpura. In: Popovsky MA, ed. Transfusion reactions. 4th ed. Bethesda, MD: AABB Press, 2012: 263 – 287.

[89] Shulman NR, Aster RH, Leitner A, et al. Immunoreactions involving platelets. V. Post-transfusion purpura due to a complement-fixing antibody against a genetically controlled platelet antigen. A proposed mechanism for thrombocytopenia and its relevance in "autoimmunity." J Clin Invest 1961; 40: 1597 – 1620.

[90] Ley TJ, Griffith P, Nienhuis AW. Transfusion haemosiderosis and chelation therapy. Clin Haematol 1982; 11: 437 – 464.

[91] Sharon BI. Management of congenital hemolytic anemias. In: Simon TL, Snyder EL, Solheim BG, et al, eds. Rossi's principles of transfusion medicine. 4th ed. Bethesda, MD: AABB Press, 2009: 448 – 469.

[92] Cario H, Janka-Schaub G, Jarisch A, et al. Recent developments in iron chelation therapy. Klin Padiatr 2007; 219: 158 – 165.

[93] Neufeld EJ. Oral chelators deferasirox and deferiprone for transfusional iron overload in thalassemia major: New data, new questions. Blood 2006: 3436 – 3441.

[94] Taher AT, Porter J, Viprakasit V, et al. Deferasirox reduces iron overload significantly in non-transfusion dependent thalassemia: 1 – year results from a prospective, randomized, double-blind, placebo-controlled study. Blood 2012; 120: 970 – 977.

[95] Code of federal regulations. Title 21, CFR Part 606. 170 (b). Washington, DC: US Government Printing Office, 2011 (revised annually).

[96] Guidance for industry: Notifying FDA of fatalities related to blood collection or transfusion. (September 22, 2003) Silver Spring, MD: CBER Office of Communication, Outreach, and Development, 2003.

第 28 章

临床用血审核方法

根据相关法规和标准要求，临床用血审核是所有医疗机构输血科的 1 项职能[1]。医疗卫生机构认证联合委员会(Joint Commision，JC)和 AABB 均要求医疗机构对临床用血实施监控。JC 要求医院采集临床用血数据，对存在风险或可能出现前哨事件的过程，包括临床用血过程的运行绩效实施监控(PI. 3. 1. 1)[2]。AABB 要求所有医疗机构建立同行评审计划，对各类血液成分的临床输血实践，包括“使用或报废”和“临床合理用血”实施监控[3]。另外，美国医疗保险和医疗救助的相关联邦法规要求医院向医务人员提供输血过程改进的建议[1]。

其他国家也要求医院建立临床用血审核和监控过程。例如，在加拿大，标准协会和输血协会均要求医院对临床用血实施监控，且加拿大联邦法律拟将与标准协会要求的符合性列入强制性要求。在英国，卫生部于 1997—2012 年开展了更好输血行动计划(Better Blood Transfusion)，紧接着推行患者血液管理计划，这些计划均促进并鼓励医疗机构积极参与国家临床用血审核，包含医疗机构临床用血比对审核专项计划。在英国，确保医疗机构积极参与国家临床用血审核的因素有：

(1)审核是英国公立医疗系统(National Health Service，NHS)医疗机构“质量履职(quality account)”报告的 1 个组成部分(《健康法》，2009 年)；

(2)审核数据为医疗质量委员会(英国所有卫生及社会保健服务的独立监管机构)所利用；

(3)参加国家审核的 NHS 医院可能获得卫生署诉讼局(负责管理 NHS 过失及其他方面的索赔)的诉讼减免；

(4)国家输血委员会监督、促进和支持国家审核。

与英国的做法类似，JC 发布公告，从 2014 年开始，其认证计划进一步识别已通过认证的医疗机构是否采取系统措施，提高临床合理用血水平。

符合临床用血监控或审核要求的审核方法有多种，但所有临床用血审核计划的总目的都是确保血液成分合理使用，其他目标可能包括减少不合理用血，从而降低成本。以往的临床用血审核专注于控制或减少输血总量和(或)个体患者的过度输血，因为一直以来都认为不合理用血主要是输血过多。非必需的输血增加不必要的费用，并导致本可避免的不良事件发生。现在越来越重视对输血的限制，因此可能需要关注输血过少的情况。还有，也需对申请输血剂量实施审核，因其可能导致输注过多或过少。输血过少和申请输血剂量以前从未是临床用血审核重点关注的问题[4]。

根据审核的预期目的选择相应的临床用血审核方法。为了控制用血申请或库存管理而对输血总量趋势实施监控所采用的审核方法，有别于为了限制不合理输血申请所采用的审核方法。但无论是何种预期目的，采用何种审核方法，输血科(技师及医生)和医疗机构输血或临床用血委员会都必须共同努力，做好临床用血审核与跟踪工作。

第一节 临床用血监控的理论依据

开展临床用血监控的主要目的是发现血液成分利用不合理的情形，并采取适当的干预措施，对输血实践加以改进，因此审核或监控应重视建立将审核发现向医疗机构反馈的工作机制。

促进或确保血液的最佳使用非常重要，因为：

①血液属于生物制品，可能导致许多不良反应，包括感染性和非感染性并发症[5-6]，其中大部分并发症已众所周知，但仍有些通常不为医生和公众所熟知，还有一些潜在并发症目前仍未完全了解，因此应尽量避免不合理输血；②血液资源稀缺和珍贵，如果将全部相关成本计算在内，输注 1 单位红细胞的费用达 400～760 美元，且很多地区都遭遇过血液短缺[6-8]。

临床用血的仔细监控能够发现不合理用血的实例，并采取相应的纠正措施。如果采用实时或事前审核系统，输血科的工作人员能够随时给予干预，必要时修改输血申请，避免发出不合理需求的血液。事后开展的临床用血评估虽然对其所发现的具体患者的不合理用血已于事无补，但其所发现的存在问题能够用于设计干预措施，以改进今后的输血实践。

已经采用许多干预措施改进输血实践(表 28-1)，其中最常见的是审核与反馈。Cochrane 医疗有效实践和组织专家组(Cochrane Effective Practice and Organization of Care Group)对审核与反馈的定义是："具体时间段内的临床绩效总结"，但是人们并不太理解审核与反馈的有效要素以及如何构建反馈架构才能产生不同情形下的行为改变。干预措施实施后，需对干预措施的持续有效性开展连续监控和评估，必要时连续给予干预或改用其他干预措施。

总之，临床用血审核具有双重作用：①发现血液使用的存在问题；②监控针对发现问题所采取的干预措施的成效。

第二节　临床用血审核类型

临床用血审核能够检查每份输血申请单，并对输血数据作汇总分析。输血申请单的评审，可以在事前实时实施，也可在事后实施。输血申请单的事后评审也可在输血后短时间(24 h)内实施，此举亦能及时提供对输血具体实例的反馈意见，固亦称为"事中评审"[9]。过了更长时间以后才实施的事后审核可采用多种方法对输血数据作汇总分析。个体和总体的输血数据分析的作用与目的各不相同，不存在相互排斥，反而可以互为互补。

一、事前(实时)审核

事前审核是在血液发出前对每份输血申请单实时评审，可采用计算机辅助规则开展电子评审或由技术人员做人工评审，将输血申请单与本机构输血审核标准对照。评审需要相关临床数据(例如红细胞输注的红细胞比容与适应证)，最好能够从临床人员在输血申请过程中提供的信息中采集[10-11]，或由输血实验室信息系统[12-13]自动查找取得患者输血前血液检测值。如果使用输血信息系统，能够将本机构的输血指南整合到血液申请程序中[11]。实验室人员也可通过实验室信息系统获得这些数据[14]，但因费时费力而难以普遍实施[10]。输血科人员将不符合审核标准的输血申请标识后，在发血前与申请输血的医生联系并讨论患者的输血需求。

应确保事前审核系统不影响输血申请的及时提交。例如，当输血信息系统筛查提示输血申请不符合指南的要求时，输血申请医生只要在信息系统录入申请理由后仍能完成输血申请[11]。审核过程也需发现和反映实验室检查结果的延迟获得和临床病例的不确定性。

由于存在上述问题和限制因素，事前审核标准不应像合理用血指南那样严格，以免因输血申请不符合审核标准导致输血延误[13]。因此应建立确保紧急输血不会被延误的机制。急诊科、手术室等特殊临床科室的输血申请延误可导致临床不良事件，因此其输血申请可不在事前审核范围。

表 28-1　审核类型和干预措施对输血实践的改进作用

干预措施	事前审核	事中审核	事后审核
个体教育/反馈	＋＋	＋＋	＋
群体教育/反馈/教学	－	－	＋＋
指南传播	＋	＋	＋
将提示/指南整合到输血申请单或输血信息系统	＋＋	＋＋	＋

＋＋审核类型很适用；＋审核类型可能适用；－审核类型适用性差或不适用

当输血申请医生的用血申请受到质疑时，可能会使其对事前审核产生抵触。在制定审核指南和审核过程时应让输血申请医生积极参与，广泛征求他们的意见，这样可减少摩擦，并确保事前审核系统能够持续有效运行。此外，需要输血医生或至少高级技师参与和输血申请医生的对话与沟通[14-15]。为减轻技术人员和医生的事前审核工作负荷，可采用选择性审核方式，针对特殊临床科室（如产科或骨科）或特殊时段开展审核。

事前审核的益处包括能够在发血前采取直接干预措施，修改或终止不合理用血申请[12]或选用更适合的血液成分或更合适的剂量[16]。理想的是，事前审核即时做出的干预能对输血申请医生的输血习惯产生长久影响。但是，实时审核和即时干预会大量增加输血科和输血医生的工作负荷，因此应权衡其成本效益。

许多单中心研究显示，事前审核在降低输血总量[14-15, 17]、每名患者输血量[18-20]、输血患者占比[18-19, 21-22]和不合理输血量[19, 22-23]方面具有明显作用（表28-2），其中有许多研究通过联合应用事前审核和其他干预措施改进输血实践[14-15, 17-20, 22-23]。虽然这些研究显示，可采用事前审核改进输血实践，但其成效的长久性尚未明了。有1项研究显示，3年后重新对不合理用血进行检查时发现，3年前开展的事前审核所取得的不合理输血比例下降的成效并没有得到巩固和保持[27]。

二、事中审核

事中审核是在输血后12～24 h内对输血申请作评估[9, 13]，其审核过程与事前审核类似，但是在输血后做的评估，已无法改变既成输血事实，仅对今后输血实践改进措施的制定有益。但是，趁输血申请医生还清楚记得输血过程时，立即与其共同回顾其中的不足之处，有望促使其改变输血习惯。

与事前审核类似，事中审核可采用计算机规则或输血审核标准人工比对的方法。事中审核的时机可以是输血时或输血申请完成后不久。将不符合审核标准的输血申请标记后，交由高级技师或输血医生审核。审核时，输血医生可能已有机会获得有助于判断输血申请合理性的其他实验室检查结果，但要注意的是，输血申请医生在申请输血时还未获得这些实验室检查结果。由于事中审核不会延误输血申请，故可用于评估紧急输血申请，且可采用比事前审核更为严格的合理用血审核标准。

发现不合理的输血申请后，可通过电话或电子邮件与输血申请医生联系和讨论。如果不是要求其马上纠正，且输血科人员具有较强的书面沟通能力，输血申请医生可能比较容易接受，输血科和输血申请医生的对话就能产生作用。有研究显示，联合采用事中审核、新版指南和开展培训后，新鲜冰冻血浆的输注量减少了77%[35]。

事中审核很费时，输血医生常需对不合理输血申请作评估，并与输血申请医生一同随访[13]。因此对所有输血申请实施事中审核显然不现实。正如在前面的事前审核中所述，可选择性开展事中审核以减轻工作负荷。事中审核可能更适用急性创伤或其他急诊患者的合理用血审核，因为这类患者不适用事前审核，而事后审核所需要的精确时间点（如大量输血方案实施时间这一关键点）以及与输血科的沟通在这类患者的输血审核中也难以获得。

三、事后审核

临床用血的事后审核通常由医院团队或输血科具体实施，审核结果宜通过医院输血委员会审核，审核频率因医疗机构而异。使用信息系统有助于连续对临床各专业的用血情况实施审核[11]。与事前审核及事中审核不同，事后审核能够将输血数据汇总作趋势分析，审核结果有助于进一步了解不同专业之间的输血实践存在较大差异的原因。事后审核也可对具体患者的输血申请合理性进行评价，但如果事先没有做好数据收集，或者实验室信息系统未能将具体患者的输血信息与其实验室检查结果关联，具体患者的输血评价工作将十分繁琐。

可通过多种方法分析事后审核数据。最简单的是血液成分输注总量和输血患者总数的分析，但这类数据可能存在较大的时间变异性，因此用途有限，需要对临床用血的差异性作进一步分析。每位住院患者或每次手术输血量的平均值或中位数更能反映合理用血现状。简单地将输血总量除以输血患者总数这一算法并不科学，因为需要大量用血的少数患者即可对输血总量造成明显影响，尤其是统计时段较短时。宜统计输血患者占比，并按手术种类或临床专业进一步细化分析。这几组数据是临床合理用血监控的最基本数据。其他分析指标包括合理和不合理用血占比，但需要收集其他临床数据和评审输血申请，其工作负荷较大。

表 28－2　事前和事后审核对输血实践改进作用的研究

研究	干预	血液成分	减少不合理输血比例（%）	减少输血患者比例（%）	减少每位患者输血量（U）	减少输血总量（%）
Cohn 2013[13]	事中审核	RBCs	5～14/月	—	—	—
Arnold 2011[24]	教育、申请单、审核/反馈	FFP	14	—	—	—
Tavares 2011[15]	教育、事前审核	FFP				80.8
Sarode 2010[14]	事前审核、指南、教育	RBCs	—	—	—	12.6
		FFP	—	—	—	59.9
		Plt	—	—	—	25.4
Yeh 2006[17]	事前审核、审核/反馈	RBCs	—	—	—	15
		FFP	—	—	—	74
		Plt	—	—	—	14
Rubin 2001[25]	审核/反馈、教育	RBCs	2	—	—	—
Capraro 2001[26]	审核/反馈、教育	RBCs	—	26	—	—
		FFP		7		
		PLT		6		
Tobin 2001[27]	事前审核、指南	RBCs	+4%（使用增加）		—	—
		FFP	+13%（使用增加）			
		Plt	+14%（使用增加）			
Hameedullah 2000[28]	审核/反馈、指南、教育	FFP	—	21	—	—
Rehm 1998[18]	事前审核、申请单	RBCs	—	—	26	—
Joshi 1997[29]	事后审核、指南	RBCs	20.7	50	—	—
Tuckfield 1997[23]	事前审核、申请单	RBCs	13	—	—	—
		FFP	10	—	—	—
		Plt	10	—	—	—
Cheng 1996[19]	事前审核、申请单	FFP	7	—	35	31
		Plt	10	—	22	17
Morrison 1993[30]	事后审核、教育、指南、表格	RBCs	—	—	12	62
Littenberg 1995[22]	事前审核、指南	RBCs	—	4.1	—	1
Brandis 1994[31]	事后审核、教育	RBCs	—	—	29	19
Hawkins 1994[21]	事前审核	FFP	—	—	55	—
Rosen 1993[32]	事后审核、申请单、指南	RBCs	—	—	27	21
		FFP	—	—	18	9
		Plt	—	—	23	15
Ayoub 1989[33]	事后审核、教育、指南	FFP	—	—	—	46
Giovanetti 1988[34]	事后审核、指南	RBCs	67	10.9	—	—
Solomon 1988[20]	事前审核、事后审核、指南、教育、申请单	FFP	—	—	—	52
Shanberge 1987[35]	事中审核、指南、教育	FFP	—	—	—	77
Handler 1983[36]	事后审核、教育	RBCs	—	—	—	—

注：RBCs，红细胞；FFP，新鲜冰冻血浆；Plt，血小板。

也可分析具体血液品种、医生和临床科室的用血趋势。具有多个执业地点的医疗机构，可比较不同地点的相似临床服务情况。另外这些层面的分析有助于发现输血实践的差异和不合理输血，然后采取针对性干预措施，改进输血实践。

一般而言，事后审核基本上不需要输血科技术人员或输血医生对临床输血的实时关注，工作负荷比事前审核和事中审核小，所需时间取决于希望了解的详细程度。

有许多研究显示，采用事后审核并向临床医生提供详实的反馈能够有效减少输血总量[20, 24, 29-33]、患者平均输血量[30-32, 37-38]、输血患者比例[26, 28, 36]和不合理输血次数[24, 29, 34]（表28-2）。至今尚未见对事后审核所致输血实践改进的长期成效的评价研究。

第三节　改进输血实践的干预措施

如前所述，输血审核结果最好能与干预措施相结合以改善输血实践。临床合理用血水平的提高需要经历一个过程，可将该过程理解为是知识的传播与转化或贯彻实施的工作过程，其目的是将研究成果和（或）最佳实践应用到日常临床实际工作中。输血审核是该过程的重要组成部分[39]。

缩小知识与行为之间的差距首先需要对知识进行归纳和整理，临床指南是其最常见的呈现形式。可单纯采用国家或国际指南，但如果由本机构利益相关方参与制定本机构使用的指南，则可提高指南依从性[40]。输血审核的作用是发现目前的临床实践（行为）与指南（最佳实践）的差距。一旦输血审核确定重要差距之后，即可制定针对性干预措施。为能够长期保持输血实践的有效改进，干预措施的选择和设计宜十分谨慎。

遗憾的是，目前尚未确定最佳干预措施的选择和制定过程。因此最好首先确定改进输血实践的促进和障碍因素，然后针对这些因素制定相应的干预措施[41-42]。事中[13]、事后[37]和事前[21]审核对个人的输血实践改进均有作用。其他干预措施包括指南的传播[11, 20, 28, 30, 32-35]、培训[15, 20, 24, 30, 33, 36]、新输血申请单和电子申请单的引入[24, 30, 32]等，常与审核联合应用。

第四节　监控和干预对输血实践改进的成效

已公开发表的大多数研究显示，开展事前和事后审核能够降低输血总量或不合理输血比例（表28-2）。单独采用事中[13]、事前[21]和事后审核与反馈[37]也能够取得类似成效。1项采用事前审核的研究显示，红细胞和血浆使用量减少，而血小板的使用量没有变化[21]。另1项采用事后审核的研究显示，红细胞使用量减少，而血浆及血小板使用量没有变化[37]。这2项研究结果可能提示，与其他干预措施相结合的事前及事后审核对于血液使用的改进可能更为有效。有关干预措施对输血实践的改进作用的评价研究存在设计质量差（几乎全部是未设立对照组的单中心前后对照研究）和发表偏倚（不发表干预无效的研究）等问题，因此无法确定这些干预措施的真实成效[43-44]。

第五节　输血监控与审核方法的选择

输血监控方法的选择取决于每个医疗机构的许多具体因素[45]。首先要确定采用何种审核方法。事前与事中审核目的相同，不能同时用于评价个体患者输血。事前审核对输血实验室人员和输血医生的时间要求最高，需要24 h全覆盖，还需要实验室信息系统的支持，较小型或输血工作繁忙的医疗机构难以满足这些条件。由于事中审核可在输血后12～24 h内实施，因此可能更适合较小型或输血实验室工作人员和输血医生有限的医疗机构。如果不可能对全部血液成分实施全面事前审核，可针对特定血液成分（如静注免疫球蛋白或重组Ⅶa因子）或特定临床科室实施事前审核。事后评估可作为个体患者输血事前或事中审核的补充，获得血液使用趋势的相关数据。

事前、事中及事后审核的具体步骤请详见表28-3至28-5。在输血申请单或输血信息系统嵌入指南或临床信息（附录28-1示例），有助于在事前或事中审核时发现不合理输血申请[46]。3类审核方式均可应用实验室信息系统和计算机规则筛查和发现不合理输血申请[13, 47]。大型输血服务机构更经常开展输血审核，而较小型的医疗机构则较少开展。较小型的医疗机构可将本机构的事后审核数据（例如按照疾病诊断分组患者的输血量）与其他类似机构作对比。

表 28－3　临床用血监控的事前审核实施步骤

1. 确定审核程度和频率 (1)可选择所有或特定血液成分实施审核； (2)可不包括需要紧急输血的病区(例如急诊室或手术室)，以避免输血延误； (3)如果资源有限，可采用选择性审核。例如，对输血量大或存在输血问题的某个病区的输血申请实施审核，可轮流选择不同病区实施审核； (4)可仅在正常工作时间实施审核，以避免输血实验室工作人员和输血医生额外加班
2. 输血申请时所需的临床信息符合要求 可以是输血申请单(附录 28－1)或输血信息系统的一部分
3. 制定合理或不合理输血的标准 (1)审核标准宜比最佳输血指南宽松些，以减轻审核负荷，减少与输血申请医生的矛盾； (2)宜与输血委员会和血液用量大的医学专家联合制定审核标准，以提高对输血审核的接受程度
4. 输血申请需经实验室人员、输血护士或计算机程序筛查，以发现不合理输血申请
5. 发现不合理输血申请时，输血科应联系输血申请医生 (1)通常由输血医生或高级技师与输血申请医生联系； (2)应制定急诊用血免审制度，以免出现不可接受的输血申请延误
6. 与输血申请医生共商输血申请改进决定

表 28－4　临床用血监控的事中审核实施步骤

1～4.(同表 28－3 中所述事前审核 1～4)
5. 发现的不合理输血申请宜经实验室高级技师或输血医生评审，并由其与输血申请医生联系 (1)应在输血后 24 h 内与输血申请医生取得联系。提出这一时限要求的原因是，输血申请医生此时对临床细节的记忆还很清晰，是给予反馈和可能引起输血习惯改变的最佳时机； (2)可通过电话或电子方式联系

表 28－5　临床用血监控的事后审核实施步骤

1. 确定审核程度和频率 (1)需根据输血量和可用资源确定输血数据的评审频率，输血后 6 个月以上的记录不宜列入评审范围； (2)需确定拟审核的血液成分，宜包括所有常用血液成分和血液制品
2. 确定结局指标 (1)输血总量和输血患者总人数的数据收集最为简便，但其对临床用血的深入了解、监控和改进作用有限。患者用血数据(例如每名患者用血量平均数或中位数)和输血患者占比更有助于了解临床用血状况； (2)如能获得临床和(或)实验室数据，宜报告输血合理性的比例。可从事前和事中审核或与输血数据关联的实验室信息系统获得汇总数据
3. 评审数据 (1)审核数据需经输血科及输血委员会审核； (2)可按具体医生、科室或病种分析数据； (3)可在机构内部或与类似外部机构对比血液成分总体利用率； (4)数据宜与相关科室和医生共享
4. 确定采取其他干预措施优化输血实践的必要性

第六节　结论

输血审核是所有输血科的法定职责。输血审核提供了与输血标准的符合程度和不合理输血发生频率的数据。每个医疗机构开展输血评价时均应将输血审核与输血指南相结合，才能发现未达到最佳标准的输血实践。

一般而言，大多数审核结果显示，超出输血指南范围的不合理用血问题一直都存在。研究成果转化为医疗实践的过程往往十分缓慢和盲目，不仅是输血，其他临床学科也是同样如此。医疗机构采取了许多干预措施以改进输血实践，但其成效及其持久性确实存在不确定性。

需要进一步开展关于合理输血决定因素的研究，以能够更好地指导干预措施的设计和选择，使其能够产生最佳的输血改进成效。最好能够在对本机构输血改进的障碍和促进因素进行评估的基础上选择对应的干预措施。随后的跟踪审核能够监控输血实践的任何改变。

需要进一步开展的研究还有关于在特定情况下哪些干预措施最为有效或者不同干预措施（包括成本收益）的对比。然而，输血审核目前仍然是临床用血评价和改进过程的关键组成部分。

要点

1. 临床用血审核是所有输血科的法定职责，也是 JC 和 AABB 的共同要求，其目的是评价并促进临床合理用血。
2. 可根据审核目的和可用的资源选用事前、事中或事后审核，但均应向临床提供反馈和（或）采取其他干预措施，以推动输血改进。
3. 事前审核在血液成分发放前按照既定的审核标准（例如指南）审核每份输血申请，能够及时干预、阻止或修改不合理的输血申请。
4. 与事前审核类似，事中审核需在输血后 12 ~ 24 h 内审核输血申请，虽然已无法改变个体患者输血的既成事实，但在输血后短时间内向医生反馈，为其提供了今后的输血改进机会。
5. 事后输血审核对输血数据汇总和分析。由于时间已久，因此较难评价个体患者输血的合理性。审核结果宜向临床医生和科室反馈，以助其在临床合理用血方面实施改进。
6. 3 种形式的审核均可单独应用，并能取得输血实践改进成效。输血审核也可与其他干预措施如指南传播、培训及新输血申请单的引入等相结合。干预措施的选择最好有利益相关者的参与以及对可能影响干预措施有效性的本机构因素的评估。
7. 已发表的关于事前或事后审核对输血实践影响的评价研究常显示，输血总量或不合理输血比例下降。由于已发表的研究质量较差，因此无法推断每项或综合干预措施的真实成效。

参考文献

[1] Mintz PD. Quality Assessment and improvement of blood transfusion practice. In: Mintz PD, ed. Transfusion therapy: Clinical principles and practice. 3rd ed. Bethesda, MD: AABB Press, 2011: 813 - 836.

[2] Comprehensive accreditation manual for hospitals (CAMH): The official handbook. Oak-Brook Terrace, IL: The Joint Commission, 2014.

[3] Levitt J, ed. Standards for blood banks and transfusion services. 29th ed. Bethesda: AABB, 2014.

[4] Saxena S, Wehrli G, Makarewicz K, et al. Monitoring for under utilization of RBC components and platelets. Transfusion 2001; 41: 587 - 590.

[5] Popovsky M, ed. Transfusion reactions. 4th ed. Bethesda, MD: AABB Press, 2012.

[6] Tinmouth AT, Fergusson DA, Chin-Yee IH, et al. Clinical consequences of red cell storage in the critically ill. Transfusion 2006; 46: 2014 - 2027.

[7] Amin M, Fergusson D, Wilson K, et al. The societal unit cost of allogenic red blood cells and red blood cell transfusion in Canada. Transfusion 2004; 44: 1479 - 1486.

[8] Shander A, Hofmann A, Ozawa S, et al. Activity-based costs of blood transfusions in surgical patients at four hospitals. Transfusion 2010; 50: 753 - 765.

[9] Becker J, Shaz B for the Clinical Transfusion Medicine Committee and the Transfusion Medicine Section Coordinating Committee. Guidelines for patient blood management and blood utilization. Bethesda, MD: AABB, 2011.

[10] Haspel RL, Uhl L. How do I audit hospital blood product utilization? Transfusion, 2012; 52: 227 - 230.

[11] Baer VL, Henry E, Lambert DK, et al. Implementing a program to improve compliance with neonatal intensive care unit transfusion guidelines was accompanied by a reduction in transfusion rate: A pre-post analysis within a

multihospital health care system. Transfusion 2011; 51: 264 - 269.

[12] Yazer MH, Waters JH. How do I implement a hospital-based blood management program? Transfusion 2012; 52: 1640 - 1645.

[13] Cohn CS, Welbig J, Bowman R, et al. A data-driven approach to patient blood management. Transfusion 2014; 54: 316 - 322.

[14] Sarode R, Refaai MA, Matevosyan K, et al. Prospective monitoring of plasma and platelet transfusions in a large teaching hospital re-sults in significant cost reduction. Transfusion 2010; 50: 487 - 492.

[15] Tavares M, DiQuattro P, Nolette N, et al. Reduction in plasma transfusion after enforcement of transfusion guidelines. Transfusion 2011; 51: 754 - 761.

[16] Rothschild JM, McGurk S, Honour M, et al. Assessment of education and computerized decision support interventions for improving transfusion practice. Transfusion 2007; 47: 228 - 239.

[17] Yeh CJ, Wu CF, Hsu WT, et al. Transfusion audit of fresh-frozen plasma in southern Taiwan. Vox Sang 2006; 91: 270 - 274.

[18] Rehm JP, Otto PS, West WW, et al. Hospital-wide educational program decreases red blood cell transfusions. J Surg Res 1998; 75: 183 - 186.

[19] Cheng G, Wong HF, Chan A, et al. The effects of a self-educating blood component request form and enforcements of transfusion guidelines on FFP and platelet usage. Queen Mary Hospital, Hong Kong. British Committee for Standards in Hematology (BCSH). Clin Lab Haematol 1996; 18: 83 - 87.

[20] Solomon RR, Clifford JS, Gutman SI. The use of laboratory intervention to stem the flow of fresh-frozen plasma. Am J Clin Pathol 1988; 89: 518 - 521.

[21] Hawkins TE, Carter JM, Hunter PM. Can mandatory pretransfusion approval programmes be improved? Transfus Med 1994; 4: 45 - 50.

[22] Littenberg B, Corwin H, Gettinger A, et al. A practice guideline and decision aid for blood transfusion. Immunohematology 1995; 11: 88 - 94.

[23] Tuckfield A, Haeusler MN, Grigg AP, et al. Reduction of inappropriate use of blood products by prospective monitoring of transfusion request forms. Med J Aust 1997; 167: 473 - 476.

[24] Arnold DM, Lauzier F, Whittingham H, et al. A multifaceted strategy to reduce inappropriate use of frozen plasma transfusions in the intensive care unit. J Crit Care 2011; 26: 636.

[25] Rubin GL, Schofield WN, Dean MG, et al. Appropriateness of red blood cell transfusions in major urban hospitals and effectiveness of an intervention. Med J Aust 2001; 175: 354 - 358.

[26] Capraro L, Syrjala M. Advances in cardiac surgical transfusion practices during the 1990s in a Finnish university hospital. Vox Sang 2001; 81: 176 - 179.

[27] Tobin SN, Campbell DA, Boyce NW. Durability of response to a targeted intervention to modify clinician transfusion practices in a major teaching hospital. Med J Aust 2001; 174: 445 - 448.

[28] Hameedullah, Khan FA, Kamal RS. Improvement in intraoperative fresh frozen plasma transfusion practice-Impact of medical audits and provider education. J Pak Med Assoc 2000; 50: 253 - 256.

[29] Joshi G, McCarroll M, O'Rourke P, et al. Role of quality assessment in improving red blood cell transfusion practice. Ir J Med Sci 1997; 166: 16 - 19.

[30] Morrison JC, Sumrall DD, Chevalier SP, et al. The effect of provider education on blood utilization practices. Am J Obstet Gynecol 1993; 169: 1240 - 1245.

[31] Brandis K, Richards B, Ghent A, et al. A strategy to reduce inappropriate red blood cell transfusion. Med J Aust 1994; 160: 721 - 722.

[32] Rosen NR, Bates LH, Herod G. Transfusion therapy: Improved patient care and resource utilization. Transfusion 1993; 33: 341 - 347.

[33] Ayoub MM, Clark JA. Reduction of fresh frozen plasma use with a simple education program. Am Surg 1989; 55: 563 - 565.

[34] Giovanetti AM, Parravicini A, Baroni L, et al. Quality assessment of transfusion practice in elective surgery. Transfusion 1988; 28: 166 - 169.

[35] Shanberge JN. Reduction of fresh-frozen plasma use through a daily survey and education program. Transfusion 1987; 27: 226 - 227.

[36] Handler S. Does continuing medical education affect medical care. A study of improved transfusion practices. Minn Med 1983; 66: 167 - 180.

[37] Lam HT, Schweitzer SO, Petz L, et al. Are retrospective peer-review transfusion monitoring systems effective in reducing red blood cell utilization? Arch Pathol Lab Med 1996; 120: 810 - 816.

[38] Lam HT, Schweitzer SO, Petz L, et al. Effectiveness of a prospective physician self-audit transfusion-monitoring system. Transfusion 1997; 37: 577 - 584.

[39] Graham ID, Logan J, Harrison MB, et al. Lost in knowledge translation: Time for a map? J Contin Educ Health Prof 2006; 26: 13 – 24.

[40] Harrison MB, Graham ID, Fervers B. Adapting knowledge to a local context. In: Straus S, Tetroe J, Graham ID, eds. Knowledge translation in health care. Oxford: Blackwell Publishing, 2009; 73 – 82.

[41] Cabana MD, Rand CS, Powe NR, et al. Why don't physicians follow clinical practice guidelines? A framework for improvement. JAMA 1999; 282: 1458 – 1465.

[42] Legare F, O'Connor AM, Graham ID, et al. Primary health care professionals' views on barriers and facilitators to the implementation of the Ottawa Decision Support Framework in practice. Patient Educ Couns 2006; 63: 380 – 390.

[43] Wilson K, MacDougall L, Fergusson D, et al. The effectiveness of interventions to reduce physician's levels of inappropriate transfusion: What can be learned from a systematic review of the literature. Transfusion 2002; 42: 1224 – 1229.

[44] Tinmouth A, MacDougall L, Fergusson D, et al. Reducing the amount of blood transfused: A systematic review of behavioral interventions to change physicians' transfusion practices. Arch Intern Med 2005; 165: 845 – 852.

[45] Qu L, Kiss JE. Blood utilization review. In: Saxena S, ed. The transfusion committee: Putting patient safety first. 2nd ed. Bethesda, MD: AABB Press, 2013: 75 – 91.

[46] Hannon T, Gross I. Transfusion guidelines: Development and impact on blood management. In: Saxena S, ed. The transfusion committee: Putting patient safety first. 2nd ed. Bethesda, MD: AABB Press, 2013: 121 – 144.

[47] Audet AM, Goodnough LT, Parvin CA. Evaluating the appropriateness of red blood cell transfusions: The limitations of retrospective medical record reviews. Int J Qual Health Care 1996; 8: 41 – 49.

附录 28 – 1　美国文森特州印第安纳波利斯医院 2001 年启用的输血申请单

文森特医院和健康服务中心

- 本表适用于所有血液成分输注的申请
- 每种血液成分预订时至少应有 1 项适应证
- 宜使用所有血液成分的最小有效剂量，1 单位的红细胞输注常能显效
- 输血委员会监控与输血指南的符合性
- 血库电话#803 – 0421(86 号街)

□已签署输血知情同意书
输血申请(品种和数量)：________________________________
特殊红细胞申请：________辐照________洗涤________CMV 阴性
患者病区和床号：__________________________用血审核□
适应证(填写和勾选所有适合选项)：
红细胞悬液　最近检测血红蛋白________g/L 或血细胞比容________%
成人患者输注 1 个单位，儿童输注 8 mL/kg，约可提升 HCT3% 或 Hb10 g/L
□HCT≤21% 或 Hb≤70 g/L
□冠状动脉疾病/不稳定型心绞痛/心肌梗死/心源性休克患者，HCT≤24% 或 Hb≤80 g/L
□快速失血 >30% ~40% 估计血容量(>1500 ~2000 mL)，对适宜的容量复苏无反应或继续失血
□患者血容量虽正常但有证据表明需要提高携氧能力(勾选)：
注：这些适应证将被追溯并可能接受同行审核
　□单纯经过适宜的容量复苏不能纠正的心动过速、低血压
　□PVO_2 <25 托，氧摄取率 >50%，VO_2 < 基线的 50%（写明）：______________
　□其它(写明)：______________
□自体预存红细胞：标准同上

血小板　最近检测血小板计数________ $\times 10^9$/L

输注 1 个治疗量的血小板(成人：1 份单采或 6 份浓缩血小板；儿童 1 单位/10 kg)可增加血小板计数(25～35) $\times 10^9$/L(译者注：美国 1 份单采≥3×10^{11}，1 U 浓缩血小板≥5.5×10^{10})

□Plt≤10 $\times 10^9$/L，血小板生成障碍患者的预防性输注

□Plt≤20 $\times 10^9$/L，存在出血倾向(出血点、黏膜出血)

□Plt≤50 ×109/L，存在(勾选)：

　　□活动性出血

　　□侵入性操作(最近、正在进行、计划)

□血小板功能障碍(写明)：________________

FFP　最近凝血检测：PT ____INR ____PTT ____纤维蛋白原________

纠正凝血病的常用剂量为 10～15 mL/kg。患者____kg

□凝血检测异常且明显出血

□PT/APTT >1.5 倍参考范围均值的预防性输注

□香豆素类药物的紧急逆转

冷沉淀　最近凝血检测：PT ____INR ____PTT ____纤维蛋白原____

常用剂量 1 U/10 kg。患者体重____kg

□纤维蛋白原≤1.0 g/L

□纤维蛋白原≤1.5 g/L，活动性出血

____________/______________　______________　____________　______________

医生签名　/　印刷体姓名　　传呼机#　　日期　　时间

经 Hannon T 和 Gross I 同意，引自：Transfusion guidelines：Development and impact on blood management. In：Saxena S，ed. The transfusion committee：Putting patient safety first. 2nd ed. Bethesda，MD：AABB Press，2013：121－144.

第 29 章

造血干细胞的收集和处理

造血干细胞(Hematopoietic Stem Cells，HSCs)是具有自我更新和多向分化能力的原始多能细胞，可以分化为各系血细胞，包括淋巴细胞、单核细胞、粒细胞、红细胞和血小板。无论造血干细胞的来源是骨髓(bone marrow，BM)、动员外周血(mobilized peripheral blood，MPB)还是脐带血(umbilical cord blood，UCB)，除非另行指定，造血祖细胞主要包括定向祖细胞和系特异性祖细胞[1]。临床上，接受造血干细胞移植的患者，其骨髓功能得以充分重建。因此，造血干细胞移植(hematopoietic stem cell transplantation，HSCT)越来越多地应用于治疗各种的血液和非血液疾病。

在体内，造血干细胞主要位于 BM，BM 中的基质细胞(如成骨祖细胞、成骨组织、脂肪细胞、骨髓基质干细胞和内皮细胞)与造血始祖细胞相互作用形成支持和调控造血的微环境[2]。

虽然 CD34 抗原并非造血干细胞的特有标志，在 HSCT 前，可应用流式细胞仪检测 CD34 表达，以协助判定干细胞产品中的 HSCs 比例和数量。尽管以往，应用流式细胞术对 CD34 定量检测存在明显的仪器和操作规程的差异，目前使用更加严格的质量控制(quality control，QC)和规范化操作已经使这一问题得以解决[3-4]。

第一节　临床应用

HSCT 适应证较多，从免疫性疾病到恶性肿瘤性疾病。表 29-1 中列出了相关疾病。一般来说，HSCT 适应证因患者的年龄而异，在儿童患者中较常见免疫缺陷和先天性代谢疾病，而在成人患者中骨髓克隆性疾病或恶性血液病所占的比例更大。最终，决定是否进行 HSCT 需要综合考虑许多因素。这些因素包括患者的治疗目标、预后、病情进展、既往治疗、年龄、合适的 HSCs 来源(即 BM、MPB 或 UCB)、移植类型(即自体移植还是异基因移植、清髓性移植还是非清髓性移植)。

表 29-1　采用自体或异基因移植治疗的疾病

恶性血液病	骨髓衰竭/骨髓克隆性疾病	先天性代谢异常/先天性免疫缺陷	儿科癌症	血红蛋白病	自身免疫性疾病	实体瘤
白血病	再生障碍性贫血	黏多醣贮积症	肾母细胞瘤	地中海贫血		
淋巴瘤	先天性全血细胞减少症(Fanconi 贫血)	脑白质营养不良	神经母细胞瘤	镰状细胞病		
骨髓瘤	纯红细胞再生障碍性贫血	骨硬化病	尤文肉瘤			
	阵发性睡眠性血红蛋白尿	严重的联合免疫缺陷综合征	髓母细胞瘤			
	骨髓纤维化	Wiskott-Aldrich 综合征	横纹肌肉瘤			
	骨髓增生异常					

一、自体移植

一般情况下，在大剂量的抗肿瘤治疗后，可采用自体造血干细胞移植术进行造血急救。抗肿瘤作用完全来自移植期间使用的化疗和放疗措施。对于非传统意义上的自体移植患者，如老人或其他的重大疾病患者，减少诱导化疗的强度可以使 HSC 移植的临床应用范围更广。

自体移植对供者的要求基于供者的疾病状态。患者必须足够健康，可以耐受动员（如本章稍后所述），并能通过外周血单采造血干细胞或骨髓采集造血干细胞。既往接受过大剂量的化疗或放疗以及正患有骨髓疾病的患者，可能会因为造血干细胞的质量或数量降低而不能进行造血干细胞动员和采集。

对自体造血干细胞移植的资格要求不是由食品药品监督管理局（Food and Drug Administration, FDA）授权管理［标题 21，联邦法规（Code of Federal Regulations, CFR）Part 1271.90］，因此不需要做问卷调查来确定相关的传染性疾病。然而，按照 AABB 细胞疗法产品服务的标准（CT 标准），需要对患者进行总体健康征询[1]。此外，AABB 的 CT 标准还要求实验室检测获得性免疫缺陷病毒Ⅰ型/Ⅱ型（human immunodeficiency virus types 1 and 2, HIV 1/2）、乙型肝炎病毒、丙型肝炎病毒、梅毒、人类嗜 T 细胞病毒Ⅰ型/Ⅱ型（human T - cell lymphotropic virus types Ⅰ and Ⅱ, HTLV - Ⅰ/Ⅱ）和巨细胞病毒（cytomegalovirus, CMV），因为自体造血干细胞需要冻存并和其他产品一起保存，因此如果存在这些病毒可能会污染其他产品。

二、异基因移植

异基因 HSC 移植的适应证有所不同。一般来说，由于有移植物抗肿瘤作用（graft-vs-neoplasm, GVN），只有当抗肿瘤治疗和移植细胞都具有治疗作用时，同种异基因移植才能用于治疗恶性疾病。而对于有先天性代谢疾病、先天性免疫缺陷或其他疾病的患者，其细胞存在基因突变，异基因 HSC 移植可通过替换有缺陷的细胞发挥治疗作用。

在异基因移植前，美国要求进行筛查试验和传染病检测，以确定应用 MPB 或 UCB 进行 HSC 移植是否有传播传染病的风险［标题 21，CFR Parts 1271.3(r)］。这个筛查和检测包括筛查问卷、体检、对病历的审核，和相应的检验项目［标题 21，CFR Parts 1271.3(s) 以及 21，CFR 1271 Subpart C］。虽然 BM 产品是根据《公共卫生服务法》第 375 和 379 节进行管理的，但 BM 的筛查和检测与 MPB 和 UCB 的筛查和检测类似，所有这些产品都要接受认证机构标准监管，比如 AABB 标准，细胞治疗认证基金会（Foundation for the Accreditation of Cellular Therapy, FACT）[4] 以及国家骨髓捐献计划（the National Marrow Donor Program, NMDP）[5]。

UCB 的筛查和检测针对母亲及其标本进行（见本书第 30 章）。由于移植造血干细胞可能使受者或操作人员有发生经血传播疾病的风险，包括 HIV、乙肝、丙肝、人类传染性海绵状脑病、梅毒螺旋体、HTLV - Ⅰ/Ⅱ 还有 CMV，FDA 要求对这些传染病的进行筛查［标题 21，CFR Part 1271.3(r)］。对捐献者进行制式筛查问卷调查，有利于根据 FDA 文件[7] 对这些疾病进行筛选和调查医疗记录[6]。

在美国，必须依照临床实验室改善条例，在 FDA 授权的实验室中进行传染性疾病检测。如果检测到 HSC 捐献者有传播相关传染病的风险，那么他不可以捐献干细胞。应向所有的相关人员（供者、受者和他们的医师）告知供者的合格状态，并进行风险效益分析，以确定供者的 HSC 是否可用。如果决定移植不合格供者的造血干细胞，根据 FDA 的规定［标题 21，CFR part 1271.3(u)］，这种紧急医疗方案应该记录在案。如果医院的认证机构或实际情况不同，紧急医疗方案的记录文件可能有所不同，如当造血干细胞来自一级或二级不合格的亲属供者时。最后，除了对传染病进行筛查和检测外，还要对供者进行医疗评估，以确定供者的身体健康状况是否足以让捐献者接受 HSC 动员和采集（详见下文所述）。

三、组织相容性

除了经血传播疾病外，包括与受者的组织相容性，以及性别、年龄、经产次数和 ABO 血型相容性均可能会影响移植结局。其中组织相容性是最重要的参数。一般来说，如有健康的 HLA 相合的亲缘供者，那么应优先选择这位供者而非 HLA 相合的非亲缘供者。然而，最近的数据表明，在急性髓性白血病或骨髓异常增生综合征患者中，来自 HLA 相合的非亲缘供者与移植来自同胞的 HSC 可能有一样效果[8-9]。

主要组织相容性复合物(major histocompatibility complex, MHC)最先在皮肤移植的动物模型中被深入研究[10]。在人类，称为 HLA 抗原，并且被分为Ⅰ类(HLA－A, HLA－B, 和 HLA－C)和Ⅱ类(HLA－DR, HLA－DQ 和 HLA－DP)。这些高度多态的分子在决定移植物是否存活以及受者是否发生移植物抗宿主病(graft-vs-host disease, GVHD)中起到十分重要的作用。由于分子生物学技术已经取代了血清学技术，分辨率得到了大大的提高，可比较的抗原的数量也不断增加。在为特定受者选择 MPB 和 BM－HSC 时，从要求抗原水平相合转变成要求等位基因水平相合。

在其他章节我们将对 HSC 移植的 HLA 匹配进行了详细叙述，在这里简要地概述一下[11]。HLA 匹配对患者结局有重要影响，特别是对低危患者。应用 HLA－A, HLA－B, HLA－C 和 HLA－DRβ1 基因不相合(等位基因水平)的 MPB 或 BM－HSC 进行的 HSCT，每增加 1 个不匹配的等位基因会降低 5%～10% 的存活率[12]。虽然证据还不充分，但是用Ⅱ类抗原 HLA－DQ 和 HLA－DP 不相合的 HSCT 后，结果是相似的。尽管数据来自一些较小的研究，对于 MPB－HSC 来说，等位基因水平不相合可能与抗原不相合一样对患者的生存是有害的。许多中心现在要求等位基因水平上匹配 8～10 个位点(HLA－A, HLA－B, HLA－C, HLA－DR, HLA－DQ)。移植来自非亲缘供者的等位基因水平 8/8 和 10/10 匹配的造血干细胞，在某种程度上，与移植来自亲缘供者的 HLA 不相合的造血干细胞相比，其结局更好[12]。

不出意料的是，体内有抗供者 HLA 抗体[称为供者特异性抗体(donor-specific antibodies, DSAs)]的受者接受 HSCT 后发生了不良反应[13]。什么水平的 DSAs 会产生显著的影响目前还不太清楚，当检测到 DSAs 时，应采取什么适当的措施也还不清楚。尽管以出现 DSAs 为基础来预测移植失败还比较难，但随着关于这个专题的研究数据增多，筛选 HSC 移植供者的 DSAs 可能会成为未来的常规[14]。

UCBT 对于 HLA 匹配要求有独特的优势。UCB 要求 HLA 相合水平低于对 BM 和 MPB 的配合要求。对于 UCBT, HLA 相合程度要求在 HLA－A 和 HLA－B 抗原水平上以及 HLA－DRβ1 等位基因水平上，6 个位点中 4 个匹配就足够了，但前提是需要有足够的细胞数量[15]。当不相合等位基因的数量增加的时候，就需要更高的有核细胞总数(total nucleated cell, TNC)来克服其产生的有害影响，包括使用双份 UCBT[16]。此外，早期证据表明，在考虑供受者 HLA 不匹配时，非遗传性的，母体的 HLA 是可以接受的不匹配[17]。许多机构在进行联合双份 UCBT 时，6 个 HLA 位点中的 4 个位点匹配就可移植，但是目前尚不具备支持这种做法的确凿证据。

四、其他的供者特征

对于 BM 和 MPB 供者来说，对移植结局有积极影响的因素包括：男性、年龄小、未育、ABO 血型匹配、CMV 阴性，还有体型大于受者。除了 HLA 外，似乎只有供者的年龄与预后有关[11]。ABO 血型不合已被广泛研究。在红细胞、血小板和中性粒细胞中发现的 ABH 抗原表明 ABO 血型不合可影响移植结局。然而，在 ABO 血型主要不合和次要不合的移植中观察到的结局不一致，其结局包括存活、非复发性死亡、GVHD 和植入失败[18]。在 ABO 血型主要不合的异基因 HSCT 中，发生红系造血延缓、纯红细胞再生障碍、输血需求增加、急性溶血和迟发溶血的风险均增加。

UCB 供者所特有的并可能影响结局的其他特征包括：妊娠史、UCB 的采集、处理和保存等[19]。UCB 的特征采用“UCB 的 Apgar”评分系统，在评估 UCB 的 TNC 计数、CD34 阳性率、集落形成单位数量、单个核细胞含量和体积之后，以确定脐血的可用性[20]。

第二节　干细胞来源的确定

异基因 HSCT 来源的选择是由几个因素决定的，其中包括是否有合适的匹配的供者。如上所述，BM 和 MPB 产品一般比 UCB 需要更高的 HLA 匹配水平。因此，当只有一两个等位基因不匹配的 HSC 产品可用时，UCBT 可能是最好的选择。此外，有些中心，相对于 BM 和 MPB，由于 UCB 产品可以快速应用，需要立刻移植的患者可以选择 UCB 作为干细胞来源。寻找 1 个符合条件的非亲缘 BM 或 MPB 供者可能需要几个月，而寻找 UCB 供者只需要数天到数周[21]。

一、GVHD 和 GVN 效应

GVHD 和 GVN 效应，尽管二者因为相同的发生机理联系在一起，但是二者的结局完全相反。发生 GVHD 时，供者的淋巴细胞会攻击宿主的皮肤组织、肺、肝脏、胃肠道和其他器官。GVHD 分为急性与慢性，超过 40% 的接受异基因 HSCT 的个体会发生 GVHD。GVHD 有很高的发病率和死亡率。毫不意外，发生 GVHD 的风险与移植物的来源有关。因此，随着 HSC 产品所含淋巴细胞增加，GVHD 的风险也增加。为了降低 GVHD 的风险，可采用去除 T 淋巴细胞、使用抗胸腺球蛋白以及药物治疗等技术和方法[22]。

目前认为 GVN 效应也是由供者淋巴细胞引起的。因为 MPB 更易收集，且可以改善 GVN 效应，近年来 MPB 已大大超过 BM 成为 HSC 的主要来源。一项应用非亲缘供者的 BM 和 MPB 进行清髓性移植随机对照试验的结果表明，接受 MPB - HSCT 的患者发生慢性 GVHD（而非急性 GVHD）的风险更高[23]。

二、动力学

移植的动力学受到许多因素的影响，如 HLA 匹配程度、HSC 的剂量和是否使用粒细胞集落刺激因子（granulocyte colony-stimulating factor，G - CSF）。此外，干细胞来源的特征也可能影响动力学。例如，UCB 中的 HSC 似乎比 BM 和 MPB 的 HSC 再生能力更大[24]。一般来说，移植存活率是根据 HSC 中祖细胞的数量来预测的。MPB 是最好的，其次是 BM、UCB 和其他造血干细胞来源。

在对诸多研究结果的一次 Meta 分析发现，在亲属间 MPB - HSCT 和 BM - HSCT 中，中性粒细胞植入的中位时间分别是 14 天和 21 天，而血小板植入的中位时间分别是 14 天和 22 天[25]。这些结果得到了最近的 Meta 分析的证实，在异基因 MPB - HSCT 和异基因 BM - HSCT 中，中性粒细胞植入的中位时间分别是 15 天和 21 天，而血小板植入的中位时间分别是 13 天和 21 天[26]。在非亲缘性异基因移植的研究中，MPB - HSCT 植入比 BM - HSCT 植入更快，中性粒细胞植入的中位时间分别是 15 和 19 天，血小板植入的中位时间分别是 20 天和 27 天[27]。Anasetti 等[23]的随机对照试验中得到了同样结果，其中，中性粒细胞植入的相对时间差异 < 5 天，而血小板 < 7 天。成人非亲属间 BM - HSCT 与 UCBT 相比，不管是中性粒细胞（匹配的 BM - HSCT 为 18 天，不匹配的 BM - HSCT 是 20 天，不匹配的 UCBT 是 27 天）还是血小板（匹配和不匹配的 BM - HSCT 中位时间为 29 天，不匹配的 UCBT 为 60 天），其植入时间都要更早一点[28]。在减少预处理强度的 UCBT 脐血环境中，中性粒细胞植入的中位时间接近于 MPB 和 BM - HSCT[24]。

三、患者生存

对于任何类型移植来说，最重要的结局是患者生存。对于供者为匹配亲属的移植患者，总体上对比 BM - HSCT，无病生存方面 MPB - HSCT 更具优势，至少对晚期恶性血液病的患者来说是如此[25]。最近的一项随机对照试验表明，接受非亲缘供者的 BM 进行清髓性移植来治疗恶性血液病时，来源于 BM 和 MPB 的 HSC 对患者生存有着同等的效果。BM - HSCT 很少发生慢性 GVHD，但有可能出现植入失败[23]。

这些发现表明，虽然近年来使用 MPB 多于 BM，但现在，这一状况可能会发生改变。但对于感染风险高或植入失败的非清髓性移植患者来说，可能并非如此。尽管研究报告结论不一，对于儿童患者来说，BM 可能比 MPB 更有优势[29-30]。此外，对比不匹配的 BM 和不匹配的 UCB，成人白血病患者的总体死亡率没有差异。但是，移植匹配的 BM - HSC 患者的总体死亡率低[28]。

临床医生面临一个复杂的选择时，会根据多种因素来确定哪个供者和哪种 HSC 来源对患者来说是最好的，包括患者的原发疾病，疾病的阶段，年龄，以及是否有合并症。随着临床数据的不断增多，HSC 移植的选择可能会逐步完善。

第三节　干细胞的采集和来源

无论干细胞来源为何，FACT 标准和 AABB 标准都要求所有采集干细胞的机构都应有一个根据当地法律的规定取得供者或供者监护人的知情同意[1,4]。知情同意过程应包括以下内容：告知供者有关 HSC 捐献的风险和益处，有哪些针对保护患者的必要检测措施，有哪些干细胞采集的替代方案，捐献机构会保护供者的健康状况等信息。此外，供者有权利提出问题和拒绝捐献。下面对每一种采集过程所特有的风险进行了讨论。

对干细胞采集机构的另一个要求是，应根据不同捐献过程的风险及临床情况，为供者提供医疗服务。具体而言就是，应该制定一个合适的处理流程，为发生不良反应的捐献者提供医疗或急救服务。另外，应记录该供者是否得到了医生的许可可以进行 HSC 收集。

一、BM－HSC 的采集

BM 供者除了要接受相关的供体筛查、传染病检测和 HLA 相容性测试外，还要求其身体状况是否适合进行骨髓捐献。BM 采集是在麻醉后在手术室进行的无菌有创操作。因此，供者必须要能够耐受麻醉。另一个需要考虑的因素是供者的病史。自体捐献者和一些异基因捐献者的骨盆可能有既往放疗史，这会影响在后髂嵴中采集的 BM 的数量。同样，既往化疗史也可能会限制从 BM 腔中抽出的有核细胞的数量。对于自体捐献者来说，BM 腔中如果有过量的肿瘤细胞是干细胞采集的禁忌证，因为移植物会受到肿瘤细胞的污染。

供者需要能够承受在 BM 采集过程中容量减少，这意味着年幼或体型小的供者可能不适合捐献 BM。美国 Be The Match 网站规定，BM 捐献者的 BM 捐献量上限为 20mL/kg[5]。通常情况下，采集的 BM 量应根据患者的体重来决定，至少需要 2.0～3.0 × 10^8有核细胞/kg，才能有效地植入。因此，在采集过程中，检查 TNC 计数可以帮助估计所需的 BM 总量。另外，也可以根据机构的政策，在采集过程进行 CD34 定量或收集完成后对终产品进行 CD34 定量，以便于质量控制。

BM 采集技术因机构的具体实践而异。一般而言，用抗凝剂预冲 1 个 11～14 口径的注射器针头，髂后嵴穿刺，可以采出大约 5 mL 骨髓。针和注射器转动到另一个穿刺点，再重复抽吸。为防止外周血污染 BM 产品，应避免高强度的抽吸。将采集的 BM 收集到一个大的含有抗凝剂、培养基和高纯度电解质溶液的收集袋中。该过程通过多点穿刺，直到收集到目标骨髓量为止，即 TNC 计数满足要求或达到限制的骨髓采集量。

严重的骨髓采集并发症比较罕见。然而，常见一些小的并发症，如采集部位的疼痛、疲劳、失眠、恶心、头晕、厌食等，大多数供者 1 个月后可缓解[31]。在 BM 采集完成后，供者的血红蛋白浓度可能会降低。因此，在采集前，几乎所有的 BM 供者需要预存自体红细胞，大约 76% 的供者在 BM 采集期间或采集后的短期内需要回输至少 1U 的自体红细胞[31]。如果供者在采集之前或采集过程中需要输注异体红细胞或血小板，需要使用辐照的血液成分，以预防有活性的白细胞污染 BM，另外供者有可能需要输注异体血液需要提前告知。

二、外周血 HSC 的收集

从 BM 中动员 HSC 到外周的药理学方法与单采技术相结合，使 MPB－HSC 成为 HSC 采集最常见的步骤[32]。因为外周血 HSC 只需要通过血管通路就可以采集，其采集过程可以在门诊进行，且不良反应极小。但是，需要通过多次采集的血管通路不良的供者，可能需要静脉置管，而产生了额外的风险。AABB 的 CT 标准要求，在进行 HSC 采集之前需确认是否需要置管并取得知情同意[1]。

HSC 可以通过多种化疗药物、造血生长因子或受体拮抗剂动员到外周血循环中。对于多数健康的异基因 HSC 供者来说，只有在造血生长因子（通常是 G－CSF）的刺激下，才能动员到足够数量的 HSC。G－CSF 的用法是，每天 1 次，每次剂量为 5～20 μg/kg，常常四舍五入为最接近的小瓶大小[33]。可通过监测白细胞总数和 CD34 百分比来确定最佳的收集时间，通常在启动 G－CSF 动员后的 3～4 天。G－CSF 的不良反应比较常见，但程度较轻，包括骨痛、肌肉痛、头痛、失眠、流感样症状、出汗、厌食、发烧、发冷和恶心等[33]。严重并发症比较罕见，如脾破裂。其他的造血生长因子，如聚乙二醇形式的 G－CSF，也有一定的优势，大多数供者一次性采集所需的 HSC 剂量。

对有些自体供者和少见的异基因供者来说，单独应用 G－CSF 动员 HSC 可能有难度，需要额外药物才能动员足够数量的 HSC 以保证有效的植入。尽管 5 × 10^6 CD34 + cells/kg 可能更可取，一般界定移植所需的最小细胞数为 2 × 10^6 CD34 + cells/kg[34]。在自体供者中，可在 G－CSF 方案添加化疗药物，如环磷酰胺。虽然可以通过 G－CSF 联合化疗的方案来增加 HSC 的收集数量，但是可能有血细胞减少等并发症以及单采过程所带来的风险，使这个方案弊大于利[35]。如果将 G－CSF 方案与化疗相结合对刺激外周造血利大于弊的话，这种动员策略可应用于肿瘤负担过重的患者。

动员不足的患者可以尝试 G－CSF 结合普乐沙福的方案，普乐沙福是 1 种 CXCR4 趋化因子受体拮抗剂。对普乐沙福的临床研究证明普乐沙福结合

G－CSF 可以提高 HSC 的收集量。普乐沙福的临床应用潜能也已被报告，它对帮助 HSC 动员不足的多发性骨髓瘤患者或淋巴瘤患者收集足够数量的 HSC 非常有用[34]。

MPB－HSC 的采集是根据制造商的说明书使用血细胞分离机完成的。对大多数异基因供者来说，通过 1～2 次的干细胞单采可以收集到足够数量的 HSC。多达 20% 的捐献者在单采过后有轻微的不良反应，如枸橼酸盐中毒、恶心、疲劳、发冷、高血压、低血压、过敏反应、晕厥等[32]。而自体供者也可能有相似的不良反应，这个问题对由于动员不足而需要多次进行干细胞采集的供者来说是棘手的。根据供者的情况，可以使用大容量的单采方案来限制采集的次数[36]。AABB 的 CT 标准要求所有捐献者在动员开始前 24 h 内应进行 1 次全血细胞计数，这对自体供者来说尤其重要，因为造血干细胞单采过程会损耗血小板[1]。

三、脐血 HSC 收集

在本书第 30 章中详细叙述了脐血收集的相关问题，此处不再赘述。

第四节　HSC 的处理

干细胞的加工方法可分为常规方法（通常采用离心法）和涉及各种技术的特定方法。常规方法包括血浆去除、红细胞去除、白膜层制备、解冻、洗涤和过滤。血浆去除，是在次要 ABO 血型不合的 HSCT（骨髓或外周血）时，为了减少不相容血浆的数量以及防止儿童或患有肾病或心力衰竭的患者发生体液失衡或循环超负荷的问题而采取的方法。在冰冻保存的时候也会去除血浆（例如，当脐血库保存空间有限时或者优化细胞浓度时）。

经典的红细胞去除方法是使用沉降剂（如羟乙基淀粉），用来减少红细胞的含量。当 ABO 血型主侧不合的异基因骨髓 HSCT 时或含其他临床相关的红细胞抗原（如 Kell，Kidd 抗原）的异基因骨髓 HSCT 时，使用红细胞沉降剂可以预防溶血性输血反应。在冷冻前去除红细胞也减少了输血时血液成分中裂解红细胞碎片和游离血红蛋白的数量，这对肾衰竭患者尤其重要。当存储空间有限时，红细胞去除也可能有用。由于血细胞分离机可以有效地收集单个核细胞，其红细胞含量极少，因此外周血来源的 HSC 一般不需要去除红细胞。

BM 的白膜层的制备涉及离心和白细胞部分的收集，可以使用血细胞分离机或细胞洗涤装置。当产品体积太小而不能使用血细胞分离机或细胞洗涤装置时，可以手动离心。白膜层制备通常用于冷冻保存时来减少血容量，以及在进一步的操作（如免疫选择）之前作为一种减少红细胞的方法。

无论 HSC 来源为何，所有干细胞的解冻过程都是相似的。虽然这个过程比较简单，但也应该小心操作，因为有许多原因会造成冷冻塑料容器容易破碎[37]。使用产品时应小心拿放，并确认产品的标识，确保包装的完整性。如果冷冻袋破裂，应将产品放入一个干净或无菌的塑料袋里，浸入 37℃ 水浴中，这样可以将产品复原。但必须与医生讨论这样做的风险和好处，以确定该如何对患者进行护理。

轻轻地揉捏可以相对加速解冻过程，同时防止再结晶和随后的细胞损伤或死亡。如果袋子破损，应使用止血器防止产品流出，并应将内容物在无菌条件下转移到转移袋中。同时还应取 1 份样品送培养。

干细胞洗涤去除了裂解红细胞、血红蛋白和冷冻保护剂［DMSO］。虽然脐血是典型的在冷冻前去除了红细胞的产品，但它仍然是主要的 HSC 产品，所以经常需要进行洗涤。然而，这一做法现在却有所改变，本书第 30 章讨论了关于脐血输血前处理的替代方法。历史上，大多数机构都是基于他们自己的脐血处理方法，包括解冻或洗涤过程，最初由纽约胎盘血计划的 Panlo Rubinstein 对这些过程进行了描述[38]。简而言之，解冻过程包括缓慢连续地加入洗涤溶液（例如 10% 的葡聚糖和 5% 的白蛋白），然后将其转移到适当大小的袋子内便于离心，离心后将细胞团进行悬浮，再送到患者监护病房输注。许多实验室执行 2 个离心步骤，第一次离心取出上清，离心这部分上清，然后把两次离心得到的沉淀（细胞团）合在一起。此方法可增加细胞回收量[39]。

典型的 BM 采集包括在手术室或实验室中进行过滤，以清除骨针、骨料和碎片。然而，关于在 HSC 输注时使用标准的血液过滤器的意见却各不相同。是否使用标准的血液过滤器（>170 μm）取决于各细胞处理实验室或移植中心。如果一个机构选择使用标准的血液过滤器，实验室应该对其过滤过程进行检查确认。

第五节　特定的细胞处理方法

特定的细胞处理方法是用来优化产品的纯度和效力，超过了通过常规方法达到的水平。有些特定方法需要单独的试剂和仪器，这个在其他章节中进行了讨论。因此，本章对这些方法做一个简单描述，着重描述它们在干细胞中的应用。

一、淘洗法

逆流离心淘洗法是一种基于 2 种物理特征即大小和密度(沉淀系数)来分离细胞群的特殊方法。单纯的离心机离心只根据密度来分离细胞产品中的细胞亚群。然而，逆流离心淘洗法中，流体通过淘洗室时流动方向与离心力的方向相反(逆流)，通过调节流速和离心力可以分离不同大小和密度的细胞亚群。通过这个过程，具有“标志性”大小或密度的细胞可以与其他细胞分开。历史上，这种方法被用于 HSCT 的 T 细胞去除。近年来，该方法用于制备树突状细胞疫苗时的单核细胞的富集。

二、细胞选择系统

免疫细胞选择系统结合单克隆抗体技术以细胞表面抗原(如 CliniMACS system，Miltenyi Biotec Bergisch，Gladbach，Germany)为靶向成为许多机构广泛使用的细胞去除或细胞富集的方法。这些方法是通过阳性选择(保留靶细胞)或阴性选择(去除靶细胞)来分离相关的细胞。将单克隆抗体(如，用抗 CD34 用来分离造血干细胞)耦合到 50 nm 的铁磁性颗粒上。磁性标记的靶细胞在细胞悬浮液中通过一个有磁场环绕的分离柱后保留下来。而未标记的细胞通过该分离柱后，被收集在一个阴性分选袋中。然后，再消除磁场，将靶细胞从柱上释放出来，再将细胞通路连接到一个单独的收集袋中收集。

三、细胞扩增

由于有核细胞、CD34 + 细胞和集落形成细胞的剂量与患者结局呈正相关，因此，我们花费了大量的精力致力于 HSC 和祖细胞的体外扩增。成功的扩增被认为可以增强造血植入，同时减少输血依赖性、感染风险和住院时间。近年来，随着干细胞的增殖和自我更新能力的提高以及 UCB 细胞数量的限制，UCB 已成为扩增试验的重点。大多数的扩增培养基包含了细胞因子混合物，包括干细胞因子、FLT - 3 配体、促血小板生成素以及新的或专有的成分。使用的介质、培养容器和培养时间根据不同的操作规程而有所不同。

第六节　冷冻保存

因为 HSC 在移植前可能需要保存数周或数年，HSC 必须进行冷冻保存[40]。多数细胞处理实验室使用 DMSO 为冷冻保护剂(通常其终浓度为 10%)或血浆蛋白。DMSO 是一种穿透性冷冻保护剂，可以迅速扩散到细胞中，减少细胞膜的渗透应力。DMSO 还可以通过调节冰晶形成过程中生成的非渗透性细胞外溶质来防止脱水损伤。它还能减慢胞外冰晶的形成。一些实验室除了使用 DMSO 外，还添加了羟乙基淀粉(hydroxyethyl starch，HES)，添加 HES 后可以降低 DMSO 的浓度(如 5% 的 DMSO 和 6% 的 HES)。HES 是一种非穿透性的(胞外的)大分子冷冻保护剂。这种高分子聚合物可通过在细胞周围形成玻壳或保护膜来保护细胞，从而延缓水从细胞中移出并进入胞外冰晶。

将 HSC 产品置入冷冻袋，经程序降温或非程序降温冷却，放置在 - 80℃ 的机械冷冻装置中。在临床实验室环境中，程序降温冷却比较受青睐，它利用计算机编程以一种严密监控的方式逐步降低 HSC 产品的温度。不同机构所使用的程序降温速率不同。

一般情况下，HSC 产品被放置在室内，起初以 1℃/min 的速度冷却。当温度降低到 - 14℃ ~ - 24℃时，HSC 产品开始从液体转变成固体。此时，冷冻机会经历一段时间的过冷来抵消相变释放的热量。在 HSC 产品冷冻后，以 1℃/min 的速度继续冷却，直到产品达到 - 60℃。此时，产品程序降温控制下再进行冷却，直到达到 - 100℃。经冷却后 HSC 产品被转移到一个存储冰箱。越来越多的实验室将 HSC 保存在温度低于 - 150℃ 的气相液氮(liquid nitrogen，LN_2)中，然而，有些实验室将 HSC 保存在液相 LN_2 中。

第七节　质量控制

临床细胞治疗实验室的 QC 测试有 2 个目的：

一是确定细胞产品对患者的适用性和安全性，二是监督整个实验室的操作过程。QC 测试旨在测定细胞产品的安全性、纯度、特性、效力和稳定性。QC 测试的范围主要取决于产品制备的复杂性和临床经验的性质(比如，是标准实践还是临床试验)。

HSC 的常见 QC 测试包括细胞计数和分类、细胞活性测试、CD34 + 细胞计数、无菌测试、和集落形成单位分析。细胞计数和分类在血细胞分析仪上进行。而细胞活性可以通过多种方法来测试，包括台盼蓝法、吖啶橙法和 7 - 氨基放线菌素 D 法(流式细胞术)。而利用活性染料或荧光染色剂的显微镜法可以用来快速评估总体有核细胞的活性。流式细胞术分析法可以用来检测特定细胞群的活性。大部分 CD34 + 细胞的计数方案都是根据国际细胞疗法协会的指导方针制定的[41]。大多数机构的无菌测试使用自动微生物检测系统。

真正能评估 HSC 功能的只有集落形成试验(最常用来计数集落形成单位)，通常在临床实验室进行。该试验的结果与骨髓 HSC、外周血 HSC 或脐血 HSC 的植入速度及植入率有关[42-45]。然而，CD34 + 细胞计数与植入速度和植入率之间也有类似的联系，并且能更快得到检测结果，这使得它成为评估移植物效力的替代 QC 测试。尽管集落形成试验的标准化仍存在困难，但它还是有用的，尤其是对长期保存的 HSC(如脐血库中的 HSC)[46]。

第八节　HSC 细胞产品的长途运输和院内运送

细胞治疗产品的长途运输和院内运送允许供者和受者存在地理分离。这 2 个术语是由认证组织定义的[1,4]。长途运输过程中，该产品脱离了参与发放和接收该产品的专门人员与设备[4]。相反，在院内运送过程中，产品是在专门的人员与设备的控制之下。

有 3 个问题对确保 HSC 产品的安全运输非常重要：产品的完整性，参与运输的人员的安全，以及遵守适用的法规和标准。运输和传送的必要条件根据产品的种类、状态(新鲜或冻存)和运输距离而有所不同。有其他资料对这些问题进行深入分析[47]。

在转运过程中，产品必须放在一个辅助容器里，以防止泄漏，并应该确认产品所需的温度范围和预期的转运时间。这个温度范围在某些标准(例如，冻存脐带血的温度范围是 < -150℃)或是机构的操作规程当中有规定[4]。有几项研究表明，对新鲜产品来说，在 2℃ ~8℃ 条件下比在室温条件下运输更能有效地维持 CD34 + 细胞的活性，尤其是对于 24 ~72 h 内的运输[48-50]。该作用在 BM 产品中比在外周血产品更明显，在高浓度 HSC 产品中比在低浓度 HSC 产品更明显。

冰冻保存产品用充满 LN_2 的容器来装运。这些容器可以保持温度低于 -150℃ 长达 2 周，并且能持续监测温度[1]。如果产品被运往另外一家非相邻的机构或在公共道路上运输，则必须使用经过标记的外部容器，以便在运输和装运期间进一步保护产品[4]。根据运输方式(例如，空运或陆运)的不同，还必须满足联邦政府的额外要求。如果产品是运往国外，还必须满足国际的要求。如果患者接受的是大剂量预处理，则需要由合格的快递员来进行装运[4]。应避免对产品进行 X 线照射，相反，如果有必要，应对其进行人工检查。对产品的记录应随产品一起运输。

接收机构必须有用于接收和检查产品的操作规程，以便于移植的进行[1,4]。

第九节　患者护理

一旦准备好 HSC 产品，应该立即将其送到患者监护病房。经医师批准可以输注 HSC 产品并经过适当的鉴定程序之后，HSC 产品以静脉滴注(intravenous，IV)的方式通过中央静脉导管直接输入患者体内，通常不使用针或者泵。有些机构在床旁使用了标准的血液过滤器。为最大限度地提高细胞剂量，可能会用无菌盐水对的产品袋和 IV 导管进行冲洗。倘若流速比较慢，也可将无菌盐水直接添加到袋中。

HSC 产品通常会以患者所能耐受的最快速度进行输注，特别是未洗涤或未稀释的解冻的细胞产品，这样可以减少 DMSO 对细胞的毒性。虽然 Rowley 和 Anderson[51] 认为，临床常用浓度(5% 或 10%)的 DMSO 无论是在 4℃ 还是 37℃ 水浴中孵育 1h 对 HSC 来说都是无毒的，但他们也注意到，在培养基中加入 1% 的 DMSO 后可以抑制集落的形成。然而，这些研究都是对新鲜细胞进行的，就 DMSO 对已冷冻保存的干细胞产生的影响的研究有限。因为 DMSO 可能造成细胞功能缺陷，以及频繁输注临床产品（由于患者护理的相关问题），使人们开始担心解冻和未洗涤的 HSC 产品可能会对细胞造成损伤。

至少应分别在输血前、输血后以及输血后 1 h 内，对患者的生命体征进行检查。随附的输血表上应该有所有的监测信息。在输血完成后，将此表格交回实验室。如果发生不良反应，需要更频繁的监测。

与 HSC 输注相关的不良反应可能与输血不良反应（即由于微生物污染造成的过敏反应、溶血反应和发热反应）非常相似。然而，根据所使用的不同的细胞处理技术（如红细胞去除、血浆去除、解冻后洗涤或稀释），可能会减少某些不良反应的发生。在输注小容量和（或）洗涤或稀释的产品时，DMSO 造成的不良反应（如恶心、呕吐、咳嗽和头痛）则很少出现[52, 53]。HSC 产品通常比较容易被患者耐受。由于有可能发生严重的反应，可以进行积极的静脉补液（例如，输血前 2 ~ 6 h 和输血后 6 h，根据需要给予利尿剂）和预防性使用止吐剂，退热剂和抗组胺药。

一旦发生意外的中至重度不良反应，应立即通知移植医生和细胞治疗实验室主任。并立即开始调查，针对患者的症状和体征做相应的实验室检查（如，直接抗人球蛋白试验，抗体滴度测定，革兰染色和细菌培养）。

应定期审查关于临床结局（如植入率）和不良事件的统计数据，并与机构的质量管理小组讨论。按季度进行审查对植入率分析来说比较合理。实验室主任审查的内容应包括评估 HSC 产品的质量指标（例如，剂量、活性和集落形成单位），相关的偏差以及存在的输血不良反应，还应重点审查影响患者获得最理想结局的实验室因素。

第十节　其他监管相关问题

有关 HSC 收集的相关规定，在本章的前面部分进行了讨论。一般来说，那些最低限度处理的 HSC 产品，自体移植的 HSC 产品还有移植给一级或二级亲属的 HSC 产品，受《公共卫生服务法》第 361 条的单独管理，并受 FDA 生物制品评估和研究中心的管辖。如果是制备方法改变了其相关生物学特性（例如，对它们进行了基因修饰，体外扩增，或与药物相结合）的 HSC 产品，或是移植给非一级或非二级亲属的 HSC 产品，受［标题 21，CFR part 1271］所述法规的管理，这类 HSC 产品作为一种药物或生物产品，应得到 FDA 的许可或豁免许可来申请成为一种试验性新药（investigational new drug，IND）。通过 Be The Match 网站登记的非亲缘供者的 HSC 产品可能受 IND 相关规定的管理（BB – IND 6821），或受机构所制定的 IND 相关规定的管理。同样，现在 HSC 产品可以通过经 FDA 授权的 UCB 来源来获得，或在有关机构制定的 IND 相关规定下进行监管。

第十一节　结论

HSC 在医学中具有不可或缺的、挽救生命的作用，特别是对血液病患者。随着对 HSC 生物学认识的增加和 HSC 移植能力的提高，HSC 的临床应用范围将有可能继续扩大。随着 HSC 应用的快速增加，处理 HSC 的新技术和新方法不断出现，给确保 HSC 继续作为一种安全有效的细胞治疗产品供患者使用增加了挑战性。为了应对这一挑战，监管机构和认证机构将继续更新和修改适用的规则、条例和标准。

要点

1. 从接受治疗的患者（自体）或供者（异基因）获得的 HSC 可用于治疗各种恶性和非恶性疾病。
2. 自体 HSC 一般用于挽救接受大剂量化疗或放疗的患者的 BM 功能。
3. 异基因 HSC 除了挽救接受大剂量化疗或放疗的患者的 BM 功能外，还具有移植物抗肿瘤作用以及替换缺陷细胞的作用。
4. 不论 HSC 的捐献来源为何，AABB 的 CT 标准要求对获得性免疫缺陷病毒 1 型和 2 型、乙型肝炎病毒、丙型肝炎病毒、梅毒螺旋体、人类嗜 T 细胞病毒Ⅰ类和Ⅱ型还有巨细胞病毒进行实验室检查。
5. 对异基因 HSC 捐献者做的相关的感染性疾病筛查和检测是由 FDA 授权的，当发现有传播传染性疾病的风险时，供者就没有资格进行捐献（但如果有紧急医疗需要，仍可捐献）。
6. 异基因 HSC 供者的选择主要取决于该供者与受

者的组织相容性。而供者和受者之间无需 ABO 血型和 Rh 血型相容。

7. 干细胞可通过骨髓穿刺、UCB 采集或外周血动员等方法获得，然后用血液成分分离机进行采集。
8. HSC 很少需要进行处理，并可以在冷冻保护剂 DMSO 的条件下进行冷冻保存。
9. 专门的 HSC 处理技术可以根据患者的临床需要来去除 HSC 产品的容量、裂解细胞、红细胞和冷冻保护剂。
10. QC 是提供安全有效的 HSC 产品的关键。常见的 QC 测试包括细胞计数(CD34 + 细胞计数，有核细胞总数计数)，微生物污染检测以及活性检测。

参考文献

[1] Fontaine M, ed. Standards for cellular therapy product services. 6th ed. Bethesda, MD: AABB, 2013.

[2] Bianco P. Bone and the hematopoietic niche: A tale of two stem cells. Blood 2011; 117: 5281 – 5288.

[3] Rivadeneyra-Espínoza L, Pérez-Romano B, González-Flores A, et al. Instrument-and protocol-dependent variation in the enumeration of CD34 + cells by flow cytometry. Transfusion 2006; 46: 530 – 536.

[4] FACT-JACIE international standards for cellular therapy product collection, processing, and administration. 5th ed. Omaha, NE and Barcelona: Foundation for the Accreditation of Cellular Therapy and Joint Accreditation Committee-ISCT and EBMT, 2012. [Available at http://www.fact-website.org/FACTWeb/Document_Library/Fifth_Edition_Cellular_Therapy_Standards_Version_5_3.aspx (accessed December 20, 2013).]

[5] National Marrow Donor Program 21st edition standards and glossary. Minneapolis, MN: NMDP/Be The Match, 2011. [Available at http://bethematch.org/WorkArea/Download-Asset.aspx? id = 1101 (accessed December 20, 2013).]

[6] Hematopoietic progenitor cells, cord blood donor history questionnaire. Ver 1.0. Bethesda, MD: AABB, 2012. [Available at http://www.aabb.org (accessed March 13, 2013).]

[7] Guidance for industry: Eligibility determination for donors of human cells, tissues, and cellular and tissue-based products (HCT/Ps). Silver Spring, MD: CBER Office of Communication, Outreach, and Development, 2007. [Available at http://www.fda.gov/downloads/BiologicsBloodVaccines/GuidanceComplianceRegulatoryInformation/Guidances/Tissue/ucm 091345.pdf (accessed March 13, 2013).]

[8] Saber W, Opie S, Rizzo JD, et al. Outcomes after matched unrelated donor versus identical sibling hematopoietic cell transplantation in adults with acute myelogenous leukemia. Blood 2012; 119: 3908 – 3916.

[9] Comparing unrelated donor to sibling donor transplant. Minneapolis, MN: National Marrow Donor Program/Be The Match, 2013. [Available at http://council.bethematch.org/Physicians/Unrelated Search and Transplant/Unrelated_vs_Sibling.aspx (accessed December 20, 2013).]

[10] Abbas AK, Lichtman AH, Pillai S. Cellular and molecular immunology. 6th ed. Philadelphia: Saunders Elsevier, 2007.

[11] Spellman SR, Eapen M, Logan BR, et al. A perspective on the selection of unrelated donors and cord blood units for transplantation. Blood 2012; 120: 256 – 265.

[12] Unrelated donor transplant advances. Minneapolis, MN: National Marrow Donor Program/ Be The Match, 2013. [Available at https://bet hematchclinical.org/Transplant-Therapy-and-Donor-Matching/Donor-or-Cord-Blood-Search-Process (accessed December 20, 2013).]

[13] Spellman S, Bray R, Rosen-Bronson S, et al. The detection of donor-directed, HLA-specific alloantibodies in recipients of unrelated hematopoietic cell transplantation is predictive of graft failure. Blood 2010; 115: 2704 – 2708.

[14] Brand A, Doxiadis IN, Roelen DL. On the role of HLA antibodies in hematopoietic stem cell transplantation. Tissue Antigens 2013; 81: 1 – 11.

[15] Barker JN, Byam C, Scaradavou A. How I treat: The selection and acquisition of unrelated cord blood grafts. Blood 2011; 117: 2332 – 2339.

[16] Barker JN, Scaradavou A, Steven CE. Combined effect of total nucleated cell dose and HLA match on transplantation outcome in1061 cord blood recipients with hematologic malignancies. Blood 2010; 115: 1843 – 1849.

[17] van Rood JJ, Stevens CE, Smits J, et al. Re-exposure of cord blood to noninherited maternal HLA antigens improves transplant outcome in hematologic malignancies. Proc Natl Acad Sci U S A 2009; 106: 19952 – 19957.

[18] Rowly SD, Donato ML, Bhattacharyya P. Red blood cell-incompatible allogeneic hematopoietic progenitor cell transplantation. Bone Marrow Transplant 2011; 46: 1167 – 1185.

[19] McCullough J, McKenna D, Kadidlo D, et al. Issue in the quality of umbilical cord blood stem cells for transplantation. Transfusion 2005; 45: 832 – 841.

[20] Page KM, Zhang L, Medizabal A, et al. The cord blood Apgar: A novel scoring system to optimize the selection of banked cord blood grafts for transplantation. Transfusion 2012; 52: 272 -283.

[21] Barker JN, Krepski TP, DeFor TE, et al. Searching for unrelated donor hematopoietic stem cells: Availability and speed of umbilical cord blood versus bone marrow. Biol Blood Marrow Transplant 2002; 8: 257 -260.

[22] Giralt S. Graft-versus-host disease: Have we solved the problem? J Clin Oncol 2012; 30: 360 -361.

[23] Anasetti C, Logan BR, Lee SJ, Waller EK. Peripheral-blood stem cells versus bone marrow from unrelated donors. N Engl J Med 2012; 367: 1487 -1496.

[24] Brunstein CG, Wagner JE Jr. Umblilical cord blood transplantation. In: Hoffman R, Benz E, Shattil SJ, et al, eds. Hematology: Basic principles and practice. 5th ed. Philadelphia: Churchill Livingstone Elsevier, 2009: 1643 -1664.

[25] Stem Cell Trialists' Collaborative Group. Allogeneic peripheral blood stem-cell compared with bone marrow transplantation in the management of hematologic malignancies: An individual patient data meta-analysis of nine randomized trials. J Clin Oncol 2005; 23: 5074 -5087.

[26] Zhang H, Chen J, Que W. Allogeneic peripheral blood stem cell and bone marrow transplantation for hematologic malignancies: Meta-analysis of randomized controlled trials. Leuk Res 2012; 36: 431 -437.

[27] Remberger M, Ringden O, Blau I, Ottinger H. No difference in graft-versus-host disease, relapse, and survival comparing peripheral stem cells to bone marrow using unrelated donors. Blood 2001; 98: 1739 -1745.

[28] Laughlin MJ, Eapen M, Rubinstein P, et al. Outcomes after transplantation of cord blood or bone marrow from unrelated donors in adults with leukemia. N Engl J Med 2004; 351: 2265 -2275.

[29] Eapen M, Horowitz MM, Klein JP, et al. Higher mortality after allogeneic peripheral-blood transplantation compared with bone marrow in children and adolescents: The Histocompatibility and Alternative Stem Cell Source Working Committee of the International Bone Marrow Transplant Registry. J Clin Oncol 2004; 22: 4872 -4880.

[30] Meisel R, Klingebiel T, Dillo D. Peripheral blood stem cells versus bone marrow in pediatric unrelated donor stem cell transplantation. Blood 2013; 121: 863 -865.

[31] Miller JP, Perry EH, Price TH, et al. Recovery and safety profile of marrow and PBSC donors: Experience of the National Marrow Donor Program. Biol Blood Marrow Transplant 2008; 14: 29 -36.

[32] Pulsipher MA, Chitphakdithai P, Miller JP, et al. Adverse events among 2408 unrelated donors of peripheral blood stem cells: Results of a prospective trial from the National Marrow Donor Program. Blood 2009; 113: 3604 -3611.

[33] Gertz MA. Review: Current status of stem cell mobilization. Br J Haematol 2010; 150: 647 -662.

[34] Keating GM. Plerixafor. Drugs 2011; 71: 1623 -1647.

[35] To LB, Haylock DN, Simmons PJ, Juttner CA. The biology and uses of blood stem cells. Blood 1997; 89: 2233 -2258.

[36] Abrahamsen JF, Stamnesfet S, Liseth K, et al. Large-volume leukapheresis yields more viable CD34 + cells and colony-forming units than normal-volume leukapheresis, especially in patients who mobilize low numbers of CD34 + cells. Transfusion 2005; 45: 248 -253.

[37] Khuu HM, Cowley H, David-Ocampo V, et al. Catastrophic failures of freezing bags for cellular therapy products: Description, cause, and consequences. Cytotherapy 2002; 4: 539 -549.

[38] Rubinstein P, Dobrila L, Rosenfield R, et al. Processing and cryopreservation of placental/ umbilical cord blood for unrelated bone marrow reconstitution. Proc Natl Acad Sci U S A 1995; 92: 10119 -10122.

[39] Laroche V, McKenna D, Moroff G, et al. Cell loss and recovery in umbilical cord blood processing: A comparison of post-thaw and postwash samples. Transfusion 2005; 45: 1909 -1916.

[40] Fleming KK, Hubel A. Cryopreservation of hematopoietic and non-hematopoietic stem cells. Transfus Apher Sci 2006; 34: 309 -315.

[41] Sutherland DR, Anderson L, Keeney M, et al. The ISHAGE guidelines for CD34 + cell determination by flow cytometry. J Hematother 1996; 5: 213 -226.

[42] Spitzer G, Verma DS, Fisher R, et al. The myeloid progenitor cell: Its value in predicting hematopoietic recovery after autologous bone marrow transplantation. Blood 1980; 55: 317 -323.

[43] Douay L, Gorin NC, Mary JY, et al. Recovery of CFU-GM from cryopreserved marrow and in vivo evaluation after autologous bone marrow transplantation are predictive of engraftment. Exp Hematol 1986; 14: 358 -365.

[44] Schwartzberg L, Birch R, Blanco R, et al. Rapid and sustained hematopoietic reconstitution by peripheral blood stem cell infusion alone following high-dose chemotherapy. Bone Marrow Transplant 1993; 11: 360 -374.

[45] Migliaccio AR, Adamson JW, Stevens CE, et al. Cell dose

and speed of engraftment in placental/umbilical cord blood transplantation: Graft progenitor cell content is a better predictor than nucleated cell quantity. Blood 2000; 96: 2717 - 2722.

[46] Pamphilon D, Selogie E, McKenna D, et al. Current practices and prospects for standardization of the hematopoietic colony-forming unit assay: A report by the cellular therapyteam of the Biomedical Excellence for Safer transfusion (BEST) collaborative. Cytotherapy 2013; 15: 255 - 262.

[47] Regan D. Transportation and shipping of cellular therapy products. In: Areman EM, Loper K, eds. Cellular therapy: Principles, methods and regulations. Bethesda, MD: AABB, 2009: 362 - 374.

[48] Antonenas V, Garvin F, Webb M, et al. Fresh PBSC harvests, but not BM, show temperature-related loss of CD34 viability during storage and transport. Cytotherapy 2006; 11: 158 - 165.

[49] Jansen J, Nolan P, Reeves M, et al. Transportation of peripheral blood progenitor cell products: Effects of time, temperature and cell concentration. Cytotherapy 2009; 11: 79 - 85.

[50] Kao G, Kim H, Daley H, et al. Validation of short-term handling and storage conditions for marrow and peripheral blood stem cell products. Transfusion 2011; 51: 137 - 147.

[51] Rowley SD, Anderson GL. Effect of DMSO exposure without cryopreservation on hematopoietic progenitor cells. Bone Marrow Transplant 1993; 11: 389 - 393.

[52] Davis JM, Rowley SD, Braine HG, et al. Clinical toxicity of cryopreserved bone marrow graft infusion. Blood 1990; 75: 781 - 786.

[53] Stroncek DF, Fautsch SK, Lasky LC, et al. Adverse reactions in patients transfused with cryopreserved marrow. Transfusion 1991; 31: 521 - 526.

第 30 章

脐带血库

在过去的 25 年中，脐带血（umbilical cord blood，UCB）已发展成为造血干细胞（hematopoietic stem cells，HSCs）移植的重要来源。美国食品药品监督管理局（Food and Drug Administration，FDA）将 HSCs 定义分类为生物药物，在多个大型机构中，UCB 来源的干细胞越来越多地用于免疫治疗和再生医学临床试验中。本章总结了 UCB 细胞库创建的实际问题和临床应用，最近研究表明通过监管，可以通过平衡经济效益，个性化地选择 UCB 库存规模和维持产品更新的管理结构。

第一节 背景

UCB 已经成为一种广泛接受的 HSCs 来源，用于缺乏 HLA 供体匹配的儿童和成人患者的移植治疗[1-6]。UCB 衍生的 HSCs 相对于其他来源 HSCs 的优势在于，它们具有较高的增殖力和自我更新能力，不要求严格的 HLA 匹配，移植物抗宿主病（graft vs host disease，GVHD）的发生率较低（特别是急性 GVHD）[4, 5, 7-11]。体外和体内动物研究表明，UCB 的移植特性归结于 UCB 的干细胞特性起源和早期免疫系统起源。移植候选人，特别是具有罕见 HLA 表型的受者往往能够成功地找到供者，来接受匹配的 UCB[12-14]。此外由于其细胞特征，在对供者进行入库筛选的时候，可以确定 UCB 的 HLA 分型特征，这样为 UCB 移植受者寻找供者时所花费的搜索时间明显低于其他来源的 HSCs 受者[15]。

第一个 UCB 库由 Hal E. Broxmeyer 博士建立，其为 1988 年具有历史意义的 UCB 移植以及另外 4 个 HLA 匹配的同胞 HSCs 移植提供了供者移植物[16, 17]。随着 UCB 作为 HSCs 来源被越来越多人所初步接受后，使用无血缘关系的 HSCs 的可能性增高，这是建立无血缘关系的脐带血库（cord blood banks，CBBs）理论基础。1992 年由 Pablo Rubinstein 博士在纽约血液中心建立了第一个无血缘关系的 CBB[18]。此后不久，Dusseldorf 和 Milan 的 CBB 开始运行。最近的报告显示，在世界范围内有超过 60 万个无血缘关系的 UCB 入库供应临床应用，截至目前已经实施了近 3 万例无血缘关系的 UCB 移植[19]。据世界骨髓捐献协会报告，仅在 2011 年，有 4093 个 UCB 相关移植物运往医院并且移植给了 47 个国家的无血缘关系患者；相比之下，同年实施了 3743 例骨髓移植[19]。另外，世界各地已经建立了一些为家庭提供服务的私人 CBB，以便将婴儿的 UCB 存入血库，供家庭成员将来使用。据两家最大的私营 CBB 最近报道，他们已经为 70 万新生儿储存了 UCB 干细胞，并且其中的每 1 个 CBB 干细胞中可衍生出约 250 类 UCB 产品，用于传统的移植和再生应用。

本章节介绍了 UCB 血库目前普遍接受的做法（主要来自公共 CBB 的方案），包括供者的要求、UCB 产品的采集和处理方法以及储存和运输，以及与移植中心推荐的相关产品制备和输血操作。本章继续简要讨论了 UCB 血库经济学，以及如何建立库存，以满足不同患者群体的需求，并解决细胞剂量限制问题，同时探讨了继续作为在“可负担得起的医疗保健”环境中，UCB 为提供有效治疗成本收益条件下的方法。本章是对标准和法规的概述[20]。

第二节　与供者有关的问题

一、招募

当大多数妇女意识到，通常作为医疗废物丢弃的 UCB 可以回收并用于挽救另一个人的生命时，她们会同意捐献婴儿的 UCB。然而女性捐献 UCB 的能力可能受到为她分娩区域所在 CBB 服务能力的限制。

在收集婴儿 UCB 之前，需要为孕妇做出安排，这对达到预期的效果至关重要。对孕妇产前早期进行宣教，可使其获得更全面的医疗筛查，周密的保护，提供足够的准备来收集 UCB，并且还需要获得孕妇的知情同意。公共 CBB 招募通常由 CBB 的医生/助产士宣教开始，并将信息材料分发给产科或产前宣教的工作人员。这种方式鼓励 UCB 捐献，同时向产科人员提供信息。可使产科人员代替 UBB 人员给孕妇介绍 UCB 捐献，孕妇对初步招募作出回应后，可向 CBB 人员提出更详细的问询。

CBB 工作人员向产科或产前宣教的工作人员分发的关于 UCB 捐献的信息资料，涉及 CBB 名称，CBB 是公共还是私人的，捐献的成本（有偿或无偿），参与医院的名称，UCB 的医疗用途以及 UCB 的收集方式。资料中还包括 UCB 捐献母婴风险，捐献的 UCB 是否可供捐献家庭使用。CBB 征询资料中还可以包括健康历史问卷，用于征求关于怀孕的相关信息，父母的危险因素以及相应家庭成员的病史。CBB 向潜在供者解释是否能够收集和存储 UCB 并签署知情同意书，以便用于今后移植或研究。参与捐献的孕妇必须被告知，她们需要抽取血样来检测某些感染性病原，如肝炎病毒和人类免疫缺陷病毒，以便降低因为移植 UCB 而使受者被传染疾病的风险。CBB 强调，在此过程中获得的所有信息和检测结果都严格保密，以保护供者的身份和隐私，并且婴儿出生后不会捐献更多的血细胞。

在这个过程中，孕妇主管医生的作用是不能低估的。在怀孕期间，妇女相信她的医生会提供可靠的咨询和护理。因此，女性是否捐献或存储她的 UCB 部分取决于她的医生提供的建议。此外，孕妇是否捐献可能受到有吸引力的征聘材料的影响。

尽管有广泛的宣传活动和招募工作，一些孕妇仍有可能不知道 UCB 捐献，也可能没有去到可登记 UCB 的医院进行分娩。因此，在产前和分娩期间，也应该提供有关 UCB 捐献的材料。以前不了解 UCB 捐献的孕妇可以在这个阶段进行招募。然而在大多数情况下，孕妇以前已经获悉了 UCB 捐献的信息，但根本没有进一步完成必要的登记文件。

当然孕妇也可以向私人 CBB 捐献 UCB。在收取一些费用后，这些血库将安排收集并且长期存储 UCB，仅供该家庭使用。这些 CBB 工作人员将向孕妇提供针对其计划的书面或视频信息。

二、知情同意

孕妇必须签署包含 UCB 收集、加工、检测、储存以及医疗用途的知情同意书[21-26]。UCB 实际上属于新生儿，由于婴儿不能提供知情同意，并且需要抽取母亲的血液进行传染性病原检测，所以母亲知情同意是必需的。但不需要父亲知情同意，而且这不会增加 UCB 的移植安全性[27]。

虽然婴儿分娩之前必须获得收集 UCB 的同意，CBB 工作人员还是会使用不同的方法获得对 UCB 进一步检测和使用的相关同意书。CBB 可以使用覆盖所有活动的单一知情同意书。产前单一知情同意程序为孕妇提供足够的时间以了解信息，同时考虑她的选择。当然其他 CBB 也可以使用的分阶段知情同意程序，如果由此收集 UCB 符合血库业务标准，血库进一步获得孕妇的许后筛查、处理、检测测和存储产品。后 1 种方法有利于收集从未被引入 UCB 血库孕妇的 UCB。

相关部门已经提出了保护孕妇在分娩期间作出知情决定能力的标准。血液细胞移植咨询委员会（Advisory Council on Blood Stem Cell Transplantation，ACBSCT）建议每个 CBB 制定 1 项关于知情同意的政策，该政策考虑到孕妇的分娩和压力，以及她收到捐献 UCB 的咨询信息数量以及是否具有捐献 UCB 进行充分讨论的时间[28-29]。孕妇是否具有知情同意的能力最终判断应由产科员工负责。

2011 年 10 月，当 CBB 营销相关的产品时，FDA 将 UCB 血库分类定义为制造业，而不是调查活动。如果没有获得许可，制造的 UCB 产品仍然可以作为研究性新药（investigational new drug，IND）分发给不需获得许可（临床研究）的应用机构。

三、健康史与医学评估

CBB 有义务最大限度地减少遗传疾病和传染

病传播，以便提供安全的产品。对于所有供体细胞或组织，包括 UCB 细胞，都需要基于供体筛选和检测相关传染病、疾病以确定供体资质。通过随访母亲并检查她的病历，获得大量的医疗健康史，目的在于寻找是否感染性疾病暴露史或者表明有遗传疾病症状的信息。也可能会要求提供父亲的病史来确定可能影响 UCB 质量的任何问题，但这不是必需的。如果在婴儿分娩前未得到许可，则必须在婴儿分娩后 7 天内取得健康史记录[24]。健康史问卷可以由 CBB 工作人员进行自我管理，也可以通过 CBB 工作人员或医院工作人员的直接问询来完成，他们经过充分的培训有能力回答女性的问题。

对母亲进行筛查和检测的方法比婴儿捐赠者的方法要保守很多。孕妇在怀孕期间滋养胎儿，并且存在共同的生理情况，她的传染病暴露情况与确定婴儿 UCB 移植资格有关。还有在产前和分娩期间的某些母亲情况与某些风险相关，例如发热，胎膜破裂后过长时间未分娩或使用抗生素，所有这些情况都可能导致可通过 UCB 产品传播的细菌感染。

医学检查包括广泛的家族遗传史，因为婴儿没有机会表现出许多遗传性疾病。如果 1 级亲属有恶性肿瘤病史，或父母接受化疗和/或放疗，则不能捐献婴儿 UCB。此外，如果 UCB 干细胞被用于补偿与特定遗传疾病相关的缺陷并且可行时，UCB 中仍会被检测到目标酶的存在。如果弥补特定遗传疾病的相关缺陷后，再收集或使用 UCB，则即使检测 UCB 可用时，UCB 中还是存在靶向酶。

由于担心暴露家长和婴儿隐私，查找当事人家庭困难，维护跟踪捐献家庭所需记录的难度和成本较大，6 ~ 12 个月的婴幼儿不需要重新检测来评估他们是否有资格捐献 UCB。然而，尽管与捐献家庭重新联系困难，但是一些 CBB 工作人员仍在婴儿出生后按一定时间间隔跟踪家庭，以确保婴儿没有发生任何传染性疾病，并增加对婴儿 UCB 适用于移植的信心。

四、供者检测

确定捐献资格的第 2 步是通过实验检测完成。UCB 捐献的策略与全血献血的策略相似，只是对母体血液而不是婴儿血液进行检测。使用这种方法是因为假定存在于 UCB 中的感染性病原来源于母亲，因此在母体血液标本中可能检测到感染性疾病的病原体。

因为检测是对母亲血液进行的，所以须获得母亲的同意进行采样以及采集 UCB。同样重要的是，注意使用的检测试剂必须经 FDA 批准用于供体筛查而不是诊断检测。此外，收集的标本类型必须处理后以适用于这种类型的检测，并且实验室必须有检测授权。美国没有批准 UCB 标本供体检测；因此，只能对母体标本进行感染性病原检测。感染性病原检测标本必须在 UCB 收集当天或交付前后 7 天内收集[24]。

CBB 可以在实验室进行检测或签合同让实验室代其检测，以排除那些血红蛋白病患者的供体。某些 CBB 来自具有镰状细胞特征或 α 地中海贫血症状的供体，因为这些供体可能具有在少数民族患者中移植所需的独特的 HLA 类型。但是具有纯合异常血红蛋白或复合杂合异常血红蛋白的供体是不适合移植。在对有遗传性疾病的患者移植前，应对 UCB 进行该疾病的检测。因此，将获取适当的可进行额外和/或验证性检测的 UCB 和母体样本是很重要的。

无论母体或 UCB 标本获得病史或检测结果，最终的供者资格必须由 CBB 医疗总监确定并由其质量控制单位批准[22, 24]。

第三节　UCB 收集

收集 UCB 的方法包括清洁插管部位和无菌收集。通常使用含有柠檬酸 - 磷酸 - 葡萄糖（citrate-phosphate-dextrose，CPD）溶液抗凝剂的无菌收集袋进行收集，柠檬酸葡萄糖和冻干的肝素作为抗凝剂，也可以用于 UCB 收集。

分娩后，将脐带夹紧，切割脐带并与婴儿分离。夹紧脐带后必须开启定时，以免干扰常规运输流程。UCB 可以在子宫内、子宫外收集。每种方法都有优缺点，但整体看起来都不是最好的方法[31]。下面给出了两种方法的简要讨论。

无论 UCB 是在体内还是体外收集，UCB 收集的过程基本相同。类似于全血采集，静脉穿刺针装在收集袋上。确定适当的脐静脉后，清洁该部位。通常先用异丙醇擦拭，然后用广谱外用杀菌剂（例如聚维酮碘）擦洗至少 30s。一些 CBB 已经选择使用 2% 葡萄糖酸洗必泰/70% 异丙醇的广谱抗菌剂代替传统碘伏剂。随后，将止血钳夹闭在距离针几英寸的管道上。一旦针进入静脉，打开止血钳，让血液流入袋中。在穿刺静脉前移除止血钳可能会使空气进入污染管道。在 UCB 收集的过程中(3 ~ 5 min)，轻轻将 UCB 与抗凝剂混合以防止凝血。收集完成时，折叠脐带。收集期间将收集袋放置于实验室称上，监测收集的体积来评估收集的完成情况。

一旦收集完成，取下管道，轻压管道内的血液进入收集袋，并与抗凝剂混合。此操作用专门的工具(即管式剥离器)可以轻易地完成，因此新的血袋有过滤的排气口，以减少对附加设备的需求。然后在温度受控的环境中进行 UCB 血液包装，再储存、运输到细胞处理实验室。

一、宫内收集

新生儿分娩和评估后，产科医生或护士/助产士可在子宫内收集血液，夹闭和切割脐带。如果有新生儿和/或母亲有健康问题，不要尝试收集血液。如果决定收集 UCB，必须注意保持卫生条件。除非使用无菌袋或延伸套件，传统用品都不是无菌的，无意识的错误可能导致术中污染。

考虑客观因素，建议将预装的收集工具用于子宫内收集。这些套件中可能包含信息资料包。该信息资料包含例如供者信息表、收集程序说明、收集套件内容清单、母亲病史形式、知情同意书以及相关包装、储存和运输说明。收集套件还包括 1 个或两个收集袋、抗菌用品、管道封闭件、用于感染性病原检测的适当标本管、标本管标签、产品标签、生物危害标识和其他适当贴纸(例如用于指示临时储存温度)的物品、2 次标本和产品袋。在某些情况下，当地医院的住院标签可用于识别孕妇标本和 UCB 产品，这些标签包括两种形式的识别，并采取预防措施来保护这些标签信息的保密性。

UCB 的运送应使用经验证过的容器和/或验证过的流程：根据运输距离和条件，基于 UCB 稳定性研究来定义温度范围，使其在运输期间需要保持在可接受的温度范围内(低至室温)。运输过程中的温度可能需要依据 UCB 运输过程的风险评估进行监控。

子宫内收集主要优点是成本显著降低，因为不需要专门的 CBB 收集人员。因此唯一的耗费是收集和运输用品。此外，一些研究表明，子宫内收集的方法可收集更多体积的细胞，得到较高的有核细胞和 CD34 阳性的细胞以及集落形成单位(colony-forming units，CFU)计数[32-33]。

此外，需要考虑对医生/助产士的教育和培训相关的初始费用。然而，一旦产科小组成员受过培训，他们的实践经验应该可以提高其工作品质。相应的教育课程可以提供复习流程，并展示临床医生对 UCB 收集的支持。随后，可以评估人员的持续学习和工作能力，以现场访问和定期沟通的方式来维持高质量的 UCB 收集。

二、宫外收集

前宫内收集通常由专门的 UCB 收集人员来实施。这种方法相对于子宫内收集的优点是收集方法标准化、参与人员较少和质量控制更好。

分娩后，脐带被夹紧的同时不能干扰医师的正常操作。胎盘立即被 CBB 工作人员带到合适的位置，将其悬挂在设备中，通过自然重力收集血液。收集成分如上所述。胎盘和脐带在子宫外更容易操作，因此，诸如挤压脐带(像挤奶)可增加收集物体积。但必须注意防止母体污染以及细胞碎裂。

因为 UCB 收集期间容易发生血液凝固，对收集的细胞的体积和数量有不利影响，因此在收集过程中减少延迟很重要。Wong 和他的同事们认为，子宫外收集过程中发现较大的肉眼可见凝块，会导致收集的有核细胞数和 CFU 计数减少[34]。

因为所有收集活动在产房之外，子宫外收集可提供更好的过程控制(即微生物污染和标签错误的风险会降到较低)，但是它会增加与收集相关的成本。此外，其他收集人员可能会因为被限制参与 UCB 收集的机会，从而缺少学习一些收集的实用技能。一些研究人员对这些问题有担忧[35]，数据表明，宫内和宫外收集方法是等同的，UCB 收集方法的选择应该基于每次 UCB 收集事件的需求和特性[31]。

第四节　UCB 加工

一、方法

在 20 世纪 90 年代初，UCB 通常以不减少体积和不处理状态被储存(即在储存前没有除去红细胞和/或过量血浆)，以便尽力保证产品中干细胞的数量[18, 36]。由于红细胞不相容性输注引发的相关并发症、游离血红蛋白值、二甲基亚砜(dimethyl sulfoxide, DMSO)以及储存容积有限等客观问题引起关注，促使对处理方法进行评估，目的为在减少干细胞损失的同时，将最终 UCB 单元的大小和其内红细胞的含量降到最低。

目前采用了各种体积减少和去除红细胞的加工技术，这些方法中大多数涉及沉降、离心和/或过滤。降低红细胞含量的最常见方法是使用沉淀剂，如羟乙基淀粉(HES)、明胶、聚乙二胺和葡聚糖[37, 39]。使用 HES 处理 UCB 是最早的方法之一，由 Pablo Rubinstein 所开发[39]。此方法经改良后已经被其他处理流程普遍使用[40]。另一种制备方法通过 Percoll 或 Ficoll-Hypaque 进行密度分层分离 UCB 细胞。该方法可获得基本没有红细胞的单核细胞富集产物[41]。此外，还有利用市售的白细胞过滤器和半自动化方法，可使得体外干细胞回收率达到标准 HES 处理的回收率[37, 42]。

最初，UCB 与实验室的其他 HSC 产品一起处理，这些实验室属于研究中心、医院输血服务或血液中心。然而，现在处理 UCB 产品的方法已经演变为专门的处理实验室，旨在通过使用更加标准化的处理技术来减少体积，去除红细胞和冷冻保存液，以符合当前的操作规范(cGMP)。

最近，UCB 处理方面有一个重大变化，其重要驱动因素是 FDA 将 UCB 处理作为提交生物制剂许可证申请(BLA)的一部分，从而提出了一系列相关建议。这些建议为如何提高 UCB 产品的安全性、纯度、效能和有效性提供了指导，并迫使该行业通过使用已批准用于人体的试剂以及 FDA 批准的系统和用品来标准化其制备工艺。迄今为止，以下系统已被 FDA 批准用于加工 UCB：

1)由 Biosafe SA(瑞士日内瓦湖)生产的 SEPAX 脐血处理系统。该技术提供封闭的无菌处理系统，可收集有核细胞并富集 UCB 干细胞。该技术适应于大型加工环境。由离心机组成的 SEPAX 机器，包括腔室以及含活塞位置传感器的气动泵系统，使用计算机控制来实现组件分离。消耗品套件包括大型注射器型桶分离室，其具有通过旋塞组件连接的袋和管。Biosafe 的 SEPAX 系统于 2007 年 1 月获得 FDA 的许可，并于 2001 年获得欧洲 CE 认证。

2)由 ThermoGenesis 公司(Rancho Cordova, CA)制造的 AXP(AutoXpress Cord Blood Processing System)是一种自动封闭功能的系统，可从 UCB 收获干细胞富集的血沉棕黄层。该系统的 UCB 富集可以由操作者控制精确体积并且选择性地分离单核细胞。该系统包括 AXP 设备、坞站、处理池和 XpressTRAK 软件。2007 年 10 月 AXP 系统从 FDA 获得了 510(k)条款许可。

3)由 CytoMedical Design Group(St. Paul, MN)制造的 UCB 处理系统 PrepaCyte-CB 于 2009 年 1 月获得 FDA 510(k)条款许可。PrepaCyte-CB 是一个封闭的无菌袋系统，由 3 个整体连接的包含 PrepaCyte-CB 分离溶液的处理和储存袋组成。在分离有核细胞的同时，PrepaCyte-CB 从最终加工的 UCB 中去除大部分红细胞和有核红细胞。该系统需要等离子体提取器和标准实验室离心机来进行沉淀和浓缩所需的细胞。

这些方法中在细胞回收、红细胞去除、处理时间和成本方面具有各自的优点和缺点。因此，每个实验室必须验证并确定哪种处理方法最适合其实验室情况。制定验证计划时，必须考虑细胞功能、产品完整性和安全性。有核细胞和 CD34 + 细胞回收、活力、功效(例如形成 CFU 的能力)和无菌检测(冷冻保存前后)是典型的验证性能测量指标。选择处理方法时需要考虑的因素包括工作量、处理时间、成本、存储时间的最大化和生产效率(每位员工每天处理的 UCB 单位数)。

二、质量控制与分型检测

通过 QC 检测来评估产品和过程的充分性是至关重要的。QC 检测通常在 UCB 接收后(操作之前)和低温保存之前进行。典型的 QC 检测包括有核细胞(白细胞和有核前体红细胞)、单核细胞(单核细胞和淋巴细胞)和 CD34 + 细胞的计数；红细胞压积；CFU 测定；以及有氧细菌和无氧细菌(有氧、厌氧和真菌)的测试。所有检测方法必须根据其预期用途进行验证。

用于同种异体移植的 UCB 产品必须进行 HLA Ⅰ类和Ⅱ类抗原分型，包括 HLA - A，HLA - B 和 HLA - DRB1 基因位点；建议使用 HLA - C 和 HLA - DQB 分型[22]。在此框架中，ABO/Rh 分型主要用于移植后协助临床医生输注红细胞和血浆产品支持。基本检测内容如表 30 - 1 所列。

表 30－1　UCB 的 QC 检测汇总

检测	方法
细胞计数	血液分析仪，人工区分
CD34＋细胞计数	流式细胞仪（单/双激光平台）
活力实验	染料排除实验（明场和/或荧光显微镜），流式细胞仪
集落形成实验	CFU（临床实验室使用得最普遍），LTC－ICs
无菌检测	有氧、无氧和真菌培养
HLA 定型	分子生物学
ABO/Rh 定型	血清学
红细胞压积	标准/常规

注：QC 质量控制；UCB 脐带血干细胞；CFU 集落形成单位；LTC－ICs 长期初始细胞培养。

三、低温冻存和长期保存

脐带血移植成功与否取决于脐血库长时间保存脐血的能力。冷冻和贮存方法必须稳定，以保证贮存多年的脐带血的质量。

脐带血冷冻保存最常用的方法是将细胞保存于含 10% DMSO 冷冻保护剂的低温袋中[43－45]。使用冷冻袋的主要优点是，解冻后可使用附加的血辫子进行 HLA 定型和质量检测。AABB 和细胞治疗认证委员会（Foundation for the Accredita-tion of Cellular Therapy，FACT）均要求使用附有血辫子的冷冻袋来冰冻脐带血[22, 24]。

CD34＋细胞/造血祖细胞的冻存通常使用程序性冰冻设备进行缓慢降温，温度下降速率控制在 1℃/分左右，复苏后可获得足够量的细胞[44, 45]。这些设备可补偿熔化阶段的热量，减轻冰冻过程变异，从而减少细胞损伤。同脐带血采集和贮存过程中的所有关键步骤一样，冰冻步骤也必须经过确认并生效，这一步骤必须在可控制降温速率的冰箱中进行，保证预期的冷却速度、冰冻曲线参数、冰冻终点温度、冰冻保护剂添加、细胞与冰冻保护剂的最终浓度及保存温度。如果设备偶尔发生故障，可使用简化的被动冰冻方式，以提供满意的造血干细胞产品。

AABB 和 FACT 均要求脐带血冷冻保存于≤－150℃[22, 24]。一旦冷冻，脐带血通常转移至－196℃液氮贮存容器或液氮蒸汽中，以减少长期保存时潜在的污染风险。

为确保脐带血贮存的安全性和稳定性，应建立控制措施来确保产品的安全和隔离、存储容器监控、库存控制和存储时间。存储容器必须位于安全区域，禁止未经授权的存取。正在进行传染病筛查或者检测结果阳性或检测未完成的脐带血，必须贮存于指定的区域以防止发生意外。

为确保温度和液氮含量，应设置具备本地和远程报警功能的监控系统。报警界限应设置为库存受到损害前，让员工有足够的时间响应。所有的脐带血产品和质控品的储存应使用库存管理系统，方便进行快速检索。需规定相应产品的存储期限和产品有效期。

脐带血超低温保存的长期研究表明，脐血细胞冷冻于液氮液相中，其活性和/或增殖功能仍然可保持至少 23 年[48－49]。脐血库须有书面文件评估其在特定设施和储存条件中的完整性、效能、安全性、稳定性。脐血库中的脐带血必须在配型前进行很多相关试验，证明脐带血中有效成分的稳定性，以确定有效日期。

四、解冻后的稳定性和其他测试

认证机构要求脐带血应有可用于验证 HLA 分型结果的 1 段血辫子[24]。这 1 段血辫子可用于移植前脐带血产品的鉴定和效能评估等验证测试。留样的另 1 段可用于 HLA 分型、活力、效能或稳定性测试。脐带血使用之前进行祖细胞测定、CD34＋细胞计数、活力检测或其他测试，来确定产品的效能。由于目前并不能证明这些检测结果与移植物植入有明确的相关性，因此仅作为内部质量控制而不对外公开。然而移植中心认为，选择脐带血时需从脐血库获得以上检测结果。因此，现正在研究这些有限的标本检测时，如何解释、利用结果。

第五节　运输

商业物流运输可在数小时或数天内将脐带血运输至实验室或移植机构。脐血库有责任确保运输途中脐带血的合理包装与运输方式，防止脐带血损害或变质。需将温度保持在允许范围内进行包装和运输[24]。为保证脐带血的新鲜和冰冻，每个脐血库需规范其相关的运输条件（如温度、运输容器类型及包装材料等）。

运输方式也需精心设计以保障运输人员的安全[22,50]。FDA、国际航空运输协会(International Air Trans-port Association，IATA)、美国交通部(US Department of Transportation，DOT)、AABB 和 FACT 联合制定了生物制品运输的包装和标签要求[22,24,51-53]。IATA 要求运输容器能承受外部极端的温度变化，容器外表不漏，可抵抗损坏，耐用，可承受压力变化。此外，脐带血在容器内部也需进行包装，譬如使用具有良好吸水性的可重复密封的塑料袋，防止内容物发生破裂时出现泄漏[22,52]。

一、运输新鲜脐带血

现仍未明确规定新鲜采集的脐带血的运输要求，每个移植机构需建立运输温度标准及可接受的温度范围。建议室温运输或使用隔热且预冷的稳定包装。Wada 等发现，新鲜采集的脐带血在室温状态下运输时，每 4 h 活力下降约 1%[54]。然而，一系列研究显示，脐带血处理前将其在 CPD 保养液中保存 48 h，可维持其细胞复苏率和干细胞数量。

二、运输冷冻脐带血

与新鲜骨髓或单采血液制品相比效，冷冻脐带血制品的优势是，可在受者具备移植条件之前，进行运输并安全保存于移植中心。使用便携式液氮“干式”运输容器将冷冻脐带血运输至移植中心，保证其处于冷冻状态。隔热容器允许液氮被吸收进入容器壁，保持超低温的环境。FACT 要求液氮干式运输将温度维持在 -150℃ 以下至少 48 h，直至运送至移植中心[22]。

为保证干式运输的有效性，在送达实验室前 24 h 必须充满液氮，使液氮完全吸收入容器中。干式容器若准备不恰当，可能存在液氮泄露的风险，CBB 可能会因此受到来自美国交通部的民事/刑事处罚。

干式运输容易受外界影响，导致温度升高，脐带血融化，不能用于临床。为减少脐带血损失，运输说明必须清楚，运输途中必须连续监测温度。

三、运输标识与记录要求

AABB 和 FACT 要求运输途中使用数据记录器连续监测温度[22,24]。运输容器需包含运输方和接收方的名字、地址与电话；标签上注明“医疗标本”“不准辐照”(如果适用时)、“不准用 X 线照射”、生物危害(如果适用时)[22,24]。生物制品的包装和运输需依照政府部门颁发的适用条例执行。运输记录中需包含运输设备、运输与接收的日期和时间、运输人员以及运输容器中的内容物[22]。

第六节　接收用于移植的脐带血

脐带血移植涉及几个单位的协调，如国家骨髓捐献计划(National Marrow Donor Program，NMDP、CBB 和细胞处理实验室/临床移植中心。通常由预约脐带血单位发起，由临床移植协调员依据制度或指南进行。协调员可依靠实验室或医疗主管回答脐带血的相关问题。细胞处理实验室最好早期参与脐带血的选择[59]。

一旦脐带血质量得到确认，且被批准运输，协调员需通知细胞处理实验室，相应脐带血将于近期送达以及需要特殊的处理要求(如尺寸，产品罐的尺寸或需要检疫的危险因素的指示)。当实验室收到脐带血，放入液氮储存罐前，需小心解开包装并检查其标签及完整性。干式运输可能需要通过称重来检查液氮是否损失过多(一般来说大于 4.54 kg)。

AABB 和 FACT 标准均要求运输过程中进行连续温度监测，因此运输中需含温度监测装置。当脐带血送达时，技术专家应确认运输期间脐带血保持在可接受的温度范围内。如果温度监测装置能显示温度，则脐带血打开时应记录该温度。如果设备不能显示温度或数据无法下载，必要时 CBB 应提供可用的数据拷贝。

如果连续温度监测装置无法定点监测，移植中心需放入温度测量设备，以确保运输过程中温度维持在可接受范围内。需告知 CBB 运输中无温度监控装置，且需要 CBB 运输员的温度有效在控的证明文件。

脐带血储存前需进行检查验证。产品标签需至少标明唯一产品标识符(单位数量)和正确的产品名称。标签和/或文件中应附有产品其他信息。脐带血对应的 CBB 工作文件需与移植计划/协调员撰写的文件进行比较，出现任何信息不一致的情况应立即进行调查。

产品信息应包括供者病史及传染病检测结果。如果接收实验室未收到任何信息，特别是关于供者的病史，应报告实验室医疗主任。医疗主任需决定信息是否重要，是否需要进一步的行动和/或通知移植医师。如果有任何一项传染病检测未完成或检测结果阳性，则需隔离储存并通知相关人员（如实验室主管、医疗/实验室主任、协调员和/或移植医师）。产品标签必须进行相应的更新（例如生物危害标签），并填写特殊的表单。

移植中心需尽快进行进一步检测（如 HLA 检测、活力检测、CFU 计数）。如果脐带血信息识别有问题，且血辫子不可用，可使用标准的解冻脐带血（在移植当天）进行快速（I 级血清学）HLA 检测[60]。

由脐带血厂商提供的冷冻脐带血的处理和准备说明。接收实验室可以根据自己的验证程序、临床协议或医生的喜好使用替代解冻方法。

第七节　脐带血解冻与洗涤

协调移植事宜需要与临床进行持续沟通，移植前，协调员需与临床医师确定输注日期，协调员和实验室应再次回顾审核所有相关记录。随后，至少提前 1 天联系临床护理部门确定移植时间。随着脐血库数量的不断增加，脐带血产品的种类也越来越多，最合适的解冻方法必须参考移植中心的方法或 CBB 的建议。冷冻保存前需考虑选择降低红细胞和血浆含量方法（红细胞减少）或只降低血浆含量（红细胞充足）方法。应根据患者的临床订单申请要求选择合适的解冻方法。

目前有 3 种不同的输注前解冻方法：传统的解冻 - 洗涤方法，解冻 - 稀释技术和床边解冻方法[61-62]。

床边解冻方法虽然能最大限度地减少的细胞损失率，但仍不推荐此法，因为如果脐血袋被损坏，输注延迟，解冻后的脐血细胞长时间暴露于 DMSO 中会产生不利影响。且此方法缺乏过程控制和产品评估，根据 FACT 的要求，此法脐带血中红细胞肿胀不宜使用。

如果脐带血已暴露于 DMSO，存在游离血红蛋白或体积接近极限值，对于受者，特别是儿科患者或存在潜在的心脏，肺疾病风险的患者，可推荐使用 1995 年发明的传统洗涤方法[39]。最近，稀释法或简易复原法已获得支持，可防止洗涤步骤的细胞损失[63-64]。两种方式方法类似：

（1）将脐带血从储存罐中小心取出，并检查容器的完整性。由两名技术人员确认脐带血标签上的各种信息。

（2）脐带血密封保存于干净的或无菌的透明袋中（如塑料拉链袋），置于 37℃ 干净或无菌的水浴中或 0.9% 氯化钠溶液中。解冻时轻轻捏脐带血袋子，加速解冻，预防因重结晶而使细胞破坏或死亡。如果在解冻过程开始后发现泄漏，需现场确定容器破裂处，使用止血钳防止细胞进一步泄露，并在生物安全柜中将内容物无菌转移至转移袋中[40]。

（3）应事先准备好解冻溶液，用于产品稀释，解冻液通常含有 10% 葡聚糖和蛋白质（一般是浓度 2.5% ~4.2% 的人血清白蛋白）。含蛋白质（白蛋白）的解冻溶液的补充被证明可恢复细胞渗透性和细胞活力，解冻溶液的体积至少与脐带血量相等，逐渐缓慢混合至脐血袋中。脐带血和溶液转移至标记的转移袋中，平衡 5 min。如果此时脐带血仅仅是恢复水分或被稀释，标本不用于脐带血检测。

（4）如果脐带血要洗涤，标记的转移袋需在 10℃，400 ~ 600 × g 离心 15 min。分离出上清液，留下脐带血压积细胞。如果移植实验室要求离心分离上清液，第 2 个标记的转移袋需在 10℃，400 × g 离心 15 min，两次离心的压积细胞均收集入标记袋中。

（5）脐带血在对适用于患者体重的解冻液中重悬，预防液体超负荷。

（6）一些实验室使用标准的红细胞滤器（170 ~ 260 μm）过滤重悬后的脐带血。

（7）标本需进行质量控制检测，如有核细胞总数（TNC），CD34 - 和 CD34 + 细胞计数；微生物培养（细菌，真菌），ABO/Rh 定型，菌落总数测定，活力检测，最终容积，细胞剂量，细胞复苏等。完成档案工作和标记工作后，脐带血方可应用输注[58]。

（8）解冻程序需根据脐带血处理的类型，通过脐血库和受者的合作进行标准化。

第八节　脐带血输注

为推进脐带血的输注进程，患者与医生之间需保持良好的沟通。沟通内容包括移植物的选择、细胞处理、输注、潜在的不良反应和术前计划。脐带血输注概述如下[50]，常规方法和潜在的不良反应类似于造血干细胞输注[65]。

脐带血一旦解冻洗涤，应及时送到患者监护室。随后，由护士在表格上签字确认，并通知患者的主管医生。医生批准输注后，遵循正确的程序，进行静脉滴注或者使用没有针或泵的注射器沿中心线快速推入。某些单位使用标准的床边红细胞滤器。如果解冻/洗涤后使用滤器，则不需要使用第 2 个床边红细胞滤器。

解冻后的脐带血必须尽快输注。未经洗涤或稀释的脐带血应及时输注。Rowley 和 Anderson[66] 得出结论，临床所用的 DMSO 的浓度(如 5% 或 10%)在 4℃ 或 37℃ 孵育 1 h 条件下对造血干细胞无毒，他们还指出，增加 1% 的 DMSO 至培养皿中可抑制 CFU 的检测结果。但需注意的是，这些研究结果基于新鲜细胞[67]。DMSO 对于冰冻造血干细胞的影响的研究是不多的。然而，一些研究人员注意到，如果解冻红细胞未经洗涤直接进行 CFU 培养，对于克隆集落形成存在相似的抑制作用[67]。因此，需引起重视的是，DMSO 可能具有功能缺陷，尤其是细胞未经洗涤或稀释时，解冻红细胞可能会发生细胞损伤。

脐带血袋和静脉注射管需用无菌消毒 0.9% 氯化钠溶液冲洗以最大限度地提高细胞量。如果输注流量变得异常缓慢，可直接添加无菌 0.9% 氯化钠溶液至脐血袋中。因最终的脐带血体积相对较少(解冻/洗涤法为 60 ~ 100 mL 的)，输入速度相对较慢(5 ~ 10 mL/min)，输注过程通常需要 15 ~ 30 min。

脐带血输注前、输注后即刻、输注后 1 h 需检查患者的生命体征，如果发生不良反应，需增加监测次数，并立即通知移植医生和细胞治疗实验室主任，进行脐带血鉴定，检查及相应的实验室检测(如直接抗人球蛋白试验、抗体效价、革兰染色或细菌培养)。所有的检测结果应随输注表单一起返回实验室。严重不良反应需酌情通知 NMDP，发布 CBB，和/或由 IND(临床研究申请)应用或许可证持有人报告给 FDA。

脐带血输注不良反应与输血反应类似(如过敏、溶血或发热反应及细菌污染)。但随着脐带血加工方法的改进(如红细胞减少，血浆去除，解冻后洗涤)，某些不良反应(如由于红细胞抗原和血浆蛋白引起)的发生率可能减少。同样，如果脐带血进行红细胞减少和/或洗涤，出现肾衰竭和游离红细胞的概率要小于其他来源的造血干细胞输注。因 DMSO 出现的不良反应(如恶心、呕吐、咳嗽和头痛)不常见[68-69]。尽管收集的脐带血细菌污染率达 5%，但实际很少出现，因为 CBB 工作人员会将污染的脐带血从库存中清除[70-72]。

脐血输注通常耐受性良好，如果发生不良反应，通常较轻，且临床医生可及时处理[65]。但是也可能出现严重的不良反应，建议建立静脉通路(如输注前 2 ~ 6 h 和输注后 6 h，必要时使用利尿剂)。此外，可预防性使用止吐药、解热镇痛药和抗组胺药。

第九节　经济问题

应建立多样性和可持续性的脐带血库存，但只有约 1% 的脐带血应用于临床，这对于 CBB 来说非常昂贵。脐带血的选择主要根据脐带血移植的 HLA 配型和细胞剂量[73]。因此，近期都选择 TNC 含量高的脐带血。因此，这结果使现状进一步复杂化，所收集的脐带血体积减少，细胞含量减少的供者就不参与登记。

为减少负面影响，CBB 必须扩大其库存，以增加具有较高 TNC 计数脐带血的比例[74]。此外，可增加捐献脐带血的站点，让供者可广泛参与。提高脐带血采集中心的效率可增加选择脐带血进行进一步加工的数量，并可减少相关的教育、人员及运输成本。发现临床脐带血的其他用途，可帮助 CBB 实现自给自足。

要完成 cGMP 的转变需花钱扩大脐带血库存。用于制备人体细胞、组织、细胞和组织产品(human cells, tissues, and cellular and tissue-based products, HCT/PS)的设备必须保持清洁、卫生、有序以防止传染病传入或传播，相关传染病见第 21 篇，CFR 第 1271.190(b)部分。为减少脐带血污染的风险，制造商(CBBs)需更新设施提供国际组织标准化 5 类加工区，确定全面的清洁和消毒计划，加强环境监测，确保持续质量控制，并制定全面的安全计划，保证产品的保质期。设施改造，流程重新设计，以及增加员工数量以适应升级要求，导致脐带血生产的固定成本增加。

虽然药品生产企业可以从消费者那里获得大量的研发费用，但 CBBs 不会将增加的脐带血生产成本增加到临床应用的脐带血中。此举可能会鼓励移植中心使用其他替代手段对患者进行治疗，这也不利于脐带血生产商的生存。因此，CBBs 必须在经营战略各方面进行创新。

干细胞治疗与研究

2005 年 12 月，美国国会通过并由小布什总统签署了干细胞治疗与研究相关法律作为公法（条款 109－129）。2010 年 10 月，奥巴马总统签署了干细胞治疗与研究再授权法案（公法条款 111－264）。由美国卫生与公众服务部（Department of Health and Human Services，DHHS）下的美国卫生资源与服务部（Health Resources and Services Administration，HRSA）执行，具体规定如下：

（1）CW 比尔年轻细胞移植计划，旨在增加脐带血数量，建立结果数据库，收集数据并完善脐带血移植。通过干细胞治疗结果数据库，国际血液和骨髓移植中心进行搜索，可得到美国同种异体（相关和无关）的造血干细胞移植及通过程序获得在美国以外进行移植的脐带血产品的相关数据。

（2）CBBs 收集及存储协议要求至少有 150000 份脐带血，以满足国家脐带血库存（National Cord Blood Inventory，NCBI）的需要。CBBs 与 NCBI 也签订了协议，提供无法达到移植标准的脐带血用于实验研究。

（3）美国政府问责办公室负责报告为 NCBI 增加脐带血采集所做的努力。

（4）建立 ACBSCT，给予 DHHS 秘书相应的建议。

这项立法不仅证明脐带血是 1 个可靠的治疗方法，也为 CBBs 创建大库存提供了资金支持。但是联邦政府的资金不包括生产有关的费用，且拨款有限。2010 国会重新授权，要求 CBBS 扩大脐带血库存，在不降低脐带血质量的前提下降低成本，提高脐血收集效率。此外，CBBS 还需持续进步，实现自给自足。

第十节　法规与标准

一、FDA

1997，FDA 公布了一种新的、基于风险的、分层的方法来管理体细胞和组织[75]。此法作为 FDA 的推荐方法，根据 2004 年的人体细胞组织优良操作规范（good tissue practice，GTP）来管理细胞和组织相关的产品（1997 年 2 月 27 日），要求根据组织程序处理细胞和组织，预防污染，保护细胞和组织的功能与完整性[51]。这一历史性文件为细胞治疗实验室设立了框架，确定机构对于疾病传播的预防及实验室过程控制的预期。GTP 要求：1）防止使用未知的、存在传播传染病风险的污染组织，2）防止使用不恰当的组织处理方式，造成损害或污染，3）确保产品的安全性和有效性[75－76]。根据以上原则，所有人类细胞和组织相关产品应用于无关受者时，无论操作或潜在的风险级别大小，均需遵守以下几点：进行供者的检测和筛查[75]；登记[77]；与遵守 GTP 法规[51]。

自 2004 年以来，CBBs 要在 FDA 注册才可成为为脐带血生产商[51]并遵守 GTPs 规范。CBBs 生产和/或储存产品（如脐带血活化，扩增或基因修饰）或脐带血与非组织成分结合，FDA 要求服从 IND 应用和遵守执照申请的要求。表 30－2 总结了关于 HCT/Ps（包括脐带血）的管理法规。

表 30－2　FDA 关于人体细胞、组织和细胞以及基于组织的产品（HCT/Ps）和脐带造血干细胞（HPC－Cs）的法规摘要[75]

产品管理	具体
HCT/Ps 将作为生物制品来管理	1. 所有来源于脐带和外周血的同种异体、不相关的 HCT/Ps 2. 超过最小操作量（如扩增、激活、基因修饰）的 HCT/Ps 3. 与药物、装置或生物制品结合的 HCT/Ps 4. 用于同种异体使用（如用于心脏修复）的 HCT/Ps
目前 HPC－Cs 正申请满足生物制品许可证（BLA）要求	1. 同种异体、不相关的和最小工作量的细胞常用于不相关的供体 HPC 移植过程中，配合适当的制备方案可帮助由于骨髓清除治疗造血系统障碍的患者恢复造血系统和免疫功能 2. FDA 打算根据推荐的建议指南和过程控制条例对产品进行许可，以符合所有适用的法规要求

续上表

产品管理	具体
目前 HPC－Cs 正用于新药研发	当缺乏有效而满意的替代治疗时，HPC－ Cs 不是 FDA 许可的，并且使用需满足： 1. 同种异体，不相关，最小操作量 2. 拟用于不相关供体 HPC 移植过程中，配合适当的制备方案可帮助由于骨髓清除治疗造血系统障碍的患者恢复造血系统和免疫功能 3. 在美国脐带血库生产，并在美国使用 在 BLA 批准之前在美国脐带血库生产但不符合许可要求 目前在美国前瞻性生产，尚无令人满意的替代品

直到2011年，FDA未向不相关的供者提供最低限度操作UCB的许可证。但是FDA一直在考虑通过强制实行法律许可证制度，来提高机构提供的脐带血干细胞的安全性和质量[51]。FDA相信，只要有强制要求的临床安全和有效性数据，可以支持产品标准的开发和进步，以推动许可证化。1998年，FDA发布了1项请求，公开征集关于企业关于UCB的生产控制、过程控制和产品标准的意见[78]。在审查了相关的提交信息后，FDA确定了由确实存在足够数据可以支持开展许可证的过程和产品标准。

2009年10月，FDA公布了最近的指南，该指南描述了如何协助联合企业的制造商提交BLA[79]。最初发表的适应证仅限于"血液恶性肿瘤患者的造血重建，某些溶酶体储存和过氧化物酶缺乏症，原发性免疫缺陷病，骨髓衰竭和β－贫血"。该指南于2011年经过FDA修订，扩大适应证为"在不相关的供体造血祖细胞移植过程中，与适当的制备方案联合使用，使得先天遗传、后天骨髓治疗导致的造血系统失调的患者重建造血和免疫"。本指南适用于美国联合企业生产的造血祖细胞(hematopoietic progenitor cells，HPCs)、UCB［脐带HPCs(HPC－Cs)］，以及美国的非本土脐带血库。对于UCB产品自体使用或来源于第1、2代亲属的血液，FDA鼓励相同的制造建议和适用的法规如下[20]。

FDA认识到，在某些情况下，最好的脐血联合治疗病房不是来自一个具有许可执照的机构单位。因为这可能是属于联合经营机构的单位，而该机构设施仍有待评估处理；对于一些不符合许可要求的机构单位，或者来自非美国CBBs的机构单位，他们选择不申请许可证。在这种情况下，FDA要求他们要提交1个IND申请。FDA发布了针对作为BLA相对应文件的指南[80]。

2014年3月，FDA更新了2009 BLA指导文件和2011 IND指南文件。对BLA指导文件进行了更新，扩大了使用的适应证，澄清了申请中所需的临床数据，并将"HPC－C"改为"HPC、脐带血"。在IND指南中也作了类似的修订，为了清晰，所有的IND申请都需要1个目录。

总之，FDA根据《食品药物和化妆品法》(Food Drug and Cosmetic Act)和《公共卫生服务法》(Public Health Services Act)中的生物产品规定，控制HPCs、HPC－c做为不相关的同种等效药物使用。因此，适用于HPC－Cs的法规包括：

(1)21篇，CFR第201部分，610小节G标记部分。

(2)21篇，CFR第202部分：处方药广告。

(3)21篇，CFR第210和211部分：cGMP。

(4)21篇，CFR第600部分：生物产品总论。

(5)21篇，CFR第610部分：许可证。

(6)21篇，CFR第610部分：通用生物产品标准。

(7)21篇，CFR第1270部分(公共卫生服务法第351节)：HCT/Ps在不相关人员中使用中具有系统性的效果。

(8)21篇，CFR第1271部分(公共卫生服务法第361节)：HCT/P注册和许可，供者资格和GTP。

如果一个法规与另一个法规发生冲突，则更具体地适用于UCB的条例将取代较一般的那个。

总之，规范生物药物的标准类似于制药标准，并且将这些标准在细胞治疗产品中的应用，如UCB，这将更具有挑战性。制造的药品是化学药品，是生产的片剂状态，并可以在末期灭菌。而UCB是由活细胞组成，是在单一制造，必须无菌保存。在认识到每种 UCB 的价值和独特性的时，FDA 在 UCB 使用方面一直非常谨慎，以避免病人接触现有或预期生产的产品。在撰写本书时，FDA 已批准美国 BLAs 中的 5 条 CBBs(见表 30－3)。

表 30－3　批准使用的脐带血生物许可证*

产品名称	厂家
Hemacord	纽约血液中心(New York，NY)
HPC-Cord Blood	科罗拉多大学脐血库(Denver，CO)
Ducord	卡罗莱纳脐血库(Durham，NC)
Allocord	圣路易斯脐血库(St. Louis，MO)
HPC-Cord Blood	LifeSouth 社区血液中心(Gainesville，FL)

*截至 2014 年 3 月。

二、AABB 和 FACT

AABB 和 FACT 是两个专业组织，在美国共同建立了 HPCS 标准，包括 UCB[22,24]。AABB 已纳将脐血处理设施的要求纳入其“细胞治疗产品服务标准”中[24]。FACT 和 NetCord 合作为脐血相关的业务建立一套独特的标准[22]。AABB 和 FACT 都建立了符合 FDA 的 GMP 和 GTP 要求的标准，并以此质量体系为中心。这些标准包括供者选择、收集、处理控制、文件控制、设施管理、材料、记录、储存、分发、质量审核、质量计划、错误/偏差、标记、人员、设备、验证、结果审查和不良事件报告。2009 年，ACBSCT 推荐 AABB 和 FACT 为 NCBI 的委派组织。两个组织都收录了具体的标准以确保 CBBs 遵守与 HRSA 条约。

在许可证制度实施后，预计 UCB 将继续发展，以平衡大量产品库存和安全制造，不仅满足对细胞剂量和临床医生匹配的需求，而且还针对这一丰富的资源进行新的人群和应用。目前，有几个正在进行的临床试验，包括 HSCs 和 HPC 的扩增，以克服每单位细胞的剂量限制以及缩短中性粒细胞绝对计数达到 0.5×10^9/L 的需要时长；UCB 分化来源的自然杀伤细胞、调节性 T 细胞和树突状细胞用于免疫治疗；UCB 分化来源的脐血间充质干细胞或基质细胞，以增强移植和再生应用。然而，这些新产品的生产和临床适用性的最佳方法均尚未建立。

要点

1. 脐血干细胞较成人来源的干细胞具有较高的增殖能力和免疫耐受性，表现为 UCB 的 HLA 配合不需要严格，且移植物抗宿主病的发病率更低。这些特点允许 UCB 的使用更灵活，这提供了支持罕见 HLA 类型患者和允许的跨种族移植的能力。
2. UCB 从被认为是生物废弃物，成为被人们接受作为干细胞的一个可靠来源。目前有 3 万多项非血缘关系的捐献的 UCB 的移植已经完成，在全球范围内估计保存有 60 万单位的 UCB 作为 HPC 的来源。2008 年，UCB 超过骨髓成为最常用的非亲缘供体细胞来源。
3. 吸引孕妇参与并提前安排采集婴儿脐血，对于取得 UCB 最佳效果至关重要。早期教育可以进行更完整的医学筛查、对供者进行全面保护、充足的供应以及获得充分知情同意。
4. UCB 可以在胎盘娩出(子宫内)前或胎盘娩出后(子宫外)采集。每种方法都有程序性和经济上的优缺点。当操作正确时，两种方法都可以提供高质量的收集产物。
5. 目前生产 UCB 的方法包括了冷冻前减少红细胞和血浆组分的步骤。方法一般涉及沉淀和/或离心，可手动或由 FDA 批准的自动化设备进行。
6. 移植中心必须根据制造商的说明、红细胞压积、患者差异以及它们自己验证的方法确定产品的最适当解冻程序。目前用于 UCB 输注的准备工作可分为床边解冻、传统的解冻和洗涤方法，以及解冻和重建技术。
7. 1997 年公告，采用分层管理的办法来管理 UCB；FDA 在 2009 年发表了 1 份指南，确定了 CBBs 可以向 FDA 提交关于 UCB 的 BLA。通过这一流程，五个公共 CBBs 被授权可以从 UCB 中生产用于异基因用途的 HPC 产品。
8. 目前正在研究 UCB 中的多种细胞(如间充质干细胞和免疫细胞)用于非造血用途、免疫调节和再生医学等的临床应用。
9. 为了确保经济上的可持续性，CBBs 必须适应最近的发展趋势，包括产品选择、提高收集效率、合作确定临床级产品的替代用途，并成功转化到完整的 cGMP 生产标准和许可证的环境。

参考文献

[1]Barker JN, Davies SM, DeFor T, et al. Survival after transplantation of unrelated donor um-bilical cord blood is comparable to that of human leukocyte antigen-matched unrelated donor bone marrow: Results of a matched-pair analysis. Blood 2001; 97: 2957 - 2961.

[2]Rocha V, Cornish J, Sievers EL, et al. Comparison of outcomes of unrelated bone marrow and umbilical cord blood transplants in children with acute leukemia. Blood 2001; 97: 2962 - 2971

[3] Eapen M, Rubinstein P, Zhang MJ, et al. Outcomes of transplantation of unrelated donor umbilical cord blood and bone marrow in children with acute leukaemia: A comparison study. Lancet 2007; 369: 1947 - 19254.

[4]Laughlin MJ, Eapen M, Rubinstein P, et al. Outcomes after transplantation of cord blood or bone marrow from unrelated donors in adults with leukemia. N Engl J Med 2004; 351: 2265 - 2275.

[5]Rocha V, Labopin M, Sanz G, et al. Transplants of umbilical-cord blood or bone marrow from unrelated donors in adults with acute leukemia. N Engl J Med 2004; 351: 2276 - 2285.

[6]Brunstein CG, Eapen M, Ahn KW, et al. Reduced-intensity conditioning transplantation in acute leukemia: The effect of source of unrelated donor stem cells on outcomes. Blood 2012; 119: 5591 - 558.

[7]Broxmeyer HE, Hangoc G, Cooper S, et al. Growth characteristics and expansion of human umbilical cord blood and estimation of its potential for transplantation in adults. Proc Natl AcadSci U S A 1992; 89: 4109 - 4113.

[8]Hows JM, Bradley BA, Marsh JC, et al. Growth of human umbilical-cord blood in long-term haemopoietic cultures. Lancet 1992; 340: 73 - 76.

[9]Lansdorp PM, Dragowska W, Mayani H. Ontogeny-related changes in proliferative potential of human hematopoietic cells. J Exp Med 1993; 178: 787 - 791.

[10]Vormoor J, Lapidot T, Pflumio F, et al. Immature human cord blood progenitors engraft and proliferate to high levels in severe combined immune deficient mice. Blood 1994; 83: 2489 - 2497.

[11]Rocha V, Wagner JE Jr, Sobocinski KA, et al. Graft-versus-host disease in children who have received a cord-blood or bone marrow transplant from an HLA-identical sibling. Eurocord and International Bone Marrow Transplant Registry Working Committee on Alternative Donor and Stem Cell Sources. N Engl J Med 2000; 342: 1846 - 1854.

[12]Beck R, Lam-Po-Tang PR. Comparison of cord blood and adult blood lymphocyte normal ranges: A possible explanation for decreased severity of graft versus host disease after cord blood transplantation. Immunol Cell Biol 1994; 72: 440 - 444.

[13]de La Selle V, Gluckman E, Bruley-Rosset M. Newborn blood can engraft adult mice without inducing graft-versus-host disease across non H - 2 antigens. Blood 1996; 87: 3977 - 3983.

[14]D'Arena G, Musto P, Cascavilla N, et al. Flow cytometric characterization of human umbilical cord blood lymphocytes: Immunophenotypic features. Haematologica1998; 83: 197 - 203.

[15] Barker JN, Krepski TP, DeFor TE, et al. Searching for unrelated donor hematopoietic stem cells: Availability and speed of umbilical cord blood versus bone marrow. Biol Blood Marrow Transplant 2002; 8: 257 - 260.

[16]Gluckman E, Broxmeyer HA, Auerbach AD, et al. Hematopoietic reconstitution in a patient with Fanconi's anemia by means of umbilicalcord blood from an HLA-identical sibling. N Engl J Med 1989; 321: 1174 - 1178.

[17]Broxmeyer HE. Biology of cord blood cells and future prospects for enhanced clinical benefit. Cytotherapy2005; 7: 209 - 218.

[18]Rubinstein P, Rosenfield RE, Adamson JW, Stevens CE. Stored placental blood for unrelated bone marrow reconstitution. Blood 1993; 81: 1679 - 1690.

[19]World Marrow Donor Association. Accredited and qualified registries. Leiden, The Netherlands, 2013. [Available at: http: //www. world marrow. org/(accessed January 17, 2014).]

[20]Food and Drug Administration. Guidance for Industry: Biologics license applications for minimally manipulated, unrelated allogeneic placental/umbilical cord blood intended for hematopoietic and immunologic reconstitution in patients with disorders affecting the hematopoietic system. (March 2014) Silver Spring, MD: CBER Office of Communication, Outreach, and Development, 2014. [Available at: http: //www. fda. gov/downloads/Biologics BloodVaccines/GuidanceComplianceRegulatoryInformation/Guidances/CellularandGeneTherapy/UCM357135. pdf (accessed April 8, 2014).]

[21]State New York State Council on Human Blood and Transfusion Services. Guidelines for collection, processing and storage of cord blood stem cells. Albany: New York State Department of Health, 2003. [Available at http: //www.

wads worth. org/labcert/blood_tissue/cord. htm (accessed December 6, 2013).]

[22] Foundation for the Accreditation of Cellular Therapy. International standards for cord blood collection, banking, and release for administration. Omaha: FACT, 2012. [Available at http: //www. factweb. org/forms/store/Product-FormPublic/search action = 1&Product_productNumber = 621 (accessed December 6, 2013).]

[23] Cord blood banking for potential future transplantation: subject review. American Academy of Pediatrics. Work Group on Cord Blood Banking. Pediatrics 1999; 104: 116 -118.

[24] Fontaine M, ed. Standards for cellular therapy product services. 6th ed. Bethesda, MD: AABB, 2013.

[25] Council on Ethical and Judicial Affairs, American Medical Assocation. Code of medical ethics: e - 2. 165 Fetal umbilical cord blood. Current opinions with annotations. Chicago: AMA, 1997.

[26] American Congress of Obstetricians and Gynecologists. Routine storage of umbilical cord blood for potential future transplantation. Washington, DC: ACOG, 1997.

[27] Askari S, Miller J, Clay M, et al. The role of the paternal health history in cord blood banking. Transfusion 2002; 42: 1275 - 1278.

[28] Vawter DE, Rogers-Chrysler G, Clay M, et al. A phased consent policy for cord blood donation. Transfusion 2002; 42: 1268 - 1274.

[29] Health Resources and Services Administration. Summary of Advisory Council on Blood Stem Cell Transplantation (ACBSCT) consensus recommendations to the Secretary of Heath and Human Services (HHS). Rockville, MD: HRSA, 2013. [Available at http: //blood cell. transplant. hrsa. gov/about/advisory_ council/recommendations/index. html (accessed December 6, 2013).]

[30] Wick M, Clay ME, Eastlund T, et al. Genetic testing of banked umbilical cord blood. Cytotherapy1999; 1: 275 -1278.

[31] Lasky LC, Lane TA, Miller JP, et al. In uteroorex utero cord blood collection: Which is better Transfusion 2002; 42: 1261 - 1267.

[32] Surbek DV, Schonfeld B, Tichelli A, et al. Optimizing cord blood mononuclear cell yield: A randomized comparison of collection before vs after placenta delivery. Bone Marrow Transplant 1998; 22: 311 - 312.

[33] SolvesP, MoragaR, SaucedoE, et al. Comparison between two strategies for umbilical cord blood collection. Bone Marrow Transplant 2003; 31: 269 - 273.

[34] Wong A, Yuen PM, Li K, et al. Cord blood collection before and after placental delivery: Levels of nucleated cells, haematopoietic progenitor cells, leukocyte subpopulations and macroscopic clots. Bone Marrow Transplant 2001; 27: 133 - 138.

[35] Solves P, Moraga R, Mirabet V, et al. In utero or ex utero cord blood collection: An unresolved question. Transfusion 2003; 43: 1174 - 1176.

[36] Kurtzberg J, Laughlin M, Graham ML, et al. Placental blood as a source of hematopoietic stem cells for transplantation into unrelated recipients. N Engl J Med 1996; 335: 157 - 166.

[37] Solves P, Mirabet V, Planelles D, et al. Red blood cell depletion with a semiautomated system or hydroxyethyl starch sedimentation for routine cord blood banking: A comparative study. Transfusion 2005; 45: 867 - 873.

[38] Tsang KS, Li K, Huang DP, et al. Dextran sedimentation in a semi-closed system for the clinical banking of umbilical cord blood. Transfusion 2001; 41: 344 - 352.

[39] Rubinstein P, Dobrila L, Rosenfield RE, et al. Processing and cryopreservation of placental/ umbilical cord blood for unrelated bone marrow reconstitution. Proc Natl AcadSci U S A 1995; 92: 10119 - 10122.

[40] Alonso JMIII, Regan DM, Johnson CE, et al. A simple and reliable procedure for cord blood banking, processing, and freezing: St Louis and Ohio Cord Blood Bank experiences. Cytotherapy2001; 3: 429 - 433.

[41] Almici C, Carlo-Stella C, Wagner JE, Rizzoli V. Density separation and cryopreservation of umbilical cord blood cells: Evaluation of recovery in short-and long-term cultures. ActaHaematol1996; 95: 171 - 175.

[42] Takahashi TA, Rebulla P, Armitage S, et al. Multi-laboratory evaluation of procedures for reducing the volume of cord blood: Influence on cell recoveries. Cytotherapy2006; 8: 254 - 264.

[43] Institute of Medicine. Cord blood: Establishing a national hematopoietic stem cell bank program. Washington, DC: The National Academies Press, 2005.

[44] Fraser JK, Cairo MS, Wagner EL, et al. Cord Blood Transplantation Study (COBLT): Cord blood bank standard operating procedures. J Hematother1998; 7: 521 - 561.

[45] Donaldson C, Armitage WJ, Denning-Kendall PA, et al. Optimal cryopreservation of human umbilical cord blood. Bone Marrow Transplant 1996; 18: 725 - 731.

[46] McCullough J, Haley R, Clay M, et al. Long term storage of peripheral blood stem cells frozen and stored with a conventional liquid nitrogen technique compared with cells fro-

zen and stored in a mechanical freezer. Transfusion 2010; 50: 808 - 819.

[47] Antoniewicz-Papis J, Lachert E, Wozniak J, et al. Methods of freezing cord blood hematopoietic stem cells. Transfusion 2014; 54: 194 - 202.

[48] Kobylka P, Ivanyi P, Breur-Vriesendorp BS. Preservation of immunological and colony- forming capacities of long-term (15 years) cryopreserved cord blood cells. Transplantation 1998; 65: 1275 - 1278.

[49] Broxmeyer HE. Will iPS cells enhance therapeutic applicability of cord blood cells and banking Cell Stem Cell 2010; 6: 21 - 24.

[50] Chrysler G, McKenna D, Schierman T, et al. Umbilical cord blood banking. In: Broxmeyer HE, ed. Cord blood: Biology, immunology, banking, and clinical transplantation. Bethesda, MD: AABB Press, 2004: 219 - 257.

[51] Food and Drug Administration. Current good tissue practice for human cell, tissue and cellular and tissue based products establishments; Inspection and enforcement. Fed Regist2004; 69: 68612 - 68688.

[52] IATA. International Air Transport Association (IATA) dangerous goods regulations. 44 ed. Geneva: IATA, 2002.

[53] Code of federal regulations. Title 49 CFR, Subpart C, 171 - 177. Washington, DC: US Government Printing Office, 2014 (revised annually).

[54] Wada RK, Bradford A, Moogk M, et al. Cord blood units collected at a remote site: A collaborative endeavor to collect umbilical cord blood through the Hawaii Cord Blood Bank and store the units at the Puget Sound Blood Center. Transfusion 2004; 44: 111 - 118.

[55] Hubel A, Carlquist D, Clay M, McCullough J. Short-term liquid storage of umbilical cord blood. Transfusion 2003; 43: 626 - 632.

[56] Hubel A, Carlquist D, Clay M, McCullough J. Cryopreservation of cord blood after liquid storage. Cytotherapy2003; 5: 370 - 376.

[57] Hubel A, Carlquist D, Clay M, McCullough J. Liquid storage, shipment, and cryopreservation of cord blood. Transfusion 2004; 44: 518 - 525.

[58] Solomon M, Wofford J, Johnson C, et al. Factors influencing cord blood viability assessment before cryopreservation. Transfusion 2009; 50: 820 - 830.

[59] McCullough J, McKenna D, Kadidlo D, et al. Issues in the quality of umbilical cord blood stem cells for transplantation. Transfusion 2005; 45: 832 - 841.

[60] McCullough J, McKenna D, Kadidlo D, et al. Mislabeled units of umbilical cord blood detected by a quality assurance program at the transplantation center. Blood 2009; 114: 1684 - 1688.

[61] Nagamura-Inoue T, Shioya M, Sugo M, et al. Wash-out of DMSO does not improve the speed of engraftment of cord blood transplantation: Follow-up of 46 adult patients with units shipped from a single cord blood bank. Transfusion 2003; 43: 1285 - 1295.

[62] Hahn T, Bunworasate U, George MC, et al. Use of nonvolume-reduced (unmanipulated after thawing) umbilical cord blood stem cells for allogeneic transplantation results in safe engraftment. Bone Marrow Transplant 2003; 32: 145 - 150.

[63] Barker JN, Abboud M, Rice RD, et al. A "no wash" albumin-dextran dilution strategy for cord blood unit thaw: High rate of engraftment and a low incidence of serious infusion reactions. Biol Blood Marrow Transplant 2009; 15: 1596 - 1602.

[64] Regan DM, Wofford JD, Wall DA. Comparison of cord blood thawing methods on cell recovery, potency, and infusion. Transfusion 2010; 50: 2670 - 2675.

[65] McKenna D, McCullogh J. Umbilical cord blood infusions are associated with mild reactions and are overall well-tolerated. Cytotherapy2003; 5: 438.

[66] Rowley SD, Anderson GL. Effect of DMSO exposure without cryopreservation on hematopoietic progenitor cells. Bone Marrow Transplant 1993; 11: 389 - 393.

[67] Laroche V, McKenna DH, Moroff G, et al. Cell loss and recovery in umbilical cord blood processing: A comparison of postthaw and postwash samples. Transfusion 2005; 45: 1909 - 1916.

[68] Davis JM, Rowley SD, Braine HG, et al. Clinical toxicity of cryopreserved bone marrow graft infusion. Blood 1990; 75: 781 - 786.

[69] Stroncek DF, Fautsch SK, Lasky LC, et al. Adverse reactions in patients transfused with cryopreserved marrow. Transfusion 1991; 31: 521 - 526.

[70] Bornstein R, Flores AI, Montalban MA, et al. A modified cord blood collection method achieves sufficient cell levels for transplantation in most adult patients. Stem Cells 2005; 23: 324 - 334.

[71] M-Reboredo N, Diaz A, Castro A, Villaescusa RG. Collection, processing and cryopreservation of umbilical cord blood for unrelated transplantation. Bone Marrow Transplant 2000; 26: 1263 - 1270.

[72] Lecchi L, Ratti I, Lazzari L, et al. Reasons for discard of umbilical cord blood units before cryopreservation. Transfusion 2000; 40: 122 - 124.

[73] Barker JN, Scaradavou A, Stevens CE. Combined effect of total nucleated cell dose and HLA match on transplantation outcome in 1061 cord blood recipients with hematologic malignancies. Blood 2010; 115: 1843 - 1849.

[74] Bart T, Boo M, Balabanova S, et al. Impact of selection of cord blood units from the United States and Swiss registries on the cost of banking operations. Transfus Med Hemother 2013; 40: 14 - 20.

[75] Food and Drug Administration. Proposed approach to regulation of cellular and tissue based products. CBER Office of Communication, Outreach, and Development, 1997. [Available at http: //www. fda. gov/downloads/ Biologics-BloodVaccines/GuidanceComplianceRegulatory-Information/Guidances/Tissue/ UCM062601. pdf (accessed December 6, 2013).]

[76] Food and Drug Administration. Eligibility determination for donors of human cells, tissues, and cellular and tissue-based products; Final Rule. Fed Regist 2004; 69: 29786 - 29834.

[77] Food and Drug Administration. Human cells, tissues, and cellular and tissue-based products; establishment registration and listing; final rule. Fed. Regist 2001; 66: 5447 - 5469.

[78] Food and Drug Administration. Request for proposed standards for unrelated allogeneic peripheral and placental/umbilical cord blood hematopoietic stem/progenitor cell products; request for comments. Fed Regist 1998; 63: 2985.

[79] Guidance for industry: Minimally manipulated, unrelated allogeneic placental/umbilical cord blood intended for hematopoietic reconstitution for specified indications. (October 2014). Silver Spring, MD: CBER Office of Communication, Outreach, and Development, 2009. [Available at http: //www. fda. gov/down loads/BiologicsBloodVaccines/ Guidance ComplianceRegulatoryInformation/Guidances/ Blood/UCM187144. pdf(accessed December 6, 2013)].

[80] Food and Drug Administration. Guidance for industry and FDA staff: IND applications for minimally manipulated, unrelated allogeneic placental/umbilical cord blood intended for hematopoietic and immunologic reconstitution in patients with disorders affecting the hematopoietic system. (March 2014) Silver Spring, MD: CBER Office of Communication, Outreach, and Development, 2014. [Available at: http: //www. fda. gov/BiologicsBloodVac cines/ GuidanceComplianceRegulatoryInformation/ Guidances/ CellularandGeneTherapy/ ucm388218. htm(accessed April 8, 2014)

第 31 章

组织来源的非造血干细胞源性细胞治疗

再生医学为一些困扰人类的疑难杂症的治疗提供了新的治疗希望。每年都有一些新的研究进展加速再生医学的临床实践。近期实验室成功地培养出有功能的人类肝脏后，离干细胞临床应用的目标越来越近[1]。然而，尽管研究成果鼓舞人心，但要将实验室培育的器官用于临床患者依然需要历经数年，甚至数十年的研究和改进。

在众多的临床试验中，干细胞治疗各种疾病有巨大的应用前景。甚至每月都有成功治疗威胁生命的严重疾病的报道，如肌肉萎缩性侧索硬化症(洛盖赫里格病)[2]。但是，尚没有足够的证据证实，衰退组织的再生是源于移植的干细胞。事实上，无论是动物疾病模型还是在临床试验中，移植干细胞都很难长时间维持一个达到临床治疗效果的有效剂量。因此，研究治疗效果可量化的骨髓间充质干细胞(mesenchymal stem cell，MSC)治疗法成了研究干细胞治疗的重要内容。另外一个名为"旁分泌支持"假说将在后文进行探讨。也正是这项新假说使"细胞治疗"被广泛接受并有了更多意义，它包含不同来源干细胞治疗产生的所有有益影响——这些与组织移植和组织再生不完全相同。实际上，在基于干细胞的治疗时，术语"再生医学"应用更广泛，更易被大众接受。

严格的说，再生医学定义为"为恢复或建立正常的功能，应用人类细胞、组织或器官进行替换或再生的过程[3]。细胞治疗最初起源于 1968 年，当时为重建患者骨髓的造血系统，进行了第 1 例造血干细胞骨髓移植。自此以后，陆续发现成人体内有多种不同来源的具有潜在治疗作用的干细胞和祖细胞。这些成果陆续转化为早期临床试验，以评估其对于一些药物或手术无法治愈的疾病的疗效。

自体和同种异体干细胞及祖细胞的疗效已经有评估、比较。自体细胞治疗在减轻监管障碍上具有一定的优势，在某些情况下，比如重建手术中使用自体细胞治疗，算得上在医学实践的传统范围内，因此可以不用进行监管。自体细胞治疗虽然较同种异体细胞治疗来说更具有吸引性并易于监管，但是它的实施必须建立在细胞来源充足以及细胞采集不引起严重疾病和增加死亡率的基础上。正是由于这些原因，自体细胞治疗的细胞也多限于骨髓或脂肪组织。虽然前者几乎全由造血细胞构成，后者在分离后仅含 15% ~30% 的 MSCs[4-5]。而同种异体细胞治疗常常需要大量干细胞，这些干细胞基因型可能与供者不完全相同，为了确保质量和安全，干细胞需要维持在预先建立的受控环境中。

许多研究致力于应用再生疗法替代器官移植。2006 年，一篇题为"首个人造器官"的文章首次发表[5]。在这项研究中，科学家们制造出部分膀胱结构，用于协助脊柱裂患者控制排尿。目前，多数研究集中于组织或器官的起源细胞，用于提高已有组织的功能，或原位诱导生成新的器官结构，称为"器官重建"。无论是在生物工程中重构器官还是使用再生疗法治疗疾病，都需要大量的干细胞。然而对于许多由干细胞介导的疗法，能有效治疗患者疾病的细胞数量要远远大于从供者身上直接获取的数量。

第一节　间充质干细胞来源

能提供细胞治疗所需的干细胞的组织来源有多种，几乎遍及身体的每一个器官和系统。根据供者的发育阶段，可将干细胞分为胚胎干细胞、胎儿干细胞和成体干细胞。胚胎干细胞是从 8 细胞囊胚中分离出来的最原始的细胞，它具有可分化为人体任何一种细胞的潜能。干细胞主要来自初产后组织或具有再生能力的“成人干细胞”组织。这些细胞的发现和命名主要是由于它们具有很强的体外传代能力及在不同培养条件和药物刺激下具有分化能力。它们可以沿不同谱系(如：中胚层、内胚层和外胚层)进行分化。而细胞的全能性和多能性是区分干细胞与祖细胞的主要标志。后者在原有基础上具有部分分化潜能，即可以定向分化为某一特定的细胞类型(如内皮祖细胞或前体脂肪细胞就可以分别分化为内皮细胞和脂肪细胞)。

研究得最多的成人多能细胞是中胚层来源的骨髓 MSCs(Marrow-derived MSCs，BM－MSCs)，也称“多能基质细胞”，它起源于骨骼肌、生殖器官(脐带和子宫)、羊膜、骨髓和脂肪组织的基质间。最近通过对终末分化的细胞进行“编程”而诱导其产生多能性称为“诱导多能干细胞”，开启了从非胚胎组织中获取干细胞的大门。诱导多能干细胞也为细胞治疗提供了新的可行性(将在第 33 章详细介绍)。BM－MSCs 是从骨髓基质中分离出来的非造血性细胞(将在第 33 章中详细探讨)，它们常用于与其他组织中提取的 MSCs 作比较，同时 BM－MSCs 应用研究也是目前的热点。

最早发现的非造血干细胞是 BM－MSCs，由于对它的研究比较深入，也认为是 MSCs 的原型。由于 MSCs 的数量和质量随供者年龄的增长而减低，并且在获取骨髓时需采取侵入性操作，因此人们尝试通过其他途径获取 MSCs。最初的成人 MSCs 来源于脐带组织、脐带血、羊膜或羊水[6－10]，后来研究者们发现第三磨牙的牙髓也是 MSCs 的来源[11]，最近发现脂肪组织中也含有丰富的具有干细胞功能的细胞[12]。当然，其他可作为 MSCs 来源的组织还包括胎盘、经血中的子宫内膜细胞[13－14]。上述的各种组织特异性 MSCs 将在后面详细讨论。

来源于不同组织的 MSCs 的含量、增殖能力、免疫表型及分化潜能都有一定的差异(表 31－1)，这种差异在指导不同类型 MSCs 的临床使用方面有重要作用。为防止由于组织来源量少或组织难以获取而导致的细胞获取失败，常需先从其他不需要的细胞(如白细胞和内皮细胞)中分离提取出 MSCs，然后再在特定条件下中进行培养和增殖。生产的细胞数量和质量要在符合“现行药品生产质量管理规范”(cGMP)的标准条件下进行，因此，要使我们的成果具有可行性，就必须扩大培养，使之在较少来源的情况下生产出足够数量的 MSCs，以供数百至数千个患者使用。

成人体内除了脂肪组织以外，其他的组织 MSCs 的含量普遍较低。而 BM－MSCs 也仅构成了成人骨髓中细胞的很小一部分(大约是 1/3.4 × 10^4)[28]。尽管在胎儿组织中 MSCs 的含量较高，但是这些胎儿组织往往体积较小，并且不易获取。同时获取这些组织时如果涉及损坏胎儿，还会牵涉到伦理问题[29]。含量少，但是具有高度增殖性的 MSCs 来源主要包括：肌源性 MSCs(muscle-derived MSCs，M－MSCs)、脐血 MSCs(cord blood MSCs，CB－MSCs)、脐带 MSCs(umbilical cord MSCs，UC－MSCs)、胎盘 MSCs(placental MSCs，Pl－MSCs)、子宫内膜 MSCs(endometrial lining MSCs，EL－MSCs)以及牙髓 MSCs(dental pulp MSCs，DP－MSCs)。

脂肪干细胞(adipose-derived stem cells，ASCs)在表型上与 BM－MSCs 相似，但单位重量的脂肪所含干细胞的数量是骨髓的 500 倍以上[30]。从供者多余的脂肪中获取和分离 ASCs 简便安全。这些优势使脂肪组织成为获取自体或同种异体 MSCs 的理想来源。ASCs 也是唯一一种无须体外培养扩增，自身数量就能达到临床治疗标准的 MSCs[31－33]。脂肪组织的获取侵袭性小，如吸脂。就算是吸取 1～3L 的脂肪组织也不会对患者造成严重风险。因此，提取并使用 ASCs 是一种可用于床旁自体细胞治疗的可行性方法。

外膜周围的细胞(也称“周皮细胞”)，其主要功能是支撑小血管(毛细血管和微动脉)，目前该细胞被发现有多项潜能[34]。Traktuev 等证实了由于来源于脂肪组织的 MSCs 处于血管周围，使得这些细胞具有前周皮细胞或周皮细胞的功能。MSCs 位于全身血管的周围这个发现引起了科学家们的猜想：周皮细胞是否是所有 MSCs 起源。如果的确如此，就能解释为什么不同组织来源的 MSCs 表型高度相似以及这些细胞为什么可以遍布全身了(通过血管的联通)[35－37]。同时，研究者还提出，血管周围 MSCs 的生物学功能与体循环息息相关。MSCs 一旦被激活，就可以分泌能促进内源性修复的营养因子入血，甚至可以动员其他细胞归巢，聚集在损伤的组织处，通过分化产生新的结构单位以修复组织[38]。

表 31－1　不同组织来源骨髓间充质干细胞的比较

研究（参考文献序号）	MSC 来源	产率	体外细胞增殖潜力	衰老	多向分化潜能	免疫表型		
9	CB	+	+++	+	CB－MSCs 分化为脂肪的能力较低 形成骨和软骨的能力是相似的	CD105 +	CD90 +	CD106 ++
	MB	++	+	++		CD105 ++	CD90 +++	CD106 ++
	AT	+++	++	+++		CD105 ++	CD90 ++	CD106 +
15	AT				BM－MSCs 成骨能力强		CD34 +++	
16	BM				AT－MSCs 的成骨能力较弱		CD34(null)	
	CB							
17	AM				AM－MSCs 和 AF－MSCs 具有分化为神经、成骨、软骨、脂肪、肝和内皮的能力，AM－MSCs 在体内还可分化为心肌细胞样细胞	MSCs from AM, AF, BM－CD105+, CD90+, CD73+ MSC from AM, AF－CD44+, CD49e+, CD54+, CD166+		
	AF							
	BM							
18	UC	+++	+++	+	UC－MSCs 神经形成较强 UCMSCs 比 BM－MSCs 具有更强的成骨和神经形成能力	CD106 +	HLA－ABC +++	CD146 +++
19	BM	+	+	+++		CD106 +++	HLA－ABC ++++	CD146 +
20	PI	+	+++	+	成骨和软骨形成是具有可比性的，但是 PI－MSCs 并不像 BM－MSCs 那样容易维持脂肪形成	CD49d ++		
	BM	+	+	+++		CD49d +		
21	SV	+++	+++	+	SV－MSCs 和 AT－MSCs 脂肪形成能力最强 软骨的形成在 SV－MSCs 中占优势 BM－MSCs、SV－MSCs 和 PMMSCs 成骨能力最强	VEGFR－2 ++	CD10 +	
	PM	+++	+++	+		VEGFR－2 +++	CD10 +++	
	SKM	+++	+++	+++		VEGFR－2 ++	CD10 +	
	AT	+++	++	++		VEGFR－2 ++	CD10 +	
	BM	+	+++	+		VEGFR－2 ++	CD10 +	
22	DP	+++	++	+	所有的牙齿细胞都比骨髓间充质干细胞表达更高水平的神经标记。PD－MSCs 表达较高水平的腱特异性标志物，而与 BM－MSCs 相比，DP－MSCs 保留较弱、软骨形成和脂肪形成的潜能	CD106 ++		
23	PD	++	++	+		CD106 +		
	BM	+	+	+++		CD106 +++		
	ED	+++	+++	+		CD106 +		
24	AF	+	+++	+	成骨和脂肪形成能力是相似的	CD44 +		CD105 +
	BM	+++	+	+++		CD44 ++		CD105 ++

续上表

研究（参考文献序号）	MSC来源	产率	体外细胞增殖潜力	衰老	多向分化潜能	免疫表型
25	DP				所有 MSCs 都可形成骨、软骨和脂肪 BM－MSCs 和 AT－MSCs 的成骨分化潜能随着通道数量的增加而降低，DP－MSCs 的成骨分化潜能也随之增加	所有 MSCs 表达 CD44，CD105，和 CD90。CD34 和 CD45 均为阴性
	UC					
	AT					
	BM					
26	CB		+++	+		
	AT		+	++		
	BM		++	+++		
27	UC		++		AT－MSCs 分化为脂肪和神经的效率更高	无显著差别
	AT		+			

+：弱阳性；++：阳性；+++：强阳性。

MSC：间充质干细胞；CB：脐带血；BM：骨髓；AT：脂肪组织；AM：羊膜；AF：羊水；UC：脐带；Pl：胎盘；SV：滑膜；PM：骨膜；SKM：骨骼肌；DP：牙髓；PD：牙周韧带；ED：脱落的乳齿。

第二节　临床相关属性

MSCs 具有许多可应用于临床的重要属性，包括免疫调节功能、旁分泌作用和分化功能。免疫调节作用根据微环境内信号的不同，又可分为免疫抑制和免疫激活[39]。在实验室中，MSCs 可诱导分化为内皮细胞、神经元细胞、星型胶质细胞、心肌细胞、骨骼肌细胞、软骨细胞、脂肪细胞、骨细胞以及其他一些起源于内胚层和外胚层的细胞[40-43]。MSCs 较低的免疫原性，使它们作为同种异体细胞来源时，比其他类型的细胞，甚至胚胎干细胞都更安全[44]。一些基础和临床研究显示：MSCs 的每一种属性都有助于其发挥治疗作用。

目前科学家们逐渐发现，MSCs 的旁分泌作用虽然不是其最主要的机制，但是对于促进组织修复和发挥免疫调节作用却至关重要[45]。MSCs 在没有长期植入和分化的基础上（其细胞数量不足以替换被破坏的组织），仍能对疾病发挥积极作用，充分说明了旁分泌机制的作用。也就是说，外源性的 MSCs 在炎症信号的作用下趋化至损伤处部位或疾病部位，并暂时定居于此，发挥维持生存、抗炎以及诱导修复等功能，直到最终被机体清除[46]。

虽然在减轻疾病和损伤方面，有证据支持分泌因子发挥作用，但是也不可否认细胞直接接触机制在 MSCs 定植损伤部位这个过程中所发挥的免疫调节作用[47]。MSCs 支持旁分泌这个观点首次得到证实是在使用含有 BM－MSCs 和 ASCs 培养液的混合因子治疗外周组织和中枢神经系统的疾病模型时[48]。另一个较早证据：通过稳定的小干扰 RNA 敲除使释放的因子（肝细胞生长因子）表达减少时，ASCs 在后肢缺血周围性血管疾病小鼠模型中所发挥作用就消失了[46]。

第三节　分离和增殖

为获得足够数量的 MSCs，多数需要通过细胞培养进行扩增。从骨髓中分离和增殖 MSCs 将在本书第 33 章详细叙述。脂肪抽吸术耐受性好且安全，获得的大量脂肪组织提取物可用于生产 ASCs。

虽然各个实验室分离 ASC 的方法各自不同，但均包括使用胰酶消化脂肪细胞和细胞外基质、过滤去除杂质微粒以及低速离心分离脂肪细胞与非脂肪细胞。通过外科方式获得皮下脂肪后，使用磷酸盐缓冲液多次洗涤脂肪组织，以去除红细胞。接着加入Ⅰ型胶原酶溶液，在 37℃ 持续震荡混匀 30 min～1 h。同时要保证胶原酶中含有中性蛋白酶，使细胞与细胞外基质分开，接下来滤除细胞。继续加入等量含有血清的培养基进行中和，然后低速离心（约 300×g，10 min）。密度低的脂肪细胞在离心管上方。沉淀物就是一个非均质混合物，被称为“基质－血管成分”（stromal-vascular fraction，SVF），它含有不同比例的内皮细胞、周皮细胞、ASCs 以及白细胞（主要是单核细胞和巨噬细胞）[47－50]。接着将细胞团置于 160 mM 的 NH_4Cl 溶液中进行重悬（室温下 10 min），裂解红细胞。使悬液通过 100 目的细胞过滤器去除细胞碎片。再次低速离心后，将细胞重悬于生长培养基（如含有 10% 小牛血清的 DMEM/F12）进行计数，然后将其移至组织培养瓶，在 37℃、5% 的 CO_2 条件下进行培养。

ASCs 的扩增是将细胞种植在一个未经处理的塑料培养瓶中，这个培养瓶中富含可抑制白细胞和内皮细胞黏附的培养基，过夜培养后，通过更换培养液即可将后两种细胞去除。在经过一个初始缓慢增殖期后，ASCs 数量成倍生长的时间为 36～48 h（这与使用的生长培养基有关）。同时 ASCs 细胞表面标记也随细胞的增殖而发生改变。例如，培养细胞表达的 CD34 将在培养过程中迅速下降，在传代 2～3 代后便不能检测[34，36]。相反，在细胞最初分离时低表达的 CD105 和 CD166 将在培养过程中逐渐增加[51]。

脐带由两条动脉和一条静脉构成，由被称作“华顿氏胶”的凝胶状结缔组织基质支撑。这种基质所含的基质细胞包括：纤维样细胞、肥大细胞和 MSCs[52－53]。分离 UC－MSCs 的方法因各个实验室而异，总的来说是首先去除动静脉，然后将剩下的脐带组织剪成更小的碎段（Can 和他的同事有文章描述[54]）。有的方法是先刮出脐带内部的华顿氏胶，再将碎块放入含有胶原酶（通常是 Ⅰ 型）的溶液中。再将基质用其他蛋白水解酶消化以释放基质细胞。消化时间根据蛋白酶种类和浓度的不同而不同，为 30 min～16 h 不等[53]。

脐带组织培养还涉及了一些替代措施[56]。关于胰酶的消化，可采用将培养物的匀浆透过 100 目的过滤器的方法来代替。US－MSCs 从总细胞群体中的分选可采用荧光激活细胞分选术（流式）或在稀释后培养获取集落细胞来完成。典型的间充质细胞表面标记，如 CD90、CD105 和 CD73 在 UC－MSCs 表面都有表达，但是其表达程度因分离方法的使用而有不同[56]。

羊膜来源 Pl－MSCs 的分离首先需去除胎盘的绒毛膜，然后将剩余部分置于 37℃ 的中性蛋白酶 Ⅱ（2.4 U/mL，1 h）或胰蛋白酶（可采用不同的浓度和孵育时间）中进行消化，以释放表皮干细胞。接着通过胶原酶（0.75 mg/mL）和脱氧核糖核酸酶（0.075 mg/mL）的再次消化就可释放出 Pl－MSCs[57]。人类绒毛膜来源的 Pl－MSCs 也是通过相似的办法来分离的：首先剥除周围组织层，然后在 37℃ 下用 2.4 U/mL 的中性蛋白酶处理，接着使用胶原酶 Ⅱ（270 U/mL）或胶原酶 A（0.83 mg/mL）再次消化。对于两种来源的 Pl－MSCs，所得到的细胞都需进行 200×g 离心 10 min 以获取细胞团，稍后再进行重悬、计数以及培养[13]。另一种替代方法就是直接从羊水中分离 Pl－MSCs。这种方法依赖于在初始培养期去除羊水细胞，并且将未黏附的 Pl－MSCs 转种到一个新的培养皿中，在这个新的培养皿中 Pl－MSCs 可以黏附和传代[8]。当然，每一种获取 Pl－MSCs 的方法都涉及细胞的培养和增殖[58]。

DP－MSCs 是从拔出臼齿的髓室中提取出来的。牙髓首先从牙冠和牙根中被分离出来，然后置于 37℃ 的混合胶原酶 Ⅰ 型（3 mg/mL）以及中性蛋白酶（4 mg/mL）中消化 1h[59]。获得的单细胞悬液通过一个 70 目的细胞过滤器以杂质。细胞在含有 20% 小牛血清（fetal calf serum，FCS）、维生素 C 磷酸脂钠（100 uM）以及谷氨酰胺（2 mM）的 α－MEM 培养基中可很好增殖[60－61]。

由于组织的提取和消化都不涉及分离细胞，因此 EL－MSCs（子宫内膜 MSCs）是一种方便的细胞来源。要获取 EL－MSCs 需在一个未经处理的塑料管中培养经密度梯度离心提取的单个核细胞（EL－MNCs），然后再将其置于一个含有 20% FCS 的完全培养基 DMEM 中孵育过夜，获取贴壁细胞即可[14]。同时这些贴壁的 EL－MNCs 可以多次传代，直到达到足够数量的细胞。

M－MSCs 与定向祖细胞（如骨骼肌中的卫星细胞）不同，它是一种多能干细胞，可以从骨骼肌、平滑肌和心肌组织中分离出来[62－63]。最常用于分离 M－MSCs 的方法就是基于其黏附属性的“改良转瓶培养法”。在这项技术中，首先通过活组织切片将肌组织分离出来，并切成碎片。再将组织置于胶原酶 Ⅱ（1%）和中性蛋白酶 Ⅱ（2.4 U/mL）进行消化[64－65]。这些消化获得的单个细胞用培养基重悬后再次接种于胶原包被的培养瓶中，经过数分钟至数小时就可获得含有成纤维细胞和成肌细胞的第一批细胞群。而培养瓶中含有未黏附细胞的上清液需再次被转种到胶原包被的培养皿中。这些贴壁较慢的细胞(包含 M – MSCs)经过数天和数周的培养可渐渐贴壁生长，并通过传代增殖而增加数量。

第四节　临床干细胞产品分离和扩增方法的标准化

尽管许多国家已经有了关于生产和使用干细胞疗法的规定，但是在分离、扩增、保存、运输的程序上有明显的不同，而这些又是临床应用的关键程序[66 – 67]。实施 cGMP 规范和质量控制系统以最大程度地确保干细胞表型和效能的稳定。

大多公司按照这种标准以获得联邦监管对其生产的同种异体干细胞成品的批准。而获得批准需要有产品生产过程以及产品特性的描述(以“化学、制造、控制”来命名)。这些公司包括 Mesoblast 公司(墨尔本，澳大利亚)、Athersys 公司(克力夫兰)，Medistem 公司(圣地亚哥，加利福利亚州)和 Pluristem Therapeutics 公司(海法，以色列)。

当 MSCs 来自多个供者时，监管部门需要评估细胞的一致性。目前开始使用两个 MSCs 生产的模式：集中远程培养和床旁培养。前者主要在 Aastrom 生物医学公司(安阿伯市，密歇里州)，RNL 生物医学公司(首尔，韩国)。一些公司正在研究制造在手术室中可使用的分离设备(在特定的案例中，且被批准上市的)，比如 Cytori Therapeutics 公司(圣地亚哥，加利福利亚州)，Tissue Genesis 公司(檀香山，夏威夷)，Ingeneron(休斯顿，德克萨斯州)。

第五节　细胞产品的储存、供应链管理和最终用途

为了对全世界提供稳定的临床细胞治疗产品，其供应、生产、储存和发放的每一步都是很关键的。幸运的是，这些过程可以按照建立已超过 20 年的优化生物制药行业供应链模式来进行。为重要的后勤因素考虑这种模式必须适用于细胞治疗，如在运输期间要有相应设备来维持细胞治疗产品的有效性。许多生物制剂以粉末的形式或者以悬浮或溶液的形式储存于冷藏温度或冷冻条件中(如：– 20℃)。长期保存的细胞需要在 – 80℃ 以下的环境中保存，这些细胞常储存在液氮内。

为长期储存、运输以及有效保持 MSCs 的活性和效能，需选择一个理想的、可重复的条件保存细胞。在 cGMP 条件下，在远程集中生产中心中，选择合适的条件对培养同种异体 MSCs 尤为重要，对用于反复治疗的自体 MSCs，还需要注意避免细胞的重复提取和分离。

通过使用低温储存方式，即使用含有血清和二甲基亚砜的冷冻保存液，可在 – 196℃(液氮温度)或者 < – 150℃(气象氮温度)长期保存细胞，但这种方法的前提是能较好地控制冷冻和解冻速率[68]。尽管目前对二甲基亚砜和动物血清的使用还存在疑虑，但是目前还缺乏可代替的方法，因此多数的方案都要求这些细胞在使用前要去除培养基中的二甲基亚砜和动物血清[69 – 73]。

临床储存库对于细胞产品的处理、储存、运输及使用都需严格遵守 cGMP 的规范以确保细胞产品的活性和治疗的效能。因此，封闭系统需要满足包装、储存、低温下配送的制药质量标准。理想的低温储存器是即使暴露于较高的环境温度下温度依然稳定，并且在需要取样本时，有可选择的通道。随着细胞治疗需求的增加，商业化细胞治疗产品的生产及储存都要求其容器能较好的兼容到自动化系统上，这在传统药品的批量生产中很常见。

因为超低温冰箱在临床上并不常用，多数时间只有大型医院，特别是大学的附属医院才拥有超低温储存的冰箱。一些规模较小的容器，如液氮杜瓦罐或加干冰的绝缘冷藏器，可以用于短时间的储存，然而需考虑其适用性和安全问题。另外，还可采用一个方法，即将治疗细胞储存在有足够的干冰的绝缘容器里，再集中运输，该储存容器可以在几天到 1 周维持稳定的温度。细胞在使用之前可立即解冻，洗涤去除保护剂，再悬浮于稀释剂中待用。

另外可采取为运输和短期储存组织而建立的方法。将活组织放在生物容器中，容器中含有培养液，通过隔离的容器在稳定的温度中进行隔夜快递运输。以这种方式包装和运输的组织的保存期接近 1 周。例如组织工程皮肤产品 Apligraf(由密西西比州的 Organogenesis，Canton 制造和销售)，一个活细胞移植的皮肤，其经美国食品和药物管理局批准用于治疗慢性下肢静脉病和糖尿病足溃疡。这个产品在运输后有 10 天的保质期。

不论采用什么方法将细胞治疗产品运输至使用者，都需要严格保证供应链的完整性，确保细胞运输和临床存储高效运行，且需将不良事件降至最低。特别是自体或配型产品，由于竞争加剧和报销率的下降导致成本压力降低，避免在运输到医院或私人诊所途中的错误和干扰是至关重要的。

第六节 MSC 的应用

应用 BM－MSCs 或 ASCs 的细胞治疗疾病，已经有针对不同疾病的报告，这些疾病往往缺乏合适的药物或手术治疗方法。这些研究包括评价体外扩增的自体和同种异体 MSC 和 ASC，和其他用床旁系统新鲜采集的来自间质血管的 ASC。

在过去 10 年中，评估这些治疗的临床试验在稳定的增长，关于干细胞临床前实验阶段和临床实验的论文发表量也不断增加。

这些实验的大多数处于实验早期阶段（见图 31－1）。如图 31－2 所示，实验研究的疾病种类广泛，基本上涉及机体的所有器官和系统，其目标人群包括了小儿患者（65 项研究）和成人患者（286 项研究）。

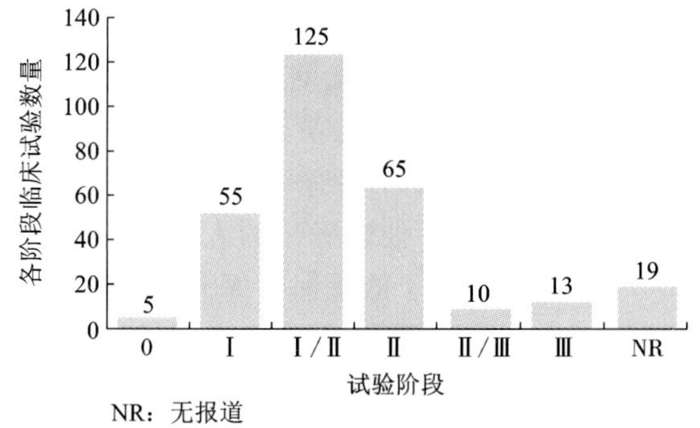

图 31－1 MSCs 治疗的临床试验记录数量（截至 2014 年 3 月）

一、免疫调节和骨骼修复

目前研究最多的是应用 MSCs 治疗免疫系统疾病（58 项实验），其中包括移植物抗宿主疾病（23 项实验）和自身免疫系统疾病，如多发性硬化症（13 项实验），Ⅰ型糖尿病（10 项实验），系统性红斑狼疮（4 项实验）。

已有一定数量的文献报告了 MSCs 在疾病动物模型中的成功应用。MSCs 可以显著降低动物器官

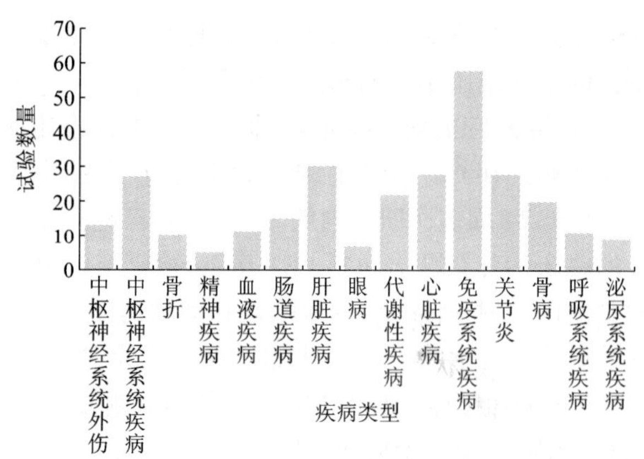

图 31－2 在研中的间充质干细胞治疗的疾病（截至 2014 年 3 月）

移植或者造血干细胞移植后的移植物抗宿主病的发病率和严重程度[74－77]。采用骨髓 MSCs 预防和治疗同种异体造血干细胞移植后的急性和慢性移植物抗宿主病已经转化为早期实验，并在Ⅱ、Ⅲ阶段的临床试验中取得了成功[78－80]。第Ⅱ、Ⅲ期临床试验的成功使干细胞疗法首次被监管机构批准使用，即 Prochymal（Osiris 疗法），在北美用于治疗难治性移植物抗宿主病。随后加拿大也批准这种治疗方法。

研究者 1998 年发现，在转化生长因子的影响下，MSCs 可分化成软骨，开启了 MSCs 成软骨作用研究的新时代[81]。有 28 个临床研究对使用 MSCs 治疗骨关节炎和类风湿性关节炎进行了评估。同时，临床实验还表明 MSCs 可以成功修复各种骨缺陷，包括长骨的临界尺寸缺陷，硬腭重建和颅骨的缺陷[82－84]。

二、心血管和脑血管疾病

应用 MSCs 单独或结合冠状动脉搭桥术和左心室设备植入治疗缺血性心脏病的临床研究正在进行。早期的开放性、无对照的 MSCs 和 ASC 临床应用出现过安全相关事件。APOLLO 实验表明在急性 ST 段抬高的心肌梗死患者冠状动脉内使用自体脂肪细胞是安全的[85]。另一个互补，名为 PRECISE 的实验应用 ASCs 治疗有症状的、没有血流贯通的缺血性心肌病。POSEIDON 试验评估了同种异体和自体 BM－MSCs 治疗缺血性心肌病时，这两种细胞类型均是安全的[86]。目前，两个Ⅱ阶段的随机、双盲、安慰剂对照实验已经在欧洲和美国开启，该实

验主要是在心衰患者的心肌内注射自体 BM－MSCs，以证实在早期开放的Ⅰ/Ⅱ期临床实验中观察到的这些细胞治疗的积极作用[87－88]。

MSCs 治疗的研究中也包括周围肢体血管功能不全疾病。在6个患有血栓闭塞性脉管炎的患者中，经过24周多次肌肉内的 ASCs 注射已经有了积极的临床治疗效果，包括减少患者疼痛[89]。ASCs 的肌肉内注射也能减轻糖尿病足和动脉粥样硬化闭塞性脉管炎的症状[90]。1项随机双盲试验中将 BM－MSCs 注射到有严重肢体缺血患者的患侧肢体中，证实了 MSCs 的安全性和有效性[91]。

涉及使用 MSCs 治疗中枢神经系统疾病的试验中，缺血性中风最常见(9项研究)[92]。其他 MSCs 治疗的疾病还包括阿尔茨海默病、帕金森病、脊柱脊髓损伤、肌萎缩侧索硬化[93－96]。为了评估 MSCs 的安全性和有效性，研究者对严重的大脑中动脉缺血性中风的患者进行了为期5年的随访，在随访观察期间发现使用 MSCs 治疗组的死亡率均低于对照组，且无明显的不良反应[97]。

三、炎性调节和屏障修复

MSCs 的抗炎和内皮存活活性表明了其可能对一些疾病包括全身性炎症反应和相关的内皮屏障功能障碍有治疗作用，如败血症、急性肺损伤和胰腺炎。其潜在的治疗功能包括免疫调节；分化为肺上皮细胞；分泌抗菌肽和其他内皮的细胞保护因子，如角化细胞生长因子和血管生成素[98－101]。鼠模型研究中已经表明 MSCs 对脂多糖、肺炎或全身性脓毒症引起的急性肺损伤均有益处[102]。在1项研究中还发现 ASCs 减少了氧化应激及降低了鼠肺的缺血/再灌注的损伤[103]。BM－MSCs 和 ASCs 治疗急性呼吸窘迫综合征的Ⅰ期临床试验正在进行中。对患有慢性胰腺炎的大鼠模型，UC－MSCs 可以缓解纤维化，改善组织学评分，减少炎症细胞因子水平[104]。

四、胃肠道疾病

在 MSCs 治疗肠道疾病的研究中。大部分的试验集中在克罗恩病(11项)。Ⅰ期试验中，10个受试者患有瘘管性克罗恩病，局部注射 BM－MSCs 后，7个受试者的瘘管完全闭合，3个受试者瘘管部分闭合[105]。2012年，开始了同种异体 ASCs 治疗克罗恩病合并复杂性肛瘘的安全性和有效性Ⅲ期临床实验[106]。

应用 MSCs 治疗慢性肝病终末期，特别是肝硬化的研究也在进行之中。在Ⅰ/Ⅱ期临床试验中，8个终末期肝病患者使用预分化的的自体 BM－MSCs，经门静脉或外周静脉注射，其肝功能和临床症状有明显改善[107]。30例失代偿期肝硬化随机对照试验显示经外周静脉输注 UC－MSCs 是安全的，且1年内能改善肝功能[108]。一项胆汁淤积性肝硬化患者外周静脉输注 UC－MSCs 的开放性试验也显示该治疗是安全的，并能改善肝功能[109]。一项研究对53例乙型肝炎导致肝衰竭的患者使用自体 BM－MSCs，在早期和晚期间隔评估患者情况[110]。在静脉注射 MSCs 的3周内，治疗组患者与105名对照组患者相比，肝功能有了明显改善。虽然在早期和晚期时间点(约3.5年)，两组的安全指数无明显差异，但治疗组的受益并没有持续到最后。

第七节　当前研究与发展：关注细胞培养和处理

目前，关于 MSCs 的临床研究已取得许多积极的结果，但也存在明显的安全问题，在监管部门批准临床广泛使用 MSCs 之前，仍需解决许多规范性问题。许多培养方案中，含有来自动物的物质，如牛血清(常在培养基里)，长期用于提供生长因子并促进细胞生长，但使用牛血清及其含有的异种蛋白质可以引起宿主的免疫反应。另外，应确保牛血清没有传播朊病毒及其他未确诊的人畜共患病的风险[111－112]。此外，用于低温保存 MSCs 的 DMSO 有毒性作用，在添加和去除 DMSO 时引起细胞渗透压变化，可能导致 DMSO 不能有效保存 MSCs。

目前人们正在努力寻找牛血清和 DMSO 的替代品；这两种成分在解冻洗涤细胞以及注射之前必须去除[69－73]。目前，人们致力于开发无血清或没有动物血清的培养基，和替代 DMSO 的冷冻保存剂[113－114]。文献中已经提出了消除或减少间充质干细胞暴露于 DMSO 的策略以及从解冻的细胞中去除 DMSO 的技术，但还很少应用于临床。

改变培养条件可能会改变表型，包括遗传稳定性或 MSCs 的生物学特性，因此应该尽量避免改变 MSCs 的培养条件[115－118]。影响这些细胞的特性不仅仅只限于血清学成分，微量元素水平也可以影响遗传稳定性和生物学特性[119]。关于培养基中成分改变的另一观点：大量的临床前及临床数据发现，MSCs 的获取及安全性与细胞是否在含有小牛血清的培养基中生长无直接关系[120]。缺乏有关 MSCs 安全性与有效性的临床数据可能会增加 MSCs 按照药品标准获得进入市场许可的难度。

除了解决生产和储存的问题，研究显示给予外源性 MSCs 有促使肿瘤细胞或内源性肿瘤形成风险，这使 MSCs 的临床应用更需要取得监管许可。但是目前缺乏对 MSCs 促进肿瘤形成这一风险的共识。已有报道发现长期培养 MSCs 与遗传不稳定性有关，累计效应导致遗传变异使其有恶变的潜能[121-123]。但是，另一些研究未发现持续的 MSCs 和脂肪干细胞培养与染色体畸变有关[124-127]。这些相悖的研究结果可能是由于 MSCs 培养检测，培养条件，或者异常基因检测的方法学差异造成的。

尽管，MSCs 或 ASCs 治疗形成肿瘤非常罕见，发生频率约为 10^{-9}[128]。但仍有至少一份研究发现 MSCs 在体内转化形成肿瘤[19]。这些研究强调了应对用于临床试验的大量增殖 MSCs 进行彻底的检测以观察其是否有遗传学改变。这些研究结果也提示，尽可能使用低传代 MSCs 或 ASCs 以及 UC-MSCs，因为它们来源方便，仅需较少的扩增便可使用。

由于 MSCs 可以聚集到肿瘤间质，这将促进肿瘤的发生。关于人类 BM-MSCs 是否促进肿瘤的形成尚有争议。大量的报道发现 MSCs 可促进肿瘤的形成，然而另外报道则发现 MSCs 与肿瘤抑制有关[130-141]。结果差异可能是由于采用不同的致瘤性评估方法造成的。另外，每例 MSCs 制备的条件之间可存在细微差异，这也影响了实验的结果。

以一种不断发展的观点来看，评估每例 MSCs 的致瘤性以及在临床应用前排除处于肿瘤活动期或最近初诊的肿瘤患者是十分重要的。

第八节　结论以及未来的方向

显然，目前基于细胞的治疗领域拥有巨大的应用前景和广泛的商业化前景，在未来，对医疗保健业也会有广泛的影响。目前，干细胞治疗的市场价值已经达到 51 亿美元，其中成人干细胞占大部分（超过 80%）[142]。

关于自体及同种异体细胞治疗的费用依然是一个重要的问题。在过去的几年里，同种异体细胞治疗产品依然是主流，被认为更适合于临床，且已成功成为商业化产品。然而，同种异体细胞应用产生的成本及制造和储存的复杂性都使其具有挑战性。对于同种异体细胞产品，细胞从采集到治疗患者必须经过大量扩增及长时间的储存。因此，成功的商业化受成本的影响；在一个安全，健康，成本效益好、并能有效保持细胞治疗性的前提下培养和储存这些细胞至关重要。而这些参数将受到材料来源、分离方法、培养方法、保存条件、运输及追踪等各个方面影响。

这种疗法在临床的成功及广泛应用将受生产、市场监管的影响，包括产品特性、安全检测以及临床试验设计。随着该领域的逐渐成熟，监管的途径与挑战也正在逐步完善。希望这一发展能够继续引导更佳道路的建立，使得这一平台能更有效地改善细胞治疗的前景，并满足将来对这些治疗的预期和要求。

要点

1. 多能 MSCs 可以从不同组织中获得，包括骨髓、脂肪组织、生殖器官、胎盘、牙髓、骨骼肌。
2. 造血干细胞与造血祖细胞可通过多能性和多潜能性的标志区分开来。
3. 这些治疗细胞的有益作用可能与分泌物质产生的短暂作用或短暂接触靶细胞更相关而不是直接的组织替换。
4. 潜在临床应用的关键特性是免疫调节，旁分泌效应和分化。
5. MSCs 的分离方法通常涉及酶分离、过滤、低速离心。
6. 早期临床经验表明，细胞治疗是安全有效的；然而，长期研究需要充分评估其持久性和潜在的致瘤性。
7. 未来商品化成功的关键将是通过建立严格的制造、储存和供应流程而发展起来的有明显特性和稳定的细胞治疗产品。

参考文献

[1] Takebe T, Sekine K, Enomura M, et al. Vascularized and functional human liver from an iPSC-derived organ bud transplant. Nature 2013; 499: 481-484.

[2] Baek W, Kim YS, Koh SH, et al. Stem cell transplantation into the intraventricular space via an Ommaya reservoir in a patient with amyotrophic lateral sclerosis. Neurosurg J Sci 2012; 56: 261 - 263.

[3] Mason C, Dunnill P. A brief definition of regenerative medicine. Regen Med 2008; 3: 1 - 5.

[4] McCann SR. The history of bone marrow transplantation. In: Hakim N, Papalois V, eds. History of organ and cell transplantation. London: Imperial College Press, 2003: 293 - 308.

[5] Atala A, Bauer SB, Soker S, et al. Tissue-engineered autologous bladders for patients needing cystoplasty. Lancet 2006; 367: 1241 - 1246.

[6] Campagnoli C, Roberts IA, Kumar S, et al. Identification of mesenchymal stem/progenitor cells in human first-trimester fetal blood, liver, and bone marrow. Blood 2001; 98: 2396 - 2402.

[7] Igura K, Zhang X, Takahashi K, et al. Isolation and characterization of mesenchymal progenitor cells from chorionic villi of human placenta. Cytotherapy 2004; 6: 543 - 553.

[8] Tsai MS, Lee JL, Chang YJ, Hwang SM. Isolation of human multipotent mesenchymal stem cells from second-trimester amniotic fluid using a novel two-stage culture protocol. Hum Reproduc 2004; 19: 1450 - 1456.

[9] Kern S, Eichler H, Stoeve J, et al. Comparative analysis of mesenchymal stem cells from bone marrow, umbilical cord blood, or adipose tissue. Stem Cells 2006; 24: 1294 - 1301.

[10] Troyer DL, Weiss ML. Wharton's jelly-derived cells are a primitive stromal cell population. Stem Cells 2008; 26: 591 - 599.

[11] Gronthos S, Mankani M, Brahim J, et al. Postnatal human dental pulp stem cells (DPSCs) in vitro and in vivo. Proc Natl Acad Sci U S A 2000; 97: 13625 - 13630.

[12] Zuk PA, Zhu M, Mizuno H, et al. Multilineage cells from human adipose tissue: Implications for cell-based therapies. Tissue Eng 2001; 7: 211 - 228.

[13] Parolini O, Alviano F, Bagnara GP, et al. Isolation and characterization of cells from human term placenta: Outcome of the first International Workshop on Placenta Derived Stem Cells. Stem Cells 2008; 26: 300 - 311.

[14] Meng X, Ichim TE, Zhong J, et al. Endometrial regenerative cells: A novel stem cell population. J Transl Med 2007; 5: 57.

[15] Pachon-Pena G, Yu G, Tucker A, et al. Stromal stem cells from adipose tissue and bone marrow of age-matched female donors display distinct immunophenotypic profiles. J Cell Physiol 2011; 226: 843 - 851.

[16] Shafiee A, Seyedjafari E, Soleimani M, et al. A comparison between osteogenic differentiation of human unrestricted somatic stem cells and mesenchymal stem cells from bone marrow and adipose tissue. Biotechnol Lett 2011; 33: 1257 - 1264.

[17] Parolini O, Soncini M, Evangelista M, Schmidt D. Amniotic membrane and amniotic fluid-derived cells: potential tools for regenerative medicine? Regen Med 2009; 4: 275 - 291.

[18] Lu LL, Liu YJ, Yang SG, et al. Isolation and characterization of human umbilical cord mesenchymal stem cells with hematopoiesis-supportive function and other potentials. Haematologica 2006; 91: 1017 - 1026.

[19] Baksh D, Yao R, Tuan RS. Comparison of proliferative and multilineage differentiation potential of human mesenchymal stem cells derived from umbilical cord and bone marrow. Stem Cells 2007; 25: 1384 - 1392.

[20] Barlow S, Brooke G, Chatterjee K, et al. Comparison of human placenta- and bone marrow-derived multipotent mesenchymal stem cells. Stem Cells Dev 2008; 17: 1095 - 1107.

[21] Sakaguchi Y, Sekiya I, Yagishita K, Muneta T. Comparison of human stem cells derived from various mesenchymal tissues: Superiority of synovium as a cell source. Arthritis Rheum 2005; 52: 2521 - 2529.

[22] Shi S, Bartold PM, Miura M, et al. The efficacy of mesenchymal stem cells to regenerate and repair dental structures. Orthod Craniofac Res 2005; 8: 191 - 199.

[23] Huang GT, Gronthos S, Shi S. Mesenchymal stem cells derived from dental tissues vs. those from other sources: Their biology and role in regenerative medicine. J Dent Res 2009; 88: 792 - 806.

[24] Sessarego N, Parodi A, Podesta M, et al. Multipotent mesenchymal stromal cells from amniotic fluid: Solid perspectives for clinical application. Haematologica 2008; 93: 339 - 346.

[25] Stanko P, Kaiserova K, Altanerova V, Altaner C. Comparison of human mesenchymal stem cells derived from dental pulp, bone marrow, adipose tissue, and umbilical cord tissue by gene expression. Biomed Pap Med Fac Univ Palacky Olomouc Czech Repub 2014 (in press).

[26] Jin HJ, Bae YK, Kim M, et al. Comparative analysis of human mesenchymal stem cells from bone marrow, adipose tissue, and umbilical cord blood as sources of cell therapy. Int J Mol Sci 2013; 14: 17986 - 18001.

[27] Hu L, Hu J, Zhao J, et al. Side-by-side comparison of the

biological characteristics of human umbilical cord and adipose tissue-derived mesenchymal stem cells. Biomed Res Int 2013; 2013: 438243.

[28] Wexler SA, Donaldson C, Denning-Kendall P, et al. Adult bone marrow is a rich source of human mesenchymal 'stem' cells but umbilical cord and mobilized adult blood are not. Br J Haematol 2003; 121: 368 - 374.

[29] in't Anker PS, Noort WA, Scherjon SA, et al. Mesenchymal stem cells in human second-trimester bone marrow, liver, lung, and spleen exhibit a similar immunophenotype but a heterogeneous multilineage differentiation potential. Haematologica 2003; 88: 845 - 852.

[30] Minguell JJ, Erices A, Conget P. Mesenchymal stem cells. Exp Biol Med 2001; 226: 507 - 520.

[31] Riordan NH, Ichim TE, Min WP, et al. Non-expanded adipose stromal vascular fraction cell therapy for multiple sclerosis. J Transl Med 2009; 7: 29.

[32] Pak J, Lee JH, Lee SH. A novel biological approach to treat chondromalacia patellae. PloS One 2013; 8: e64569.

[33] Rodriguez JP, Murphy MP, Hong S, et al. Autologous stromal vascular fraction therapy for rheumatoid arthritis: Rationale and clinical safety. Int Arch Med 2012; 5: 5.

[34] Crisan M, Yap S, Casteilla L, et al. A perivascular origin for mesenchymal stem cells in multiple human organs. Cell Stem Cell 2008; 3: 301 - 313.

[35] Traktuev DO, Merfeld-Clauss S, Li J, et al. A population of multipotent CD34 - positive adipose stromal cells share pericyte and mesenchymal surface markers, reside in a periendothelial location, and stabilize endothelial networks. Circ Res 2008; 102: 77 - 85.

[36] Caplan AI. All MSCs are pericytes? Cell Stem Cell 2008; 3: 229 - 230.

[37] Zimmerlin L, Donnenberg VS, Pfeifer ME, et al. Stromal vascular progenitors in adult human adipose tissue. Cytometry A 2010; 77: 22 - 30.

[38] Caplan AI. Why are MSCs therapeutic? New data: New insight. J Pathol 2009; 217: 318 - 324.

[39] Hao L, Sun H, Wang J, et al. Mesenchymal stromal cells for cell therapy: Besides supporting hematopoiesis. Int J Hematol 2012; 95: 34 - 46.

[40] Toma C, Pittenger MF, Cahill KS, et al. Human mesenchymal stem cells differentiate to a cardiomyocyte phenotype in the adult murine heart. Circulation 2002; 105: 93 - 98.

[41] Pittenger MF, Martin BJ. Mesenchymal stem cells and their potential as cardiac therapeutics. Circ Res 2004; 95: 9 - 20.

[42] Kopen GC, Prockop DJ, Phinney DG. Marrow stromal cells migrate throughout forebrain and cerebellum, and they differentiate into astrocytes after injection into neonatal mouse brains. Proc Natl Acad Sci U S A 1999; 96: 10711 - 10716.

[43] Woodbury D, Schwarz EJ, Prockop DJ, Black IB. Adult rat and human bone marrow stromal cells differentiate into neurons. J Neurosci Res 2000; 61: 364 - 370.

[44] Alvarez CV, Garcia-Lavandeira M, Garcia-Rendueles ME, et al. Defining stem cell types: Understanding the therapeutic potential of ESCs, ASCs, and iPS cells. J Mol Endocrinol 2012; 49: R89 - 111.

[45] Kinnaird T, Stabile E, Burnett MS, et al. Marrow-derived stromal cells express genes encoding a broad spectrum of arteriogenic cytokines and promote in vitro and in vivo arteriogenesis through paracrine mechanisms. Circ Res 2004; 94: 678 - 685.

[46] Cai L, Johnstone BH, Cook TG, et al. Suppression of hepatocyte growth factor production impairs the ability of adipose-derived stem cells to promote ischemic tissue revascularization. Stem Cells 2007; 25: 3234 - 3243.

[47] Astori G, Vignati F, Bardelli S, et al. "In vitro" and multicolor phenotypic characterization of cell subpopulations identified in fresh human adipose tissue stromal vascular fraction and in the derived mesenchymal stem cells. J Transl Med 2007; 5: 55.

[48] Wei X, Du Z, Zhao L, et al. IFATS collection: The conditioned media of adipose stromal cells protect against hypoxia-ischemia- induced brain damage in neonatal rats. Stem Cells 2009; 27: 478 - 488.

[49] Eto H, Ishimine H, Kinoshita K, et al. Characterization of human adipose tissue-resident hematopoietic cell populations reveals a novel macrophage subpopulation with CD34 expression and mesenchymal multipotency. Stem Cells Dev 2013; 22: 985 - 997.

[50] Yang S, Eto H, Kato H, et al. Comparative characterization of stromal vascular cells derived from three types of vascular wall and adipose tissue. Tissue Eng Part A 2013; 19: 2724 - 2734.

[51] Baer PC, Geiger H. Adipose-derived mesenchymal stromal/stem cells: Tissue localization, characterization, and heterogeneity. Stem Cells Int 2012; 2012: 812693.

[52] McElreavey KD, Irvine AI, Ennis KT, McLean WH. Isolation, culture and characterisation of fibroblast-like cells derived from the Wharton's jelly portion of human umbilical cord. Biochem Soc Trans 1991; 19: 29S.

[53] Takechi K, Kuwabara Y, Mizuno M. Ultrastructural and

immunohistochemical studies of Wharton's jelly umbilical cord cells. Placenta 1993; 14: 235 -245.

[54] Can A, Karahuseyinoglu S. Human umbilical cord stroma with regard to the source of fetus- derived stem cells. Stem Cells 2007; 25: 2886 -2895.

[55] Mitchell KE, Weiss ML, Mitchell BM, et al. Matrix cells from Wharton's jelly form neurons and glia. Stem Cells 2003; 21: 50 -60.

[56] Batsali AK, Kastrinaki MC, Papadaki HA, Pontikoglou C. Mesenchymal stem cells derived from Wharton's Jelly of the umbilical cord: Biological properties and emerging clinical applications. Curr Stem Cell Res Ther 2013; 8: 144 -155.

[57] Casey ML, MacDonald PC. Interstitial collagen synthesis and processing in human amnion: A property of the mesenchymal cells. Biol Reprod 1996; 55: 1253 -1260.

[58] Gucciardo L, Lories R, Ochsenbein-Kolble N, et al. Fetal mesenchymal stem cells: Isolation, properties and potential use in perinatology and regenerative medicine. Br J Obstet Gynaecol 2009; 116: 166 -172.

[59] Kanafi MM, Pal R, Gupta PK. Phenotypic and functional comparison of optimum culture conditions for upscaling of dental pulp stem cells. Cell Biol Int 2013; 37: 126 -136.

[60] Tirino V, Paino F, De Rosa A, Papaccio G. Identification, isolation, characterization, and banking of human dental pulp stem cells. Methods Mol Biol 2012; 879: 443 -463.

[61] Gronthos S, Arthur A, Bartold PM, Shi S. A method to isolate and culture expand human dental pulp stem cells. Methods Mol Biol 2011; 698: 107 -121.

[62] Stangel-Wojcikiewicz K, Jarocha D, Piwowar M, et al. Autologous muscle-derived cells for the treatment of female stress urinary incontinence: A 2 -year follow-up of a Polish investigation. Neurourol Urodyn 2014 (in press).

[63] Ott HC, Davis BH, Taylor DA. Cell therapy for heart failure-Muscle, bone marrow, blood, and cardiac-derived stem cells. Semin Thorac Cardiovasc Surg 2005; 17: 348 -360.

[64] Wu X, Wang S, Chen B, An X. Muscle-derived stem cells: isolation, characterization, differentiation, and application in cell and gene therapy. Cell Tissue Res 2010; 340: 549 -567.

[65] Gharaibeh B, Lu A, Tebbets J, et al. Isolation of a slowly adhering cell fraction containing stem cells from murine skeletal muscle by the preplate technique. Nat Protoc 2008; 3: 1501 -1509.

[66] George B. Regulations and guidelines governing stem cell based products: Clinical considerations. Perspect Clin Res 2011; 2: 94 -99.

[67] Thirumala S, Goebel WS, Woods EJ. Clinical grade adult stem cell banking. Organogenesis 2009; 5: 143 -154.

[68] Haack-Sorensen M, Kastrup J. Cryopreservation and revival of mesenchymal stromal cells. Methods Mol Biol 2011; 698: 161 -174.

[69] Beaujean F, Hartmann O, Kuentz M, et al. A simple, efficient washing procedure for cryopreserved human hematopoietic stem cells prior to reinfusion. Bone Marrow Transplant 1991; 8: 291 -294.

[70] Rubinstein P, Dobrila L, Rosenfield RE, et al. Processing and cryopreservation of placental/ umbilical cord blood for unrelated bone marrow reconstitution. Proc Natl Acad Sci U S A 1995; 92: 10119 -10122.

[71] Benekli M, Anderson B, Wentling D, et al. Severe respiratory depression after dimethylsul-phoxide-containing autologous stem cell infusion in a patient with AL amyloidosis. Bone Marrow Transplant 2000; 25: 1299 -1301.

[72] Higman MA, Port JD, Beauchamp NJ Jr, Chen AR. Reversible leukoencephalopathy associated with re-infusion of DMSO preserved stem cells. Bone Marrow Transplant 2000; 26: 797 -800.

[73] Alessandrino P, Bernasconi P, Caldera D, et al. Adverse events occurring during bone marrow or peripheral blood progenitor cell infusion: Analysis of 126 cases. Bone Marrow Transplant 1999; 23: 533 -537.

[74] Polchert D, Sobinsky J, Douglas G, et al. IFN-gamma activation of mesenchymal stem cells for treatment and prevention of graft versus host disease. Eur J Immunol 2008; 38: 1745 -1755.

[75] Sudres M, Norol F, Trenado A, et al. Bone marrow mesenchymal stem cells suppress lymphocyte proliferation in vitro but fail to prevent graft-versus-host disease in mice. J Immunol 2006; 176: 7761 -7767.

[76] Christensen ME, Turner BE, Sinfield LJ, et al. Mesenchymal stromal cells transiently alter the inflammatory milieu post-transplant to delay graft-versus-host disease. Haematologica 2010; 95: 2102 -2110.

[77] McGuirk JP, Weiss ML. Promising cellular therapeutics for prevention or management of graft-versus-host disease (a review). Placenta 2011; 32(Suppl 4): S304 -310.

[78] Lim JH, Lee MH, Yi HG, et al. Mesenchymal stromal cells for steroid-refractory acute graft-versus-host disease: A report of two cases. Int J Hematol 2010; 92: 204 -207.

[79] Prasad VK, Lucas KG, Kleiner GI, et al. Efficacy and safety of ex vivo cultured adult human mesenchymal stem cells (prochymal) in pediatric patients with severe refrac-

tory acute graft-versus-host disease in a compassionate use study. Biol Blood Marrow Transplant 2011; 17: 534 – 541.

[80] Merup M, Lazarevic V, Nahi H, et al. Different outcome of allogeneic transplantation in myelofibrosis using conventional or reduced-intensity conditioning regimens. Br J Haematol 2006; 135: 367 – 373.

[81] Wakitani S, Imoto K, Yamamoto T, et al. Human autologous culture expanded bone marrow mesenchymal cell transplantation for repair of cartilage defects in osteoarthritic knees. Osteoarthritis Cartilage 2002; 10: 199 – 206.

[82] Marcacci M, Kon E, Moukhachev V, et al. Stem cells associated with macroporous bioceramics for long bone repair: 6 – to 7 – year outcome of a pilot clinical study. Tissue Eng 2007; 13: 947 – 955.

[83] Mesimaki K, Lindroos B, Tornwall J, et al. Novel maxillary reconstruction with ectopic bone formation by GMP adipose stem cells. Int J Oral Maxillofac Surg 2009; 38: 201 – 209.

[84] Thesleff T, Lehtimaki K, Niskakangas T, et al. Cranioplasty with adipose-derived stem cells and biomaterial: A novel method for cranial reconstruction. Neurosurgery 2011; 68: 1535 – 1540.

[85] Houtgraaf JH, den Dekker WK, van Dalen BM, et al. First experience in humans using adipose tissue-derived regenerative cells in the treatment of patients with ST-segment elevation myocardial infarction. J Am Coll Cardiol 2012; 59: 539 – 540.

[86] Hare JM, Fishman JE, Gerstenblith G, et al. Comparison of allogeneic vs autologous bone marrow-derived mesenchymal stem cells delivered by transendocardial injection in patients with ischemic cardiomyopathy: The POSEIDON randomized trial. JAMA 2012; 308: 2369 – 2379.

[87] Trachtenberg B, Velazquez DL, Williams AR, et al. Rationale and design of the Transendocardial Injection of Autologous Human Cells (bone marrow or mesenchymal) in Chronic Ischemic Left Ventricular Dysfunction and Heart Failure Secondary to Myocardial Infarction (TAC-HFT) trial: A randomized, double-blind, placebo-controlled study of safety and efficacy. Am Heart J 2011; 161: 487 – 493.

[88] Mathiasen AB, Jorgensen E, Qayyum AA, et al. Rationale and design of the first randomized, double-blind, placebo-controlled trial of intramyocardial injection of autologous bone-marrow derived Mesenchymal Stromal Cells in Chronic Ischemic Heart Failure (MSC-HF Trial). Am Heart J 2012; 164: 285 – 291.

[89] Kim SW, Han H, Chae GT, et al. Successful stem cell therapy using umbilical cord blood-derived multipotent stem cells for Buerger's disease and ischemic limb disease animal model. Stem Cells 2006; 24: 1620 – 1626.

[90] Hong SJ, Traktuev DO, March KL. Therapeutic potential of adipose-derived stem cells in vascular growth and tissue repair. Curr Opin Organ Transplant 2010; 15: 86 – 91.

[91] Gupta PK, Chullikana A, Parakh R, et al. A double blind randomized placebo controlled phase I/II study assessing the safety and efficacy of allogeneic bone marrow derived mesenchymal stem cell in critical limb ischemia. J Transl Med 2013; 11: 143.

[92] Hess DC, Sila CA, Furlan AJ, et al. A double-blind placebo-controlled clinical evaluation of MultiStem for the treatment of ischemic stroke. Int J Stroke 2014 (in press).

[93] Brazzini A, Cantella R, De la Cruz A, et al. Intraarterial autologous implantation of adult stem cells for patients with Parkinson disease. J Vasc Interv Radiol 2010; 21: 443 – 451.

[94] Karamouzian S, Nematollahi-Mahani SN, Nakhaee N, Eskandary H. Clinical safety and primary efficacy of bone marrow mesenchymal cell transplantation in subacute spinal cord injured patients. Clin Neurol Neurosurg 2012; 114: 935 – 939.

[95] Blanquer M, Moraleda JM, Iniesta F, et al. Neurotrophic bone marrow cellular nests prevent spinal motoneuron degeneration in amyotrophic lateral sclerosis patients: A pilot safety study. Stem Cells 2012; 30: 1277 – 1285.

[96] Bonab MM, Sahraian MA, Aghsaie A, et al. Autologous mesenchymal stem cell therapy in progressive multiple sclerosis: An open label study. Curr Stem Cell Res Ther 2012; 7: 407 – 414.

[97] Bang OY, Lee JS, Lee PH, Lee G. Autologous mesenchymal stem cell transplantation in stroke patients. Ann Neurol 2005; 57: 874 – 882.

[98] Kotton DN, Ma BY, Cardoso WV, et al. Bone marrow-derived cells as progenitors of lung alveolar epithelium. Development 2001; 128: 5181 – 5188.

[99] Krasnodembskaya A, Song Y, Fang X, et al. Antibacterial effect of human mesenchymal stem cells is mediated in part from secretion of the antimicrobial peptide LL – 37. Stem Cells 2010; 28: 2229 – 2238.

[100] Fang X, Neyrinck AP, Matthay MA, Lee JW. Allogeneic human mesenchymal stem cells restore epithelial protein permeability in cultured human alveolar type II cells by secretion of angiopoietin – 1. J Biol Chem 2010; 285: 26211 – 26222.

[101] Lee JW, Fang X, Gupta N, Serikov V, Matthay MA. Al-

logeneic human mesenchymal stem cells for treatment of E. coli endotoxin-induced acute lung injury in the ex vivo perfused human lung. Proc Natl Acad Sci U S A 2009; 106: 16357 - 16362.

[102] Hayes M, Curley G, Laffey JG. Mesenchymal stem cells-A promising therapy for acute respiratory distress syndrome. F1000 Med Rep 2012; 4: 2.

[103] Sun CK, Yen CH, Lin YC, et al. Autologous transplantation of adipose-derived mesenchymal stem cells markedly reduced acute ischemia-reperfusion lung injury in a rodent model. J Transl Med 2011; 9: 118.

[104] Zhou CH, Li ML, Qin AL, et al. Reduction of fibrosis in dibutyltin dichloride-induced chronic pancreatitis using rat umbilical mesenchymal stem cells from Wharton's jelly. Pancreas 2013; 42: 1291 - 1302.

[105] Ciccocioppo R, Bernardo ME, Sgarella A, et al. Autologous bone marrow-derived mesenchymal stromal cells in the treatment of fistulising Crohn's disease. Gut 2011; 60: 788 - 798.

[106] TiGenix. Cx601 Phase III in perianal fistulas enrolls first patients. Leuven, Belgium: TiGe nix, 2012. [Available at http: //www. tigenix. com/en/page/4/company (accessed December 9, 2013).]

[107] Kharaziha P, Hellstrom PM, Noorinayer B, et al. Improvement of liver function in liver cirrhosis patients after autologous mesenchymal stem cell injection: A phase I - II clinical trial. Eur J Gastroenterol Hepatol 2009; 21: 1199 - 1205.

[108] Zhang Z, Lin H, Shi M, et al. Human umbilical cord mesenchymal stem cells improve liver function and ascites in decompensated liver cirrhosis patients. J Gastroenterol Hepatol 2012; 27(Suppl 2): 112 - 120.

[109] Wang L, Li J, Liu H, et al. A pilot study of umbilical cord-derived mesenchymal stem cell transfusion in patients with primary biliary cirrhosis. J Gastroenterol Hepatol 2013; 28 (Suppl 1): 85 - 92.

[110] Peng L, Xie DY, Lin BL, et al. Autologous bone marrow mesenchymal stem cell transplantation in liver failure patients caused by hepatitis B: Short-term and long-term outcomes. Hepatology 2011; 54: 820 - 828.

[111] Bruserud O, Tronstad KJ, Berge R. In vitro culture of human osteosarcoma cell lines: A comparison of functional characteristics for cell lines cultured in medium without and with fetal calf serum. J Cancer Res Clin Oncol 2005; 131: 377 - 384.

[112] Lange C, Cakiroglu F, Spiess AN, et al. Accelerated and safe expansion of human mesenchymal stromal cells in animal serum-free medium for transplantation and regenerative medicine. J Cell Physiol 2007; 213: 18 - 26.

[113] Woods EJ, Perry BC, Hockema JJ, et al. Optimized cryopreservation method for human dental pulp-derived stem cells and their tissues of origin for banking and clinical use. Cryobiology 2009; 59: 150 - 157.

[114] Thirumala S, Gimble JM, Devireddy RV. Cryopreservation of stromal vascular fraction of adipose tissue in a serum-free freezing medium. J Tissue Eng Regen Med 2010; 4: 224 - 232.

[115] Bieback K, Ha VA, Hecker A, et al. Altered gene expression in human adipose stem cells cultured with fetal bovine serum compared to human supplements. Tissue Eng Part A 2010; 16: 3467 - 3484.

[116] Abdelrazik H, Spaggiari GM, Chiossone L, Moretta L. Mesenchymal stem cells expanded in human platelet lysate display a decreased inhibitory capacity on T - and NK-cell proliferation and function. Eur J Immunol 2011; 41: 3281 - 3290.

[117] Goedecke A, Wobus M, Krech M, et al. Differential effect of platelet-rich plasma and fetal calf serum on bone marrow-derived human mesenchymal stromal cells expanded in vitro. J Tissue Eng Regen Med 2011; 5: 648 - 654.

[118] Tonti GA, Mannello F. From bone marrow to therapeutic applications: Different behaviour and genetic/epigenetic stability during mesenchymal stem cell expansion in autologous and foetal bovine sera? Int J Dev Biol 2008; 52: 1023 - 1032.

[119] Arigony AL, de Oliveira IM, Machado M, et al. The influence of micronutrients in cell culture: A reflection on viability and genomic stability. Biomed Res Int 2013; 2013: 597282.

[120] Krampera M, Galipeau J, Shi Y, et al. Immunological characterization of multipotent mesenchymal stromal cells-The International Society for Cellular Therapy (ISCT) working proposal. Cytotherapy 2013; 15: 1054 - 1061.

[121] Rubio D, Garcia-Castro J, Martin MC, et al. Spontaneous human adult stem cell transformation. Cancer Res 2005; 65: 3035 - 3039.

[122] Wang Y, Huso DL, Harrington J, et al. Outgrowth of a transformed cell population derived from normal human BM mesenchymal stem cell culture. Cytotherapy 2005; 7: 509 - 519.

[123] Rosland GV, Svendsen A, Torsvik A, et al. Long-term cultures of bone marrow-derived human mesenchymal stem cells frequently undergo spontaneous malignant

transformation. Cancer Res 2009; 69: 5331 -5339.

[124] Bernardo ME, Zaffaroni N, Novara F, et al. Human bone marrow derived mesenchymal stem cells do not undergo transformation after long-term in vitro culture and do not exhibit telomere maintenance mechanisms. Cancer Res 2007; 67: 9142 -9149.

[125] Avanzini MA, Bernardo ME, Cometa AM, et al. Generation of mesenchymal stromal cells in the presence of platelet lysate: A phenotypic and functional comparison of umbilical cord blood- and bone marrow-derived progenitors. Haematologica 2009; 94: 1649 - 1660.

[126] Tarte K, Gaillard J, Lataillade JJ, et al. Clinical- grade production of human mesenchymal stromal cells: Occurrence of aneuploidy without transformation. Blood 2010; 115: 1549 - 1553.

[127] Grimes BR, Steiner CM, Merfeld-Clauss S, et al. Interphase FISH demonstrates that human adipose stromal cells maintain a high level of genomic stability in long-term culture. Stem Cells Dev 2009; 18: 717 - 724.

[128] Prockop DJ, Brenner M, Fibbe WE, et al. Defining the risks of mesenchymal stromal cell therapy. Cytotherapy 2010; 12: 576 -578.

[129] Rodriguez R, Rubio R, Masip M, et al. Loss of p53 induces tumorigenesis in p21 - deficient mesenchymal stem cells. Neoplasia 2009; 11: 397 -407.

[130] Galie M, Konstantinidou G, Peroni D, et al. Mesenchymal stem cells share molecular signature with mesenchymal tumor cells and favor early tumor growth in syngeneic mice. Oncogene 2008; 27: 2542 -2551.

[131] Lin G, Yang R, Banie L, et al. Effects of transplantation of adipose tissue-derived stem cells on prostate tumor. Prostate 2010; 70: 1066 - 1073.

[132] Kucerova L, Matuskova M, Hlubinova K, et al. Tumor cell behaviour modulation by mesenchymal stromal cells. Molecular Can 2010; 9: 129.

[133] Prantl L, Muehlberg F, Navone NM, et al. Adipose tissue-derived stem cells promote prostate tumor growth. Prostate 2010; 70: 1709 - 1715.

[134] Shinagawa K, Kitadai Y, Tanaka M, et al. Mesenchymal stem cells enhance growth and metastasis of colon cancer. Int J Cancer 2010; 127: 2323 -2333.

[135] Khakoo AY, Pati S, Anderson SA, et al. Human mesenchymal stem cells exert potent antitumorigenic effects in a model of Kaposi's sarcoma. J Exp Med 2006; 203: 1235 - 1247.

[136] Zhu Y, Sun Z, Han Q, et al. Human mesenchymal stem cells inhibit cancer cell proliferation by secreting DKK - 1. Leukemia 2009; 23: 925 -933.

[137] Cousin B, Ravet E, Poglio S, et al. Adult stromal cells derived from human adipose tissue provoke pancreatic cancer cell death both in vitro and in vivo. PloS One 2009; 4: e6278.

[138] Maestroni GJ, Hertens E, Galli P. Factor(s) from non-macrophage bone marrow stromal cells inhibit Lewis lung carcinoma and B16 melanoma growth in mice. Cell Mol Life Sci 1999; 55: 663 -667.

[139] Lu YR, Yuan Y, Wang XJ, et al. The growth inhibitory effect of mesenchymal stem cells on tumor cells in vitro and in vivo. Cancer Biol Ther 2008; 7: 245 -251.

[140] Dasari VR, Kaur K, Velpula KK, et al. Upregulation of PTEN in glioma cells by cord blood mesenchymal stem cells inhibits migration via downregulation of the PI3K/Akt pathway. PloS One 2010; 5: e10350.

[141] Secchiero P, Zorzet S, Tripodo C, et al. Human bone marrow mesenchymal stem cells display anti-cancer activity in SCID mice bearing disseminated non-Hodgkin's lymphoma xeno- grafts. PloS One 2010; 5: e11140.

[142] Mason C, Brindley DA, Culme-Seymour EJ, et al. Cell therapy industry: Billion dollar global business with unlimited potential. Regen Med 2011; 6: 265 -272.

第 32 章

人类异体移植和医院输血服务

人类组织移植在外科中的应用日渐广泛。美国组织库协会(American Association of Tissue Banks, AATB)成员每年接受来自30 000多名捐献者的组织，并提供超过200万个供移植的组织移植瓣[1]。很多外科专业学科(包括骨科、整形外科、泌尿外科、神经外科、运动医学、创伤和重建修复外科)都需要人体组织。为满足不同的临床需求，组织供应商正在开发日益精细的移植瓣。

尽管对由指定个体或医院内的特定部门执行组织物的分配没有强制要求，但由于订购、接收、存储、发放、跟踪、追踪、调查不良事件以及管理召回等都是输血和组织服务的职能，AABB建议在输血服务范围内设立一集中式的组织服务模式[2]。

第一节　组织移植

同种异体移植物的选择取决于其自身属性能否满足外科手术患者对它的功能需求。临床上最常用的植入人体的组织是骨、腱和角膜，其次还有软骨、皮肤、静脉、硬膜、筋膜和心脏瓣膜。如果捐献者生前登记过其捐献愿望，在其离世并获得第一授权人或指定的合法代理人(如捐献者近亲)授权后，应在捐献者死亡24 h内应获取捐献者组织。严格使用无菌手术回收技术、设备和辅助材料，最大限度地减少捐献者的皮肤、肠道菌群以及周围环境中微生物对组织的污染。

组织库负责人通过如下标准确定捐献者的资格：(1)捐献者或其他知情人提供的与旅行、病史和高风险行为相关的问答；(2)有效的医疗记录；(3)尸检报告(如果已尸检)；(4)对捐献者进行一次全面的体格检查或评估，确定其是否有高危性行为或活动性传染病；(5)采集合适的血液标本进行传染性疾病检测；(6)死因。因高危性行为会增加疾病传染的风险，此类人群不能成为捐献者。与成分血输注和细胞治疗类似，只有当捐献者完成相关传染病的检测且结果合格后，异体移植物才允许被应用于人体(见表32－1)。

表32－1　组织捐献者所包含的传染病检测[3]

感染抗原	需检测
乙肝病毒(HBV)	乙肝表面抗原 乙肝核心抗体(IgM和IgG)
丙肝病毒(HCV)	丙肝抗体 丙肝核酸检测
人类免疫缺陷病毒(HIV)	HIV－1和HIV－2抗体 HIV－1核酸检测
人类T淋巴细胞病毒(HTLV)*	HTLV－Ⅰ和HTLV－Ⅱ抗体
梅毒	非螺旋体和螺旋体特异性检测

*仅要求针对富含白细胞的组织。

一、背景及定义

美国的人体组织库起源于60多年前的美国海军组织库。目前组织移植已经很常用并且发展成为高度创新和不断变化的领域。组织库的科学家和外科医生的通力合作，使得组织移植广泛应用于挽救生命和提高患者的生存质量。

同种异体移植物：是在同一物种不同个体之间移植的组织。同种异体移植物可通过去除某些细胞或适当保存以维持细胞活力。异体组织可取自单个组织或作为功能单位的多个相关组织。经处理的人体异体移植物可与其他生物相容性材料结合，以达到预期的功能特性。同种异体骨由于其坚硬的特性，可精确地加工以配合手术器械使用。

自体移植物：是指供体和受体为同一个体的移植组织。例如，从患者髂骨取出的骨加工成所需尺寸，并植入此患者的椎间盘处。自体骨可促进邻近椎骨融合，提供稳固的支撑，并缓解由于椎间盘退行性疾病或创伤引起的疼痛。自体移植的优点是无传染病传播风险，且移植材料易获取。缺点是额外手术操作带来的如疼痛和潜在的手术部位感染等风险。此外，自体组织的质量（如强度）和数量可能无法满足预期要求，同时去除患者的组织可能会对其原移除的部位产生不利影响。

同源移植物：是指在基因型完全相同的个体之间转移的组织，如同卵双胞胎，但不常用。

异种移植物：是指在不同物种间转移的组织。非人类的动物组织经高度加工后形成越来越多的医疗产品，且作为医疗器械进行管理。

二、组织处理

移植组织从捐献者体内获取后，可经多种程序处理并保存。组织处理的设备和加工步骤（如手工方式）旨在避免组织污染和交叉污染。与药品生产质量管理规范（good manufacturing practice，GMP）现行组织生产质量管理规范（current good tissue practice，cGTP）提高了核心处理区域的温度、湿度、通风和空气过滤等要求，以达到组织标准并获得数据支持。

应将移植组织中多余的软组织剔除，并切至特定样式规格。某些情况下，一位捐赠者的组织可制成 100 多个移植瓣。精确骨移植物，如日益繁多的脊柱植入物，利用精密计算机辅助切割设备的制作工艺，能很好地达到手术器械所需的严格要求。精确制备的组织移植物有助于外科医生更快速、更高效的操作。

在骨、软组织和连接组织的处理过程中，多种溶剂用于处理组织移植物，以降低和去除微生物污染（生物污染），或去除多余的脂质及其他生物学材料。抗生素可以单独使用，也可以与其他化学试剂如酒精、过氧化氢或表面活性剂等联合使用，其中一些处理方法是有专利限定或专门使用范围的。灭菌方法可根据移植物的类型及其临床用途或生物力学特点进行选择，或化学处理或组织灭菌。

人类异体移植物的长期贮存方法，包括冷冻和冻干（冷冻干燥法），这两个方法均会破坏细胞活性。深低温保存法通过将组织保存于保护性介质中，以恒定可控速率逐渐降温，达到增强组织完整性的目的。常用的冷冻保护剂如甘油或二甲基亚砜，主要作用为最大限度地减少冷冻过程中因细胞收缩和细胞内冰晶形成所造成的细胞损伤。

冷冻保存可保持异体骨、软骨移植物中的细胞活性，因此可用于贮存活的软骨细胞。这些移植物包含含完整的关节面及相关的软组织和骨，可用于治疗创伤性和退行性关节疾病。但冷藏则不宜用于移植物的长期存放。

三、异体移植物的临床应用

同种异体移植适用于多种外科手术。尸体骨组织可替代退行性疾病、创伤或恶性肿瘤造成的骨损伤。异体骨具有独特的愈合特性，包括骨传导和骨诱导性。在体内，移植骨可作为一个支架，允许受者毛细管生长到移植物上（骨传导），并使患者的成骨细胞暴露于骨形成蛋白（bone morphogenetic proteins，BMPs）即诱导新骨形成的生长因子中，刺激新骨生成（骨诱导）。最终形成爬行替代，即破骨细胞完成对植入组织的吸收，成骨细胞生成新骨，共同组成重塑骨。

多种人体组织均可供移植使用[4]。不同组织的临床应用详见表 32 -2。骨腱（如 Achilles 腱）或骨 - 韧带 - 骨（髌胫韧带）移植物可常规用于膝部前十字韧带（anterior cruciate ligament，ACL）的修复。植入的肌腱或韧带跨越关节腔，通过骨组织锚定在股骨和（或）胫骨上，从而恢复关节稳定性。经酸脱矿质的骨碎片可单独使用或悬浮于生物相容性的载体中，应用于暴露的骨表面。脱钙骨中的骨形成蛋白（BMPs）可刺激骨生成、相邻骨的融合以及骨愈合。皮肤可作为严重烧伤患者临时的伤口敷料，保护内部组织，避免其脱水和病原体感染。人体皮肤经可以冰冻保存，或加工去除细胞成分，制成无细胞的胶原基质，为软组织重建手术及伤口护理中的血管重建和细胞连接提供支架。此外，捐献的角膜组织可用于治疗多种眼疾。角膜过薄、瘢痕或混浊可通过角膜移植进行治疗。巩膜、心包膜和羊膜来源的移植物可用于治疗青光眼、巩膜溃疡和其他眼损伤。

表 32-2　人类组织移植的临床应用

异体移植组织	临床用途
羊膜	创面覆盖 结膜表面修复 角膜溃疡修复
骨(皮质，皮质网状结构，网状结构)	骨骼重塑 脊柱融合 牙科植入
骨-腱(跟腱) 骨-韧带-骨(髌骨韧带) 肌腱(半肌腱，股薄肌和腓长肌)	前交叉韧带修复 后交叉韧带修复 肩袖重建 肱二头肌肌腱断裂修复
心脏瓣膜(主动脉和肺动脉)	瓣膜关闭不全的替换 先天性心血管缺陷修复
软骨(肋)	面部重建
角膜	圆锥角膜矫正 外伤性瘢痕修复 角膜溃疡切除
无细胞皮肤	疝修补 软组织重建 牙龈修补
脱钙骨	牙科植入 脊柱融合
硬脑膜	硬脑膜缺损/脑脊液渗漏修补
筋膜	软组织修复 盆底组织支撑
半月板	半月板替换
关节/关节捐献(骨和连接软骨)	关节修复
心包	硬脑膜补片 眼睑重塑 软组织重建
巩膜	眼部摘除 巩膜溃烂修复 眼睑修复
皮肤	保护严重烧伤的皮肤
静脉/动脉	冠状动脉旁路移植 组织血管重建 动脉瘤修复 透析血管分流术

虽然有些骨和软组织移植物可能会引起受者的免疫反应，但此类反应通常无显著临床意义，可能是处理后的移植物中残留的细胞成分较少的原因[5]。因此大多数此类异体移植物无需与受者进行 HLA 或 ABO 血型配型。虽然配型的临床意义尚未证实，一些临床医生仍会要求对冷藏保存的心脏瓣膜、静脉和动脉，以及冷冻的未经处理的含有骨髓或红细胞的骨移植物进行 ABO 血型配型。未经处理的异体骨移植导致受者产生 RhD 抗体、抗-Fy^a及抗-Jk^b已有文献报道[8]，美国现已不再提供未经处理的同种异体移植骨[6]。如果未经处理的骨带有不能机械去除的骨髓成分，并将被用于 RhD 阴性的育龄女性，其后代可能会面临胎儿和新生儿溶血病的风险，因此同种异体移植中红细胞或骨髓 RhD 阳性或未知时，应考虑使用 Rh 免疫球蛋白来预防此类情况的发生。

四、组织移植引起的疾病传播

在过去，异体移植后感染 HIV、HCV、HBV 和 CJD 等致病原的报道虽少见，但也零星出现[7]。此外，异体移植引起的细菌和真菌感染也可能导致发病和死亡。潜在传染源包括供者体内的菌群、发病前感染和组织回收过程中的污染和处理设备的污染。供者筛查和检测、组织培养和治疗方法的持续发展，以及质量保证和质量控制措施的应用，使得人体异体组织移植的安全性不断提高。

第二节　规范与标准

美国食品药物监督管理局(The Food and Drug Administration，FDA)规定组织库和组织分配中介机构，即从事临床用途的人体组织回收、筛选、检测、标记、处理、贮存和/或分配的机构和个人，必须遵循美国联邦法规(the Code of Federal Regulations，CFR)第 21 篇的第 1270 和 1271 部分管理组织机构(组织库)[3]。FDA 将其归类为人体细胞、组织和细胞(组织)为基础的产品(human cells，tissues，and cellular and tissue-based products，HCT/Ps)。常见的组织产品见表 32-3。

联邦管理法规第 21 篇第 1271 部分包含如下三条规定：(1)组织库的机构注册；(2)捐献者资格；(3)HCT/Ps 处理相关的 GTP。组织库和组织分配机构必须按现行的规范操作，以控制可能导致疾病传播的污染和交叉污染。如果医院、牙科诊所和外科中心等组织分配机构，只是提供和使用自制的组织，则不受此监督，但特定情况除外（如：向不同地址的附属机构进行异体移植物或自体移植物的再分配或进行有可能污染组织的再加工）。

表 32－3　常见的细胞和组织产品举例[8, 14]

常见细胞和组织产品
羊膜
骨和脱矿物质骨基质
骨髓
骨膏，粉和油灰
网状骨碎片
心血管瓣膜
软骨
角膜
真皮
硬脑膜
胚胎
筋膜
造血干细胞
韧带
半月板
眼睛组织
卵母细胞
心包
外周血干细胞
巩膜
精液和精子
皮肤
肌腱
脐带血造血干细胞
血管移植（静脉和动脉）

志愿认证机构对以医院为基础的组织分配服务进行监管。联邦管理法规第 1270、1271 部分第 21 条规定不适用于只接收、存储和分配组织而不参与制造和再分配组织制品的机构。联合委员会（Joint Commission）、美国血库协会（AABB）、美国病理学会（College of American Pathologists，CAP）、围手术期注册护士协会（Association of periOperative Registered Nurses，AORN）、美国组织库协会（AATB）和美国眼库协会（Eye Bank Association of America，EBAA）均颁布了适用于组织分配服务的临床应用指南或标准[8－13]。医院或医疗机构中组织服务部门的位置及其职责范围决定组织分配服务适用的标准。所有标准应定期更新，定期审查最新版本以维持合法性。

AATB 和 EBAA 都是志愿认证组织，都致力于确保用于移植的人体组织是安全、可用和高质量的。AATB 的标准包含制度和质量管理要求，捐献者授权或知情同意，供体的筛选和检测，组织的获得、保存、处理、出库和分发[12]。EBAA 的标准则涵盖了眼组织库的所有方面[13]。获得这些组织的认可需完全符合既定标准并定期审查。这两个协会是捐赠与移植团体的科学教育资源。为此，在组织分配服务中，供应商是否取得 AATB 和 EBAA 认证在评估中具有重要的参考价值。

第三节　医院的组织服务

没有规定组织分配服务必须在特定部门或由特定人员进行管理。AABB 同意由输血服务部门完成组织分配服务，因为输血服务部门具备专业人员能处理易腐、具潜在传染性、需要特定温度贮存的人体来源产品，这种产品有时会供应不足。输血及组织分配服务的常规工作是可预订、接收、储存、分配（发出）、跟踪和追踪产品、调查不良事件，包括投诉、召回和回顾性调查等。

一、医院的组织服务部门责任职责

联合委员会要求各组织服务部门对其负责的移植项目分配好监管职责，如使用标准化程序处理组织，保持所有组织的可追溯性，并设置调查和报告不良事件的环节。上述工作的管理模式可以是集中的，也可以是分散的。但无论哪种，都必须对协调组织相关的一切活动进行监管，并确保整个机构的标准化作业。对以 FDA 标准分类的人类和非人类细胞为基础的可移植和植入产品，包括组织移植物和某些医疗设备，联合委员会提出的要求均适用。

二、书面标准操作规程

医院组织服务必须有书面的标准操作规程（standard operating procedures，SOP），无论是纸质还是电子版，涵盖组织移植物的获取、接收、储存、发放和跟踪，以及不良事件调查、处理和召回的所有环节。制造商处理组织的流程应纳入标准操作规程。当血库或输血服务机构承担组织服务时，必须遵循供应商提供的组织处理操作手册。AABB 要求医疗主管审批所有医学和技术方面的制度和流程[9]。

三、组织供应商资格认证

因血液产品由输血服务所需的供应商提供，与血库相比，特定类型的产品(移植物)往往由组织处理商和分销商专门提供，组织供应商的数量更多。因此，医院组织分配服务部门为获得人体组织产品，需要和更多的供应商打交道。

组织供应商的选择应根据其能力，即能否提供满足预期可用的、安全和有效的高品质的组织。对潜在供应商的资格审查，组织服务部门应建立一个最低标准。根据联合委员会的标准，对组织供应商的要求，其必须具备 FDA 注册证明和该州执照(如果需要)。供应商审核和批准供应商的书面程序应包括表 32 -4 所列的条件。组织服务部门应建立一个合格供应商清单并定期更新，其中包括各个供应商的资格证书和许可证文件。组织服务部门应建立相关流程来收集或监管供应商是否符合条件的资料，如 FDA 的审查警告信，组织移植物的召回或撤出市场等。另外，组织服务部门要提供途径，以便供应商能够取得 AATB 和(或)EBAA 的认证。

各供应商的资质应由医院组织服务部门每年进行审查批准。在这些审查中，还需对供应商的资质是否满足移植物的要求进行评估。每年，组织服务部门应确定供应方已获得 FDA 注册，且 AATB 和/或 EBAA 认证仍然有效。登录 AATB 和 EBAA 网站进行实时搜索是确定其认证状态的最佳方式。如果组织机构的认证已经被暂停或撤销，资格认证证书的 PDF 副本或影印件可能会提供过时的信息。应审查 FDA 网站上的帖子，以了解与关闭、召回或药物监督网页报告(MedWatch reports)有关的信息。可以通过《信息自由法案》请求 FDA 提供组织处理程序的检测报告。如果某组织供应商提供的移植组织引起受者感染，移植外科医生可以对其进行投诉，并出具由同种异体移植物移植引起感染的报告，投诉文件和报告需要同时进行审查。该供应商能否进一步提供服务需得到组织服务部门负责人的批准。医院管理层可以考虑建立包括移植医师等在内的相关者人员在内的委员会，来监督组织供应商进行。

表 32 -4　推荐的组织提供商的资格标准

标准	文件/执行
FDA 注册	目前为表格 FDA/eHCTERS 问询
FDA 检查结果	若有，形成 483 结果
	若有，警告信和回复
志愿鉴定，是否可以	目前 AATB 针对组织的鉴定证明
	目前 EBAA 针对眼部组织的鉴定证明
如果按照州法律，需要州级许可证或注册	州级证明和注册的副本(需要每年审查)
	组织缺乏时适当的通知
可靠的组织供应	面对特殊要求的能力
	组织产品合适的保存期
组织透明	乐意提供关于捐献者选择和组织处理的信息
医学咨询	有组织提供者的医疗指导
质量保障	有组织提供者质量保障人员
新的或试用的组织产品支持	乐意提供新组织产品的信息
专业的销售代表	在推荐或提供组织前，销售代表被授权通过特定渠道在医院内寻找

注：FDA：食品药品监督管理局；AATB：美国组织库协会；EBAA：美国眼库协会；eHCTERS：人类细胞组织库的电子注册系统。

四、移植组织物的接收检查

组织移植物接收后，必须检查并确认包装完整、标签齐全、贴合严密和标记清晰，之后入库储存。检查结果应记录日期、时间和检查人员姓名。

联合委员会要求医院核实包装完整性并确保运输温度在控（如果需要）。通过检查运输容器中的残余冷却剂（例如，冰块冷冻移植物或干冰冷冻移植物），有助于了解组织所需的特定存储环境在运输过程中是否达标。

许多经销商使用"经认证"的运输箱，这些运输箱经过检测，能在规定的时间内保持所需的温度。若经销商使用的是上述运输箱，组织的接收者只需核查箱体有无损坏，且确保在箱体外封条的指定时间段内接收并打开容器即可。

有些组织可"室温"（定义为周围环境的温度）存储和运输，则无需在接收时验证其运输温度。但如果制造商在异体移植物的标签或包装说明书中规定了储存温度的范围，则需要验证并记录"室温"储存的组织的温度。

五、组织贮存

与成分血一样，不同的组织移植物也有不同的贮存条件（见表 32－5）。组织的特性、保存方法和包装类型决定了其最适的贮存条件。

医院组织服务部门储存组织时，应参照供应商提供的异体移植物的标签或包装说明书。存储设备包括室温柜、冰箱、机械冷藏柜、液氮存储罐。冰箱和冷藏柜需连续监测温度。若移植物的包装说明书交待了温度储存范围，那么室温存储设备也需监测。储存设备应有报警功能，在其故障或损坏时应有紧急备份的能力。冻干组织包装说明书上指定的环境温度或低温存储，往往有较宽的温度范围，因此在储存过程中不需要对其进行温度监测。

组织储存的 SOP 应详细说明特殊情况的处理步骤，如温度范围偏差较大时，发生断电，或设备故障时的应对措施。应急备选方案中应就如何安排临时储存进行交待。

六、组织移植物的追踪和记录保存

对同种异体移植物管理到位的医院组织服务部门，会在组织处理过程中记录下所有步骤，并保存好这些步骤的全面记录。曾接手过该组织的人员，组织接收、分发和制备的时间及次数都需记录在案，且全面准确，清晰无误。同时应妥善保管好组织供应商的记录材料、同种异体移植物的唯一编号或字母数字标识符、移植物有效期和受者姓名。联合委员会要求，关于组织类型及其唯一识别码的文件必须放入受者病历中。

组织服务部门有关组织移植物的记录应具有双向可追溯性，既能追溯捐献者和供应商，也能反映出接收过程或最终处理，包括丢弃组织，或者在操作室打开包装袋却未使用或过期。组织分配、移植、丢弃或到期（以最后发生的为准）后的记录应保留 10 年，或按州或联邦法规要求，保留至更长的时间。

表 32－5　普通人体移植组织存储条件[12]

人类组织	存储条件	温度*
心脏和血管	冰冻、深低温保存	－100℃或更低
骨骼和关节	冷藏	高于冰点（0℃）－10℃
	冷冻、深低温保存（临时保存 6 个月以下）	－20℃或低至－40℃ （温度高于－40℃，但低于－20℃）
	冷冻、深低温保存（长时间保存）	－40℃或更低
	冻干、脱水	室温†
胎儿出生附属组织	冷藏、冷冻、深低温保存、冻干、脱水	由组织库建立并确认
皮肤	冷藏 冷冻、深低温保存 冻干、脱水	高于冰点（0℃）－10℃ －40℃或更低 室温†

* 除非列出温度范围，否则为储存最高温度；

† 对于冻干组织不要求进行室温监控。

组织库随组织提供的信息使用卡或其他系统须在其完善后返给组织供应商处。这些信息有助于维持移植物的可追溯性，必要时能加快市场撤出或召回。组织供应商还可通过这些信息更好地了解异体移植物的使用情况，获得正面或负面的反馈，更好地满足客户的需求和期望。

七、发现并报告同种异体移植可能引起的不良事件

人体衍生的医疗产品，如异体组织移植，具有一定风险，对其临床移植后的利弊必须有所权衡。尽管很罕见，但人类移植物能传播细菌、病毒和真菌，同时硬脑膜可传播朊病毒。此外，由于供者选择及处理流程的因素，移植物可能存在结构上的缺陷，有时会导致移植失败。

任何疑似由组织移植引起的不良反应，医院组织服务部门应有开展实时调查的相关流程。对于同种异体移植物引起的感染和其他严重的不良事件，联合委员会要求医院应立即告知组织供应商。

外科移植医生在同种异体移植相关不良事件的鉴别中起着关键作用，一旦对此类事件有所觉察，应立即向医院组织服务部门报告。不良事件的及时报告有助于医院组织服务部门调查原因，通报组织供应商，并制定纠正措施，包括扣留其他可疑的组织移植物。调查感染和其他不良事件，需要组织服务部门、临床医生和组织供应商之间相互合作。咨询医院感染控制科或传染病专家也有助于获取更多的信息。尽早报告不良事件可及时阻止同一事件中的其他移植物对潜在受者造成危害。

各州(美国)卫生部门列出了初诊时必须报告的传染病清单。例如，一旦怀疑异体移植物可能导致受者感染 HIV 或病毒性肝炎时，患者的主治医生/主任或医院组织服务部门的医疗主任必须向卫生部门的相关部门报告。同时应进行流行病学调查以确定异体移植物是否为受者的感染源，并尽早通知卫生部门以便及时协助调查。

八、召回与回顾性调查

当组织供应商确定组织移植物有缺陷或潜在感染时，需对组织产品进行召回或撤出市场。供应商可能封存库中尚未分配的组织，召回出自同一特殊供者或同批次处理流程的所有组织产品，并通知医院。医院需要谨慎地对库存组织移植物进行检疫，确定受者安全并(或)告知移植外科医生此情况。外科医生应评估情况，并以适当的方式告知受者。

当捐献者在捐献组织后发现已经感染 HIV、Ⅰ型或Ⅱ型人嗜 T 淋巴细胞病毒、HBV、HCV 或其他已知的可通过组织移植传播的传染病时，需启动回顾性调查。由于大多数组织是从已故的捐献者体内获得，因此基本不可能对其血液标本进行传染性疾病检测，涉及组织移植回顾性调查也较罕见。

九、自体移植组织的采集、贮存和使用

手术重建术中使用病人的自身组织常比尸体组织更有优势。优点包括：随时可用、快速融合、大小或形状适中，以及相对安全的病毒性疾病传播。

通过去骨瓣减压术移除的骨瓣是一种常见的自体组织移植物。在这个过程中，一部分颅骨被神经外科医生切下以缓解由于外伤、中风或手术等原因所致脑水肿引起的颅内压升高。随后将移除的颅骨碎片进行冲洗、包装、冷冻和储存以供将来颅骨成形术中再植入。

无论是自体组织移植物的收集、微生物检测、包装、储存，还是组织分发过程，均应进行书面记录。并且在手术切除后和包装前，自体组织应通过合适的方法进行细菌培养检测。当患者存在全身感染或需采集的组织非常接近感染部位时，应暂停采集自体移植物。自体移植组织可储存于医疗机构或 FDA 注册的组织库中。AATB 和 AORN 已发表关于自体移植的程序化建议。

第四节　输血服务部门对器官移植的支持

器官移植依赖于器官获取组织(organ-procurement organizations，OPOs)和医院移植团队的通力协作。一个成功的器官移植需要一个具有明确组织、科学实施和有效沟通的跨学科团队。输血服务部门在移植前、移植中、移植后提供适当的相容性检测和输血支持。

器官获取组织(OPOs)评估潜在的捐献者，在获得授权(同意)后，准备器官运输。并通过美国器官共享网络(The United Network for Organ Sharing，UNOS)来协调美国器官移植系统。不断发展的 UNOS 旨在实现救命器官的公平分配，可根据受者疾病的严重程度、距离和供者 - 受者相容性等因素综合考虑。美国器官共享网络(UNOS)在其网站上提供了详细的政策和相关信息[15]。

根据器官的不同，ABO 血型和/或 HLA 相容性是移植成功的重要因素。ABO 抗原在器官血管内皮细胞上表达，构成强有力的组织相容性屏障。供者 ABO 抗原与受者血浆的主要不相容性可引起移植器官的急性体液排斥反应，影响移植的成功率。因此，美国器官共享网络（UNOS）要求供受者双方分别检测 ABO 血型：（1）移植候选人需在器官获取和移植网络候补名单中列出个人需求；（2）捐献者移植前应保证器官的可用性。进行 ABO 血型不合的器官移植时，有时可采取预处理方案，其中可能包括血浆置换。

移植过程常需一些服务支持，包括提供巨细胞病毒低风险的成分、血液辐照、大量输血支持、ABO 血型亚型检测和免疫血液学检测等。输血科应充分理解并解决移植团队的这类需求。

要点

1. 近年来，人类组织移植手术中同种异体移植物的使用量急剧增加，美国每年使用超过 200 万例的移植组织瓣。这些移植物大部分是从已故的捐献者中需要按照类似于献血者那样的严格要求进行检测和筛选。
2. 并非所有的异体移植组织器官都是无菌的。根据类型不同，某些捐献的组织器官不适宜灭菌，因为灭菌会影响移植物中细胞成分的活性或脆弱的基质，且对体内有不良影响。灭菌方法包括使用电离辐射或环氧乙烷和一些专用的灭菌技术。
3. 已有罕见病例报道，异体移植物可传播 HIV、HCV、HBV、CJD、细菌和真菌疾病。与成分血一样，只有捐献者符合标准且相关传染病检测结果合格的异体移植物才能发放使用。
4. 总体来看，骨和软组织的异体移植物无需进行 HLA、ABO 或 Rh 配型。
5. 以医院为基础的组织移植服务部门，如果负责移植物的接收、储存和分发移植物供其机构内部使用，那么这些行为可以不受 FDA 的监督。而联合委员会、AABB、CAP、AORN 均有颁布适用于此类活动的标准。
6. 组织库主要从事捐献者的筛查和检测，以及供移植使用的人体组织的回收、标记、加工、储存和分配。FDA 可根据联邦管理法规第 21 篇的第 1270 和 1271 部分对以细胞和组织为基础的产品（HCT/Ps）制造商进行监督管理。
7. 尽管没有法规或标准强制要求医院组织分配由指定个体或特定部门管理，然而美国血库协会（AABB）更倾向于在输血服务部门内设立集中式组织分配的管理方式。

参考文献

[1] American Association of Tissue Banks. About AATB. McLean, VA: AATB, 2013. [Available athttp: //www. aatb. org/About-AATB (accessed December 8, 2013).]

[2] Eastlund DT, Eisenbrey AB for the Tissue Committee. Guidelines for managing tissue allografts in hospitals. Bethesda, MD: AABB, 2006.

[3] Code of federal regulations. Title 21, CFR Parts1270 and 1271. Washington, DC: US Government Printing Office, 2014 (revised annually).

[4] Woll JE, Smith DM. Bone and connective tissue. Clin Lab Med 2005; 25: 499 – 518.

[5] Malinin TI. Preparation and banking of bone and tendon allografts. In: Sherman OH, Minkoff J, eds. Arthroscopic surgery. Baltimore, MD: Williams and Wilkins, 1990: 65 – 86.

[6] Cheek RF, Harmon JV, Stowell CP. Red cell alloimmunization after a bone allograft. Transfusion1995; 35: 507 – 509.

[7] Eastland T, Warwick, RM. Diseases transmitted by transplantation of tissue and cell allografts. In: Warwick E, Brubaker SA, eds. Tissue and cell clinical use: An essential guide. West Sussex, United Kingdom: Blackwell, 2012: 72 – 113.

[8] The Joint Commission. Transplant safety. In: Comprehensive accreditation manual for hospitals: The official handbook. Oakbrook Terrace, IL: The Joint Commission, 2014: TS1.

[9] Levitt J, ed. Standards for blood banks and transfusion services. 29th ed. Bethesda, MD: AABB, 2014.

[10] College of American Pathologists. Standards for laboratory accreditation. Northfield, IL: CAP, 2012.

[11] Association of Perioperative Registered Nurses. Perioperative standards and recommended practices. Denver, CO: AORN, 2013.

[12] Dock N, Osborne J, Brubaker S, et al. Standards for tissue banking. 13th ed. McLean, VA: American Association of Tissue Banks, 2012.

[13] Eye Bank Association of America. Medical standards.

Washington, DC: EBAA, 2011.

[14] Food and Drug Administration. FDA regulation of human cells, tissues, and cellular and tissue based products (HCT/Ps) product list. Rockville, MD: Food and Drug Administration, 2013. [Available at www. fda. gov/BiologicsBloodVaccines/TissueTissueProducts/Regulationof-Tissues/ucm150485. htm (accessed November13, 2013).]

[15] United Network for Organ Sharing. Richmond, VA: UNOS, 2013. [Available at www. unos. org(accessed December 8, 2013).]

第 33 章

血液和骨髓来源的非造血干细胞和免疫细胞的临床应用

造血干细胞移植(hematopoietic stem celltransplantation, HSCT)是一种经典的治疗方法，可用于治疗各种造血系统疾病，包括白血病和淋巴瘤。其治疗机制为移植物抗肿瘤(graft-vs-tumor, GVT)效应或移植物抗白血病(graft-vs-leukemia, GVL)效应，该效应主要由成熟的免疫效应细胞，如T细胞和自然杀伤细胞介导[1]，产生的免疫应答来源于复杂的免疫细胞作用系统，包括树突状细胞(dendritic cells, DCs)介导的抗原识别和提呈。DCs是专职抗原提呈细胞，是以抗原特异性的方式启动适应性免疫应答的关键。

HSCT的成功实施，使得免疫细胞的分离、特性鉴定、扩增和增强GVT反应效能修饰等研究受到广泛关注。大部分免疫细胞可从供体血液中获得，通过造血干细胞移植注入患者体内。

事实上，移植物中去除T细胞会导致GVT的发生，这可能增加白血病的复发风险。反之，同样T细胞也介导的(graft-vs-host disease, GVHD)，在某种程度起到了保护作用，降低了白血病的复发概率[1]。

除造血干细胞及其分化的子代细胞外，骨髓中还含有非造血细胞，通常称为基质细胞，包括间充质干细胞(Mesenchymal stem cells, MSCs)。除为造血细胞提供基质支持外，MSCs也能分化为骨骼、软骨、肌腱和脂肪等结构性成分。它们这种广泛和强有力的分化特性引起了临床细胞治疗研究人员的极大兴趣。此外，MSCs表现出的免疫抑制效应也使其作为免疫调节剂引发了更深入的研究。

能自我更新的多能干细胞非常罕见且难以分离。从已分化细胞中获得多能干细胞(包括皮肤成纤维细胞和血液细胞)的技术突破，改变了干细胞治疗领域的现状。这种多能干细胞可能在所有医学领域中均具有广泛的应用潜能。

第一节　用于临床治疗的免疫细胞

细胞免疫治疗是利用免疫细胞靶向治疗疾病。这种方法大多数用于癌症患者，以克服化疗和放疗的局限和毒性。

细胞处理技术取得的长足进步，使得先进和复杂的免疫细胞操作得以进行。目前的技术可高精度鉴定免疫细胞类型，分离得到高纯度的特定类型细胞，并将这些细胞在先进的、符合GMP要求的培养系统中进行扩增。使用自动化技术将得到更多体外培养扩增的免疫细胞。

血库在细胞免疫治疗的发展中发挥了重要作用。血库具备基础条件，包括符合GMP要求的输血过程管理和精细的质量保证体系。此外，严格的献血者筛选过程、广泛的自动化手段、强制性的血液发放管理标准以及血库的可追溯性和血液预警体系，均可纳入细胞免疫治疗管理体系中。

一、供者淋巴细胞输注：HSCT后治疗

尽管同种异体HSCT能在许多患者中获得持久的治疗效果，但某些患者仍然会复发，并且通常预后不良[2]。二次HSCT治疗或许可行，但大多与高毒性和高死亡率相关，尤其是首次移植后一年内复发的二次移植。

1. 供者淋巴细胞输注的临床效果

T细胞作为GVT或GVL反应的主要因素之一，促进了HSCT治疗后供体淋巴细胞(donor leukocyte (lymphocyte) infusions, DLIs)输注的发展。其中一

个重要的发现是：HSCT 治疗慢性髓性白血病(chronic myeloid leukemia，CML)后出现复发的患者，注射 DLIs 后可实现长期缓解[3]。

DLI 方法中的淋巴细胞可通过单采从供者体内收集，方法类似于外周血干细胞采集的过程，但通常不需要提前使用集落刺激因子或动员剂。单采得到的细胞通常按剂量分装，首次输注剂量较低，可低至 1×10^6 个 CD3 阳性细胞/受者体重(kg)，后续输注剂量增加 0.5 ~ 1 个数量级。首次输注一般使用新分离的细胞，而后续输注的细胞通常分装后冰冻保存。

DLIs 的疗效取决于疾病的类型、侵袭性以及复发时的严重程度。对于 CML 细胞遗传学复发的患者，DLIs 可达到 80% 的完全缓解率，而对于血液学复发的患者效果较差[3]。相比之下，仅有 15% ~ 40% 的急性髓系白血病(acute myeloid leukemia，AML)复发患者对 DLIs 有反应，而急性淋巴细胞白血病(acute lymphocytic leukemia，ALL)患者对 DLI 几乎没有反应。相较于 CML，DLI 对急性白血病的疗效欠佳，这可能与急性白血病相关的肿瘤细胞抗原缺乏和增殖速度过快有关[4]。

DLIs 的首次输注剂量通常是 1×10^6 个 CD3 阳性细胞/kg[5]。在非亲缘移植中，应使用更低的初始剂量。DLIs 的治疗效果通常不会立竿见影，可能需要长达 3 个月的时间才会见效。因此，DLIs 的后续使用剂量在 3 个月内通常保持不变，随后可将输注剂量增加 0.5 ~ 1 个数量级，以便能够充分地监测治疗效果[3]。

DLIs 的治疗剂量与治疗效果之间没有确切的相关性。患者的反应取决于疾病种类、复发的阶段、患者因素、HLA 匹配程度和供者的状态等多重因素，因此难以预测[6]。

2. DLIs 的并发症

DLI 最主要的并发症是 GVHD，是由供者的同种异体 T 细胞攻击宿主的健康细胞所致。早期研究显示，多达 50% ~ 90% 的患者在 DLI 后发展为 GVHD。但是最近发现，DLI 引起 GVHD 的发病率有所下降，原因是对 DLIs 的生物学认识和风险因素的预测有所提高。DLI 导致的 GVHD 可能是非常严重的，需进行系统性免疫抑制，然而，这又可能导致机会感染，使发病率和死亡率显著增加。

DLI 的另一个主要并发症是骨髓发育不全，其发病机制可能是由于宿主的造血功能受到免疫介导性破坏[6]。

研究者们在综合了 DLIs 治疗白血病复发和潜在治疗毒性等多种研究结果的基础上，对这种 T 细胞疗法做出了一些关键性的改进，在提高其 GVT 活性的同时，尽量减少其他不良反应。这些改进包括 CD8 分子去除、同种抗原去除和引入自杀基因，如单纯疱疹病毒酪氨酸激酶基因，该基因，可选择性地消除发生 GVHD 的 T 细胞[4]。

伦敦大学附属医院的研究人员率先采用了一种剂量递增性 DLI 治疗方案，用于治疗残留性或进行性疾病，以及在减低强度去除 T 细胞移植后形成的嵌合体[5]。这一治疗策略在低分化型淋巴瘤或霍奇金病患者中有效率达到 70%。

3. DLI 应用新方向：靶向和抗原特异性的 T 细胞治疗

采用靶向或抗原特异性 T 细胞群的过继免疫疗法，已成功用于治疗恶性血液病、实体肿瘤和 HSCT 后的病毒感染。利用细胞毒 T 淋巴细胞(cytotoxic T lymphocytes，CTLs，CD8 +)进行免疫治疗，首先必须确定肿瘤细胞或病毒上的潜在靶抗原。这些抗原必须具有特异性免疫应答表位，并且确保呈递足够的表位数量和持续表达时间来启动 T 细胞应答[4]。

随着主要组织相容性复合体(major histocompatibility complex，MHC)多聚体技术的发展，有效分离 T 细胞的技术也取得了进步。多聚体法是将寡聚化 MHC 分子作为配体，与 T 细胞受体高亲和力结合并形成多聚体[7]。该方法利用流式细胞仪或封闭的磁性选择系统，如自动化的 CliniMACS 设备(MiltenyiBiotec，BergischGladbach，德国)对抗原特异性 T 细胞进行特异性检测和分离。最近，多聚体技术得到了新的发展，一种新型的连锁多聚体技术已进入临床试验阶段[8-9]。

过继输注的细胞主要来源于捐赠者，其中病毒特异性的 CTLs 是治疗 HSCT 后致命病毒感染的新手段，也是传统抗病毒药物药物(如更昔洛韦)的替代治疗。巨细胞病毒(Cytomegalovirus，CMV)感染是常见的 HSCT 并发症。输入的 CTLs 可识别 CMV pp65 抗原，促进病毒清除，其不良反应较少，发生 GVHD 的概率较低。同样，供者来源的 EB 病毒(Epstein-Barr virus，EBV)特异性 CTLs 已成功用于预防和治疗 EBV 相关的淋巴组织增生性疾病(lymphoproliferative disease，LPD)。有研究表明，

60 余名患者预输注 CTL 后无一人发生 LPD，而未处理对照组中有 11.5% 的患者发生 LPD4。值得注意的是，基因标记的供者 CTLs 可在 DLI 受者体内存活长达 7 年[4]。

近期的重大突破是成功研发了带有嵌合体抗原受体(chimeric antigen receptors，CARs)的基因工程 T 细胞，其具有抗体结合域，能够与 T 细胞活化域相连。这一方法的改变是为了克服 T 细胞的耐受性(耐受性：识别肿瘤相关抗原的 CTL 数量的限制)。CAR 构造主要是利用了一种抗体结合域，这个结合域能与 B 细胞抗原 CD19 特异性结合，同时偶联 CD137(T 细胞共刺激受体)和 CD3 - zeta 信号结构域[10]。最近，一项临床试验证实了该结构的作用，在晚期慢性淋巴细胞白血病(chronic lymphocytic leukemia，CLL)患者中针对表达 CD19 淋巴细胞的自体 CAR - T 细胞，在体内扩增了 1000 倍以上并转运到骨髓。重要的是，记忆性 CAR - T 细胞生成，使得 2/3 的晚期 CLL 患者完全缓解，且 T 细胞能维持 6 个月以上[10]。这一概念也被扩展到 B 细胞针对 ALL 的治疗中，效果显著，在某些患者中达到完全缓解[11]。

二、NK 细胞

细胞免疫治疗中最有前景的细胞是 NK 细胞。这些天然免疫中的大颗粒淋巴细胞在人类中表型为 CD3 - CD56^{+}，是防御恶性肿瘤和传染病的天然免疫细胞。其细胞毒性是直接的，不需要抗原启动。NK 细胞免疫球蛋白样受体(killer im-munoglobulin-like receptors，KIRs)通过识别 HLA - I 类分子，抑制自体 NK 细胞的杀伤。

1. 体内扩增

早期 NK 细胞免疫治疗方案多使用大剂量白细胞介素(interleukin，IL) - 2 体外刺激 NK 细胞 1 ~ 5 天，产生异体淋巴因子活化的杀伤细胞(lymphokine-activated killer，LAK)，同时产生数量较少的细胞毒性 NK 细胞。NK 细胞的生物学研究，以及在细胞选择、监测和扩增技术方面最新进展，使新的 NK 细胞治疗有更好的应用前景[12]。

一个重要的关键发现是同种反应性 NK 细胞在去 T 细胞的 HLA 单倍体相合造血干细胞移植中产生了强大的抗白血病效应[13]。在高危 AML 患者中，由于供者 - 患者 KIR 不匹配而使 NK 细胞发挥杀伤效应的患者没有出现 AML 复发；而在无 NK 同种反应存在的患者中，AML 复发率达到了 75%[14]。

NK 细胞也可在非 HSCT 中发挥作用。预后不良的 AML、霍奇金病、转移性黑色素瘤或肾癌的患者可输注单倍体相合的 NK 细胞[15]，在淋巴细胞去除药物(如环磷酰胺和达拉滨)诱导的淋巴细胞减少症中，NK 细胞可在体内扩增。这些药物导致内源性 IL - 15 水平明显增加，这对患者体内供体 NK 细胞的扩增和生存必不可少。值得注意的是，这些输注的和体内扩增的 NK 细胞并没有诱发 GVHD，并且使 19 例 AML 患者中的 5 人完全得到缓解。这些结果提供了另一个证据，证明 NK 细胞能够从 GVHD 中分离 GVL，在利用后者的同时尽量减少前者，从而达到治疗目的。正如在 HLA 单倍体相合移植方案中使用 KIR 不匹配(即出现同种反应)的骨髓供者，效果更显著。

在涉及 NK 细胞的临床治疗方案中，磁珠去除 CD3^{+} 细胞而后选择 CD56 + 细胞可增强治疗效果，或使用 CliniMACS(Miltenyi Bio-tech)系统联合去除 CD3 + T 细胞和 CD19 + B 细胞，可减少 T 细胞介导的 GVHD 和 EBV 感染的风险[16]。

2. 体外扩增

NK 细胞的体外扩增是体内扩增的替代方法，，需在符合 GMP 要求的体外培养系统中长期扩增，可得到大量具有高效应细胞毒性的 NK 细胞。目前已有能够应用于临床的高效细胞毒性 NK 细胞系 NK - 92 [Conkwest (Del Mar，CA) 专用细胞系][17-18]。相比之下，符合 GMP 要求的原代 NK 细胞扩增仍然具有挑战性，完善的方案仍在研究中。

现在新的细胞培养基(包括无血清培养基)已经问世，新的生长因子(如 IL - 15)正在替代传统的 IL - 2，以进一步优化培养条件，在 LAK 长期培养时，有效地扩增 NK 细胞数量[19]。

高纯度 NK 细胞的扩增具有更大的挑战性。然而，纯化的 NK 细胞可以在自体或同种异体来源的滋养细胞上生长。获得自体滋养细胞的一种较为简单的方法是保留在 NK 细胞磁珠分选后的阴性选择组分。对这种副产物进行辐照，以抑制其在培养过程中的不需要增殖，这些细胞可以作为滋养层来支持 NK 细胞的激活和增殖。另一种方法是使用同种异体来源细胞。NK 细胞的指数级扩增方法，例如，通过 EBV 转化的类原始淋巴细胞系或白血病细胞系 K562，使其细胞表面同时表达 IL－15 和共刺激分子 CD137（4－1BB）（K562－CD137/IL－15）等。这些方法正在接受临床试验[16－19]。

生物反应器内的自动化细胞处理，如 WaveTM（GE Healthcare Life Sciences，Freiburg，Germany）或 G－Rex（Wilson Wolf Manufacturing，New Brighton，MN），提供了一个大规模生产 NK 细胞的开发平台，时间更短、重复性更好[16]。这些方法也可用于其他细胞免疫疗法。此外，IL－2 保护下的新鲜 NK 细胞的运送是可行的，无需控制培养环境（37℃ 和 5% CO_2），因此可促进此类产品的国际化[20]。

NK 细胞治疗产品较为安全、耐受性良好，且无需体内注射 IL－2。但 NK 细胞产品并非完全无风险。据报道，在 ABO 血型次侧不相合的富含 NK 细胞的产品治疗后，出现两例严重的溶血性贫血，研究者推测由于 NK 细胞产品中混入了能够产生同种凝集的 B 淋巴细胞所致[21]。

三、细胞因子诱导的杀伤细胞：带有 NK 细胞功能的多克隆 T 细胞

传统的 LAK 细胞培养方案已得到进一步发展，以迅速扩增多克隆 T 细胞，称为细胞因子诱导的杀伤（cytokine-induced killer，CIK）细胞[22]。CIK 细胞扩增的培养条件是为了获得细胞毒性 $CD56^+CD3^+$ 细胞、双阳性 T 细胞或 NK 样 T 细胞的增殖优势。通过初始加入干扰素（γ－interferon，IFN－γ；1000 U/mL），促进 $CD56^+$ T 细胞的产生。24 h 后添加抗 CD3 单克隆抗体 OKT3（50 ng/mL）和 IL－2（300 U/mL）活化 T 细胞，在 IL－2 持续激活下维持 21～28 天[23]。培养后期异质性 CIK 细胞群中，NK 细胞的比例很小（约 2%），培养中的大部分细胞（>90%）是 T 细胞，其中大约 35% 是 $CD3^+CD56^+$ 双阳性表型。

1. CIK 细胞的特性

CIK 细胞结合了 NK 细胞（$CD56^+CD3^-$）和 T 细胞（$CD56^-CD3^+$）的效应特点。参与 CIK 细胞毒性效应的不同信号通路正在积极研究中。与 NK 细胞类似，CIK 细胞具有的细胞毒性潜能也是不依赖抗原而直接启动的[24]。然而，研究表明 CIK 细胞识别靶细胞需要 MHC－I 类分子直接参与，这种机制尚未完全了解。与 NK 细胞一样，已经证实激活受体 NKG2D 在靶向肿瘤裂解中有着关键作用，如表达其配体 MIC A/B 或 ULBPs 的骨髓瘤细胞。

2. 临床试验

已有研究者报道了使用自体或同种异体 CIK 细胞在各种恶性血液病和实体肿瘤的临床试验结果。总体上，CIK 细胞治疗具有很好的耐受性，并与低风险的 GVHD 相关，但在癌症清除和增加生存期方面结果不同[25]。肿瘤负荷较低的患者，例如那些经过 HSCT 的患者，最有可能受益于 CIK 治疗。这方面 CIK 细胞似乎可以作为 DLI 的替代。目前正在研究提高 CIK 细胞细胞毒性效应的方案，包括共同使用 IL－2 和基因工程改造的 CARs。

四、免疫治疗中的树突状细胞 DCs

DCs 在获得性免疫应答的调节中发挥了关键的作用。DCs 被称为“免疫系统的哨兵”，可引起静息状态的幼稚 T 淋巴细胞的初次免疫应答。例如，同种抗原与成熟 DCs 的 MHCI 类分子相互作用，递呈给幼稚 $CD8^+$ T 细胞，将该 T 细胞活化成为 CTLs[26]。DCs 在协同刺激分子（如 B7：CD28 参与）参与下，能够充分诱导 T 细胞活化，调节针对恶性肿瘤的细胞毒性反应。DCs 最显著的内在潜力是其具有免疫记忆，可对抗之后出现的肿瘤侵袭。

1. 定义 DCs 及其亚群

DCs 不同于 T 细胞，其细胞表面没有特定表达某一单一的标记物用来定义这些细胞，因此，根据形态学和多种表面标记物相结合来定义 DCs，包括表达 MHCII 类抗原，不表达某些定义其他细胞系的标记物，如 CD3 和 CD19。DCs 还表达多种黏附分子，包括 CD11a（淋巴细胞功能相关抗原 1）、细胞间黏附分子 1 家族和协同刺激分子（如 CD80 和 CD86）。人类成熟 DCs 的两种其他标记物是 CD83 和 CMRF－44[28]。

DCs 在血液中存在着不同的亚群，这些亚群可通过标记物 CD303 来区分（BDCA2，CLEC4C；浆细胞型 DC），CD1C（或者是 BDCA1；髓样 DC），和 CD141（BDCA3 或血栓调节素；髓样 DC）。这些亚群功能不同，CD141＋的髓样 DCs 在诱导 CD8 ＋T 细胞反应中起到了重要的作用[29]。

尽管 30 多年前就发现了 DCs，但由于其体内数量极少，至今对它们的研究依然困难重重[26]。在体外试验中，发现能够诱导 $CD34^+$ 骨髓前体细胞或 $CD14^+$ 单核细胞生成大量的 DCs，从而拓展了基于 DC 的细胞免疫治疗领域。

2. 扩增方法

DCs 扩增的初代组织培养方法(第一代 DC 疫苗),是联合使用细胞集落刺激因子(granulocyte macro-phage colony-stimulating factor, GM－CSF)和 IL－4,刺激外周血单个核细胞(PBMCs)分化为 DCs。但最终得到的 DC 疫苗通常是包含未成熟或部分成熟的 DCs 及其他类型细胞的混合物。之后的纯化方法(第二代 DC 扩增方法),使用了几种新的细胞因子/GM－CSF 复合物,包括 IFN－α,肿瘤坏死因子(tumor necrosis factor, TNF)和 IL－15[29]。一种包含 TNF α、IL－1β、IL－6 和前列腺素 2 的细胞因子复合物可作为 DC 的辅助激活剂。最近开发的第三代 DC 疫苗,可诱导极化细胞毒性免疫反应(先天免疫和 1 型免疫),目前还处于临床试验阶段[29－30]。

DCs 的体外试验操作包括装载(脉冲)肿瘤识别分子,如肿瘤抗原衍生肽、重组肿瘤抗原、肿瘤衍生核糖核酸或脱氧核糖核酸。此外,DC 杂交瘤疫苗具有潜在激活 CD4＋和 CD8＋T 细胞反应的能力,同时呈递多种肿瘤抗原,包括直接融合 DCs 和白血病母细胞(易从白血病患者体内获得)[31－32]。释放抑制因子如 TGF－β,杂交瘤细胞融合可能会影响疫苗的疗效[31]。

3. 美国食品药品监督管理局(FDA)批准的肿瘤疫苗

细胞治疗的成功应用之一是前列腺癌。美国食品药品监督管理局(Food and Drug Administration, FDA)批准的第一代 DC 疫苗是 sipuleucel－T(Provenge; APC 8015; Dendreon 公司,西雅图,华盛顿州),基于一项激素无效转移性前列腺癌患者细胞治疗与安慰剂对比的随机对照临床试验,患者的生存率提高了 4 个月[33]。这是一种自体免疫治疗,激发患者自身的免疫系统对前列腺癌的反应。Sipuleucel－T 包括在体外使用重组融合蛋白,前列腺酸性磷酸酶(prostatic acid phosphatase, PAP),融合 GM－CSF 激活自体 PBMCs 分化成丰富的抗原呈递的 DCs。PAP 是一种免疫原性的前列腺抗原,而 GM－CSF 是一种免疫细胞激活剂。每一治疗剂量都是通过白细胞单采术获取患者的 T 细胞,再运送到公司生产疫苗。随后患者的自身细胞回输到体内来治疗前列腺癌。Provenge 疫苗接种全过程一般需要两周左右的时间,需静脉注射 3 个剂量。

关于 Provenge 疫苗疗效的研究,有研究者进行了一项 512 例激素治疗的难治性转移性前列腺癌患者的随机、双盲、安慰剂对照、多中心试验[33]。结果发现,接受 Provenge 疫苗治疗的患者生存期中位数为 25.8 个月,未接受此项治疗的患者为 21.7 个月。

五、MSCs

MSCs 由 Friedenstein 于 1968 年首次发现,它是一种数量极少的非造血细胞来源的细胞亚群,主要来源于骨髓,为成纤维细胞样,占细胞总数的 0.001%～0.01%[34]。之后发现 MSCs 还可以从多种组织中分离得到,包括羊水、脂肪组织、脐带血、牙髓质、肌肉结缔组织和胎盘,并可在体外快速扩增,用于临床细胞治疗[35]。MSCs 的稀少,意味着迄今为止大多数研究的细胞来源依赖于从骨髓或脂肪组织中分离后并扩增,这也是临床规模化治疗的前提条件。MSCs 常常被称作是“多能干细胞”,具有多向分化能力,包括成骨细胞、成软骨细胞、脂肪细胞,以及特定条件下的多种非中胚层细胞及神经元[36]。正是因为其分化能力,引起了组织工程和再生医学领域对使用 MSCs 的浓厚兴趣。

扩增培养的 MSCs 并非全部具备相同水平的多功能性。在骨髓源性的 MSCs 中很少发现自我更新祖细胞,MSCs 在其他组织中是否有这种特性仍然未知。因此可以用“多能 MSCs”这个词来替代“MSCs”,因为“多能 MSCs”并不表明这些细胞具有像“造血干细胞”一样的特性或自我更新能力(表 33－1)[37]。

鉴于定义 MSCs 的特性常常复杂多样,研究者们推动国际细胞治疗协会(International Society of Cellular Therapy, ISCT)制定了 MSCs 的表型和功能特性定义的最低标准[38]。ISCT 指南关于 MSCs 的定义见表 33－2。

表 33－1　MSCs 的多能性

自我更新	分化	转分化	
骨髓腔	中胚层来源	外胚层来源	内胚层细胞
	结缔组织间质细胞	上皮细胞	肌肉细胞
	软骨细胞	神经元	肠道内皮细胞
	脂肪细胞		肺细胞
	骨细胞		

MSCs: 间充质干细胞。

表 33-2 MSCs 的鉴定标准

贴壁于组织培养皿中	
表型(表达水平)	
阳性(>95% +)	阴性(<2% +)
CD73	CD45
CD90	CD34
CD105	CD14
	CD11b
	CD79α
	CD19
	HLA-DR
体外呈现出分化成成骨细胞、脂肪细胞、软骨细胞的能力	

MSCs：间充质干细胞。

MSCs 与先天性和适应性免疫系统均能相互作用，从而调节多种功能效应和免疫反应。MSCs 在支持造血功能方面发挥着关键作用，其通过调节 HSCs 的数量以及控制 HSCs 的成熟和分化，来维持高度特异性的骨髓微环境[39]。MSCs 被证实可通过诱导细胞或体液刺激，在多克隆和抗原特异性 T 细胞反应中发挥重要的免疫抑制作用。它们大多不发生免疫排斥，意味着不需要 HLA 配型就可以使用[40]。MSCs 的免疫调节功能，包括抑制和阻止 T 细胞、B 细胞、NK 细胞的功能和 DC 的活性，因此 MSCs 为免疫调节性疾病(包括 GVHD，自身免疫反应和实体器官移植排斥反应)的治疗，提供了更具前景的选择。通过吲哚胺 2，3-二氧化酶和其他一些由 IFN-γ 刺激表达的效应分子，可提高培养扩增的 MSCs 的抑制性。

六、MSCs 的分离和扩增

MSCs 的分离和原代扩增时间需要 3~4 周，分三个阶段完成：

- 分离和接种。
- 细胞传代。
- 最终收集。

生产用于临床治疗的 MSCs，一般使用大型组织培养瓶，MSCs 还可在 25000 cm[2] 培养室或 Cell STACKs™ (Sigma-Aldrich Corning，New York，NY) 中进行工业化生产。抽吸/采集的骨髓仍然是最常见的用于分离 MSCs 的原始材料。采集后的骨髓在运输到实验室前需使用无防腐剂的肝素保存，运输到实验室后，使用密度离心法分离骨髓单个核细胞 (bone-marrow mononuclear-cell，BMMNC)。在这一阶段，MSCs 可通过黏附在塑料细胞培养器上分离，或者用单克隆抗体 CD105、CD146、CD217 通过免疫磁性法或流式细胞仪直接纯化[43]。

BMMNCs 通过塑料器皿贴壁分离，接种到细胞培养瓶中，密度范围是 $0.5 \times 10^5 \sim 5 \times 10^5/cm^2$ BMMNCs。使用 10% 胎牛血清 (fetal bovine serum，FBS) 的 α-MEM 进行培养。另一种 MSC 扩增方法，是使用人血小板裂解物自体血清替代胎牛血清，补充生长因子和无血清培养基[35]。

尽管灭活处理的 FBS 已用于临床研究，但是在临床级细胞治疗中的应用仍存在问题，因为从理论上来说，血清是公认的朊病毒和其他病毒传播的来源。因此无血清培养基在未来的临床应用中是一个有吸引力的选择。

第三天去除非贴壁细胞后，继续贴壁细胞的扩增，之后每 3~5 天更换一次培养基。日常培养检查如下指标：

- 培养瓶中细胞的贴壁情况。
- 贴壁细胞的形状(圆形 vs 纤维囊性外观)。
- 细胞融合。
- 培养基中碎片的数量(培养基变化的指示)。

9~14 天后，贴壁细胞的融合度通常达到 80%，可在细胞培养瓶中用胰蛋白酶消化进行细胞传代，一旦培养细胞达到合适的融合状态就应该传代，这往往是使细胞数量达到足够多以满足治疗目的的先决条件。然而，频繁传代的 MSCs 会导致复制衰竭和表型改变，影响其再生能力和免疫抑制性还可能限制其在体内的存活和功能[44]。尽管有报道称 MSCs 能够在体外扩增至第 25 代仍是安全的，但减少细胞传代可以消除 MSCs 致命突变的风险[45]。MSCs 收集后可新鲜使用，或按照单次治疗剂量冻存。

通过流式细胞仪检测细胞表面标记物 CD73、CD90 和 CD105 进行免疫分型，是规模化使用细胞质量控制的重要组成部分。MSCs 分化成特定的细胞群通常需要根据预期的成熟细胞表型选择添加一系列复杂的生长因子。

随着 MSCs 在临床研究中的广泛应用并在 GMP 条件下生产，细胞治疗委员会正加快推进 MSCs 分离和扩增的标准化进程。培养扩增大量可供临床使用的 MSCs 的技术也经历了重大发展。目前可购买的商品化设备，如 The Quantum Cell Expansion

System(Terumo BCT, Lakewood, CO)，以及一次性使用的封闭式自动化中空纤维型生物反应器细胞培养系统，可以确保贴壁细胞在 GMP 环境下生长，并且尽量减少空间和操作性误差。

七、MSCs 的临床应用

MSCs 的主要适应证，包括 GVHD、克罗恩病、心血管疾病、多发性硬化症、脊髓损伤、肝脏疾病、糖尿病和各种骨骼软骨疾病的治疗。因为它们不会导致 GVHD，不会被患者的 T 细胞排斥，所以使用 MSCs 不需要 HLA 匹配。这些特性有利于从第三方供者获得冷冻保存的 MSCs。这些冰冻保存的 MSCs 可以作为现成的商品进行发放和运输，满足临床多种需求。

最早是在研究治疗三名成骨不全症的儿童时发现了 MSCs 的再生特性[46]。这种疾病是由于 I 型胶原蛋白缺乏引起，导致有缺陷的结缔组织形成、进而引起多处骨折、骨畸形和身材萎缩。输注异体骨髓后，骨髓中的 MSCs 会迁移至骨骼，促进与骨骼结构和功能改善有关的成骨细胞的生成。同一组研究人员更改了他们的治疗方法，在成骨不全症的儿童经过标准的骨髓移植后，给予患儿体外扩增的骨髓来源 MSCs 两个治疗剂量后，证明其安全有效[47]。

MSCs 在造血干细胞移植中的主要作用是减少 GVHD 的发生。由于 MSCs 在移植耐受和移植期具有潜在作用，因此移植时同时使用 MSCs 已经得到关注。由于类固醇类激素治疗失败的严重急性 GVHD 目前没有明确的最佳治疗方法，骨髓源性 MSCs 已成功应用于这类 GVHD 的治疗。将半相合的 MSCs 两次输注给一名患有Ⅳ级急性肠道难治性 GVHD 的 9 岁男孩后，首次证实了输注 MSCs 治疗 GVHD 具有临床效果[48]。在过去十年间，这引起了广泛兴趣，随后的Ⅰ/Ⅱ期临床试验也证实，在造血干细胞移植中使用 MSCs 对治疗激素难治性 GVHD 是安全有效的[49]。

具有临床治疗效应的 MSCs 最低输注量是 0.8×10^5/kg，但是最佳治疗剂量尚未明确。在细胞治疗行业主导的Ⅲ期临床试验中，输注高剂量的 MSCs(2×10^6/kg)治疗激素难治性 GVHD，结果显示总的完全缓解率并未增加[44]。

MSCs 在组织再生方面的临床应用，最受关注的是心血管修复[50]。许多实验的结果令人振奋，在输注自体骨髓源 MSCs 后，患者的心脏功能得到改善。目前脂肪源性 MSCs 的研究也在两个细胞治疗行业主导的临床试验(APOLLO 和 PRECISE)中进行，探讨 MSCs 无论对于急性还是慢性心肌梗死患者是否都是安全、可行和有效的[51]。

虽然 MSCs 在心脏修复方面的疗效已经被学术界认可，但是仍有许多问题亟待解决，包括最佳剂量和改善心血管功能的机制。MSCs 分化成心肌细胞仍有争议，此研究领域的相关文献存在不明确和矛盾观点。近年来大量报道显示，在体外试验中，MSCs 可诱导成心肌细胞样特征，但是精确的培养条件仍不明确。大量的复合物通过调节信号通路参与心肌样细胞的形成。没有直接证据表明 MSCs 可在体内分化成心肌细胞参与心血管修复，但是可以观察到心脏功能的改善。有人根据临床前试验和人体试验中的观察结果提出假设，心脏功能的改善与移植细胞的旁分泌作用有关，移植细胞通过释放信号分子(包括细胞因子和趋化因子)到组织周围，而不是重新生成心肌细胞，来诱导心肌细胞的修复[50-52]。

MSCs 的多能性对产业界非常有吸引力，两个商业驱动的临床试验包括第三方 Osiris Therapeutics 公司(Columbia, MD)生产的 MSCs，用于 GVHD 和克罗恩病患者，以及 Mesoblast 有限公司(New York, NY)生产的骨髓前体细胞，用于心血管、骨科和神经系统疾病的治疗。尽管这些 MSC 产品在许多疾病中使用的临床效果尚未得到充分评估，但其在细胞治疗方面的应用研究仍在迅速发展。

八、MSCs 和组织工程

过去的几年中，支架的出现，可使 MSCs 的定位更加精确，并且可根据治疗方案的需要，使支架可生物降解，进而改善了干细胞的应用效果，这些进步使 MSCs 在组织工程学方面的应用迅猛发展。联合支架的使用方法包括：在体外将 MSCs 接种到支架上，短暂孵育后植入；MSCs 接种，随后短期(1~2 周)培养分化成种系特异性的细胞类型，再植入；先进行诱导分化培养，然后接种到支架上，之后立刻植入。

2008 年，有了第一例完全组织工程学气管移植的报道[53]。在这个病例中，无免疫原性的去细胞化处理的捐赠者气管重新植入了自体骨髓来源的 MSCs。外科手术植入前，MSCs 在体外分化成软骨细胞，替换先前结核病感染损坏的气管。但气管捐赠者的缺乏限制了这种方法的使用。因此，接种了 MSCs 的合成纳米材料为气管置换提供了治疗选择[54]。

第二节 诱导多能干细胞

典型的多能干细胞是胚胎干细胞(embryonic stem cell，ESC)，它来自胚胎，能够长期自我更新，并可分化成人体内所有的细胞和组织。当 Gurdon 证明了分化细胞细胞核内的遗传信息与多能干细胞细胞核内的遗传信息完全相同时[55]，ESC 的这种独特能力曾遭到质疑。例如多利羊的成功克隆证明即使是完全特化细胞的基因组仍是全能型基因，这些基因组可以支撑整个生物体的发育。

第二个关键的发现是，控制转录因子的表达可以改变细胞的分化结局[56]。相关试验显示，当谱系相关的转录因子异位表达于特定的外源细胞时，可以改变细胞的分化结局。谱系相关的转录因子通过促进细胞类型特异基因的表达，同时抑制谱系不相合基因的表达，在发育期间帮助建立和维持细胞的特征。

第三个有贡献的结果是诺贝尔奖获得者 Yamanaka 的发现，他筛选了 24 个干细胞相关的基因作为候选影响因素，并确定了一组核心的四个转录因子，包括 Klf4、Sox2、c－Myc 和 Oct4，可产生诱导多能干细胞(induced pluripotent stem cells，iPSCs)。这项研究最初在小鼠模型上进行，该方法在成人皮肤纤维细胞中同样获得了成功。之后许多研究者证实，运用这些基因混合物也可以从其他体细胞中得到 iPSCs，包括角质细胞、神经细胞、胃和肝脏细胞。

现在的首要问题是 iPSCs 是否具备与 ESCs 相同的分子和功能。通过对比两者的全基因组表达模式和全蛋白组的修饰，证实 ESCs 和 iPSCs 有着高度的相似性。但 iPSCs 不同于 ESCs，它是从成体组织分化而来，因此不涉及与 ESCs 相关的伦理问题[58]。iPSCs 能够从皮肤、血液和脐带中获得原料，扩大了转化临床应用的范围[59]。

一、致瘤性

使用整合病毒诱导 iPSCs 的生成，使人们对 iPSCs 的致瘤性和致畸胎瘤性存在一定担忧。iPSC 源细胞在移植后，有形成肿瘤的倾向，人 iPSC 源血液祖细胞也出现了早衰现象[60]。在人体应用中的转化需要克服这些细胞的安全隐患。最近发现了诱导生成 iPSCs 的新方法，无潜在有害的诱导效应，其方法是使用不整合到宿主细胞基因组的载体，或者使用位点特异性载体使整合发生在远离已知的致瘤位点。现在这项技术已经完善，iPSCs 生成不再需要这样的整合载体[60]。

二、治疗应用

未来，以 iPSC 为基础的临床细胞治疗的应用范围会非常广泛。我们可以看到，近年来 iPSC 正在不断进行技术改进，以便可以进行大规模的 GMP 生产。撰写本文时，日本一项新的试验刚刚获得限定条件的批准，用 iPSCs 治疗年龄相关性黄斑退化(翻译本书之际，该研究其实已经取得成功)。

三、体外生成造血细胞

最令人激动前景之一是 iPSCs 在细胞治疗中可在体外生成包括红细胞在内的造血细胞。现今的血液输注是非常安全的，但是在过去，传染病的传播风险很高。血库面临红细胞相容性的问题、需要足够的献血者和充足的库存。大规模生产使用 iPSCs 将解决此类问题[61]。

四、疾病建模

iPSCs 一个重要的应用就是人类疾病的建模，生成指定的组织类型，随后进行必要的病理改变的诱导。在培养皿中，这个过程基本上复制了疾病发生的过程。但是这种方法只局限于单基因疾病，如镰状细胞病。目前，仍不清楚多基因疾病(如糖尿病或阿尔茨海默病)是否同样适合使用 iPSCs 在体外建模[62]。

五、药物试验

如果使用 iPSCs 进行疾病建模取得成功，且重复性较好，那么这些体外来源的病变组织，可用于新药的药品检测，这些鉴定过的新药将比现有药物更有效，更有针对性[62]。

总之，iPSCs 在再生医学和药剂学评估方面发展前景良好。iPSCs 作为一种潜在可行的非造血干细胞来源细胞，可用来治疗多种疾病。但是，在由希望变为最终成果的道路上仍有很多障碍，仍然需要进行很多工作才能克服这些困难。

第三节 管理与监督

细胞治疗领域与血库的发展路线基本一致。这两个领域都拥有多学科团队的优势(医生、护士、实验人员、质量主管、传染病学家和免疫学家)。这两个领域也同样将重点放在大规模生产、自动化、产品开发标准，以及利用计算机系统进行跟踪和监视库存、冷链运输、产品可追溯性和不良反应的监测。

到目前为止，大多数细胞治疗的产品制造来源于血库、GMP学术机构和商业公司。推动ISBT128(the information technology standard for transfusion medicine and transplantation，输血医学和移植的信息技术标准)标准使用的ICCBBA的一个技术小组-细胞治疗小组和标记小组正在对细胞治疗产品的术语进行统一。此举将会促进产品的跨国界运输。另外，细胞治疗标准化认证机构联盟包含了各种各样的组织的代表，这些组织涉及HSCT和细胞治疗。其主要目的是创造一系列优质、安全和符合专业要求的细胞治疗项目。

细胞治疗需要在合适的监管机制下进行管理，包括国家层面在内，涵盖细胞、组织和器官。这种国家层面的细胞治疗产品监管机制在世界范围内还未存在，但是随着该领域的发展和需求的增长，国家层面的监督机制对细胞的跨国运输来说非常重要。

细胞产品可分为深度操作和微小操作。深度操作的细胞产品被视为生物制剂。在美国，这些被称为“351”人类细胞、组织和细胞组织源产品，由FDA的生物制品评估和研究中心监管。在欧洲，大量细胞产品被称为新兴医疗产品(advanced therapeutic medicinal products，ATMPs)，严格按照国家法律生产，由欧洲药品管理局监督。

下一个出现的问题是当地医院对这些生物制剂的发放和保存如何进行管理。医院药房是监管医药制品的地方。然而，因细胞治疗产品的特殊性，其更适合血库和GMP管理。

最重要的是，随着细胞治疗领域的成熟和细胞治疗在许多医学领域的临床适用性意味着这些新颖的治疗手段将医治更多的患者。但因常给患者使用活细胞，短期或长期的不良反应及潜在毒性应该得到系统监管。这样的监管系统已在药品(药品警戒方案)和血液(血液监测系统方案)中实施。此外，这些方案也可以扩展到细胞治疗产品(cellulo-vigilance方案)。

第四节 总结

近来，随着第一个FDA批准的治疗癌症的疫苗Provenge进入市场，以及在血液病方面抗原特异性T细胞疗法取得巨大成功，细胞治疗取得了飞跃性的进展。这些成功经验必将激励临床试验的持续发展。第三方细胞治疗产品的制备，使可医治患者的数量增加，促进此类产品的国际运输。

要点

1. 造血干细胞移植(HSCT)是治疗血液病的良好方法。移植抗肿瘤(GVT)效应主要由细胞毒性免疫效应细胞，如T细胞和自然杀伤细胞(NK)介导。
2. 最近的技术进步使得免疫效应细胞的分离、鉴定、扩增和修饰符合GMP要求，可用于临床细胞疗法。
3. 供体淋巴细胞输注(DLI)在复发患者，特别是慢性髓系白血病(CML)的HSCT治疗后效果显著。这些淋巴细胞从细胞单采中得到，主要由T细胞组成。其主要的不良反应是移植物抗宿主疾病(GVHD)，是由于健康的宿主细胞被供体反应性T细胞攻击的结果。
4. NK细胞是天然免疫细胞，不需要抗原启动，也不诱发抗宿主病。目前可以改善临床结果的进展主要包括使用同种反应性NK细胞(该NK细胞与体内的抑制性受体不匹配)，以及体内或体外的NK细胞激活和扩增。
5. 细胞因子诱导的杀伤细胞(CIK)或NK样T细胞在长期的培养中扩增。CIK细胞疗法的试验迄今展示了良好的耐受性，较低的抗宿主病的风险和一定的功效，它可能作为DLI的替代。
6. 树突状细胞(DC)在调节抗原特异的获得性免疫应答方面有关键作用。以DC为基础的疫苗，sipuleucel-T(Provenge)被美国FDA批准作为自体免疫治疗药物治疗前列腺癌。
7. 间充质干细胞(MSCs)具有明显的分化特性(多

潜能），引起了广泛的临床关注。MSCs 通常从骨髓或脂肪组织中分离出来，并在体外扩增。它们可形成骨骼、软骨、肌腱和脂肪等结构成分，并表现出免疫抑制功能。骨髓间充质干细胞应用的适应征包括 GVHD、克罗恩病、心血管疾病、脐带损伤、肝病、糖尿病、骨和软骨缺损。

8. 尽管骨髓间充质干细胞有分化为心肌细胞的潜能，但存在争议，需要进行更深入的研究，但自体 MSCs 在再生性心脏修复方面有很好的治疗前景。
9. 第三方 MSCs 可以在未进行 HLA 匹配的情况下大规模量产应用，不会被受者 T 细胞排斥。
10. 研究发现自体诱导多能干细胞（iPSCs）可以从角质细胞、神经细胞、胃和肝细胞等终末分化细胞中产生，该发现已经改变了干细胞疗法领域。与胚胎干细胞相比，iPSCs 使用涉及的伦理问题较少。
11. 干细胞可用于广泛的疾病治疗和造血细胞体外生成。目前正在大规模开发符合 GMP 要求的干细胞生成技术。
12. 个体化细胞治疗产品被归类为微小或深度操作，在美国和欧洲的生产实施了更严格的监管。

参考文献

[1] Horowitz MM, Gale RP, Sondel PM, et al. Graft-versus-leukemia reactions after bone marrow transplantation. Blood 1990; 75: 555 - 562.

[2] van Rhee F, Kolb HJ. Donor leukocyte transfusions for leukemic relapse. Curr Opin Hematol 1995; 2: 423 - 430.

[3] Kolb HJ, Schmid C, Barrett AJ, Schendel DJ. Graft-versus-leukemia reactions in allogeneic chimeras. Blood 2004; 103: 767 - 776.

[4] Kennedy-Nasser AA, Bollard CM. T cell therapies following hematopoietic stem cell transplantation: Surely there must be a better way than DLI? Bone Marrow Transplant 2007; 40: 93 - 104.

[5] Peggs KS, Thomson K, Hart DP, et al. Dose-escalated donor lymphocyte infusions following reduced intensity transplantation: Toxicity, chimerism, and disease responses. Blood 2004; 103: 1548 - 1556.

[6] Mackinnon S. Donor leukocyte infusions. BaillieresClinHaematol1997; 10: 357 - 367.

[7] Casalegno-Garduno R, Schmitt A, Yao J, et al. Multimer technologies for detection and adoptive transfer of antigen-specific T cells. Cancer Immunol Immunother 2010; 59: 195 - 202.

[8] Neudorfer J, Schmidt B, Huster KM, et al. Reversible HLA multimers (Streptamers) for the isolation of human cytotoxic T lymphocytes functionally active against tumor-and virus-derived antigens. J Immunol Methods 2007; 320: 119 - 131.

[9] Schmitt A, Tonn T, Busch DH, et al. Adoptive transfer and selective reconstitution of Streptamer-selected cytomegalovirus-specific CD8 + T cells leads to virus clearance in patients after allogeneic peripheral blood stem cell transplantation. Transfusion 2011; 51: 591 - 599.

[10] Kalos M, Levine BL, Porter DL, et al. T cells with chimeric antigen receptors have potent antitumor effects and can establish memory in patients with advanced leukemia. Sci Transl Med 2011; 3: 95ra73.

[11] Grupp SA, Kalso M, Barrett D, et al. Chimeric antigen receptor-modified T cells for acute lymphoid leukemia. N Engl J Med 2013; 368: 1509 - 1518.

[12] Koh MB, Suck G. Cell therapy: Promise fulfilled? Biologicals 2012; 40: 214 - 217.

[13] Aversa F, Martelli MF, VelardiA. Haploidentical hematopoietic stem cell transplantation with a megadose T - cell-depleted graft: Harnessing natural and adaptive immunity. Semin Oncol 2012; 39: 643 - 652.

[14] Ruggeri L, Capanni M, Urbani E, et al. Effectiveness of donor natural killer cell alloreactivity in mismatched hematopoietic transplants. Science 2002; 295: 2097 - 2100.

[15] Miller JS, Soignier Y, Panoskaltsis-Mortari A, et al. Successful adoptive transfer and in vivo expansion of human haploidentical NK cells in patients with cancer. Blood 2005; 105: 3051 - 3057.

[16] Koepsell SA, Miller JS, McKenna DH, Jr. Natural killer cells: A review of manufacturing and clinical utility. Transfusion 2013; 53: 404 - 410.

[17] Tonn T, Becker S, EsserR, et al. Cellular immunotherapy of malignancies using the clonal natural killer cell line NK - 92. J Hematother Stem Cell Res 2001; 10: 535 - 544.

[18] Arai S, Meagher R, Swearingen M, et al. Infusion of the allogeneic cell line NK - 92 in patients with advanced renal cell cancer or melanoma: A phase I trial. Cytotherapy 2008; 10: 625 - 632.

[19] Suck G, Koh MB. Emerging natural killer cell immunotherapies: Large-scale ex vivo production of highly potent anticancer effectors. HematolOncol Stem Cell Ther 2010; 3: 135 - 142.

[20] Koepsell SA, Kadidlo DM, Fautsch S, et al. Successful

"in-flight" activation of natural killer cells during long-distance shipping. Transfusion 2013; 53: 398 – 403.

[21] Skeate R, Singh C, Cooley S, et al. Hemolytic anemia due to passenger lymphocyte syndrome in solid malignancy patients treated with allogeneic natural killer cell products. Transfusion 2013; 53: 419 – 423.

[22] Alvarnas JC, Linn YC, Hope EG, Negrin RS. Expansion of cytotoxic CD3 + CD56 + cells from peripheral blood progenitor cells of patients undergoing autologous hematopoietic cell transplantation. Biol Blood Marrow Transplant 2001; 7: 216 – 222.

[23] Niam M, Linn YC, Fook Chong S, et al. Clinical scale expansion of cytokine-induced killer cells is feasible from healthy donors and patients with acute and chronic myeloid leukemia at various stages of therapy. ExpHematol 2011; 39: 897 – 903.

[24] Koh MBC, LinnYC. Clinical expansion of cytokine induced killer (CIK) cells. ISBT Sci Ser 2012; 7: 154 – 156.

[25] Linn YC, Niam M, Chu S, et al. The anti-tumour activity of allogeneic cytokine-induced killer cells in patients who relapse after allogeneic transplant for haematological malignancies. Bone Marrow Transplant 2012; 47: 957 – 966.

[26] Steinman RM. Decisions about dendritic cells: Past, present, and future. Annu Rev Immunol2012; 30: 1 – 22.

[27] Xu H, Cao X. Dendritic cell vaccines in cancer immunotherapy: From biology to translational medicine. Front Med 2011; 5: 323 – 332.

[28] Monji T, Petersons J, Saund NK, et al. Competent dendritic cells derived from CD34 + progenitors express CMRF – 44 antigen early in the differentiation pathway. Immunol Cell Biol 2002; 80: 216 – 225.

[29] Palucka K, Banchereau J. Cancer immunotherapy via dendritic cells. Nat Rev Cancer 2012; 12: 265 – 277.

[30] Kirkwood JM, Butterfield LH, TarhiniAA, et al. Immunotherapy of cancer in 2012. CA Cancer J Clin 2012; 62: 309 – 335.

[31] Avigan D, Rosenblatt J, Kufe D. Dendritic/tumor fusion cells as cancer vaccines. Semin Oncol 2012; 39: 287 – 295.

[32] Eshel R, Shpringer M, Voskobinik N, et al. HLA-identical dendritic-leukemia cell hybrids generate specific CTLs in vitro. J Cancer Ther 2010; 1: 142 – 151.

[33] Kantoff PW, Higano CS, Shore ND, et al. Sipuleucel-T immunotherapy for castration resistant prostate cancer. N Engl J Med 2010; 363: 411 – 422.

[34] Friedenstein AJ, Chailakhyan RK, Latsinik NV, et al. Stromal cells responsible for transferring the microenvironment of the hemopoietic tissues. Cloning in vitro and retransplantation in vivo. Transplantation 1974; 17: 331 – 340.

[35] Bernardo ME, Cometa AM, Pagliara D, et al. Ex vivo expansion of mesenchymal stromal cells. Best Pract Res Clin Haematol 2011; 24: 73 – 81.

[36] Long X, Olszewski M, Huang W, et al. Neural cell differentiation in vitro from adult human bone marrow mesenchymal stem cells. Stem Cells Dev 2005; 14: 65 – 69.

[37] Horwitz EM, Le Blanc K, Dominici M, et al. Clarification of the nomenclature for MSC: The International Society for Cellular Therapy position statement. Cytotherapy 2005; 7: 393 – 395.

[38] Dominici M, LeBlanc K, Mueller I, et al. Minimal criteria for defining multipotent mesen-chymal stromal cells. The International Society for Cellular Therapy position statement. Cytotherapy 2006; 8: 315 – 317.

[39] Uccelli A, Moretta L, Pistoia V. Immunoregulatory function of mesenchymal stem cells. Eur J Immunol 2006; 36: 2566 – 2573.

[40] Di Nicola M, Carlo-Stella C, Magni M, et al. Human bone marrow stromal cells suppress T-lymphocyte proliferation induced by cellular or nonspecific mitogenic stimuli. Blood 2002; 99: 3838 – 3843.

[41] Romieu-Mourez R, Coutu DL, Galipeau J. The immune plasticity of mesenchymal stromal cells from mice and men: Concordances and discrepancies. Front Biosci (Elite Ed) 2012; 4: 824 – 837.

[42] Philippe B, Luc S, Valerie PB, et al. Culture and use of mesenchymal stromal cells in Phase I and II clinical trials. Stem Cells Int 2010: 503593.

[43] Kuci Z, Kuci S, Zircher S, et al. Mesenchymal stromal cells derived from CD271 (+) bone marrow mononuclear cells exert potent allo-suppressive properties. Cytotherapy 2011; 13: 1193 – 1204.

[44] Galipeau J. The mesenchymal stromal cells dilemma-Does a negative Phase III trial of random donor mesenchymal stromal cells in steroid-resistant graft-versus-host disease represent a death knell or a bump in the road? Cytotherapy 2013; 15: 2 – 8.

[45] Bernardo ME, Zaffaroni N, Novara F, et al. Human bone marrow derived mesenchymal stem cells do not undergo transformation after long-term in vitro culture and do not exhibit telomere maintenance mechanisms. Cancer Res 2007; 67: 9142 – 9149.

[46] Horwitz EM, Prockop DJ, Fitzpatrick LA, et al. Transplantability and therapeutic effects of ? bone marrow-de-

rived mesenchymal cells in children with osteogenesis imperfecta. Nat Med 1999; 5: 309 - 313.

[47] Horwitz EM, Gordon PL, Koo WK et al. Isolated allogeneic bone marrow-derived mesenchymal cells engraft and stimulate growth in children with osteogenesis imperfecta: Implications for cell therapy of bone. Proc Natl Acad Sci USA 2002; 99: 8932 - 8937.

[48] Le Blanc K, Rasmusson I, Sundberg B, et al. Treatment of severe acute graft-versus-host disease with third party haploidentical mesenchymal stem cells. Lancet 2004; 363: 1439 - 1441.

[49] LeBlanc K, Frassoni F, BallL, et al. Mesenchymal stem cells for treatment of steroid-resistant, severe, acute graft-versus-host disease: A Phase II study. Lancet 2008; 371: 1579 - 1586.

[50] Choi YH, Kurtz A, Stamm C. Mesenchymal stem cells for cardiac cell therapy. Hum Gene Ther 2011; 22: 3 - 17.

[51] Tongers J, Losordo DW, Landmesser U. Stem and progenitor cell-based therapy in ischaemicheart disease: Promise, uncertainties, and challenges. Eur Heart J 2011; 32: 1197 - 1206.

[52] Sanganalmath SK, Bolli R. Cell therapy for heart failure: A comprehensive overview of experimental and clinical studies, current challenges, and future directions. Circ Res 2013; 113: 810 - 834.

[53] Macchiarini P, Jungebluth P, Go T, et al. Clinical transplantation of a tissue-engineered airway. Lancet 2008; 372: 2023 - 2030.

[54] Jungebluth P, Alici E, Baiguera S, et al. Tracheo-bronchial transplantation with a stem-cell-seeded bioartificial nanocomposite: A proof- of-concept study. Lancet 2011; 378: 1997 - 2004.

[55] Gurdon JB, Laskey RA, Reeves OR. The developmental capacity of nuclei transplanted from keratinized skin cells of adult frogs. J Embryol Exp Morphol 1975; 34: 93 - 112.

[56] Davis RL, Weintraub H, Lassar AB. Expression of a single transfected cDNA converts fibroblasts to myoblasts. Cell 1987; 51: 987 - 1000.

[57] Takahashi K, Yamanaka S. Induction of pluripotent stem cells from mouse embryonic and adult fibroblast cultures by defined factors. Cell 2006; 126: 663 - 676.

[58] Yamanaka S. Induced pluripotent stem cells: Past, present, and future. Cell Stem Cell 2012; 10: 678 - 684.

[59] Rao M, Ahrlund-Richter L, Kaufman DS. Concise review: Cord blood banking, transplantation and induced pluripotent stem cell: Success and opportunities. Stem Cells 2012; 30: 55 - 60

[60] Mostoslavsky G. Concise review: The magic act of generating induced pluripotent stem cells: Many rabbits in the hat. Stem Cells 2012; 30: 28 - 32.

[61] Douay L. In vitro generation of red blood cells for transfusion: A model for regenerative medicine. Regen Med2012; 7: 1 - 2.

[62] Ebert AD, Liang P, Wu JC. Induced pluripotent stem cells as a disease modeling and drug screening platform. J Cardiovasc Pharmacol 2012; 60: 408 - 416.

附录

附录 1：成人正常值

项目	国际标准单位	常用单位
丙氨酸转氨酶(U/L, 37℃)	4～36	4～36
总胆红素	2～21 μmol/L	1～12 mg/L
结合珠蛋白(g/L)	0.6～2.7	0.6～2.7
红细胞比容		
男	0.40～0.54	40%～54%
女	0.38～0.47	38%～47%
血红蛋白(g/L)		
男	135～180	135～180
女	120～160	120～160
血红蛋白 A_2	0.015～0.035 总 Hb	1.5%～3.5% 总 Hb
血红蛋白 F	0～0.01 总 Hb	<1% 总 Hb
血红蛋白(血浆)(mg/L)	5～50	5～50
免疫球蛋白		
IgG(g/L)	8.0～18.0	8.0～18.01
IgA(g/L)	1.1～5.6	1.13～5.63
IgM(g/L)	0.5～2.2	0.54～2.22
IgD(mg/L)	5.0～30	5.0～30
IgE(mg/L)	0.1～0.4	0.1～0.4
高铁血红蛋白	<0.01 总 Hb	<1% 总 Hb
血小板计数($\times 10^9$/L)	150～450	150～450
红细胞计数($\times 10^{12}$/L)		
男	4.6～6.2	4.6～6.2
女	4.2～5.4	4.2～5.4
网织红计数($\times 10^9$/L)	25～75	25～75
相对黏度	1.4～1.8×水	1.4～1.8×水
白细胞($\times 10^9$/L)	4.5～11.0	4.5～11.0

附录2：儿童正常值

年龄		总胆红素	
		国际标准单位（μmol/L）	普通单位（mg/L）
脐带血	早产儿	<30	<18
	足月儿	<30	<18
0~1 天	早产儿	<137	<80
	足月儿	<103	<60
1~2 天	早产儿	<205	<120
	足月儿	<137	<80
3~7 天	早产儿	<274	<160
	足月儿	<205	<120
7~30 天	早产儿	<205	<120
	足月儿	<120	<70
>30 天	早产儿	<34	<20
	足月儿	<17	<10

年龄	血红蛋白（g/L）	白细胞（$\times 10^9$/L）	血小板（10^9/L）
妊娠 26~30 周	11.0~15.8	1.7~7.1	180~327
足月儿	13.9~19.5	9~30	150~450
1~3 天	14.5~22.5	9.4~34	213（平均）
2 周	13.4~19.8	5~20	170~500
1 月	10.7~17.1	4~19.5	343
2 月	9.4~13.0	5~15	210~650
6 月	11.1~14.1	6~17.5	210~560
6 月~2 岁	10.5~13.5	6~17	200~550
2~6 岁	11.5~13.5	5~15.5	210~490
6~12 岁	11.5~15.5	4.5~13.5	170~450
12~18 岁			
男	13.0~16.9	4.5~13.5	18~430
女	12.0~16.0	4.5~13.5	18~430

年龄	IgG（g/L）	IgM（g/L）	IgA（g/L）
新生儿	8.31~12.31	0.06~0.16	<0.03
1~3 月	3.12~5.49	0.19~0.41	0.08~0.34
4~6 月	2.41~6.13	0.26~0.6	0.1~0.46
7~12 月	4.42~8.80	0.31~0.77	0.19~0.55

续上表

年龄		总胆红素	
		国际标准单位（μmol/L）	普通单位（mg/L）
13～24 月	5.53～9.71	0.35～0.81	0.26～0.74
25～36 月	7.09～10.75	0.42～0.8	0.34～0.108
3～5 岁	7.01～11.57	0.38～0.74 g/L	0.66～0.12
6～8 岁	6.67～11.79	0.4～0.8	0.79～0.169
9～11 岁	8.89～13.59 g/L	0.46～0.112	0.71～0.191
12～16 岁	8.22～10.70	0.39～0.79	0.85～0.211
	活化部分凝血酶时间（APTT）(s)	凝血酶原时间（PT）(s)	
早产儿	70	12～21	
足月儿	45～65	13～20	

*引自《The Harriet Lane Handbook》，15 版，St. Louis，MO：Mosby，2000。

附录3：止凝血试验中正常值(成人)

检测	正常值
活化部分凝血酶原时间(s)	25～35 s
出血时间	2～8 min
凝血因子	500～1500 U/L
纤维蛋白降解产物(mg/L)	<10
纤维蛋白原(g/L)	2～4
D－二聚体	<200 mg/L
蛋白质 C	70～1400 U/L
蛋白质 S(总)	70～1400 U/L
凝血酶原时间(s)	10～13
凝血酶时间(s)	17～25

经 Henry JB 许可，引自 Clinical diagnosis and management by laboratory methods，20 版，Philadelphia：WB Saunders，2001.

附录4：血小板悬液中凝血因子含量

凝血因子/蛋白	正围范围	0天	1天	2天	3天	4天	5天
Ⅱ(%)	78~122	104	91~96	96	85~94	90	90
V(%)	47~153	78~98	69~78	50	36~47	28	24~35
Ⅶ(%)	51~168	108	93~117	88	80~103	75	72
Ⅷ(%)	48~152	68~126	85~99	76	68~76	75	39~70
Ⅸ(%)	62~138	72~105	100~106	95	91~98	93	63~97
Ⅹ(%)	58~142	66~101	93~94	92	85~88	84	60~83
Ⅺ(%)	52~148	91~111	106~108	103	96~98	101	86~110
Ⅻ(%)	46~126	117	107~112	116	106~123	123	131
C(%)	57~128	106	102	101	98	99	100
S(%)	83~167	95	75	61	40	32	31
抗凝血酶(%)	88~126	103	99	101	102	103	97
纤溶酶原(%)	60~140	140	133	126	122	124	117
纤维蛋白原(g/L)	1.98~4.34	2.17~3.08	2.78~3.13	3.10	2.65~3.23	3.02	2.21~2.99
瑞斯托霉素辅因子(%)	50~150	106	124	125	133	116	127

注意：凝血因子%：100×凝血因子U/mL。经Brecher ME许可，引自Collected questions and answers，6版，BethesdaMD：AABB，2000年。

附录5：红细胞，血浆，血容量的近似正常值

	幼儿[1]		成人[2]	
	早产儿	足月儿 72 h	男	女
红细胞体积(mL/kg)	50	40	26	24
血浆体积(mL/kg)	58	47	40	36
血容量(mL/kg)	108	87	66	60

成人值应该做一些修正：

1. 18 岁以下：增加 10%。
2. 体重下降：
a. 在 6 个月内有明显的减重——按原重量计算。
b. 长时间逐渐减重——按目前重量计算并将其提高 10% ~15%。
3. 胖、矮小者：降低 10%。
4. 老年人：减少 10%。
5. 怀孕[3]：随着孕周变化，血容量、血浆量和红细胞量呈动态变化。

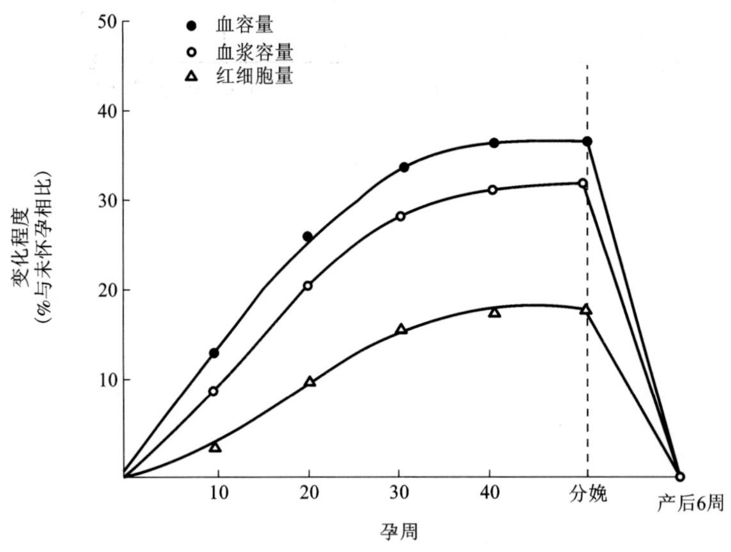

体表面积[4]：

$$BSA(m^2)=\sqrt{\frac{Ht(cm)\times Wt(kg)}{3600}}\ \text{or}\ \sqrt{\frac{Ht(in)\times Wt(lb)}{3131}}$$

备注：Ht 为身高；Wt 为体重。

血容量（BV）[5]：

BV = 2740 mL/m^2（男）

BV = 2370 mL/m^2（女）。

血细胞比容[6]：

静脉血细胞比容 = H_V（通过静脉或手指穿刺获得的血液）。

全身血细胞比容 = H_B。

H_B = (Hv) × (0.91)。

参考文献

[1] Miller D. Normal values and examination of the blood: Perinatal period, infancy, childhood and adolescence. In: Miller DR, Baehner RL, McMillan CW, Miller LP, eds. Blood diseases of infancy and childhood. St. Louis: C V Mosby, 1984: 21, 22.

[2] Albert SN. Blood volume. Springfield, IL: Charles C. Thomas, 1963: 26.

[3] Peck TM, Arias F. Hematologic changes associated with pregnancy. Clin Obstet Gynecol 1979; 22: 788.

[4] Mosteller RD. Simplified calculation of body-surface area. N Engl J Med 1987; 317: 1098.

[5] Shoemaker WC. Fluids and electrolytes in the acutely ill adult. In: Shoemaker WC, Ayres S, Grenvik A, et al, eds. Textbook of critical care. 2nd ed. Philadelphia: WB Saunders Co. , 1989: 1130.

[6] Klein HG, Anstee DJ. Mollison's blood transfusion in clinical medicine. 12th ed. Oxford: Wiley-Blackwell, 2014.

附录 6：各血型系统的血型抗原

1980 年，国际输血学会(ISBT)成立了一个研究红细胞表面抗原术语的工作小组。这个小组的任务是制定一种统一的命名分类法，即人工和机器都能读懂。这个小组提出的数字系统并不是要取代传统的术语，而是利用计算机系统来进行交流，在这些系统中，数字是必要的。它还为血型提供了基因分类。ISBT 术语使用大写字母和阿拉伯数字表示系统和抗原编码。每个系统、集合、或一系列抗原都得到 1 个数字(如 ABO system = 001)，系统内的每个抗原都给出 1 个数字(如，A = 001，B = 002)。左侧 0 可以省略。因此，在 ISBT 术语中，A 个抗原将使用计算机编码 001001，或使用系统符号，如 ABO1。

工作小组每 2 年在 ISBT 国际科学大会中举行一次会议，以对血型系统、集合和分配系列抗原进行更新。下表列出了各个血型系统和分配给这些血型系统的抗原。其他红细胞抗原被指定高和低频抗原组合和系列。尽管所有的术语都可以接受，但在大多数情况下技术手册和输血专业中选择使用传统的术语。关于血型术语的进一步信息，如抗原指定为某个血型集合，对于一系列高频和低频的抗原可以在参考文献中找到。

标志/系统(编号)	抗原/ISBT 编号			
ABO(ABO/001)	A(ABO1)			
	B(ABO2)			
	A，B(ABO3)			
	A1(ABO4)			
MNS(MNS/002)	M(MNS1)	M^e(MNS13)	Dantu(MNS25)	ERIK(MNS37)
	N(MNS2)	Mt^a(MNS14)	Hop(MNS26)	Os^a(MNS38)
	S(MNS3)	St^a(MNS15)	Nob(MNS27)	ENEP(MNS39)
	s(MNS4)	Ri^a(MNS16)	En^a(MNS28)	ENEH(MNS40)
	U(MNS5)	Cl^a(MNS17)	En^aKT(MNS29)	HAG(MNS41)
	He(MNS6)	Ny^a(MNS18)	‘N’(MNS30)	ENAV(MNS42)
	Mi^a(MNS7)	Hut(MNS19)	Or(MNS31)	MARS(MNS43)
	M^c(MNS8)	Hil(MNS20)	DANE(MNS32)	ENDA(MNS44)
	Vw(MNS9)	M^v(MNS21)	TSEN(MNS33)	ENEV(MNS45)
	Mur(MNS10)	Far(MNS22)	MINY(MNS34)	MNTD(MNS46)
	M^g(MNS11)	s^D(MNS23)	MUT(MNS35)	
	Vr(MNS12)	Mit(MNS24)	SAT(MNS36)	
P1PL(P1PK/003)	P1(P1PK1)	P^k(P1PK3)	NOR(P1PK4)	
Rh(RH/004)	D(RH1)	hr^S(RH19)	Rh35(RH35)	FPTT(RH50)
	C(RH2)	VS(RH20)	Be^a(RH36)	MAR(RH51)
	E(RH3)	C^G(RH21)	Evans(RH37)	BARC(RH52)
	c(RH4)	CE(RH22)	Rh39(RH39)	JAHK(RH53)
	e(RH5)	D^W(RH23)	Tar(RH40)	DAK(RH54)
	f(RH6)	c - like(RH26)	Rh41(RH41)	LOCR(RH55)
	Ce(RH7)	cE(RH27)	Rh42(RH42)	CENR(RH56)

续上表

标志/系统(编号)	抗原/ISBT 编号			
	C^{W}(RH8)	hr^{H}(RH28)	Crawford(RH43)	CEST(RH57)
	C^{X}(RH9)	Rh29(RH29)	Nou(RH44)	CELO(RH58)
	V(RH10)	Go^{a}(RH30)	Riv(RH45)	CEAG(RH59)
	E^{W}(RH11)	hr^{B}(RH31)	Sec(RH46)	PARG(RH60)
	G(RH12)	Rh32(RH32)	Dav(RH47)	CEVF(RH61)
	Hr_{o}(RH17)	Rh33(RH33)	JAL(RH48)	
	Hr(RH18)	Hr^{B}(RH34)	STEM(RH49)	
Lutheran(LU/005)	Lu^{a}(LU1)	Lu6(LU6)	Lu12(LU12)	Au^{a}(LU18)
	Lu^{b}(LU2)	Lu7(LU7)	Lu13(LU13)	Au^{b}(LU19)
	Lu3(LU3)	Lu8(LU8)	Lu14(LU14)	Lu20(LU20)
	Lu4(LU4)	Lu9(LU9)	Lu16(LU16)	Lu21(LU21)
	Lu5(LU5)	Lu11(LU11)	Lu17(LU17)	LURC(LU22)
Kell(KEL/006)	K(KEL1)	K13(KEL13)	K24(KEL24)	KASH(KEL34)
	k(KEL2)	K14(KEL14)	VLAN(KEL25)	KELP(KEL35)
	Kp^{a}(KEL3)	K16(KEL16)	TOU(KEL26)	KETI(KEL36)
	Kp^{b}(KEL4)	K17(KEL17)	RAZ(KEL27)	KHUL(KEL37)
	Ku(KEL5)	K18(KEL18)	VONG(KEL28)	KYOR(KEL38)
	Js^{a}(KEL6)	K19(KEL19)	KALT(KEL29)	
	Js^{b}(KEL7)	Km(KEL20)	KTIM(KEL30)	
	Ul^{a}(KEL10)	Kp^{c}(KEL21)	KYO(KEL31)	
	K11(KEL11)	K22(KEL22)	KUCI(KEL32)	
	K12(KEL12)	K23(KEL23)	KANT(KEL33)	
Lewis(LE/007)	Le^{a}(LE1)	Le^{ab}(LE3)	ALe^{b}(LE5)	
	Le^{b}(LE2)	Le^{bH}(LE4)	BLe^{b}(LE6)	
Duffy(FY/008)	Fy^{a}(FY1)	Fy3(FY3)	Fy6(FY6)	
	Fy^{b}(FY2)	Fy5(FY5)		
Kidd(JK/009)	Jk^{a}(JK1)	Jk^{b}(JK2)	Jk3(JK3)	
Diego(DI/010)	Di^{a}(DI1)	WARR(DI7)	Vg^{a}(DI13)	Fr^{a}(DI20)
	Di^{b}(DI2)	ELO(DI8)	Sw^{a}(DI14)	SW1(DI21)
	Wr^{a}(DI3)	Wu(DI9)	BOW(DI15)	DISK(DI22)
	Wr^{b}(DI4)	Bp^{a}(DI10)	NFLD(DI16)	
	Wd^{a}(DI5)	Mo^{a}(DI11)	Jn^{a}(DI17)	
	Rb^{a}(DI6)	Hg^{a}(DI12)	KREP(DI18)	
			Tr^{a}(DI19) *	
Yt(YT/011)	Yt^{a}(YT1)	Yt^{b}(YT2)		
Xg(XG/012)	Xg^{a}(XG1)	CD99(XG2)		
Scianna(SC/013)	Sc1(SC1)	Sc3(SC3)	STAR(SC5)	SCAN(SC7)
	Sc2(SC2)	Rd(SC4)	SCER(SC6)	
Dombrock (DO/014)	Do^{a}(DO1)	Gy^{a}(DO3)	Jo^{a}(DO5)	DOMR(DO7)
	Do^{b}(DO2)	Hy(DO4)	DOYA(DO6)	DOLG(DO8)

续上表

标志/系统(编号)	抗原/ISBT 编号			
Colton(CO/015)	Co^{a}(CO1)	Co^{b}(CO2)	Co3(CO3)	Co4(CO4)
Landsteiner-Wiener (LW/016)	LW^{a}(LW5)	LW^{ab}(LW6)	LW^{b}(LW7)	
Chido/Rodgers (CH/RG/017)	Ch1(CH/RG1)	Ch4(CH/RG4)	WH(CH/RG7)	
	Ch2(CH/RG2)	Ch5(CH/RG5)	Rg1(CH/RG11)	
	Ch3(CH/RG3)	Ch6(CH/RG6)	Rg2(CH/RG12)	
H(H/018)	H(H1)			
Kx(XK/019)	Kx(XK1)			
Gerbich(GE/020)	Ge2(GE2)	Wb(GE5)	Dh^{a}(GE8)	GEAT(GE11)
	Ge3(GE3)	Ls^{a}(GE6)	GEIS(GE9)	GETI(GE12)
	Ge4(GE4)	An^{a}(GE7)	GEPL(GE10)	
Cromer(CROM/021)	Cr^{a}(CROM1)	Es^{a}(CROM6)	GUTI(CROM11)	CROZ(CROM16)
	Tc^{a}(CROM2)	IFC(CROM7)	SERF(CROM12)	CRUE(CROM17)
	Tc^{b}(CROM3)	WES^{a}(CROM8)	ZENA(CROM13)	CRAG(CROM18)
	Tc^{c}(CROM4)	WES^{b}(CROM9)	CROV(CROM14)	
	Dr^{a}(CROM5)	UMC(CROM10)	CRAM(CROM15)	
Knops(KN/022)	Kn^{a}(KN1)	Sl1(KN4)	Sl2(KN7)	
	Kn^{b}(KN2)	Yk^{a}(KN5)	Sl3(KN8)*	
	McC^{a}(KN3)	McC^{b}(KN6)	KCAM(KN9)	
Indian(IN/023)	In^{a}(IN1)	In^{b}(IN2)	INFI(IN3)	INJA(IN4)
Ok(OK/024)	Ok^{a}(OK1)	OKGV(OK2)	OKVM(OK3)	
Raph(RAPH/025)	MER2(RAPH1)			
John Milton Hagen (JMH/026)	JMH(JMH1) JMHK(JMH2)	JMHL(JMH3) JMHG(JMH4)	JMHM(JMH5) JMHQ(JMH6)	
I(I/027)	I(I1)			
Globoside(GLOB/028)	P(GLOB1)			
Gill(GIL/029)	GIL(GIL1)			
Rh 相关糖蛋白 (RHAG/030)	Duclos(RHAG1)	Ol^{a}(RHAG2)	Duclos-like(RHAG3)	RHAG4
FORS(FORS/031)	FORS1			
JR(JR/032)	JR^{a}(JR1)			
Lan(LAN/033)	Lan(LAN1)			
VEL(VEL/034)	Vel(VEL1)			

*暂时的。

[1] Daniels GL, Fletcher A, Garratty G, et al. Blood group terminology 2004. From the ISBT committee on terminology for Red Cell Surface Antigens. Vox Sang 2004; 87: 304 – 316.

[2] Storry JR, Castilho L, Daniels G, et al. International Society of Blood Transfusion Working Party on red cell immunogenetics and blood group terminology: Cancun report(2012). Vox Sang 2014; 104: 90 – 96.

[3] Garratty G, Dzik W, Issitt PD, et al. Terminology for blood group antigens and genes—historical origins and guidelines in the new millennium. Transfusion 2000; 40: 477 – 489.

[4] Daniels G. Human blood groups. 2nd ed. Oxford: Blackwell Science, 2002.

附录7：基因、抗原和表型符号在传统和国际输血术语学会中的示例

系统	基因 *	抗原	表型
ABO	*A* A^1 A^2 *B*	A A1 B	A A_1 A_2 B A_1B
Rh	*D C c E e* *RH* * 1 *RH* * 2	D C c E e RH1 RH2	D+ C+ c+ E- e+ RH：1，2，3，-4，5
MNS	*M N S s* *MNS* * 1 *MNS* * 4	M N S s MNS1 MNS4	M+ N+ S- s+ MNS：1，2，-3，4
Lewis	*Le le*	Le^a Le^b LE1 LE2	Le(a+) Le(a-b+) LE：-1，2
Kell	*K k* Kp^a Kp^b *KEL* * 1 *KEL* * 3	K k Kp^a Kp^b KEL1 KEL3	K- k+ Kp(a+) Js(a-) KEL：-1，2，3，-6
Kidd	Jk^a Jk^b *JK* * 1 *JK* * 2	Jk^a Jk^b Jk3 JK1 JK2 JK3	Jk(a+b-) Jk：3 JK：1，-2，3

* 血清学定义的等位基因。

Daniels GL，Fletcher A，Garratty G，et al. Blood group terminology 2004. From the ISBT Committee on Terminology for Red Cell Surface Antigens. Vox Sang 2004；87：304-316.［http：//blood. co. uk/ibgrl > ISBT Terminology and Workshops > ISBT Committee on Terminology for Red Cell Surface Antigens.］

附录8：专业术语正确和错误的示例*

术语描述	正确	错误
表型	Fy(a+)	Fy^{a+}, $Fy^{(a+)}$, $Fya^{(+)}$, Fya(+), $Duffy^{a}$+, $Duffy^{a}$-阳性
表型	Fy(a+b-)	Fy^{a+b-}, $Fy^{(a+b-)}$, $Fy^{a}(+)^{b}(-)$, $Fy^{a(+)b(-)}$
抗体	Anti-Fy^{a}	Anti Fy^{a}, Anti-Duffy
抗原	K	Kell(系统名称), K1
抗体	Anti-k	Anti-Cellano, anti-K2
表型	KEL: 1, KEL: -2	KEL1+, K1+, KEL(1), K(1), KEL1-, KEL1-阴性, K1-阴性
表型	A Rh+, B Rh- A Rh-阳性, A Rh-阴性	A+(代表A抗原阳性) B-(代表B抗原阴性)
表型	M+ N-	M(+), MM(暗示未经证实的基因型)
表型	RH: -1, -2, -3, 4, 5	RH: -1, -2, -3, +4, +5 RH: -1, -2, -3, 4+, 5+

*修改自 Issitt L. Blood group nomenclature. In: Blood groups: Refresher and updates(syllabus). Bethesda, MD: AABB, 1995.

注意：所示的示例可能不代表唯一正确的术语。例如，在Rh系统中，使用CDE术语也是可以接受的，而且更普遍。

附录9：ABO/RH 表型的种族和民族分布*

种族划分	数量	表型分布(%)†							
		O Rh +	O Rh -	A Rh +	A Rh -	B Rh +	B Rh -	AB Rh +	AB h -
白人非西班牙裔	2,215,623	37.2	8.0	33.0	6.8	9.1	1.8	3.4	0.7
西班牙裔‡	259,233	52.6	3.9	28.7	2.4	9.2	0.7	2.3	0.2
黑人非西班牙裔	236,050	46.6	3.6	24.0	1.9	18.4	1.3	4.0	0.3
亚洲人§	126,780	39.0	0.7	27.3	0.5	25.0	0.4	7.0	0.1
北美印第安人	19,664	50.0	4.7	31.3	3.8	7.0	0.9	2.2	0.3
全部献血者	3,086,215	39.8	6.9	31.5	5.6	10.6	1.6	3.5	0.6

*经 Garratty G、Glynn SA、mcenterR 等人的许可，选自 for the Retrovirus Epidemiology Donor Study. ABO and Rh(D) phenotype frequencies of different racial/ethnic groups in the United States. Transfusion 2004;44:703 -6。

†由于四舍五入，比例可能不会增加到 100.0%。

‡西班牙裔包括墨西哥(68.8%)、波多黎各(5.0%)、古巴(1.6%)和其他拉美裔献血者者(24.6%)。

§亚洲包括中国(29.8%)、菲律宾(24.1%)、印度(13.8%)、日本(12.7%)、韩国(12.5%)和越南(7.1%)献血者。

附录 10：最大手术血液预定计划示例

手术	单位*	手术	单位*
普外手术		骨科	
乳腺组织活检	T/S	关节镜检查	T/S
结肠切除术	2	椎板切除术	T/S
开腹探查	T/S	脊柱融合术	3
胃切除术	2	全髋关节置换	3
喉头切除术	2	全膝关节置换	T/S
乳房全切术	T/S	产科/妇产	
胰切除术	4	腹部－会阴修复术	T/S
脾切除术	2	剖宫产	T/S
甲状腺切除术	T/S	扩张和刮宫术	T/S
开胸手术		经腹部子宫切除	T/S
动脉瘤切除	6	腹腔镜子宫切除	T/S
再次冠状动脉旁路移植术	4	全子宫切除	2
原发性冠状动脉旁路移植术	2	泌尿系统	
肺叶切除	T/S	经尿道膀胱切除	T/S
肺活检	T/S	肾全切除术	3
血管		经尿道前列腺切除术	T/S
主动脉旁路移植术	4	根治性前列腺切除术	2
动脉内膜切除术	T/S	肾移植	2
股－腘动脉旁路移植术	2		

*数字可能因机构而异。

T/S = 血型和不规则抗体筛查。

一般实验室方法

方法选择

第18版《AABB技术手册》中列出的方法学的选择是由作者和编辑主观决定的。本版不包含的方法并不一定表示禁用。但是，本手册删除了一些程序，因为这些程序使用的化学品有潜在的安全风险，或者这些方法不再需要或不再适用，读者在引用以前版本的程序时要慎重，因为其内容和安全性未经验证。

这里给出的方法是可靠的、直接的，代表着当前的做法。工作人员应该常规阅读试剂生产商的说明，并遵循其提供的指导。

尽管对非常规问题的调查需要一些方法学变通，但是实验室中常规程序应采用统一的方法。为确保试验结果的可重复性和可比较性，实验室全体人员都必须根据相同标准执行相同的程序。

一般注意事项

下面几节概述的方法是可接受程序的示例。如果需要，可以使用其他可接受的程序。书面程序要尽量符合临床和实验室标准协会制定的实验室文件规范：开发和质量控制；批准的指南。如美国联邦法规(CFR)第21篇第606.65(e)部分所示，必须遵循食品药物监督管理局(FDA)许可的试剂和用品的生产商说明书(例如产品插页)。须使用适当控制措施验证替代程序，并经过医疗主管批准后，纳入标准操作程序(注：可能需要FDA的同意)。在适当的时候使用标准预防措施很重要。

试剂制备

许多程序包括试剂制备的方案，自配试剂的标签必须包含以下内容：

1. 名称。
2. 制备日期。
3. 有效期(若有)。
4. 储存温度和/或条件。
5. 配制人确认。
6. 通用危险物标签。

温度

需要特定孵育或储存的温度，可以使用以下温度范围：

标准温度	可接受范围
4℃	2℃～8℃
室温	20℃～24℃
37℃	36℃～38℃
56℃	54℃～58℃

离心变量

每台离心机的离心速度(相对离心力)和离心时间应该标准化(见质量控制方法)。

参考文献

Quality management system: Development and management of laboratory documents. (CLSI Document QMS02-A6, 6th edition.) Wayne, PA: Clinical and Laboratory Standards Institute, 2013.

使用这些方法

这些方法以方便的电子表格方式提供，血库、输血服务机构和细胞治疗实验室可以直接采用。以上机构可以在未经版权所有者AABB许可的情况下直接使用或自身定制这些方法。但是其他出版商、内容整理者、课程包开发者和网站管理员在使用这些材料前必须获得使用许可。

方法 1－1　运输危险材料

原理

运输生物或感染性物品的人员有责任妥善分类、包装、标记和记录运输的物品。

邮寄运输感染性物质、临床标本或生物制品必须遵守美国邮政署(the United States PostalService, USPS)“危险物品条例”[1, 2]。美国运输部(the United States DepartmentofTransportation, DOT)的法规适用于通过陆运或空运的方式在州与州之间运输感染性物质[3]。大多数航空运输者都采用国际航空运输协会(the International Air Transport Association, IATA)[4]的规定和国际民用航空组织(the International Civil Aviation Organization, ICAO)的技术指导[5]。这些机构采用联合国(the United Nations, UN)专家委员会在危险货物运输方面给出的关于感染性物质和临床标本的国际运输的建议。

疾病预防控制中心(The Centers for Disease Control and Prevention, CDC)[6]和国际航空运输协会[7]规定了感染性物品运输的包装和标签要求。还应咨询当地的运营商，以了解更多的要求。

程序

步骤	操作
1	危险物分类：如果在运输过程中意外暴露于人类的标本，可进行风险等级分类。 • A 类物质：含有感染性物质，当健康的人或动物暴露于该物质时，可能导致永久性残疾或威胁生命或致命的疾病。包括任何形式的埃博拉病毒，培养中的乙型肝炎病毒(HBV)以及培养中的人类免疫缺陷病毒(HIV)。正确的运输名称和联合国编号如下： 影响人类的感染物，UN 2814； 或只影响动物的感染物，UN 2900。 • B 类物：含有或怀疑含有感染性物质，但不符合 A 类标准。包括来自感染 HIV 或 HBV 的患者或供者的常规血液标本。正确的运输名称和联合国编号如下： 生物物质，B 类，UN 3373。 • 豁免物质：是指那些不含有感染性物质或不太可能引起人类或动物疾病的物质。含有 B 类感染物，但以研究、诊断、调查活动、疾病治疗或预防为目的运输的患者标本，如果由私人或合同承运人在专门用于运输此类物品的机动车辆中运输，则也被视为豁免物。包括来自未被怀疑患有传染病的患者标本，用于输血的血液成分，用于输注的细胞产品以及已经经过病原体灭活的试剂。运输包装箱上贴有以下标签： 豁免人类标本，或豁免动物标本。
2	根据危险分类包装和标签：国际航空运输协会(IATA)和美国运输部(DOT)都提出了详细要求，包括 1 个包裹中可放物品数量，包装材料类型，以及每种危险类别物品的包装方法。 • 运输员有责任确保材料正确包装。承运人需检查包装标记和标签是否正确，但通常不会打开包装箱来验证包装。 • 包装要求适用于空运和陆运。 • A 类和 B 类物质包装必须在包装箱上标明正确的运输名称和 UN 标签。 • 如果标本需放在干冰或液氮中运输，还需满足额外要求。如果标本用干冰装运，外包装必须允许释放二氧化碳气体。当 1 个包装中装有 2.3 kg 以上的干冰时，需要运送人事先安排。外部容器必须标有“二氧化碳，固体”或“干冰”。
3	示例：下表列出了标本分类、适用包装、说明和标签的选取示例。

标本的正确包装和标识示范

运输物品	分类	包装	标识
已知培养物中含有 HIV 病毒	UN2814 影响人类的感染物	IATA PI－602 或 49 CFR 173.196	

抗 - HIV 阳性反应用于 Western blot 检测确诊血样	UN3373 生物物质，B 类	IATA PI - 650 或 49 CFR 173.199	UN3373
用于抗 - HIV 和 HIV NAT 筛查的献血者标本	豁免人类标本	见下方说明*	
用于临床输注批量放行的血液成分	DOT 和 IATA 中非生物危害物质	DOT 和 IATA 无要求	
干冰相关标本（用于分类或者包装标本的附属品，或干冰附属品）	分类 9，多种类型	IATA PI - 904 或 49 CFR 173.217	

* 包装要求包括：
（1）人类与动物标本：
- 密封的包装容器。
- 密封的二层包装。
- 外层包装应有足够的包装硬度，至少有 1 个表面标明了大小和用途，最小应达到 100 mm × 100 mm。

（2）对于液体，吸收材料必须放置在一级容器和二层包装自检的空隙中。足够的吸收材料必须可以吸收运输过程中任何的液体渗漏，保证液体不能到达外层包装，不能影响缓冲物质的完整性。
（3）对于多种或易碎的物品，一容器必须放置在单独的二层包装中以避免相互间接触。
（4）包装必须标识"豁免人类标本"或"豁免动物标本"等。
HIV：人免疫缺陷病毒（human immunodeficiency virus）；UN：联合国（United Nations）；IATA：国际航空运输协会（International Air Transport Association）；CFR：联邦法规（Code of Federal Regulations）；EIA：酶联免疫试验（enzyme immunoassay）；NAT：核酸检测（nucleric acid testing）；DOT：（美国）运输部[（US）Department of Transportation]

注释

1. 邮寄运输感染性物质、临床标本或生物制品必须遵守 USPS"危险物品条例"[1, 2]。DOT 的法规适用于通过陆运或空运的方式在州与州之间运输感染性物质[3]。大多数航空运输者都采用 IATA[4] 的规定和 ICAO 的技术指导[5]。这些机构采用 UN 专家委员会在危险货物运输方面给出的关于感染性物质和临床标本的国际运输的建议。
2. CDC[6] 和 IATA[7] 规定了感染性物品运输的包装和标签要求。还应咨询当地的运营商，以了解更多的要求。例如，www. fedex. com/us/service-guide/our-services/hazardous-materials 和 www. ups. com.

参考文献

[1] Code of federal regulations. Title 39 CFR. Washington, DC: US Government Printing Office, 2013 (revised annually). [Available at http://www. ecfr. gov/cgi-bin/text-idx? c = ecfr&tpl =/ecfrbrowse/Title39/39tab_02. tpl (accessed December 6, 2013.]

[2] Etiologic agent preparations, clinical specimens, and biological products. Domestic mail manual (DMM) (DMM 601 Mailability section 10. 17. 8 and 10. 17. 9). Washington, DC: United States Postal Service, 2013 (revised annually). [Available at http://pe. usps. com (accessed December 6, 2013.]

[3] Code of federal regulations. Title 49, CFR Part 171 - 180 and Title 42 CFR part 73. Washington, DC: US Government Printing Office, 2013 (revised annually). [Available at www. ecfr. gov. The brochure 'Transporting Infectious Substances Safely' can be found at http://www. phmsa. dot. gov/pv_obj_cache/pv_obj_id_54AC1BCBF0DFBE298024C4C700569893C2582700/filename/Transporting_Infectious_Substances_brochure. pdf (accessed May 6, 2014).]

[4] IATA Dangerous goods regulations. 55th ed. Montreal, Canada: International Air Transport Association, 2014 (revised annually). [Available at www. iata. org/publications/dgr/pages/index. aspx]

[5] Technical instructions for the safe transport of dangerous goods by air. Documents 9284 - AN/905. 2013 - 2014 ed. Montreal, Canada: International Civil Aviation Organization, 2013. [Available at www. icao. int/see catalog of publications (Document 9284 ISBN 978 - 92 - 9249 - 075 - 1 $185). Free infectious substances portion available at http://www. icao. int/publications/Documents/guidance_doc_infectious_substances. pdf (accessed December 6, 2013) the 2005 - 2006 version is current with the available amendments added where applicable).] Note: " - - - blood or blood components which have been collected for the purpose of transfusion or for the preparation of blood products to be used for transfusion or transplantation - - - - are not subject to the ICAO Technical Instructions."

[6] Centers for Disease Control instructions can be accessed at http: //emergency. cdc. gov/labissues/# shipping, www. ecfr. gov

[7] Dangerous Goods Panel, International Civil Aviation Organization. Guidance document: Infectious substances. Montreal, Canada: International Air Transport Association, 2013. [Information available at www. iata. org/ and www. icao. int/]

方法 1－2　血液运输过程中的温度监测

原理

运送血液时需有温度指示或监测。当收到血液成分时，可以确定全血或液体储存红细胞成分的运输容器的温度。方法如下：

程序

步骤	操作
1	打开运输箱，立即将校准后的液体玻璃或电子温度计的感应端放在两袋血液或血液成分(标签朝外)之间，并用两条橡皮筋固定
2	关闭运输箱
3	3～5 min 后，读取温度
4	如果温度超过了可接受的范围，对这些装置进行检查，直至得到适当处置

注释

其他合适的运输监测方法如下：

1. 使用时间/温度指示器，每个运输箱放置 1 个指示器。如果温度超过了可接受的范围，指示器将会改变颜色或有其他可见指示。
2. 在运输容器中放置一个“高－低”温度计。这种简单又可重复使用的温度计能够测量和记录运输期间的最高和最低温度。

方法 1－3　不完全凝固的标本处理

原理

不完全凝固的血液中分离的血清可产生纤维蛋白(尤其在37℃孵育时)。纤维蛋白的生成会产生包裹红细胞的蛋白质链，使红细胞难以凝集。近期接受肝素的患者的血液可能根本不凝固，纤溶过度的患者的血液可能会再溶解或可能含有干扰检查凝集的蛋白质片段。

材料

1. 凝血酶：人/牛凝血酶或凝血酶溶液(50 U/mL 盐水)。
2. 玻璃珠。
3. 硫酸鱼精蛋白：10 mg/mL 盐水。
4. ε－氨基己酸(EACA)：0.25 g/mL 盐水。

程序

步骤	操作
1	加速凝固：可以使用以下任一技术： a. 在标本中加入可粘附在涂抹棒尖端的干凝血酶量或每毫升全血或血清中加1滴凝血酶溶液。等待10～15 min至凝块生成。使用标准离心法分离凝块和血清 b. 于37℃用小玻璃珠轻轻搅动分离的血清数分钟。然后，低速离心沉淀玻璃珠。转移血清到另一试管
2	中和肝素：可以将硫酸鱼精蛋白加入标本中以中和肝素；但是，过量的鱼精蛋白会促进缗钱状形成，剂量太大时甚至会抑制凝血。 a. 加入1滴硫酸鱼精蛋白溶液到4 mL全血中，等待30 min以判断对凝血的影响。若无血凝块生成，再补加鱼精蛋白 b. 注意：37℃短时间温育(5～10 min)时硫酸鱼精蛋白可能会起效更快
3	抑制纤溶活性：加0.1 mL EACA到4 mL全血中

注释

1. 使用抗凝管(如枸橼酸葡萄糖或 EDTA)可以避免不完全凝固标本的问题。必须根据标准操作程序对抗凝标本的使用进行验证。
2. 由于人凝血酶制剂中可能含有红细胞抗体，所以对于假阳性反应，必须仔细观察测试结果。在使用凝血酶试剂之前或过程中应进行质量控制，以区别污染性抗体。
3. 每个实验室应验证处理过标本的性能，以确定处理后的标本在检测系统中的表现和预期一致。

方法 1－4　溶液制备方法

原理

下面列出的基本定义、公式和说明是关于溶液制备原理的综合阐述。

1. 摩尔，克分子量：重量，用 g 表示，等于该物质的原子或分子量。
2. 摩尔溶液：1 摩尔(1 M)溶液是指在 1 L 溶剂中含有 1 M 溶质。除非另有说明，溶剂一般指蒸馏水或去离子水。
3. g 当量：和 1 M 氢离子反应的物质的重量，以 g 为单位。
4. 当量溶液：1 当量(1 N)溶液为 1 L 溶液中含有 1 g 当量的溶质。
5. 溶液的百分比：溶液的百分比指在 100 U 总溶液中溶液的重量或体积。百分比可以如下方式表示：
   a. 重量/重量(w/w)，表示 100 g 溶液中溶质的克数。
   b. 体积/体积(v/v)，表示 100 mL 溶液中溶质的 mL 数。
   c. 重量/体积(w/v)，表示在 100 mL 溶液中溶质的克数。除非另有规定，否则以百分比表示的溶液默认 w/v。
6. 结晶水，水合水：物质结晶结构中水分子的部分。一种物质可能有几种结晶形式，含有不同数量的水分子。在计算水合物的分子量时，必须包括这种水的重量。
7. 无水物：无结晶水的盐类物质。
8. 原子量(以整数计)：H，1；O，16；Na，23；P，31；S，32；Cl，35；K，39。
9. 分子量：

   HCl：1 + 35 = 36；NaCl：23 + 35 = 58。

   KCl：39 + 35 = 74。

   H_2O：(2 × 1) + 16 = 18。

   NaH_2PO_4：23 + (2 × 1) + 31 + (4 × 16) = 120。

   $NaH_2PO_4 \cdot H_2O$：23 + (2 × 1) + 31 + (4 × 16) + (2 × 1) + 16 = 138。

   KH_2PO_4：39 + (2 × 1) + 31 + (4 × 16) = 136。

   H_2SO_4：(2 × 1) + 32 + (4 × 16) = 98。

示例

1. 摩尔溶液：

   1 M KH_2PO_4 = 1 L 溶液中含有 136 g 溶质。

   0.15 M KH_2PO_4 = (136 × 0.15) = 1 L 溶液中含有 20.4 g 溶质。

   0.5 M NaH_2PO_4 = (120 × 0.5) = 1 L 溶液中含有 60 g 溶质。

---

2. 水合盐摩尔溶液：

   0.5 M$NaH_2PO_4 \cdot H_2O$ = (138 × 0.5) = 1 L 溶液中含有 69 g 单水合物晶体

3. 当量溶液：

   1 N HCl = 1 L 溶液中含有 36 g 溶质。1 摩尔 HCl 解离成 1 摩尔 H^+，因此 g 当量和 g 分子量是相同的

   12 N HCl = (36 × 12) = 1 L 溶液中含有 432 g 溶质

   1 N H_2SO_4 = (98 ÷ 2) = 1 L 溶液中含有 49 g 溶质。1 摩尔 H_2SO_4 解离成 2 摩尔 H^+，因此 g 当量是 g 分子量的一半

---

4. 溶液的百分比：

   0.9% NaCl(w/v) = 100 mL 溶液中含有 0.9 g 溶质

注释

1. 要得到准确的结果必须精准地配制试剂。最重要的是要仔细阅读说明书和标签，并按照说明书进行操作。
2. 了解称量仪器的精确度，只能称取与称量仪器负荷相适应的数量。操作手册应含有说明明细。
3. 制备应用试剂的最大体积。因为量取大体积比量取小体积更精确。如果一台天平精确到±0.01 g，那么在称重0.05 g(50 mg)时，可能误差为20%，而在称重0.25 g(250 mg)时，可能的误差只有4%。如果要使溶液在合适储存条件下仍能够保持活性，通常优先配制大体积溶液。如果溶液很快变质，则最好制备更小体积以减少浪费。
4. 注意物质是水合物形式还是无水形式。如果说明书给出溶质重量是1种形式，而实际应用的是另1种形式，则务必要适当调整重量。例如，如果0.5M NaH_2PO_4的说明书要求60 g，而试剂是$NaH_2PO_4 \cdot H_2O$，则应找出两种形式的重量之比。$NaH_2PO_4 \cdot H_2O$的分子量为138，NaH_2PO_4的分子量为120，因此比率为$138 \div 120 = 1.15$。并用这个比值乘以指定重量($60\ g \times 1.15 = 69\ g$)，得到所需的最终重量。
5. 在溶液配制成最终体积之前，应将溶质完全溶解。对于像磷酸盐这样缓慢溶解的物质来说，这一点尤其重要。例如，要制备500 mL的0.15M KH_2PO_4：
   a. 在称量盘中称取10.2 g溶质[$(0.15 \times 136) \div 2$，因为只配500 mL]
   b. 将350 mL水注入500 mL容量瓶中，放在磁力搅拌器上。放入搅拌棒，调节到1个缓慢、稳定的速度进行搅拌。
   c. 将10.2 g磷酸盐加入烧杯中，然后用几份的水冲洗称量盘，直到没有磷酸盐残留。少量多次冲洗比少次多量冲洗效果更有效。将冲洗液加入含有溶质的烧瓶，搅拌直至盐完全溶解。
   d. 移入500 mL的容量瓶中，如果不需要测量pH值，加水至500 mL刻度处，调整体积，彻底混合均匀。如需调整pH值，参考下一步。
6. 在溶液调整到最终体积前，调整pH值，使水(或其他溶剂)的加入不会显著改变已经调好的摩尔浓度。例如，将500 mL的0.1M甘氨酸的pH值调至3.0。
   a. 向盛有400~475 mL水的烧杯中加入3.75 g甘氨酸(H_2NCH_2COOH：分子量75)，用磁力搅拌器使其完全溶解。
   b. 加入几滴浓盐酸(12 N)，在酸完全混合后测量pH值。继续加入盐酸直至pH值为3.0。
   c. 将溶液转移至500 mL容量瓶中。用等体积的水冲洗烧杯和搅拌棒，将冲洗液加入容量瓶中，再用冲洗液调至500 mL。
   d. 测量终体积溶液的pH值。

参考文献

[1] Remson ST, Ackerman PG. Calculations for the medical laboratory. Boston, MA: Little, Brown & Co., 1977.
[2] Henry JB, ed. Clinical diagnosis and management by laboratory methods. 18th ed. Philadelphia: WB Saunders, 1991.

方法 1－5　血清稀释程序

原理

有时需要将血清稀释于盐水或其他稀释液中以确定其相对抗体浓度。通常将稀释度表示为一份血清包含在多少份溶液总量中。例如，要将血清稀释至原浓度的十分之一，可将 1 mL 血清与 9 mL 盐水混合，最终体积为 10，稀释度表示为 1∶10。被稀释的血清中的物质是未稀释血清中的十分之一（1/10 或 0.1）。通常习惯上将抗体的效价报告为产生 1＋凝集强度的最高稀释度的倒数。因此，以 1∶32 的稀释度反应的血清被认为效价为 32。

程序

步骤	操作
1	稀释现有的稀释液： a. 加入更多的稀释剂可以由稀释液制备出新的稀释度更高的溶液。计算新的更高的最终稀释度或为了获得更高的最终稀释度而添加的稀释液的量的公式如下： $\frac{\text{目前血清稀释度的倒数}}{\text{血清稀释液体积}}=\frac{\text{新的最终稀释度的倒数}}{\text{最终总体积}}$ 例如：血清稀释度为 1∶2，血清稀释液体积为 1.0 mL。如果加入 4.0 mL 盐水，则新的最终稀释度将是 $\frac{2}{1}=\frac{X}{5}$ X＝10，或稀释度为 1∶10
2	稀释一种稀释液到一定的体积： a. 计算要达到一定体积的更高的最终稀释度所需要稀释液体积的公式如下： $\frac{\text{目前稀释度的倒数}}{\text{稀释液体积}}=\frac{\text{最终稀释度的倒数}}{\text{所需最终总体积}}$ b. 目前的血清稀释度为 1∶2，总终体积为 100 mL，新的最终血清稀释度为 1∶10。为了制成 100 mL 的 1∶10 稀释度的终体积，需要加入 20 mL 血清（稀释度为 1∶2）： $\frac{2}{X}=\frac{10}{100}$ X＝20，或者将 20 mL 的血清（稀释度为 1∶2）加入 80 mL 稀释液中得到 100 mL 的稀释度为 1∶10 的溶液

方法 1－6　溶液百分比稀释程序

原理

血清学试验可能需要使用不同于生产商提供的溶液浓度，为了将原始体积和浓度稀释到所需的体积和浓度，需要精确的计算。

程序

步骤	操作
1	使用以下公式，可以从更高浓度溶液制备低浓度溶液： （体积$_1$ × 浓度$_1$）=（体积$_2$ × 浓度$_2$） $V_1 \times C_1 = V_2 \times C_2$ 其中 V1 和 C1 代表原始体积和浓度，V2 和 C2 代表最终体积和浓度
2	例如：现有 30% 的白蛋白，但是需要 6% 的白蛋白 2 mL。计算如下： $V_1 \times 30 = 2 \times 6$ $30V_1 = 12$ $V_1 = 12 \div 30 = 0.4$ 因此，将 0.4 mL 的 30% 白蛋白与 1.6 mL 0.9% 氯化钠溶液混合，得到 2.0 mL 的 6% 白蛋白；或者要使用小体积时，将 4 滴 30% 白蛋白与 16 滴盐水混合，获得 20 滴 6% 白蛋白

方法 1－7　制备 3% 红细胞悬液

原理

许多血清学方法中常用到 3% 红细胞悬液。悬液不一定完全精确至 3%；对大多数试验来说，达到适当的血清/细胞比率的近似值并有足够数量的红细胞即可，以便进行试验结果的读取和分级。以下操作旨在帮助操作者在离心后，如何通过肉眼观察细胞悬液和细胞扣大小，综合判断约 3% 红细胞悬液。

材料

1. 全血标本。
2. 试管。
3. 一次性移液器(1 mL 和 10 mL，血清学专用)。
4. 盐水。
5. 离心机(3000 rpm 或同等转速)。
6. 商品化的 3% 红细胞悬液。

程序

步骤	操作
	制备 3% 红细胞悬液 10 mL
1	将至少 1 mL 全血加入 10 mL 试管中
2	用盐水或磷酸缓冲盐水(PBS)洗涤红细胞，离心 5 min。重复 2～3 次。最后 1 次离心所得的上清液应澄清。吸取并完全去除上清
3	洗涤过的红细胞 0.3 mL 加至含 9.7 mL 0.9% 氯化钠溶液、PBS 或 Alsever 液的试管中
4	用封口膜封住或盖上试管。轻轻颠倒试管数次，彻底混匀红细胞和盐水
5	为了肉眼比较悬液的颜色和密度，将一定体积的制备好的悬液转移到 10×75 mm 的试管中。再将相近体积的已知 3% 红细胞悬浮液(如商品化的红细胞悬浮液)转移到另 1 个 10×75 mm 管中。将两个试管放在光源前进行比较
6	为了比较 3% 红细胞悬浮液中压积细胞的大小，将 1 滴制备好的悬液转移到 10×75 mm的试管中。同样，将 1 滴已知的 3% 商品化的红细胞悬液转移到另 1 个 10×75 mm 的试管中。在 1 个血清学离心机内离心，设定离心时间为“0.9% 氯化钠溶液”规定的离心时间。两个试管离心后的细胞扣大小应该是相近的

注释

为获得最佳效果，制备的红细胞悬液仅供当天使用，除非其长时间稳定性得到验证。

方法 1 -8　制备和使用磷酸盐缓冲液

原理

酸和碱的混合物可以配制成特定 pH 值的溶液，用于其他溶液在该 pH 值的缓冲。以下程序包括配制磷酸盐缓冲盐水(PBS)的方法，它可以作为血清学试验的稀释剂。

试剂

配制酸性溶液(溶液 A)：将 22.16g 的 $NaH_2PO_4 \cdot H_2O$ 溶解于 1 L 蒸馏水中。这种 0.16 M 一价磷酸盐(一水化合物)溶液的 pH 值为 5.0。

配制碱性溶液(溶液 B)：将 22.7 g 的 Na_2HPO_4 溶解于 1 L 蒸馏水中。这种 0.16 M 二价磷酸盐(无水)溶液的 pH 值为 9.0。

程序

步骤	操作
1	将两种溶液以适当体积相混合，配制所需 pH 的工作缓冲液。例如： pH　溶液 A　溶液 B 5.5　94 mL　6 mL 7.3　16 mL　84 mL 7.7　7 mL　93 mL
2	使用前检查工作溶液的 pH 值。如有必要，加入少量的酸性溶液 A 或碱性溶液 B 以达到所需的 pH 值
3	为了制备所需 pH 的 PBS，将 1 体积已制备的磷酸盐缓冲液加入 9 体积的盐水中

参考文献

[1] Hendry EB. Osmolarity of human serum and of chemical solutions of biologic importance. Clin Chem 1961; 7: 156 -164.

[2] Dacie JV, Lewis SM. Practical haematology. 4th ed. London, England: J and A Churchill, 1968: 540 -541.

方法 1－9　试管法凝集强度的判读和分级

原理

将反应进行分级的目的是为了比较反应强度。这样有助于检测出多种抗体的特异性和存在剂量效应的抗体。

材料

可检测凝集的血清学离心机。
凝集观察仪。

程序

步骤	操作
1	轻轻摇动或倾斜试管，使试管中的红细胞扣重悬。倾斜使溶液弯月面将红细胞扣轻轻从管壁上移下来
2	观察细胞从红细胞扣中脱落的方式
3	通过将凝集物与下表中的凝集描述结果比较记录反应性。当红细胞扣完全脱落时，再评估反应性

解释

凝集反应的判读

肉眼观察结果	凝集强度	评分
1 个牢固的凝块	4 +	12
若干个大凝块	3 +	10
中等大小凝块，背景干净	2 +	8
小凝块，背景浑浊	1 +	5
凝块很小，背景浑浊	1 + w	4
凝块几乎不可见，背景浑浊	W + 或 +／－	2
无凝块	0	0
凝集和非凝集红细胞混合物(混合视野)	mf	
完全溶血	H	
部分溶血，部分红细胞残留	PH	

注释

1. 为确保回报结果的统一性和重复性，实验室全体人员应对凝集反应分级级别判读标准化。
2. 评分制度应以书面形式向全体员工说明。
3. 有些系统使用数值(分数)来记录观察到的反应强度。
4. 上述分级系统不一定适用于柱凝集和固相技术。应该参考说明书对新技术的反应进行适当分级。

红细胞血型定型方法

如果献血者红细胞表面的抗原与受血者不完全相合，输入的红细胞可能会诱导受血者的抗体应答。所以，鉴定献血者和受血者红细胞上的抗原物质是非常重要。

免疫性最强和具有临床意义的抗体是针对 ABO 和 Rh 血型系统抗原的抗体。供血者的标本需要常规鉴定 ABO 和 Rh 血型。医院输血科接收到血液后再次确认 ABO 血型，标记为 Rh 阴性的血液也需要再次确认其 Rh 血型。受血者标本在输血前进行血型鉴定。

方法 2 - 1　红细胞 ABO 血型鉴定——玻片法

原理

由于 ABO 血型不相合可导致严重的临床后果，所以 ABO 血型和 ABO 相容性检测仍然是输血前检测的基础，也是移植前定型的重要组成部分。详细讨论见《AABB 技术手册》18 版的第 12 章。

标本

在玻片试验前必须查看试剂生产商提供的说明；有些生产商推荐使用全血进行玻片法试验，而其他生产商则指定使用 0.9% 氯化钠溶液、血清或血浆稀释的红细胞悬液。

试剂

1. 抗 - A。
2. 抗 - B。
3. 抗 - A，B(可选)。

程序

步骤	操作
1	在 1 个清洁的、已标记的玻片上加 1 滴抗 - A
2	在另 1 个清洁的、已标记的玻片上加 1 滴抗 - B
3	在第 3 块已标记的玻片上加 1 滴抗 - A，B。如果用抗 - A，B 进行平行试验，或只进行此项试验，则在 1 块清洁的、标记好的玻片上单独进行
4	在每 1 滴试剂中加入 1 滴混匀的待检红细胞悬液(悬浮于盐水、血清或血浆)(查看操作说明，使用推荐的正确的细胞浓度进行试验)
5	分别用 1 个干净的玻璃棒彻底混合试剂和红细胞。将混合液涂开在约 20 mm × 40 mm 的区域内
6	反复轻柔地向左右倾斜玻片，持续 2 min，期间不要将玻片放置散热物品表面，例如 Rh 观片灯
7	解读结果，记录所有玻片的反应结果

解释

1. 在任何 1 种 ABO 血型试剂中，红细胞出现强凝集，结果为阳性。
2. 2 min 后仍然是均匀的红细胞悬浮液，结果为阴性。
3. 弱反应或可疑反应结果需要使用试管法或者玻片法进行重复试验。

注意事项

1. 所有试剂必须遵照生产商说明书进行操作。
2. 玻片试验法，实验人员暴露于传染性标本的风险较大。实验人员应遵循本机构操作手册生物安全措施进行防护。
3. 玻片试验不适用于检测血清或血浆中的 ABO 抗体。

参考文献

[1] Cooling L. ABO, H, and Lewis blood groups and structurally related antigens. In: Fung M, Grossman BJ, Hillyer CD, Westhoff CM, eds. Technical manual. 18th edition. Bethesda, MD: AABB, 2014: 291 - 315.

方法 2－2 红细胞和血清的 ABO 血型检测——试管法

原理

由于 ABO 血型不相合可导致严重的临床后果，所以 ABO 血型和 ABO 相容性检测仍然是输血前检测的重要基础，也是移植前定型的重要组成部分。详细的讨论见本书第 12 章。

标本

检验前必须仔细阅读试剂说明书以明确具体的标本要求，一般来说，不抗凝或者抗凝标本都可用于 ABO 定型检测。红细胞可悬浮于自体血清、血浆或盐水中，或者经过洗涤后重悬于盐水中。

试剂

1. 抗－A。
2. 抗－B。
3. 抗－A，B(可选)。
4. 2%～5%的 A_1，A_2，和 B 型红细胞悬液，红细胞可以购买或者每天由实验室自制。备注：A_2细胞为可选。

程序

步骤	操作
	检测红细胞
1	在 1 个干净、标记好的试管中加 1 滴抗－A 试剂
2	在另 1 个干净、标记好的试管中加 1 滴抗－B 试剂
3	如果需要，在第 3 个干净、标记好的试管中加 1 滴抗－A，抗－B 试剂
4	分别在每个试管中，加入 1 滴 2%～5%的待检红细胞悬液(重悬于盐水、血清或血浆中)。也可用洁净的玻璃棒将等量的红细胞悬液转移到每个试管中
5	轻轻混匀试管；然后按指定的离心要求离心
6	轻轻重悬细胞扣，观察试管中的凝集情况
7	读取，解释并记录试验结果。将红细胞的试验结果与血清或血浆的结果进行对比(见下)
	检测血清或血浆
1	在 2 个干净的、标记好的试管中加 2～3 滴血清或血浆
2	向标记为 A_1 的试管中加 1 滴 A_1 试剂红细胞
3	向标记为 B 的试管中加 1 滴 B 型试剂红细胞
4	如果必要，第 3 个含有 2～3 滴血清或血浆的试管中加入 1 滴 A_2 红细胞
5	轻轻混匀试管，然后按指定的要求离心
6	观察红细胞扣上面的血清颜色，观察是否有溶血。轻轻重悬红细胞扣，然后观察凝集情况
7	读取，解释并记录试验结果。与红细胞试验结果进行对比(见上部分)

解读

1. 待检红细胞出现凝集，以及血清或血浆出现溶血或凝集判读为阳性结果。
2. 若重悬细胞扣后仍然是均匀的细胞悬液，结果判读为阴性。
3. 依据以下表格解读血清和红细胞的 ABO 试验结果。

常规 ABO 血型鉴定

红细胞与抗血清反应（红细胞分型）		血清与试剂红细胞反应（血清分型）			结果	美国人群比例（%）	
抗 - A	抗 - B	A_1 细胞	B 细胞	O 细胞	ABO 血型	欧洲裔	非洲裔
0	0	+	+	0	O	45	49
+	0	0	+	0	A	40	27
0	+	+	0	0	B	11	20
+	+	0	0	0	AB	4	4
0	0	+	+	+	孟买型*	罕见	罕见

+：凝集；0：非凝集。

*H 抗原缺失表型（详见 H 抗原章节）。

4. 患者或献血者的血清或血浆与红细胞的检测结果不符时，都应该先分析解决，再记录说明。
5. 出现混合视野凝集时，必须寻找原因。

注意事项

1. 所有试剂必须遵照生产商说明书进行操作。
2. 使用 ABO 抗体试剂检测的典型阳性结果通常为 3 + ~4 + 的凝集；而待测血清与红细胞试剂间的反应通常会弱一些。血清检测可在室温下孵育 5 ~ 15 min 来加强弱反应。关于弱反应标本的讨论可参见本书第 12 章。

参考文献

[1] Cooling L. ABO, H, and Lewis blood groups and structurally related antigens. In: Fung M, Grossman BJ, Hillyer CD, Westhoff CM, eds. Technical manual. 18th edition. Bethesda, MD: AABB, 2014: 291 - 315.

方法 2－3　红细胞及血清 ABO 血型检测——微板法

原理

由于 ABO 不相容输注可能带来严重的临床后果，ABO 血型检测和 ABO 相容性试验仍是输血前检测的基础，也是移植前检验的 1 项重要组成部分。详细论述参见本书第 12 章。

微板技术可用于检测红细胞上的抗原和血清中的抗体。一块微板可以看作是由 96 支短试管组成的矩阵；试管法红细胞凝集的原理同样也适用于微板法。

标本

须参考试剂生产商的使用说明书以确定标本要求。通常情况下，促凝或抗凝的血标本均可用于 ABO 血型检测。一些生产商推荐使用全血进行试验；其他生产商推荐将红细胞悬浮于自身血清、血浆或盐水中，或者将其洗涤后重悬于盐水中。

设备

1. 分配器（选用）：可使用半自动装置向一排反应孔中分配等量液体。
2. 酶标仪（选用）：自动分光装置通过测定 U 型底孔吸光度判断结果阴阳性，从而读取微板结果。酶标仪的微处理器可解释反应结果并将血型检测结果进行打印。必须按照生产商的说明书来采集标本和准备血清或血浆以及红细胞标本。
3. 离心机：可以购买特殊的微板托架以适配普通的台式离心机。每台离心机都必须设置合适的离心条件。以下为推荐的离心时间和相对离心力（单位为 g）。其他特殊信息请参见生产商的使用说明书。
   a. 对于柔性 U 型底微板：红细胞和血清或血浆检测设定为 700 g 离心 5 秒。
   b. 对于刚性 U 型底微板：红细胞和血清或血浆检测设定为 400g 离心 30 秒。

试剂

1. 抗－A。
2. 抗－B。
3. 抗－A，B（此试剂为选用）。
4. 2%～5%的 A_1 型、A_2 型和 B 型红细胞悬液。红细胞可从商业途径获得或在实验室日常检测中累积（详见方法 1－7）（注：A2 型红细胞是选用）。

方法

步骤	操作
	红细胞检测
1	分别滴抗－A1 滴和抗－B1 滴于洁净的 U 型底微板孔中。如果需要用抗－A，抗－B 进行试验，就向第 3 个洁净的孔中加入该抗体试剂
2	向每个加有血型试剂的微孔中滴加 2%～5%的红细胞盐水悬液 1 滴
3	轻轻敲打微板的侧面，将孔中的内容物混匀
4	在离心机设置好的适当条件下将微板离心
5	手动敲打微板或借助机械振荡器，或以一定角度放置微板并来回倾斜使细胞扣重悬
6	读取、解释并记录检测结果。比较红细胞和血清或血浆的检测结果
	血清或血浆检测
1	分别滴加待测血清或血浆 1 滴于每 1 个检测孔中
2	分别向不同的洁净的 U 形底微板孔中滴加 1 滴 2%～5%的 A_1 型和 B 型红细胞悬液试剂。如果需要 A_2 型红细胞试剂参与试验，则向第 3 个孔中滴加 A_2 型红细胞试剂
3	轻轻敲打微板的侧面，将孔中的内容物混匀
4	在离心机设置好的适当条件下将微板离心
5	手动敲打微板或借助机械振荡器，或以一定角度放置微板并来回倾斜使细胞扣重悬
6	读取、解释并记录检测结果。比较血清或血浆和红细胞的检测结果

结果分析

1. 红细胞检测孔中出现凝集，或被测的血清或血浆孔中出现溶血或凝集，均为检测结果阳性。
2. 若细胞扣重悬后红细胞依旧为均一的悬液，表示结果呈阴性。
3. ABO 血型检测结果的具体解释见下表：

常规 ABO 血型鉴定

红细胞与抗血清反应（红细胞分型）		血清与试剂红细胞反应（血清分型）			结果	美国人群比例（%）	
抗 - A	抗 - B	A_1 细胞	B 细胞	O 细胞	ABO 血型	欧洲裔	非洲裔
0	0	+	+	0	O	45	49
+	0	0	+	0	A	40	27
0	+	+	0	0	B	11	20
+	+	0	0	0	AB	4	4
0	0	+	+	+	孟买型*	罕见	罕见

+：凝集；0：非凝集。

* H 抗原缺失表型（详见 H 抗原章节）

4. 患者或献血者的血清或血浆检测结果与红细胞的检测结果存在任何不符，都应该先分析解决，再记录说明。

注意事项

1. 许多生产商提供经食品和药品监督管理局批准的 ABO 或 Rh 血型试剂，作为微板法血型检测的未稀释试剂。
2. 微板可以是刚性或柔性的 U 型底或 V 型底。U 型底微板应用范围更广，因为检测结果既可以在微板离心后通过观察红细胞重悬特征进行判读，也可以通过特定角度观察微板内红细胞的流动模式来进行判读。两种读取技术均可以估计凝集的强度。
3. 为增强较弱的血清或血浆反应，微板需在室温下孵育 5 ~ 10 min；然后重复离心，读取和记录等步骤。

参考文献

[1] Cooling L. ABO, H, and Lewis blood groups and structurally related antigens. In: Fung M, Grossman BJ, Hillyer CD, Westhoff CM, eds. Technical manual. 18th edition. Bethesda, MD: AABB, 2014: 291 - 315.

方法 2-4 ABO 血型鉴定不符的初步讨论

原理

红细胞血型鉴定结果和血清血型鉴定结果一致，结果方可认为有效。本方法描述了 1 种由反应减弱或意外阳性反应所导致的 ABO 分型不符的一般初步处理方法。关于 ABO 分型的详细论述参见本书第 12 章。

方法

步骤	操作
1	对同一标本重复 ABO 血型检测。如果首次检测时红细胞重悬于血清或血浆中，那么本次检验应当在使用盐水洗涤红细胞若干次后再进行检测。这一重复试验可以排除多数与血浆蛋白或自身抗体相关的问题
2	检测新标本。如当前测试结果 ABO 血型不符、结果与历史记录检测结果不一致或怀疑标本污染时，应要求提供新的检测标本
3	调查患者的病史，有些医疗操作可能会改变或干扰 ABO 血型检测的结果。回顾的内容可包括以下几点： a. 诊断 b. 历史血型 c. 输血史 d. 移植史 e. 当前用药史
4	检查抗体筛查中血浆与自身红细胞和 O 型红细胞的检测结果，以评估是否存在自身抗体或同种抗体干扰。进行直接抗球蛋白试验（方法 3-14）可能会对结果分析有帮助

参考文献

[1] Cooling L. ABO, H, and Lewis blood groups and structurally related antigens. In: Fung M, Grossman BJ, Hillyer CD, Westhoff CM, eds. Technical manual. 18th edition. Bethesda, MD: AABB, 2014: 291-315.

[2] Leger RM. The positive direct antiglobulin test and immune-mediated hemolysis. In: Fung M, Grossman BJ, Hillyer CD, Westhoff CM, eds. Technical manual, 18th edition. Bethesda, MD: AABB, 2014: 427-453.

方法 2－5　低温增强试验检测弱 A 和弱 B 抗原和抗体

原理

低温下延长孵育时间可以增强抗体结合，有助于弱 ABO 抗原抗体的检出。由于通常情况下并不清楚造成 ABO 血型不符的原因是抗原减弱还是抗体减弱，因此推荐同时检测红细胞和血清。

标本

1. 用于检测缺失的红细胞抗原的洗涤红细胞
2. 用于检测缺失的同种凝集素的血清或血浆

试剂

1. 单克隆或多克隆抗－A、抗－B 和抗－A，B。
2. A_1、A_2、B 和 O 型红细胞试剂（血清检测）。
3. 6% 白蛋白。

方法

步骤	操作
1	向 1 支洁净、标记好的试管中滴抗－A 1 滴
2	向另 1 支洁净、标记好的试管中滴抗－B 1 滴
3	向第 3 支洁净、标记好的试管中滴抗－A，B 1 滴
4	向每个试管中滴 1 滴 2% ～5% 的待测红细胞悬液（悬于盐水、血清或血浆）。也可以使用干净的签棒加入等量红细胞
5	将所有试管在室温下孵育 30 min
6	按照试剂厂商说明离心试管
7	轻轻地重悬细胞扣，检测是否凝集
8	如果没有观察到凝集，将试管在 4℃ 孵育 15～30 min
9	离心并检测是否出现凝集

结果分析

1. 如用于检测自身凝集的 6% 白蛋白对照出现阳性或检测出冷自身抗体或同种抗体，则无法解释。
2. 有关解决 ABO 分型不符的其他信息参见本书第 18 版第 12 章。

注意事项

1. 任何试剂都需遵照试剂厂家说明，在其规定的检测条件下进行试验。
2. 检测患者红细胞时，推荐将细胞与 6% 白蛋白共同孵育作为对照试验，以发现自发的或自身凝集。检测患者血浆时，应将血浆与 O 型红细胞试剂平行试验以发现冷自身抗体或同种抗体。

参考文献

[1] Cooling L. ABO, H, and Lewis blood groups and structurally related antigens. In: Fung M, Grossman BJ, Hillyer CD, Westhoff CM, eds. Technical manual. 18th edition. Bethesda, MD: AABB, 2014: 291－315.

方法 2－6　酶处理红细胞检测弱 A 和弱 B 抗原

原理　　经酶处理的红细胞可以增强 ABO 抗原和其他糖类抗原的抗原抗体反应。

标本

1. 经洗涤的，未处理的自体红细胞。
2. 经洗涤并用酶(无花果蛋白酶，木瓜蛋白酶或菠萝蛋白酶)处理的自体红细胞。

试剂

1. 单克隆或多克隆抗－A、抗－B 和抗－A，B。
2. 经洗涤并用酶(无花果蛋白酶，木瓜蛋白酶或菠萝蛋白酶)处理的试剂红细胞。
3. 酶处理过的 O 型对照红细胞。

方法

步骤	操作
1	向 1 支洁净、标记好的试管中滴抗－A 1 滴
2	向另 1 支洁净、标记好的试管中滴抗－B 1 滴
3	向第 3 支洁净、标记好的试管滴抗－A，B 1 滴
4	向每个试管中滴 1 滴 2%～5% 的待测红细胞悬液(悬于盐水、血清或血浆中)。也可以使用干净的签棒加入等量红细胞
5	同时设置经酶处理的 O 型红细胞检测管作为对照组
6	试管在室温下孵育 30 min
7	按照试剂生产商的指示说明离心试管
8	轻轻重悬细胞扣，检测是否凝集

结果分析　　仅在经酶处理 O 型红细胞无反应时，才可认为检验结果有效。抗－A，抗－B 或抗－A，B 与经酶处理的 O 型红细胞对照反应表示酶处理过度。如果 O 型红细胞对照出现阳性反应，则无法解释。

注意事项

1. 待测红细胞标本包括未处理和经酶处理的红细胞。
2. 室温孵育 30 min 后如未发现凝集，则可用改良程序，即用经酶处理的红细胞在 4℃ 孵育 15～30 min，来进一步增强弱 A 和弱 B 表达的检测。

方法 2－7　吸收放散试验检测弱 A 或弱 B 亚型

原理

某些弱 ABO 亚型极弱，以至于即使通过低温和抗体增强方法，也无法通过直接凝集检出。A 抗原，B 抗原或二者同时出现会将抗－A 或抗－B 吸收到红细胞上，并可以将已结合的抗体放散下来，继而通过 A_1 或 B 型试剂红细胞检测放散液中抗－A 和抗－B。

标本

待测红细胞

试剂

1. 人类抗－A 和/或抗－B。由于一些单克隆 ABO 血型试剂对于 pH 和渗透压的变化敏感，因此部分单克隆试剂可能不适用于吸收或放散试验。
2. 放散试剂：见热放散和 Lui 冻融放散（方法 4－3 和 4－4）。
3. O 型红细胞试剂（3 例）。
4. 视情况选择 A_1 型或 B 型红细胞试剂（3 例）。

方法

步骤	操作
1	将 1 mL 盐水洗涤待测红细胞，至少 3 次。弃去最后 1 次洗涤后的上层盐水
2	向洗涤后的压积红细胞中加 1 mL 抗－A 试剂（如果怀疑是弱 A 变异）或 1 mL 抗－B 试剂（如果怀疑是弱 B 变异）
3	将红细胞与抗体混合，在 4℃孵育 1 h，定期混匀
4	离心混合物制成压积红细胞。除去所有上清试剂
5	将红细胞转移至 1 支干净试管中
6	用大量（10 mL 或更多）冷盐水（4℃）洗涤红细胞至少 8 次。保留 1 份最后 1 次洗涤的上清液，将其与放散液同时检测做对照
7	选择合适的方法放散 ABO 抗体［例如，热放散（方法 4－3）或 Lui 冻融放散（方法 4－4）］
8	用 3 例 O 型红细胞和 3 例 A1 或 B 细胞同时检测放散液和最后 1 次的洗涤液（来自步骤 6）。2 滴放散液或洗涤液与 1 滴红细胞混合，即刻离心后检测是否发生凝集
9	如离心后未观察到凝集，则在室温孵育 15～30 min 后离心
10	如室温下孵育后仍未见凝集，则在 37℃孵育（15 min）并进行间接抗球蛋白试验

结果分析

1. 放散液中出现抗－A 或抗－B 说明待测红细胞表面有 A 或 B 抗原。放散液检测结果仅在以下情况出现时有效：
   a. 放散液在任何时候都能与 3 例抗原阳性细胞反应。
   b. 放散液与 3 例 O 型红细胞均不反应。
   c. 最后 1 次的洗涤液与 6 例细胞均不反应。
2. 放散液未与抗原阳性的红细胞反应说明待测红细胞可能不表达 A 或 B 抗原。但是，反应阴性也可能是由放散失败造成的。
3. 若放散液与部分或全部的抗原阳性红细胞和 O 型红细胞发生反应，表明放散过程中有一些其他或额外抗体被放散出来。
4. 如果洗涤液与抗原阳性红细胞发生反应，则放散液结果无效。该种情况可能是未结合的抗体试剂没有通过洗涤被完全移除，也可能是已结合的抗体在洗涤过程中解离。
5. A_1 或 B 或 O 型红细胞，或 3 者同时进行吸收放散试验，可作为阳性和阴性对照同时进行检测。

参考文献

［1］Beattie KM. Identifying the cause of weak or "missing" antigens in ABO grouping tests. In：The investigation of typing and compatibility problems caused by red blood cells. Washington，DC：AABB，1975：15－37.

方法 2－8　唾液中的 A、B、H、Le^a和 Le^b抗原检测

原理

大约 78% 的个体具有 Se 基因，控制水溶性 ABH 抗原的分泌，这些分泌的 ABH 抗原能够进入除脑脊液以外的所有体液中。这种唾液中分泌型抗原通过凝集抑制试验，利用 ABH 和 Lewis 抗血清进行检测。检测 ABO，H 以及 Lewis 抗原的重要性在第 18 版《AABB 技术手册》第 12 章中有详细描述。

标本

1. 将 5～10 mL 唾液收集于 1 个小烧杯或广口试管中。多数个体可以在几分钟内收集到目标量。待测者可以通过嚼蜂蜡，石蜡或者 1 个干净的橡皮筋促进唾液分泌，但不能嚼口香糖或其他含糖或者蛋白的物质。
2. 900～1000 g 离心唾液 8～10 min。
3. 将上清液转移到 1 支干净的试管中，置于沸水浴中 8～10 min 灭活唾液酶。
4. 以 900～1000 g 离心力再次离心 8～10 min，将澄清或略呈乳白色的上清液转移到新试管中，弃去不透明或半固体物质。用等量的盐水稀释。
5. 如试验在几小时内完成，可将标本冷藏。如试验不能在当天完成，需将标本冷冻在－20℃以下。冻存标本的活性可保持数年。

试剂

1. 人源(多克隆)抗－A 和抗－B。
2. 来自乌乐树的抗－H 凝集素，购买商品化抗－H 或利用乌乐树种子的盐提取液制备而成。
3. 多克隆(兔、山羊或人)抗－Le^a。目前还没有关于单克隆抗－Lewis 适用性的公开数据。
4. 同方法 2－2 中所用到的 A_1和 B 型红细胞。
5. O 型，Le(a＋b－)红细胞。
6. 来自已知是分泌型或非分泌型人的冰冻或新鲜唾液，用作阳性和阴性对照(见注意事项)。

方法

步骤	操作
	血液分型试剂稀释液的选择
1	准备两份血液分型试剂稀释液：抗－A，抗－B 以及抗－H 用以鉴定 ABH 分泌型，或抗－Le^a用以鉴定 Le^a分泌型(见方法 3－15)
2	向每 1 滴稀释后的试剂中，滴加 1 滴 2%～5% 的红细胞盐水悬液[视情况选择 A、B、O，或 Le(a＋)红细胞]
3	将每个试管离心，肉眼观察是否有凝集
4	选择能产生 2＋强度凝集的最高试剂稀释度
	分泌型检测的抑制试验
1	分别向 4 支试管中加入 1 滴稀释好的血液分型试剂。对于 ABH 抗原检测，试管应分别标记“分泌型”、“非分泌型”、“盐水”和“未知”。对于 Lewis 抗原检测，试管应分别标记“Lewis 阳性”、“Lewis 阴性”、“盐水”和“未知”
2	向每 1 个标记为“分泌型”、“非分泌型”和“不明”的试管中分别加入 1 滴相应的唾液，向标记为“盐水”的试管中加入 1 滴盐水
3	将试管内成分混匀并在室温孵育 8～10 min
4	向每 1 个试管中加入 1 滴 2%～5% 洗涤指示红细胞[视情况加 A、B、O 或 Le(a＋)红细胞]
5	将试管内成分混匀并在室温条件下孵育 30～60 min
6	离心每 1 个试管，肉眼观察红细胞扣是否有凝集

结果分析

1. 指示红细胞与含有唾液的试管内的抗体发生凝集，表明唾液中不含有相应的抗原。
2. 抗体试剂在室温与唾液孵育后指示红细胞不凝集，表明唾液中含有相应的抗原。
3. 盐水对照管中的抗体与指示红细胞未发生凝集，唾液检测结果无效；未凝集通常是由试剂稀释度过高造成。需重新确定试剂最适稀释度，方法如前所述，然后重复试验。
4. 更多分析见下表：

唾液试验的分析

使用抗 - H 检测				
未知唾液	Se 阳性唾液（存在 H 物质）	Se 阴性唾液（不存在 H 物质）	盐水（稀释对照）	结果
2 +	0	2 +	2 +	H 非分泌型
0	0	2 +	2 +	H 分泌型
使用抗 - Lea 进行的检测				
未知唾液	Le 阳性唾液	Le 阴性唾液	盐水（稀释对照）	结果
2 +	0	2 +	2 +	Lewis 阴性
0	0	2 +	2 +	Lewis 阳性*

* ABH 分泌型的 Lewis 阳性者，可假设其唾液中含有 Leb 和 Lea。Le(a +) 有 sese 基因并且不分泌 ABH 血型物质人，在其唾液中只能含有 Lea。

注意事项

1. 检测 ABH 抗原时，可使用鉴定为 Se 或 sese 者唾液。检测 Lewis 抗原时，使用细胞为 Le(a + b -) 或 Le(a - b +) 者唾液作为阳性对照，使用 Le(a - b -) 者唾液作为阴性对照。已知分泌型的唾液可分装成小份冻存供以后使用。
2. 该试验可通过检测唾液的倍比稀释液，改良为血型活性的半定量试验。去除抑制活性所需的稀释度越高，唾液中的血型物质就越多。唾液应在与抗体孵育之前稀释。为了发现或检测唾液中除 H 以外的 A 或 B 血型物质，可以用稀释的抗 - A 和抗 - B 进行相同的操作。抗 - A 或抗 - B 的合适稀释度可通过滴定 A1 或 B 型红细胞来获得。
3. 1 名 A、B、H 分泌型的 Lewis 阳性者，可假设其唾液中含有 Le^b 和 Le^a。1 名不分泌 A、B、H 血型物质的 Le(a +) 者缺乏 Se 基因，其唾液中只能含有 Le^a。

方法 2－9 鉴定 A_2或弱 A 亚型中的抗－A_1

原理

A2 和弱 A 亚型在血清或血浆中有抗－A1，在反定型或血清分型时可以与 A1 型红细胞试剂发生反应。抗－A1 是导致 A2 和弱 A 亚型正反定型不符的常见原因。

标本

待测红细胞和血清或血浆。

试剂

1. 双花扁豆植物凝集素（抗－A_1）。
2. A_1、A_2和 O 型红细胞对照。

方法

步骤	操作
	红细胞检测
1	向每 1 个待测和对照试管中滴加 A1 凝集素 1 滴
2	向相应的试管中滴加 2%～5% 的红细胞 1 滴（方法 1－7）
3	离心 15 秒
4	检查并记录凝集情况
	血清/血浆检测（见方法 2－2 和方法 2－3）
1	血清应当使用已建立的血清分型方法用若干（例如，每个使用两个）A1，A2 和 O 型红细胞标本检测

结果分析

1. 该凝集素应能与 A1 型红细胞发生强烈凝集（3＋到 4＋），但不会与 A2 或 O 型红细胞发生凝集。不与该凝集素发生凝集的 A 型红细胞应考虑是 A2 或其他弱 A 亚型。
2. 患者血清中的抗－A1 可以与所有 A1 型红细胞标本发生凝集。抗－A1 不会与自身，A2 或 O 型红细胞发生凝集。如果患者的血清与 A2 或 O 型红细胞发生凝集，则应分析引起额外反应的其他原因。
3. 如使用商品化凝集素，则应遵循生产商的说明，选择适当的检测方法和对照。

方法 2－10　由同种意外抗体引起的 ABO 正反定型不符的处理

原理

有一些同种抗体(例如抗－P1 和抗－M)在室温下即可发生反应。意外阳性反应可能导致的 ABO 正反定型不符，表现为血清与 A1 或 B 型红细胞试剂或两者都发生阳性反应。

方法

步骤	操作
1	在室温条件下对患者的血清或血浆进行红细胞不规则抗体筛查试验。如果鉴定出冷反应性同种抗体，如果生产商没有提供试剂红细胞的表型信息，应对 A_1 和 B 型红细胞进行表型鉴定，确认是否存在相应抗原
2	利用缺乏特定抗原的 A_1 和 B 型红细胞检测血清或血浆
3	如果室温条件下抗体检测结果阴性，患者体内可能存在 1 种针对 A_1 或 B 型红细胞上低频抗原的同种抗体。使用其他随机选择的 A_1 或 B 型试剂红细胞重新检测血清或血浆

方法 2-11 无需离心确定血清型

原理

强反应性冷自身抗体，如抗-I 和抗-IH，可在室温下凝集成人红细胞，包括试剂红细胞。除了少数例外，这些冷凝集素的凝集弱于抗-A 和抗-B 引起的凝集。在冷抗体存在的情况下鉴定血清或血浆中的抗-A 和抗-B，“自然凝集判读”法不失为 1 种可行的办法。

标本

待检测的血清或血浆。

试剂

A_1、B 和 O 型试剂红细胞。

程序

步骤	操作
1	将血清和试剂红细胞 37℃孵育
2	在预先标记(A_1、B、O)的干净试管中加入 2~3 滴血清
3	向每个标记管中加入 1 滴试剂红细胞
4	混合内容物并在 37℃孵育 1 h
5	取出并检查是否有凝集。不要离心标本(自然凝集判读)

注释

1. 弱抗-A 和抗-B 标本不能用这种方法检测
2. 如果 O 红细胞对照组出现凝集，则 ABO 反定型的阳性鉴定结果无效。

方法 2－12　确定 Rh(D)血型——玻片法

原理

Rh 系统具有很高的免疫原性，而且非常复杂，含有很多态性和有临床意义的等位基因。由于可导致严重的临床后果，输血前 Rh 血型检测的重要性仅次于 ABO 血型检测。

标本

促凝或抗凝血标本均可使用。红细胞可以用自体血清、血浆或盐水重悬，或洗涤后重悬于盐水中。玻片法使用的细胞浓度高于试管法，所以结果更佳。

试剂

抗－D 试剂必须有其适用于玻片法的特别说明。操作说明会指出应使用对照试剂的类型。

注意

玻片法生物危害的暴露风险更大。实验人员应遵循生物安全防护措施。反应物蒸发能导致红细胞聚集，并被误认为是红细胞凝集。弱 D 表达无法用玻片法检测。

程序

步骤	操作
1	检测前将玻片在 Rh 观片盒中预热到 40℃ ~50℃
2	加 1 滴抗－D 试剂到一干净的、标记好的玻片上
3	如果需要，依照生产商说明书加 1 滴合适的对照试剂到第 2 块玻片上。若试验使用低蛋白抗－D，则用抗－A 或抗－B 玻片法的阴性结果作为对照反应
4	每 1 个玻片上加 2 滴混匀的 40% ~50% 红细胞悬液
5	使用干净的玻璃棒彻底混匀细胞悬液和试剂。使混合物面积达到约 20 mm × 40 mm 的范围
6	将玻片放置观片盒中，轻轻倾斜并不间断观察凝集情况。肉眼观察凝集，并在 2 min 内读取结果。不要误将反应混合物干燥或缗钱状凝集读取为凝集反应
7	分析并记录结果

解释

1. 与抗－D 发生凝集并且对照玻片不凝集，结果为阳性，说明待检红细胞为 D 抗原阳性。
2. 若待检红细胞与抗－D 和对照都没有凝集，说明红细胞 Rh 阴性。间接抗球蛋白试验可以检测玻片法不能检测到的弱 D 表达。
3. 如果对照玻片发生凝集，在没有进一步试验的情况下，抗－D 试验结果不能定为阳性。
4. 混合区域边缘干燥不能判读为凝集。

参考文献

[1] Denomme G, Westhoff CM. The Rh system. In: Fung M, Grossman BJ, Hillyer CD, Westhoff CM, eds. Technical manual, 18th edition. Bethesda, MD: AABB, 2014: 317－336

方法 2－13 Rh(D)血型鉴定——试管法

原理

Rh 系统具有很高的免疫原性，而且非常复杂，多态性丰富，含有很多具有临床意义的等位基因。由于严重的临床后果，输血前 Rh 检测的重要性仅次于 ABO 检测。

标本

凝固的血标本或抗凝血标本均可使用。红细胞可以用自体血清、血浆或 0.9% 氯化钠溶液重悬，或洗涤后重悬于 0.9% 氯化钠溶液中。

试剂

合适的试剂包括低蛋白单克隆试剂和高蛋白多克隆试剂。生产商试剂说明书会指出应使用对照试剂的类型。

程序

步骤	操作
1	加 1 滴抗－D 试剂到干净的、标记的试管中，注意：在加入红细胞悬液前必须先加入抗－D 试剂，以目视检查抗－D 的存在，排除漏加试剂导致的假阴性反应
2	加 1 滴合适的对照试剂到第 2 支标记的试管中
3	加 1 滴 2%～5% 的红细胞悬液(重悬于盐水、血清或血浆)。或者用干净的玻璃棒将等量的待测红细胞转移到每个干净的试管中
4	轻轻混匀，根据生产商要求的时间和速度进行离心
5	轻轻重悬红细胞扣，并观察凝集。如果红细胞是用玻璃棒转移的，加入 1 滴盐水有助于重悬细胞扣
6	判定并记录实验管和对照管的结果

解释

1. 抗－D 管中出现凝集，且对照组红细胞均匀悬浮，表明红细胞是 D 阳性。
2. 对照管和抗－D 管中都没有凝集，结果为阴性。这时患者可以认为是 D 阴性。AABB《血库和输血服务标准要求》(AABB Standards for Blood Banks and Transfusion Services)献血者血液和经评估后正使用 Rh 免疫球蛋白的孕妇所分娩的婴儿必须进一步检测，以确定是否存在弱 D 抗原)。
3. 如果使用低蛋白抗－D 试剂，与抗－A 和/或抗－B 呈阴性反应的试验结果可以作为有效的阴性对照。
4. 对照试管内出现凝集，说明试验无效。可能需要从红细胞表面去除 IgM 或 IgG 抗体。详见方法 2－17 至 2－21。

参考文献

[1] Levitt J, ed. Standards for blood banks and transfusion services. 29th ed. Bethesda, MD: AABB, 2014: 31－46.

[2] Denomme G, Westhoff CM. The Rh system. In: Fung M, Grossman BJ, Hillyer CD, Westhoff CM, eds. Technical manual, 18th edition. Bethesda, MD: AABB, 2014: 317－336.

方法 2-14 RH(D)血型鉴定——微孔板法

原理

Rh 系统具有很高的免疫原性和复杂性，多态性丰富，含有许多有临床意义的等位基因。由于严重的临床后果，输血前 Rh 检测的重要性仅次于 ABO 检测。

标本

按照生产商的说明进行操作。自动化方法可能需要使用特定的抗凝标本。

试剂

只能使用被批准的适用于微孔板测试的抗-D 试剂。试验所用的特定试剂、设备及合适的对照，请参照生产商说明。

程序

步骤	操作
1	向 1 个干净的微板孔中加 1 滴抗-D 试剂。如果要求使用对照品，则向另 1 个孔中加 1 滴对照品
2	分别向每 1 个孔中加 2% ~5% 的盐水红细胞悬液 1 滴
3	轻轻拍打孔板混匀内容物
4	按照说明在要求的条件下离心微孔板
5	手动拍打孔板，或使用微孔板振荡器，或将孔板倾斜一定角度，使用"倾斜流动"法重悬细胞扣
6	观察凝集，判读，解释和记录结果
7	为了增强弱反应，阴性结果可以在 37℃下孵育 15 ~30 min 后重复第 4 至第 6 步操作

解释

1. 抗-D 孔凝集，且对照孔红细胞均匀悬浮，表示红细胞是 D 阳性。
2. 对照孔和抗-D 孔都无凝集，试验结果为阴性。这时患者可被认为是 D 阴性。AABB《血库和输血服务标准要求》献血者血液和经评估正使用 Rh 免疫球蛋白的母亲所分娩的婴儿必须进一步检测，以确定是否存在弱 D 抗原。
3. 如果使用低蛋白抗-D 试剂，与抗-A 和/或抗-B 呈阴性反应的试验结果可作为阴性对照。

参考文献

[1] Levitt J, ed. Standards for blood banks and transfusion services. 29th ed. Bethesda, MD: AABB, 2014: 31-46.

[2] Denomme G, Westhoff CM. The Rh system. In: Fung M, Grossman BJ, Hillyer CD, Westhoff CM, eds. Technical manual, 18th edition. Bethesda, MD: AABB, 2014: 317-336.

方法 2 – 15　弱 D 的检测

原理

一些弱 D 抗原只能通过间接抗球蛋白试验方法才能被检出。AABB《血库和输血服务标准》要求对献血者血液进行血型鉴定时须检测弱 D，但对患者标本的输血前检测未做要求。

标本

根据生产商说明书

试剂

1. 抗球蛋白试剂，多特异性或单特异性抗 – IgG。
2. IgG 包被的对照细胞。

程序

步骤	操作
1	用试管法进行直接抗 – D 试验时，如果使用合适的试剂，该试管可以直接用于继续检测弱 D。至步骤 5
2	向干净、标记好的试管中加抗 – D 试剂 1 滴
3	向第 2 个标记好的试管中加入合适的对照试剂 1 滴
4	每管加 2% ~5% 的盐水红细胞悬液 1 滴
5	根据生产商说明书，混匀并孵育测试管和对照管，通常是 37℃孵育 15 ~30 min
6	如果需要，离心后轻柔重悬红细胞扣观察凝集
7	盐水洗涤红细胞至少 3 次
8	依据生产商说明加入抗球蛋白试剂
9	轻柔混合，采取合适的离心力和时间离心
10	轻柔重悬并观察凝集，评分并记录结果
11	加入 IgG 包被的对照细胞以确定阴性抗球蛋白试验结果有效

解释

1. 抗 – D 试管凝集，且对照管均匀悬浮，表示红细胞是 D 阳性。检测报告不能为“弱 D 阳性”或“D 阴性，弱 D 阳性”。
2. 对照管和抗 – D 管都没有凝集，表示结果为阴性。
3. 可以使用待检细胞直接抗球蛋白试验做为对照，但推荐使用 Rh 或白蛋白对照试剂进行间接抗球蛋白试验对照，因为此方法包括所有可能导致假阳性结果的试剂成分。
4. 不管何时，若对照管内出现凝集，都表示试验无效，不能对结果作出解释。移除红细胞表面的 IgG 可能会有帮助(见方法 2 – 20 和 2 – 21)。

注意

并不是每 1 种抗 – D 试剂都适用于弱 D 试验。对于试验步骤和合适对照的设置，请参照生产商试剂说明书。

参考文献

[1] Levitt J, ed. Standards for blood banks and transfusion services. 29th ed. Bethesda, MD: AABB, 2014: 31.

方法 2－16 凝集素的制备和应用

原理　种子盐水提取物能与红细胞膜上特定的碳水化合物反应，在一定的稀释浓度下可制备成高特异性的定型试剂。

试剂　种子应为生的，可从保健食品店、药店或商业种子公司获得。

程序

步骤	操作
1	用食物处理器或搅拌机研磨种子，处理为颗粒为粗砂状。也可以使用研钵和杵研磨种子
2	将磨碎的种子与 3～4 倍量的盐水在大试管或小烧杯中(种子吸收的盐水量各异)混合
3	室温下孵育 4～12 h，偶尔搅拌或倒置混匀
4	将上清液转移至离心管内，离心 5 min，获得清澈的上清液。收集并过滤上清液，弃去种子残渣
5	将不同稀释度的提取物进行检测，以确定所需活性的稀释度。以下是提取物与相应红细胞反应的活性方法
	双花扁豆： a. 标记的试管中添加 1 滴 2%～5% 已知的 A_1、A_2、A_1B、A_2B、B 和 O 型红细胞悬液。 b. 每个试管中加 1 滴提取物。 c. 按规定时间离心。 d. 观察凝集并记录结果。 e. 凝集素应凝集 A_1 和 A_1B 细胞，但不凝集 A_2、A_2B、B 或 O 型红细胞。天然提取物通常凝集所有的测试红细胞。为使产品达到试剂的要求，需加入 0.9% 氯化钠溶液，使试验结果如下：与 A_1 和 A_1B 细胞的凝集强度为 3＋或 4＋，与 A_2、A_2B、B 或 O 细胞不反应
	荆豆： a. 在标记的试管中加 1 滴 2%～5% 已知的 A_1、A_2、A_1B、B 和 O 型红细胞悬液。 b. 每个试管中加 1 滴提取物。 c. 按校准时间离心。 d. 观察凝集并记录结果。 e. 凝集强度应为 O＞A_2＞B＞A_1＞A_1B f. 如需要，用盐水将提取物稀释至与 O 细胞反应凝集强度为 3＋或 4＋，与 A_2 和 B 细胞反应凝集强度为 1＋至 2＋，与 A_1 或 A_1B 细胞不凝集

解释　1. 如果使用商品化的凝集素，请按生产商说明书操作。
2. 与不同类型的多凝集红细胞预期反应结果如下表所示：

凝集素与多凝集红细胞反应

	T	Th	Tk	Tn	Cad
落花生*	+	+	+	0	0
双花扁豆†	0	0	0	+	+
大豆	+	0	0	+	+
南欧丹参	0	0	0	+	0
丹参 horminum	0	0	0	+	+

* T 和 Th 细胞与蛋白酶处理后的落花生呈弱反应；Tk 与蛋白酶处理后的落花生反应增强；
† A 和 AB 细胞可能有反应，因为扁豆凝集素存在抗－A 活性。

注意事项	1. 双花扁豆提取物稀释液凝集 A_1 红细胞而不凝集 A_2 红细胞。荆豆提取物与 H 物质反应；反应强度与 H 物质的量呈正比（$O > A_2 > B > A_1 > A_1B$ 红细胞）。 2. 其他作为特殊用途的凝集素有落花生（含抗 - T），大豆（含抗 - T，- Tn），蚕豆禾本科（含抗 - N），丹参凝集素（角菌丹参，含抗 - Tn/Cad；南欧丹参，含抗 - Tn）。 3. 为研究红细胞的多凝集反应，可将红细胞与落花生、甘氨酸、丹参和扁豆凝集素反应。 4. 较硬的种子可先用盐水浸泡数小时以便于研磨。浸泡的容器不应密闭，因为有些豆子在浸泡过程中会释放气体，可能导致容器爆炸。 5. 盐水提取物可在冰箱中保存数天，冷冻后可长期保存。 6. 试验应设置阳性和阴性对照。

方法 2－17　温盐水洗涤去除自身抗体

原理　　被大量自身抗体包被的红细胞可发生自发凝集或自身凝集，导致与抗－A、－B、－D 试剂的假阳性反应。用温盐水洗涤红细胞充分去除自身抗体后，再进行 ABO 和 Rh 定型。

标本　　干扰红细胞抗原鉴定的自发凝集或自身凝集的红细胞。

试剂

1. 温 0.9% 氯化钠溶液。
2. 单克隆或多克隆抗－A 和抗－B。
3. 质控试剂如 6% 白蛋白。

程序

步骤	操作
1	将红细胞悬液于 37℃孵育 15 min～1 h
2	用 37℃温 0.9% 氯化钠溶液洗涤红细胞数次以去除自身抗体
3	用洗涤后的红细胞与抗－A、抗－B、抗－D 和 6% 白蛋白反应鉴定 ABO 血型（见方法 2－1 至方法 2－3）。如果对照仍为阳性，可使用将红细胞上的抗体分离的方法（见方法 2－18 至方法 2－21）

方法 2－18　利用巯基试剂去除自身凝集

原理

大量 IgM 自身抗体包被红细胞后，在离心时红细胞可发生自发凝集，导致红细胞定型和直接抗球蛋白试验(DAT)出现假阳性反应。二硫苏糖醇(DTT)或 2－巯基乙醇(2－ME)可破坏 IgM 分子的二硫键，从而降低其效价和直接凝集红细胞的能力。

标本

干扰抗原鉴定的被 IgM 自身抗体包被的红细胞。

试剂

1. 0.01 M DTT：0.154g DTT 溶于 pH 值为 7.3 的磷酸盐缓冲液(PBS)100 mL 中；4℃保存。
2. 0.1M 的 2－ME：0.7 mL14 M 的 2－ME 储存液稀释于 pH 7.3 的 PBS 液 100 mL 中；2－ME 应 4℃储存于遮光玻璃容器中。
3. pH 7.3 的 PBS。
4. 抗原阳性对照红细胞，用于抗原定型平行对照。
5. 红细胞定型抗血清。
6. 6% 白蛋白(质控试剂)。

程序

步骤	操作
1	用 0.9% 氯化钠溶液将红细胞洗涤 3 次，用 PBS 稀释至 50% 的浓度
2	红细胞悬液中加入等量的 0.01 M DTT 或 0.1 M 2－ME
3	37 C 孵育 15 min(DTT)或 10 min(2－ME)
4	0.9% 氯化钠溶液洗涤红细胞 3 次，然后稀释成 2% ~5% 盐水红细胞悬液
5	用 6% 白蛋白测试处理后的红细胞(立即离心试验)以确保细胞不发生自发凝集。如果结果为阴性，处理后的红细胞可用于红细胞定型试验

注意事项

1. 处理后的红细胞在 6% 白蛋白中应不发生凝集。
2. 抗原阳性对照红细胞在处理前后都应与定型试剂呈强反应，且反应强度应一致。
3. 此方法通常只用于 ABO 血型正定型、Rh 定型和 DAT 试验。
4. Kell 系统抗原经 DTT 和 2－ME 处理后可被减弱或破坏。Js^a 和 Js^b 在此浓度的 DTT 作用下，可能比 Kell 系统其他抗原更为敏感。

参考文献

[1] Judd WJ, Johnson S, Storry JR. Judd's methods in immunohematology. 3rd ed. Bethesda, MD: AABB Press, 2008.

方法 2－19　热放散技术检测 DAT 阳性的红细胞

原理

被大量 IgG 包被的红细胞可在高蛋白试剂中发生自发凝集，造成抗球蛋白(AHG)试验结果为假阳性。进行红细胞抗原定型时，需通过放散方法将红细胞上的抗体分离，但不能破坏膜的完整性或改变抗原表达。热放散技术去除红细胞上包被的免疫球蛋白与恢复抗体活性的方法不同。

标本

直接抗球蛋白试验(DAT)阳性的红细胞。

试剂

AHG

程序

步骤	操作
1	准备 1 支合适的试管，加入 1 份经洗涤后仍有包被抗体的红细胞，再加入 3 份 0.9% 氯化钠溶液。在另一试管中，加入等体积 0.9% 氯化钠溶液和待检抗原阳性的洗涤红细胞。此步骤可检查放散技术是否会破坏抗原的反应性
2	将两支试管在 45℃孵育 10～15 min，期间需多次混匀。孵育时间应大致与抗体包被的程度成正比。抗球蛋白试验的反应强度反应了抗体包被程度
3	离心并去除上清液
4	通过比较处理后的红细胞和未经处理的红细胞 DAT 的结果，检测红细胞上抗体的去除程度。如果包被的抗体减少，但仍存在，可重复步骤 1～步骤 3；对照红细胞也应进行类似重复操作
5	处理后的红细胞可进行预期抗原检测

注意事项

1. 如果使用 IgM 单克隆试剂，则无需进行此操作；IgM 单克隆试剂可引起直接凝集，通常不受结合的免疫球蛋白的影响。
2. 与未经治疗的患者红细胞一样，最近输过血的患者因其红细胞中可能混有供者的红细胞，其抗原检测结果需谨慎解释。

方法 2－20　氯喹放散法去除 DAT 阳性红细胞上的 IgG 抗体

原理

如需使用间接抗球蛋白技术进行血型鉴定，直接抗球蛋白试验（DAT）阳性的红细胞则无法准确进行血型鉴定。在特定的条件下，二磷酸氯喹可去除红细胞膜上的 IgG，而对细胞膜完整性无损伤或损伤很小。此法可用于被温反应性自身抗体包被的红细胞的定型，包括仅在间接抗球蛋白技术反应的试剂。

标本

被 IgG 抗体包被的直接抗球蛋白试验（DAT）阳性的红细胞

试剂

1. 将 20 g 二磷酸氯喹加至 100 mL 0.9% 氯化钠溶液中制备二磷酸氯喹溶液。用 1 N 氢氧化钠调节 pH 值至 5.1，储存于 2℃ ~8℃
2. 应选择纯合子表达抗原的红细胞作为对照红细胞。
3. 抗－IgG 抗球蛋白试剂。

程序

步骤	操作
1	向 0.2 mL 洗涤后的、IgG 包被的红细胞中加入二磷酸氯喹溶液 0.8 mL。对照红细胞也作同样处理
2	混匀，室温下孵育 30 min
3	取一小部分（如 1 滴）处理后的红细胞，用 0.9% 氯化钠溶液洗涤 4 次
4	用抗人 IgG 试剂检测洗涤后的红细胞
5	如果处理后的细胞与抗－IgG 不反应，将所有的红细胞及对照红细胞用 0.9% 氯化钠溶液洗涤 3 次，配成 2% ~5% 盐水红细胞悬液，用于后续血型鉴定
6	如果与二磷酸氯喹孵育 30 min 后的红细胞仍与抗－IgG 反应，间隔 30 min 重复 3 ~4 步骤（最长孵育时间不超过 2 h），直至处理后的红细胞与抗－IgG 不反应。再进行第 5 步后续操作

注意事项

1. 二磷酸氯喹不能从细胞膜上解离补体。如果红细胞上同时包被有 IgG 和 C3，则氯喹处理后的检测中应只使用抗－IgG。
2. 二磷酸氯喹孵育不应超过 2 h。室温下孵育时间过长或在 37℃ 孵育可能导致溶血和红细胞抗原丢失。
3. 有些 Rh 抗原可能会发生变性。
4. 许多血清学家检测氯喹处理的对照细胞中的不同抗原。选择有抗血清相应抗原的对照细胞，将此抗血清用于后续患者血型鉴定。
5. 二磷酸氯喹不能完全去除致敏红细胞上的抗体。某些人的红细胞，尤其是 DAT 结果为强阳性的红细胞，此方法可能只减弱抗体强度。
6. 除用于去除自身抗体外，该方法也可用于从红细胞上去除 Bg（HLA）相关抗原。同时应使用合适的 Bg 对照细胞。
7. 如使用商品化试剂盒，应遵循生产商的说明进行检测和质量控制。

参考文献

[1] Edwards JM, Moulds JJ, Judd WJ. Chloroquine dissociation of antigen-antibodycomplexes: A new technique for phenotyping red blood cells with a positive directantiglobulin test. Transfusion 1982; 22: 59 –61.

[2] Swanson JL, Sastamoinen R. Chloroquine stripping of HLA – A, B antigens from red cells(letter). Transfusion 1985; 25: 439 –440.

方法 2-21 使用甘氨酸/EDTA 去除红细胞上的抗体

原理

甘氨酸/EDTA 可用于从红细胞膜上分离抗体。此法通常用于血型鉴定或吸收试验。除了 Kell 系统的抗原、Bg 抗原和 Er 抗原，甘氨酸/EDTA 处理后，其他常见的红细胞抗原都可以检测。因此，用此法处理的红细胞不能用于鉴定这些表型。

标本

直接抗球蛋白试验(DAT)阳性的红细胞。

试剂

1. 10% EDTA 的制备：将 2g Na_2EDTA 溶解于 20 mL 蒸馏水或去离子水中。
2. 0.1 M 甘氨酸-HCl 缓冲液(pH 1.5)的制备：将 0.75g 甘氨酸加至 100 mL 等渗(无缓冲)盐水中。用浓 HCl 调节 pH 值至 1.5。
3. 1.0 M TRIS-NaCl 制备：将 12.1g 的三(羟甲基)氨基甲烷(Tris)和 5.25g 氯化钠(NaCl)加至 100 mL 蒸馏水或去离子水中。

程序

步骤	操作
1	用 0.9% 氯化钠溶液洗涤红细胞 6 次
2	将 20 份的 0.1 M 甘氨酸-HCl 与 5 份 10% 的 EDTA 在试管中混合。此混合物即为甘氨酸/EDTA 试剂
3	将 10 份洗涤后的红细胞加入干净的试管中
4	再加入 20 份的甘氨酸/EDTA
5	充分混匀试管内容物
6	室温孵育 2~3 min
7	加入 1 份的 1.0 M TRIS-NaCl，混匀试管内容物
8	(900~1000)×g 离心 1~2 min；弃去上清液
9	用 0.9% 氯化钠溶液洗涤红细胞 4 次
10	用 IgG 抗体检测洗涤后的红细胞。若反应为阴性，则所得细胞可用于血型鉴定或吸收试验。若 DAT 仍为阳性，则继续处理一次

注意事项

1. 甘氨酸/ EDTA 与红细胞孵育过度可导致红细胞膜不可逆的损伤。
2. 处理后红细胞进行血型鉴定时，要包括平行对照试剂做质控，如 6% 的牛白蛋白或惰性血浆。
3. 步骤 10 中应使用抗-IgG，而非多特异性的抗球蛋白试剂。
4. 许多血清学家检测甘氨酸/EDTA 处理的对照细胞的不同抗原。选择含有抗血清相应抗原的对照细胞，且将用此血清进行后续患者细胞的血型鉴定。
5. 如使用商品化试剂盒，应遵循生产商的说明进行检测和质量控制。

参考文献

[1] Louie JE, Jiang AF, Zaroulis CG. Preparation of intact antibody-free red cells inautoimmune hemolytic anemia(abstract). Transfusion 1986; 26: 550.

[2] Champagne K, Spruell P, Chen J, et al. EDTA/ glycine-acid vs. chloroquine diphosphatetreatment for stripping Bg antigens from red blood cells(abstract). Transfusion 1996; 36(Suppl): 21S.

[3] Reid ME, Lomas-Francis C, Olsson M. The blood group antigen factsbook. 3rd ed. London, UK: Elsevier Academic Press, 2012.

方法 2 –22　简单离心法分离自体红细胞与输入的红细胞

原理

对比输入红细胞，新生成的自体红细胞通常比重较低，因此将血液在毛细离心管中离心后，自体红细胞集中在红细胞柱的顶部。对于近期输过血的患者，这是 1 种简单的从血液标本中分离自体红细胞的方法。

标本

EDTA 抗凝全血的红细胞。

材料

1. 毛细管离心机。
2. 普通(未肝素化的)玻璃或塑料毛细离心管。
3. 密封剂。

程序

步骤	操作
1	红细胞用盐水洗涤 3 次。最后 1 次洗涤要在 900 ~ 1000 g 离心 5 ~ 15 min。在不碰到白膜层的情况下尽可能地去除上清液。充分混匀
2	将洗涤后的红细胞加入 10 个毛细离心管中，至 60 mm 处
3	热封或用密封剂密封离心管的顶部
4	所有毛细管置离心机中离心 15 min
5	在距离红细胞柱顶端 5 mm 处，将毛细离心管剪下。此 5 mm 段包含密度最小的、新生的、循环红细胞
6	将剪下的毛细离心管置于更大的试管(10 或 12 mm × 75 mm)中，加入 0.9% 氯化钠溶液，充分混匀冲洗毛细离心管中的红细胞。然后，1)1000 g 离心 1 min，取出空的毛细离心管；2)或将盐水红细胞悬液转移至 1 个干净的试管
7	盐水洗涤分离的红细胞 3 次，然后重悬制成 2% ~5% 的盐水红细胞悬液待检

注意事项

1. 标本分离时间以输血后 3 天或以上为宜，而不能才输血不久。
2. 填充毛细离心管时，应不间断混匀红细胞。
3. 此法仅对能正常产生或生成活跃的网织红细胞的患者有效。如患者网织红细胞生成不足，则此法无效。
4. 与成熟红细胞相比，某些红细胞抗原在网织红细胞上的表达相对减弱。确定 E、e、c、Fy^a、Jk^a 和 Ge 抗原时应特别注意。
5. 此法不能有效分离血红蛋白 S 或球形红细胞症患者的红细胞(替代方法见方法 2 –23)。

参考文献

[1] Reid ME, Toy P. Simplified method for recovery of autologous red blood cells fromtransfused patients. Am J Clin Pathol 1983; 79: 364 –366.

[2] Vengelen-Tyler V, Gonzales B. Reticulocyte rich RBCs will give weak reactions withmany blood typing antisera(abstract). Transfusion 1985; 25: 476.

方法 2－23　血红蛋白 S 患者分离自体红细胞与输入红细胞

原理

镰状细胞病患者的红细胞，无论是血红蛋白 SS 还是血红蛋白 SC，都能抵抗低渗盐水的溶解，与正常人和具有血红蛋白 S 特征患者的红细胞相反。此法可从最近输过血的血红蛋白 SS 或 SC 病患者中分离自体红细胞。

标本

待分离红细胞。

试剂

1. 低渗盐水(0.3% w/v 氯化钠)：3g NaCl，加蒸馏水至 1 L。
2. 0.9% 氯化钠溶液(0.9% w/v 氯化钠)：9g NaCl，加蒸馏水至 1 L。

程序

步骤	操作
1	10 或 12 mm×75 mm 试管中加入 4～5 滴红细胞
2	0.3% NaCl 洗涤红细胞 6 次或直至上清液不含肉眼可见的血红蛋白。每次洗涤时 1000 g离心 1 min
3	0.9% NaCl 洗涤红细胞 2 次，恢复红细胞张力。每次洗涤时 200 g 离心 2 min，以便去除残余基质
4	将压积红细胞配成 2%～5% 的浓度用于表型测定

注意事项

1. 如用于红细胞量要求较大的吸收试验，可在 16 mm×100 mm 的试管中进行处理。
2. 用低渗盐水技术时，需小心从裂解细胞中去除基质，因为基质可以吸收鉴定用血清，从而产生假阴性结果。

参考文献

[1] Brown D. A rapid method for harvesting autologous red cells from patients with hemoglobin S disease. Transfusion 1988；28：21－23.

抗体筛查、鉴定和相容性试验的方法

输血前的相容性试验从血型定型和抗体筛查开始。首先需要确定受者的 ABO 和 Rh 血型；然后抗体筛查以确定受者体内是否存在不规则抗体。

如果筛选试验发现受者体内存在不规则抗体，需要根据抗体鉴定谱确定其抗体的特异性。然后对相同的 ABO 和 Rh 血型的供体进行相应抗原的筛选，筛选出不表达该抗原的献血者以确保相容性输血。

方法 3-1 立即离心法进行 ABO 输血相容性检测(译者注：盐水交叉配血)

原理

进行输血相容性检测是为防止输入不相容的供者红细胞而导致免疫性溶血性输血反应。输血相容性检测的总原则详见《AABB 技术手册》第 15 章。

标本

患者的血清或血浆。标本采集的时间必须符合 AABB《血库和输血服务机构标准》中有关于输血前标本的要求[1]。

试剂

1. 0.9% 氯化钠溶液。
2. 供者红细胞。

程序

步骤	操作
1	使用 0.9% 氯化钠溶液或 EDTA 盐水制备 2%~5% 的供者红细胞悬液。 使用血清标本进行检测时，一些血清学专家偏向于用 EDTA 盐水制备供者红细胞悬液，因高效价的抗-A、抗-B 可启动补体包被过程，导致凝集反应的空间位阻[2]。使用 EDTA 抗凝也是为了防止这种现象
2	标记每个加有供者红细胞悬液的试管，以供与患者血清反应
3	每个试管中加入 2 滴患者血清或血浆
4	相应的试管中加入 1 滴供者红细胞悬液
5	混匀，按照离心机要求离心
6	检测有无溶血，轻轻悬浮红细胞扣，并观察凝集情况
7	判读、解释和记录检测结果

解释

1. 凝集或溶血均为阳性(不相容)的结果。
2. 重悬红细胞扣后，均匀的红细胞悬液结果为阴性，表示立即离心法交叉配血相合。

参考文献

[1] Levitt J, ed. Standards for blood banks and transfusion services. 29th ed. Bethesda, MD: AABB, 2014.

[2] Judd WJ, Steiner EA, O'Donnell DB, Oberman HA. Discrepancies in ABO typing due to prozone: How safe is the immediate-spin cross-match? Transfusion 1988; 28: 334-338.

[3] Downes KA, Shulman IA. Pretransfusion testing. In: Fung M, Grossman BJ, Hillyer CD, Westhoff CM, eds. Technical manual, 18th ed. Bethesda, MD: AABB, 2014: 367-390.

方法 3－2 盐水间接抗球蛋白试验

原理

间接抗球蛋白试验（indirect antiglobulion test，IAT）可体外检测红细胞与抗体反应，用于抗体检测、抗体鉴定、交叉配血和血型鉴定。当红细胞洗涤去除非结合的球蛋白后可使用盐水法。

标本

血清或血浆。标本采集的时间必须符合 AABB《血库和输血服务机构标准》中有关于输血前标本的要求。

试剂

1. 0.9% 氯化钠溶液。
2. 抗球蛋白（AHG）试剂。除非特殊说明，多特异性或抗－IgG 试剂均可使用。
3. O 型抗体筛查细胞。混合的 O 型抗体筛查细胞只能用于供者的检测，检测患者时必须使用单人份的抗体检测细胞。
4. 2%～5% 供者红细胞盐水悬液。
5. IgG 致敏红细胞。

程序

步骤	操作
1	标记试管，加入 2 滴血清或血浆
2	加入 1 滴 2%～5% O 型试剂红细胞或供者红细胞悬液，混匀
3	离心，观察溶血和凝集，分级并记录结果
4	37℃孵育 30～60 min
5	离心，观察溶血和凝集，分级并记录结果
6	0.9% 氯化钠溶液洗涤红细胞 3～4 次，最后 1 次洗涤后彻底弃掉上清
7	根据厂商说明书向细胞扣加入 AHG 试剂，混匀
8	离心观察凝集，分级并记录结果
9	向阴性反应的试管中加入 IgG 致敏红细胞进行确认，证实阴性结果的有效性

解释

1. 37℃孵育后出现凝集/溶血，结果视为阳性结果。
2. 加入 AHG 后出现凝集，结果视为阳性结果。
3. 初次离心后无凝集，加入 IgG 致敏红细胞并离心后凝集，此抗球蛋白试验结果视为阴性。如果加入 IgG 致敏红细胞后仍不凝集，则阴性结果无效，必须重新检测。

质量控制

1. 应每日使用弱抗体标本作为质量控制进行输血前意外抗体的检测。
2. 质控血清可使用血型鉴定试剂，将其用 6% 牛血清白蛋白稀释至 IAT 反应强度为 2＋即可。人源 IgG 抗体也可。

注意事项

1. 红细胞的孵育时间、体积和浓度均来源于文献。实验室可以选择不同的标准化技术。其他修改程序的限制请参见本书第 15 章。在所有情况下，在修改程序之前，应查询产品说明书。
2. 步骤 3 可省略，可避免室温反应性抗体的检出。
3. 步骤 6 至步骤 9 应连续进行。

参考文献

[1] Levitt J, ed. Standards for blood banks and transfusion services. 29th ed. Bethesda, MD: AABB, 2014.
[2] Downes KA, Shulman IA. Pretransfusion testing. In: Fung M, Grossman BJ, Hillyer CD, Westhoff CM, eds. Technical manual, 18th ed. Bethesda, MD: AABB, 2014: 367－390.

方法 3－3 白蛋白或 LISS 添加液间接抗球蛋白试验

原理

间接抗球蛋白试验(IAT)可检测体外红细胞与抗体的反应，用于抗体的检测、抗体鉴定、交叉配血和血型鉴定。白蛋白法可以减少细胞间的排斥力，从而促进凝集反应。采用 LISS 添加液可加速抗体与红细胞的结合。

标本

血清或血浆。标本的时间必须符合 AABB《血库和输血服务机构标准》中关于输血前标本的要求。

试剂

1. 牛血清白蛋白(22%)。
2. LISS，有商品化试剂。
3. 抗球蛋白试剂(AHG)。除非特殊说明，多特异性或抗－IgG 试剂均可使用。
4. O 型抗体筛查细胞。混合的 O 型抗体检测细胞可用于供者检测，而检测患者标本时必须使用单人份的抗体检测细胞。
5. 2%～5%的供者红细胞盐水悬液。
6. IgG 致敏红细胞。

程序

步骤	操作
1	标记试管，加入 2 滴血清或血浆
2	加入等量的 22% 牛血清白蛋白或 LISS 添加液(以生产商说明书为准)
3	每管加入 1 滴 2～5% 试剂或供者红细胞悬液，混匀
4	用白蛋白时，37 ℃孵育 30～60 min。用 LISS 时，依照产品说明书孵育 10～15 min
5	离心观察溶血或凝集，凝集强度并记录结果
6	0.9% 氯化钠溶液洗涤红细胞 3～4 次，最后 1 次洗涤后彻底弃掉上清
7	根据试剂说明书向细胞扣加入 AHG 试剂，混匀
8	离心观察凝集，分级并记录结果
9	向阴性反应的试管中加入 IgG 致敏红细胞进行确认，证实阴性结果的有效性

解释

1. 37℃孵育后出现凝集/溶血，结果视为阳性结果。
2. 加入 AHG 后出现凝集，结果视为阳性结果。
3. 初次离心后无凝集，加入 IgG 致敏红细胞并离心后凝集，此抗球蛋白试验结果视为阴性。如果加入 IgG 致敏红细胞后仍不凝集，则阴性结果无效，必须重新检测。

质量控制

1. 应每日使用弱抗体标本作为质量控制进行输血前意外抗体的检测。
2. 质控血清可使用血型鉴定试剂，将其用 6% 牛血清白蛋白稀释至 IAT 反应强度为 2＋即可。人源 IgG 抗体也可。

注意事项

1. 红细胞的孵育时间、体积和浓度均来源于文献。实验室可以选择具有不同价值的其他标准化技术。所有情况下，在修改程序之前，应查询产品说明书。
2. 步骤 6 至步骤 9 应连续进行。

参考文献

[1] Levitt J, ed. Standards for blood banks and transfusion services. 29th ed. Bethesda, MD: AABB, 2014.

[2] Downes KA, Shulman IA. Pretransfusion testing. In: Fung M, Grossman BJ, Hillyer CD, Westhoff CM, eds. Technical manual, 18th ed. Bethesda, MD: AABB, 2014: 367－390.

方法 3 -4　LISS 间接抗球蛋白试验

原理

间接抗球蛋白试验(IAT)可检测体外红细胞与抗体的反应，用于抗体的检测、抗体鉴定、交叉配血和血型鉴定。与正常盐水相比，低离子盐溶液(LISS)可以降低离子强度，加速抗体与红细胞的结合。

标本

血清或血浆。标本的时间必须符合 AABB《血库和输血服务机构标准》中关于输血前标本的要求。

试剂

1. LISS(商品化的试剂)。
2. 抗球蛋白试剂(AHG)。除特殊说明，多特异性或抗 - IgG 试剂均可使用。
3. O 型抗体检测细胞。混合的 O 型抗体检测细胞可用于供者检测，而检测患者标本时必须使用单人份的抗体检测细胞。
4. 2% ~5% 的供者红细胞 0.9% 氯化钠溶液悬液。
5. IgG 致敏红细胞。

程序

步骤	操作
1	0.9% 氯化钠溶液洗涤试剂或供者红细胞 3 次，彻底弃上清
2	用 LISS 液重悬红细胞制备 2% ~3% 红细胞悬液
3	相应标记的试管中加入 2 滴血清
4	加入 2 滴 LISS 液制备的红细胞悬液，混匀，依照产品说明书 37℃孵育 10 ~15 min
5	离心，轻轻重悬红细胞扣，观察溶血或凝集，分级并记录结果
6	0.9% 氯化钠溶液洗涤红细胞 3 ~4 次，最后 1 次洗涤后彻底弃上清
7	按试剂商说明书向细胞扣中加入 AHG，混匀
8	离心观察凝集，凝集强度并记录结果
9	向阴性反应的试管中加入 IgG 致敏红细胞进行确认，证实阴性结果的有效性

解释

1. 37℃孵育后出现凝集/溶血，结果视为阳性结果。
2. 加入 AHG 后出现凝集，结果视为阳性结果。
3. 初次离心后无凝集，加入 IgG 致敏红细胞并离心后凝集，此抗球蛋白试验结果视为阴性。如果加入 IgG 致敏红细胞后仍不凝集，则阴性结果无效，必须重新检测。

质量控制

1. 应每日使用弱抗体标本作为质量控制进行输血前意外抗体的检测。
2. 质控血清可使用血型鉴定试剂，将其用 6% 牛血清白蛋白稀释至 IAT 反应强度为 2 + 即可。人源 IgG 抗体也可。

注意事项

1. 红细胞的孵育时间、体积和浓度均来源于文献。实验室可以选择不同的标准化技术。所有情况下，在修改程序之前，应查询产品说明书。
2. 步骤 6 至步骤 9 应连续进行。

参考文献

[1] Levitt J, ed. Standards for blood banks and transfusion services. 29th ed. Bethesda, MD: AABB, 2014.
[2] Downes KA, Shulman IA. Pretransfusion testing. In: Fung M, Grossman BJ, Hillyer CD, Westhoff CM, eds. Technical manual, 18th ed. Bethesda, MD: AABB, 2014: 367 -390

方法 3－5 PEG 间接抗球蛋白试验

原理

间接抗球蛋白试验(IAT)可检测体外红细胞与抗体的反应，用于抗体的检测、抗体鉴定、交叉配血和血型鉴定。聚乙二醇(PEG)可减少溶液中水分子的空间排斥，加速抗体与红细胞的结合。

标本

血清或血浆。标本的时间必须符合 AABB《血库和输血服务机构标准》中关于输血前标本的要求。

试剂

1. PEG 试剂，有商品化试剂，亦可按以下方式制备：向 20 g 的分子量 3350 的 PEG 中，加入 pH 值 7.3 的磷酸盐缓冲盐水(PBS)，最终体积为 100 mL(20% w/v)。
2. 抗球蛋白试剂(AHG)。需使用抗人 IgG，而非多特异性的 AHG。
3. O 型抗体检测细胞。混合的 O 型抗体检测细胞可用于供者检测，而检测患者标本时必须使用单独的抗体细胞。
4. 2% ~5% 的供者红细胞 0.9% 氯化钠溶液悬液。
5. IgG 致敏红细胞。

程序

步骤	操作
1	标记试管，每管加入加 2 滴待检血清，4 滴 20% PEG(PBS 配置)溶液，1 滴 2% ~5% 的红细胞悬液，混匀，如果是使用商品化的 PEG，则按生产商说明书操作
2	37℃孵育 15 min
3	不要离心
4	0.9% 氯化钠溶液洗涤红细胞 3 次，最后 1 次洗涤后彻底弃上清
5	根据试剂说明书向细胞扣加入抗－IgG 试剂，混匀
6	离心观察凝集，分级记录结果
7	向阴性反应试管中加入 IgG 致敏红细胞进行确认，证实阴性结果的有效性

解释

1. 37℃孵育后出现凝集/溶血，结果视为阳性结果。
2. 加入抗－IgG 后出现凝集，结果视为阳性结果。
3. 初次离心后无凝集，加入 IgG 致敏红细胞并离心后凝集，此抗球蛋白试验结果视为阴性。如果加入 IgG 致敏红细胞后仍不凝集，则阴性结果无效，必须重新检测。

质量控制

1. 应每日使用弱抗体标本作为质量控制进行输血前意外抗体的检测。
2. 质控血清可使用血型鉴定试剂，将其用 6% 牛血清白蛋白稀释至 IAT 反应强度为 2＋即可。也可使用人源 IgG 抗体。

注意事项

1. 红细胞的孵育时间、体积和浓度均来源于文献。实验室可以选择其他标准化技术。修改程序限制见于本书第 15 章。在所有情况下，在修改程序之前，应查询产品说明书。
2. 此法 37℃孵育后不需离心，因为红细胞不易重悬。
3. 非多特异性的 AHG 以避免补体 C3 结合自身抗体引起假阳性反应。添加 PEG 时出现血清蛋白沉淀可能与血清球蛋白水平升高有关。当 IgG 致敏红细胞无反应或出现无法解释的弱反应时，血清蛋白沉淀现象更加明显。在 AHG 阶段至少洗涤 4 次，并混匀，可充分悬浮红细胞，多可防止此类问题发生。也可不使用 PEG 法重新进行检测。
4. 商品化的 PEG 溶液使用应遵循生产商的说明书。
5. IAT 步骤 7 至步骤 9 应连续进行。

参考文献

[1] Levitt J, ed. Standards for blood banks and transfusion services. 29th ed. Bethesda, MD: AABB, 2014.

[2] Hoffer J, Koslosky WP, Gloster ES, et al. Precipitation of serum proteins by polyethylene glycol (PEG) in pretransfusion testing. Immunohematology 1999; 15: 105－107.

[3] Downes KA, Shulman IA. Pretransfusion testing. In: Fung M, Grossman J, Hillyer CD, Westhoff CM, eds. Technical manual, 18th ed. Bethesda, MD: AABB, 2014: 367－390.

方法 3-6 预温法

原理

预温法用于检测和鉴定只在 37℃结合红细胞相应抗原的抗体。

标本

血清或血浆。标本采集时间必须符合 AABB《血库和输血服务机构标准》中关于输血前标本的要求[4]。

试剂

1. 0.9% 氯化钠溶液。
2. 抗 - IgG。
3. O 型抗体检测细胞。混合的 O 型抗体检测细胞可用于供者检测，而检测患者标本时必须使用单独的抗体检测细胞。
4. IgG 致敏红细胞。

注意事项

预温法用于含冷反应性自身抗体的患者，可能会掩盖有临床意义血清抗体，因此此法存在争议[1,2]。此方法会使一些重要的抗体反应性降低，导致漏检弱抗体[3]。此法应谨慎使用，不应用于消除不明确的反应。

程序

步骤	操作
1	0.9% 氯化钠溶液预温至 37℃
2	标记试管
3	每管中加入 1 滴 2% ~5% 的红细胞盐水悬液
4	向含有红细胞的试管和含有适量血清的试管及移液管置于 37 ℃容器中，孵育 5 ~ 10 min
5	使用预温后的移液管，取 2 滴预热血清至已预热的红细胞管中，在孵育器中混匀
6	37 ℃孵育 30 ~ 60 min
7	在孵育器中，每管中加入 37℃ 0.9% 氯化钠溶液，离心并洗涤 3 ~ 4 次
8	按生产商说明书加入抗 - IgG
9	离心观察，分级并记录结果
10	向阴性反应的试管中加入 IgG 致敏红细胞进行确认，证实阴性结果的有效性

说明

1. 预温法不适用于在 37℃或更低温度，及抗球蛋白相不反应的同种抗体检测。如需检测此类同种抗体，则需在 37℃进行平行检测和离心。如果时间允许，含血清和红细胞的试管可在 37℃孵育 60 ~ 120 min，重悬细胞扣，但不离心，观察凝集结果。
2. 洗涤时使用室温 0.9% 氯化钠溶液替代 37℃盐水可能检测不到冷反应性抗体[2]。与 37℃ 0.9% 氯化钠溶液相比，使用室温 0.9% 氯化钠溶液可避免有临床意义的抗体从试剂红细胞上洗脱。而一些强冷反应性自身抗体可能仍有反应，因此需要使用 37℃ 0.9% 氯化钠溶液以避免此类抗体的检出。
3. 强冷反应性自身抗体在预温法中也可能反应；可能还需要使用其他技术，如冷自体、异体吸收或二硫苏糖醇处理血浆来检测有潜在临床意义的抗体。

参考文献

[1] Judd WJ. Controversies in transfusion medicine. Prewarmed tests: Con. Transfusion 1995; 35: 271 -275.

[2] Mallory D. Controversies in transfusion medicine. Prewarmed tests: Pro—why, when, and how—not if. Transfusion 1995; 35: 268 -270.

[3] Leger RM, Garratty G. Weakening or loss of antibody reactivity after prewarm technique. Transfusion 2003; 43: 1611 -1614.

[4] Levitt J, ed. Standards for blood banks and transfusion services. 29th ed. Bethesda, MD: AABB, 2014.

方法 3－7　利用盐水替代法排除缗钱状凝集干扰

原理　　患者标本存在血清蛋白浓度异常，血清蛋白比例改变或者高分子量扩容剂等情况，血清可能聚集试剂红细胞并出现类凝集反应。缗钱状凝集指于显微镜下可见红细胞“圆盘”面相贴，类似于硬币叠加在一起。

标本　　待检血清或血浆。

试剂　　1. 0.9% 氯化钠溶液。

2. A_1、B 和 O 试剂红细胞。

程序

步骤	操作
1	在常规孵育和再悬浮后，如果出现缗钱状凝集，需要进行以下步骤：盐水替代技术最好采用试管法
2	将血清(血浆)与红细胞的混合物重新离心
3	去除上层血清或血浆，离心后留下红细胞扣
4	用等量的 0.9% 氯化钠溶液(2 滴)替代血清
5	轻摇重悬细胞扣，观察凝集。在 0.9% 氯化钠溶液中，红细胞缗钱状凝集将分散。真实的凝集反应是稳定的

注意事项

1. 在某些情况下，稀释血清(血清：盐水 = 1∶3)能够在检测 ABO 同种抗体时，足以预防红细胞缗钱状凝集。
2. 回顾患者最近的病史和其他实验室结果可协助确定原因(例如多发性骨髓瘤病史)。

参考文献

[1] Issitt PD, Anstee DJ. Applied blood group serology. 4th ed. Durham, NC: MontgomeryScientific Publications, 1998: 1135.

方法 3-8 1% W/V 无花果蛋白酶制备

原理

无花果蛋白酶可以破坏或削弱某些红细胞抗原，而其他抗原经过无花果蛋白酶处理后可增强反应。无花果蛋白酶适用于输血前血型检测中存在弱的反应格局但却无法证明其特异性，或者怀疑存在但尚未确认的抗体。

试剂

1. 无花果蛋白酶粉末，1 g。
2. 磷酸盐缓冲液(PBS)，pH = 7.3。
3. 磷酸盐缓冲液，pH = 5.4。

程序

步骤	操作
1	将 1 g 无花果蛋白酶粉末放入 100 mL 容量瓶中。务必小心处理无花果粉末；若进入眼睛或被吸入，则会造成伤害。最好戴上手套、面罩和围裙，或者防护面罩，在通风柜下工作
2	加入 pH 7.3 的 PBS 至 100 mL，溶解无花果蛋白酶粉末。通过用力颠倒混匀，旋转 15 min，或者用磁力搅拌器搅拌直到粉末大部分溶解。这种粉末不会完全溶解
3	过滤或离心，收集上清液，分装成小量等份。储存在 -20℃ 或更低温度。解冻液不可再冷冻

注意事项

无花果蛋白酶制剂因制作批次不同，效果会有差别。因此每次制备酶制剂时，都要对其反应性进行测试，并对孵育时间进行标准化以达到最佳效果。

参考文献

[1] Walker PS, Hamilton J. Identification of antibodies to red cell antigens. In: Fung M, Grossman BJ, Hillyer CD, Westhoff CM, eds. Technical manual, 18th ed. Bethesda, MD: AABB, 2014: 391 -425

方法 3－9　1% W/V 木瓜蛋白酶制备

原理

木瓜蛋白酶可以破坏或削弱某些红细胞抗原，而经过木瓜蛋白酶处理的其他红细胞抗原可以在抗原抗体反应中提高反应性。木瓜蛋白酶适用于输血前检测中存在弱的反应格局却无法证明特异性，或者怀疑存在但尚未确认的抗体。

试剂

1. L－半胱氨酸盐酸盐(0.5 M)，0.88 g 溶于 10 mL 蒸馏水。
2. 木瓜蛋白酶干粉，2g。
3. 磷酸盐缓冲液(0.067M，pH 值为 5.4)，用 3.5 mL Na_2HPO_4 和 96.5 mLKH_2PO_4 制备。

程序

步骤	操作
1	在 100 mL 磷酸盐缓冲液中加入 2 g 的木瓜蛋白酶干粉(pH 值 5.4)。小心处理木瓜蛋白酶干粉，其对黏膜有害。使用适当的防护装备
2	室温搅拌酶溶液 15 min
3	过滤或离心收集上清液
4	添加 L－半胱氨酸盐酸盐，在 37℃，孵育 1 h
5	添加磷酸盐缓冲液(pH 5.4)到 200 mL，分装成小等份，冰冻储存在 ▮ 20℃ 或更低的温度。解冻后不可再冷冻

注意事项

木瓜蛋白酶制剂因制作批次不同，效果会有差别。因此每次制备酶制剂时，都要对其反应性进行测试，并对孵育时间进行标准化以达到最佳效果。

参考文献

[1] Walker PS, Hamilton J. Identification of antibodies to red cell antigens. In: Fung M, Grossman BJ, Hillyer CD, Westhoff CM, eds. Technical manual, 18th ed. Bethesda, MD: AABB, 2014: 391－425.

方法 3-10　酶处理标准过程

原理

对于两步酶法处理过程，必须确定每个批次酶溶液的最佳处理时间。下面的方法用无花果蛋白酶进行操作举例(可依照酶种类的不同而调整)。

试剂

1. 1% 无花果蛋白酶的 PBS 储存液，pH 7.3。
2. 已知缺乏意外抗体的血清。
3. 抗-D 试剂，只凝集酶处理后的 D+红细胞但不凝集的未经酶处理的 D+红细胞。
4. 中度或强反应性的抗-Fy^a。
5. D+和 Fy(a+b-)红细胞标本。
6. 抗球蛋白(AHG)试剂。除非特别说明，多特异性或抗-IgG 均可使用。
7. IgG 致敏的红细胞。

程序

步骤	操作
1	用 PBS 稀释 1 份储存的无花果蛋白酶至 10 倍体积，制备 0.1% 无花果蛋白酶，pH 值 7.3
2	在 3 个试管上分别标记：5 min，10 min，15 min
3	每管加入等体积的洗涤红细胞和 0.1% 无花果蛋白酶
4	混匀，在 37℃孵育至预定时间。首先准备标记 15 min 的试管，其次是 10 min 和 5 min，其时间间隔 5 min，这样容易控制孵育时间。所有 3 个试管同时孵育结束
5	立即用大剂量的 0.9% 氯化钠溶液洗涤红细胞 3 次
6	酶处理后的红细胞用 0.9% 氯化钠溶液稀释为 2% ~5% 的悬浮红细胞
7	每种待测血清试管标记 4 个试管：未经处理，5 min，10 min，15 min
8	每个试管中各加入 2 滴相应待检血清
9	添加相应的红细胞悬液 1 滴到每个标记的管
10	混匀，37℃孵育 15 min
11	间接抗球蛋白试验： a. 用 0.9% 氯化钠溶液洗涤红细胞 3 ~4 次，最后一次洗涤后彻底弃掉上清 b. 根据使用说明添加 AHG 试剂到含有干细胞扣的试管，混匀 c. 离心，观察凝集，评分并记录结果 d. 向阴性反应试管中加入 IgG 致敏红细胞进行确认，证实阴性结果的有效性

解释

1. 下列表格显示了 D+、Fy(a+b-) 细胞和指示血清试剂反应可能的结果。在这种情况下，最佳孵育时间为 10 min。5 min 孵育不足以消除 Fy^a 活性或最大限度地提高抗-D 反应性。孵育 15 min会引起与阴性血清的假阳性 AHG 反应。
2. 如果孵育 5 min 仍会使红细胞处理过度，使用更大稀释倍数的酶的效果优于减少孵育时间，因为缩短的孵育时间很难被准确地监控。可额外评估在不同孵育时间同一酶稀释度或同一孵育时间的差别不同酶稀释梯度差别。

假设与 D + 、Fy(a + b -)红细胞反应的结果

细胞与酶		对照血清	抗 - D	抗 - Fy[a]
未处理	37℃孵育	0	0	0
	抗球蛋白试验(AHG)	0	1 +	3 +
5 min	37℃孵育	0	1 +	0
	抗球蛋白试验(AHG)	0	2 +	1 +
10 min	37℃孵育	0	2 +	0
	抗球蛋白试验(AHG)	0	2 +	0
15 min	37℃孵育	0	2 +	0
	抗球蛋白试验(AHG)	W +	2 +	W +

方法 3 – 11 评估酶处理红细胞

原理

在确定了某个批次的酶溶液的最佳孵育条件后，经酶处理的红细胞使用前应进行评价，以证明酶对红细胞的处理充分但不过度。酶处理合格的红细胞，应能与(仅经 IAT 试验可检出与未处理的红细胞反应的)抗体凝集，但同时与阴性血清不会产生凝集或聚集。

标本

酶处理的红细胞。

试剂

1. 已知含有抗体的血清，能与酶处理的红细胞发生凝集。
2. 没有任何意外抗体的血清。
3. 抗球蛋白试剂(AHG)(除非另有说明，多特异性或 IgG 抗体试剂均可使用)。
4. IgG 致敏的红细胞。

程序

<table>
<tr><th>步骤</th><th colspan="2">操作</th></tr>
<tr><td>1</td><td colspan="2">选择一种具备如下特性抗体：能够凝集酶处理的相应抗原阳性的红细胞，但与未处理红细胞只能通过 AHG 试剂起反应。例如人源抗 – D</td></tr>
<tr><td>2</td><td colspan="2">在标有“阳性”的试管中加入 2 滴含有特定抗体的血清试剂</td></tr>
<tr><td>3</td><td colspan="2">在标有“阴性”的试管中加入 2 滴无意外抗体的血清试剂</td></tr>
<tr><td>4</td><td colspan="2">每管加 1 滴 2% ~5% 的酶处理红细胞悬液</td></tr>
<tr><td>5</td><td colspan="2">混匀，37℃孵育 15 min</td></tr>
<tr><td>6</td><td colspan="2">离心，轻摇重悬红细胞</td></tr>
<tr><td>7</td><td colspan="2">肉眼观察凝集反应</td></tr>
<tr><td rowspan="5">8</td><td colspan="2">在标记“阴性”的试管上进行间接抗球蛋白试验。</td></tr>
<tr><td>a.</td><td>用0.9%氯化钠溶液洗涤红细胞 3 ~4 次，最后一次洗涤后彻底去除上清</td></tr>
<tr><td>b.</td><td>根据使用说明添加 AHG 试剂到试管中的细胞扣，混匀</td></tr>
<tr><td>c.</td><td>离心及观察凝集效果。评分并记录结果</td></tr>
<tr><td>d.</td><td>向阴性反应试管中加入 IgG 致敏红细胞进行确认，证实阴性结果的有效性</td></tr>
</table>

解释

阳性对照管内应有凝集反应，阴性对照管内应无凝集反应。如果阴性对照管出现凝集，提示红细胞被过度处理；如果阳性对照管内不发生凝集，则红细胞处理不充分。

方法 3－12　一步酶法

原理　　酶法消化可选择性去除红细胞特定抗原，同时保持或增强其他抗原的反应性。

标本　　待检的血清或血浆。

试剂

1. 红细胞试剂。
2. 抗球蛋白（AHG）试剂。除非另有说明，多特异性或抗－IgG 试剂均可使用。
3. IgG 致敏的红细胞。

程序

<table>
<tr><th>步骤</th><th>操作</th></tr>
<tr><td>1</td><td>标记的试管中加 2 滴血清</td></tr>
<tr><td>2</td><td>加 2 滴 2%～5%的试剂红细胞悬液</td></tr>
<tr><td>3</td><td>加 2 滴 0.1% 木瓜蛋白酶溶液，混匀</td></tr>
<tr><td>4</td><td>37℃孵育 15 min</td></tr>
<tr><td>5</td><td>离心，轻轻悬浮红细胞，观察凝集，评分并记录结果</td></tr>
<tr><td>6</td><td>进行间接抗球蛋白试验。
<table>
<tr><td>a.</td><td>用 0.9% 氯化钠溶液洗涤红细胞 3～4 次。最后一次洗涤后彻底弃掉上清</td></tr>
<tr><td>b.</td><td>根据使用说明添加 AHG 试剂到试管中的细胞扣，混匀</td></tr>
<tr><td>c.</td><td>离心及观察凝集效果，评分并记录结果</td></tr>
<tr><td>d.</td><td>向阴性反应试管中加入 IgG 致敏红细胞进行确认，证实阴性结果的有效性</td></tr>
</table></td></tr>
<tr><td>7</td><td>为了确保酶试验的正常进行，每次酶试验都应设立对照组。质控程序详见方法 3－11</td></tr>
</table>

注意事项

1. 步骤 4 和步骤 5 的替代方法是将血清和酶处理的细胞在 37℃孵育 60 min，检测沉积细胞在不离心的情况下是否凝集。可用于含有强冷凝集素的血清反应，有时还可以防止假阳性结果。
2. 不建议常规使用显微镜检查，尤其不适合在酶增强试验使用；常会出现假阳性反应。
3. 酶制剂有商品化试剂。使用时应遵循生产商的说明并进行质量控制。

参考文献

[1] Issitt PD, Anstee DJ. Applied blood group serology. 4th ed. Durham, NC: MontgomeryScientific Publications, 1998.

[2] Judd WJ, Johnson S, Storry J. Judd's methods in immunohematology. 3rd ed. Bethesda, MD: AABB Press, 2008.

方法 3 - 13　两步酶法

原理　酶法消化可选择性去除红细胞特定抗原，同时保持或增强其他抗原的反应性。

标本　待检的血清或血浆。

试剂

1. 红细胞试剂。
2. 抗球蛋白（AHG）试剂。除非另有说明，多特异性或 IgG 抗体试剂均可使用。
3. IgG 致敏的红细胞。

程序

步骤	操作
1	制备酶稀释溶液（木瓜蛋白酶或者无花果蛋白酶溶液），用 9 mL PBS（pH 7.3），加入 1 mL 的酶储存液中配置
2	将稀释的酶溶液按 1∶1 加入洗涤过的试剂红细胞中。详见方法 3 - 11
3	在 37℃孵育，选择经标定过的酶溶液的最佳反应时间
4	用大剂量 0.9% 氯化钠溶液洗涤酶处理过的红细胞，至少 3 次，最后用配置 2% ~5% 的红细胞悬液。
5	将 2 滴待检测血清（或血浆）加入相应标记试管中
6	加入 1 滴 2% ~5% 酶处理红细胞悬液
7	混匀，37℃孵育 15 min
8	离心，轻摇重悬，观察凝集。评分并记录结果
9	进行间接抗球蛋白试验。 a. 用 0.9% 氯化钠溶液洗涤红细胞 3 ~4 次。最后一次洗涤后完全弃掉上清 b. 根据使用说明添加 AHG 试剂到试管中滤干后的细胞扣，混匀 c. 离心及观察凝集效果。评分并记录结果 d. 向阴性反应试管中加入 IgG 致敏红细胞进行确认，证实阴性结果的有效性
10	为了确保酶试验的正常进行，每次酶试验都应设立对照组。控制程序详见方法 3 - 11

注意事项

1. 对于步骤 7 和步骤 8 的替代方法是将血清和酶处理的细胞在 37℃孵育 60 min，检测沉积细胞在不离心的情况下是否凝集。可用于含有强冷凝集素的血清反应，有时还可以防止假阳性结果。
2. 不建议常规使用显微镜检查，尤其不适合在酶增强试验使用；常会出现假阳性反应。
3. 木瓜蛋白酶或无花果蛋白酶均可用于两步酶法试验。
4. 酶制剂有商品化试剂，应遵循生产商的说明适当的使用和进行质量控制。

参考文献

[1] Issitt PD, Anstee DJ. Applied blood group serology. 4th ed. Durham, NC: MontgomeryScientific Publications, 1998.

[2] Judd WJ, Johnson S, Storry J. Judd's methods in immunohematology. 3rd ed. Bethesda, MD: AABB Press, 2008.

方法 3－14 直接抗球蛋白试验

原理

直接抗球蛋白试验(DAT)可以判断红细胞在体内是否被免疫球蛋白或(和)补体致敏。主要用于诊断溶血性输血反应、胎儿和新生儿溶血病、自身免疫性溶血性贫血和药物性免疫溶血。对DAT原理详见本书第17章。

标本

EDTA 抗凝全血的红细胞标本。

试剂

1. 抗球蛋白(AHG)试剂：多特异性抗球蛋白试剂，IgG 抗体，抗补体血清。
2. 当所有抗血清检测阳性时，需要一种对照试剂(如0.9%氯化钠溶液或6%白蛋白)。
3. IgG 致敏的红细胞。
4. 补体致敏的红细胞(根据说明书指示)。

程序

步骤	操作
1	每个标记抗球蛋白试剂或对照的试管中，各加1滴2% ~5%的悬浮红细胞
2	每个试管用盐水洗涤3~4次。最后一次洗涤后完全弃掉上清
3	立即添加抗血清混匀。所需抗血清的数量，请参阅生产商的说明书
4	根据生产商的说明书离心。对于抗补体，生产商可能会建议静置后离心
5	检查细胞凝集情况。分级并记录结果
6	如果使用多特异性 AHG 或抗补体，对无反应的结果(依照说明书要求)在室温下孵育，然后离心，再次读取结果
7	依照说明书对阴性结果的有效性进行确认(例如在含有抗－IgG 的试验中加入 IgG 致敏的红细胞)
8	根据生产商的说明离心
9	检查细胞是否凝集，并记录反应结果

解释

1. 直接离心或者在室温下孵育后离心出现凝集，则判断 DAT 为阳性。IgG 致敏的红细胞通常会立即产生反应，而补体包被的红细胞在孵育后更容易产生反应[1-2]。需要单特异性 AHG 试剂来确认球蛋白类型。
2. 在任一测试阶段无凝集，且在步骤7中加入 IgG 致敏红细胞后出现凝集则判断 DAT 阴性。如果加入 IgG 致敏红细胞后没有出现凝集，则阴性结果无效，必须重复检测。DAT 结果阴性并不一定意味着红细胞上没有球蛋白分子附着。多特异性和抗－IgG 试剂可以检测每个细胞上包被150~500的 IgG 分子，但患者红细胞包被 IgG 分子数量低于这个水平，仍有可能发生自身免疫性溶血性贫血[2]。
3. 如果对照试剂具有反应性，则结果不能进行解释。这可能表明存在强的冷自身凝集素或温反应 IgM 或 IgG 抗体导致的自发性凝集。用37℃温育红细胞和/或用37℃温盐水洗涤红细胞可能排除由于冷凝集素发生的反应。自发性凝集需要通过用二硫苏糖醇或2－氨基乙酰硫溴铵处理红细胞(详见方法3－18)。

注意事项

1. 步骤2至步骤5需连续执行。
2. 初步检测可仅采用多特异性试剂。如果使用多特异性试剂，DAT 结果是阴性的，无需进行进一步检测；如果 DAT 结果是阳性，可使用单特异性试剂，抗－IgG 和抗补体进行 DAT 试验，从而确定球蛋白类型。
3. 当 Wharton's 胶污染的脐带血标本时，可能增加清洗次数。

参考文献

[1] Klein HG, Anstee DJ. Mollison's blood transfusion in clinical medicine. 12th ed. Oxford: Wiley-Blackwell, 2014.
[2] Petz LD, Garratty G. Immune hemolytic anemia. Philadelphia: Churchill-Livingstone, 2004.
[3] Leger RM. The positive direct antiglobulin test and immune-mediated hemolysis. In: Fung M, Grossman BJ, Hillyer CD, Westhoff CM, eds. Technical manual, 18th ed. Bethesda, MD: AABB, 2014: 427－453.

方法 3－15 抗体效价测定

原理

滴定法是一种半定量方法，用于测定血清标本中的抗体浓度，或比较不同红细胞标本上抗原表达的强度。滴定法通常应用如下：1）对于妊娠女性，估计同种免疫的抗体活性，以便决定是否、以及何时执行更复杂的侵入性调查以监测胎儿状况；2）鉴定自身抗体特异性；3）确定抗体为高效价、低亲和力抗体。Knops 和 Chido/Rodgers 血型系统，Cs^a 和 JMH 的抗体共同特征是具有高滴度和低亲和力。4）观察巯基试剂对抗体性质的影响，确定免疫球蛋白种类（IgG 或 IgM）。

标本

需要抗体效价测定的血清或者血浆。

试剂

1. 2%～5%红细胞悬浮液：红细胞表达与抗体特异性反应的抗原。红细胞悬液的均质性对于确保结果的可比性非常重要。
2. 盐水（注：如果需要稀释可以用白蛋白）。

程序

步骤	操作
	稀释滴定法如下：
1	根据血清稀释度（如 1∶1、1∶2 等）标记 10 支试管。1∶1 稀释表示 1 份未经稀释的血清；1∶2 稀释表示 1 份血清被等量盐水稀释，或者稀释液中含 50% 血清
2	除第一支（未稀释，1∶1）试管以外，余下各管加入 1 体积的 0.9% 氯化钠溶液
3	添加等体积血清到第 1、2 管（未稀释；1∶2）
4	用干净的移液管混合 1∶2 稀释管内容物数次，并转移 1 体积稀释后内容物转移到下一管（1∶4 稀释管）
5	对余下所有稀释液进行相同的操作，每管用干净的吸管进行转移和稀释。在最后一管中移除 1 份体积稀释的血清，并储存。以备需要进一步稀释时使用
6	标记 10 个试管对应适当的稀释浓度
7	使用单独的移液管取各 2 滴稀释后的血清到相应的标记管中，并加 2 滴 2% 的红细胞悬液。或者方便起见，可以加入 1 滴由商品化的 3%～4% 悬浮红细胞悬液，尽管这种方法不太精确
8	充分混合，并用适合抗体的血清学技术进行检测（见本书第 16 章）
9	肉眼观察试验结果，依据凝集程度记录结果（前带现象可能导致反应在较浓缩的血清制剂中，比在较高的稀释度中弱。为避免误读结果，最好先检查血清稀释度最高的试管，然后再观察更浓缩的标本到未稀释的标本）

解释

1. 观察终点为产生 1＋肉眼可见凝集的最高稀释度。效价报告为稀释水平的倒数（例如 32 而不是 1∶32）（见下表）。如果最高稀释度的试管仍有凝集，说明还未能达到效价终点，应制备额外的稀释液并进行检测。
2. 在对照性研究中，效价差别≥3 个稀释度为显著性差异。技术差异和固有的生物学差异可以导致同一稀释度重复测试的结果增强或减弱。在重复试验中，真实效价为 32 的抗体血清可在 1∶32 试管、1∶64 试管或 1∶16 试管中出现终点。
3. 如果不评估凝集强度，单独的滴度值也会引起误解。所观察到的凝集强度可以定义为一个数值。在滴定研究中，所有管的这些数字之和代表得分，可以半定量测定抗体反应性。在不同测试标本之间，总分相差 10 或更多有显著性差异（见下表）。
4. 高效价、低亲和力的抗体效价的特点是一般滴度都＞64，大多数管显示持续的弱反应性。
5. 下表显示了 3 份血清结果，均在 1∶256 稀释后无凝集。但评分的差异表明反应强度的变化相当大。

抗体滴度，终点和评分举例

		血清稀释的倒数											
		1	2	4	8	16	32	64	128	256	512	Titer*	Score
标本#1	强度	3+	3+	3+	2+	2+	2+	1+	±	±	0	64(256)	
	分数	10	10	10	8	8	8	5	3	2	0		64
标本#2	强度	4+	4+	4+	3+	3+	2+	2+	1+	±	0	128(256)	
	分数	12	12	12	10	10	8	8	5	3	0		80
标本#3	强度	1+	1+	1+	1+	±	±	±	±	±	0	8(256)	
	分数	5	5	5	5	3	3	3	2	2	0		33

* 滴度通常从产生反应1+(得分5)的血清的最高稀释度确定。该反应可能与滴定终点(括号中显示)显著不同，如通过标本#3所显示的具有高滴度，低亲和力特征的抗体的反应一样。

注意事项

1. 胎儿状况的调查详见本书第22章。阐明自身抗体特异性在本书第17章中进行了讨论。
2. 滴定法是一种半定量技术。技术差异对结果有很大影响，应尽可能注意试验的同质化。
3. 体积大的比小的测量更准确，主稀释技术(见前面)比单个稀释组试验结果更可靠。应计算所有计划试验所需的容积，并准备每次足量的稀释量。
4. 小心地移液。建议使用每次稀释后换用一次性枪头的移液器。
5. 红细胞试剂效期、血型和浓度会影响结果。
6. 最佳的孵育时间和温度，离心时间和离心力应保持一致。
7. 当比较几种含有抗体的血清的效价时，所有的抗体都应该用同一供体的红细胞(最好是新采集的)进行检测。如果不能获得，应使用来自相同血型的供体的红细胞试剂测试。只有当标本同时检验时，两者之间比对才有效。
8. 当用不同的红细胞混合标本进行单一血清检测时，所有红细胞标本应以相同的方式收集和保存，并在使用前都稀释到相同浓度。所有试验应使用主稀释液中相同的原料。只有当标本同时检验时，两者之间比对才有效。
9. 进行胎儿和新生儿溶血病抗-D滴定的方法详见方法5-3。
10. 其他已被描述的滴定方法，可能显示较少的偏差[1]。

参考文献

[1] AuBuchon JP, de Wildt-Eggen J, Dumont LJ, et al. Reducing the variation in performance of antibody titrations. Arch Pathol Lab Med 2008; 132: 1194-1201.

方法 3 - 16　使用巯基试剂区分 IgM 和 IgG 抗体

原理

巯基试剂处理 IgM 抗体能消除其凝集和补体结合活性。巯基试剂处理前后抗体活性的观察有助于区分免疫球蛋白类型。巯基试剂处理也可灭活 IgM 抗体活性，以便检测共存的 IgG 抗体。IgM 抗体和 IgG 抗体的结构讨论见《AABB 技术手册》第 10 章。

标本

2 mL 待处理的血清或血浆。

试剂

1. pH 7.3 PBS。
2. 0.01 M 二硫苏糖醇(DTT)：用 100 pH 7.3 PBS 溶解 0.154 g DTT 粉配制，-18℃或者更低温度储存。

程序

步骤	操作
1	在两个试管中分别加入 1 mL 血清或血浆
2	一支试管(标记稀释对照管)加入 1 mL pH 值 7.3 的 PBS
3	另一支试管(标记测试管)，加入 1 mL 0.01 M 的 DTT
4	混匀，在 37℃孵育 30 ~ 60 min
5	按标准程序检测 DTT 处理过待检标本和稀释对照标本

解释

1. 稀释对照血清有反应，而 DTT 处理的血清无反应，表明存在 IgM 抗体。
2. 稀释对照血清和 DTT 处理的血清均有反应，表明存在 IgG 抗体或者 IgG 抗体和 IgM 抗体同时存在。有必要时行滴定检测区分两者(见下表)。
3. 稀释对照血清中无反应，表明弱抗体反应，试验无效。

二硫苏糖醇对血型抗体的影响

检测标本	血清稀释的倒数					解释
	2	4	8	16	32	
血清 + DTT	3 +	2 +	2 +	1 +	0	IgG
血清 + PBS	3 +	2 +	2 +	1 +	0	
血清 + DTT	0	0	0	0	0	IgM
血清 + PBS	3 +	2 +	2 +	1 +	0	
血清 + DTT	2 +	1 +	0 +	0 +	0	IgG + IgM *
血清 + PBS	3 +	2 +	2 +	1 +	0	

* 可能表明只有部分失活的 IgM；
注意：DTT = 二硫苏糖醇；IgG = 免疫球蛋白 G；IgM = 免疫球蛋白 M；PBS = 磷酸盐缓冲盐水

质量控制

已知含有 IgM 抗体的血清或血浆标本应平行处理和检测。

注意事项

1. 2 - 巯基乙醇也可以用于此类检测。
2. 巯基试剂在低浓度下可能削弱 KELL 血型系统的抗原。检测 KELL 血型系统中的抗体，需要使用其他方法。
3. DTT 处理血清或血浆标本过程中可以用观察到凝胶出现。常发生于 DTT 准备不当或者浓度超过 0.01 M 以上时。如果血清和 DTT 孵育太久，凝胶也可以发生。处理过的标本孵育 30 min 后检测，若 IgM 已经灭活了，没有必要进一步处理；凝集标本无法检测出抗体活性，因为过度 DTT 处理会引起所有血清蛋白质的变性。

参考文献

[1] Klein HG, Anstee DJ. Mollison's blood transfusion in clinical medicine. 12th ed. Oxford: Wiley-Blackwell, 2014.

方法 3－17　血浆抑制试验区分抗－CH 和抗－RG 或者具有类似特征的其他抗体

原理　　CH/RG＋个体的血浆能抑制 Chido/Rodgers 抗体与红细胞结合。此特性有助于识别这些抗体。

标本　　待检血浆或血清。

试剂

1. 有活性的红细胞试剂。
2. 6 人份或更多正常血浆混合标本。
3. 6% 牛血清白蛋白。
4. IgG 抗体。
5. IgG 致敏的红细胞。

程序

步骤	操作
1	用0.9% 氯化钠溶液将待测试血清进行连续倍比稀释，稀释范围应为1∶2～1∶512，或超过已知效价一个试管。每种待测红细胞标本所需血清的体积应不少于0.3 mL
2	每一个待检红细胞标本准备两套试管(10、12×75 毫米试管)每管加入 2 滴血清稀释液，适当标记
3	第一套试管，每管加 2 滴混合血浆
4	第二套试管，每管加 2 滴 6% 白蛋白
5	轻摇混匀各管内容物，在室温下至少孵育 30 min
6	每管加 1 滴 2%～5% 的红细胞悬液
7	轻摇混匀各管内容物，在 37℃孵育 1 h
8	在盐水中洗涤 4 次，加入 IgG 抗体，依试剂说明书进行离心
9	重悬细胞扣并检查凝集情况；显微镜下确认无反应性结果。评分并记录结果
10	添加 IgG 致敏的红细胞，证实阴性结果的有效性

解释

1. 加入混合血浆的试管中抗体的活性被抑制表明抗－CH 或抗－RG 特异性；这种抑制往往是完全的。
2. 部分抑制表明可能存在其他的同种抗体。可以通过制备大量抑制血清，并与谱细胞反应，观察血清未被中和的部分是否有抗体特异性。
3. 对照组中(6% 白蛋白)无反应性，表明弱反应性抗体的稀释和无效试验。

注意事项

1. 血浆中其他抗体也可以部分地被血浆抑制[1]。
2. C4 包被的红细胞吸附是一种替代方法，可用于识别抗－CH 或抗－RG 和检测潜在的同种抗体[2]。

参考文献

[1] Reid ME，Lomas-Francis C，Olsson M. The blood group antigen factsbook. 3rd ed. SanDiego：Elsevier Academic Press，2012.

[2] Ellisor SS，Shoemaker MM，Reid ME. Adsorption of anti-Chido from serum usingautologous red blood cells coated with homologous C4. Transfusion 1982；22：243－245.

方法 3－18 用 DTT 或 AET 处理红细胞

原理

二硫苏糖醇(DTT)和(AET)是有效的还原剂，可通过不可逆地将二硫键还原为游离巯基而破坏蛋白质的三级结构。没有三级结构，含蛋白质的抗原再不能结合特定的抗体。DTT 或 AET 处理过红细胞不与 KELL 血型系统的抗体反应。也不与 Knops 血型系统的大多数抗体反应，或抗－LW^a，抗－Yt^a，抗－Yt^b，抗－Do^a，抗－Do^b，抗－Gy^a，抗－Hy 和抗－Jo^a等反应。这些抑制技术有助于识别这些抗体或确定血清是否含有其他潜在的同种抗体。

标本

待检测红细胞。

试剂

1. 准备 0.2 M DTT。用 32 mL PBS 溶解 1 g DTT 粉，pH 为 8。分装 1 mL 冻存于－18℃或以下。
2. PBS(pH 为 7.3)。
3. 准备 6% AET。用 10 mL 蒸馏水溶解 0.6 g AET 粉，缓慢加入 5 N NaOH 将 PH 值调节到 8。
4. 可疑抗原阳性红细胞；K 抗原阳性的对照红细胞(K 抗原可稳定的被 DTT 或 AET 破坏)。
5. 抗－K，试剂或强阳性血清标本。

DTT 处理过程

步骤	操作
1	DTT 溶液(0.2 M DTT，pH 8)和 PBS 洗涤的压积红细胞以 4∶1 混合
2	在 37℃孵育 30～45 min，每 5 min 混匀一次
3	用 PBS 洗涤 4 次。可能发生轻微的溶血；如果溶血过多，可使用略小体积的 DTT(2～3 倍体积)洗涤新鲜的红细胞，重复以上步骤
4	用 PBS 制成 2%～5% 红细胞悬液
5	用含有可疑抗体的血清测试 DTT 处理的细胞。用抗－K 血清测试 K＋红细胞

AET 处理过程

步骤	操作
1	6% AET 和洗涤、压积红细胞以 4∶1 混合
2	在 37℃孵育 20 min，每 5 min 混匀一次
3	用 PBS 洗涤处理后的红细胞 5～7 次，直至上清液清澈
4	用 PBS 制成 2%～5% 红细胞悬液
5	用含有可疑抗体的血清检测经 AET 处理的细胞。用抗－K 血清测试 K＋红细胞

解释

1. 处理后的 K＋红细胞与抗－K 反应时应为阴性，否则，DTT 或 AET 处理红细胞并不充分。KELL 血型系统中的其他抗原也可以作为质控抗原。
2. 如果试验血清的反应性消失，则可以确认疑似抗体特异性。应有足够的红细胞标本以排除其他有临床意义的同种抗体。

注意事项

0.2 M DTT 或 6% AET 处理过的红细胞可以变性或削弱所有 Kell、Cartwright、LW、Dombrock 和 Knops 血型系统的抗原。低浓度的 DTT 可以选择性地降解特定的血型抗原(即 0.002 M DTT 可以变性 Js^a和 Js^b抗原，而其他 Kell 抗原将不受影响)。这种特性可能有助于特定抗体调查。

参考文献

[1] Advani H, Zamor J, Judd WJ, et al. Inactivation of Kell blood group antigens by 2－aminoethylisothiouronium bromide. Br J Haematol 1982；51：107－115.

[2] Branch DR, Muensch HA, Sy Siok Hian S, Petz LD. Disulfide bonds are a requirementfor Kell and Cartwright(Yta) blood group antigen integrity. Br J Haematol 1983；54：573－578.

方法 3－19　尿中和抗－Sd^a

原理

为了确定血清标本中的抗－Sd^a，可使用已知 Sd(＋)个体的尿液(或多人份尿液混合物)来抑制此抗体反应性。

标本

怀疑含抗－Sd^a血清或者血浆。

试剂

1. Sd(＋)个体的尿液或至少 6 个人的未知 Sd^a类型的多人份尿液混合物，准备如下：收集尿液，并立即煮沸 10 min，冷却。使用内径 10 mm 纤维素膜管(12400 MW 截留)，在 4℃用 pH 值为 7.3 的 PBS 透析 48 h。更换 PBS 数次，离心。取上清液分成几等份，－20℃保存，解冻之后使用。
2. PBS，pH 7.3。

程序

步骤	操作
1	混合等量的解冻尿液和试验血清
2	准备一个含有等量血清和 PBS 的稀释对照管
3	准备一个含有混合等量尿和 PBS 的尿液对照管
4	在室温下孵育所有的试管 30 min
5	准备 3 支试管，每只试管滴 4 滴相应标本，分别为：中和血清，PBS 血清，PBS 尿液。3 支试管中分别加入 1 滴红细胞标本，混匀。然后用标准程序测试每一个试管

解释

1. 与尿液孵育的血清标本中的持续凝集意味着抗体未被中和或部分被中和，或存在潜在抗体。可使用显微镜辅助检查；抗－Sd^a引起的凝集有折光性，显微镜下呈混合视野凝集。
2. 中和管无凝集，而在稀释对照管内持续凝集，尿液对照管内无溶血和凝集现象，表明抗体已被中和，并且很可能是抗－Sd^a。
3. 稀释对照管中没有凝集反应意味着中和步骤中的稀释度过高，试验结果无效。
4. 尿液对照管可除外尿中存在其他凝集或破坏红细胞物质的可能。

注意事项

1. 尿液也可能含有 ABO 和 Lewis 血型物质，这取决于 ABO、Lewis 和供体的分泌状态。
2. 应使用已知缺乏 Sd^a物质的尿液或 0.9% 氯化钠溶液作为稀释对照。

参考文献

[1] Judd WJ, Johnson S, Storry J. Judd's methods in immunohematology. 3rd ed. Bethesda, MD: AABB Press, 2008.

方法 3－20 吸收试验

原理

通过吸附可以从血清标本中除去抗体。并可通过洗脱收集吸收的抗体，也可对吸收后血清中的剩余抗体进行检测。

标本

含有待吸附抗体的血清或血浆。

试剂

红细胞(如自体或异体)：表达与被吸附的抗体相对应的特异性抗原。

操作程序

步骤	操作
1	用盐水洗涤待检测红细胞至少 3 次
2	最后一次洗涤后的红细胞，离心(800～1000)×g 至少 5 min，并尽可能除去上清液。剩余的上清液可以通过用一张窄的滤纸接触红细胞除去
3	将压积红细胞和适量的血清混匀，在所需的温度下孵育 30～60 min
4	在孵育期间定时混匀血清与红细胞混合物
5	离心红细胞(800～1000)×g，5 min，获取压积红细胞。如果可能的话，在孵育温度下离心，以避免抗体从红细胞上解离
6	将上清液即吸附后的血清转移到干净的试管中。如果所需要放散液，则保存红细胞
7	检测吸附后的血清是否符合标准，最好是用相对应的保留的未使用的吸附用红细胞，检测是否所有的抗体都被去除了

解释

如果反应性仍然存在，说明抗体还未完全去除。若无反应性，说明抗体已完全吸收。

注意事项

1. 红细胞与血清接触面积大，吸收效果更好。建议使用大口径试管(13 mm 或更大)。
2. 彻底清除抗体需要多次吸收；但是随着反复吸收次数增加，待检测血清会稀释，待检测的抗体有可能减弱。
3. 重复吸收应使用新的红细胞而不是之前吸附用过的红细胞。
4. 吸收用的红细胞经过酶处理后可提高酶抵抗抗原对应抗体的吸附。

参考文献

[1] Judd WJ, Johnson S, Storry J. Judd's methods in immunohematology. 3rd ed. Bethesda, MD: AABB Press, 2008.

方法 3 - 21 美国稀有血型献血计划

原理

美国稀有血型献血计划(American Rare Donor Program，ARDP)有助于找到稀有或罕见血液成分并提供给有需要的患者。ARDP 拥有一个稀有血型的献血者数据库，数据由 AABB 认证的免疫血液学参考实验室(IRLS)或者美国红十字会免疫血液学参考实验室(IRLS)提交。缺乏某个高频抗原，缺失多个共同抗原或 IgA 缺乏症的献血者定为稀有献血者。

操作程序

步骤	操作
1	医院血库、输血服务中心或血液中心确定患者需要稀有血液
2	这些机构联系距离最近的被 AABB 认证的机构或红十字免疫血液学参考实验室(IRLS)，确认是否能提供所需血液
3	如果免疫血液学参考实验室不能提供所需要的血液，它就会联系 ARDP。ARDP 只接收 AABB 认证的机构或红十字免疫血液学参考实验室(IRLS)或来自另一种稀有血型的献血计划的申请。如果收到的用血申请直接来源于一个未被正式认证的机构，该申请会被指定给距离最近的认证机构完成
4	与 ARDP 联系的机构(申请机构)必须通过血清学调查或通过其他机构进行的血清学检查来确认患者存在抗体
5	ARDP 工作人员将检索自己的数据库，以确认有相应表型的稀有血型献血者的血液中心，并联络血液中心确认是否可提供所需的血液。ARDP 工作人员将会给相关请求机构一份相应的运输机构的名单
6	相关请求机构和运输机构将会讨论血液装运前检测要求和相关费用
7	如果一开始没有得到足够的血液成分，ARDP 工作人员可通过以下方式来获得所需的血液成分数量：1)联系和沟通所有参与 ARDP 计划的中心，提醒他们去搜索他们的库存和/或招募有所需血液表型匹配的献血者。2)联系其他含有稀有血型的献血者档案的机构，如世界卫生组织，日本红十字会或类似的组织管理下的机构等

注意事项

1. 所有递交到 ARDP 的稀有血型血液的申请必须来自被 AABB 认证机构或红十字会确认的免疫血液学参考实验室，以便确保需要稀有血型血液的患者的相关问题已被准确地评估和报告。
2. 所有运费和稀有血液费用由运输机构确定。

抗人球蛋白试验(DAT)阳性的研究方法

放散液

制备放散液后，应通过适当的技术对检测抗体类型进行。用于检测 IgG 抗体的放散液在 37℃孵育并使用抗球蛋白技术。用于检测 IgM 抗体制备的热放散液可首先在室温下温育 15～30 min，如果不反应，则在 37℃下温育后离心，读取凝集结果，随后使用抗球蛋白技术。抗球蛋白技术可能检测不到 IgM 抗体。

为了确保放散液中检测到的抗体仅为红细胞结合抗体而不是来自血浆的游离抗体，在检测放散液的同时，需要同时检测末次洗涤红细胞的上清液，确定反应为阴性。而且，放散开始前，将红细胞转移到干净的管中，可以排除在制备过程中与试管游离的血浆抗体非特异性结合干扰结果。

免疫性溶血性贫血血清/血浆检测法

本节包括用于去除温抗体或冷自身抗体反应性(例如吸附)的方法，可以进行同种异体抗体检测试验和诊断试验，以区分免疫性溶血贫血类型。关于免疫性溶血性贫血的讨论见本书第 17 章。

方法 4-1　冷-酸放散法

原理

低 pH 值下放散的抗体可造成蛋白质中静电键破坏和三级结构变化。该方法适用于温反应性自身抗体和同种异体抗体的恢复。

标本

1. 用大量 0.9% 氯化钠溶液洗涤红细胞 4~6 次。
2. 末次洗涤红细胞上清液。

试剂

1. 甘氨酸-HCl(0.1 M, pH 3.0)：将 3.75 g 甘氨酸和 2.922 g 氯化钠溶于 500 mL 去离子水或蒸馏水中，用 12 N HCl 调节溶液 pH 至 3.0。在 4℃储存，冷藏使用。
2. 磷酸盐缓冲液(0.8 M, pH 8.2)：将 109.6 g 的 Na_2HPO_4 和 3.8 g 的 KH_2PO_4 溶于大约 600 mL 的去离子水或蒸馏水中，并且将最终体积调节至 1 L。如果需要，可用 1 N NaOH 或 1 N HCl 调节 pH。在 4℃储存(见注 1)。
3. 0.9% 的 NaCl，4℃储存，冷藏使用。

程序

步骤	操作
1	将甘氨酸-HCl 和 0.9% 氯化钠溶液放入冰水浴中
2	将 1 mL 红细胞加入 13×100 mm 的试管中，在加入甘氨酸-HCl 前，冰水浴冷却 5 min
3	向红细胞中加入 1 mL 冷盐水和 2 mL 冷的甘氨酸-HCl
4	混匀后在冰水浴(0℃)中孵育 1 min
5	(900~1000)×g 快速离心 2~3 min
6	将上清放散液转移至干净试管中，每 1 mL 放散液加入 0.1 mL pH 8.2 的磷酸盐缓冲液
7	混匀后以(900~1000)×g 离心 2~3 min
8	将上清放散液转移到干净的试管中，与红细胞最后一次洗涤的上清液做平行对照试验

注释

1. 磷酸盐缓冲液在 4℃储存期间会结晶。使用前在 37℃重新溶解。
2. 酸度可能会导致用于测试放散液的试剂红细胞溶血。加入 22% 的牛血清白蛋白(1 份牛血清白蛋白∶4 份放散液)可以减少溶血。

参考文献

[1] Judd WJ, Johnson ST, Storry J. Judd's methods in immunohematology. 3rd ed. Bethesda, MD: AABB Press, 2008.
[2] Rekvig OP, Hannestad K. Acid elution of blood group antibodies from intact erythrocytes. Vox Sang 1977; 33: 280-285.

方法 4－2　甘氨酸－HCl/EDTA 放散法

原理

红细胞抗体的分离能够鉴定自身抗体或同种异体抗体。与吸附技术结合的放散方法也可用于检测红细胞上表达的弱抗原，以及分离针对红细胞抗原的多种抗体。

标本

大量 0.9% 氯化钠溶液洗涤 6 次后的直接抗球蛋白试验(DAT)阳性的红细胞，末次洗涤红细胞的上清液。

试剂

1. Na_2EDTA(10% w/v)：Na_2EDTA 10 g；加蒸馏水至 100 mL。
2. 甘氨酸－HCl(0.1 M，pH 1.5)：用 0.9% 的 NaCl 稀释 0.75 g 甘氨酸至 100 mL，然后用 12 N HCl 调节至 pH 1.5。
3. TRIS－NaCl(1M)：12.1 g 三(羟甲基)氨基甲烷(TRIS)或 TRIZMA BASE，5.25 g NaCl 加蒸馏水至 100 mL。
4. 从待测红细胞的末次洗涤上清液。

程序

步骤	操作
1	将 20 份体积(例如，滴)的 0.1M 甘氨酸－HCl 缓冲液和 5 份体积的 10% EDTA 加入试管中混匀，作为放散液
2	在 12×75 mm 的试管中，加入 10 份体积的红细胞
3	向红细胞中加入 20 份体积的放散液，充分混匀，室温孵育 2 min。不要过度孵育
4	加入 1 份体积的 TRIS－NaCl，混匀，立即离心，(900～1000)×g 离心 60 s
5	将上清放散液转移至干净的试管中，用 1 M TRIS－NaCl 将其小心调节至 pH 7.0～7.4。可以用 pH 试纸检查 pH 值
6	(900～1000)×g 离心 2～3 min 除去沉淀
7	将上清放散液转移到干净的试管中，并与红细胞最后一次洗涤的上清盐水做平行对照试验

注释

1. 当红细胞呈现 DAT 阴性时，可用于检测除 Kell 系统和 Er^a 外血型抗原，甘氨酸－HCl/EDTA 会使 Kell 系统和 Er^a 抗原其变性。使用前用 0.9% 氯化钠溶液洗涤红细胞至少 3 次。
2. 用甘氨酸－HCl/EDTA 修饰的红细胞可用蛋白酶处理并用于自体吸收。
3. 与放散溶液过度孵育(步骤 3)可能对红细胞造成不可逆性破坏。
4. TRIS－NaCl 为强碱性，只需要几滴就能达到所需的 pH 值(步骤 5)。
5. 将试剂等量分装于试管冷冻储存，每个试管在使用前解冻。在 2℃～8℃储存时，10% EDTA 可能会沉淀。
6. 加入白蛋白(每 10 份体积放散液加入 3 份体积的 22% 牛白蛋白)，可以使存储的放散液(4℃或冷冻)更稳定。如果放散液加入白蛋白，最后一次洗涤液中也应加入白蛋白。

参考文献

[1] Byrne PC. Use of a modified acid/EDTA elution technique. Immunohematology 1991；7：46－47.

方法 4－3　热放散法

原理

热放散是通过提高温度以分离红细胞结合的抗体。这种方法最适合于研究胎儿和新生儿的 ABO 溶血性疾病及放散结合在红细胞上的 IgM 抗体。该方法不适于 IgG 自身抗体或同种异体抗体常规分离。

标本

1. 直接抗球蛋白试验（DAT）阳性的红细胞，用大量 0.9% 氯化钠溶液冲洗 4～6 次（见注释）。
2. 从红细胞末次洗涤后上清液。

试剂

6% 的牛血清白蛋白

程序

步骤	操作
1	将等体积的洗涤压积细胞和 6% 的牛血清白蛋白在 13×100 mm 的试管中混匀
2	将试管置于 56℃孵育 10 min。期间定期搅拌试管
3	（900～1000）×g 离心 2～3 min
4	立即将上清放散液转移到干净的试管中，并与红细胞末次洗涤的上清液做平行对照试验

注释

为了使冷反应性抗体达到最佳获取效果，应该用冷的盐水洗涤红细胞以防止结合的抗体在放散之前解离。

参考文献

[1] Judd WJ, Johnson ST, Storry JR. Judd's methods in immunohematology. 3rd ed. Bethesda, MD: AABB Press, 2008.

[2] Landsteiner K, Miller CP Jr. Serological studies on the blood of primates. Ⅱ. The blood groups in anthropoid apes. J Exp Med 1925; 42: 853－862.

方法 4－4　LUI 冻融放散法

原理

当红细胞冻结时，其通过吸收周围水分形成细胞外冰晶。这增加了细胞外液的渗透压，然后从红细胞中吸收水分，红细胞收缩，导致裂解。当膜被破坏时，抗体被解离。这种方法主要用于研究胎儿和新生儿的 ABO 溶血病。

标本

1. 用大量 0.9% 氯化钠溶液洗涤 4～6 次的红细胞。
2. 从红细胞末次洗液上清液。

程序

步骤	操作
1	将 0.5 mL 待测红细胞与 3 滴 0.9% 氯化钠溶液在试管中混匀
2	盖上试管，然后旋转试管将细胞涂覆试管壁上
3	将试管于－6℃～－70℃的冰箱中水平放置 10 min
4	从冰箱中取出试管，用温热的水快速融化
5	(900～1000) ×g 离心 2 min
6	将上清放散液转移至干净的试管中，并与红细胞末次洗涤的上清液做平行对照试验

参考文献

[1] Judd WJ, Johnson ST, Storry JR. Judd's methods in immunohematology. 3rd ed. Bethesda, MD: AABB Press, 2008.
[2] Feng CS, Kirkley KC, Eicher CA, et al. The Lui elution technique: A simple and efficient method for eluting ABO antibodies. Transfusion 1985; 25: 433－434.

方法 4-5 冷自身抗体吸附法

原理

虽然大多数冷自身抗体在血清学检测中不会引起问题，但是一些强的冷反应性自身抗体可能会掩盖同时存在的同种抗体。在这些情况下，用自体红细胞在冷环境下吸附血清可以去除自身抗体，用于检测是否存在同种抗体。大多数非病理性、冷自身抗体，可以应用酶处理的自体红细胞进行简单的快速吸附，可以去除大部分。

标本

1. 1 mL 待吸附的血清或血浆。
2. 1 份或多份 1 mL 自体红细胞等分标本。请参阅注释以确定等分标本的数量。

试剂

1. 1% 半胱氨酸活化的木瓜蛋白酶或 1% 无花果蛋白酶。
2. 磷酸盐缓冲盐水(PBS)，pH 7.3。
3. 0.2 M DTT：通过将 1 g DTT 溶解在 32.4 mL 的 pH 7.3 的 PBS 中制备。分装成 3 mL 的等分标本，储存在 -18℃ 或更低温的冰箱中。

程序

步骤	操作
1	通过将 0.5 mL 的 1% 半胱氨酸活化的木瓜蛋白酶与 2.5 mL 的 0.2 M DTT 和 2 mL 的 pH 7.3 的 PBS 混合来制备 ZZAP 试剂[2]；或者，将 1 mL 1% 的无花果蛋白，2.5 mL 的 0.2 M DTT 和 1.5 的 pH 7.3 的 PBS 混合
2	1 mL 的自体红细胞加入 2 mL 的 ZZAP 试剂，处理前无需洗涤红细胞，在 37℃ 混合并孵育 30 min
3	用盐水洗 3 次细胞。最后一次洗涤后，(900 ~ 1000) × g 离心至少 5 min，并尽可能地去除上清液
4	向 ZZAP 处理的红细胞管中加入 1 mL 自体血清，在 4℃ 混合并温育 30 min
5	(900 ~ 1000) × g 离心 4 ~ 5 min，将血清转移至干净的试管中
6	如果第一次自身吸收不能很好地去除自身抗体，则可重复步骤 2 ~ 5，见注释 2
7	在最后一次吸收后，用试剂红细胞检测血清是否存在同种抗体

注释

1. 处理前用温(37℃)盐水洗涤红细胞，将有助于去除红细胞冷自身抗体。使用蛋白水解酶和二硫苏糖醇(DTT)的组合 ZZAP 处理后，红细胞进行自身吸附效率更高。除了 IgM 和 IgG[1] 之外，也可以去除补体，并且酶同时处理红细胞，会增加了血清中游离自身抗体的吸收量。
2. 较强的冷自身抗体通常需要在 1 次或 2 次吸附才能去除。
3. 如果自身抗体的反应性没有降低，则目标自身抗原可能已被酶或 DTT 破坏。应使用未经处理的自体红细胞进行重复吸附，这些红细胞在温盐水中多次洗涤。

参考文献

[1] Branch DR. Blood transfusion in autoimmune hemolytic anemias. Lab Med 1984; 15: 402-408.
[2] Branch DR, Petz LD. A new reagent(ZZAP) having multiple applications in immunohematology. Am J Clin Pathol 1982; 78: 161-167.

方法 4 –6　冷自身抗体特异性检测

原理

冷反应性自身抗体通常是 IgM 性质，在外周循环的温度较低时与红细胞结合，并使补体成分附着在红细胞上。随着红细胞循环到较温暖的区域时，IgM 解离，但补体仍然存在。关于冷反应性自身抗体特异性的讨论见《AABB 技术手册》的第 17 章。

标本

1. 在 37℃下采集并保存的血液标本和/或在 37℃下促凝或抗凝标本中分离的血清或血浆，或者是在 37℃反复颠倒约 15 min 后与抗凝标本分离的血浆。
2. 自体红细胞。

试剂

以下表型的试剂红细胞：
1. 两份或者多份标本的成年人 Oi 型的混合细胞；这些是常规用于同种异体抗体检测的试剂细胞；
2. Oi 型脐带红细胞；
3. 患者自身的(自体)红细胞，用 37℃盐水洗涤至少 3 次；
4. 如果患者不是 O 型，则为与患者 ABO 血型相同的红细胞，如果患者为 A 型或 AB 型，则使用 A1 和 A2 细胞；
5. 盐水或磷酸盐缓冲液(PBS)，pH7.3。

程序

步骤	操作
1	在盐水或 PBS 中制备两倍稀释的血清或血浆稀释液。稀释范围应为 1∶2 – 1∶4096(12 管)，制备的体积应大于测试所需所有红细胞的总体积。例如，用 0.4 mL 盐水稀释 0.4 mL 血清可以检测 3 个红细胞标本。见注释 1 和注释 2
2	稀释每种待测红细胞(例如，成人，脐带，自体)进行(例如 2，4，8 等)并标记，1 组 12 个试管
3	每管中取 2 滴稀释液加到相应的试管中
4	相应的一组试管中加 1 滴 3% ~5% 的红细胞标本悬浮液
5	在室温下混匀并孵育 30 ~60 min
6	在(900 ~1000) ×g 下离心 15 ~20s。从每组试验细胞的最高稀释度的试管开始(每种稀释试剂的所有试管作为一组读取)，肉眼逐个观察是否出现凝集，评分并记录结果
7	在 4℃孵育 1 ~2 h
8	在(900 ~1000) ×g 下离心 15 ~20 s。立即将试管放置在冰水浴中的架子上。按照步骤 6 检查试管，评分并记录结果

说明

1. 下表总结了常见的冷反应性自身抗体的反应。

冷自身抗体的典型相对反应性类型

红细胞	抗体类型				
	抗 – I	抗 – i	抗 – I^T	抗 – IH	抗 – Pr
OI 成人	+	0/↓	0/↓	+	+
Oi 脐带血	0/↓	+	+	↓	+
Oi 成人	0/↓	+	0/↓	↓	+
A_1I 成人	+	0/↓	0/↓	↓	+
自体细胞	+	0/↓	0/↓	↓	+
酶处理的 OI	↑	↑	↑	↑	0

+ =反应；0 =不反应；↓ =反应减弱；↑？ =反应增强

2. 在凝集素综合征中，最常见为抗 - I，但也可能遇到抗 - i 型。当脐带血反应比成人细胞更强时，特异性抗体可能是抗 - i，但是需要检测成人 i 红细胞以确认这些反应是由抗 i 而不是抗 - I^T造成的。一些抗 - I 的标本与具有强抗原性 H 抗原表达的红细胞(例如 O 和 A_2细胞)具有更强的反应性；这样的抗体被称为抗 - IH。
3. 特异性抗 - Pr 很罕见，如果所有检测的细胞都具有相同的反应性，则应该怀疑有抗 - Pr。抗 - Pr 可以通过检测酶处理的细胞来确认；抗 - Pr 不与酶处理的细胞反应，而抗 - I 和抗 - i 与酶处理的细胞有反应。抗 - Pr 与 I/i 表型的未经处理的红细胞具有同样的反应性。

注释

1. 在制备血清稀释液时，每个试管使用单独的移液管或移液器吸头非常重要，因为当使用单个移液管时，血清可从一个试管移动到下一个试管，可以会导致错误的高浓度滴度。当使用单独的移液管与使用单个移液管相比时，差异可以从 4000 的真实效价转换为 100 000 的效价。
2. 用大体积(如 0.5 mL)进行血清稀释会比小体积更精确。
3. 在进行滴定检测之前，冷反应性自身抗体通常不显示明显的特异性；这种特异性在室温或 4℃稀释时甚至不明显。在这种情况下，可以在 30 ~ 37℃孵育下进行检测。如果延长孵育时间并且在沉降之后评估凝集，且不进行离心，则反应性差异可能更明显。孵育 2 h 后读取结果更精确。
4. 这些步骤可以同时用来确定效价和特异性。如果孵育开始于 37℃(设置预热，即所有反应物在结合之前已预温到 37℃)，并且在每个温度(例如，37℃，30℃，室温，4℃)孵育后依次进行判读，则特异性，效价和自身抗体的反应温度范围可以用单组血清稀释度来确定。
5. 如果检测也在 30℃和 37℃下进行，则需要同时包括未稀释血清的检测。

参考文献

[1] Petz LD, Garratty G. Immune hemolytic anemias. 2nd ed. Philadelphia: Churchill Livingstone, 2004.
[2] Leger RM. The positive direct antiglobulin test and immune-mediated hemolysis. In: Fung M, Grossman BJ, Hillyer CD, Westhoff CM, eds. Technical manual, 18th ed. Bethesda, MD: AABB, 2014: 427 - 53.

方法 4 -7　冷凝集素滴度测定法

原理　高效价的冷反应自身抗体，可能预示患者病理性冷凝集素病。这可能导致显著的溶血和全身症状，也可能预示着潜在的恶性 B 细胞血液病。

标本　在 37℃下采集并保存血样和(或)促凝标本在 37℃分离的血清或血浆；或者抗凝标本在 37℃混匀 15 min 后分离的血浆。

试剂
1. 两份或多份洗涤的 O 型成人红细胞(例如抗体检测细胞)。
2. 磷酸盐缓冲盐水(PBS)，pH 7.3。

程序

步骤	操作
1	在 PBS 中制备倍比稀释的血清或血浆。稀释比例为 1∶2 ~ 1∶4096(12 管)，见注释 1 和注释 2
2	将 2 滴稀释液与 1 滴 3% ~5% 的红细胞悬浮液混匀
3	在 4℃混合并孵育 1 ~2 h
4	(900 ~ 1000) ×g 离心 15 ~20 s，然后将试管置于冰水浴中。从最高稀释度的试管开始，肉眼逐个观察是否出现凝集。评分并记录结果

说明
1. 效价是观察到肉眼可见凝集的最高血清稀释度的倒数。效价高于 64 有临床意义，但是当效价 < 1000 时，由冷抗体引起的溶血性贫血很少发生。当自身抗体具有不同的特异性(例如，抗 - i)或者如果冷凝集素是不太常见的低效价、高反应温度区间时，效价可能 < 1000。
2. 如果由补体所致直接抗球蛋白试验(DAT)阳性且具有溶血性贫血的临床表现时，应进行特异性和热幅度研究。

注释
1. 在制备血清稀释液时，每个试管需单独使用移液管，因为当使用一个移液器时，血清可从一个试管移动到下一个试管，可能会导致抗体效价误判。
2. 用大体积(如 0.5 mL)进行血清稀释会比小体积更精确。

参考文献
[1] Petz LD, Garratty G. Immune hemolytic anemias. 2nd ed. Philadelphia: Churchill Livingstone, 2004.

方法 4-8 用自身红细胞吸收温反应自身抗体

原理

血清中的温反应性自身抗体可能会掩盖同时存在的、重要临床同种抗体。用自身红细胞吸收温反应自身抗体可以去除血清中的自身抗体，从而用于同种抗体检测。然而，循环中的自身红细胞已经结合自身抗体。从红细胞膜上解离自身抗体，可以促进温反应性自身抗体的自体吸收效率，从而暴露可结合游离自身抗体的抗原位点，去除自身抗体。

标本

1. 1 mL 待吸附的血清或血浆(或放散液)。
2. 1 份或多份 1 mL 自体红细胞等分标本。见注释 3。

试剂

1. 1% 半胱氨酸活化的木瓜蛋白酶或 1% 无花果蛋白酶。
2. 磷酸盐缓冲盐水(PBS)，pH 7.3。
3. 0.2 M DTT：通过将 1 g DTT 溶解在 32.4 mL 的 pH 7.3 的 PBS 中制备。分装成 3 mL 的等分标本，储存在 -18℃或更低温的冰箱中。

程序

步骤	操作
1	通过将 0.5 mL 的 1% 半胱氨酸活化的木瓜蛋白酶与 2.5 mL 的 0.2 M DTT 和 2 mL 的 pH 7.3 的 PBS 混合制备 ZZAP 试剂。或将 1 mL 1% 的无花果蛋白酶与 2.5 mL 的 0.2 M DTT 和 1.5 mL 的 pH 7.3 的 PBS 混合制备
2	将 2 mL 的 ZZAP 试剂分别加入两个含有 1 mL 压积红细胞的试管中。处理前无需洗涤红细胞。在 37℃混合并孵育 30 min，定时混匀
3	用盐水洗涤红细胞 3 次。最后一次洗涤后(900 ~ 1000) × g 离心至少 5 min，并尽可能地去除上清液
4	将血清加入等体积的 ZZAP 处理的红细胞中，混匀，并在 37℃孵育 30 ~ 45 min
5	离心并小心去除血清
6	如果原始血清反应性仅为 1 +，则继续步骤 7；否则，使用已被吸附过的患者血清和第二等份的 ZZAP 处理的细胞重复步骤 4 和步骤 5，见注释 3
7	用吸收的血清检测 O 型试剂细胞。如果反应仍然存在，请重复步骤 4 和步骤 5

说明

一次或两次吸收通常会充分去除的自身抗体，使同种抗体反应性(如果存在的话)更容易检出。如果经两次自身吸收过的血清具有明确的特异性，如抗体鉴定谱细胞有特异性反应，那么此抗体是同种异体抗体。如果血清与所有谱细胞均反应，1) 需要增加自身吸收次数，2) 血清含有高频抗原的抗体，或 3) 血清含有与 ZZAP 处理的细胞不反应的自身抗体(例如抗 - Kp^b)，因此用上述方法不会被吸收。为了检查最后一种可能性，可将有反应的自身吸收后血清与 ZZAP 试剂预处理的试剂细胞进行反应。

注释

1. ZZAP 处理可破坏的 Kell 系统抗原和所有蛋白酶敏感的其他抗原(例如 M，N，Fy^a 和 Fy^b)，以及 LW，Cartwright，Dombrock 和 Knops 系统的抗原。如果怀疑自身抗体对任何这些血型中的高频抗原具有特异性，另一种方法是用未经处理的自身细胞或仅经过 1% 无花果蛋白酶或 1% 半胱氨酸激活的木瓜蛋白酶处理的自身细胞进行自身吸附。
2. 大约 35% 具有温反应性自身抗体的患者血清中，含有室温下也会出现冷自身抗体反应。在 37℃温育后，将血清和细胞混合物置于 4℃约 15 min，可去除冷抗体。
3. 作为指南，当在低离子强度盐水间接抗球蛋白试验(LISS - IAT)中原始血清反应性为 1 + 时，通常只需要 1 次吸附。具有 2 + ~ 3 + 反应性的抗体一般需要 2 ~ 3 次吸附才能被去除。超过 4 次吸附会增加稀释同种抗体反应性的风险。

4. 一些自身抗体可以通过在56℃温和、热放散3～5 min解离。膜结构阻碍抗原与抗体之间的结合，需用酶处理细胞改变膜结构增强吸附过程。最有效的方法是使用ZZAP试剂，一种蛋白水解酶和巯基试剂二硫苏糖醇(DTT)的混合物。ZZAP从红细胞中去除免疫球蛋白和补体，并增强吸附进程。
5. 最近3个月内输注过血的患者红细胞不应该用于自身吸附，因为循环中存在的输入红细胞可能会吸附所寻找的同种异体抗体。

参考文献

[1] Branch DR, Petz LD. A new regent(ZZAP) having multiple applications in immunohematology. Am J Clin Pathol 1982; 78: 161－167.

方法 4-9　利用异体红细胞吸收温反应性自身抗体

原理

用已知表型的特定红细胞吸收血清可以去除自身抗体，保留最常见血型抗原的同种抗体。吸附后保留的抗体特异性可以通过一组试剂红细胞进行检测来确认。该方法可用于患者近期已经输血，或者自体红细胞不足时检测同种异体抗体。

标本

含有温反应性自身抗体的血清/血浆或直接抗球蛋白试验(DAT)阳性细胞的放散液。

试剂

1. 1%半胱氨酸活化的木瓜蛋白酶或1%无花果蛋白酶。
2. ZZAP 试剂(木瓜蛋白酶或无花果蛋白酶加 0.2M DTT)。
3. 磷酸盐缓冲盐水(PBS)，pH7.3。
4. 当患者的表型不确定时吸附红细胞：表型 R_1R_1，R_2R_2 和 rr 的 O 型红细胞；其中一个应该是 Jk(a-)，另一个应该是 Jk(b-)。此外，如果红细胞仅被酶处理，则至少一个标本也应该是 K-；可用酶或 ZZAP 处理细胞以使其他抗原变性(参见下表和注释 1)。

选择红细胞进行异体吸收

步骤 1. 为每个 Rh 表型的选择红细胞		
R_1R_1		
R_2R_2		
rr		
步骤 2. 在红细胞处理的基础上，或者未被处理(下文)，至少一个 Rh 表型细胞针对下面列出的抗原应该是阴性的		
ZZAP 处理的红细胞	酶处理的红细胞	未处理的红细胞
JK(a-)	JK(a-)	JK(a-)
JK(b-)	JK(b-)	JK(b-)
	K-	K-
		Fy(a-)
		Fy(b-)
		S-
		s-

当已知患者的表型时吸收的红细胞：可以选择与患者的表型匹配的红细胞，或者如果可以，使用酶或 ZZAP 处理细胞以使其他抗原变性，则至少它们应该具有相同的 Rh 和 Kidd 表型。

红细胞可以是试剂细胞，也可以是任何能提供足够量红细胞的血液标本。见注释 2。保留这些红细胞的标本以检测吸附的完整性(步骤 7)。

程序

步骤	操作
1	每 1 mL 红细胞标本用大量 0.9% 氯化钠溶液洗 1 次，离心收集细胞，并去除上清。在用 ZZAP 处理之前不需要洗涤压积红细胞
2	对每个洗涤过的压积细胞，加入 1 倍体积的 1% 酶溶液或 2 倍体积的 ZZAP 试剂。反转混合细胞数次
3	在 37℃下孵育：酶 15 min 或 ZZAP 30 min。在整个孵育期间定时混合
4	用大量的 0.9% 氯化钠溶液洗涤红细胞 3 次。以(900 ~ 1000) × g 离心至少 5 min，尽可能完全去除最后一次洗液，以防止血清稀释
5	对于每个红细胞标本，将 1 体积的处理过的细胞与等体积的患者血清混合，并在 37℃孵育 30 min，偶尔混合
6	(900 ~ 1000) × g 离心约 5 min，收集上清液
7	分别用吸附的细胞(未处理的)测试吸附血清标本，以确保吸附的完全性。如果存在反应性，请重复步骤 5 ~ 7，直到没有反应为止。在评估吸附的完全性时，考虑到吸附红细胞的表型；被酶或 DTT 处理破坏的抗原，反应性可能会继续存在；例如，如果处理红细胞被用于吸收，在吸收后的血清中的抗 - Fy^a 会与未处理的 Fy(a +) 的红细胞反应。然后对 3 份吸收后的血清标本用谱细胞进行检测，并将结果进行比较，以证明抗体的活性被永久清除

注释

1. 抗原 s 不能被特定的酶或 ZZAP 溶液变性。需要考虑吸收红细胞的 s 抗原表型。
2. 如果自身抗体很强，应制备 3 个或更多份的吸附细胞。作为指南，当在低离子强度盐水间接抗球蛋白试验(LISS - IAT)中原始血清反应性为 1 + 时，通常只需要 1 次吸附。具有 2 + ~ 3 + 反应性的抗体一般将在 2 ~ 3 次吸附中被去除。超过 4 次吸附会增加稀释同种抗体反应性的风险。将更高比例的细胞用于血清/洗脱液可提高吸附效果。
3. 表明吸附效果的一个明显线索是酶或 ZZAP 处理的细胞与血清混合时凝集在一起，特别是当存在强抗体时。
4. 因为处理过的红细胞缺少 DTT 和/或敏感的抗原，如果处理过的红细胞的自身抗体没有去除，可以尝试用未处理的红细胞吸附。
5. 用酶或 ZZAP 处理吸附细胞会增强吸附过程。另外，处理的红细胞缺少二硫苏糖醇(DTT)和/或酶破坏的抗原。

参考文献

[1] Branch DR, Petz LD. A new regent(ZZAP) having multiple applications in immunohematology. Am J Clin Pathol 1982; 78: 161 - 167.

[2] Judd WJ, Johnson ST, Storry JR. Judd's methods in immunohematology. 3rd ed. Bethesda, MD: AABB Press, 2008.

方法 4－10　聚乙二醇吸附试验

原理

聚乙二醇(PEG)可增强未处理的红细胞对抗体的吸收能力。利用谱细胞与吸收的标本反应可以鉴定吸收后的特异性抗体。该方法可用于自体和异体吸收。

标本

待测血清或血浆。

试剂

1. PEG，20%(20 g PEG，3350 MW，在 100 mL PBS 中，pH 7.3)或商品化的 PEG 增强剂。
2. 已知表型的自身红细胞或与 ABO 相容的同种异体红细胞(参见下表)。保留这些红细胞的标本以检测吸收的完整性(步骤 5)。

选择红细胞进行异体吸收

步骤 1. 为每个 Rh 表型的选择红细胞		
R_1R_1		
R_2R_2		
rr		
步骤 2. 在红细胞处理的基础上，或者未被处理(下文)，至少一个 Rh 表型细胞针对下面列出的抗原应该是阴性的		
ZZAP 处理的红细胞	酶处理的红细胞	未处理的红细胞
JK(a－)	JK(a－)	JK(a－)
JK(b－)	JK(b－)	JK(b－)
	K－	K－
		Fy(a－)
		Fy(b－)
		S－
		s－

程序

步骤	操作
1	用大量 0.9% 氯化钠溶液将红细胞洗涤 3 次，并以 1000×g 离心 5～10 min。去除所有残留的 0.9% 氯化钠溶液
2	向 1 体积(例如 1 mL)的红细胞中加入 1 体积的血清和 1 体积的 PEG。充分混匀，37℃孵育 15 min
3	离心血清/PEG/细胞混合物 5 min，收集吸附的血清/PEG 混合物
4	为了检测吸收后血清，将 4 滴血清/PEG 混合物加到 1 滴测试红细胞中，37℃孵育 15 min，并进行抗－IgG 的抗球蛋白测试。检测的血清体积较大(4 滴)，需要考虑 PEG 对血清稀释，见注释 3 和注释 4
5	为了检查吸收的完整性，利用被吸附的血清与用于吸附的红细胞反应：如果是阳性，则重新吸附，将吸附的血清加入新鲜的红细胞标本中，但不加入额外的 PEG；如果检测结果为阴性，用一组谱细胞检测吸附的血清

注释

1. 如果需要抗原变性，可以在吸附之前对用于吸附的红细胞进行化学修饰(例如用酶或 ZZAP)。
2. 尽管许多实验室成功地使用了 PEG 吸收方法，但是一些血清学家报告，与使用其他技术相比，PEG 吸收方法在可能使一些标本中抗体反应性减弱或消失。为了抵消抗体反应弱化风险，一些血清学家使用 6 滴 PEG 吸附的血清。
3. 检测当天吸附的血清。PEG 吸附的血清储存后可能会失去弱的抗体反应性，这可能是由于在 4℃储存后蛋白沉淀明显的结果。
4. 使用 PEG 时不会发生吸附红细胞的凝集；因此，吸附过程的有效性没有可见的结果。作为指南，当在低离子强度盐水间接抗球蛋白试验(LISS - IAT)中原始血清反应性为 1 + 时，通常只需要 1 次吸附。具有 2 + ~3 + 反应性的抗体通常需要 2 次吸收。

参考文献

[1] Leger RM, Garratty G. Evaluation of methods for detecting alloantibodies underlying warm autoantibodies. Transfusion 1999; 39: 11 - 16.

[2] Leger RM, Ciesielski D, Garratty G. Effect of storage on antibody reactivity after adsorption in the presence of polyethylene glycol. Transfusion 1999; 39: 1272 - 1273.

方法 4－11　进行冷热溶血素试验(Donath-Landsteiner)

原理

导致阵发性冷血红蛋白尿(PCH)的 IgG 自身抗体在体外表现为双相溶血素。在低温下，IgG 自身抗体与红细胞结合，当升温至 37℃时，补体被激活引发红细胞裂解。C_3导致的直接抗球蛋白试验(DAT)结果阳性的适用该方法；可证明血红蛋白血症，血红蛋白尿或两者同时都有；而在血清或由 DAT 阳性放散液液中没有自身抗体有活性的证据。PCH 在《AABB 技术手册》第 17 章中讨论了。

标本

从新鲜采集的血液标本中分离血清，保存在 37℃。见注 1。

试剂

1. 新鲜的已知缺少意外的抗体的正常血清，作为补体的来源。
2. 50% 表达 P 抗原的洗涤 O 型红细胞(例如抗体检测细胞)。

程序

步骤	操作
1	标注 3 组 10 × 75 mm 的试管如下：A1－A2－A3；B1－B2－B3；C1－C2－C3
2	在每组的管 1 和 2 中，加入 10 份体积(例如，滴)患者血清
3	每组的管 2 和 3 加 10 份体积新鲜正常血清
4	向所有管中加入 1 份体积 50% 的洗过的 P－阳性红细胞悬液并充分混合
5	将 3 个“A”管置于融化冰浴中 30 min，在 37℃下放置 1 h
6	将 3 个“B”管置于冰水浴中，并在冰水浴中放置 90 min
7	将 3 个“C”管置于 37℃，并 37℃孵育 90 min
8	轻轻混合并离心所有管，检查上清液是否溶血

说明

无论患者的血清有或没有加补充剂，首先在冰水浴中孵育，然后在 37℃下的试管(即管 A1 和 A2)中溶血；保持在 37℃的试管(即管 C1，C2)或冰水浴(即管 B1，B2)中都没有导致溶血，冷热溶血素试验结果是阳性。A3、B3 和 C3 管作为正常血清补体来源的对照，不应该表现出溶血。

注释

1. 为了避免在检测前自身红细胞吸收抗体，应该在将促凝管保持在 37℃，并在此温度下将分离血清。
2. 有效的补体活性对于证明抗体存在是必不可少。由于 PCH 患者的血清补体水平较低，应在反应介质中补充新鲜正常血清。
3. 如果只有少量血液可用(例如来自幼儿)，则设置 A－1，A－2，A－3，C－1 和 C－2 管；如果只有足够的血清用于两次测试(即 20 滴)，则设置管 A－2，A－3 和 C－2。
4. 为了证明 Donath－Landsteiner 抗体的 P 特异性，应在第二组管 A－1，A－2 和 A－3 中测试 ABO－兼容的 P 红细胞。这些管中不应发生溶血，以证实抗体的 P 特异性

参考文献

[1] Judd WJ, Johnson ST, Storry JR. Judd's methods in immunohematology. 3rd ed. Bethesda, MD: AABB Press, 2008.

[2] Bain B, Bates I, Laffan M, Lewis S. Dacie and Lewis practical haematology. 11th ed. London, England: Churchill Livingston, 2012.

[3] Leger RM. The positive direct antiglobulin test and immune hemolysis. In: Fung M, Grossman BJ, Hillyer CD, Westhoff CM, eds. Technical manual, 18th ed. Bethesda, MD: AABB, 2014: 427－453.

方法 4－12　通过药物处理的红细胞检测药物抗体

原理

一些药物，主要是青霉素和许多头孢菌素，可以诱导 IgG 免疫应答，可以通过该药物处理的红细胞来检测抗体的存在。所用药物应尽可能与给予患者的相同。青霉素或头孢菌素的抗体可与用其他药物处理的有细胞交叉反应(即青霉素抗体可能附着于头孢菌素处理的细胞，反之亦然)。其他头孢菌素的抗体可能与头孢噻吩处理的细胞发生反应。

标本

待研究的血清或血浆和放散液(和最后一次洗涤)。

试剂

1. pH 为 9.6～9.8 的 0.1 M 巴比妥钠缓冲液(BB)：2.06 g 巴比妥钠溶解在 80 mL 蒸馏水或去离子水中。用 0.1 N HCl 将 pH 调节至 9.6～9.8 之间。总体积达到 100 mL，在 2℃～8℃环境中储存。
2. 磷酸盐缓冲盐水(PBS)，pH7.3。
3. 药物(如青霉素，头孢菌素)
4. 洗涤的 O 型压积红细胞。
5. 正常血清/血浆(无抗体)作为阴性对照。
6. 如若条件允许，阳性对照血清/血浆。
7. 抗球蛋白或 IgG 抗体。
8. IgG 致敏的红细胞。

程序

步骤	操作
1	使用前制备药物溶液。见注释 1 和注释 2。 a. 青霉素处理的细胞：将 600 mg 青霉素溶解在 15 mL 的 BB 中。这个高 pH 值是最佳的，但是如果没有缓冲液，可以使用 pH 7.3 的 PBS。在不同试管中分别加入 1 mL 红细胞，对照组中加入 1 mL 未处理的红细胞(不含药物)，然后分别加入 15 mL 相同缓冲液。在室温下孵育 1 h，定期混合。洗涤 3 次，并在 PBS 中制备 5% 的悬浮液。 b. 头孢菌素处理的细胞：将 400 mg 药物溶于 10 mL pH 7.3 的 PBS 中。加入 1 mL 药物处理的红细胞。对照组中加入 1 mL 未处理的红细胞(不含药物)到 10 mL PBS 中。两管在 37℃孵育 1 h，后混合。洗 3 次，并在 PBS 中制备 5% 的悬浮液
2	为标记两组试管(药物处理和未处理)：血清，洗脱液，最后一次洗涤，PBS，阴性对照血清/血浆和阳性对照。如果已知该药物引起非免疫蛋白质吸附，则还要检测患者血清和对照(阴性和阳性)的 1∶20 稀释液
3	取 2 滴或 3 滴标本加到适当的试管
4	第一组管中添加 1 滴 5% 的药物处理红细胞 0.9% 氯化钠溶液悬液。第二组管中加入 1 滴未处理红细胞的 5% 盐水悬浮液
5	在 37℃孵育 60 min，离心并检查溶血和凝集现象，记录结果
6	在盐水中洗涤细胞 4 次，并通过使用多特异性抗球蛋白或抗－IgG 间接抗球蛋白技术进行检测。离心并检查凝集，记录结果
7	通过添加 IgG 致敏的红细胞来确认阴性测试结果的有效性

说明

药物处理的细胞出现阳性反应(溶血、凝集和/或阳性的间接抗球蛋白测试结果)，而对照细胞反应阴性表明，药物抗体存在(见注释 4)。在血浆或放散液的检测中，不会出现溶血。
没有阳性对照的阴性结果可以解释为没有检测到药物抗体。药物可能会或不会被结合到测试红细胞。

注释

1. 只要 40 mg/mL 药物溶液与红细胞的比例恒定(例如，在 3 mL BB 中加入 120 mg 青霉素加上 0.2 mL红细胞，或在 2.5 mL PBS 加上 0.25 mL 红细胞中加入 100 mg 头孢菌素)，可以缩小药物处理的红细胞体积。
2. 药物处理的红细胞可以在 4℃保存在 PBS 中长达 1 周；然而，储存时药物结合可能会减弱。药物处理和未处理的红细胞也可以冷冻储存。
3. 头孢菌素不需要高 pH 值来优化红细胞包被。事实上，当使用高 pH 缓冲液时，较低的 pH 值(即，pH 为 6 ~ 7)降低了非特异性蛋白质吸附。如果使用 pH 6.0 的缓冲液，药物处理红细胞的非特异性蛋白质吸附量将会最小，但是这会导致药物结合的轻微减少。
4. 为了控制某些头孢菌素(例如头孢噻吩)对正常血清的非特异性蛋白质的吸附，在 PBS 中以 1∶20 稀释度测试对照血清和测试血清。20 倍稀释的正常血清通常不会有非特异性的反应。因此，稀释的血清与药物处理的细胞发生反应，但不与未处理的细胞反应表明药物抗体存在。
5. 当用药物处理的红细胞未检测到抗体时，在药物存在下测试药物抗体。一些第三代头孢菌素(例如头孢曲松)的抗体不与药物处理的红细胞反应。
6. 对于除青霉素和头孢菌素以外的药物，有关处理红细胞的方法，请参阅已发布的报告。正常血清可能含有对青霉素或头孢菌素的弱抗体，可能是由于环境暴露的结果。
7. 洗脱液对青霉素处理的红细胞的有反应性和洗脱液对未包被的红细胞的无反应性能够确定青霉素诱导的 DAT 结果为阳性。

参考文献

[1] Petz LD, Garratty G. Immune hemolytic anemias. 2nd ed. Philadelphia: Churchill Livingstone, 2004.

[2] Leger RM, Arndt PA, Garratty G. How we investigate drug-induced immune hemolytic anemia. Immunohematology 2014; 30: 85 – 94.

方法 4－13　在药物存在下检测药物抗体

原理

当在可溶性药物(或代谢物)存在下，应用未处理的或酶处理的红细胞检测患者的血清时，可能检测到一些药物抗体。过去，这被称为“免疫复合物”方法，实际的机制还没有证实[1]。

标本

患者的血清。

试剂

1. 患者正在使用的药物，需使用相同形式(粉末，片剂，胶囊)。
2. 磷酸盐缓冲盐水(PBS)，pH 7.0～7.4。
3. 新鲜的、已知缺少意外抗体的正常血清，作为补体的来源。
4. 混合的 O 型试剂红细胞，5% 悬液：一个用蛋白水解酶处理的标本，一个未处理的标本。
5. 多特异性抗球蛋白试剂。
6. IgG 致敏的红细胞。

程序

步骤	操作
1	用 PBS 准备 1 mg/mL 的药物溶液。用离心机去除所有有形物质，如果 pH 低于 5 或高于 8，则根据需要用 1N NaOH 或 1N HCl 将上清液的 pH 调节至 7 左右
2	为以下混合物标记两组试管(未处理和酶处理)，每组 3 管： a. 患者的血清＋药物； b. 患者的血清＋PBS； c. 患者的血清＋补体(正常血清)＋药物； d. 患者的血清＋补体(正常血清)＋PBS； e. 正常血清＋药物； f. 正常血清＋PBS
3	试管中加入 2 倍体积上述混合物(例如 2 滴)(例如 2 滴血清＋2 滴药物)
4	第 1 组试管中加入 1 滴未处理的 O 型试剂红细胞的 5% 盐水悬液加入；第 2 组管中加入 1 滴酶处理的 O 型试剂红细胞的 5% 盐水悬液
5	在 37℃ 混合并孵育 1～2 h，定期轻轻混合
6	离心，检查溶血和凝集现象，并记录结果
7	在盐水中洗涤细胞 4 次，并用多特异性抗球蛋白试剂测试
8	离心，检查凝集，并记录结果
9	添加 IgG 致敏的红细胞来确认阴性测试结果的有效性

说明

溶血试验、直接凝集试验或间接抗球蛋白试验阳性可以同时或分别进行。加入药物的患者血清的试验中有反应性，而在用 PBS 代替药物的相应对照试验中没有反应性，则表明存在药物抗体，见注释 4。

注释

1. 药物在 37℃ 温育和剧烈振荡更容易溶解，如果药物是片剂，在加入 PBS 之前，需去除包衣材料并用研钵磨碎。
2. 并非所有的药物都能完全溶解于 PBS 中。请查询生产商或参考文献，例如默克索引(Merck Index)，了解所涉及药物的溶解度。之前有关药物引起的免疫性溶血性贫血的报道可能提供药物溶液制剂的信息。
3. 如果可能，应包括已知含有正在评估药物特异性抗体的血清或血浆作为阳性对照。
4. 如果患者标本中存在自身抗体或循环的抗体免疫复合物，则没有添加药物的测试可能是阳性的。自身抗体反应性将随时间持续存在，而循环免疫复合物是暂时的。
5. 用酶处理的红细胞进行试验，并添加新鲜的正常血清作为补体来源，可以增加检测的灵敏度。
6. 如果在药物存在的情况下进行检测，并且用药物处理的红细胞检测结果不明确，请考虑使用药物的代谢物进行检测[2]。

参考文献

[1] Petz LD, Garratty G. Immune hemolytic anemias. 2nd ed. Philadelphia: Churchill Livingstone, 2004.

[2] Johnson ST, Fueger JT, Gottschall JL. One center's experience: The serology and drugs associated with drug-induced immune hemolytic anemia—a new paradigm. Transfusion 2007; 47: 697－702.

检测胎儿和新生儿溶血性疾病的方法

孕妇妊娠期间，若出血导致胎儿血液进入母体血液循环，使母体红细胞发生针对胎儿红细胞抗原产生免疫暴露。这类致敏反应可发生在分娩、早产、流产或羊膜穿刺等侵入性手术时。

胎儿没有成熟的免疫系统，因此不能产生红细胞同种抗体。然而，被致敏的母亲可以产生针对胎儿抗原的抗体。母体产生的 IgG 抗体可以通过胎盘，使胎儿红细胞发生溶血。为了保证正确治疗的措施（例如注射 Rh 免疫球蛋白，换血疗法），必要进行溶血检测。

方法 5 - 1　检测胎 - 母出血——玫瑰花环试验

原理

该试验是检测有孕 D 阳性胎儿或最近分娩 D 阳性婴儿的 D 阴性妇女血液中的 D 阳性红细胞。当向含有 D 阳性胎儿细胞的母体血液中加入抗 - D 试剂时，胎儿红细胞被抗 - D 致敏。随后加入 D 阳性试剂细胞，每个被抗 - D 致敏的 D^+ 红细胞周围聚集有数个红细胞，形成明显的玫瑰花环。

标本

从母体取得血液标本，洗涤红细胞，用 0.9% 氯化钠溶液稀释成 2% ~5% 的红细胞悬液。

试剂

制备的试剂也可是商品化试剂。以下步骤用于准备。

1. 阴性对照：已知为 D 阴性的 2% ~5% 红细胞悬液。
2. 阳性对照：含有约 0.6% D 阳性红细胞和 99.4% D 阴性红细胞的 2% ~5% 红细胞悬液。制备阳性对照：将 1 滴 2% ~5% D 阳性对照红细胞悬液加到 15 滴经洗涤的 2% ~5% D 阴性对照红细胞悬液中，充分混匀。然后将 1 滴该细胞悬液加到 9 滴 2% ~5% 的 D 阴性红细胞悬液中，充分混匀。
3. 指示红细胞：O 型，R_2R_2 型的 2% ~5% 红细胞悬液。可以使用酶处理的红细胞或含增强介质的未处理的细胞。
4. 高蛋白抗 - D 血清试剂。一些单克隆/多克隆混合试剂不适用于此方法。在进行试验前，应对使用的抗血清进行适应性评估。

程序

步骤	操作
1	向 3 支试管中各加 1 滴(或按生产商说明书中指定的体积)抗 - D 试剂
2	标记的试管中各加入 1 滴母亲的细胞，阴性对照细胞和阳性对照细胞
3	在 37℃孵育 15 ~30 min，或按生产商说明操作
4	用大量 0.9% 氯化钠溶液洗涤红细胞至少 4 次，以去除所有未结合的抗 - D 试剂。最后一次洗涤后需完全弃去盐水
5	加入 1 滴指示剂细胞到干红细胞扣的试管中，充分混匀使之重悬
6	将所有试管 900 ~1000 g 离心 15 s
7	重悬细胞扣，显微镜下用 100 × 和 150 × 放大倍数观察红细胞悬液
8	观察至少 10 个视野，并计数每个视野红细胞玫瑰花环的数量

解释

无玫瑰花环形成为阴性结果。对于用酶处理过的指示细胞，在阴性结果的标本中每 3 个视野最多出现 1 个玫瑰花环。对于未经处理的指示细胞和增强介质，在阴性结果的标本中每 5 个视野最多有 6 个玫瑰花环。如果玫瑰花环数量比这些允许的最大值更多则为阳性结果，并且应该使用量化胎儿血量的试验来检测标本。

阴性对照管中存在玫瑰花环或凝集表明孵育后洗涤不充分，使得残留的抗 - D 凝集 D 阳性指示细胞。Rh 表型是弱 D 而非 D 阴性的女性红细胞可见强阳性结果；严重的胎母出血产生的凝集结果可能与弱 D 表型引起的现象难以区分，应进行胎儿细胞的定量试验。如果婴儿细胞的表型为弱 D，则应谨慎解读母亲标本的阴性结果。在这种情况下，应进行不依赖 D 抗原表达的定量检测。

注释

1. 尽管玫瑰花环数量与原始混合物中存在的 D 阳性红细胞的数量大致成比例，但该试验仅提供关于胎儿 - 母体混合物的定性信息。结果为阳性的标本应进行进一步的检测以量化胎儿细胞。
2. 可选择酸放散试验和流式细胞术检测。如果使用商业化试剂，应遵循试剂包装说明。

参考

[1] Sebring ES, Polesky HF. Detection of fetal maternal hemorrhage in Rh immune globulin candidates. Transfusion 1982; 22: 468 -471.

方法 5-2　检测胎-母出血——改良 KLEIHAUER-BETKE 试验

原理

在酸性条件下，胎儿血红蛋白能抵抗红细胞的洗脱，而成人血红蛋白可以被洗脱。当血涂片暴露于酸性缓冲液时，成年红细胞中的血红蛋白渗出到缓冲液中，只剩下基质；胎儿红细胞中的血红蛋白则被保留，并可通过阳性染色反应来鉴定。胎-母出血量的大致体积可以通过母体血涂片中胎儿红细胞的百分比来计算。

标本

母体抗凝全血标本。

试剂

制备的试剂可有商品化试剂盒。以下步骤用于实验室内部制备。

1. 储存液 A(0.1M 柠檬酸)：$C_6H_8O_7 \cdot H_2O$，21.0 g，用蒸馏水稀释至 1 L。冷藏保存。
2. 储存液 B(0.2M 磷酸钠)：$Na_2HPO_4 \cdot 7H_2O$，53.6 g，用蒸馏水稀释至 1 L。冷藏保存。
3. McIlvaine 缓冲液，pH 3.2：将 75 mL 储存液 A 加入 21 mL 储存液 B，每次试验都需要重新配制混合物。该缓冲液应放置于室温或 37℃。
4. 赤藓红 B，0.5% 水溶液。
5. 哈里斯苏木素(过滤)。
6. 80% 乙醇。
7. 阳性对照标本：10 份抗凝成人血样与 1 份 ABO 相容的抗凝脐血的混合物。
8. 阴性对照标本：抗凝成人血样。

程序

步骤	操作
1	用等量的 0.9% 氯化钠溶液稀释血液，制备非常薄的血涂片，在空气中晾干
2	将涂片放在 80% 乙醇中固定 5 min
3	用蒸馏水清洗涂片
4	室温下将涂片浸入 pH 3.2 的 McIlvaine 缓冲液中 11 min，或在 37℃ 放置 5 min，该反应对温度敏感
5	用蒸馏水清洗涂片
6	将涂片浸入赤藓红 B 中 5 min
7	用蒸馏水彻底清洗涂片
8	将涂片浸入哈里斯苏木素 5 min
9	用自来水冲洗涂片 1 min
10	显微镜在 40x 放大倍数下观察涂片，计数 2000 个红细胞，记录观察到的胎儿细胞数
11	计算总数中胎儿红细胞的百分比

解释

1. 胎儿细胞呈亮粉色，有折光性。而正常成年人的红细胞看似非常苍白的“影细胞”。
2. 用于表示胎母出血的体积(mL)的转换系数是观察到的胎儿红细胞的百分比乘以 50。

注释

此方法的准确度和精确度较差，因此在严重的胎－母出血中，Rh 免疫球蛋白(RhIG)的剂量应进行适当调整。如对是否需要额外注射 RhIG 存在疑问，则最好再增加剂量以预防治疗不足的风险(请参阅下表中的剂量)。

胎母出血的 RhIG 用量

胎儿细胞百分比	注射数量	剂量	
		μg(mcg)	IU
0.3～0.8	2	600	3000
0.9～1.4	3	900	4500
1.5～2.0	4	1200	6000
2.1～2.6	5	1500	7500

注：1. 基于母亲血量 5000 mL；2. 1 瓶 300 μg(1500 IU)用于 15 mL 胎儿细胞或 30 mL 胎儿全血。

参考

[1] Sebring ES. Fetomaternal hemorrhage—incidence and methods of detection and quantitation. In: Garratty G, ed. Hemolytic disease of the newborn. Arlington, VA: AABB, 1984: 87118.

方法5-3 抗体效价测定辅助检测早期胎儿和新生儿溶血性疾病

原理

在妊娠期间，用抗体效价测定法来检测抗体水平较高的妇女，因为这些抗体可能会引起胎儿和新生儿溶血病(HDFN)。对于低效价抗体，抗体效价可作为基线，用来与妊娠后期的效价进行比较。非Rh抗体效价临床意义应与产科医生讨论后，用于妊娠临床管理。只有抗-D效价的重要性已经被充分证实(使用盐水法)。

标本

滴定血清(含针对红细胞抗原的潜在、有临床意义的意外抗体)1 mL。如果可能，可用当前标本与上一次检测标本做平行试验。

材料

1. 抗人IgG：不需要为重链特异性。
2. 等渗盐水。
3. 移液器或等效的器具：用一次性吸头可一次性可转移0.1~0.5 mL。
4. 红细胞：2% O型试剂红细胞悬液(对于试验红细胞的选择，请参阅注释1)。如果是经产妇的血清，不要使用Bg^+红细胞，因为可能会导致结果值偏高，尤其是与多产经产妇的血清进行反应时。
5. IgG致敏红细胞。

质量控制

1. 将前一次的标本与本标本做平行检测。
2. 稀释时，每管使用单独的移液器，否则会因携带污染物而导致效价假性增高。
3. 用IgG致敏的红细胞确认所有阴性反应(见下面的步骤9)。

程序

步骤	操作
1	应用0.5 mL初始体积，在盐水中制备连续倍比稀释血清。第一管应该是未稀释的血清，倍比稀释范围从1∶2到1∶2048(总共12管)
2	将每管0.1 mL稀释液加入对应标记的试管中
3	向每管稀释液中加入0.1 mL，2%红细胞悬液。或者为了方便，可以加入1滴由试剂生产商提供的3%~4%红细胞悬液，但是此法不太精确
4	轻轻摇动每个试管；37℃孵育1 h
5	用0.9%氯化钠溶液洗涤红细胞4次；最后一次洗涤后，彻底弃去上清
6	根据生产商的说明，向红细胞扣中加入IgG抗体
7	按照血细胞凝集试验的方法进行离心
8	肉眼观察红细胞；凝集强度并记录反应结果
9	将IgG致敏的红细胞加入所有阴性试验中；重新离心并肉眼观察凝集；如果与IgG致敏的红细胞不发生凝集反应，则需重新检测

解释

效价是观察到1+凝集时血清最高稀释度的倒数。根据抗体特异性，效价≥16(该值可能因实验室而异)被认为有意义，可能需要进一步监测HDFN。

注释

1. 在进行 HDFN 效价检测时，最适合的红细胞表型的选择是有争议的：有些工作人员选择抗原表达最强的红细胞，如抗 - D 的 R_2R_2 型；有些人选择具有胎儿循环中预期表型的红细胞，即表达杂合子抗原的红细胞，例如检测抗 - D 的 R_1r 型。无论遵循何种观点，实验室必须保持一致，对于同一患者的血清要使用相同表型的红细胞进行后续效价测定。
2. 抗体效价测定应在初次检出抗体后进行。保存适当标记的分样血清(贮存于 -20℃或更低温度)，以便与下一次标本进行比较。
3. 当效价(如≥16)和抗体特异性与 HDFN 相关时，建议从妊娠 18 周开始每 2 ~4 周进行一次效价测定。于(-20℃或更低温度)保存标记的分样血清，以便与下一次的标本进行比较。
4. 当侵入性手术(如羊膜穿刺术)已证明胎儿受损，并且正用于监测妊娠时，可使用最佳方法来追踪胎儿健康状况。但是如果初步研究未显示胎儿受损或 Liley 曲线结果为临界值，额外的效价测定有助于监测妊娠情况，而且此方法侵入性较小。
5. 各机构应制定规则，确保报告和抗体效价解释的一致性。
6. 对于针对低频率抗原的抗体，考虑使用假定表达相应抗原的父源红细胞。
7. 不要使用增强技术[白蛋白，聚乙二醇，低离子强度盐水(LISS)]或酶处理的红细胞，因为可能导致效价偏高。也不建议使用凝胶试验。
8. LISS 不应用作抗体效价测定试验的稀释剂；用 LISS 进行稀释可能会发生球蛋白的非特异性吸收。
9. 结果不准确可能是由于：1)不正确的技术，特别是每次稀释不使用单独的移液枪头；2)未能充分混匀解冻的冰冻血清。
10. 其他滴定方法与本法差异不大[6]。
11. 抗体滴定是确定抗体浓度的半定量方法。制备连续倍比稀释血清可用于检测抗体活性。效价是指产生 1 + 凝集时，血清或血浆最高稀释度的倒数(即稀释度为 1∶128；效价 =128)。

参考文献

[1] Issitt PD, Anstee DJ. Applied blood group serology. 4th ed. Durham, NC: Montgomery Scientific Publications, 1998: 1067 - 1069.
[2] Judd WJ, Luban NLC, Ness PM, et al. Prenatal and perinatal immunohematology: Recommendations for serologic management of the fetus, newborn infant, and obstetric patient. Transfusion 1990; 30: 175 - 183.
[3] Judd WJ, Johnson ST, Storry J. Judd's methods in immunohematology. 3rd ed. Bethesda, MD: AABB Press, 2008.
[4] Judd WJ. Practice guidelines for prenatal and perinatal immunhematology, revisited. Transfusion 2001; 41: 1445 - 1452.
[5] Judd WJ for the Scientific Section Coordinating Committee. Guidelines for prenatal and perinatal immunohematology. Bethesda, MD: AABB, 2005.
[6] AuBuchon JP, de, Dumont LJ, et al. Reducing the variation in performance of antibody titrations. Arch Pathol Lab Med 2008; 132: 1194 - 1201.

血液采集、成分制备和储存方法

从献血者采集全血并随后将全血处理成单独的成分是输血链事件中的关键步骤。注意使用正确的技术是献血者风险最小化和受血者利益最大化的关键因素。

血浆蛋白和细胞成分需要不同的储存条件以保持功能和活性。必须保持、监控和记录适当的储存温度。

方法 6－1　献血者贫血筛查——硫酸铜法

原理

该方法通过比重评估血红蛋白含量。一滴全血滴入比重 1.053 的硫酸铜溶液中，并被蛋白铜包裹，能够在 15 s 内阻止血液在特定比重溶液中分散或改变。如果血液比重大于溶液，血滴会在 15 s 内沉降；如果不是，血滴会保持悬浮状态或上浮至血液表面。比重 1.053 的溶液等同于 125 g/L 血红蛋白浓度。依据 FDA 指南，这个浓度只能用于检测女性血液，而男性血液需要另一种不同的液体。

试剂和材料

1. 商业用比重 1.053 硫酸铜溶液。密闭储存，防止挥发。室温保存，或使用前室温平衡。
2. 无菌纱布，消毒巾和无菌采血针。
3. 锐器盒和其他生物危害医疗垃圾容器。
4. 毛细管和一次性吸管或无接触收集末梢血设备。

程序

步骤	处理
1	在洁净、干燥的试管或瓶子，作好标记，加入足量的(至少 30 mL)硫酸铜溶血，以确保血滴沉降距离大约 7.62 cm。每日更换溶液或 25 次试验后更换溶液。每日试验检测前，确保试剂已充分混匀
2	用消毒溶液清洁皮肤穿刺部位，无菌纱布擦干
3	用一次性、无菌手术刀或弹簧式采血针用力穿刺手指末端靠近侧面部位，弃去采血针。保证血液顺畅流出非常重要。不要重复挤压采血部位，该操作会引起组织液混入而稀释血液，降低比重
4	将血液收集在 1 根毛细管中，防止空气混入
5	距硫酸铜溶液表面 1 cm 高处，轻轻滴入 1 滴血液
6	观察 15 s
7	将一次性采血针和毛细管弃于有生物危害标记的容器内。适当处理纱布，被血滴污染的纱布，随后干燥，这种物品沾上污点但未被浸透或结块，可能被误认为是无害的

解释

1. 如果血滴沉降，该献血者的血红蛋白水平合格。
2. 如果血滴不沉降，提示该名献血者的血红蛋白水平可能不合格。如果设备或时间允许，可进行血红蛋白或血细胞比容定量检测。

注意事项

1. 该试验非定量试验；仅限于评估献血者血红蛋白水平低于或高于 125 g/L。这样的血红蛋白水平只适用于女性，男性需要 130 g/L。
2. 极少发生假阳性结果；血滴沉降的献血者，其血红蛋白水平几乎全部合格。假阴性较为普遍，可能导致不恰当的献血延迟[1-2]。使用其他方法重测或测定血细胞压积值，可能血红蛋白水平合格。
3. 每种硫酸铜溶液都应有生产商的分析证书。
4. 根据美国当地和各州法律，因为容器内含有血液，使用过的溶液应作为生物危害品或化学材料处理。
5. 小心处理，以防血液污染工作台面、献血者衣物或其他人员及设备。
6. 拧紧容器，以防液体挥发。

参考文献

[1] Lloyd H, Collins A, Walker W, et al. Volunteer blood donors who fail the copper sulfatescreening test: What does failure mean, and what should be done? Transfusion 1988; 28: 467－469.
[2] Morris MW, Davey FR. Basic examination of blood. In: Henry JB, ed. Clinical diagnosisand management by laboratory methods. 20th ed. Philadelphia: WB Saunders, 2001: 479－519.

方法 6-2 采血前献血者手臂的准备

原理

采血前用碘伏或其他消毒液清洁采血部位。

材料

1. 洗液：0.75% 一次性聚乙烯吡咯酮碘洗液或者 10% 一次性聚乙烯吡咯酮碘棉拭子；独立包装。
2. 配制溶液：10% 聚乙烯吡咯酮碘；独立包装。
3. 无菌纱布。

程序

步骤	处理
1	应用止血带或血压表套袖；识别进针部位；取下压脉带或套袖
2	用 0.7% 碘伏液擦拭进针部位四周至少 4 cm(1.5 英寸)[通常为直径为 8 cm(3 英寸)的圆]，时间至少 30 s。擦拭去除多余的液体，但在进行下一步之前需保持湿润
3	用配制的溶液以进针部位为圆心，向外画圈至少 30 s 或根据厂商要求
4	进针前，用干净无菌纱布覆盖进针部位。切勿触摸，或重复触摸进针部位的血管

注意事项

1. 厂商应提供详尽的操作说明，操作时需谨遵说明。上述流程需用以普通术语演示。
2. 如果献血者对碘(酊剂或聚维酮制剂)过敏，血库医生需制定另外方案[比如使用氯吡普 2% 双氯苯双胍己烷(洗必泰溶液)和 70% 异丙醇]。不建议使用钾皂。
3. 如果献血者对碘酒和双氯苯双胍己烷过敏，需考虑使用异丙醇溶液。首选步骤为 30s 上下反复擦拭，给予充足的时间干燥；再进行第二遍擦拭。美国食品药品管理局或其他监管机构推荐方案可能会有差异。

参考文献

[1] Goldman M, Roy G, Fréchette N, et al. Evaluation of donor skin disinfection methods. Transfusion 1997; 37: 309-312.

方法 6-3　血液采集和标本留取和标识

原理　　血液及血样通常从献血者手臂突起的静脉中采集，通常在前肘窝区域。

材料　　1. 含抗凝剂的无菌血液采血袋，附着密闭连接的管道与针头。
2. 金属夹，封口机或热合机。
3. 可监测血液采集量天平或自动化系统。
4. 无菌纱布，手臂擦拭物品和其他设备（剪刀，止血钳，医用镊子）。
5. 标本采集管。
6. 拆除管道的设备。
7. 热合机（可选）。

程序

步骤	处理
1	检查采血袋是否有任何瑕疵或颜色改变，检查抗凝剂中是否有颗粒
2	以献血者识别号标记收集袋及试管
3	依据献血者记录、血液收集袋和检测试管，核实献血者身份
4	将血液采集袋放置于献血者的手臂下方。 a. 如果使用天平系统，请确保平衡水平，并根据血液量进行调整。将袋子挂起，并使管子穿过弹簧夹。 b. 如果未使用天平系统，确保监测采集血液的体积。 c. 如果没有金属夹和封口机，可在管路上打 1 个松散的结
5	在针头脱帽之前，在附近的管道上放置止血钳，防止空气进入
6	清洁准备血液采集的患者手臂（详见献血者手臂准备）
7	使用止血带或给血压袖带充气，要求献血者握紧和张开拳头，直到先前选择的进针静脉再次突出
8	打开无菌采血针脱，立即进行静脉穿刺。 a. 一旦针头斜面刺入皮肤，可用戴手套的手指触诊进针上方皮肤，针头应触摸不到。 b. 当进针成功，将管道粘到献血者的手臂上，将针头固定，并覆盖无菌纱布。 c. 完整娴熟的静脉穿刺对于采集一袋无凝块的血液至关重要
9	释放止血钳，使血液流动。开放血袋和管路的临时夹
10	要求献血者在采集过程中，每 10～12 s 缓慢握紧和放开拳头
11	需采用一种防止血袋污染的方式，将献血者血液收集于检测留样试管内。 该流程可分以下步骤。 a. 如果血袋内置内嵌针，在内嵌针和原来松散的结节之间，另外增加封闭装置，如止血钳、金属夹、封口机或紧密结节等。松开连接器，分离针头。将近侧的针头插入留样试管，解开止血钳，使血液涌入留样试管，再夹紧管路。此时，可去除针头。 b. 如果血袋中内置处理管，确保血液采集完成时，处理管或小样袋内充满血液，并且原始夹子置于采血针附近。此时，整个采血装配可以从献血者体内移除。 c. 如果使用直管装置，需遵循以下步骤。在管路上放置止血钳，使止血钳与针头之间留有四段小辫。拉紧步骤 4c 中打的散结。松开止血钳，在结和针之间留一段带血小辫［大约 2.54 cm（1 英寸）］。夹紧止血钳，在结和止血钳之间，管路分割区域内剪断小辫，松开止血钳，放血至要求的试管内，重新夹紧止血钳。因为该步骤为开放步骤，需遵循生物安全等级 2 级的防护措施。 d. 如果采血装置内含标本转移袋，需遵循以下步骤。在采血前，先将止血钳夹在 Y-连接器上方。采血后，立即松开止血钳，使血液流入转移袋。该标本小袋需放置在献血者手臂下方，确保血液未进入血液采集袋管路内。标本小袋内充入 30～35 mL 血液或依据生产商说明书。一旦小袋内血液量充足，在采血针和小袋之间的管路上，夹紧止血钳或 Robert 夹。开放管路内的内嵌套管，使血液涌入采血袋。 e. 从小袋内收集标本血样步骤如下。标本试管血样收集应在 4 min 内或遵循生产商要求的从止血钳被应用到血液停止流入小袋的时间内完成。生产商提供的接入设备顺时针接入小袋的取样位置。标本试管直线滑入接入设备，直到血液流动自发停止，取样结束。重复该步骤，完成所有标本试管的取样

<table>
<tr><th>步骤</th><th>处理</th></tr>
<tr><td>12</td><td>取样后，立即与血液收集器上的标签内容信息进行核对</td></tr>
<tr><td>13</td><td>监测血液采集过程中血液混匀、血液总量和采血时间。
a. 需手工或使用连续机械摇晃混匀(大约 45 s)。
b. 如使用天平系统，当采集血量充足后，设备会自动中断血液流入。通常，采集过程中具有混匀血液功能的设备，也会在采集量充足后，自动中断血液的采集。1 mL 血液至少重 1.053 g，指示献血者最小血液允许比重。450 mL 和 500 mL 规格采集袋的血液体积和重量详见下表。

常量、少量和超量采集的全血重量和体积计算*
<table>
<tr><th></th><th colspan="2">450 mL 采血袋</th><th colspan="2">500 mL 采血袋</th></tr>
<tr><td rowspan="2">少量</td><td>体积</td><td>300 ~ 404 mL</td><td>体积</td><td>333 ~ 449 mL</td></tr>
<tr><td>重量</td><td>316 ~ 425 g</td><td>重量</td><td>351 ~ 473 g</td></tr>
<tr><td rowspan="2">常量</td><td>体积</td><td>405 ~ 495 mL</td><td>体积</td><td>450 ~ 550 mL</td></tr>
<tr><td>重量</td><td>427 ~ 521 g</td><td>重量</td><td>474 ~ 579 g</td></tr>
<tr><td rowspan="2">超量</td><td>体积</td><td>>495 mL</td><td>体积</td><td>>550 mL</td></tr>
<tr><td>重量</td><td>>521 g</td><td>重量</td><td>>579 g</td></tr>
</table>
* 用于换算的全血密度为 1.053 g/mL。表中数值不包括抗凝剂和血袋的体积和重量。少量全血制备的红细胞应标示“少量红细胞”。

c. 采集时的监控，可依据献血者记录的静脉开放时间的指示或可允许最大时间(开始时间加 15 min)。如果采血时间超过 15 min，该血液可能不适合制备血小板、新鲜冰冻血浆(FFP)或冷沉淀制品</td></tr>
<tr><td>14</td><td>采集过程中检测献血者相关指标。
a. 血流。确保血液保持快速流动，确保凝血因子活性不被激活。如果保持适当连续的血流，和持续的摇动，可不必进行严格的时间限制。
b. 不良事件。
c. 献血过程中及献血结束后一定时间内，不可忽视对献血者的观察</td></tr>
<tr><td>15</td><td>采集一定血液量后，止血。
a. 松开袖带或去除压脉带。
b. 夹紧管路。
c. 从献血者手臂上拔出针头。
d. 按压纱布，要求献血者抬高手臂并伸直，另一只手用纱布按压采血位置</td></tr>
<tr><td>16</td><td>针头设备丢弃在标有生物危害的容器内，以防个人意外伤害或污染</td></tr>
<tr><td>17</td><td>查看献血者采血位点，指引献血者至就餐区</td></tr>
<tr><td>18</td><td>再次查验采血袋、检测试管、献血者记录和留样部分的编号</td></tr>
<tr><td>19</td><td>从密封处开始，尽可能完全地将献血者管路中的血液移入采集袋中。
a. 为了防止血液在管路内凝固，动作应尽可能迅速。
b. 颠倒血袋，混匀内容物；然后使抗凝血液回冲到管路内。
c. 重复该步骤</td></tr>
<tr><td>20</td><td>将采血袋相连的管路封闭成数段小辫。
a. 保留段数号码清晰、完整可读。
b. 至少在其中一段上黏贴血袋唯一识别号，作为留样部分保存。
c. 可使用打节、金属夹或热合机，保证至少一段小辫血液可供相容性检测试验。
d. 分离各段小辫血液时，不可破坏血袋的无菌性。
e. 如果使用了热合机，当密闭封口完成后，从管路末端开始去除节或夹子</td></tr>
<tr><td>21</td><td>复检血袋是否有瑕疵</td></tr>
<tr><td>22</td><td>根据后续要制备的血液成分储存需求，存放血液</td></tr>
</table>

注解

1. 每个厂商都有特定的操作说明书，需严格遵循。上述过程需用以普通术语显示。
2. 如针头已拔出，需重新穿刺，必须严格重复执行献血者手臂清洁步骤，并更换采血装置。
3. 除了常规的献血者采血，该套步骤还适用于采血治疗。
4. AABB 关于血库和输血服务机构的标准，所有需要制备血小板进行的血液采集，采血袋内必须含有转移袋。
5. 如该全血无需制备浓缩血小板，除非需立即运送至成分加工实验室，采集完成后需放置在 1℃ ~6℃环境中。如果血液需暂时存放，存放点必须有足够的制冷设备，保证血液在运送至加工实验室前，存放在 1℃ ~10℃的环境内。如需制备血小板，血液采集后不应冷藏，应置于 20℃ ~24℃环境内，直到血小板分离出。全血采集后，8 h 内必须完成血小板的分离，或在血液采集、加工和储存的系统使用说明中规定的时间范围内完成。

参考文献

[1] Levitt J, ed. Standards for blood banks and transfusion services. 29th ed. Bethesda, MD: AABB, 2014: 22.
[2] Smith LG. Blood collection. In: Green TS, Steckler D, eds. Donor room policies and procedures. Arlington, VA: AABB, 1985: 25 -45.
[3] Huh YO, Lightiger B, Giacco GG, et al. Effect of donation time on platelet concentrates and fresh frozen plasma. Vox Sang 1989; 56: 21 -24.
[4] Sataro P. Blood collection. In: Kasprisin CA, Laird-Fryer B, eds. Blood donor collectionpractices. Bethesda, MD: AABB, 1993: 89 -103.

方法 6－4　从全血中制备红细胞

原理

全血离心后，去除上层血浆获得红细胞悬液。去除血浆的容量将决定成分血液的血细胞压积值。

材料

1. 新鲜采集全血。将血液采集到含有转移袋的采血袋中。
2. 分浆夹。
3. 金属夹和封口机。
4. 设备(剪刀，止血钳)、
5. 双电极封口机(可选)。
6. 冰冻离心机。
7. 天平。

程序

步骤	处理
1	如无需制备富含血小板血浆，使用“heavy”模式离心全血，设定4℃，5000×g 离心5 min，或 5000×g 离心 7 min(除去减速时间)更为充分。每个独立实验室需建立自己的参数。如果需要计算相对离心力(RCF)“g”，按如下公式。 $RCF = 11.17 \times R \times (RPM/1000)^2$ 或 $RPM = \sqrt{RCF/(11.17 \times R)} \times 1000$ 其中 RCF = 相对离心力(×g) R = 半径(cm) RPM = 转速/min 如需分离富含血小板血浆，使用“light“模式离心全血。通常为 2000×g 离心 3 min(除去减速时间)更为有效
2	将离心血液的主袋放置在一个分浆夹上，打开弹簧，使血袋加在分浆夹中
3	在主袋与连袋之间，用止血钳暂时封闭管路；如未使用机械封口机，需在管路上打一个松散的反手结
4	如连有多个连袋袋，用止血钳封闭其他管路，使血浆穿过主袋的关闭夹，只能流入其中一只卫星袋内。可用食品秤称量分离出的血浆。去除适量的血浆以保证血细胞比容值在控。全自动分离机也能达到此目的
5	当足够的血浆进入连袋后，使用止血钳夹闭主袋与卫星袋之间的管路
6	确定连袋与主袋的献血者编码一致，从封口处剪段管路，分离血袋

注意事项

1. 如果红细胞保存在 CPDA－1 保养液中，合适的细胞与保养液比例将能保证红细胞的最大生存能力。CPDA－1 保养液中的葡萄糖能够确保 80% 或更低的血细胞比容值的红细胞代谢储存 35 d。
2. 如果血液采集在单个血袋中，调整为以下步骤：离心前，使用无菌接管机，将转移袋连接到采集的全血血袋上，或将血袋置于分离机后，使用止血钳夹住转移袋的管路，并将无菌转移袋的套管插入到血袋的出口端，释放止血钳，按上述流程继续操作。由于是开放操作，需改变血液有效期。
3. 采集 450 mL 全血后，去除 230～256 g(225～250 mL)血浆，在红细胞中添加保养液，一般血细胞比容在 70%～80%之间。如果是 500 mL 的全血，去除 256～281 g(250～275 mL)血浆，在红细胞中添加保养液，最终血细胞比容也在 70%～80%之间。
4. 如果使用添加剂，应在步骤 4 中去除更多血浆。血浆去除后，从卫星袋中将添加剂加入红细胞中。该步骤使最后血细胞比容在 55%～65%之间。确保血袋上标注合适的标签及有效期。遵循厂商说明书。

参考文献

[1] Formula for calculating relative centrifugal force. From Naval Blood Research Laboratory. [Available at http://www.nbrl.org/SOP/ACP215/collection.htmL]

方法 6-5　从全血中制备预存少白红细胞

原理　全血离心后去除上层血浆分离获得红细胞。血浆去除量决定血液和红细胞压积。红细胞由特殊的去白滤器过滤。

材料

1. 静脉采集新鲜全血。血液需采集在连有转移袋的血袋中。
2. 血浆分浆夹。
3. 金属夹和手持封口机。
4. 其他设备(剪刀，止血钳)。
5. 双电机封口机(可选)。
6. 低温离心机。
7. 尺子。
8. 内嵌型去白滤器(如果采血系统中不包含)。

程序

步骤	处理
1	离心前，悬挂抗凝全血，使其通过重力作用，经过内置的滤器，流入低处的血袋中。然后遵循红细胞制备的步骤
2	抗凝全血连同内置滤器一起离心。离心后，去除血浆。加入添加液(AS)，重复步骤 1，再过滤一次
3	用红细胞制备方法制备的红细胞组分，无论残余抗凝血浆的或是加入添加液(AS-1，AS-3，AS-5)的红细胞成分，都需经无菌接管机与内置滤器的卫星袋相连。同步骤 1，依据厂商说明，经重力作用过滤。一般需在采集后 24 h 内完成过滤，也可在 5 天内完成或依据厂商说明
4	红细胞经去白处理的标记为“少白红细胞”。储存前去白无特定标签

注意事项

1. 所有情况下美国授权的去白红细胞滤器目前都能去除一定量的血小板。抗凝全血过滤后，可制备红细胞及贫血小板血浆。FDA 批准了一种保护血小板的全血去白滤器。
2. 另外，红细胞可以在添加剂中过滤，便于后期血小板、血浆和红细胞的制备。非去白红细胞也可以在制备后，通过无菌接管机连接去白滤器和血液储存袋，进行去白操作。
3. 如果采集系统中不含内置滤器，可通过无菌接管机连接去白滤器。滤器的使用应参照厂商说明书。
4. 通常，全血制备的浓缩血小板需在去白过滤前制备。但是，市面上已有 FDA 批准的保护血小板的全血去白滤器。

方法 6-6 高浓度甘油冻存红细胞——Meryman 方法[1]

原理

低温保护剂可以使红细胞在冰冻状态下长期存活(10 年或更长)。高浓度甘油可以有效达到该目的。此方法要求红细胞采集在 450 mL 血袋中。

材料

1. 捐献的血液，采集在枸缘酸盐 - 磷酸盐 - 葡萄糖(CPD)，枸缘酸盐 - 磷酸盐 - 葡萄糖 - 葡萄糖(CP2D)，枸缘酸盐 - 磷酸盐 - 葡萄糖 - 腺嘌呤 - 1(CPDA - 1)，或添加剂 AS 中。
   a. 在冻存前完成所有血液处理步骤。
   b. 在 CPD，CP2D，or CPDA - 1 保存的红细胞，冰冻前可以在 1 ~ 6℃放置 6 天。
   c. 在 AS - 1 和 AS - 3 保存的红细胞，冰冻前需在 1 ~ 6℃放置 42 天以上。
   d. 红细胞的解冻复苏需参照厂商说明书。
   e. 进入冻存程序后，任何保存剂中的红细胞，必须在热合后 24 h 内完成冻存。
2. 保存袋，聚氯乙烯(PVC)或聚烯烃。
3. 6.2 M 甘油磷酸(400 mL)。
4. 冻存用硬纸板或金属罐。
5. 12% 高渗 NaCl 溶液。
6. 1.6% NaCl，1 L 一批次清洗。
7. 含 2% 葡萄糖溶液的等渗 0.9% NaCl 溶液。
8. 37℃水浴槽或 37℃干式加热器。
9. 连续冲洗装置，细胞洗脱高浓度甘油时使用。
10. 冷冻柜胶带。
11. 冷冻柜(-65℃或更低)。

程序

步骤	处理
	甘油化红细胞的准备
1	通过去除红细胞上层抗凝保存液或添加剂，从全血中制备红细胞。称重红细胞，计算红细胞的净重。红细胞和收集袋的总重量需在 260 ~ 400 g 之间
2	重量偏低的红细胞需通过添加 0.9% NaCl 溶液或减少去除血浆量，将重量调整至大约 300 g。记录重量；如果有条件最好记录加入的 NaCl 溶液重量
3	记录全血编码，ABO 血型和 Rh 血型，抗凝剂，采集日期，冰冻日期，有效期和执行人标识。如有条件，记录转移袋编码
4	将红细胞和甘油放置在干式加热器中加温至 25℃，10 ~ 15 min，或室温放置 1 ~ 2 h。但温度不得超过 42℃
5	在冻存袋外标记"冻存红细胞"字样。标签上需记录冻存设备名称，全血编码，ABO 血型，Rh 血型和有效期。标签必须也包含可追踪采集日期，冻存日期及低温保护剂的信息
	甘油化
1	记录甘油、冻存袋及 0.9% NaCl 溶液(如有使用)批号
2	将血袋放置在混合器上，边摇动边加入大约 100 mL 甘油
3	关闭混合器，停止摇动，平衡红细胞 5 ~ 30 min
4	使部分甘油化红细胞经重力作用流入冻存袋中
5	逐步缓慢加入约 300 mL 甘油，并轻轻混匀。小剂量红细胞需加入少量甘油。甘油终浓度为 40% w/v。排除袋内空气
6	甘油化细胞倒流入管路内，可制备血辫。最好留取两段血辫，供交叉配血和/或融化前的表型检测
7	冰冻前，维持甘油化红细胞在 25 ~ 32℃。按推荐要求，从冰箱中取出红细胞到甘油化红细胞放置在冷冻柜的时间不应超过 4 h

步骤	处理
	冰冻和储存
1	将甘油化红细胞置入硬纸板或金属容器内，平放入 -65 ℃以下的冷冻柜内
2	用冰冻胶带在容器顶端边缘标记，标记信息包括全血编码，ABO 血型，Rh 血型和有效期
3	不要粗暴撞击或处理冰冻细胞
4	降温速度需 <10℃/min
5	-65℃或以下可保存冰冻红细胞 10 年。对于稀有血型，医务人员通常希望储存更长时间。延长保存时间超过 10 年的理由以及不常见的性质需记录在册
	融化和去甘油
1	在冰冻红细胞保护容器外套上外包装，将其置于 37℃水浴或干式加热器中
2	轻轻摇动加速融化。融化过程至少需要 10 min。融化温度需维持在 37℃
3	细胞融化后，遵循厂商说明书，使用商业化设备分批或流动连续冲洗，使细胞去甘油
4	记录所有试剂及应用软件的批号和生产商。转移袋上标记"去甘油红细胞"；确保标签上包含采集设备，去甘油设备，ABO 血型，Rh 血型，全血编码和有效期
5	使用高渗 12% NaCl 溶液稀释红细胞。平衡约 5 min
6	使用 1.6% NaCl 洗涤红细胞，直到完全去甘油。大约需要 2 L 洗液。残余甘油检测详见说明书
7	用 0.9% NaCl 和 0.2% 右旋糖溶液重悬红细胞
8	红细胞填充管路，并热合封闭数段血辫，用于后续相容性检测
9	去甘油化红细胞在 1℃ ~6℃保存不得超过 24 h。(一套全封闭系统可使去甘油化红细胞在 1℃ ~6℃储存超过 2 周。依据厂商说明书，该封闭系统也要求甘油化步骤在封闭系统中完成。)

注释

1. 献血者血清或血浆血样需冻存在 -65℃以下，确保后续可再次进行抗筛试验。
2. 当需要再次进行献血者抗筛试验，而冻存标本不够时，该血液发放前，需在标签上写明未执行检测。未执行检测的原因也需记录在案。如果有检测，需在血液冻存后完成检测，并在发血时注明检测日期。
3. 已成功制备 500 mL 甘油化和去甘油去白红细胞，并储存在 AS-1 和 AS-3 添加液中[2]。该方法红细胞体内存活率高达 80% 以上，这两种添加剂中的铬 -51 标记红细胞的 $t_{1/2}$ 值均高于 40 天。红细胞中添加的甘油量需调整到 40% w/v 浓度。由此计算，每 100 mL 甘油溶液含 57g 甘油。

参考文献

[1] Meryman HT, Hornblower M. A method for freezing and washing RBCs using a high glycerol concentration. Transfusion 1972; 12: 145 - 156.

[2] Bandarenko N, Hay SN, Holmberg J, et al. Extended storage of AS - 1 and AS - 3 leukoreduced red blood cells for 15 days after deglycerolization and resuspension in AS - 3 using an automated closed system. Transfusion 2004; 44: 1656 - 1662.

方法 6－7　高浓度甘油冻存红细胞——Valeri 方法[1]

原理

用 800 mL 规格主袋采集、在 CPDA－1 保存的红细胞悬液，可经 40% w/v 甘油冻存及复苏，可在 1℃～6℃储存 3～38 天，详见厂商的复苏说明。

材料

1. 具有 800 mL 主袋的四联塑料袋采集系统。
2. 手动封口夹。
3. 空的、600 mL 聚乙烯低温瓶。［例如，Corning 25702（康宁生命科学公司，Lowell，MA）或 Fisher 033746（赛默飞世尔科技公司，Waltham，MA）］.
4. 包含胶纸的无菌连接设备。
5. 冰冻胶带。
6. 600mL 转移袋。
7. 50 mL 红细胞处理溶液。（Rejuvesol，Citra Labs，Braintree，MA）.
8. 热封 20.32 cm× 30.48 cm 塑料袋。
9. 复苏套［Fenwal 4C1921（Fenwal Inc.，Lake Zurich，IL）或 Cutter 98052（Cutter Biological，Berkeley，CA）］。
10. 无菌过滤气道针［例如，BD Nokor（Becton Dickinson，Franklin Lakes，NJ）］，Fenwal 复苏套专用。
11. 500mL 甘油 57 溶液（Fenwal 4A7833）或 500 mL 6.2 M 甘油溶液（Cytosol PN5500）.
12. 标签—红细胞冻存复苏。
13. 瓦楞纸板储存盒（外尺寸 17.78 cm×13.97 cm×5.08 cm）。
14. 热封设备。
15. 外包装塑料袋。

程序

步骤	处理
	甘油化红细胞的准备
1	主袋收集 450 mL 全血。颠倒主袋，从离底座 2 英寸处折叠，用胶带固定，垂直放入离心机内。离心，去除上层可见血浆。红细胞比容应为(75±5)%
2	在 1～6℃储存的 800 mL 主袋红细胞，其管路配备可连接主袋和转移袋的适配器端口
3	复苏前，离心储存红细胞，去除可见血浆。红细胞的总重和净重不得超过 352 g 和 280 g
4	将血浆转移到连接的转移袋内，折叠管路，重置手动封口夹（不可弯曲）
5	利用无菌接管机，将 600 mL 空白转移袋连接到主袋上
6	如有可能，各转移 1 mL 血浆至 3 个冻存管内，便于后续检测
	细胞的复苏[2]
1	Fenwal 复苏套：将 Y－型 Fenwal 复苏套针头插入 50 mL 红细胞处理液瓶的橡胶塞内，并且将套件的连接器插入主收集袋的适配器端口，注意无菌操作。将无菌过滤气道针插入红细胞处理液瓶的橡胶塞内
2	Cutter 复苏套：将带有滴注器的白色排气针插入红细胞处理液瓶的橡胶木塞内，将非排气孔针插入到主袋的特定适配器端口内，注意无菌操作
3	将 50 mL 红细胞处理液直接加入红细胞内，并轻轻手动摇动
4	将连入红细胞处理液适配器的套管热合封口。Y－装置的次级套管用于加入甘油（详见下文）
5	将 800 mL 主袋、连接的空转移袋和 Y－套连接器完整包装；37℃水浴 1 h
	甘油化
1	去除交叉配血用的数段血辫，保留与采集袋相连的一段，并在收集袋上附上编号，称重
2	依据红细胞总重或净重，决定加入的甘油量，详见下文所示

步骤	处理
	不同重量红细胞所需的甘油量

红细胞总重（g）*	红细胞净重（g）	初次添加甘油（mL）	第二次添加甘油（mL）	第三次添加甘油（mL）	甘油总计（mL）
222～272	150～200	50	50	250	350
273～312	201～240	50	50	350	450
313～402	241～330	50	50	400	500

*800 mL 空血袋及其所有附件平均重 72 g。

步骤	处理
3	将复苏套的连接器插入甘油瓶的橡胶塞出口，注意无菌操作。仅使用 Fenwal 套时，需在甘油瓶塞的排气管内插入过滤气道针
4	将血袋置于振荡器上，第一次加入甘油（具体量详见上表），使用时低速震荡血袋（180 振幅/min）
5	停止震荡，静置 5 min，第二次加入甘油，静置 2 min。第三次加入甘油，手动充分震荡
6	在靠近适配器位置，热合封闭空甘油瓶和适配器之间的管路，确保转移袋完整地连接在主采集袋上
7	离心红细胞和甘油混合物，将上层可见甘油转移至转移袋内，重悬细胞并混匀。因为冰冻前上层甘油已去除，在去甘油过程中，只需要用两种盐溶液（高渗 12% 0.9% 氯化钠溶液溶液和 0.9% 氯化钠溶液 -0.2% 右旋糖溶液）。此步骤与 Meryman 法不同
8	在距离主袋 10.16 cm 处封闭管路。分离含有上清液的转移袋，弃之
9	黏贴覆盖血液成分标签，设备标签和 ABO/Rh 标签。标签上记录有效期
10	冰冻前称重血液，记录重量
11	折叠主袋顶端部分（5.08 cm）。将主袋置入塑料外包装袋内，热封包装袋顶端，确保袋子之间的空气尽可能少
12	将 1 小瓶血浆和包含甘油化红细胞的塑料袋置入纸盒内。将另 2 瓶血浆冻存在 -65℃以下冰箱内，以备后续检测用
13	贴上"冰冻复苏红细胞"标签，ABO/Rh 标签，设备标签和原始外包装血液编号。分别记录采集时间，冰冻时间和有效日期或将信息黏贴在纸盒
14	于 -80 ℃冰箱冻存红细胞。血液从 4℃冰箱内取出，至置入 -80℃冰箱内，时间不得超过 4 h
	解冻和去甘油化
1	冻存细胞保护容器置于外包装内，37℃水浴或干式加热
2	轻轻摇动加速融化。融化过程至少需要 10 min。融化温度需为 37℃
3	当细胞融化后，依据厂商说明，使用商业化分批或连续流动洗脱装置去甘油化
4	记录所用试剂和软件的批号和厂商。在转移袋上贴上"去甘油化红细胞"标签；确保标签上包含采集设备识别号，去甘油化细胞制备设备识别号，ABO 血型和 Rh 血型，全血编号，有效日期和时间
5	加入一定量高渗 12% NaCl 溶液，稀释血液。平衡 5 min
6	用 1.6% NaCl 溶液洗涤红细胞直到完全去甘油化。大约需要 2 L 洗液。检查残余的甘油，详见方法 6-9
7	用等渗（0.9%）NaCl 和 0.2% 右旋糖溶液重悬去甘油红细胞
8	将血液充填管路，封闭数段血辫，用于后续检测

步骤	处理
9	去甘油化红细胞在1℃ ~6℃储存不得超过24 h(如采用认证的封闭系统，可在1 ~6℃储存去甘油化红细胞2周。依据厂商说明，封闭的去甘油化系统需要甘油化步骤也在封闭状态下完成)

注释

已从500 mL全血中成功制备甘油化和去甘油去白红细胞，并储存在AS-1和AS-3添加液中[2]。该方法红细胞体内存活率高达80%以上，这两种添加剂中的铬-51标记红细胞$t_{1/2}$值均高于40天[3]。红细胞中添加的甘油量需调整到40% w/v浓度。按此计算，每100 mL甘油溶液含57g甘油。

参考文献

[1] Valeri CR, Ragno G, Pivacek LE, et al. A multi-center study of in vitro and in vivo values in human RBCs frozen with 40% (wt/vol) glycerol and stored after deglycerolization for 15 days at 4 C in AS-3: Assessment of RBC processing in the ACP 215. Transfusion 2001; 41: 933-939.

[2] Rejuvesol package insert. Braintree, MA: Cytosol Laboratories, 2002.

[3] Bandarenko N, Hay SN, Holmberg J, et al. Extended storage of AS-1 and AS-3 leukoreduced red blood cells for 15 days after deglycerolization and resuspension in AS-3 using an automated closed system. Transfusion 2004; 44: 1656-1662.

方法 6 - 8　检查去甘油红细胞的甘油含量

原理

冻存红细胞甘油化后，会产生高渗细胞内液。在输血前，需将细胞恢复到等渗水平。不适当的去甘油化，会使红细胞接触 0.9% 氯化钠溶液后或与血清或血浆交叉配血时，发生溶血。

材料和设备

1. 冻存红细胞去甘油化半自动设备。
2. 透明管路，作为去甘油化时的一次性使用材料。
3. 比色仪，商业用。

程序

步骤	处理
	最终洗涤法
1	当洗液出现在流向垃圾袋的管路内时，停止最后 1 段洗脱循环
2	将比色仪靠近管路近端，白色亮光背景处
3	注意洗液颜色，应弱于色板颜色，该色板颜色提示 3% 溶血现象(3% 红细胞发生溶血)
4	如果溶血现象严重，继续洗涤，直到颜色在可接收范围内
5	观察并记录每单位血液和质控过程的结果
6	如果重复出现不可接受的溶血现象，记录纠正过程
	红细胞去甘油化质控的其他方法
1	手持屈折光仪：依据厂商说明，使用手持屈折度计。将少量上清转移至测量棱镜，测量棱镜需对准光源。折射值需 <30，确保甘油水平 <1 g %
2	渗透压：依据厂商说明，渗透压计可用于测量渗透压。少量上清加至渗透压计比色皿内，测量标本渗透压。渗透压值不得超过 400 mOsm/kg H_2O，确保残余甘油浓度 <1 g %

注释

1. 在去甘油化过程中，与细胞接触的最终溶液应为含低浓度右旋糖的 0.9% 氯化钠溶液。检测残余甘油最简便的方法是测量洗脱终液中游离血红蛋白量(g/L)。
2. 可通过商业化比色仪测量洗脱终液的颜色进行溶血的评估。另外，也可先将 0.9% 氯化钠溶液加至等分的去甘油化细胞中，用比色仪测量上清液。

参考文献

[1] Quality control of deglycerolized red blood cells. Boston, MA: Naval Blood Research Laboratories, 2007. [Available at http://www.nbrl.org/SOP/115/qualitycontrol.htmL(accessed May 6, 2014).]
[2] UmLas J, O'Neill TP. Use of refractive index to measure the adequacy of glycerol removal from previously frozen erythrocytes. Transfusion 1980; 20: 720 - 724.

方法 6－9　全血分离制备新鲜冰冻血浆

原理　　血浆从细胞血液成分中分离而来，冷冻保存以维持不稳定的凝血因子活性。血浆必须在 8 h 内放置在冷冻柜内，或依据血液采集、处理及储存系统说明的时间要求(详见注释)冷冻。

材料

1. 静脉采集的新鲜全血，血袋上连有转移袋。
2. 金属夹和手持封口机。
3. 设备(剪刀，止血钳)。
4. 双电极封口机(可选)。
5. 血浆分浆夹。
6. 冷冻装置。
7. 冷冻离心机。
8. 天平。

程序

步骤	处理
1	采集后立即离心血液，利用“heavy”模式(详见红细胞制备方法)。除非要制备血小板，需在 1℃～6℃低温离心。(详见全血中血小板制备方法)
2	将离心后血液主袋放置在分浆夹上，将连接的连袋袋在天平上调至 0。将血浆挤压至连袋，称重
3	用封口机或金属夹封闭转移袋管路，但不去掉管路上的编码信息。在近转移袋处再次封口
4	从初始容器中分离前，需在转移袋上标注血液编号。贴上新鲜冰冻血浆(FFP)成分标签，标签上需记录血浆量。详见注释
5	在 2 个封口处剪断管路。弯曲管路，胶带固定在血浆容器外。留取几段血辫供后续检测用
6	采血后 8 h 内，在－18℃或更低的温度下储存血浆；如为 ACD 保存液，需在采血后 6 h 内制备冻存；或依据监督管理机构规定

注释　　如果血浆在 24 h 内冻存，但超过 8 h，需标注采血后 24 h 内冰冻血浆(PF24)。

方法 6－10　全血制备冷沉淀、抗血友病因子(AHF)

原理

凝血因子Ⅷ(抗血友病因子)可经新鲜采集血浆冷沉淀后浓缩而得。冷沉淀是通过新鲜冰冻血浆(FFP)在1℃～6℃缓慢解冻来实现的。重新冻存需在1 h内完成，多个单位冷沉淀可经封闭系统结合成汇集制品。

材料

1. 新鲜冰冻血浆(＞200 mL)至少包含1个转移袋。
2. 金属夹和手持封口机或双电极封口机。
3. 清洁设备(剪刀，止血钳)。
4. 分浆夹。
5. 低温离心机。
6. 冰冻装置：可用的冰冻设备包括：1)能维持－18℃以下温度的速冻冷冻柜或机械冷冻柜，2)干冰，或3)乙醇干冰水浴设备。95%乙醇碎干冰水浴中，可使血液成分15 min内完成冰冻。
7. 1℃～6℃循环水浴或冰箱。
8. 天平。
9. 多通道汇集套管(可选)。
10. 无菌连接设备。

程序

步骤	处理
	冷沉淀制备
1	将FFP置于1～6℃循环水浴或冰箱内解冻。如果使用水浴解冻，需在血袋外套入塑料外包装，保持干燥
2	为了保持融化血浆的稳定性，依据下述步骤，从冷沉淀中分离液体血浆： a. 利用"heavy"模式，在1℃～6℃离心血浆。(详见红细胞制备方法。)通过下述步骤去除上层血浆： ⅰ. 高处倒置悬挂血袋，使分离血浆急速流入转移袋内。冷沉淀保留在主袋底部。为了防止冷沉淀溶解或从主袋内流出，应迅速将冷沉淀和血浆分离。为了后续冷沉淀解冻，需保留10～15 mL上清血浆。完成制备或汇集的冷沉淀需立即重新复冻。 ⅱ. 将融化血浆垂直置于分浆夹内。从冷沉淀中挤出其余血浆，原始袋内保留10～15 mL血浆。完成制备或汇集的冷沉淀需立即重新复冻。 b. 当大约1/10的内容物还未融化时，将血浆袋垂直置入分浆夹内，使上层血浆缓慢流入转移袋内，利用顶部冰块作为过滤器。冷沉淀团块将黏附在血袋边缘或冰块上。当90%上层血浆去除后，封袋。立即复冻冷沉淀(汇集冷沉淀不推荐)
	汇集冷沉淀
1	选择需汇集的血袋。所有血制品需ABO同型。(无需Rh血型匹配)
2	揉捏血袋中的上清血浆，重悬冷沉淀
3	准备汇集： a. 如使用多通道汇集套管，依据厂商说明，制备汇集冷沉淀。 b. 如无汇集套管： ⅰ. 利用无菌连接设备，将两袋冷沉淀连接。 ⅱ. 将冷沉淀挤入1个容器内。 ⅲ. 连接第3袋冷沉淀，继续汇集。 ⅳ. 将第3袋冷沉淀挤入上述容器内(含汇集冷沉淀)。 ⅴ. 重复第3和第4步骤，直到所有的冷沉淀汇集在1袋内。 ⅵ. 排出汇集冷沉淀内的多余空气至最后1个空袋内。 ⅶ. 分离最后1个空袋
	冰冻储存冷沉淀
1	冷沉淀从冰冻离心机或水浴内取出后，应在1 h内重新冻存
2	－18℃储存，－30℃或更低温度下为佳，自采集日起保存12个月

注释　FFP 采集后 12 个月内，均可分离制备冷沉淀。冷沉淀有效期为采血后、并非制备后 12 个月开始计算。汇集冷沉淀的有效期应为最早采集日期后 12 个月。方法由印第安纳血液中心操作制备技术主任 Heather Vaught 提供。

方法 6 - 11　融化和汇集冷沉淀、抗血友病因子

原理

冷沉淀制品应该在 30 ~ 37℃下快速融化，一旦融化结束，不能在此温度下长期保存。以下方法允许快速融化和汇集这种血制品。

材料

1. 37℃的循环恒温水浴箱(商品化血浆解冻融箱，类似于专门设计的干热设备)。
2. 药物注射接口。
3. 0.9% 氯化钠溶液。
4. 注射器和针头。

程序

步骤	
1	用保鲜膜覆盖血袋接口以防止未消毒的水污染接口，或者使用装置保持血袋直立，并保证接口位于水面以上。将血袋放在 37℃的水浴箱里
2	将融化好的沉淀物小心安全地悬挂，加到该献血者 10 ~ 15 mL 血浆中，或者加入约 10 mL 的 0.9% 氯化钠溶液，然后轻轻混合悬浮
3	将注射器插入每个袋子。将 1 个血袋中的内容物吸入注射器中，然后注入下 1 个血袋。并冲洗溶解的冷沉淀血袋，直到所有的内容物都转移到终产品袋中

备注

1. 在输注前，融化后的冷沉淀必须保存在室温下。如果是混合浓缩制品，应在 4 h 内输注。如果是为了补充Ⅷ因子的，融化后的单支冷沉淀必须在 6 h 内输注。融化后的冷沉淀不可以再冷冻。
2. 在准备阶段，可以将 4 ~ 10 个单位混合，制备成预混合冷沉淀，有效期为 1 年(详见冷沉淀制备方法)。冷冻前不可以添加稀释液。通常使用无菌连接设备进行混合，但也有使用了“开放”系统的。在使用“开放”系统时，预储存的混合冷沉淀的有效期为 4 h，如果使用无菌连接设备，则解冻后有效期为 6 h。混合冷沉淀应在制备后 2 h 内冷冻，从采集之日起可贮存 1 年。按照 AABB 的血库与输血服务机构标准，混合冷沉淀中必须含有至少 150 mg 的纤维蛋白原和 80IU 的凝血因子Ⅷ乘以混合物中的单位数。混合冷沉淀必须标记 ABO/Rh 血型。如果混合冷沉淀中有 1 个单位是 Rh 阳性，那么这份冷沉淀就是 Rh 阳性，必须标记为 Rh 阳性。融化后的冷沉淀不可以再次冷冻。

参考文献

[1] Joint UKBTS/NIBSC Professional Advisory Committee. Cryoprecipitate pooled, leucocyte depleted. In: Guidelines for the blood transfusion service in the United Kingdom. 7th ed. Sheffield, UK: National Blood Service, 2005. [Availableat http://www.transfusionguidelines.org.uk/index.asp? Publication = RB&Section = 25&pag eid = 969(accessed May 6, 2014).]
[2] Smith KJ, Hodges PA. Preparation of pooled cryoprecipitate for treatment of hemophilia A in a home care program. Transfusion 1984; 24: 520 - 3.
[3] Levitt J, ed. Standards for blood banks and transfusion services. 29th ed. Bethesda, MD: AABB, 2014: 28 - 29.
[4] Code of federal regulations. Title 21, CFR Part 640.54. Washington, DC: US Government Printing Office, 2014(revised annually).

方法 6－12　从全血中制备血小板

原理

血小板可通过富血小板血浆(PRP)或白膜层法制备。在 PRP 法中，PRP 通过“轻旋”离心从全血中分离，血小板通过“重旋”离心进行浓缩，上清血浆随后被移除。在白膜层法中，全血通过“高速”离心后，收集白膜层。然后用“低速”离心将白膜层分离，用以浓缩血小板和去除红细胞、白细胞。下列描述了这 2 种方法。

材料

1. 通过静脉采集新鲜全血，全血采集到一个附有 2 个完整转移袋的采血袋中。最后的采集袋必须由塑料制成，便于贮存血小板。在室温下保存血液(20～24℃)，然后从红细胞中分离出 PRP。PRP 须在血液采集后 8 h 内分离，或者在所使用的血液采集、加工和储存系统规定的时间内完成。
2. 过滤器(如果预备储存少白细胞血小板)。
3. 金属夹和手动封口机。
4. 手术器械(剪刀，止血钳)。
5. 分浆夹。
6. 电动封口机(可选)。
7. 校准的离心机。
8. 天平。
9. 旋转器。

程序

步骤	操作
	制备 PRP
1	在血小板分离前或分离过程中，都不要冷藏血液。如果离心机的温度是 1～6℃，将离心机的温度设置为 20℃，使温度上升至大约 20℃。使用“轻旋”离心分离血液(详见红细胞制备方法)
2	将 PRP 放入用于血小板储存的转移袋中。在主袋和 2 个卫星袋的 Y 型连接器之间密封管道 2 次，并在 2 个密封处进行切割。将红细胞放置于 1～6℃
3	在 20℃下使用“重旋”离心 PRP(详见红细胞制备方法)
4	将贫血小板血浆放入第 2 个转移袋中，并密封管道。应当保留部分血浆用于血小板的保存，但是没有精确的容量。AABB 血库与输血服务标准[1]要求在整个保存期间，血小板浓缩物仍留有充足的血浆，并且 pH 值保持在 6.2 或者更高。当储存在 20～24 ℃时，维持这个 pH 值至少需要 35 mL 血浆，如果在 50～70 mL 之间会更好
5	血小板浓缩容器应当保持静止，标签面朝下，在室温下大约 1 h
6	用下列任 1 种方法重悬血小板： a. 用手轻轻摇晃血小板容器，实现均匀的重悬。 b. 室温下把容器放在旋转器上。应在 2 h 内缓慢、轻轻的摇动达到均匀的重悬
7	在 20℃～24℃下持续温和的振荡，保持血小板悬浮
8	发放应仔细检查前血小板，以确保没有血小板聚集
	白膜层法制备血小板[2]
1	离心前，全血应保存在 20℃～24℃
2	高速离心全血[例如，用 Beckman J6ME(Tritech Inc.，Edgewater，MD)2800×g 离心 11.5 min]
3	从容器顶部去除上清血浆，手动或使用自动装置从容器底部收集红细胞。大约 50 mL 白膜层保留在袋子中
4	将 4～6 个单位全血中的白膜层混合，低速离心(例如，用 Beckman J6ME 700×g 离心 5 min)。手动或使用自动装置将上清 PRP 移入血小板保存袋。在转移过程中过滤血小板以去除白细胞
	制备预贮存的少白细胞血小板
	预贮存的少白细胞(LR)血小板是从全血中使用 PRP 的内置滤器。由此产生的中间产物是经过过滤的 PRP，可制成 LR 血小板浓缩物和 LR 血浆

备注

如果血液成分是在所使用的血液采集、处理和储存系统规定的时间内完成分离和冷冻的，则上清血浆可以迅速冷冻并储存为新鲜冰冻血浆（FFP）。在血小板制备后分离的 FFP，其体积将大大少于直接从全血中制备的体积。

参考文献

[1] Levitt J, ed. Standards for blood banks and transfusion services. 29th ed. Bethesda, MD: AABB, 2014: 29 - 30.
[2] Turner CP, Sutherland J, Wadhwa M, et al. In vitro function of platelet concentrates prepared after filtration of whole blood or buffy coat pools. Vox Sang 2005; 88: 164 - 171.
[3] Sweeney JD, Holme S, Heaton WAL, Nelson E. Leukodepleted platelet concentrates prepared by in-line filtration of platelet rich plasma. Transfusion 1995: 35: 131 - 136.
[4] Sweeney JD, Kouttab N, Penn LC, et al. A comparison of prestorage leukoreduced whole blood derived platelets with bedside filtered whole blood derived platelets in autologous stem cell transplant. Transfusion 2000; 40: 794 - 800

方法 6－13　从血小板中去除血浆(减容)

原理

虽然血小板的最佳储存条件需要一定剂量的血浆，但是有些患者可能无法耐受大剂量的输注。储存的血小板可离心分离，大部分血浆在输注前被清除，但是仍需要保持一部分以悬浮血小板。血小板必须在室温下保存，且需要搅动，20～60 min 后再悬浮于剩余的血浆当中。在血小板放入血袋后 4 h 内必须进行输注。减少血浆体积的操作可在单人份或混合血小板中进行。

材料

1. 机采血小板或从全血中分离制备的血小板。
2. 金属夹，手动封口机。
3. 剪刀，止血钳。
4. 电动封口机(可选)。
5. 校准的离心机。
6. 血浆分浆夹。

程序

步骤	操作
1	如果需要，汇集血小板可使用标准技术转移到转移袋中。1 份血小板浓缩液可能需要减少体积以供儿科患者使用。机采血小板可直接处理
2	在 20～24℃下离心，使用以下任 1 种方法： a. 580 × g 20 min b. 2000 × g 10 min c. 5000 × g 6 min
3	不影响内容物的情况下，将血袋转移到血浆分浆夹上。从 1 个单位血小板中去除血浆，只保留 10～15 mL，或者按比例，从汇集血小板或机采血小板中去除更多血浆
4	血小板转移至血袋，混合 4 h，在血袋上标记有效期
5	如果使用转速 580 × g 离心，将血袋放置在 20～24℃下 20 min，不要震荡。如果使用转速 2000 或 5000 × g 离心，则需放置 1 h
6	重悬血小板

备注

1. 对于最佳离心条件，还没有达成共识。有研究[1]发现多单位的血小板制品在 500 g、离心 6 min 后将丢失 35%～55% 的血小板，而 5000 × g 离心 6 min 或 2000 × g 10 min，只丢失 5%～20% 的血小板。为了避免较高的离心力可能会对塑料容器造成的任何风险，推荐使用 2000 × g 离心 10 min。Moroff 等[2]的研究发现，42 个单位血小板制品在 580 × g，离心 20 min，血小板的丢失少于 15%。高离心力理论上存在一些问题，因为当血袋壁压迫时可能会损害血小板，同时也增加了血袋破损的风险。
2. 如果使用无菌连接设备从机采血小板或单人浓缩血小板中去除血浆，那么这袋血为封闭状态，就没有必要强制规定要在 4 h 内输注血小板。然而，目前没有减少体积的血小板浓缩物储存的相关数据支持，因此，最好尽快输注。
3. 减少体积的血小板浓缩物可能无法作为许可产品进行发放。
4. 在美国，血小板无论是否减容，混合后都必须在 4 h 内进行输注，除非汇集血小板是在 FDA 批准的去除血浆封闭系统内制备，在这种情况下，根据汇集血小板中采集的最早时间的单位算起，为 5 天有效期。汇集血小板可能无法作为许可产品进行发放。

参考文献

[1] Simon TL, Sierra ER. Concentration of platelet units into small volumes. Transfusion 1984; 24: 173－175.

[2] Moroff G, Friedman A, Robkin-Kline L, et al. Reduction of the volume of stored platelet concentrates for use in neonatal patients. Transfusion 1984; 24: 144－146.

细胞和组织移植的方法

与其他章节一样，下述细胞治疗方法代表了目前在全球范围的不同机构使用的许多特定技术。

方法 7－1　输注低温保存的造血细胞

原理

本程序是概述输注低温保存的造血干细胞(HPCs)之前以及输注过程中要执行的程序和步骤。下述方法是当前应用的典型方法。

材料与设备

1. 标准静脉输液装置。
2. 含有 $NaHCO_3$ 和 KCl 溶液、比例为 50∶20 mEq/L 的袋子。
3. 排尿马桶套。
4. pH 试纸。
5. 650 mg 对乙酰氨基酚。
6. 1 mg/kg 苯海拉明，上限为 50 mg。
7. 止吐剂。
8. 解冻的 HPCs(见实验室流程中解冻的详细介绍)。
9. 标准输注器材(可使用输血器)。
10. 患者输液记录。
11. 细胞治疗产品的相关使用信息的说明。

程序

步骤	操作
1	如果产品体积大于 300 mL，应在输注前至少 3 h，用 0.25% 的 0.9% 氯化钠溶液和 $NaHCO_3$ 进行水化。补充 $NaHCO_3$ 确保碱化尿液。其目标是达到尿量 2～3 mL/kg/h，尿 pH 值为 7.0
2	在 HPC 输液前 15～30 min，应用以下药物： a. 苯海拉明，1 mg/kg(最大剂量为 50 mg) b. 必要时给予止吐剂
3	如果另外 1 份细胞间隔超过 4 h 后输注，应重复使用药物
4	应快速地输注解冻后的 HPC(50 mL/5～10 min)以降低聚集
5	在双份脐带血(CB)移植中，分别解冻和输注。在第 1 个单位的输注完毕及所有输注反应处理完成后，再解冻第 2 个单位
6	视情况而定，记录并保留含生命体征和不良反应的输液记录

备注

1. 输注方案应在护理和/或实验室的程序手册中规范。执行输注的医务人员必须熟悉各种输血不良反应：发热、寒战、呼吸困难、支气管痉挛、低血压、发绀、皮疹或荨麻疹、胸部或背部疼痛，以及其他任何变化。二甲基亚砜(DMSO)毒性是输注低温保存的 HPC 制品最常见的并发症。症状由组胺释放引起，包括面色潮红、皮疹、胸闷、恶心和呕吐，以及循环不稳定。细胞治疗产品的相关使用信息的说明中详细描述了与输注 HPC 制品相关的不良反应和危害[1]。HPCs 不能使用白细胞过滤器输注。但是根据指南，细胞可以通过标准输血器(例如 170 微米的过滤器)进行过滤。
2. 对于输注 HPC 制品的不良反应应记录在“不良反应报告”上。实验室里应保留一份副本。这些表格由护理人员和实验室人员记录。与 HPC 输注相关的不良反应必须报告给食品和药品管理局(FDA)的生物制品评价和研究中心(CBER)。美国联邦法规(21 CFR 1271.350)规定了需上报的不良反应的定义和报告的要求[2]。关于 CBER 报告要求的最新信息可以在 FDA 网站上找到[3]。
3. 如果 DMSO 总输注量 >1 g/kg，建议输入制品的时间应 >2 天。作为参考，DMSO 浓度为 10% 的 100 mL 的冷冻细胞中含有 10g DMSO。如果产品超过这个限度，请咨询细胞治疗实验室的医疗主任。

参考文献

[1] AABB, American Association of Tissue Banks, American Red Cross, American Society for Apheresis, American Society for Blood and Marrow Transplantation, America's Blood Centers, College of American Pathologists, Foundation for the Accreditation of Cellular Therapy, ICCBBA, International Society for Cellular Therapy, Joint Accreditation Committee of ISCT and EBMT, National Marrow Donor Program, NETCORD. Circular of information for the use of cellular therapy products. Bethesda, MD: AABB, 2009.

[2] Code of federal regulations. Title 21, CFR Part 1271.350. Washington, DC: US Government Printing Office, 2014(revised annually).

[3] Food and Drug Administration. Biological product deviations: Includes human tissue and cellular and tissue－based product(HCT/P) deviation reporting. Rockville, MD: CBER Office of Communication, Outreach, and Development, 2012. [Availableat http://www.fda.gov/biologicsbloodvaccines/safetyavailability/reportaproblem/biologic alproductdeviations/default.htm (accessed January 6, 2014).]

方法 7－2　脐带血加工处理

原理

以下方法是目前常用的方法，目的是降低红细胞的含量，富集于脐带血中白细胞。将终产品体积(优化存储空间)降至最低和减少冷冻保护剂体积(减少潜在的输血相关并发症)。

材料与设备

1. 采集的脐带血。
2. 羟乙基淀粉(HES；6% w/v)或者其他红细胞沉淀剂。
3. 血液成分离心机。
4. 血浆分浆夹
5. 转移袋。
6. 无菌二甲基亚砜(DMSO)。
7. 程序降温仪
8. 液氮冷冻机。
9. 自动化血液分析仪。
10. 流式细胞仪。

流程

步骤	操作
1	将脐带血产品与 HES 按照 5∶1 的比例在血袋内混合
2	静止市红细胞自然沉淀 30 min 或者连续离心混合物 90×g 6 min
3	将富白细胞血浆挤压入第 2 个血袋中
4	将富白细胞血浆以 450 g 离心力 10 min
5	将少白细胞血浆挤压入第 3 个血袋中
6	使用程序降温仪冷冻保存剩余的富含白细胞成分(体积为 20～23 mL)(最终产品含 10% DMSO 和 1% 右旋糖苷 40)
7	将产品储存在液相或气相(＜－150℃)液氮容器中
8	应检测的质量控制参数包括：初始脐带血中的有核细胞计数和红细胞压积，加入冷冻保护剂前的最终产品中的有核细胞计数、白细胞计数、细胞存活率、CD34 计数和集落形成单位(CFU)

备注

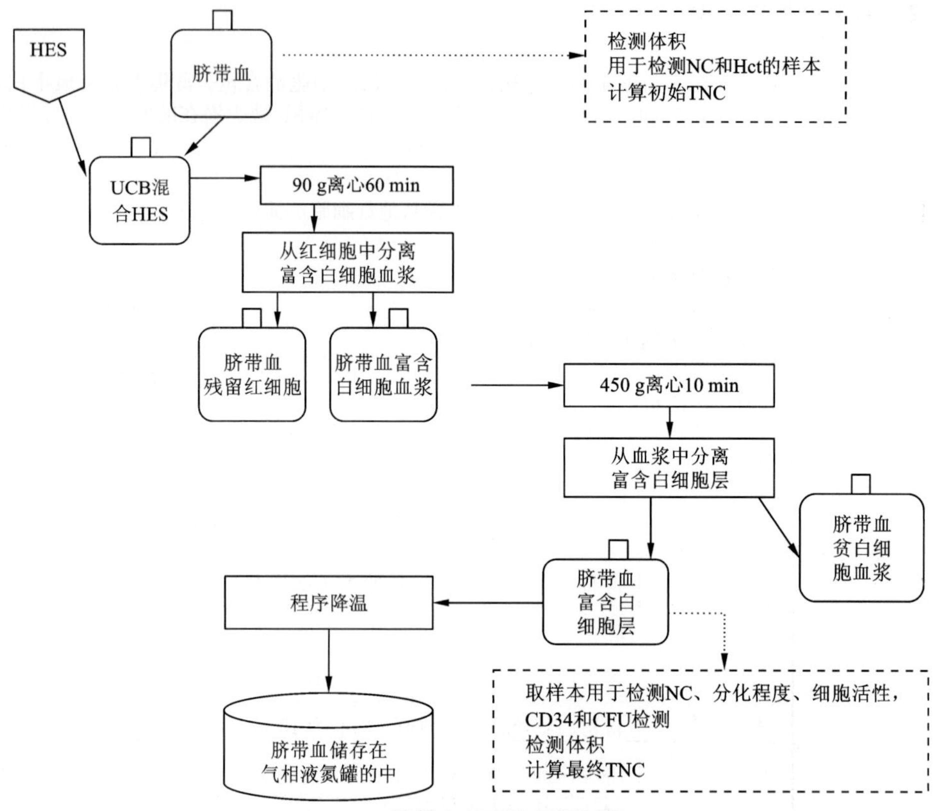

脐带血处理流程概要图

CFU = 集落形成单位；Hct = 红细胞压积；HES = 羟乙基淀粉；LN_2 = 液氮；NC = 有核细胞；TNC = 有核细胞总数。

参考文献

[1] McCullough J, McKenna D. Management of umbilical cord blood at the transplant center. In: Broxmeyer HE, ed. Cord blood: Biology, transplantation, banking, and regulation. Bethesda, MD: AABB Press, 2011: 585 – 594.

[2] Rubenstein P, Dobrilla L, Rosenfield RE, et al. Processing and cryopreservation of placental/umbilical cord blood for unrelated bone marrow reconstitution. Proc Natl Acad Sci U S A 1995; 92: 10119 – 10122.

方法 7－3 组织移植后的不良事件和感染的研究

原理

当受者可疑感染了源于受污染的组织移植物的疾病时，移植外科医生有责任向医院人体组织管理处报告。

早期报告有助于及时确定污染源，制定纠正措施，并限制感染的进一步传播。早期报告也有助于识别和评估其他可能接受同一捐献者的受污染组织的患者，他们可能也经历同样的感染。

医院人体组织管理处负责调查不良事件和感染，并将这些事件报告给组织处理者和供应商。

材料

不良事件的文件。

流程

步骤	操作
	隔离、保持纪录和通知
1	如果在医院组织管理处存仍有库存，应立即隔离，检疫，并停止现存的、未使用的来自同一捐献者的组织移植物的发放。来自同一供者或同一处理批次的组织移植物可通过捐献者特定的标识数字符来识别，该标识符可从组织供应商处获取。来自同一捐献者的未使用的组织需要进行检测并隔离，在所有的调查完成前不必销毁
2	如果来自同一捐献者的隔离的组织移植物排除了污染的风险，那么应该由医院组织管理处的医疗主任批准，并出具 1 份书面的质量保证审查，然后将移植物从检疫隔离区放回可发放的库存中
3	启动调查并建立不良事件档案。不良事件档案应包括所有调查行动的记录，以及医院组织管理处的医疗主任审核并批准的最终报告
4	尽快通知医院管理部门主任。医疗主任应立即采取的行动，包括检查患者的病情，与移植外科医生进行讨论，以确定感染的类型及可能的影响因素，并确认同种异体移植物是否与此次感染中相关
5	尽快通知组织处理商（名称位于包装袋上）和组织供应商（如果与组织处理商不是同一个）及时采取适当的措施，例如隔离来自同一供者的组织；组织供应商（组织库，组织处理商，组织发放中介）调查潜在感染源，包括捐献者的移植物，或者在组织复苏、组织处理或储存过程中的是否污染
6	通知医院风险管理处部门，特别是感染来源于同种异体移植物时风险很高时
7	如果确认严重感染是由移植物引起的，请通知联合委员会
8	如果受体因感染的移植物发生严重或致命的疾病，医院管理部门应考虑通过 MedWatch 上报 FDA（组织处理商和供应商的上报是强制性的）
	医院调查
1	配合组织处理商正在进行的调查
2	在医院组织管理部门的医疗主任和医院感染控制办公室的帮助下，调查是否是由于病人或医院因素导致感染
3	如果是病毒感染（如人体免疫缺陷病毒、丙肝病毒、乙肝病毒），应考虑受者的行为风险因素（例如，输注过凝血因子的血友病患者、注射吸毒者、妓女、男同、有既往输血史的患者等）
4	调查患者的感染是否属于院内感染。当感染是细菌或真菌时，高度怀疑院内感染。医院组织管理部门与医院感染控制办公室或流行病学管理处合作，确定感染是否来源于医院的环境、用品、设备或人员。确定近期是否爆发过同一种微生物的感染。需要医院感染控制办公室、1 名临床传染病专家单独或共同出具 1 份调查和评估报告。如果有需要，州卫生署也可参与其中
5	要求组织供应商提供 1 份调查报告。如果组织供应商发现污染组织及其来源，医院的调查可简化

步骤	操作
6	如果感染可能与移植物有关，则进行警哨事件调查。如果感染源不排除或确定是医院内获得性感染而不是移植物获得感染，那么医院应该进行根因分析，寻找相关因素，并根据需要实施改正和预防措施
	保密性
1	在对不良事件进行调查期间，相关的患者保密性医疗信息可以与医院、公共卫生部门和组织供应商的调查组共享。(依据医疗保险可携性和责任法案)
2	组织供应商必须对报告给他们的不良事件进行调查，并向 FDA 报告这些活动
	审查供应商的认证
1	如果认定组织移植物可能或确定是导致受者感染的原因，需要检查组织供应商的资质。获取和审查信息，以确定来自该供应商的组织安全性或效果是否低于其他供应商。信息可以通过咨询 FDA 获取(如 MedWatch 报告、FDA 的检查发现)，也可通过访问组织供应商质控专员或医疗主任，还可以通过确定是否有其他患者接受来自同一组织库的组织导致感染来获取信息
2	如果组织供应商或组织处理商拒绝提供需要的信息，则需要隔离医院库存中从该供应商处获得的所有其他组织移植物。暂停该供应商的认证和批准，变更其他供应商获得组织
	最终评定
1	在调查完成后，准备 1 份书面的最终报告，明确病人感染的原因，并确定组织移植物不太可能、有可能、很有可能或确认是感染的原因。调查文件、结论、最终报告以及任何整改措施都应由医院组织服务处的医疗主任审核并批准。将最终报告存入不良事件档案中
2	如果采取了整改措施，应在后期作出评价，以证明行动已经到位并有效
	给其他人的最终报告
1	1 份由组织服务处医疗主任撰写的或经其审批的调查报告应提供给下列单位及个人： a. 最初报告感染的移植外科医生。 b. 组织处理商和供应商。 c. 医院组织管理委员会
2	如果医院组织服务处确定：①受者感染是由移植物引起的，②或者是院内感染，③同时感染是致命的，危及生命的，或已导致身体机能永久性损失或身体结构损伤，需通知联合会并进行警哨事件调查
3	如果在受者中诊断出传染性感染，根据州法律需上报的，书面通知州卫生署
4	不强制医院向 FDA 报告不良事件。然而，如果医院组织管理处确定是由于组织移植后引起的不良事件，例如：1)涉及传染病；2)是致命的，危及生命的，或导致永久性损伤身体机能或身体结构的；3) 或者需要治疗或手术干预的，医院可以通过 MedWatch 自愿通知 FDA(21 CFR 1271.350)。医学观察接受在线报告(见 http://www.fda.gov/Safety/MedWatch)；可致电 1-888-463-6332；发传真到 1-800-FDA-0178；或发信件给医学观察，食品和药品管理局(FDA)，10903 New Hampshire Avenue，Silver Spring，MD 20993。

质量控制方法

在试验准备过程中的血液成分和设备的质量控制(QC)试验是过程控实验制的重要部分。QC 失控可提示不可预知的试剂或试验材料不合格。及时发现 QC 失控能更早发现和解决过程中发生的问题。

QC 试验必须要遵循法规要求和自愿原则。这些要求和准则是最低标准，任何机构都可以建立更加严格的规范。

温度计

在实验室检测和收集(献血者资格筛选)、加工过程中，血液和试剂的储存均需要使用温度计，因此温度计需要进行校准和标准化，以确保温度指示正确。温度计指示必须与校准温度接近才能应用。每个温度计在初次使用之前必须进行校准，并在此后定期进行校准，此外，任何时候如怀疑温度计改变或者损坏时，也需要进行校准。所有温度计校准必须经过验证，包括那些描述为“自我校准”的温度计。

血液储存设备报警

血液储存冰箱和冰柜必须配备 1 个持续温度监测和声音报警系统。如果 1 个存储设备发生报警，值班人员必须能够知道，且采取恰当的措施去解决。该事件的作业指导书必须放置在实验室明显位置，并对人员进行培训，以便在温度无法迅速纠正时，启动后续操作。每个存储设备上的警报系统需要每月定期检查，以确保功能正常。为保持设备良好状态，需按照生产商的说明进行定期检查。对于状况良好的设备，可以进行季度检查。因为在维修过程中警报可能被断开或静音，为此在维修后需要谨慎验证警报功能是否正常。在这期间工作人员需一直保持警惕。

应检查设备最高和最低温度报警能否被激活，并记录。依据血库和输血服务机构的 AABB 标准要求，在血液或血液成分的储存环境超出规定温度范围之前，报警设置应能够激活，及时采取恰当的措施。因为实验室会使用不同品牌设备，不可能对所有报警系统都给出详细的说明。如果用户的设备手册中没有提供报警说明，请咨询生产商或其他储存设备的专家。设备操作手册必须包含本实验室使用方法的详细描述过程(质量控制实验间隔时间见本书第 1 章)。

方法 8－1　硫酸铜溶液的验证试验

原理

硫酸铜溶液试验适用于献血者筛查，通过观察血滴在硫酸铜溶液中所出现的变化(下沉或浮动)用以了解献血者血红蛋白浓度。

材料

1. 硫酸铜比重：1.053。
2. 毛细管。
3. 结果记录表。

程序

步骤	操作
1	已知血红蛋白数值的血液标本(3～6 例)。应该包含稍微高于 125 g/L 和低于 125 g/L 的标本
2	轻轻地将 1 滴血液标本滴入于比重 1.053 的硫酸铜溶液瓶中
3	记录测试日期；硫酸铜的生产商、批号和有效期；标本的信息；测试结果；测试人员的身份
4	如果结果超过可接受范围，记录采取的纠正措施

说明

在硫酸铜溶液中，血红蛋白大于或等于 125 g/L 的血液标本会下沉，低于 125 g/L 的会漂浮。

参考文献

[1] Philips RA, Van Slyke DD, Hamilton PB, et al. Measurement of specific gravities of whole blood and plasma by standard copper sulfate solutions. J Biol Chem 1950; 183: 305－30.

方法 8－2　实验室液态玻璃温度计的校准

原理

温度计用于实验室检测，献血者筛选，血液处理过程，血液成分和试剂的储存等，因此应被校准和标准化，以确保准确的指示温度。

材料

1. 美国国家标准与技术研究院(NIST)认证的温度计或带有 NIST 可溯源的校准证书的温度计。
2. 待校准的温度计。
3. 合适的容器(例如：250～500 mL 的烧杯)。
4. 水。
5. 碎冰。
6. 37℃水浴。
7. 结果记录工作表。

程序

步骤	操作
1	选择特殊应用的温度计之前要考虑所有的控制因素；确保温度计在恰当的浸入方式；并按照生产商的操作说明正确使用。使用认证过的温度计时，认真阅读并遵循注意事项。确保可溯源－NIST 温度计证书中包括所有校正因子，并可将其用于计算
2	按照关键因素对温度计进行分类，如使用时的浸入方式、增加量和预期使用的温度。进行分组测试，比较这相似的温度计。单一程序比较不同的温度计方法不可行
3	每个测试温度计必须区分的编号。(例如：在每个温度计的顶部放置带 1 段编号的胶带或生产商的序列号)
4	用接近温度计监测温度的水进行校准
5	37℃下校准：需要将测试温度计和 NIST 温度计放置在标准的 37℃水浴箱中的平均深度，确保所有装置的尖端在液体中处于相同水平位置
6	1～6℃校准：取适当的容器，并填满水，并使用碎冰调整至目的温度。将要测试的温度计和 NIST 温度计置于冰水混合物中的平均深度，确保所有装置的尖端在相同水平位置，且处于液体中而不是在上部的冰层
7	不停地搅拌，直到温度达到平衡，用时为 3～5 min
8	观察温度。记录每个温度计编号和结果
9	完成校准记录，包括检测日期和测试人员的身份

注释

1. 可接受的标准取决于所要求的精度水平，对于大多数血库，要求 2 个温度计之间的温度差距要小于 1℃。如果读数与标准相差超过 1℃，应将温度计返还给经销商(如果是新购买的)。每次读数需要注意温度计标有的校正系数(与 NIST 温度计不同的度数)或者抛弃字样。
2. 如果温度计测量温度超过几度(例如：10℃)，需要执行 3 点校准。使用适当温度的水进行校准，测试温度包括：高、中、低 3 个预定温度。
3. 随着时间的延长，玻璃的松弛会引起玻璃球径的永久性变形，会导致液态玻璃温度计在给定温度下检测出不同的读数[1]。
4. 应定期观察温度计，以确定温度计柱中是否有裂缝，因为这会导致读数的不准确。使裂缝再结合的方法见 CLSI 标准 I2－A2.2[2]。发生这种情况时，请记录校正措施并重新校准温度计。
5. 每个温度计在初次使用前需要进行校准，在此后定期进行校准，并在任何时候均可以怀疑有改变或者损坏。

参考文献

[1] Wise JA. A procedure for the effective recalibration of liquid-in-glass thermometers. NIST special publication 819. Gaithersburg, MD: National Institute of Standards and Technology, 1991.

[2] Temperature calibration of water baths, instruments, and temperature sensors. 2nd ed; approved standard I2－A2 Vol. 10 No. 3. Wayne, PA: CLSI, 1990.

方法 8－3　口腔电子温度计的校准

原理

温度计用于实验室检测、献血者筛选、血液处理过程、血液成分和试剂储存等，因此应校准和标准化，以确保准确的指示温度。

材料

1. 美国国家标准与技术研究院(NIST)认证的温度计或带有 NIST 可溯源的校准证书的温度计。
2. 待校准的温度计。
3. 合适的容器(例如：250～500 mL 的烧杯)。
4. 水。
5. 碎冰。
6. 37℃水浴。
7. 结果记录工作表。

程序

步骤	操作
1	可使用以下任何一种方法进行验证校准： a. 按照生产商的说明验证校准。 b. 按照生产商的说明、使用市售的校准设备进行验证校准。 c. 将温度计探头插入到水浴中来校准温度计，该水浴中的温度范围已经使用 NIST 认证的温度计测试过
2	如果读数在误差范围内，结果可以接受。如果结果超出误差范围，记录并弃用
3	记录测试日期、温度计识别码、温度读数和记录者身份信息

注释

1. 所校准温度计的温度应该接近温度计使用范围。
2. 每个温度计必须在初次使用前进行校准，并在之后定期进行校准。或在任何时候均可以怀疑温度计有改变或损坏，此时均需要校准。
3. 必须对电子温度计进行校准，包括那些描述为“自我校准”的温度计。

方法 8－4　冰箱报警器测试

原理

血液储存冰箱必须配备 1 个系统，该系统主要用于连续温度监测和声音报警。温度报警会在血液或其他成分温度超出规定范围前被激活，进而可以对冰箱温度提前进行干预。

材料

1. 校准过的温度计。
2. 足够大的热电偶容器存放盘。
3. 水。
4. 碎冰。
5. 盐。
6. 结果记录表。

程序

步骤	操作
1	首先检查报警器电路工作是否正常，确保报警开关开启，启动温度为 1～6℃。在装有报警热电偶的容器中浸入 1 个易读数的校准温度计
	对于低温报警
2	将装有校准温度计和热电偶容器，置于温度为 －4℃或以下的冰水混合物的托盘中。为了达到这个温度，可以在冰水混合物中加入几勺精盐
3	关闭冰箱门，避免冰箱内储存物温度改变。保持容器存放在盘中，定期搅拌，直到发出报警声
4	记录报警温度。将此温度定为低温报警温度
	对于高温报警
5	将装有热电偶和温度计的容器放置在装有冷水的存放盘中（如：12～15℃）
6	关上冰箱门。缓慢加温存放盘中的水，并搅拌
7	记录报警温度。将此温度定为高温报警温度
8	记录测试日期，冰箱标识，温度计标识以及测试人员的身份信息
9	如果激活温度过低或过高，可以根据生产商的建议采取适当的纠正措施。记录纠正措施的性质，并重复检查报警系统，以确保纠正措施有效

注释

1. 冰箱温度超过可接受上限，可能有以下几个方面的原因：未关门；制冷剂量少、制冷效果差；压缩机故障；换热器有污垢和堵塞；或者是电力损耗。
2. 报警用热偶器应易于使用，并配有足够长的线，便于操作。
3. 用于连续温度监控的热偶器不需要与报警装置放置在同一容器中。如果在同一容器中，应在记录中进行标注，并解释在温度检查过程中导致的温度报警。
4. 在检测温度报警激活点时，温度变化尽可能地缓慢，以便准确的测量和记录。过快的温度变化可能会导致温度报警温度与温度记录不符。
5. 低温报警温度应该高于 1℃（例如：1.5℃）；高温报警温度应该低于 6℃（例如：5.5℃）。
6. 血库和输血服务机构的 AABB 标准规定[1]，温度报警要在血液或其他成分达到不可接受温度之前被激活，进而可以提前干预。
7. 温度报警在使用时，在冰箱和远程报警位置应同时存在。如果远程温度报警被应用，检查过程中应包括在远程位置发出警报的验证。
8. 在实验室明显的地方应标记该类情况说明。进行人员培训，及时应对冰箱温度不能马上被纠正的情况。
9. 热电偶浸没的液体体积必须不能大于冰箱储存最小单元的体积。如果热电偶存放液体体积过小，跟大体积比较，较小的温度变化可能会发生报警。过分敏感可能会造成干扰。
10. 在合格的电工技师帮助下，对于所需单元的温度报警检查，可以根据 Wenz 和 Owens 定律对无法接近的温度探头进行电力改造[2]。
11. 每个储存单元的报警必须定期进行检查，以保证功能正常。根据生产商手册，应定期检查，确保仪器处于良好的工作状态。对于状况良好的设备可以进行季度检查。因为在维修过程中警报可能被断开或静音，为此在维修后需要验证警报功能是否正常。
12. 如果设备咨询手册中没有对温度报警测试有详细指导，请咨询生产商或者其他设备储存专家。设备操作手册必须包含本实验室使用方法的详细过程。

参考文献

[1] Levitt J, ed. Standards for blood banks and transfusion services. 29th ed. Bethesda, MD: AABB, 2014: 6.
[2] Wenz B, Owens RT. A simplified method for monitoring and calibrating refrigerator alarm systems. Transfusion 1980; 20: 75 – 78.
[3] Motchman TL, Jett BW, Wilkinson SL. Quality management systems: Theory and practice. In: Fung M, Grossman BJ, Hillyer CD, Westhoff CM, eds. Technical Manual, 18th ed. Bethesda, MD: AABB, 2014: 36 – 38.

方法 8-5　冰柜报警器测试

原理

血液贮存冰柜必须配备 1 个系统，该系统用于持续监温度测和声音报警。温度报警会在血液或其他成分超过储存温度前被激活，进而可以提前进行干预。

材料

1. 冰柜内容物的保护物(如：毯子)。
2. 校准温度计和与内置于系统装置独立的热电偶。
3. 温水或烤箱手套。
4. 结果记录表。

程序

步骤	操作
1	在测试过程中防止冷冻成分暴露于高温环境
2	使用温度计或热电偶，独立于内置系统，能够准确指示报警激活温度。将这些读数与记录器上的结果进行对比
3	将报警探头和温度计缓慢加温(如：置于温水中，戴上烤箱手套包裹，暴露于空气中)。在迅速提高温度过程中，报警激活温度很难准确测定，报警激活温度将会偏高
4	记录报警温度，测试的日期，测试人员的身份信息，冰柜信息和使用的校准仪器，以及任何影响温度报警的问题
5	将冰柜和报警系统恢复正常
6	如果报警温度过高，根据生产商的建议采取适当的纠正措施。记录纠正的类型，重新检查报警系统，证明纠正有效

注释

1. 冰柜温度可能会由于各种原因超温。常见原因包括以下几种：冰柜门或盖未正确关闭，制冷剂量少、制冷效果差，压缩机故障，换热器的污垢或堵塞或电力损耗。
2. 在使用温度报警时，冰箱报警和远程报警应同时存在。如果应用远程温度报警，检查过程中应包括在远程位置发出警报的验证。
3. 《AABB 血库和输血服务机构标准》规定，温度报警激活点设置在血液或其他成分达到超出温度范围之前，进而可以提前干预。
4. 在实验室明显的地方应设置该类情况说明，并进行人员培训，及时应对冰箱温度不能马上纠正的情况。
5. 与检测温度报警相比，应更频繁检查电池功能、电路和断电报警。记录功能状态、冰柜的标识、日期和检测人员的身份信息。
6. 对于安装在墙内或空气中的传感器，对冰柜内局部进行加温或使内部每个空间的温度升高到报警温度。注意在温度升高时，应取出冷柜内物品或使用隔热物进行保护。
7. 对于热电偶位于防冻液中的设备，将容器和电缆拉到冷冻箱外面进行测试，关闭门并保护内容物。
8. 对于具有跟踪警报的装置，只要温度达到温度控制器设置值以上的恒定间隔，就会发出警报，将控制器设置为较热的温度，并记下警报响起的温度间隔。
9. 液氮冷冻机必须具有报警系统，在不安全的液氮水平下启动。

参考文献

[1] Levitt J, ed. Standards for blood banks and transfusion services. 29th ed. Bethesda, MD: AABB, 2014: 6.

[2] Motchman TL, Jett BW, Wilkinson SL. Quality management systems: Theory and practice. In: Fung M, Grossman BJ, Hillyer CD, Westhoff CM, eds. Technical Manual, 18th ed. Bethesda, MD: AABB, 2014: 36-38.

方法 8－6　血小板分离离心机校准

原理

浓缩血小板的成功制备需要充分的离心，但不能过度；所有设备必须连续并且可靠。

材料

1. 静脉采集的新鲜全血，需采集到一个附有 2 个完整转移袋的采血袋中。
2. 除了常规处理的标本外，还采集来自 EDTA 抗凝献血者的血液标本。
3. 金属夹和手工封口机或自动热合机。
4. 清洁仪器（剪刀，止血钳，管道剥离器）。
5. 血浆分离器。
6. 适用于制备血小板浓缩液的离心机。
7. 记录结果的工作表。

程序

步骤	操作
	富血小板血浆（PRP）制备
1	抗凝标本进行血小板计数
2	计算并记录全血标本的血小板数量：血小板/μL × 1000 × 全血毫升数 = 全血中血小板数量
3	以离心机设定的速度和时间制备富血小板血浆（参见红细胞制备方法或离心机生产商提供的指导书）
4	在管道上放 1 个临时夹子，夹闭 1 个空袋。将 PRP 转运至另 1 个空袋。在靠近主袋处密封管路，留下 1 长段管路或“小辫”。从主袋上断开 2 个空联袋。制备好血小板，不要去除空袋之间的临时夹
5	挤压管路或“小辫”几次，以便它们包含 PRP 的代表性标本
6	密封 1 段“小辫”并断开，使 PRP 袋保持无菌状态
7	对密封段的 PRP 标本进行血小板计数。计算并记录 PRP 袋中的血小板数量：血小板/μL × 1000 × PRP 毫升数 = PRP 中血小板数量
8	计算并记录产量百分比：（PRP 中血小板数 × 100）除以（全血中血小板数）= 产率（%）
9	用不同的献血者标本重复上述过程，使用不同的离心速度和时间；比较各组不同测试试验条件下获得的产量
10	在 PRP 制品红细胞水平可接受的条件下，选择能使血小板产量百分比最高的最短时间和最低转速的组合
11	记录离心机标识，选择的校准设置，校准日期和执行校准人员身份
	制备血小板
1	以选定的时间和速度离心 PRP（如上所述）制备血小板（请参阅红细胞制备方法，或参阅离心机生产商提供的指导书）
2	去除 2 个相联袋之间的临时夹，将血浆移入第 2 个附属相联袋中，在血小板袋中留下 55 ~60 mL 的血浆。密封管路，且连接到血小板袋的管路需要留下较长 1 段
3	血小板静置大约 1 h
4	将血小板放在震荡器上至少 1 h，确保它们均匀地重新悬浮。离心后立即进行血小板计数的结果将不准确
5	挤压管路内容物数次，将管道内容物与血小板袋的内容物充分混合。密封 1 段管路并断开连接，使血小板袋保持无菌状态
6	对该段的内容进行血小板计数
7	计算并记录浓缩液中的血小板数量：血小板/μL × 1000 × 血小板容量（mL）= 血小板浓缩液中的血小板数量

程序

步骤	操作
8	计算并记录产出率
9	用不同的供者 PRP 重复上述过程 3 次或 4 次，并采用不同的离心速度和时间；比较各组在不同测试条件下获得的产量
10	选择能使血小板产率最高的最短时间和最低转速的组合
11	记录离心机标识，选择的校准设置，执行的日期以及执行校准的人员的身份

注释

1. 除非仪器已经过调整或修理，或者成分质量控制表明血小板计数已降至可接受的水平以下，否则无需对离心机进行功能重新校准。但是，离心机的定时器，速度和温度校准应定期进行。建议的性能质量控制时间间隔见本书第 1 章相关内容。
2. 每个用于制备血小板的离心机都必须单独校准。在最佳条件下使用每台仪器。
3. 用于制备血小板的每台离心机都应在收到并进行调整或修理后进行校准。对于从全血制备富血小板血浆(PRP)和随后从 PRP 制备血小板浓缩物的离心机可以通过同一过程进行功能校准。
4. 用于全血的仪器上计算血小板标本时，可能需要使用校正因子以获得准确的结果。
5. 当确定了适当的离心时间和速度时，应考虑全血中的其他成分也会被分离。终产品容量、红细胞比容和血浆含量是进一步处理时需要重点考虑的因素。
6. 在一项研究中[1]，每单位全血平均血小板数为 1.14×10^{11}。该数据基于献血者平均血小板计数 238000/μL，平均每单位采集 478 mL 全血。每单位全血制备的 PRP 含有 8.3×10^{10} 血小板，浓缩血小板含有 9×10^{10} 血小板[1]。浓缩血小板的平均产率为 69%[1]。
7. 在一项研究中[2]，将 K_2EDTA(1.5 mg/mL)抗凝的浓缩血小板标本在流式细胞仪中进行计数，结果显示有 EDTA 抗凝的血小板计数高于没有 EDTA 抗凝的标本，可能是没有 EDTA 的标本中产生了微聚体的结果。

参考文献

[1] Kahn R, Cossette I, Friedman L. Optimum centrifugation conditions for the preparation of platelet and plasma products. Transfusion 1976; 16: 162 – 165.

[2] McShine R, Das P, Smit Sibinga C, Brozovic B. Effect of EDTA on platelet parameters in blood and blood components collected with CPDA1. Vox Sang 1991; 61: 84 – 89.

[3] Motchman TL, Jett BW, Wilkinson SL. Quality management systems: Theory and practice. In: Fung M, Grossman BJ, Hillyer CD, Westhoff CM, eds. Technical Manual, 18th ed. Bethesda, MD: AABB, 2014: 36 – 38.

方法 8-7 快速凝集试验的血清学离心机的校准

原理

每个离心机应在收到后进行校准，调整或修理后并定期进行校准。应校准评估不同黏度溶液中红细胞的凝集，而不是不同抗体的反应。

材料

1. 试管：10×75 mm 或 12×75 mm(无论实验室常规使用哪种尺寸都可以)。
2. 记录结果的工作表。
3. 对于盐水活性抗体：
   - 来自 A 型血人的血清(抗-B)用6%白蛋白稀释以产生 1+肉眼凝集(3 mL 22%牛白蛋白+8 mL 0.9%氯化钠溶液=6%牛白蛋白)。请参阅稀释百分比溶液的方法。
   - 阳性对照：2%至5%盐水悬浮液中的 B 型红细胞。
   - 阴性对照：2%至5%盐水悬浮液中的 A 型红细胞。
4. 对于高蛋白抗体：
   - 用22%白蛋白稀释抗-D，使其产生 1+肉眼凝集。
   - 阳性对照：在2%至5%盐水悬浮液中的 D 阳性红细胞。
   - 阴性对照：在2%至5%盐水悬浮液中的 D 阴性红细胞。

程序

步骤	操作
1	对于每组测试(盐水和高蛋白抗体)，标记 5 个阳性反应试管和 5 个阴性反应试管
2	按照常规操作的用量，将稀释的抗-B 加入 10 个进行盐水抗体试验的试管中，并将稀释的抗-D 加入 10 个进行高蛋白质抗体试验的试管中。按常规用量加入血清和试剂
3	将适当的对照细胞悬浮液加入 1 组试管中(盐水试验 1 个阳性试管和 1 个阴性试管，高蛋白抗体试验 1 个阳性试管和 1 个阴性试管)。立即离心所需的时间(例如 10 s)
4	观察每个试管的凝集和记录观察结果(请参阅下表中的示例)
5	使用不同的离心时间(例如 15 s、20 s、30 s 和 45 s)重复步骤 2 和步骤 3。不要让细胞和血清在离心前孵育
6	选择满足以下标准所需的最短时间就是离心的最佳时间： a. 上清液澄清。 b. 细胞扣形状清楚，并且边缘清晰不模糊。 c. 细胞扣很容易重新悬浮。 d. 阳性对照管中的凝集与制备试剂的凝集一样强。 e. 阴性对照管没有凝集也没有模糊不清
7	记录离心机标识、选择离心的时间、日期和执行校准的人员的身份

说明

以下是步骤 4 和步骤 6 的判读示例：

血清离心机测试结果示例*

标准	时间(s)				
	10	15	20	30	45
上清液清晰	否	否	是	是	是
细胞扣清楚	否	否	否	是	是
细胞容易重悬	是	是	是	是	是
发现凝集	±	±	1+	1+	1+
阴性管为阴性结果	是	是	是	是	用力重悬

*本例中离心的最佳时间为 30 s。

方法 8-8 血清学洗涤和抗球蛋白试验的离心机校准

原理

加入抗球蛋白试剂的细胞免疫试验的离心条件，不同于直接凝集反应。可以设定1个反应程序，能够同时满足洗涤和抗球蛋白试验的离心条件。

材料

1. 未变性的抗球蛋白试剂；
2. 一定体积的0.9%氯化钠溶液；
3. 实验室常规使用的试管(10×75 mm或12×75 mm)；
4. 记录试验结果的工作日志；
5. 阳性对照：浓度为2%～5%，且与抗-D血清在37℃反应15 min，并在抗球蛋白介质反应呈现1+凝集反应的D阳性红细胞；
6. 阴性对照：浓度为2%～5%，且与6%白蛋白在37℃反应15 min D阳性红细胞(与抗-D血清孵育的D阴性红细胞也可作为阴性对照)。

程序

步骤	操作
1	分别准备加入1滴阳性对照细胞的5管试管和加入1滴阴性对照细胞的5管试管
2	向试管中加入0.9%氯化钠溶液，并且要阴阳对照同时离心，离心时间分别为30 s、45 s、60 s、90 s和120 s。红细胞要形成清晰可见的细胞扣，使最小限度红细胞沿试管壁拖尾。在盐水倒出后，细胞扣可很容易重悬。选择最短并且达到上述条件的离心时间
3	判断最佳离心时间，需重上述洗涤过程至少3次
4	将上清液中的0.9%氯化钠溶液彻底倒出
5	向其中1个阴性和阳性对照管中加入抗球蛋白，立即离心所需的时间(例如10 s)
6	观察每1管的凝集强度并记录
7	剩余4对阴阳对照，分别重复步骤5和6，离心时间分别为15 s、20 s、30 s、45 s。不要让细胞和抗球蛋白在离心前提前孵育
8	选择产生快速凝集反应的最佳时间
9	记录离心机标识、选择的时间、操作日期及操作者姓名

说明

步骤4和步骤6的判读结果如下所示：

血清学离心结果示例*

标准	时间(s)				
	10	15	20	30	45
上清液是否清澈透明	否	否	是	是	是
细胞扣边缘是否清晰	否	否	否	是	是
细胞是否能轻易重悬	是	是	是	是	是
凝集强度	±	±	1+	1+	1+
阴性对照是否阴性	是	是	是	是	用力重悬

* 此示例选择的最佳时间为30 s。

注意事项

1. 此过程不是用来监测细胞洗涤的完全性；本验证过程抗球蛋白反应所采用的阴性对照为IgG致敏的重悬细胞。本过程仅从力学方面验证离心程度。
2. 要周期性的重新校准常规所使用的离心时间保证一直为最佳时间。还可以采用比上述过程更简短的校准方法。比如，把常规使用的离心时间作为1个特殊点，向上或向下设置时间然后进行校准。

方法 8－9 全自动细胞洗涤器的检测

原理

抗球蛋白能够很容易被游离的免疫球蛋白灭活，所以加入抗球蛋白的红细胞必须把游离的蛋白质洗净，并且在无蛋白质的介质中重悬。1 个合理的功能性的细胞洗涤器必须做到在每管中添加足够的盐水、重悬细胞，避免过度损失红细胞，并且显现清晰细胞扣的离心条件。

材料

1. 实验室常规使用的试管(10 × 75 mm 或 12 × 75 mm)。
2. 增强抗原抗体反应的试剂。
3. 来自患者或献血者的血清。
4. 已知在抗球介质中呈现 1 + 到 2 + 的 IgG 致敏红细胞。
5. 0.9% 氯化钠溶液。
6. 多抗或抗 - IgG 抗球蛋白试剂。
7. 记录试验结果的工作日志。

程序

步骤	操作
1	向 12 支试管中同时加入增强剂，与常规量相同的血清量和 1 滴 IgG 致敏红细胞
2	将试管置于离心架中，并将离心架放入细胞洗涤器中，并打开循环洗涤程序
3	在第 2 个循环加完 0.9% 氯化钠溶液后，停止细胞洗涤器。检查所有试管的内容物。所有试管的体积应该近似相等；细小的差别是可以接受。试管内容物所占的体积大约为 80%，并且要避免飞溅和交叉污染(具体要求参考产品说明书)。记录观察结果
4	观察所有试管的红细胞能够完全重悬；记录观察结果
5	继续洗涤循环程序
6	在第 3 个循环加完 0.9% 氯化钠溶液后，停止细胞洗涤器并且用上述方法观察试管，记录观察结果
7	完成洗涤循环
8	在洗涤循环的最后检查所有试管内的 0.9% 氯化钠溶液是否被彻底倒出并且每管都有 1 个清晰细胞扣，记录观察结果
9	按照说明书添加抗球蛋白试剂，离心并观察所有试管的凝集强度。如果该细胞洗涤器功能正常，所有的细胞扣应该都是一样的。所有试管所呈现的凝集强度也是相同的。记录观察结果
10	记录离心机标识、操作日期和操作者姓名

注释

1. 如果出现以下情况需要进一步验证：
   A. 每个循环内，循环之间每个试管内的 0.9% 氯化钠溶液的量差异明显；
   B. 细胞扣再加入 0.9% 氯化钠溶液后没有完全重悬；
   C. 有些试管在抗球介质出现弱凝集或者无凝集；
   D. 有些试管的细胞扣明显在变小。
2. 细胞洗涤器加入的抗球蛋白的量也应该检测是否一致；上述步骤 9 中，抗球蛋白是自动添加的，如果未添加是可以通过观察到无凝集反应来判断的；抗球蛋白的加入体积在每个试管中应该是相等的；全自动细胞洗涤器抗球蛋白的加样量应该每个月进行检查，以保证每管抗球蛋白试剂是有效的并且量也是相等的。
3. 市售的一些生产商抗球蛋白试剂是绿色的，所以如果试管中未添加试剂是很容易被察觉的。

方法 8-10 单采成分细胞计数的监测

原理

当通过单采进行成分制备时，确定无细菌污染的成分细胞产量非常必要。

材料

1. 用单采法采集细胞成分。
2. 金属夹和手动热合机或自动热合机。
3. 管路剥离器。
4. 清洁器械(剪刀、止血钳)。
5. 试管。
6. 细胞计数设备。
7. 记录结果的工作表。

程序

步骤	操作
1	确保单采袋的内容物混合均匀
2	所连接的管路至少挤压4次，将管路中和单采袋内的液体混合均匀，确保管路中的液体可以准确地代表单采袋内的全部内容
3	在收集袋远端热和一段长度为5~8 cm(2~3英寸)的管路。在管路中应该有大约2 mL的血液成分。将密封的管路与单采袋分开
4	将热合下来的管路中的血液成分倒入对应标记的管中
5	测定和记录细胞计数(细胞数/mL)。 a. 对于报告结果用细胞数/μL表示的，通过乘以1000(或10^3)将值改变为细胞数/mL; b. 对于报告结果用细胞数/L表示的，通过除以1000(或10^3)将值改变为细胞数/mL
6	用细胞数/mL乘以总体积(mL)，以获得成分中的总细胞计数
7	记录成分种类、制备日期和执行测试的人的身份

说明

任何附加要求参见生产商说明。

方法 8 –11　计算去白细胞全血和成分血中剩余白细胞——人工方法

原理

去白细胞(LR)全血和成分血中剩余白细胞含量可以用大容积的血细胞计数器来测定。

材料

1. 容量为 50 μL 的血细胞计数器(例如 Nageotte Brite Line Chamber, Biotrans GmbH, Dreieich, Germany)。
2. 0.01% Turk 溶液。
3. 红细胞裂解剂(例如 Zapoglobin, Coulter Electronics, Brea, CA)仅用于含红细胞的成分。
4. 带一次性移液器吸头的移液器(40 μL 和 100 μL)。
5. 无粉乳胶手套, 干净的塑料试管, 塑料培养皿和滤纸。
6. 光学显微镜 10 × 目镜和 20 × 物镜。
7. 试验记录。

程序

步骤	操作
1	如下稀释和染色 LR 全血及成分血标本: a. 对于包含红细胞的组分: ①吸取 40 μL 裂解剂至 1 个干净的试管中。 ②将待测组分的代表性标本放入干净的试管中。待测标本的血细胞比容不应超过 60%。 ③将 100 μL 标本移入含有 40 μL 裂解剂的试管中。冲洗移液器数次以混合 2 种液体, 直到移液器尖端不再涂覆完整的红细胞。 ④吸取 360 μL 的 0.01% Turk 氏溶液到混合物中, 并通过上下抽吸移液器混合数次。最终的体积现在为 500 μL。 b. 对于血小板: ①将 1 个有代表性的血小板标本放入干净的试管中。 ②将 100 μL 血小板标本吸入干净的试管中。 ③吸取 400 μL 0.01% 的 Turk 溶液到 100 μL 的血小板中, 并通过上下抽吸移液器混合数次。最终的体积现在为 500 μL
2	血细胞计数器安装盖玻片; 使用移液管, 将混合物加到计数区域, 直到计数区完全覆盖但不溢出
3	血细胞计数器覆盖 1 个湿润的盖子(塑料培养皿: 内置有 1 片潮湿的滤纸)以防止蒸发, 并静置 10 ~ 15 min, 使白细胞在计数中更为稳定
4	取出湿润的盖子, 将血细胞计数器置于显微镜下, 并用 20 倍物镜计数在 50 μL 体积计数室内的白细胞。白细胞显示为完整的细胞, 并有灰蓝色的折射
5	计算并记录结果: a. 白细胞浓度: 白细胞/μL = (细胞计数/50 μL) ×5, 其中 50 μL 是体积计数, 并且 5 是由添加裂解剂和 Turk 溶液产生的稀释因子。 b. LR 组分的总白细胞含量: 白细胞/组分 = 白细胞/μL × 1000 μL/mL × 以 mL 为计的组分的体积
6	记录组分的信息、获得的日期以及进行测试的人员的信息

注释

1. 对于含有红细胞的成分, 首先将待分析的等分标本中的红细胞裂解。0.01% Turk's 溶液用于染色白细胞核。
2. Nageotte 计数室的体积是标准血球计的 56 倍。与标准计数技术相比, 通过检测更大体积的最小稀释标本来提高计数的准确性。
3. 冷藏期间白细胞变质。计数储存的血液或红细胞成分可能会导致不准确的结果。
4. 建议使用无滑石粉手套, 因为污染计数室的滑石颗粒可能会被误读为白细胞。
5. 如果计数室显示大量颗粒, 建议过滤 Turk 溶液(0.22 μm)。
6. 计数方法的准确性可以从高白细胞的参照标本中验证, 所述参照标本已经通过另一种方式进行了量化。该参照标本可用于血液的连续稀释或通过白细胞减少过滤器过滤了 2 次使其白细胞极度减少的成分。可以将从连续稀释的标本中获得的计数与通过计算得出的预期浓度进行比较。
7. 这种计数技术在浓度低于 1 个白细胞/μL 时的准确性还是未知的。

参考文献

[1] Lutz P, Dzik WH. Large-volume hemocytometer chamber for accurate counting of white cells (WBCs) in WBC-reduced platelets; validation and application for quality control of WBC-reduced platelets prepared by apheresis and filtration. Transfusion 1993; 33: 409 – 412.

[2] Dzik WH, Szuflad P. Method for counting white cells in white cell-reduced red cell concentrates (letter). Transfusion 1993; 33: 272.

AABB ISBN No. 978 - 1 - 56395 - 888 - 5
8101 Glenbrook Road Printed in the United States
Bethesda, Maryland 20814 - 2749

Cataloging-in-Publication Data

Technical manual/editor, Mark K. Fung—18th ed.
p. ; cm.
Including bibliographic references and index.
ISBN 978 - 1 - 56395 - 888 - 5
1. Blood Banks—Handbooks, manuals, etc. I. Fung, Mark K. II. AABB.
[DNLM: 1. Blood Banks-laboratory manuals. 2. Blood Transfusionlaboratory
manuals. WH 25 T2548 2014]
RM172. T43 2014
615'.39—dc23
DNLM/DLC